护理学基础与临床实践

主 编　廖建萍　薄福花　李兴霞　孙　芳
　　　　索改霞　徐丽娟　姜　涛　董红梅

中国海洋大学出版社
·青岛·

图书在版编目(CIP)数据

护理学基础与临床实践 / 廖建萍等主编. -- 青岛：
中国海洋大学出版社，2025. 5. -- ISBN 978 - 7 - 5670
- 4189 - 9

Ⅰ. R47

中国国家版本馆 CIP 数据核字第 2025NY2742 号

HULIXUE JICHU YU LINCHUANG SHIJIAN
护理学基础与临床实践

出版发行	中国海洋大学出版社			
社　　址	青岛市香港东路 23 号	邮政编码	266071	
出 版 人	刘文菁			
网　　址	http://pub.ouc.edu.cn			
电子信箱	369839221@qq.com			
订购电话	0532 - 82032573(传真)			
责任编辑	王　慧　韩玉堂	电　　话	0532 - 85901092	
印　　制	蓬莱利华印刷有限公司			
版　　次	2025 年 5 月第 1 版			
印　　次	2025 年 5 月第 1 次印刷			
成品尺寸	185 mm×260 mm			
印　　张	39			
字　　数	975 千			
印　　数	1～1000			
定　　价	228.00 元			

发现印装质量问题，请致电 0535 - 5651533，由印刷厂负责调换。

《护理学基础与临床实践》编委会

主　编　廖建萍　　山东省泰安市中心医院

　　　　　薄福花　　山东省东营市第二人民医院

　　　　　李兴霞　　新疆维吾尔自治区中医医院

　　　　　　　　　　新疆医科大学附属中医医院

　　　　　孙　芳　　山东第一医科大学第一附属医院

　　　　　　　　　　山东省千佛山医院

　　　　　索改霞　　内蒙古自治区国际蒙医医院

　　　　　徐丽娟　　中国人民解放军总医院第八医学中心

　　　　　姜　涛　　中国人民解放军总医院第七医学中心

　　　　　董红梅　　中国人民解放军总医院第八医学中心

副主编　巩　雪　　山东省泰安市妇幼保健院

　　　　　苏丽亚　　内蒙古自治区呼和浩特市第二医院

　　　　　李珍珠　　海南省海口市人民医院

　　　　　桑锦玲　　山西省晋中市第一人民医院

　　　　　平翠翠　　内蒙古自治区鄂尔多斯市中心医院

　　　　　马　燕　　内蒙古自治区鄂尔多斯市中心医院

　　　　　刘玉芬　　内蒙古自治区鄂尔多斯市中心医院

　　　　　赵志菲　　中国人民解放军总医院第二医学中心

　　　　　郭苏玲　　中国人民解放军总医院第八医学中心

　　　　　张晓燕　　中国人民解放军总医院第二医学中心

　　　　　吕　越　　中国人民解放军总医院第二医学中心

　　　　　程志洋　　中国人民解放军总医院第八医学中心

　　　　　牛永杰　　中国人民解放军总医院第八医学中心

　　　　　王朝宁　　山东大学齐鲁医院德州医院

　　　　　钱　琼　　中国人民解放军总医院第八医学中心

　　　　　于姗姗　　国药北方医院

　　　　　　　　　　包头医学院第三附属医院

　　　　　姚　红　　中国人民解放军总医院第八医学中心

　　　　　李　娟　　北大医疗淄博医院

　　　　　解　珍　　中国人民解放军中部战区空军医院

前　言

临床护理是一门技术性很强的综合性应用学科,护理工作是卫生健康事业的重要组成部分。随着国民生活水平的提高,科学技术的飞速发展和医学科学的不断进步,护理学科的内涵也不断发展,新观点、新技术和新方法不断涌现,护理学也越发重要。

本书总结了近年来临床常见疾病的相关护理思维与实践,包含实用护理技术,针对疾病的不同特点,给出相应的护理指导,还简要介绍了手术室护理、消毒供应中心护理、基础护理与门诊护理等相关内容。全书突出实用性、系统性和可操作性,以期做到内容翔实、文字精炼、重点突出,以更好地适应科学技术的发展、医学模式的变化和医学教育的改革,能够为各级临床护理人员提供有力的指导与借鉴,为提升我国临床护理质量做出贡献,适用于临床各级护理人员参考阅读。

本书各章节内容编写设置如下:主编廖建萍编写了前言、第十章,共55.26千字;主编薄福花编写了第十九章第七节至第十三节,共42.15千字;主编李兴霞编写了第十三章第一节、第三节至第四节、第六节至第八节、第十九节,共31.10千字;主编孙芳编写了第一章第一节至第五节,共31.26千字;主编索改霞编写了第十七章第一节至第八节,共51.52千字;主编徐丽娟编写了第十七章第九节至第十三节,共31.24千字;主编姜涛编写了第七章第一节至第六节,共21.86千字;主编董红梅编写了第十一章第一节至第五节,共21.77千字;副主编巩雪编写了第十三章第五节、第九节至第十节、第十八节,共22.30千字;副主编苏丽亚编写了第八章第一节至第五节,共32.60千字;副主编李珍珠编写了第十三章第二节、第十一节、第十三节至第十四节、第十七节,共28.19千字;副主编桑锦玲编写了第五章,共51.48千字;副主编平翠翠编写了第六章,共31.21千字;副主编马燕编写了第四章第二节至第六节,共31.10千字;副主编刘玉芬编写了第十一章第六节至第十二节,共34.32千字;副主编赵志菲编写了第七章第二十节至第二十二节,共11.54千字;副主编郭苏玲编写了第三章第一节,共5.24千字;副主编张晓燕编写了第七章第八节至第九节,共10.92千字;副主编吕越编写了第七章第十节至第十一节,共11.10千字;副主编程志洋编写了第七章第十二节,共5.77千字;副主编牛永杰编写了第二章第二节,共 5.58 千字;副主编王朝宁编写了第二章第一节,共 6.23 千字;副主编钱琼编写了第十四章第二节至第三节,共 5.46 千字;副主编于姗姗编写了第十二章,共 32.77 千字;副主编姚红编写了第四章第一节,共 6.26 千字;副主编李娟编写了第十七章第十四节至第十五节,共7.82千字;副主编解珍编写了第三章第二节,共 5.36 千字;副主编杨晓霞编写了第七章第十三节、第十六节至第十九节,共 31.20 千字;副主编杨小丽编写了第十五章第六节至第七节,共 7.10 千字;副主编薛娟敏编写了第八章第六节,共 6.23 千字;副主编赵帅帅编写了第十九章第十六节,共 5.61 千字;副主编张沙沙编写了第十八章,共 7.33 千字;副主编李星编写了第一章第六节至第七节,共 11.71 千字;副主编倪亚楠编写了第一章第八节,共 6.24 千字;副主编韩一秋编写了第一章第九节,共 6.20 千字;副主编孙海霞编写了第二章第三节至第四节,共7.69千字;副主编刘红娥编写了第十六章第十四节,共 5.62 千字;副主编陈月青编写了第七章第十四节,共 5.62 千字;副主编梁冬梅编写了第十九章第十七节,共 6.10 千字;副主编王艳艳编写了第九章,共 5.78 千字;副主编董丽丽编写了第十三章第十二节、第十五节,共 6.96 千字;副主编张燕编写了第十三章第十六节、第二十节,共 6.86 千字;副主编付霜编写了第十九章第十四节至第十五节,共 4.83 千字;副主编孟静编写了第十六章第十三节,共 5.12 千字;副主编姚雪梅编写了第十五章第五节,共 5.10 千字;副主编刘蓉蓉编写了第十五章第一节至第四节、第九节至第十三节、第十九章第三节至第六节,共76.40千字;副主编王丽清编写了第十六章第一节至第十二节,共 57.72 千字;编委会健军编写了第七章第十五节,共 4.93 千字;编委耿晓丽编写了第七章第七节,共3.24千字;编委徐宏娟编写了第七章第二十三节,共4.76千字;编委李佳怡编写了第十五章第八节,共 3.85 千字;编委林惠玲编写了第十四章第一节,共 3.27 千字;编委张敏编写了第十九章第一节,共 6.23 千字;编委范丽华编写了第十九章第二节,共9.22千字。

在本书编写过程中,虽然编者用心编写、反复修改,但是因经验不足、水平有所差异,书中难免存在不足之处,希望广大读者提出宝贵意见和建议,以便不断完善和改进。

编　者

2025 年 3 月

目　录

第一章 呼吸内科疾病护理

第一节 呼吸系统疾病患者常见症状、体征的护理

一、常见症状、体征

(一)咳嗽与咳痰

1. 咳嗽(cough)

咳嗽是感受器受刺激引起的一种突然的、爆发性的呼气运动,借以清除气道分泌物和异物。咳嗽本质上是一种保护性反射,一旦咳嗽反射减弱或消失,可引起肺不张和肺部感染,甚至窒息而死亡。但过于频繁且剧烈的咳嗽会引起患者不适,甚至引起咳嗽性晕厥及气胸等症,可引起骨质疏松的老年人肋骨骨折等并发症。咳嗽分为干性咳嗽和湿性咳嗽,前者为无痰或痰量甚少的咳嗽,后者伴有咳痰。突然出现的干性或刺激性咳嗽多是急性上呼吸道感染、急性下呼吸道感染初期的表现或与异物吸入、过敏有关;持续性干咳常见于慢性肺间质病变;夜间咳嗽明显多见于左心衰竭、肺结核;常年咳嗽,秋、冬季加重提示慢性阻塞性肺疾病;咳嗽变异性哮喘患者常在夜间咳嗽,慢性支气管炎、支气管扩张症患者清晨起床或夜间平卧时咳嗽加剧并咳出较多的痰液;较重的干咳常见于咳嗽变异性哮喘、咽炎、气管异物、胸膜炎、支气管肿瘤、服用血管紧张素转化酶抑制剂和胃食管反流等;慢性肺间质病变,尤其是各种原因所致的肺间质纤维化常表现为持续性干咳;犬吠样咳嗽常见于会厌、喉部疾病或异物吸入;金属音调咳嗽见于纵隔肿瘤、主动脉瘤或支气管肺癌压迫气管;嘶哑性咳嗽多见于喉炎、喉结核、喉癌和喉返神经麻痹等。

2. 咳痰(expectoration)

咳痰是借助支气管黏膜上皮的纤毛运动、支气管平滑肌的收缩及咳嗽反射,将呼吸道分泌物经口腔排到体外的动作。慢性咳嗽伴咳痰常见于慢性支气管炎、支气管扩张症、肺脓肿和空洞型肺结核等。

慢性咳嗽伴咳痰常见于慢性支气管炎、支气管扩张症、肺脓肿和空洞型肺结核等。痰液颜色改变常有重要意义。黄绿色脓痰常为感染的表现;患肺结核、肺癌、肺梗死出血时,因痰中含血液或血红蛋白而呈红色或红棕色;铁锈色痰可见于肺炎球菌性肺炎;咳红褐色或巧克力色痰,考虑为阿米巴肺脓肿;粉红色泡沫样痰提示急性肺水肿;砖红色胶冻样痰或带血液者常见于肺炎克雷伯菌肺炎。痰有恶臭味是厌氧菌感染的特征。痰量少时仅数毫升,痰量多时可达数百毫升,一般24 h痰量超过100 mL定为大量痰。

(二)肺源性呼吸困难

肺源性呼吸困难(pulmonary dyspnea)是呼吸系统疾病引起的通气和/或换气功能障碍,引起机体缺氧和/或二氧化碳潴留所致。患者自我感觉空气不足、呼吸费力,客观表现为呼吸频率、深度与节律的异常。

常见病因有呼吸系统疾病(如慢性支气管炎、阻塞性肺气肿、支气管哮喘、气管与支气管的炎症、水肿、肿瘤或异物导致呼吸道狭窄或梗阻、肺炎、肺脓肿、肺不张等),胸廓疾病(如气胸、大量胸腔积液、严重胸廓畸形等)。肺源性呼吸困难也可见于神经肌肉疾病、药物导致的呼吸肌麻痹、膈运动障碍等。

临床上分三种类型:①吸气性呼吸困难。吸气时呼吸困难明显,发生时常伴干咳及吸气性喘鸣音,重者出现"三凹征",即胸骨上窝、锁骨上窝及肋间隙在吸气时凹陷,其发生常与大气道的狭窄和梗阻有关,如喉头水肿、炎症、异物和肿瘤引起的上呼吸道狭窄等。②呼气性呼吸困难。呼气费力,呼气时间延长,常伴有哮鸣音,其发生与支气管痉挛、狭窄和肺组织弹性减弱,影响肺通气功能有关,多见于支气管哮喘和慢性阻塞性肺疾病。③混合性呼吸困难。肺部病变广泛使呼吸面积减少,影响换气功能。患者在呼气与吸气时均感到费力,出现呼吸频率增快、呼吸变浅,常伴有呼吸音减弱或消失。常见于重症肺炎、重症肺结核、特发性肺纤维化、大量胸腔积液和气胸等。

(三)咯血

咯血(hemoptysis)是指喉及喉以下呼吸道或肺组织出血并经口咳出。应注意鉴别咯血与呕血。咯血的颜色多为鲜红色,混有痰液和泡沫,不易凝固,呈碱性;呕血多呈咖啡色、暗红色,混有食物残渣、胃液,呈酸性,且出血前有上腹部不适、恶心、呕吐等先兆症状。常见的咯血原因是呼吸系统疾病(如肺结核、支气管扩张、肺癌等),在我国咯血原因中占比最大的是肺结核。因病变引起支气管或肺部血管破坏程度不同,患者的咯血量也有所不同。根据咯血量临床分为痰中带血、少量咯血(咯血量低于 100 mL/d)、中等量咯血(咯血量为 100~500 mL/d)、大咯血(咯血量高于 500 mL/d 或 1 次咯血量高于 300 mL)。大量咯血前可有喉痒、胸闷、咳嗽等先兆症状,这些症状主要见于空洞型肺结核、支气管扩张和慢性肺脓肿。咯血者因血液滞留,可引起窒息,如果患者咯血量突然减少或咯血终止,患者表情紧张或惊恐,两手乱抓,提示可能出现了窒息,应立即给予促进气道通畅的抢救措施。

(四)胸痛

胸痛是临床上常见的症状,主要由胸部疾病所致,少数胸痛由其他疾病引起。

1.胸痛的部位

大部分疾病引起的胸痛常出现于一定部位,除患病器官的局部疼痛外,还可见放射痛或牵涉痛。例如,肋软骨炎胸痛常在第 1、第 2 肋软骨,患部隆起,疼痛剧烈,但皮肤多无红肿;心绞痛与急性心肌梗死的疼痛常位于胸骨后和心前区或剑突下,可向左侧肩部、颈部放射;食管疾病、膈疝、纵隔肿瘤的疼痛位于胸骨后;胸膜炎疼痛多在胸侧部等。

2.胸痛的性质与程度

胸痛的性质多种多样,例如,肋间神经痛呈阵发性灼痛或刺痛;食管炎常呈灼痛或灼热感;心绞痛常呈压榨样痛,可伴有窒息感;肺梗死可出现突发胸部剧痛或绞痛,常伴呼吸困难与发绀。胸痛的程度与病情轻重程度不完全一致。

3.疼痛持续时间

炎症、肿瘤、栓塞或梗死所致疼痛呈持续性,心绞痛发作时间短暂(持续 1~5 min),心肌梗死疼痛持续时间较长(数小时或更长)且不易缓解。

4.影响胸痛的因素

胸膜炎的胸痛常因咳嗽或深呼吸而加剧。心绞痛常于用力或精神紧张时诱发,含服硝酸甘油片迅速缓解。心肌梗死，服上述药物常不缓解。

二、护理

(一)护理评估

1.病史评估

(1)了解患者患病及诊疗经过：包括患病的起始时间、主要症状及伴随症状(如咳嗽与咳痰、呼吸困难、咯血、胸痛等)；有无诱因、症状加剧和缓解的相关因素或规律性等；曾做过何种检查，结果如何；了解曾用药物的名称或种类、用法、末次用药的时间等。了解与呼吸系统疾病有关的疾病史(如有无过敏性疾病、麻疹、百日咳及心血管系统疾病等)。了解患者的生活史与家族史，包括出生地和居住地环境情况、生活条件、工作环境；家庭、工作环境中有无主动或被动吸烟的情况，近期有无相关的传染病接触史等。

(2)咳嗽与咳痰：患者咳嗽，需评估咳嗽的急缓、性质、出现时间及持续时间、音色及是否为有效咳嗽。患者咳痰，需评估痰液的颜色、性状、气味、量，是否容易咳出，有无肉眼可见异物等。正常痰液无色或呈灰白色，痰液颜色和性状改变有重要临床意义。

(3)肺源性呼吸困难：主要评估起病的缓急、诱因、伴随症状、严重程度及心理反应等。①起病的缓急：突发性呼吸困难多见于呼吸道异物、张力性气胸等；起病较急，应考虑支气管哮喘、气胸、肺炎等；起病缓慢者多为慢性阻塞性肺疾病、肺结核等。②诱因：支气管哮喘发作可有过敏物质的接触史；自发性气胸发病前多有过度用力或屏气用力史。③伴随症状：有无咳嗽、咳痰、胸痛、发热、咯血等。④严重程度：可分为轻、中、重度呼吸困难。轻度呼吸困难由中度及中度以上体力活动引起。中度呼吸困难由轻度体力活动引起。重度呼吸困难可由洗脸、穿衣等活动引起。⑤心理反应：有无失眠、抑郁、紧张、焦虑或恐惧等。

2.身体评估

(1)一般评估：评估全身状态、皮肤、淋巴结，有无体温升高、脉率增快、意识障碍、发绀、淋巴结肿大等情况；评估头颈部，有无鼻翼扇动，咽及扁桃体有无充血、红肿，注意颈静脉充盈情况等；腹部评估注意有无肝大、肝颈静脉回流征等；有无杵状指(趾)等。

(2)胸部检查：视诊，应注意呼吸频率、方式、深度、对称性。呼吸快速、呼吸用力、辅助肌群参与说明呼吸需求增加或呼吸功增加。胸廓或呼吸的不对称性提示大气道内阻塞、单侧肺实质病变或胸膜病变等。触诊时，应检查气管的位置和活动度，锁骨上淋巴结是否肿大，胸壁触诊时应注意有无压痛，有无胸膜摩擦感等。叩诊时，要注意叩诊音的改变。胸腔积液、肺实变、巨大胸内肿瘤或肺不张，叩诊音为浊音或实音；肺气肿和哮喘发作时，叩诊音为过清音；气胸，叩诊则呈鼓音。听诊时，听诊器的体件应紧贴胸壁，让患者平静地呼吸，注意呼吸音的性质、强度及啰音的情况，进行双侧对比。有时肺部听诊需要患者做深呼吸，这样有助于提高听诊质量，避免漏诊。

3.实验室及其他检查的评估

(1)血液检查：过敏性疾病患者的血液中嗜酸性粒细胞增多；感染性疾病患者的血液中白细胞总数增多，中性粒细胞比例增大。

(2)痰液检查：痰液的收集非常重要，经口咳出的痰标本极易受到污染，应让患者用清水漱口后再收集。痰不易咳出者，可考虑应用湿化和雾化方法，刺激排痰。吸痰和痰定量培养技术可以提高痰培养的敏感性和特异性。痰培养可提高检查的敏感性并能确定致病菌。最好在应用抗生素之前收集痰标本并及时送检。

(3)脱落细胞检查:痰脱落细胞检查常用于肺癌的诊断,方法简单,阳性率高,一般为70%～80%。

(4)皮肤变应原测定:此测定有助于对支气管哮喘患者确定变应原。

(5)影像学检查:①X线检查,包括胸部X线检查、体层摄影和造影。②CT检查,包括常规CT扫描、高分辨率CT扫描、增强CT扫描和螺旋CT扫描。③胸部超声检查、普通超声检查和心血管超声成像。④放射性核素显像技术,包括肺通气和灌注核素显像、心肌核素显像等。⑤磁共振成像(MRI)等。

(6)纤维支气管镜和胸腔镜检查:利用纤维支气管镜可进行活检、刷检、灌洗、针吸等,对肺部疾病的诊断和治疗起到重要作用,使很多疾病的病因得以明确,也使很多肺部疾病得到治疗。目前电视支气管镜已逐渐取代传统的纤维支气管镜,电视支气管镜能获得优良的支气管内图像,并可用作教学活动。

(7)呼吸功能测定:通过对肺通气和肺换气功能进行测定,以了解疾病对肺功能损害的性质及程度,有利于某些呼吸系统疾病的早期诊断。

(8)血气分析:血气分析在呼吸系统疾病中应用非常广泛,尤其对呼吸衰竭等急危重患者,可了解酸碱平衡失调、缺氧、二氧化碳潴留等情况,也可指导临床用药,调整治疗方案。

(9)肺活体组织检查:其方法有经纤维支气镜活检,经X线、超声或CT引导下定位活检,必要时可行开胸肺活检,主要是对病原微生物、细胞或组织病理检查。

4.心理与社会评估

了解患者对疾病的发生、病程、预后及健康保健等知识的掌握情况;了解疾病是否导致患者产生不良情绪;了解患者的家庭组成、经济状况、教育背景等基本情况,还应询问患者的主要照顾者对疾病的认识及对患者的关心和支持程度;了解医疗费用的来源及医疗负担等。

(二)常见护理诊断/问题

1.清理呼吸道无效

清理呼吸道无效与呼吸道分泌物过多、黏稠,患者疲乏、胸痛、咳嗽无力或无效有关。

2.气体交换受损

气体交换受损与呼吸道痉挛、呼吸面积减少、换气功能障碍有关。

3.活动无耐力

活动无耐力与呼吸功能受损导致机体缺氧有关。

4.潜在并发症

窒息与大咯血所致呼吸道血液潴留有关。

(三)护理目标

(1)患者能够掌握有效咳嗽的方法,能运用正确方法将痰液排出。

(2)患者自述呼吸困难程度减轻。

(3)患者活动耐力逐渐提高。

(四)护理措施

1.一般护理

保持环境整洁、舒适、空气流通,保持温度为18 ℃～20 ℃,湿度为50%～60%,以便充分发挥呼吸道的自然防御功能。使患者保持舒适体位,坐位或半坐位有助于改善呼吸和咳嗽排痰。给予足够热量、高蛋白、高维生素的饮食,尤其是增加维生素 C 及维生素 E 的摄入;避免油腻、辛辣等刺激性食物。每日饮水 1.5～2 L,有利于痰液稀释排出。每日清洁口腔两次,预防口腔感染。过敏性咳嗽患者要避免接触变应原。

2.病情观察

密切观察咳嗽、咳痰情况,咳嗽出现的时间、频率、程度,详细记录痰液的颜色、性状、气味、量及能否自行排痰。剧烈咳嗽,要警惕发生晕厥,慢性阻塞性肺疾病患者警惕发生气胸等合并症。咯血时观察有无窒息。

3.促进有效排痰

(1)有效咳嗽:适用于神志清醒,一般状况良好,能够配合的患者。有效咳嗽方法:患者尽可能采用坐位,先进行 5～6 次深而慢的腹式呼吸,深吸气至膈肌完全下降,屏气 2～3 s,身体前倾,从胸腔进行 2～3 次短促有力的咳嗽,同时收缩腹肌,也可用手按压上腹部或双手于腹部环抱一个枕头,这样有利于膈肌上升,帮助痰液咳出。也可采用俯卧屈膝位,借助膈肌、腹肌收缩,增加腹压,咳出痰液。指导患者经常变换体位,这样有利于痰液咳出。胸痛患者可用双手或枕头轻压伤口两侧以减轻伤口带来的疼痛。疼痛剧烈时可遵医嘱给予镇痛剂,30 min 后指导患者进行有效咳嗽。

(2)气道湿化:适用于痰液黏稠,不易咳出者,包括湿化治疗和雾化治疗。湿化治疗是将水或溶液蒸发,提高吸入气体的湿度。雾化治疗是将药物或水分形成气溶胶,通过吸入的方法使其进入呼吸道和肺部,达到治疗和改善症状的作用。应用气道湿化的注意事项:①湿化后及时鼓励患者咳嗽、咳痰或协助患者翻身,为其叩背,更换体位排痰时,应注意观察患者的反应,防止分泌物阻塞气道而引起窒息。②密切观察湿化效果,湿化不足或过度,需及时调整湿化量和湿化时间。过度湿化可引起黏膜水肿和气道狭窄,使气道阻力增加,甚至诱发支气管痉挛,还可导致体内水钠潴留而加重心脏负荷。湿化不足易致痰液黏稠,难于咳出。湿化时间不宜过长,一般以 10～20 min 为宜。③湿化温度为 35 ℃～37 ℃,温度过高易灼伤呼吸道,损害气道黏膜纤毛运动;温度过低可诱发哮喘、寒战等反应。④对湿化器应按照规定消毒,专人使用,注意无菌操作,以预防呼吸道疾病的交叉感染,对使用中的呼吸机湿化器内的液体应每天更换,减少细菌繁殖。⑤吸入过程中应避免降低吸入氧浓度。

(3)胸部叩击:是通过叩击产生的振动和重力作用,使气管壁上滞留的分泌物松动,并移行到中心气道而易于排出的胸部物理治疗方法。该方法适用于久病体弱、长期卧床、排痰无力者,禁用于未经引流的气胸、肋骨骨折、有病理性骨折史、咯血、低血压及肺水肿等患者。方法是患者取侧卧位或在他人协助下取坐位,叩击者两手手指弯曲并拢,掌侧呈杯状,以手腕力量,从肺底自下而上,由外向内,迅速而有节律地叩击胸壁,震动气道,每一肺叶叩击 1～3 min,每分钟 120～180 次,叩击时发出一种空而深的拍击音则表明叩击手法正确。注意事项:①叩击前听诊肺部呼吸音,明确痰液潴留部位。②用单层薄布保护胸廓,叩击时避开乳房、心脏、骨突部位(如脊柱、肩胛骨、胸骨等)及衣物拉链、纽扣等。③叩击力量要适中,以不引起患者疼痛为宜。每次叩击 5～15 min,在餐后 2 h 或餐前 30 min 进行,以避免操作中发生呕吐,操作时应密切观察患者的反应及生命体征。④操作后协助患者咳痰,做好口腔护理,监测肺部呼吸音及啰音的变化。

(4)体位引流:体位引流是利用重力作用使肺、支气管内分泌物排到体外,又称重力引流,适宜于肺脓肿、支气管扩张等有大量痰液且排出不畅的患者,禁用于有明显呼吸困难和发绀、近1~2周曾有大咯血史、有严重心血管疾病或年老体弱而不能耐受者。原则上抬高病变部位,使引流支气管开口向下,有利于分泌物随重力作用流入支气管和气管而排出。

(5)机械吸痰:是指经患者的口、鼻腔或人工气道将呼吸道分泌物吸出。该方法适用于无力咳痰、有意识障碍或建立人工气道者。在吸痰前、后适当提高吸氧浓度,可给予机械通气者100%的氧气 1~2 min,预防吸痰过程中出现低氧血症;每次吸引压力(成人)为150~200 mmHg①,时间少于 15 s,两次抽吸间隔时间大于 3 min;严格无菌操作,避免呼吸道疾病的交叉感染。患者有窒息危险,做好抢救准备。

4.用药护理

遵医嘱给予抗生素、镇咳药、祛痰药、平喘药,正确给药,观察药物的疗效和不良反应。为减轻患者咳嗽,遵医嘱给予镇咳药。湿性咳嗽患者不宜单独使用强镇咳药,尤其是年迈体弱者,以免造成窒息。

(孙 芳)

第二节 急性上呼吸道感染

急性上呼吸道感染(acute upper respiratory tract infection)简称上感,是外鼻孔至环状软骨下缘(包括鼻腔、咽或喉部)急性炎症的概称。常见病原体为病毒,少数为细菌。其发病无年龄、性别、职业和地区差异。一般病情较轻,病程较短,预后良好。但由于发病率高,具有一定的传染性,有时可引起严重的并发症,应积极防治。本病是人类常见的传染病之一,多发生于冬、春季,可通过咳嗽、打喷嚏产生的飞沫或被污染过的物品而传播,多为散发,有时可流行。由于病毒类型较多,人体对其感染后产生的免疫力较弱且作用时间短暂,病毒间也无交叉免疫,故可反复发病。

一、病因与发病机制

70%~80%的急性上呼吸道感染由病毒引起,病毒主要包括鼻病毒、冠状病毒、腺病毒、流感病毒等。细菌感染占 20%~30%,可单独发生或继发于病毒感染后,致病菌多为溶血性链球菌、流感嗜血杆菌、肺炎链球菌和葡萄球菌。接触病原体后是否发病,取决于传播途径和人群易感性。各种可导致全身或呼吸道局部防御功能降低的因素(如受凉、淋雨、过度紧张或疲劳等)均可诱发本病。年老体弱者、儿童和有慢性呼吸道疾病者易患本病。

二、临床表现

根据病因和临床表现不同,本病可分为以下类型。

1.普通感冒(common cold)

普通感冒是一种轻度、能自限的上呼吸道病毒感染,又称"伤风"、急性鼻炎或上呼吸道卡他,常见病原体有鼻病毒、冠状病毒、流感病毒、副流感病毒、呼吸道合胞病毒、柯萨奇病毒和腺

---

① 临床习惯将毫米汞柱(mmHg)作为压力单位,1 mmHg≈0.133 kPa,1 kPa=7.5 mmHg。

病毒等。起病较急,以鼻咽部卡他症状为主要表现。严重者有发热、轻度畏寒和头痛等。体检可见鼻腔黏膜充血、水肿,有分泌物,咽部可轻度充血。一般经 5～7 d 痊愈,伴并发症者病程可能迁延。

2.急性病毒性咽炎和喉炎

急性病毒性咽炎由鼻病毒、腺病毒、流感病毒、副流感病毒、肠病毒及呼吸道合胞病毒等引起。临床特征为咽部发痒,有灼热感,咽痛不明显。当有吞咽疼痛时,常提示有链球菌感染,咳嗽少见。急性喉炎多为流感病毒、副流感病毒及腺病毒等引起,临床特征为声嘶、讲话困难、咳嗽时疼痛,常有发热、咽痛或咳嗽。查体可见咽部充血,喉部水肿、充血,局部淋巴结轻度肿大和触痛,有时可闻及喉部的喘息声。

3.急性疱疹性咽峡炎

急性疱疹性咽峡炎主要由柯萨奇病毒 A 所致,多发于夏季,多见于儿童。表现为明显咽痛,常伴有发热,病程一周左右。体检可见咽充血,软腭、腭垂(悬雍垂)、咽和扁桃体表面有灰白色疱疹及浅表溃疡,周围有红晕。

4.急性咽结膜炎

急性咽结膜炎常由腺病毒、柯萨奇病毒引起。本病好发于夏季,多见于儿童,易通过游泳传播。病程 4～6 d,表现为咽痛、畏光、流泪、发热和咽结膜明显充血。

5.急性咽扁桃体炎

急性咽扁桃体炎多由溶血性链球菌引起,其次由流感嗜血杆菌、肺炎链球菌和葡萄球菌等引起。起病急,咽痛明显,伴畏寒、发热,体温超过 39 ℃。可见咽部明显充血,扁桃体肿大、充血,表面有黄色点状渗出物,颌下淋巴结肿大伴压痛。肺部检查无异常体征。

三、实验室及其他检查

1.血常规

病毒感染者,白细胞计数正常或偏低,淋巴细胞比例升高。细菌感染者,可见白细胞计数和中性粒细胞增多,并有核左移现象。

2.病原学检查

因病毒类型繁多,且明确类型对治疗无明显帮助,一般无须明确病原学检查。可利用免疫荧光法等方法判断病毒类型。细菌培养可判断细菌类型和药物敏感试验以指导临床用药。

四、诊断要点

急性上呼吸道感染为常见病。临床上,根据病史、症状、体征、实验室检查可做出初步诊断,白细胞计数正常或偏低、病原学检查有助于病因诊断。许多疾病发病初期或机体抵抗力下降、有免疫缺陷时以急性上呼吸道感染为首发症状,应注意,以免误诊或漏诊。

五、治疗原则

急性上呼吸道感染,多为病毒所致,目前,尚无特效药,临床上以休息、多饮水、对症处理、中医中药治疗及防治继发性感染为主。

1.对症治疗

可给予头痛、发热、全身肌肉酸痛者解热镇痛药;鼻塞,可用盐酸伪麻黄碱等选择性收缩上呼吸道黏膜血管的药物,也可用1%的麻黄碱滴鼻;频繁打喷嚏、多量流涕,给予抗过敏药物;

咳嗽明显,可使用镇咳药。

2.抗菌药物治疗

对有细菌感染或临床症状重、估计有继发细菌感染者,可选用抗生素,否则不应用。可选用青霉素类、头孢菌素类、大环内酯类或喹诺酮类抗生素。

3.抗病毒药物治疗

应早期应用抗病毒药物。利巴韦林有较广的抗病毒谱,对流感病毒、副流感病毒和呼吸道合胞病毒等有较强的抑制作用。奥司他韦对甲、乙型流感病毒神经氨酸酶有强效的抑制作用,可缩短病程。也可选用金刚烷胺、吗啉胍。

4.中药治疗

中药汤剂及清热解毒的抗病毒中成药有较好的疗效。咽喉炎症时,可选用中成药含化片。

六、常用护理诊断/问题

1.舒适度下降

舒适度下降(如鼻塞、流涕、咽痛、头痛等),与病毒、细菌感染等有关。

2.体温过高

体温过高与病毒、细菌感染等有关。

七、护理措施

(一)一般护理

1.休息与活动

保持室内温度、湿度适宜和空气流通。症状较轻者应适当休息,病情较重或年老者以卧床休息为主。

2.饮食护理

给予清淡、富含维生素、易消化、热量足够的饮食。发热者适当增加饮水量。

3.口腔护理

嘱患者进食后漱口或按时给予口腔护理,防止口腔感染。

(二)病情观察

注意观察体温,咽喉部有无充血、水肿及分泌物,扁桃体有无肿大、充血;观察有无声音嘶哑、讲话困难,有无淋巴结肿大等。

(三)症状、体征的护理

指导患者休息、多饮水。高热者可选用退热剂及清热解毒的中成药。对有细菌感染者或临床症状重者可选用抗生素,注意隔离患者,减少探视,避免交叉感染。指导患者咳嗽或打喷嚏时避免对着他人,并用纸巾捂住口鼻。对患者使用的餐具、痰盂等用具应按规定消毒。

(四)用药护理

遵医嘱用药且注意观察药物疗效和不良反应。指导患者夜间服用可导致头晕、嗜睡等不良反应的抗过敏药物,避免在工作或驾车时使用。

(五)健康指导

1.疾病知识指导

帮助患者及其家属掌握上呼吸道感染的常见诱因,避免受凉、过度疲劳,注意保暖;保持室内空气清新、阳光充足;在本病高发季节少去人群密集的公共场所;戒烟;防止交叉感染等。药物治疗后症状不缓解,或出现耳鸣、耳痛、外耳道流脓等中耳炎症状,或恢复期出现胸闷、心悸、眼睑水肿、腰酸或关节痛,应及时就诊。

2.疾病预防指导

注意劳逸结合,避免受凉和过度劳累,加强锻炼,增强体质,生活、饮食规律,改善营养,提高机体抵抗能力。必要时注射疫苗预防,如流感疫苗等。年老体弱易感者应注意防护,上呼吸道感染流行时应戴口罩,尽量避免出入人多的公共场合。

(孙 芳)

第三节 肺 炎

肺炎(pneumonia)是指终末气道、肺泡和肺间质的炎症,可由病原微生物、理化因素、免疫损伤、过敏及药物所致。细菌性肺炎是最常见的肺炎,也是常见的感染性疾病之一。肺炎是呼吸系统的常见病,多见于儿童及老年人。门诊患者的肺炎病死率为1%～5%,住院患者平均肺炎病死率为12%。肺炎的发病率和病死率高,与人口老龄化、吸烟、伴有基础疾病和免疫功能低下有关。另外,病原学诊断困难、不合理使用抗生素导致细菌耐药性增加和部分人群贫困化加剧等也与高发病率和高死亡率有关。

一、病因与发病机制

当呼吸道局部和全身免疫防御系统受损时,病原体可经空气吸入、血行播散、邻近部位的感染直接蔓延等途径侵入下呼吸道,引起肺炎。除金黄色葡萄球菌、铜绿假单胞菌和肺炎克雷伯菌等可引起肺组织的坏死性病变,易形成空洞外,肺炎治愈后多不留瘢痕,肺的结构与功能均可恢复。

二、分类

1.按病因分类

病因学分类对于肺炎的治疗有决定性意义。

(1)细菌性肺炎:肺炎链球菌、金黄色葡萄球菌、甲型溶血性链球菌、肺炎克雷伯菌、流感嗜血杆菌、铜绿假单胞菌等引起。

(2)典型病原体所致肺炎:军团菌、支原体和衣原体等引起。

(3)病毒性肺炎:冠状病毒、腺病毒、呼吸道合胞病毒、流感病毒、麻疹病毒、巨细胞病毒、单纯疱疹病毒等引起。

(4)真菌性肺炎:白念珠菌、曲霉菌、放线菌等引起。

(5)其他病原体所致肺炎:立克次体、弓形虫、原虫、寄生虫等引起。

(6)理化因素所致的肺炎:放射性损伤引起的放射性肺炎等。

2.按解剖分类

(1)大叶性(肺泡性)肺炎:典型表现为肺实质炎症,通常不累及支气管。

(2)小叶性(支气管性)肺炎:病原体通过支气管侵入,引起细支气管、终末细支气管及其远端小肺泡的炎症。

（3）间质性肺炎：病变主要累及支气管壁、支气管周围组织和肺泡壁。

3.按患病环境和宿主状态分类

可分为社区获得性肺炎和医院获得性肺炎。

（1）社区获得性肺炎（community-acquired pneumonia，CAP）：又称医院外获得性肺炎，是指在医院外罹患的感染性肺实质炎症，包括具有明确潜伏期的病原体感染而在入院后平均潜伏期内发病的肺炎。

（2）医院获得性肺炎（hospital-acquired pneumonia，HAP）：又称医院内肺炎，是指患者入院时不存在、也不处于潜伏期，而于住院 48 h 后在医院内发生的肺炎，也包括出院后 48 h 内发生的肺炎。

三、常用护理诊断/问题

1.体温过高

体温过高与细菌感染有关。

2.清理呼吸道无效

清理呼吸道无效与呼吸道分泌物过多、痰液黏稠、胸痛、咳嗽无力等有关。

3.潜在并发症

潜在并发症是感染性休克。

四、护理措施

（一）一般护理

1.休息与活动

高热患者新陈代谢增快、消耗大而进食少，体质虚弱，故应卧床休息，减少活动，以减少组织对氧的需要，帮助机体组织修复。在临床应尽量将治疗和护理集中在同一时间内完成，以保证患者有足够的休息时间。

2.饮食护理

补充营养和水分，给予高热量、高蛋白和富含维生素的流质或半流质饮食，并鼓励患者进食，少食多餐。对不能进食者，必要时用鼻饲补充营养，以弥补代谢消耗。发热可使机体丧失大量水分，因此应鼓励患者多饮水或饮料，每日摄入量为 1～2 L，可加快毒素排泄和热量散发。静脉补液时，滴速不宜过快，以免引起肺水肿。若有明显麻痹性肠梗阻或胃扩张，应暂时禁食、禁饮和胃肠减压，直至肠蠕动恢复。

（二）病情观察

1.监测并记录生命体征

重点观察儿童、老人、久病体弱者的病情变化。为明确诊断，最好在使用抗生素前采集血、痰、胸腔积液标本，进行涂片和培养。

2.观察药物不良反应

患者用氨基糖苷类抗生素时应注意前庭功能和肾功能，定期留尿检查；用喹诺酮类抗生素时应注意观察胃肠道反应；如果患者出现发热、皮疹、胃肠道不适、心律失常、肝毒性、肾毒性、耳毒性等，或突然出现呼吸困难、血压下降、意识障碍，应立即停药并向医师报告，做好抢救准备。大量抗生素的应用,可能诱发真菌感染及维生素缺乏,因此必须检查患者有无鹅口疮,痰中有无真菌,并及时采取相应措施。

(三)症状、体征的护理

1.高热护理

可采用温水擦浴、使用冰袋或冰帽等物理降温措施,以逐渐降温为宜,防止虚脱。患者大汗时,及时协助擦拭和更换衣服,避免受凉。必要时遵医嘱使用退热药。遵医嘱静脉补液,补充因发热而丢失的水分和盐,加快毒素排泄和热量散发。

2.口腔护理

高热患者唾液分泌减少,口腔黏膜干燥,口腔内食物残渣易于发酵,促使细菌繁殖,同时机体抵抗力下降及维生素缺乏,易引起口唇干裂、口唇疱疹、口腔炎症、溃疡,故应加强口腔护理。应在清晨、餐后及睡前协助患者漱口,或用漱口液清洁口腔,口唇干裂,可涂润滑油保护。

3.重症肺炎的护理

肺炎的严重性取决于局部炎症程度、肺部炎症的播散和全身炎症反应程度。目前医师普遍认为,如果肺炎患者需要通气支持、循环支持、加强监护和治疗,可认为是重症肺炎。我国重症肺炎的标准如下:①意识障碍;②呼吸频率不低于每分钟 30 次;③动脉血氧分压(PaO_2)低于 60 mmHg,或氧合指数(PaO_2/FiO_2)低于 300,需行机械通气治疗;④血压低于 90/60 mmHg;⑤胸片显示双侧肺叶或多肺叶受累,或入院48 h内病变扩大≥50%;⑥尿量低于 20 mL/h 或急性肾衰竭需要透析治疗。迅速、积极地控制感染是治疗重症肺炎的重要环节,选用有效、强力的抗生素,联合静脉给药,最好根据病菌的药敏试验结果选用抗生素。对症支持治疗包括给氧、保暖、保持呼吸道的湿化和通畅,同时应保护心、脑、肾功能,防止多器官功能衰竭。

4.感染性休克的护理

(1)病情观察:患者取仰卧中凹位,头胸部抬高约 20°,下肢抬高约 30°,以利于呼吸和静脉回流,增加心排血量,尽量减少搬动,并注意保暖。密切观察患者的神志、生命体征、皮肤、黏膜、尿量等变化,准确记录液体出入量,按医嘱进行中心静脉压测定,评估患者的组织灌流情况,及时发现早期休克征象,协助医师及时采取救治措施。

(2)氧疗:迅速给予高流量吸氧,维持 PaO_2 高于 60 mmHg 有助于改善组织器官的缺氧状态。

(3)药物的应用及护理:迅速建立两条静脉通道,给予补液、碳酸氢钠溶液及血管活性药物,以恢复正常组织灌注,改善微循环功能。①扩充有效循环血容量:扩容是抗休克治疗最基本的措施,要根据患者的生命体征、年龄、基础疾病、心功能情况、液体出入量及中心静脉压水平决定补液速度及补液量。若血压低,中心静脉压低于 0.49 kPa(5 cmH_2O)应迅速补液;中心静脉压达到或超过 0.98 kPa(10 cmH_2O)时,输液速度不宜过快,以免诱发急性心力衰竭。下列证据提示血容量已经补足:口唇红润,肢端温暖,收缩压高于 90 mmHg,脉压高于 30 mmHg,尿量高于 30 mL/h。若血容量已经基本补足,尿比重低于 1.018,尿量低于 20 mL/h,应及时向医师报告,警惕发生急性肾衰竭。②纠正酸中毒:酸中毒是组织缺氧所致。纠正酸中毒可以加强心肌收缩力,增强血管对升压药的反应,改善微循环。静脉滴注 5% 的碳酸氢钠溶液,因其配伍禁忌较多,故应单独输入。③血管活性药物的应用:应用血管活性药物(如多巴胺、间羟胺等)时应根据血压的变化调整输入速度,维持收缩压在 90~100 mmHg。输液过程中要防止药液外渗,以免局部组织缺血性坏死。

(四)用药护理

(1)诊断不明确时,慎用阿司匹林或其他解热药,以免过度出汗、脱水及干扰真实热型,导致临床判断失误。

(2)严格遵照药品说明书配制和使用抗生素皮试液,注意观察药物过敏反应,尤其是使用患者从未使用过的抗生素时,首次输液速度宜慢,以免发生过敏反应;即使皮试为阴性,仍可能发生过敏反应,用药过程中应密切观察,并做好抢救准备,出现迟发反应(如出现皮疹或发热等)应立即停药并向医师报告。

(3)严格遵照医嘱,避免发生药物不良反应,例如,两性霉素 B 应溶于 5% 的葡萄糖溶液中,静脉滴注,注意避光和控制滴速,以免发生药物毒性反应。

(五)心理护理

肺炎给患者的日常生活、工作或学习带来影响,部分患者不能适应疾病所带来的角色转变。高热、咳嗽、咳痰、呼吸困难等症状会给患者带来很大的精神压力,使其对治疗失去信心。因此,要重点对患者进行知识宣教,告知预后从而减轻其心理负担。

(六)健康指导

1.疾病知识宣教

①向患者宣传有关肺炎的基本知识,嘱其保证充足的休息时间,增加营养摄入量,以增加机体抗感染的能力;②应嘱出院后继续用药者按疗程服药,更换抗生素应注意迟发过敏反应,出现发热、心率增快、咳嗽、咳痰、胸痛等症状时,应及时就诊。

2.疾病预防知识指导

①指导患者病情好转后,注意锻炼身体,加强耐寒锻炼;②天气变化时随时增减衣服,避免受凉、淋雨、酗酒及吸烟,预防上呼吸道感染;③改善营养状况;④维持室内空气流通,保持良好的个人卫生习惯,避免交叉感染;⑤还应注意避免滥用抗生素、糖皮质激素;⑥年龄大于 65 岁,或不足 65 岁但有心血管病、肺疾病、糖尿病、肝硬化和免疫抑制(如人类免疫缺陷病毒感染、肾衰竭等)的易感人群可注射流感疫苗或肺炎疫苗。

(孙　芳)

第四节　肺脓肿

肺脓肿(lung abscess)是肺组织化脓性病变,早期为化脓性肺炎,继而坏死、液化、脓肿形成。临床上以高热、咳嗽、咳大量脓臭痰,X 线片显示一个或数个含气液平面的空洞为特征。

一、病因与发病机制

绝大多数肺脓肿是内源性感染,主要由吸入口咽部的菌群所致。常见病原体与上呼吸道、口腔的寄居菌一致。厌氧菌是肺脓肿最常见的病原体,肺脓肿病原谱中需氧菌和兼性厌氧菌也占一定比例,主要包括金黄色葡萄球菌、肺炎链球菌、溶血性链球菌和肺炎克雷伯菌、大肠埃希菌、变形杆菌、铜绿假单胞菌等。

根据不同病因和感染途径,肺脓肿可分为以下三种类型。

1.吸入性肺脓肿

口、鼻、咽腔寄居菌经口咽吸入,是急性肺脓肿的最主要原因。正常情况下,吸入物经气道黏液-纤毛运载系统、咳嗽反射和肺巨噬细胞迅速清除,但在意识障碍、全身免疫力低下或气道防御功能减弱时吸入病原菌可致病。

吸入鼻部和口腔内的脓性分泌物也可致病。吸入性肺脓肿常为单发性,其发病部位与支气管解剖和体位有关。因右主支气管较左侧粗且陡直,吸入物易进入右肺。在仰卧时,吸入性肺脓肿好发于肺上叶后段或下叶背段;采用坐位时,吸入性肺脓肿好发于下叶后基底段;采用右侧位时,吸入性肺脓肿好发于右上叶前段或后段。病原体多为厌氧菌。

2.继发性肺脓肿

该型多继发于其他肺部疾病。空洞型肺结核、支气管扩张、支气管囊肿和支气管肺癌等继发感染,可引起肺脓肿。肺部邻近器官化脓性病变或外伤感染、膈下脓肿、肾周围脓肿、脊柱旁脓肿、食管穿孔等,穿破至肺,亦可形成脓肿。阿米巴肺脓肿多继发于阿米巴肝脓肿。

3.血源性肺脓肿

皮肤外伤感染、疖、痈、中耳炎或骨髓炎等导致菌血症,细菌栓子随血行播散到肺,引起小血管栓塞、炎症和坏死而形成脓肿。血源性肺脓肿常为两肺外野的多发性脓肿。如果急性肺脓肿治疗不彻底,或支气管引流不畅,导致大量组织坏死,残留脓腔,炎症迁延3个月以上,则称为慢性肺脓肿。

二、临床表现

1.症状

急性吸入性肺脓肿急性起病,患者畏寒,高热,体温达39 ℃~40 ℃,伴有咳嗽,咳少量黏液痰或黏液脓性痰,病变范围大时,可有气促伴精神不振、全身乏力和食欲减退。如果感染不能被及时控制,于发病的10~14 d,突然咳出大量脓臭痰及坏死组织,每天痰液量可达300~500 mL,静置后可分为3层。之后,体温开始下降,全身症状随之减轻,数周内一般情况逐渐恢复正常。若肺脓肿破溃到胸膜腔,则有突发性胸痛、气急,出现脓气胸。

慢性肺脓肿患者可有慢性咳嗽、咳脓痰、反复咯血、继发感染和不规则发热等,常有贫血、消瘦等消耗症状。血源性肺脓肿多先有原发病灶引起的畏寒、高热等感染中毒症的表现。经数日或数周才出现咳嗽、咳痰,痰量不多,极少咯血。

2.体征

肺部体征与肺脓肿的大小和部位有关。初起时肺部可无阳性体征,或患侧可闻及湿啰音;病变继续发展,可出现肺实变体征,可闻及支气管呼吸音;肺脓腔增大时,可出现空瓮音;病变累及胸膜,有胸膜摩擦音或胸腔积液体征。慢性肺脓肿常有杵状指(趾)、贫血和消瘦。

三、实验室及其他检查

1.影像学检查

吸入性肺脓肿早期化脓性炎症阶段,典型的X线征象为大片浓密模糊炎性浸润阴影,边缘不清,分布在一个或数个肺段,与细菌性肺炎相似。脓肿形成后,大片浓密炎性阴影中出现圆形或不规则透亮区及液平面。

在消散期,脓腔周围炎症逐渐吸收,脓腔缩小,最后消失,或最后残留少许纤维条索影。慢性肺脓肿脓腔壁增厚,内壁不规则,周围纤维组织显著增生,邻近胸膜增厚,纵隔可向患侧移位。

血源性肺脓肿在一肺或两肺边缘部见多发、散在的小片状炎症阴影,或呈边缘较整齐的球形病灶,其中可见脓腔及液平面或液化灶。胸部 CT 扫描多有浓密球形病灶,其中有液化灶;或有类圆形的厚壁脓腔,脓腔内可有液平面,脓腔内壁常表现为不规则状,周围有模糊炎性影。

2.纤维支气管镜检查

纤维支气管镜检查有助于明确病因和病原学诊断,并可用于治疗。例如,可取出气道内异物,使气道引流通畅;可取病理标本、痰液标本;还可吸引脓液、冲洗支气管及注入抗菌药物。

3.周围血象

急性肺脓肿患者的血白细胞总数可达$(20\sim30)\times10^9$/L,中性粒细胞在 90% 以上,核明显左移,常有中毒颗粒。慢性患者的血白细胞计数可稍升高或正常,但可有轻度贫血,红细胞沉降率加快。

四、诊断要点

患病前多有麻醉、意识障碍、口腔感染、手术、劳累等造成机体抵抗力下降的病史。突发畏寒、高热、咳嗽、咳大量脓臭痰。白细胞及中性粒细胞计数升高,有典型胸部 X 线表现(大片炎性浸润,出现有液平面的空腔),可诊断为急性肺脓肿。痰培养有助于病因学诊断。

五、治疗原则

治疗的原则是选择敏感药物抗感染和采取适当方法进行脓液引流,必要时手术治疗。

1.抗感染治疗

吸入性肺脓肿以厌氧菌感染为主,首选青霉素治疗。可根据病情严重程度决定青霉素剂量,体温降至正常后可改为肌内注射。若青霉素疗效不佳,可用林可霉素或克林霉素、甲硝唑。血源性肺脓肿多为金黄色葡萄球菌感染,可选用耐青霉素酶的半合成青霉素,例如,针对耐甲氧西林的葡萄球菌,应选用万古霉素或替考拉宁。抗生素治疗一般 8~12 周,直至胸部 X 线片脓腔和炎症消失,或仅有少量的残留纤维化。

2.脓液引流

可使用祛痰药、雾化吸入治疗、体位引流、机械吸引、纤维支气管镜吸引等促进脓液引流,还可经胸壁插入导管到脓腔进行脓液引流。

3.外科治疗

适应证如下:①肺脓肿病程超过 3 个月,内科治疗无效,或脓腔过大(直径 5 cm 以上),不易闭合;②大咯血,内科治疗无效或危及生命;③伴有支气管胸膜瘘或脓胸经抽吸、引流和冲洗疗效不佳;④支气管阻塞限制气道引流。对病情重不能耐受手术者,可经胸壁将导管插入脓腔进行引流。

六、常用护理诊断/问题

1.体温过高

体温过高与肺组织感染、坏死有关。

2.清理呼吸道无效

清理呼吸道无效与痰液黏稠、脓痰聚积且位置较深有关。

3.营养失调:低于机体需要量

营养失调与肺部感染导致机体消耗增加有关。

七、护理措施

(一)一般护理

1.休息与活动

高热及全身症状重者应卧床休息,定时开窗通风,保持室内空气流通。

2.饮食护理

给予清淡、易消化、富含维生素及足够热量的饮食。对不能进食者,必要时用鼻饲补充营养,以弥补代谢的消耗。

3.其他

静脉补液的滴速不宜过快,以免引起肺水肿。高热可使机体丧失大量水分,因此应鼓励患者多饮水或喜欢的饮料,以稀释痰液,每日摄入量在 3 000 mL 以上为宜。

(二)病情观察

1.密切监测生命体征

记录痰量、颜色、性质、气味;如果发生咯血且咯血量较大,嘱患者采用患侧卧位,床边备好抢救用物,加强巡视,警惕大咯血或窒息的发生。

2.观察用药效果及药物的不良反应

大量抗生素的应用,可能诱发真菌感染及维生素缺乏,因此必须检查有无鹅口疮,在痰中找真菌,并及时采取相应措施,例如,将 500 万单位制霉菌素加入 500 mL 0.9% 的生理盐水中,让患者漱口,每 4～6 h 一次;补充 B 族维生素与维生素 K;鼓励患者经口进食,以调整菌群,抑制真菌生长。

(三)症状、体征的护理

1.高热护理

密切监测体温变化,高热时予以物理降温或药物降温。患者打寒战时注意保暖,协助其饮温水,适当增加盖被。大量出汗者应及时更换衣服和盖被,并注意保持皮肤清洁、干燥。

2.口腔护理

肺脓肿患者高热时间较长,口腔唾液分泌减少,黏膜干燥;又因咳大量脓臭痰,利于细菌繁殖,易引起口腔炎及黏膜溃疡;应用大量抗生素,易菌群失调,诱发真菌感染;同时机体抵抗力下降及维生素缺乏,易引起口唇干裂、口唇疱疹、口腔炎症、溃疡,因此在晨起、饭后、体位引流后、临睡前做好口腔护理。

3.咳嗽、咳痰的护理

鼓励患者进行有效的咳嗽,经常活动和变化体位,以利于痰液排出。体位引流有利于大量脓痰排到体外。

(四)用药护理

肺脓肿患者应用抗生素治疗时间较长,应向患者强调坚持治疗的重要性,说明可能出现的不良反应,使患者坚持治疗。用药期间要密切观察药物疗效及不良反应。

(五)心理护理

高热、咳嗽、咳大量脓痰等症状,尤其是呼吸困难、咯血等会给患者带来很大的精神压力,病程较长,患者容易对治疗失去信心,担心生命受到威胁。因此,要重点对患者进行知识宣教,告知治疗方案,减轻思想负担。

(六)健康指导

1. 疾病知识指导

①教会患者有效咳嗽、体位引流的方法,及时排出呼吸道分泌物,必要时采取胸部物理治疗协助排痰,以保持呼吸道通畅。指导家属为患有基础疾病、年老体弱者翻身、叩背,促进排痰。②指导患者遵守治疗方案,防止病情反复,如果出现高热、咯血、呼吸困难,应立即就诊。③保证充足的休息时间,避免过度劳累,开展力所能及的体育锻炼;增加营养摄入,以增强机体对感染的抵抗能力。

2. 疾病预防知识指导

①指导患者要重视口腔、上呼吸道慢性感染(如龋齿、化脓性扁桃体炎、鼻窦炎、牙龈脓肿等)的治疗。重视口腔清洁,经常漱口,多饮水,预防口腔炎的发生。积极治疗皮肤感染、痈、疖等,不挤压痈、疖,防止血源性肺脓肿的发生。疑有异物吸入时要及时清除。②对昏迷患者更要注意口腔清洁,合并肺炎,应及时使用抗菌药物治疗。指导患者咳嗽时要轻捂嘴,不随地吐痰,将痰吐在纸上或痰杯中,及时清理痰杯、痰液,防止病菌污染空气而传染给他人。

(孙　芳)

第五节　支气管扩张

支气管扩张(bronchiectasis)是急性、慢性呼吸道感染和支气管阻塞后,反复发生支气管炎症,致使支气管壁结构破坏,引起近端中等大小的支气管异常和持久性扩张。主要症状为慢性咳嗽,咳大量脓性痰和/或反复咯血。本病多见于儿童和青年。近年来随着急性、慢性呼吸道感染的恰当治疗,本病的发病率已明显减少。

一、病因与发病机制

支气管扩张的主要病因是支气管-肺组织感染和支气管阻塞,两者相互影响,最终导致支气管壁结构破坏而发生支气管扩张。引起感染的病原体有细菌、真菌、病毒等。引起阻塞的常见管内原因有结核产生的肉芽肿或瘢痕性狭窄、支气管内异物、支气管腺瘤及其他良性或恶性肿瘤。管外原因有肿瘤或肿大淋巴结的压迫。支气管扩张亦可由先天性发育障碍和遗传因素引起,但较少见。各种遗传性或后天获得性的免疫缺陷病,经常伴有细菌感染,并常累及鼻窦和呼吸道,从而导致支气管扩张。以上疾病损伤了气道清除机制和防御功能,易发生感染和炎症。反复感染使气道内充满炎性介质和病原菌黏稠液体而逐渐扩大,形成瘢痕和扭曲。支气管扩张主要包括柱状扩张、囊状扩张和不规则扩张。支气管扩张常伴有毛细血管、支气管动脉和肺动脉终末支的扩张和吻合,形成血管瘤,容易导致反复咯血。继发于支气管-肺组织感染(如肺炎、支气管炎、支气管扩张合并感染、肺脓肿等)的支气管扩张常见于下肺,尤其多见于左下肺,继发于肺结核的支气管扩张多见于上肺叶。

二、临床表现

支气管扩张病程多呈慢性过程。支气管扩张可发生于任何年龄,但多见于小儿和青年。部分患者在幼年有麻疹、百日咳或支气管肺炎的病史。多数支气管扩张患者出现慢性咳嗽、脓痰、发热、乏力和体重下降。

(一)症状

1. 慢性咳嗽,有大量脓痰

通常发生于晨起和晚上,痰量与体位改变有关,这是由于分泌物储积于支气管的扩张部位,改变体位使分泌物刺激支气管黏膜,引起咳嗽和排痰。可用痰量估计其严重程度:轻度,每日痰量少于 10 mL;中度,每日痰量 10～150 mL;重度,每日痰量多于 150 mL。合并感染时每日痰量可达500～600 mL。有厌氧菌感染者常有臭味,呼出气有恶臭。收集全日痰并将其静置于玻璃瓶中,数小时后痰液可分离成四层:上层为黏液泡沫,中层为浑浊浆液,下层为脓液,最下层为坏死组织,此为典型支气管扩张的痰液改变。

2. 反复咯血

反复咯血为本病的特点。50%～70%的患者有不同程度的咯血,可为痰中带血或大量咯血,有时咯血量与病情严重程度、病变范围不一致。一些患者可以咯血为首发症状;另一些患者无咳嗽和咳痰,而以咯血为唯一表现,称为干性支气管扩张,可出现反复咯血。

3. 反复肺部感染

因扩张的支气管清除分泌物的功能下降,引流差,表现为同一肺段反复发生感染并迁延不愈。

4. 慢性感染中毒症状

可出现发热、乏力、食欲下降、消瘦、贫血等,可影响儿童发育。

(二)体征

早期或干性支气管扩张,肺部体征可无异常,病变重或继发感染时,在下胸部、背部可闻及固定而持久的局限性粗湿啰音,有时可闻及哮鸣音,部分患者伴有杵状指(趾)。出现肺气肿、肺心病等并发症时有相应体征。

三、实验室及其他检查

1. 胸部 X 线检查

胸片常显示一侧或双侧下肺纹理明显粗乱、增多,边缘模糊,在增多的纹理中可有管状透亮区,为管壁明显增厚的支气管影,称为"轨道征"。严重病例肺纹理可成网状,其间有透亮区,类似蜂窝状,提示为被纤维组织包围的肺气肿病变。

部分扩张支气管内因有分泌物潴留而呈杵状增粗影。囊性支气管扩张时,较为特征性的改变为卷发样阴影,表现为多个圆形的薄壁透亮区,直径为 0.5～3 cm,有时囊底有小液平面,多见于肺底部或肺门附近。

2. 胸部计算机断层扫描(CT)检查

高分辨诊断的敏感性和特异性达到了 90%以上。支气管扩张在高分辨率 CT(HRCT)上比较特征性的表现包括支气管扩张,支气管管壁增厚,支气管由中心向外周逐渐变细的特点消失,扩张气管内气液平面存在。当支气管内径大于相伴行支气管动脉时,可以考虑支气管扩张的诊断。

3.支气管碘油造影

支气管碘油造影是诊断支气管扩张的最重要方法,它可以确定支气管扩张的存在,病变的部位、程度和范围,是决定是否手术和手术范围不可或缺的检查。

4.纤维支气管镜检查

纤维支气管镜检查有助于发现患者的出血、扩张或阻塞部位。还可局部灌洗,取灌洗液进行细菌学和细胞学检查。

四、诊断要点

慢性咳嗽,有大量脓痰,反复咯血且进行性加重,同一肺叶或肺段有反复发作肺炎,应高度怀疑本病。肺部CT有重要的诊断意义,支气管造影术可以确诊,并可以明确支气管扩张的部位、范围,为手术切除提供依据。

五、治疗原则

支气管扩张的治疗原则是治疗基础疾病,控制感染,引流痰液,处理并发症,有适应证者可手术治疗。

1.治疗基础疾病

对活动性肺结核伴支气管扩张者应积极进行抗结核治疗,低免疫球蛋白血症患者可用免疫球蛋白治疗。

2.控制感染

支气管扩张急性加重并感染,治疗的重点是应用抗生素。由于支气管扩张患者反复细菌感染,多长期使用抗生素,因此,其呼吸道感染的耐药性致病菌较多。对急性感染发作者,应尽可能根据痰培养及药敏试验结果选择抗生素,可能使用的时间较长。开始时给予经验治疗,存在铜绿假单胞菌感染时可口服喹诺酮、静脉给氨基糖苷类或第三代头孢菌素。慢性咳脓痰的患者可口服阿莫西林或吸入氨基糖苷类药物,或间断使用单一抗生素及轮换使用不同的抗生素。

3.改善气流受限

部分病例由于气道敏感性升高或支气管炎的刺激,可出现支气管痉挛,影响痰液的排出。在不咯血的情况下,可应用支气管扩张药(如氨茶碱等)。

4.清除气道分泌物

应用祛痰药物、振动、叩背、体位引流和雾化吸入等促进气道分泌物的清除。祛痰剂可使痰液稀薄,便于排出,例如,蛋白分解酶制剂能使黏液糖蛋白裂解,对支气管扩张患者的脓痰有效,临床常用脱氧核糖核酸酶。

5.外科治疗

经充分的内科治疗后仍反复发作且病变为局限性支气管扩张,可通过外科手术切除病变组织。反复大咯血,保守治疗不能缓解且病变局限,可考虑手术治疗。

六、常用护理诊断/问题

1.清理呼吸道无效

清理呼吸道无效与痰多黏稠和无效咳嗽有关。

2.潜在并发症

潜在并发症包括大咯血、窒息。

3.营养失调:低于机体需要量

营养失调与慢性感染导致机体消耗有关。

4.焦虑

焦虑与疾病迁延、个体受到威胁有关。

七、护理措施

（一）一般护理

1.休息与活动

急性感染或病情严重者应卧床休息。小量咯血者以静卧休息为主,大量咯血患者绝对卧床休息,取患侧卧位,头向偏一侧。尽量避免搬动患者,减少肺活动度。

2.饮食护理

提供高热量、高蛋白、高维生素饮食。少食多餐,避免冰冷食物。保持口腔卫生,多饮水,每日饮水量在 1 500 mL 以上,以保证呼吸道黏膜的湿润与黏膜病变的修复,有利于痰液的排出。大量咯血者应禁食。小量咯血者宜进少量温、凉流食,食物过冷或过热食物均易诱发或加重咯血。多饮水,多吃富含纤维素的食物,以保持大便通畅,避免排便时腹压增加而引起再度咯血。

3.环境

室温保持 18 ℃ ～20 ℃,相对湿度 55％ ～60％ 为宜。室内每日通风 2 次,每次 15～30 min,但避免患者直接吹风,以免受凉。保持适宜的温度和湿度可避免因空气干燥降低气管纤毛运动的功能,使痰液易于咳出。及时清理痰杯、痰液,保持环境清洁。

（二）病情观察

（1）仔细观察咳嗽和咳痰、咯血的情况,准确记录痰的颜色、性质和量,痰液静置后有无分层现象。注意观察患者有无呼吸困难、窒息征象。

（2）按医嘱使用抗生素、祛痰药和支气管舒张剂,注意观察药物的疗效和不良反应。

（三）症状、体征的护理

1.咳嗽、咳痰的护理

指导患者进行有效咳嗽、更换卧位、叩背、体位引流。痰液黏稠,无力咳出者,可吸痰,重症患者在吸痰前后应适当提高吸氧浓度,以防吸痰引起低氧血症。体位引流的原则是抬高病灶部位,使支气管开口端向下,引流部位在上,利用重力的作用促使呼吸道分泌物排到体外,体位引流的方法如下。

（1）引流前准备:向患者解释体位引流的目的、过程和注意事项,监测生命体征,肺部听诊明确病变部位。引流前 15 min 遵医嘱给予支气管舒张剂或进行雾化吸入以稀释痰液。备好排痰用的纸巾或一次性容器。

（2）引流体位:引流体位的选择取决于分泌物潴留的部位和患者的耐受程度。按照体位引流的原则,先引流上叶,然后引流下叶后基底段,因为自上到下的顺序有利于痰液完全排出。如果有两个以上需引流的部位,应引流痰液较多的部位。如果患者不能耐受,应及时调整姿势。有头外伤、胸部创伤、严重心血管疾病、咯血和病情不稳定者,不宜采取头低位进行体位引流。

（3）引流时间：根据病变部位、病情和患者状况，每天 1～3 次，每次 15～20 min。一般于饭前 1～2 h、饭后 2 h 进行，晨起进行引流效果最好。

（4）引流中护理：注意观察患者有无出汗、脉搏细弱、头晕、疲劳、面色苍白等症状。评估患者对体位引流的耐受程度，若患者心率超过每分钟 120 次、心律失常、高血压、低血压、眩晕或发绀等，应立即停止引流。在体位引流过程中，协助患者在保持引流体位时进行有效咳嗽，鼓励并指导患者做腹式深呼吸，辅以胸部叩击或震荡等措施，也可取坐位以产生足够的气流促进排痰，提高引流效果。

（5）引流后护理：引流结束后，帮助患者采取舒适体位，处理污物。用清水或漱口液漱口，保持口腔清洁。观察患者咳痰的情况（如痰的性质、量及颜色等）并记录。听诊肺部呼吸音的改变，评价体位引流的效果并记录。

2.咯血的护理

（1）对症护理：安排专人护理患者，保持口腔清洁、舒适，咯血后协助患者漱口，擦净血迹，防止因口咽部异味刺激引起剧烈咳嗽而诱发再度咯血。及时清理咯出的血块及污染的衣物、被褥，有助于稳定患者的情绪，增加患者的安全感，避免因精神过度紧张而加重病情。给予精神极度紧张的患者小剂量镇静剂，可给予咳嗽剧烈的患者镇咳剂。

（2）保持呼吸道通畅：鼓励患者将气管内痰液和积血轻轻咳出，保持呼吸道通畅。咯血时轻轻拍击健侧背部，嘱患者不要屏气，以免诱发喉头痉挛，使血液引流不畅而形成血块，导致窒息。

（3）病情观察：观察患者有无胸闷、气促、呼吸困难、发绀、面色苍白、出冷汗、烦躁不安等窒息征象；观察咯血的频次、量、性质及出血的速度，生命体征及意识状态的变化；有无阻塞性肺不张、肺部感染及其他合并症表现。记录 24 h 咯血量。

（4）窒息的抢救：对大咯血及意识不清的患者，必须在病床边备好急救的物品，一旦患者出现窒息的征象，立即取头低足高位，将患者的头偏向一侧，轻叩背部，迅速清除口咽部的血块，或直接刺激咽部，促使咳出血块。必要时用吸痰管进行机械吸引，并给予高流量吸氧。做好气管插管或气管切开的准备和配合工作，以解除呼吸道阻塞。

（四）用药护理

1.遵医嘱使用抗生素、支气管舒张剂和祛痰剂等

指导患者掌握药物的疗效、剂量、用法和不良反应。

2.止血药护理

①垂体后叶激素可收缩小动脉，减少肺血流量，从而减轻咯血，但也能引起子宫、肠道平滑肌收缩和冠状动脉收缩，故冠心病、高血压患者及孕妇忌用。静脉输液速度勿过快，以免引起心悸、恶心、面色苍白等不良反应。②年老体弱、肺功能不全者应用镇静剂和镇咳药后，应注意观察呼吸中枢和咳嗽反射受抑制情况，以早期发现呼吸抑制导致的呼吸衰竭和不能咯出血块而发生的窒息。

（五）心理护理

支气管扩张多呈慢性过程，疾病迁延不愈，患者容易产生焦虑。当出现咯血尤其大量咯血时，患者会感觉到生命受到威胁。要关注患者的心理状态，有无焦虑、忧郁等不良情绪，做好心理疏导。

(六)健康指导

1.疾病预防指导

支气管扩张是可以预防的,例如,积极治疗婴幼儿的呼吸道感染和肺不张,早期通过支气管镜或支气管切除术去除异物或腺瘤,早期积极治疗支气管结核和淋巴结结核等。只要支气管壁各层的组织尚未受到严重破坏,扩张的支气管就有可能恢复正常。支气管扩张病情演变与感染密切相关,要积极预防呼吸道感染,增加营养的摄入,注意锻炼身体,天气变化,随时增减衣物,避免受凉、酗酒及吸烟,预防感冒,减少刺激性气体的吸入。

2.疾病知识宣教

向患者及其家属讲解有关支气管扩张的发生、发展与治疗、护理过程,与患者和家属共同制订长期防治计划。指导患者学会清除痰液的方法,学会自我监测病情,劳逸结合,维护心、肺功能,病情变化,及时就诊。

(孙　芳)

第六节　支气管哮喘

支气管哮喘(bronchial asthma)简称哮喘,是一种慢性气道炎症性疾病。气道炎症由多种炎症细胞(如嗜酸性粒细胞、肥大细胞、T细胞、中性粒细胞等)、气道结构细胞(如平滑肌细胞、气道上皮细胞等)和细胞因子参与。这种炎症常引起气道反应性升高和广泛多变的可逆性气流受限,并引起反复发作性的喘息、气急、胸闷和/或咳嗽等症状,常在夜间和/或清晨发作、加剧,大多数患者可经药物治疗得到缓解。如果对支气管哮喘诊治不及时,随病程的延长可产生气道不可逆性狭窄和气道重塑。本病累及所有人群,约半数患者12岁以前起病,老年人也易患本病,成人男、女性的患病率大致相同,发达国家的患病率高于发展中国家的患病率,城市的患病率高于农村的患病率。约40%的患者有家族史。

一、病因与发病机制

哮喘发病机制十分复杂,许多因素参与其中,主要包括遗传因素(宿主因素)和环境因素两个方面。

1.病因

(1)遗传因素:哮喘具有遗传倾向。哮喘患者亲属患病率高于群体患病率,且亲缘关系越近,患病率越高;患者病情越严重,其亲属患病率也越高。

(2)环境因素:是哮喘最主要的激发因素,包括特异性和非特异性吸入物(如尘螨、花粉、真菌、动物毛屑、二氧化硫、氨气等),感染(如细菌、病毒、原虫、寄生虫感染等),食物(如鱼、虾、蟹、蛋类、牛奶等),药物(如普萘洛尔、阿司匹林等),其他(气候变化、运动、妊娠、胃食管反流等)。

2.发病机制

哮喘的本质是气道慢性炎症,其发病机制不完全清楚,有多个学说(如过敏反应、气道神经-受体失衡学说等)。心理因素也可能是哮喘发作的一个诱因。

二、临床表现

1.症状

典型的哮喘表现为发作性伴有哮鸣音的呼气性呼吸困难或发作性胸闷和咳嗽。严重者可呈坐位或端坐呼吸,干咳或咳大量白色泡沫样痰,甚至出现发绀等,但有时仅以咳嗽为唯一症状(咳嗽变异性哮喘)。

哮喘症状可在数分钟内发作,持续数小时或数天,应用支气管舒张药后缓解或自行缓解,"日轻夜重",即在夜间及凌晨发作和加重,常是哮喘的特征之一。有些青少年,可在运动时出现胸闷、咳嗽和呼吸困难(运动性哮喘)。

2.体征

发作时胸部呈过度充气状态,双肺可闻及广泛的哮鸣音,呼气音延长,呼吸音减弱,叩诊过清音,呼吸辅助肌和胸锁乳突肌收缩增强。但在轻度哮喘或非常严重的哮喘发作时,哮鸣音可不出现。严重者常心率增快、出现奇脉、胸腹反常运动和发绀。非发作期体检可无异常。

3.并发症

发作时可并发气胸、纵隔气肿、肺不张,长期反复发作和感染可并发慢性支气管炎、肺气肿、支气管扩张症、间质性肺炎、肺纤维化和肺源性心脏病。

三、诊断要点

(1)喘息、气急、胸闷、咳嗽等反复发作,多与接触变应原、冷空气刺激、物理性或化学性刺激及上呼吸道感染、运动等有关。

(2)双肺可闻及以呼气相为主的散在或弥漫性哮鸣音。

(3)上述症状和体征可经治疗缓解或自行缓解。

(4)排除其他疾病所引起的喘息、气急、胸闷和咳嗽。

(5)临床表现不典型者(如无明显喘息或体征等),可根据条件做以下检查,如果任一结果为阳性,可辅助诊断为支气管哮喘。①用简易峰流速仪测定最大呼气流量(日内变异率≥20%);②支气管舒张试验阳性,第一秒钟用力呼气容积(FEV_1)增加≥12%,且 FEV_1 增加绝对值≥200 mL。符合 1～4 条或第 4 条、第 5 条者,可以诊断为支气管哮喘。

四、治疗原则

支气管哮喘的治疗原则包括控制症状(如使用缓解药物及应急治疗等),避免诱发因素(如规避变应原等),长期管理(如控制炎症和联合治疗等),更好地控制哮喘病情。

五、常见护理诊断/问题

1.气体交换受损

气体交换受损与支气管痉挛、气道阻力增加有关。

2.清理呼吸道无效

清理呼吸道无效与无效咳嗽、痰液增加和黏稠有关。

3.知识缺乏

患者缺乏正确使用解痉气雾剂的知识。

六、护理措施

（一）一般护理

1.休息与活动

注意休息,降低氧耗。尤其在哮喘发作时,应协助患者取半卧位或坐位,并给予床旁小桌,让患者伏于桌上休息以减轻体力消耗。

2.饮食护理

大约20％的成年患者和50％的患儿可因不适当饮食而诱发或加重哮喘,应提供清淡、易消化、足够热量的饮食,嘱患者避免进硬、冷、油煎食物。若能找出与哮喘发作有关的食物(如鱼、虾、蟹、蛋类、牛奶等),应避免食用。

某些食物添加剂(如酒石黄和亚硝酸盐等)可诱发哮喘,应当引起注意。有烟酒嗜好者应戒烟、戒酒。哮喘发作的患者,应注意补充液体,这样有利于痰液的稀释和补充水分,应鼓励患者每天饮水2 500～3 000 mL。

3.环境

避免接触环境中的变应原,患者对气体的温度和气味很敏感,应保持室内空气流通、新鲜,温度、湿度适宜,不宜摆放花草及使用羽毛枕头,避免尘埃飞扬。

4.氧疗护理

重症哮喘患者常伴有不同程度的低氧血症,应遵医嘱给予吸氧,1～3 L/min,吸氧时应注意呼吸道湿化、通畅和保暖,避免干燥和冷空气刺激而导致气道痉挛。如果哮喘严重发作,经一般药物治疗无效,或患者神志改变,PaO_2 低于60 mmHg,$PaCO_2$ 高于50 mmHg,应准备进行机械通气,维持呼吸功能。

5.口腔与皮肤护理

保持皮肤的清洁、干燥和舒适。患者哮喘发作时,常大量出汗,应每天以温水擦浴,勤换衣服和床单,协助并鼓励患者咳嗽后用温水漱口,保持口腔清洁。

（二）病情观察

(1)注意观察患者哮喘发作的前驱症状(如鼻咽痒、打喷嚏、流涕、眼痒等黏膜过敏症状)。观察患者的咳嗽情况,痰液的性状、颜色和量。哮喘发作时,应注意观察患者的意识状态,呼吸频率、节律、深度及辅助呼吸肌是否参与呼吸运动等。加强对急性期患者的监护,哮喘易在夜间和凌晨发作,应严密监测病情变化。

(2)监测患者的呼吸音、哮鸣音、血气分析和肺功能情况。

(3)注意观察患者有无用药后不良反应(如咽部不适、声音嘶哑、恶心、呕吐、心悸等)。

（三）症状、体征的护理

1.呼吸困难的护理

密切注意病情变化;指导患者脱离变应原;正确使用缓解和控制哮喘发作的药物;避免紧张,学会放松;根据血气分析结果选择合适的氧疗器具、氧疗方式和氧疗浓度,保证氧疗有效。

2.咳嗽、咳痰的护理

教会患者深呼吸和有效咳嗽、咳痰的技巧,给患者拍背。遵医嘱给予痰液稀释剂或雾化治疗,以促进痰液排出。必要时经鼻腔或口腔吸痰,出现呼吸困难、严重发绀、神志不清时,做好气管插管或气管切开的准备,建立人工气道以清除痰液。

(四)用药护理

1.指导患者正确用药、观察药物不良反应

(1)糖皮质激素:激素吸入剂的主要不良反应为长期使用可引起声音嘶哑、咽部不适和口腔念珠菌感染,指导患者喷药后立即用清水漱口;宜在饭后服用口服激素,以减少对胃肠道的刺激;对糖皮质激素可减少其口服量,当用吸入剂替代口服剂时,通常需同时使用2周后再逐步减少口服量。长期或大剂量使用糖皮质激素可加重骨质疏松、高血压、糖尿病和下丘脑-垂体-肾上腺轴的抑制等不良反应;指导患者按医嘱进行阶梯式减量,不得自行减量或停药。

(2)β₂受体激动剂:①指导患者按医嘱用药,间歇应用,不宜长期、单一应用,也不宜过量应用,因为长期应用可引起β₂受体功能下降和气道反应性升高,出现耐药性;②指导患者正确使用雾化吸入器,以保证药物的疗效;③注意观察药物的不良反应(如骨骼肌震颤、低血钾、心律失常等)。

(3)茶碱类:茶碱安全、有效的血药浓度范围为6～15 mg/L,静脉注射时浓度不宜过高,速度不宜过快,注射时间宜在10 min以上。氨茶碱用量过大或静脉注射(滴注)速度过快可引起胃肠道症状、心血管症状及多尿,严重者可引起室性心动过速、癫痫样症状、昏迷甚至心搏骤停等。在有条件的情况下应监测其血药浓度,及时观察药物毒性作用。合用西咪替丁(甲氰咪胍)或喹诺酮类、大环内酯类等药物可使茶碱类药物代谢速度减慢。发热者、妊娠妇女、小儿或老年人,患有肝脏疾病者、充血性心力衰竭患者及甲状腺功能亢进者应慎用。由于茶碱缓释片(舒弗美)或氨茶碱控释片内有控释材料,必须整片吞服。

(4)其他:吸入抗胆碱药后,少数患者有口苦或口干感。酮替芬有镇静、头晕、口干、嗜睡等不良反应。白三烯调节剂的不良反应主要是胃肠道症状,少数患者有皮疹、血管性水肿、转氨酶水平升高,停药后可恢复正常。

2.指导患者正确使用吸入器

(1)定量雾化吸入器(MDI):①介绍雾化吸入器具。根据患者的文化水平、学习能力,提供雾化吸入器的学习资料。②演示MDI的使用方法。打开盖子,摇匀药液,深呼气至不能再呼时张口,将MDI喷嘴置于口中,双唇包住咬口,以慢而深的方式经口吸气,同时以手指按压喷药,至吸气末屏气10 s,使较小的雾粒沉降在气道远端,然后缓慢呼气,休息3 min后可再重复使用1次。特殊MDI的使用:对不易掌握MDI吸入方法的儿童或重症患者,可在MDI上加储药罐,可以简化操作,增加吸入下呼吸道和肺部的药量,减少雾滴在口咽部沉积引起的刺激,增强雾化吸入疗效。③医护人员演示后,指导患者反复练习,直至患者完全掌握。

(2)都保装置的使用方法:①旋转并拔出瓶盖,确保红色旋柄在下方;②使都保直立,握住底部红色部分和都保中间部分,向某一方向旋转到底,再向相反方向旋转到底,听到"咔"的声响后即完成一次装药;③先呼气(勿对吸嘴呼气),再将吸嘴含于口中,双唇包住吸嘴,用力深而长地吸气,然后将吸嘴从嘴部移开,继续屏气5 s后恢复正常呼吸。

(3)准纳器的使用方法:①一只手握住准纳器外壳,另一只手拇指向外推动准纳器的滑动杆直至发出"咔嗒"声,表明准纳器已做好吸药的准备;②握住准纳器但远离口含嘴,在保证平稳呼吸的前提下,尽量呼气;③将口含嘴放入口中,深深地平稳吸气,将药物喷入口中,屏气约10 s;④拿出准纳器,缓慢地恢复呼气,关闭准纳器(听到"咔嗒"声表示关闭)。

(五)心理护理

哮喘新近发生和重症发作的患者,通常会出现紧张甚至惊恐不安的情绪,应多巡视患者,耐心解释病情和治疗措施,给予心理疏导和安慰,消除过度紧张情绪,这对减轻哮喘发作的症状和控制病情有重要意义。

(六)健康指导

1.疾病知识指导

帮助患者及其家属增加对哮喘的概念和诱因、控制哮喘发作及治疗知识的认识,了解药物的主要不良反应及预防措施。应让患者与医师共同制订有效、可行的个人治疗计划,使患者了解,虽不能彻底治愈哮喘,但只要坚持充分的正规治疗,哮喘是可以控制的,即患者可没有或仅有轻度症状,能进行日常工作和学习。另外,还要指导患者及其家属积极配合哮喘的管理,尤其是积极参加各种形式的健康教育。

2.避免诱发因素

针对个体情况,学会有效的环境控制,例如,减少与空气中变应原的接触,避免冷空气刺激,戒烟,避免被动吸烟,预防呼吸道感染,避免摄入可引起过敏的食物,避免精神刺激和剧烈运动,避免养宠物。缓解期加强体育锻炼、耐寒锻炼及耐力锻炼,增强体质。

3.自我监测

指导患者识别哮喘发作的先兆表现和病情加重的征象,学会使用峰流速仪来监测自我PEFR值(呼气峰流速),做好哮喘日记,为疾病预防和治疗提供参考资料。峰流速仪的使用方法:取站立位,尽可能深吸一口气,然后用唇齿部分包住口含器后,以最快的速度,用1次最有力的呼气吹动游标,游标最终停止的刻度,就是此次峰流速值。峰流速的测定是发现早期哮喘发作最简便易行的方法,在没有出现症状之前,PEFR下降,提示将发生哮喘的急性发作。如果 PEFR 经常有规律地保持在 80%~100%,为安全区,说明哮喘控制理想;PEFR 50%~80%为警告区,说明哮喘加重,需及时调整治疗方案;PEFR 低于 50%为危险区,说明哮喘严重,需要立即到医院就诊。

(七)随访

每1~3个月随访1次,急性发作后每2~4周随访1次,随访要检查居家 PEFR 和症状记录、吸入技术的掌握程度、危险因素及哮喘的控制,即使哮喘得到控制,也应要求患者定期随访。哮喘日记内容包括每日症状、每日 2 次 PEFR 和每 4 周 1 次的哮喘控制测试(ACT)结果,监测维持哮喘控制水平,调整治疗方案,减少治疗药物的需求量。

(李　星)

第七节　慢性阻塞性肺疾病

慢性阻塞性肺疾病(chronic obstructive pulmonary disease,COPD),简称慢阻肺,是一种以持续气流受限为特征的可以预防和治疗的疾病。其气流受限多呈进行性发展,与气道和肺组织对烟草烟雾等有害气体或有害颗粒的慢性炎症反应增强有关。COPD 主要累及肺脏,但也可引起全身(或称肺外)的不良反应。COPD 可存在多种合并症。急性加重和合并症影响患者整体疾病的严重程度。COPD 是呼吸系统疾病中的常见病和多发病,其患病率和死亡率高,给患者、其家庭及社会带来沉重的经济负担。

一、病因

气流受限和气道阻塞是慢性阻塞性肺疾病最重要的病理生理改变。其确切病因尚不清楚,应是内因(个体易患因素)与外因(环境因素)共同作用的结果。在大多数患者中,慢性阻塞性肺疾病往往合并其他有明显临床症状的慢性病,这会增加慢性阻塞性肺疾病发病率和病死率。

目前最常见和最主要的病因是长期吸烟,此外长期吸入粉尘和化学气体,也会增加慢性阻塞性肺疾病的发生风险。基因、年龄和性别、肺生长发育情况、社会经济状况、哮喘、慢性支气管炎、感染等同样也是影响慢性阻塞性肺疾病发病或恶化的因素。

二、临床表现

1.症状

特征性症状是慢性和进行性加重的呼吸困难、咳嗽和咳痰。大多数患者慢性咳嗽和咳痰常早于气流受限多年。主要症状如下。

(1)气短或呼吸困难:是最重要的症状,也是患者体能丧失和焦虑不安的主要原因。早期在劳力时出现,后随着病情发展逐渐加重,日常活动甚至休息时也感到气短。

(2)慢性咳嗽:通常为首发症状,晨间起床时咳嗽明显,白天较轻,睡觉时有阵咳或排痰,随病程发展可终身不愈。

(3)咳痰:清晨排痰较多,一般为白色黏液或浆液性泡沫样痰,偶尔可带血丝。急性发作伴有细菌感染时,痰量增多,可有脓性痰。

(4)喘息和胸闷:重度患者或急性加重时出现喘息。

(5)其他:晚期患者有体重下降、食欲减退等全身症状。

2.体征

早期可无异常,随着疾病进展出现桶状胸,呼吸浅快,严重者可有缩唇呼吸等;触觉语颤减弱或消失;叩诊呈过清音,心浊音界缩小,肺下界和肝浊音界下降;听诊两肺呼吸音减弱,呼气延长,部分患者可闻及干啰音和/或湿啰音。

3.COPD 的严重程度分级

根据第一秒用力呼气量占用力肺活量的百分比(FEV_1/FVC)、第一秒用力呼气量占预计值百分比对 COPD 的严重程度做出分级。除 FEV_1 外,体重指数(BMI)、呼吸困难症状严重程度和患者的活动耐力(用 6 min 行走距离来判断)等对于 COPD 患者病情严重程度的评估都具有一定实用价值。生活质量评估(常用圣乔治呼吸问卷进行)也有一定临床应用价值。

4.COPD 病程分期

根据患者症状和体征的变化对 COPD 病程进行分期。①急性加重期:指在短期内咳嗽、咳痰、气短和/或喘息加重,脓痰量增多,可伴发热等症状;②稳定期:指咳嗽、咳痰、气短等症状稳定或轻微。

5.并发症

COPD 可并发慢性呼吸衰竭、自发性气胸、慢性肺源性心脏病等。

三、诊断要点

COPD 的诊断应根据临床表现、危险因素接触史、体征及实验室检查等资料,综合分析而确定。任何呼吸困难、慢性咳嗽或咳痰、有暴露于危险因素病史的患者,临床上需要考虑COPD 的诊断。持续存在的气流受限是诊断 COPD 的必备条件。肺功能检查是诊断 COPD 的"金标准"。

四、治疗原则

药物治疗是改善慢性阻塞性肺疾病患者症状、减少急性加重的核心,应该长期坚持用药并定期随访。非药物治疗包括减少危险因素的暴露,其中最重要的是劝导患者戒烟,这是减慢肺功能损害的最有效措施。本病由粉尘、刺激性气体所致者,应加强职业防护,定期体检。其他治疗措施有康复治疗、接种疫苗、改善营养、监测合并症、氧疗等。

五、常见护理诊断/问题

1. 气体交换受损

气体交换受损与气道阻塞、通气不足、呼吸肌疲劳、分泌物过多和肺泡呼吸面积减少有关。

2. 清理呼吸道无效

清理呼吸道无效与分泌物增多而黏稠、气道湿度降低和无效咳嗽有关。

六、护理措施

(一)一般护理

1. 休息与活动

应采用利于呼吸的舒适体位,可协助患者采用半卧位或坐位;重症患者宜采用身体前倾位,使辅助呼吸肌参与呼吸。视病情进行适当的活动,以不感到疲劳、不加重症状为宜。

2. 饮食指导

呼吸功的增加可使热量和蛋白质消耗增多,导致营养不良,应制订出高热量、高蛋白、高维生素的饮食计划。正餐进食量不足时,应少食多餐,避免在餐前和进餐时过多饮水。餐后避免平卧,有利于消化。腹胀的患者应进软食,细嚼慢咽。避免进产气食物(如豆类、马铃薯和胡萝卜等),避免进易引起便秘的食物(如油煎食物、干果、坚果等)。

3. 环境

室内保持适宜的温度与湿度,秋、冬季注意保暖,避免直接吹冷风或吸入冷空气。

4. 氧疗护理

对呼吸困难伴低氧血症者,遵医嘱给予氧疗。一般采用鼻导管持续低流量吸氧,应避免吸入浓度过高而引起二氧化碳潴留。提倡进行长期氧疗(LTOT)。长期持续低流量吸氧不但能改善缺氧症状,还有助于降低肺循环阻力,减轻肺动脉高压和右心负荷。氧疗有效的指标:患者呼吸困难减轻,呼吸频率减慢,发绀减轻,心率减慢,活动耐力增加。

(二)病情观察

观察咳嗽、咳痰的情况及呼吸困难的程度,监测动脉血气分析和水、电解质、酸碱平衡情况。

(三)呼吸困难的护理

COPD 患者需要增加呼吸频率来代偿呼吸困难,这种代偿多依赖于辅助呼吸肌参与呼吸。然而胸式呼吸的有效性低于腹式呼吸,患者容易疲劳。因此,护理人员应指导患者进行缩唇呼气、腹式呼吸等呼吸功能锻炼,以加强胸、膈呼吸肌的肌力和耐力,改善呼吸功能。

（1）缩唇呼吸：缩唇呼吸的技巧是通过缩唇形成的微弱阻力来延长呼气时间，增加气道压力，延缓气道塌陷。患者闭嘴，经鼻吸气，然后通过缩唇（吹口哨样）缓慢呼气，同时收缩腹部。吸气与呼气时间比为 1：2 或 1：3。缩唇的程度与呼气流量，以能使距口唇 15～20 cm 处，与口唇等高的蜡烛火焰随气流倾斜又不至于熄灭为宜。

（2）膈式或腹式呼吸：患者可取立位、平卧位或半卧位，两手分别放于前胸部与上腹部。用鼻缓慢吸气时，膈肌最大限度下降，腹肌松弛，腹部凸出，手感到腹部向上抬起。呼气时用口呼出，腹肌收缩，膈肌松弛，膈肌随腹腔内压增加而上抬，推动肺部气体排出，手感到腹部下降。另外，可以在腹部放置小枕头、书等，锻炼腹式呼吸。如果吸气时物体上升，证明是腹式呼吸。每天训练 3～4 次缩唇呼吸和腹式呼吸，每次重复 8～10 次。腹式呼吸需要增加能量消耗，因此指导患者只能在疾病恢复期进行训练。

（四）用药护理

遵医嘱应用抗生素、支气管舒张药和祛痰药物，注意观察疗效及不良反应。可待因具有麻醉性中枢镇咳作用，不良反应包括恶心、呕吐、便秘等，有成瘾的可能，可因抑制咳嗽而加重呼吸道阻塞。喷托维林是非麻醉性中枢镇咳药，不良反应有口干、恶心、腹胀、头痛等。溴己新偶尔引起恶心、转氨酶水平升高，胃溃疡者慎用。盐酸氨溴索是润滑性祛痰药，不良反应较轻。PDE-4 抑制剂最常见的不良反应有恶心、食欲下降、腹痛、腹泻、睡眠障碍和头痛，发生在治疗早期，可能具有可逆性，并随着治疗时间的延长而消失。

（五）心理护理

引导患者适应慢性病并以积极的心态对待疾病，培养生活兴趣，例如，听音乐、培养养花等爱好，以分散注意力，减少孤独感，缓解焦虑、紧张。

（六）安全护理

若 COPD 患者并发呼吸衰竭、肺性脑病，应注意患者的安全，做好坠床、跌倒等风险防范。

（七）健康指导

1. 疾病知识指导

患者了解 COPD 的相关知识，学会识别使病情恶化的因素，掌握一般治疗方法。对于患有慢性支气管炎的患者，应指导其进行肺通气功能的监测，及早发现慢性气流阻塞，及时采取措施。指导家庭氧疗患者注意供氧装置周围严禁烟火，防止氧气燃烧爆炸；定期更换、清洁氧疗装置并消毒。了解赴医院就诊的时机，接受社区医师定期随访管理。营养支持应达到理想体重，同时避免高碳水化合物和高热量饮食，以免产生过多二氧化碳。

2. 疾病预防知识

劝导患者戒烟；避免吸入粉尘和刺激性气体；避免接触呼吸道感染患者，在呼吸道传染病流行期间，尽量避免去人群密集的公共场所。指导患者要根据气候变化，及时增减衣物，避免受凉感冒，预防呼吸道感染。

3. 康复锻炼

使患者理解康复锻炼的意义，充分发挥患者进行康复锻炼的主观能动性，学会自我控制病情的技巧（如有效咳嗽、腹式呼吸及缩唇呼吸锻炼等）；选择空气新鲜、安静的环境，进行步行、慢跑、登楼梯、骑车等体育锻炼。

（李　星）

第八节 肺血栓栓塞症

肺血栓栓塞症(pulmonary thromboembolism,PTE)是指来自静脉系统或右心的血栓阻塞肺动脉或其分支所致的疾病,以肺循环和呼吸功能障碍为主要临床和病理生理特征。肺栓塞(pulmonary embolism,PE)是以各种栓子阻塞肺动脉系统为发病原因的一组疾病或临床综合征的总称,包括 PTE、脂肪栓塞综合征、羊水栓塞、空气栓塞等。PTE 为 PE 最常见的一种类型,占 PE 的绝大多数,通常所称 PE 即指 PTE。肺动脉发生栓塞后,若其支配区的肺组织因血流受阻或中断而发生坏死,称为肺梗死(pulmonary infarction,PI)。引起 PTE 的血栓主要来源于深静脉血栓(deep venous thrombosis,DVT)。PTE 常为 DVT 的并发症。PTE 与 DVT 都属于静脉血栓栓塞症,是一种疾病过程在不同部位、不同阶段的表现,两者合称为静脉血栓栓塞症(venous thromboembolism,VTE)。由于 VTE 的发病过程和临床表现较为隐匿和复杂,确诊需特殊技术,易导致漏诊和误诊,而早期诊断直接影响预后,所以应当充分关注。

一、病因与发病机制

PTE 的血栓来源于上、下腔静脉径路或右心腔,其中 50%～90%来源于下肢深静脉。近年来,由于颈内和锁骨下静脉留置导管和静脉内化疗的增加,来源于上腔静脉径路的血栓较以前增多。

1.危险因素

任何可以导致静脉血液淤滞、静脉系统内皮损伤和血液高凝状态的因素,都可使 DVT 和 PTE 发生的危险性升高,一般可分为原发性和继发性危险因素。原发性危险因素由遗传变异引起。继发性危险因素是指后天获得的易发生 DVT 和 PTE 病理和生理改变的因素(如骨折、创伤、手术、恶性肿瘤、脑卒中、急性心肌梗死、中心静脉导管、慢性静脉疾病、易栓症、血液黏稠度高、血小板异常、吸烟、妊娠和产褥期、肥胖、高龄、长途旅行、口服避孕药等)。上述危险因素可以独立存在,也可同时存在,协同作用。年龄可作为独立的危险因素,随着年龄的增长,DVT 和 PTE 的发病率逐渐升高。

2.发病机制

外周静脉血栓形成后,一旦血栓脱落,即可随静脉血流移行至肺动脉内,形成 PTE。急性肺栓塞发生后,血栓机械性堵塞肺动脉及由此引发的神经、体液因素的作用,可导致呼吸和循环功能的改变。栓子的大小和数量、多个栓子的递次栓塞间隔时间、是否同时存在其他心肺疾病、个体反应的差异及血栓溶解的快慢,对发病过程和预后有重要影响。

二、临床表现

1.症状

PTE 的症状多种多样,严重程度有很大差别,但缺乏特异性。常见的症状如下:不明原因的呼吸困难和气促、胸痛、晕厥、烦躁不安、惊恐甚至濒死感、咯血、咳嗽、心悸、腹痛等。

2.体征

可出现低热、呼吸和循环系统等体征。

三、诊断要点

存在 DVT 危险因素,出现突发、原因不明的呼吸困难和呼吸急促、胸痛和心动过速,即可按照疑诊、确诊完成诊断,同时应寻找 PTE 的成因和危险因素,明确有无 DVT 并寻找 DVT 和 PTE 的诱发因素。

四、治疗原则

1.一般处理

需给予严密监护、吸氧,维持血压、液体平衡;同时让患者卧床休息,避免用力,以免血栓脱落;给予对症治疗。

2.溶栓治疗

溶栓治疗适用于急性高危 PTE(出现休克与低血压)且没有溶栓绝对禁忌证的患者,建议经外周静脉给药。

3.抗凝治疗

抗凝治疗是 PTE 的基本治疗方法,能够预防血栓再形成和复发,为机体发挥自身的纤溶机制创造条件。常用药物为普通肝素、低分子量肝素、磺达肝癸钠、华法林、新型抗凝药,抗凝治疗时间因人而异。临床疑诊 PTE 时,可开始进行有效的抗凝治疗。对于溶栓治疗的患者,溶栓结束后每 4～6 h 测定活化部分凝血活酶时间(APTT),当 APTT 降至正常值 2 倍以下时,开始抗凝治疗。活动性出血、凝血功能障碍、未控制的严重高血压等为抗凝的禁忌证,对于确诊的 PTE,大部分禁忌证属于相对禁忌证。

4.其他疗法

其他疗法有肺动脉血栓摘除术、肺动脉导管碎解和抽吸血栓、放置腔静脉滤器等。

五、常见护理诊断/问题

1.气体交换受损

气体交换受损与肺血管阻塞所致通气血流比例失调有关。

2.恐惧

恐惧与突发的严重呼吸困难、胸痛有关。

3.潜在并发症

潜在并发症包括重要脏器缺氧性损伤、出血、再栓塞。

六、护理措施

(一)一般护理

1.休息与活动

指导患者绝对卧床休息,协助患者翻身、饮水、进食及排尿便等基本生活需要;指导患者采用深慢呼吸和采用放松等方法减轻恐惧心理,保证患者生理和心理休息,以降低患者耗氧量。高度疑诊或确诊 PTE 患者注意不要过度屈曲下肢。由于患者有呼吸困难的表现,可予床头抬高 30°,使患者膈肌下降,增加通气。

2.饮食护理

进易消化的饮食,避免便秘。服用华法林需要避免吃富含维生素 K 的食物。如果并发右心功能不全,应注意限制钠、水的摄入,并注意保持 24 h 液体出入量的平衡。

3.氧疗

有低氧血症的患者,可经鼻导管或面罩吸氧以保持氧气供需平衡。

(二)病情观察

1.症状、体征变化

对高度疑诊或确诊 PTE 患者,可收入重症监护病房进行严密监测。检测内容如下:①意识状态,监测患者有无烦躁不安、嗜睡、意识模糊、定向力障碍等脑缺氧的表现。②呼吸状态,严密监测患者的呼吸频率、节律及动脉血氧饱和度(SaO_2)等,当患者出现呼吸浅促,心率增快、SaO_2 下降及动脉血氧分压(PaO_2)下降等表现,提示患者呼吸功能受损,机体缺氧。③循环状态,肺动脉栓塞,可以导致肺动脉高压、右心功能障碍和左心功能障碍等循环功能的改变,因此需密切观察患者心率、心律、血压的变化,以便及时应用正性肌力药物和血管活性药物。

2.辅助检查

持续、动态的心电监测、动脉血气分析和凝血相关指标的检查,有利于肺栓塞的诊断,以及溶栓治疗效果的观察。

3.不良反应

密切观察正性肌力药物、血管活性药物的药效、不良反应。应注意观察溶栓和抗凝治疗者是否出血。

(三)症状、体征的护理

1.呼吸困难的护理

指导患者合理休息,遵医嘱进行合理氧疗,配合有效的溶栓治疗,对合并右心功能不全者注意控制液体出入量。

2.疼痛的护理

胸痛严重者可以适当使用镇痛药物,但如果存在循环障碍,应避免使用具有血管扩张作用的阿片类制剂(如吗啡等)。

(四)用药护理

按医嘱及时、正确地给予溶栓及抗凝治疗,监测疗效及其不良反应。

1.溶栓制剂

溶栓治疗的主要并发症是出血,最常见的出血部位为血管穿刺处,严重的出血包括腹膜后出血和颅内出血,一旦发生,预后差,近半数患者死亡。用药前应充分评估出血的危险性,必要时应进行交叉配血,做好输血准备,备好急救药品和器材。溶栓前留置外周静脉套管针,以方便溶栓中取血监测,避免反复穿刺血管。对静脉穿刺部位压迫止血应加大力量并延长按压时间。在溶栓治疗过程中和治疗结束后都要严密观察患者的意识状态、血氧饱和度的变化,血压过高或偏低,都应及时向医师报告,给予适当的处理。观察皮肤及黏膜、尿液等有无出血征象;血管穿刺的部位是否形成血肿;患者有无头痛、腹部或背部的疼痛等。④溶栓结束后,应每 2～4 h测定一次凝血酶原时间(PT)或 APTT,当其水平降至正常值的 2 倍(≤60 s)时,应开始肝素抗凝治疗。

2.肝素或低分子量肝素

肝素的主要包括不良反应如下:①出血。其为抗凝治疗的最重要的并发症,可表现为皮肤紫斑、咯血、血尿或穿刺部位、胃肠道、阴道出血等,故用药前应评估出血的危险性;抗凝过程中

APTT 宜维持在正常值的 1.5～2.5 倍。②肝素诱导血小板减少症（heparin induced thrombocytopenia，HIT）。治疗第 1 周应每 1～2 d 监测血小板计数，第 2 周起每 3～4 d 监测血小板计数，若出现血小板下降达 50% 以上，并排除其他因素引起的血小板减少，应停用肝素。

低分子量肝素与普通肝素的抗凝作用相仿，但低分子量肝素引起出血和 HIT 的发生率低，只需根据体重给药，无须监测 APTT 和调整剂量。

3.华法林

了解华法林的疗效主要通过监测国际标准化比值（INR），INR 未达到治疗水平时每天监测，达到治疗水平时每周监测 2～3 次，共监测 2 周，以后延长至每周监测 1 次。华法林的主要不良反应是出血，出血时可用维生素 K 拮抗。在用华法林治疗的前几周还可能发生血管性紫癜，导致皮肤坏死，需注意观察。

（五）心理护理

当患者突然出现严重的呼吸困难和胸痛时，医务人员需保持冷静，避免紧张慌乱而加重患者的恐惧心理。护士应尽量陪伴患者，运用语言技巧进行疏导、安慰、解释、鼓励，并以从容镇定的态度、熟练的技术、忙而不乱的工作作风取得患者的信任；同时采用非言语性沟通技巧（如抚摸、握住患者的手等）增加患者的安全感，减轻其恐惧，并让患者知道医护人员正在积极处理目前的问题，减轻其痛苦。鼓励患者充分表达自己的情感。

（六）安全护理

消除再栓塞的危险因素。

1.急性期

绝对卧床，避免下肢过度屈曲，一般在充分抗凝的前提下卧床 2～3 周，必要时用平车运送患者；保持大便通畅，避免便秘、咳嗽等，以免增加腹腔压力，影响下肢静脉血液回流；指导患者及其家属严禁挤压、按摩、热敷患肢，以防止下肢血管压力突然升高，血栓再次脱落。

2.恢复期

如果患者仍需卧床，下肢须进行适当的运动或被动关节活动，穿抗栓袜，避免加重下肢循环障碍的因素。观察下肢深静脉血栓形成的征象，局部皮肤有无颜色改变。测量和记录双侧下肢周径（大、小腿周径的测量点分别为髌骨上缘以上 15 cm 处和髌骨下缘以下 10 cm 处，双侧相差大于 1 cm 有临床意义），以观察溶栓和抗凝治疗的效果。

（七）健康指导

1.DVT 的预防措施

①一般措施：长时间垂腿静坐（如乘长途车、乘飞机等），应经常活动下肢，或离开座位走动，减轻下肢血液淤滞，促进回流。卧床时应抬高患肢至心脏以上水平，可促进下肢静脉血流回流；术后鼓励患者多做被动运动，多做深呼吸及咳嗽动作，病情允许时尽早下床活动；鼓励患者适当增加液体的摄入，防止血液浓缩。②机械预防措施：目的是增进下肢静脉的血液回流，包括穿分级加压弹力袜、用下肢间歇序贯加压充气泵、用足底静脉泵。患肢无法应用或不宜应用机械性预防措施者可以在对侧实施预防。掌握机械性预防禁忌证：严重下肢动脉硬化性缺血、充血性心力衰竭、肺水肿、下肢 DVT、血栓性静脉炎、下肢局部严重病变（如皮炎、坏疽、近期手术及严重畸形等）。③药物预防措施：主要是使用抗凝药对抗血液的高凝状态，防止血小板聚集，注意观察药物的不良反应（如出血等）。

2.疾病知识指导

向患者及其家属讲解疾病的发生、发展和转归，DVT 和 PTE 的危险因素及临床表现。若长时间卧床患者出现一侧肢体疼痛、肿胀，应注意 DVT 发生的可能；若突然出现胸痛、呼吸困难等，应及时告知医务人员或就诊。应遵循医嘱使用抗凝治疗药物，严格按剂量服用。指导患者学会自我观察出血征象（如皮肤瘀斑、牙龈出血、眼结膜出血、血尿等）。指导患者定期随诊，监测抗凝指标。

（倪亚楠）

第九节　呼吸衰竭

呼吸衰竭（respiratory failure）简称呼衰，是指各种原因引起的肺通气和/或换气功能严重障碍，以致在静息状态下亦不能维持足够的气体交换，导致低氧血症伴（或不伴）高碳酸血症，从而引起一系列病理生理改变和相应临床表现的综合征。因其临床表现缺乏特异性，明确诊断需依据动脉血气分析。若在海平面、静息状态、呼吸空气条件下，动脉血氧分压（PaO_2）低于 60 mmHg，伴或不伴二氧化碳分压（$PaCO_2$）高于 50 mmHg，并排除心内解剖分流和原发于心排血量降低等因素所致的低氧血症，即可诊断为呼吸衰竭。

一、病因

气道阻塞性病变、肺组织病变、肺血管疾病、胸廓与胸膜病变、神经肌肉病变等引起肺泡通气不足、弥散障碍、通气血流比例失调、肺内动-静脉解剖分流（肺部存在的一种异常血液循环通路）增加、氧耗量增加，导致低氧血症和高碳酸血症，从而影响全身各系统器官的代谢、功能甚至使组织结构发生变化。通常先引起各系统器官发生一系列代偿适应反应，以改善组织的供氧，达到酸碱平衡，适应已改变的内环境；当呼吸衰竭进入严重阶段时，则出现代偿不全，表现为各系统器官严重的功能和代谢紊乱直至衰竭。

呼吸衰竭的病因很多，肺通气或肺换气任何一个环节的严重病变，都可导致呼吸衰竭，具体如下：①气道阻塞性病变（如慢性阻塞性肺疾病、重症哮喘等），引起气道阻塞和肺通气不足，导致缺氧和二氧化碳潴留，发生呼吸衰竭；②肺组织病变（如重症肺炎、肺气肿、肺水肿等），均可导致有效弥散面积减少、肺顺应性降低、通气血流比例失调，造成缺氧和二氧化碳潴留；③肺血管疾病（如肺栓塞）可引起通气血流比例失调，导致呼吸衰竭；④胸廓与胸膜病变（如胸外伤造成的连枷胸、胸廓畸形、广泛胸膜增厚、气胸等），造成通气减少和吸入气体分布不均，导致呼吸衰竭；⑤神经肌肉病变（如脑血管疾病、脊髓颈段或高位胸段损伤、重症肌无力等）可累及呼吸肌，造成呼吸肌无力或麻痹，导致呼吸衰竭。

二、临床表现

除呼吸衰竭原发病的症状和体征外，主要是缺氧和二氧化碳潴留引起的呼吸困难和多器官功能障碍。

1.呼吸困难

呼吸困难是最早出现的症状。急性呼吸衰竭早期表现为呼吸频率加快，重者出现"三凹征",即在吸气时可出现胸骨上窝、锁骨上窝及肋间隙凹陷;慢性呼吸衰竭轻者表现为呼吸费力伴呼气延长,重者呼吸浅快,并发二氧化碳麻醉时转为浅慢呼吸或潮式呼吸。

2.发绀

发绀是缺氧的典型表现。当动脉血氧饱和度低于 90％或氧分压低于 50 mmHg 时,在口唇、甲床等处出现发绀。因其程度与还原血红蛋白含量相关,故红细胞增多者发绀更明显,贫血者发绀不明显。

3.精神神经症状

急性呼吸衰竭可迅速出现精神错乱、狂躁、昏迷、抽搐等症状。慢性呼吸衰竭随二氧化碳潴留表现为先兴奋后抑制现象。

严重缺氧可表现为烦躁不安、精神错乱、狂躁、昏迷、抽搐等症状。出现肺性脑病时,可表现为肌肉震颤、间歇抽搐、意识障碍等症状。

4.循环系统表现

多数患者有心动过速,严重者出现血压下降、心律失常、心搏骤停。二氧化碳潴留使外周浅表静脉充盈,皮肤充血、温暖多汗,早期心率增快,血压升高,心排血量增多致洪脉,后期可并发肺心病,出现右心衰竭的表现,脑血管扩张可致搏动性头痛。

5.消化和泌尿系统表现

呼吸衰竭时肝细胞缺氧,发生变性坏死或肝淤血,血清丙氨酸氨基转移酶水平升高。严重缺氧和二氧化碳潴留可引起胃肠黏膜充血、水肿、糜烂、渗血及消化道出血。尿中有红细胞、管型,出现蛋白尿、氮质血症。

三、实验室及其他检查

1.动脉血气分析

在海平面、标准大气压、静息状态、呼吸空气条件下,PaO_2 低于 60 mmHg,伴或不伴 $PaCO_2$ 高于 50 mmHg,pH 可正常或降低。

2.影像学检查

胸部 X 线、CT、放射性核素肺通气/灌注扫描和肺血管造影等有助于分析呼吸衰竭的原因。

3.肺功能检测

肺功能检测有助于判断原发病的种类和严重程度。纤维支气管镜检查可以明确大气道的情况并取得病理学证据。

四、治疗原则

治疗原则为在保持呼吸道通畅的前提下,迅速纠正缺氧、改善通气,积极治疗原发病,消除诱因,加强一般支持治疗和对其他重要脏器功能的监测与支持,防治并发症。

五、常用护理诊断/问题

1.清理呼吸道无效
清理呼吸道无效与呼吸道阻塞、分泌物过多或黏稠、无效咳嗽有关。

2.气体交换受损
气体交换受损与低氧血症、二氧化碳潴留、肺血管阻力升高有关。

3.低效性呼吸形态

低效性呼吸形态与肺的顺应性降低、呼吸肌疲劳、气道阻力增加、不能维持自主呼吸、气道分泌物过多有关。

4.语言沟通障碍

语言沟通障碍与气管插管、气管切开、脑组织缺氧和二氧化碳潴留导致语言表达障碍、意识障碍有关。

5.液体不足

液体不足与大量痰液排出、出汗增加、摄入减少有关。

6.营养失调:低于机体需要量

营养失调与食欲下降、进食减少、消耗增加有关。

7.潜在并发症

潜在并发症有肺性脑病、消化道出血、心力衰竭、休克等。

六、护理措施

1.一般护理

(1)环境:保持病室整洁、安静、舒适,光线柔和。尽量减少探视。

(2)休息与活动:患者需卧床休息以降低氧耗量,可取半卧位或坐位,以利于增加肺泡通气量;机械通气患者可采用俯卧位辅助通气,以改善氧合。保证充足的营养及热量供给。

(3)饮食护理:根据呼吸衰竭患者的病情轻重及其对饮食的护理要求,给予相应的护理。重症期:给予高蛋白、高热量、高维生素、易消化的流质或半流质饮食。在心功能允许的情况下,鼓励患者多饮水,补充足够的水分,使痰液易于咳出,减少并发症。缓解期:指导患者逐步增加食物中的蛋白质和维生素,食物以软、易于消化的半流质为主,可选稀肉粥、馒头、新鲜蔬菜及水果等,每天5~6餐。恢复期:指导患者进普通饮食,食物宜软、清淡可口。呼吸衰竭患者体力消耗大,尤其是人工通气者,机体处于应激状态,分解代谢增加,蛋白质供应量需增加20%~50%,每日至少需要蛋白质 1 g/kg。

2.病情观察

定时测体温、脉搏、呼吸、血压,观察瞳孔变化,唇和指(趾)甲是否发绀。特别注意以下几方面:①神志,对缺氧伴二氧化碳潴留患者,在吸氧过程中,应密切观察神志的细小变化,有无呼吸抑制。②呼吸,注意呼吸的节律、快慢、深浅的变化。如果发现异常,应及时通知医师。③痰量及性状,痰量多、黄稠,表示感染加重,应及时通知医师,留标本并送检。对昏迷患者要检查瞳孔大小、对光反射、肌张力、腱反射。及时发现肺性脑病及休克。注意尿量及粪便颜色,及时发现上消化道出血。

3.吸氧

氧疗可使 PaO_2 和 SaO_2 升高,从而纠正缺氧和改善呼吸功能,减轻组织损伤,恢复脏器功能。Ⅰ型呼吸衰竭和急性呼吸窘迫综合征(ARDS)患者需吸入较高浓度(35%<吸入气氧浓度<50%)氧气,使 PaO_2 提高到 60 mmHg 或 SaO_2 高于 90%;Ⅱ型呼吸衰竭的患者一般在 PaO_2 低于 60 mmHg 时才开始氧疗,应给予低浓度(吸入气氧浓度低于 35%)持续吸氧,使 PaO_2 控制在 60 mmHg 或 SaO_2 为 90%或略高于 90%。常用鼻导管、鼻塞、面罩给氧或配合机械通气行气管内给氧。鼻导管和鼻塞法用于轻度和Ⅱ型呼吸衰竭的患者。面罩包括简单面

罩、无重复呼吸面罩和文丘里面罩等。简单面罩用于缺氧较严重的Ⅰ型呼吸衰竭和ARDS患者;无重复呼吸面罩用于有严重低氧血症、呼吸状态极不稳定的Ⅰ型呼吸衰竭和ARDS患者;文丘里面罩尤适用于COPD所致呼吸衰竭,且能按需调节吸入气氧浓度(FiO_2)。氧疗过程中,若呼吸困难缓解,神志转清,发绀减轻,心率减慢,尿量增多,皮肤转暖,提示氧疗有效;若意识障碍加深或呼吸过度表浅、缓慢,可能是二氧化碳潴留加重。应根据血气分析结果和患者的临床表现,及时调整吸氧浓度,保证氧疗效果,防止氧中毒和二氧化碳麻醉。

4.促进患者排痰

指导神志清楚者深吸气,有效咳嗽、咳痰;协助咳嗽无力者翻身、拍背;对不能自行排痰者,及时吸痰,每次吸痰时间不超过15 s,防止缺氧窒息;可给予机械通气者气管内吸痰,必要时可用纤维支气管镜吸痰并冲洗。对机械通气患者注意气道管理,防止吸入性肺炎发生。ARDS患者宜使用密闭系统进行吸痰,防止呼气末正压通气(PEEP)中断致严重低氧血症和肺泡内分泌物重新增多。鼓励患者多饮水。给予祛痰药等。

5.用药护理

及时、准确地用药,并观察疗效和不良反应。①茶碱类、β_2受体激动剂等药物,能松弛支气管平滑肌,减少气道阻力,改善气道功能,缓解呼吸困难。指导患者正确使用支气管解痉气雾剂,减轻支气管痉挛。②呼吸兴奋剂通过刺激呼吸中枢或外周化学感受器,增加呼吸频率和潮气量,改善通气,但同时增加呼吸肌做功,增加氧耗量和CO_2的产生量。所以使用呼吸兴奋剂时要保持呼吸道通畅,适当提高吸入氧浓度,静脉滴注时速度不宜过快,注意观察呼吸频率、呼吸节律、睫毛反应、神志变化及动脉血气的变化,以便调节剂量。如果出现恶心、呕吐、烦躁、面色潮红、皮肤瘙痒等现象,需要减慢滴速。若经4~12 h未见效,或出现肌肉抽搐等严重不良反应,应及时通知医师停用药物。③Ⅱ型呼吸衰竭患者常因呼吸困难、咳嗽、咳痰或缺氧、二氧化碳滞留而烦躁不安、失眠,护士在执行医嘱时应结合临床表现认真判断,禁用对呼吸有抑制作用的药物(如吗啡等),慎用其他镇静剂(如地西泮),以防止发生呼吸抑制。

6.心理护理

呼吸衰竭的患者常对病情和预后有顾虑,对治疗丧失信心,应多了解和关心患者的心理状况,特别是对建立人工气道和使用机械通气的患者,应经常巡视,让患者说出或写出引起或加剧焦虑的因素,教会患者自我放松等各种缓解焦虑的办法,以缓解呼吸困难,改善通气。

7.健康指导

(1)疾病知识指导:向患者及其家属讲解疾病的发生机制、诱发因素、发展和转归,使患者理解康复保健的意义与目的。告知药物的用法、剂量和注意事项等,嘱其遵医嘱准确用药。指导患者加强营养,合理膳食,达到改善体质的目的。对出院后仍需吸氧的低氧血症者,使患者和家属学会合理的家庭氧疗方法。根据活动耐力制订合理的休息与活动计划,以避免耗氧量增加。若有气急、发绀加重等变化,及时就医。

(2)预防及康复指导:鼓励患者进行呼吸运动锻炼(如缩唇呼吸、腹式呼吸等)。加强耐寒锻炼(如用冷水洗脸等),教会患者和家属有效咳嗽、咳痰、体位引流、拍背等技术和家庭氧疗法。指导患者避免各种引起呼吸衰竭的诱因,例如,预防上呼吸道感染,避免吸入刺激性气体,戒烟,避免劳累、情绪激动等不良因素刺激。告诫患者若痰液增多且颜色变黄,咳嗽加剧,气急加重或出现神志改变等病情变化,应尽早就医。

(韩一秋)

第二章 消化内科疾病护理

第一节 上消化道出血

上消化道出血是指十二指肠悬韧带以上的消化道(包括食管、胃、十二指肠、胰腺、胆管等)病变引起的出血,以及胃空肠吻合术的空肠病变引起的出血。上消化道大出血是指数小时内失血量超过 1 000 mL 或循环血容量的 20%,主要表现为呕血和/或黑便,常伴有血容量减少,引起急性周围循环衰竭。上消化道出血是临床的急症,严重者可导致失血性休克而危及生命。

一、病因

上消化道出血的病因包括溃疡性疾病、炎症、门静脉高压、肿瘤、全身性疾病等。临床上最常见的病因是消化性溃疡,其他依次为急性糜烂出血性胃炎、食管胃底静脉曲张破裂和胃癌。

二、临床表现

上消化道大量出血的临床表现主要取决于出血量及出血速度。

1. 呕血与黑便

呕血与黑便是上消化道出血的特征性表现。上消化道出血之后,均有黑便。出血部位在幽门以上者常呕血。若出血量较少,出血速度慢,可无呕血。幽门以下出血,如果出血量大,速度快,血反流入胃腔可引起恶心、呕吐而表现为呕血。呕血多呈棕褐色咖啡渣样,如果出血量大时,未经胃酸充分混合即呕出,则为鲜红色或有血块。黑便呈柏油样,黏稠而发亮,当出血量大,血液在肠内推进得快,粪便可呈暗红色甚至鲜红色。

2. 失血性周围循环衰竭

急性大量失血,循环血容量迅速减少而导致周围循环衰竭。一般表现为头昏、心慌、乏力、突然起立时晕厥、肢体冷感、心率加快、血压偏低等。严重者呈休克状态。

3. 发热

大量出血后,多数患者在 24 h 内出现低热,持续 3～5 d 降至正常。发热原因可能与循环血量减少和周围循环衰竭导致体温调节中枢功能紊乱等有关。

4. 氮质血症

上消化道大量出血后,由于大量血液蛋白质的消化产物在肠道被吸收,血中尿素氮浓度可暂时升高,称为肠源性氮质血症。一般于 1 次出血后数小时血尿素氮浓度开始上升,24～48 h 达到高峰,一般不超过 14.3 mmol/L(40 mg/dL),3～4 d 降至正常。

5. 贫血和血常规

急性大量出血后均有失血性贫血。但在出血的早期,血红蛋白浓度、红细胞计数与血细胞比容可无明显变化。在出血后,组织液渗入血管内,使血液稀释,一般经 3～4 h 才出现贫血,出血后 24～72 h 血液稀释到最大限度。贫血程度取决于失血量外,还和出血前有无贫血、出血后液体平衡状态等因素相关。

急性出血患者为正细胞正色素性贫血,在出血后骨髓有明显代偿性增生,可暂时出现大细胞性贫血,慢性失血则呈小细胞低色素性贫血。出血 24 h 内网织红细胞即增多,出血停止后逐渐降至正常。白细胞计数在出血后 2～5 h 轻至中度升高,止血后 2～3 d 才恢复正常。但在肝硬化患者中,如果同时有脾功能亢进,则白细胞计数可不升高。

三、治疗

上消化道大量出血为临床急症,应采取积极措施进行抢救。迅速补充血容量,纠正水和电解质平衡失调,预防和治疗失血性休克,给予止血治疗,同时积极进行病因诊断和治疗。

药物治疗:包括局部用药和全身用药。

1. 局部用药

经口或胃管将药物注入消化道内,对病灶局部进行止血,主要步骤如下。

(1)将 8～16 mg 去甲肾上腺素溶于 100～200 mL 冰盐水中,口服,强烈收缩出血的小动脉而止血,适用于胃、十二指肠出血。

(2)口服凝血酶,经接触性止血,促使纤维蛋白原转变为纤维蛋白,加速血液凝固,近年来被广泛应用于局部止血。

2. 全身用药

使药物经静脉进入体内,发挥止血作用。

(1)抑制胃酸分泌药:对消化性溃疡和急性胃黏膜损伤引起的出血,常规给予 H_2 受体拮抗剂或质子泵抑制剂,以提高胃内 pH 和保持胃内较高的 pH,有利于血小板聚集及血浆凝血功能所诱导的止血。常用药物:①西咪替丁 200～400 mg,每 6 h 1 次;②雷尼替丁 50 mg,每 6 h 1 次;③法莫替丁 20 mg,12 h 1 次;④奥美拉唑 40 mg,每 12 h 1 次。急性出血期均静脉用药。

(2)降低门静脉压力药:①血管升压素及其拟似物,为常用药物,其机制是收缩内脏血管,从而减少门静脉血流量,降低门静脉及其侧支循环的压力。用法为持续静脉滴注血管升压素,0.2 U/min,视治疗反应,可逐渐加至 0.4 U/min。同时静脉滴注或含服硝酸甘油,以减轻大剂量用血管升压素的不良反应,并且硝酸甘油有协同降低门静脉压力的作用。②生长抑素及其拟似物,止血效果好,可明显减少内脏血流量,并减少奇静脉血流量,而奇静脉血流量是食管静脉血流量的标志。14 肽天然生长抑素,用法为首剂 250 μg,缓慢静脉注射,之后以 250 μg/h 持续静脉滴注。人工合成剂奥曲肽,常用首剂 100 μg,缓慢静脉注射,之后以 25～50 μg/h 持续静脉滴注。

(3)促进凝血和抗纤溶药物:补充凝血因子(如静脉注入纤维蛋白原和凝血酶原复合物)对凝血功能异常引起出血者有明显疗效。抗血纤溶芳酸和 6-氨基己酸有对抗或抑制纤维蛋白溶解的作用。

四、护理评估

(一)一般评估

1. 生命体征

大量出血患者因血容量不足,外周血管收缩,体温可能偏低,出血后 2 d 内多有发热,体温一般不超过 38.5 ℃,持续 3～5 d;脉搏增快(>120 次/分钟)或细速;呼吸急促、浅快;血压降低,收缩压降至 10.7 kPa(80 mmHg)以下,甚至可持续下降至测不出,脉压减少,低于4.0 kPa(30 mmHg)。

2.患者主诉

有无头晕、乏力、心慌、气促、冷、口干口渴等症状。

3.相关记录

记录呕血的颜色和量、皮肤状况、尿量、液体出入量、黑便的颜色和量等。

(二)身体评估

1.头颈部

上消化道大量出血,有效循环血容量急剧减少,患者可出现精神萎靡、嗜睡、表情淡漠、烦躁不安、意识模糊甚至昏迷。

2.腹部

(1)有无肝、脾大。脾大、蜘蛛痣、腹壁静脉曲张或腹腔积液,提示肝硬化门静脉高压所致食管胃底静脉曲张,需警惕破裂出血风险;肝大、质地硬、表面凹凸不平或有结节,提示肝癌。

(2)评估腹部肿块的软硬度,如果质地硬,表面凹凸不平或有结节,应考虑胃、胰腺、肝胆肿瘤。

(3)中等量以上的腹腔积液可有移动性浊音。

(4)肠鸣音活跃,肠蠕动增强,肠鸣音达每分钟 10 次,但音调不特别高,提示有活动性出血。

(5)直肠和肛门有无结节、肿块和触痛、狭窄等异常情况。

(三)心理-社会评估

患者发生呕血与有黑便时可能紧张、烦躁不安、恐惧、焦虑等。病情危重者可出现濒死感,而此时其家属若表现出伤心,可使患者出现较强烈的紧张及恐惧感。慢性疾病或全身性疾病致反复呕血与黑便,易使患者对治疗和护理失去信心,表现为对护理工作不合作。患者及其家庭对疾病的认识态度影响患者的生活质量,影响其工作、学习、社交等活动。

五、护理措施

(一)一般护理

1.休息与体位

少量出血者应卧床休息,大出血时绝对卧床休息,取平卧位并将下肢略抬高,以保证脑部供血。呕吐时头偏向一侧,防止窒息或误吸。指导患者坐起、站起时动作要缓慢,头晕、心慌、出汗时立即卧床休息并告知护士。病情稳定后,逐渐增加活动量。

2.饮食护理

急性大出血伴恶心、呕吐者应禁食。少量出血且无呕吐者,可进温凉、清淡的流质食物。出血停止后改为营养丰富、易消化、无刺激性的半流食、软食,少食多餐,逐渐过渡到正常饮食。食管胃底静脉曲张破裂出血者避免食用粗糙、坚硬、刺激性食物,且应细嚼慢咽。防止损伤曲张静脉而再次出血。

3.安全护理

轻症患者可起身稍做活动,可上厕所大小便。但应注意有活动性出血时,患者常因有便意而至厕所,在排便时或便后起立时晕厥,因此必要时由护士陪同如厕或暂时改为在床上排泄。应多巡视重症患者,用床挡加以保护。

（二）病情观察

上消化道大量出血时，有效循环血容量急剧减少，可导致休克或死亡，所以要严密监测。

（1）精神和意识状态：是否精神萎靡、嗜睡、表情淡漠、烦躁不安、意识模糊甚至昏迷。

（2）生命体征：观察体温不升还是发热，是否呼吸急促，脉搏细弱，血压降低，脉压变小，必要时行心电监护。

（3）周围循环状况：观察皮肤和甲床色泽，肢体温暖还是湿冷，周围静脉特别是颈静脉充盈情况。

（4）准确记录 24 h 液体出入量，测每小时尿量，应保持尿量大于每小时 30 mL，并记录呕吐物和粪便的性质、颜色及量。

（5）定期复查红细胞计数、血细胞比容、血红蛋白、网织红细胞计数、血尿素氮、粪潜血，以了解贫血程度、出血是否停止。

（三）用药护理

立即建立静脉通道，遵医嘱迅速、准确地实施输血、输液、各种止血治疗及用药等，并观察治疗效果及不良反应。血管升压素可引起腹痛、血压升高、心律失常、心肌缺血，甚至发生心肌梗死，故滴注速度应准确，并严密观察不良反应。孕妇、冠心病患者、高血压患者禁用血管升压素。肝病患者忌用吗啡、巴比妥类药物，宜输新鲜血，因库存血含氨量高，易诱发肝性脑病。

（四）三腔双囊管的护理

插管前应仔细检查，确保三腔双囊管通畅，无漏气，并分别做好标记，以防混淆，备用。插管后检查管道是否在胃内，抽取胃液，确定管道在胃内，分别向胃囊和食管囊注气，将食管引流管、胃管与负压吸引器连接，定时抽吸，观察出血是否停止，并记录引流液的性状及量。做好留置三腔双囊管期间的护理、拔管和拔管出血停止后的观察。

（五）心理护理

护理人员应关心、安慰患者，尤其是反复出血者。解释各项检查、治疗措施，耐心、细致地解答患者或家属的提问，消除他们的疑虑。同时，经常巡视患者，大出血时陪伴患者，以减轻患者的紧张情绪。抢救工作应迅速而不忙乱，使患者产生安全感、信任，保持稳定情绪，帮助患者消除紧张、恐惧心理，使其更好地配合治疗及护理。

（六）健康教育

1. 疾病知识指导

应帮助患者和家属掌握疾病的病因和诱因，以及预防、治疗和护理知识，以减少再度出血的危险。指导患者及其家属学会早期识别出血征象及应急措施。

2. 饮食指导

合理饮食是避免诱发上消化道出血的重要措施。注意饮食卫生和规律饮食；进营养丰富、易消化的食物，避免食用粗糙、刺激性食物，或过冷、过热、产气多的食物、饮料，禁止吸烟，禁喝浓茶、咖啡等对胃有刺激的饮料。

3. 生活指导

生活起居要有规律，劳逸结合，情绪乐观，保证身心愉悦，避免长期精神紧张。应在医师指导下用药。慢性病者应定期门诊随访。

（王朝宁）

第二节　消化性溃疡

消化性溃疡主要指发生在胃和十二指肠的慢性溃疡,即胃溃疡(gastric ulcer,GU)和十二指肠溃疡(duodenal ulcer,DU),因溃疡的形成与胃酸/胃蛋白酶的消化作用有关而得名。溃疡的黏膜缺损超过黏膜肌层,不同于糜烂。

本病可发生于任何年龄,但最常见于中年,DU 多见于青壮年,而 GU 多见于中老年,后者发病高峰比前者约晚 10 年。男性患病比女性患病多见。临床上 DU 比 GU 多见,两者之比为(2～3):1,但有地区差异。

一、病因

1.幽门螺杆菌感染和非甾体抗炎药

近年的研究已经明确,幽门螺杆菌(Hp)感染和服用非甾体抗炎药(NSAID)是最常见的病因。溃疡发生是黏膜侵袭因素和防御因素失衡的结果,胃酸在溃疡的形成中起关键作用。对胃、十二指肠黏膜有损伤的因素包括胃酸和胃蛋白酶的消化作用、Hp 感染、NSAID 的使用,以及其他(如胆盐、胰酶、酒精等),其中 Hp 感染和 NSAID 的使用是损害胃黏膜屏障,导致消化性溃疡的最常见病因。

2.下列因素与消化性溃疡发病有不同程度的关系

(1)吸烟:吸烟者消化性溃疡的发生率比不吸烟者高,吸烟影响溃疡愈合和促进溃疡复发。

(2)遗传:消化性溃疡的家族史可能是 Hp 感染家庭聚集现象。O 型血者的胃上皮细胞表面表达更多黏附受体而有利于 Hp 定植,故 O 型血者易患消化性溃疡。

(3)急性应激:情绪应激可能主要起诱导作用,可能通过神经内分泌途径影响胃十二指肠运动和黏膜血流的调节。

(4)胃十二指肠运动异常:胃肠运动障碍不大可能是原发病因,但可加重 Hp 感染或 NSAID 对黏膜的损害。

因此,消化性溃疡是一种多因素疾病,其中 Hp 感染和服用 NSAID 是已知的主要病因,溃疡发生是黏膜侵袭因素和防御因素失衡的结果,胃酸在溃疡形成中起关键作用。

二、临床表现

上腹痛是消化性溃疡的主要症状,但部分患者可无症状或症状较轻以至于不为患者所注意,而以出血、穿孔等并发症为首发症状。

典型的消化性溃疡有如下临床特点:①呈慢性过程,病史可达数年至数十年。②周期性发作,发作与自发缓解相交替,发作期可为数周或数月,缓解期长短不一,短者数周,长者数年;发作常有季节性,多在秋、冬季或冬、春之交发病,可因精神情绪不良或过劳而诱发。③发作时上腹痛呈节律性,表现为空腹痛,即餐后 2～4 h 痛和/或午夜痛,腹痛多为进食或服用抗酸药所缓解,典型节律表现在 GU 中多见。

1.症状

上腹痛为主要症状,性质多为灼痛,亦可为钝痛、胀痛、剧痛或饥饿样不适感。疼痛部位多位于中上腹,可偏右或偏左。一般为轻至中度持续性痛。疼痛常有典型的节律性。腹痛多在进食或服用抗酸药后缓解。

2.体征

溃疡活动时上腹部可有局限性轻压痛,缓解期无明显体征。

三、辅助检查

1.实验室检查

做血常规、尿常规、便常规(粪便隐血试验)、生化、肝和肾功能检查(以了解其病因、诱因及潜在的护理问题)。

2.胃镜和胃黏膜活组织检查

胃镜和胃黏膜活组织检查是确诊消化性溃疡首选的检查方法。内镜下消化性溃疡多呈圆形或椭圆形,也有呈线形的,边缘光整,底部覆有灰黄色或灰白色渗出物,周围黏膜可有充血、水肿,可见皱襞向溃疡集中。内镜下溃疡可分为活动期(A)、愈合期(H)和瘢痕期(S)。

3.X线钡餐检查

其适用于对胃镜检查有禁忌或不愿接受胃镜检查者。溃疡的X线征象有直接和间接征象:龛影是直接征象,对溃疡有确诊价值;局部压痛、十二指肠球部激惹、十二指肠球部畸形、胃大弯侧痉挛性切迹均为间接征象,仅提示可能有溃疡。

4.Hp检测

该检测应列为消化性溃疡诊断的常规检查项目,因为有无Hp感染决定治疗方案的选择。监测方法分为侵入性和非侵入性两大类。前者需通过胃镜检查,取胃黏膜活组织进行监测,主要包括快速尿素酶试验、组织学检查和Hp培养;后者主要有^{13}C或^{14}C尿素呼气试验、粪便Hp抗原检测及血清学检查。

四、治疗原则

消化性溃疡的治疗目的:消除病因、缓解症状、愈合溃疡、防止复发和防治并发症。针对病因的治疗,有可能治愈溃疡病,是近年来消化性溃疡治疗的一大进展。

1.药物治疗

治疗消化性溃疡的药物可分为抑制胃酸分泌的药物和保护胃黏膜的药物,主要起缓解症状和促进溃疡愈合的作用,常与根除Hp治疗配合使用。

(1)抑制胃酸药物:溃疡的愈合与抑酸治疗的强度和时间成正比。抗酸药具有中和胃酸的作用,可迅速缓解疼痛症状,但一般剂量难以促进溃疡愈合,故目前多作为加强止痛的辅助治疗药。常用的抑制胃酸的药物如下:①碱性抗酸剂,包括氢氧化铝、铝碳酸镁等及其复方制剂;②西咪替丁800 mg,每晚1次或400 mg,每天2次;③雷尼替丁300 mg,每晚1次或150 mg,每天2次;④法莫替丁40 mg,每晚1次或20 mg,每天2次;⑤尼扎替丁300 mg,每晚1次或150 mg,每天2次;⑥奥美拉唑20 mg,每天1次;⑦兰索拉唑30 mg,每天1次。

(2)保护胃黏膜药物:硫糖铝和胶体铋目前已很少用作治疗消化性溃疡的一线药物。枸橼酸铋钾(胶体次枸橼酸铋)因兼有较强抑制幽门螺杆菌的作用,可作为根除Hp联合治疗方案的组分,但要注意不能长期服用此药,因其会过量蓄积而引起神经毒性。米索前列醇具有抑制胃酸分泌、增加胃十二指肠黏膜的黏液及碳酸氢盐分泌和增加黏膜血流等作用,主要用于NSAID引起的溃疡的预防,腹泻是常见不良反应,因该类药引起子宫收缩,故孕妇忌服。

常用药物:①硫糖铝1 g,每天4次;②前列腺素类药物:米索前列醇200 μg,每天4次;③胶体铋:枸橼酸铋钾120 mg,每天4次。

根除幽门螺杆菌治疗:凡有 Hp 感染的消化性溃疡,无论初发或复发、活动或静止、有无并发症,均应予以根除 Hp 治疗。根除 Hp 治疗结束后,继续给予 1 个疗程的抗溃疡治疗是最理想的。这对有并发症或溃疡面积大的患者尤其必要。

2.其他治疗

外科手术,仅限于少数有并发症者,包括大量出血经内科治疗无效、急性穿孔、瘢痕性幽门梗阻、胃溃疡癌变、严格内科治疗无效的顽固性溃疡患者。

五、护理评估

(一)一般评估

1.患病及治疗经过

询问发病的诱因和病因,例如,发病是否与天气变化、饮食不当或情绪激动有关,有无暴饮暴食、喜食酸辣等刺激性食物的习惯,是否嗜烟、酒,有无经常服用 NSAID 药物史,家族中有无溃疡病者。询问患者的病程经过,例如,首次疼痛发作的时间,疼痛与进食的关系,是餐后还是空腹时出现,有无规律,部位及性质如何,应用何种方法能缓解疼痛。曾做过何种检查和治疗,结果如何。

2.患者主诉与一般情况

有无恶心、呕吐、嗳气、反酸等其他消化道症状,有无呕血、黑便、频繁呕吐等症状。询问此次发病与既往相比有无变化,日常休息与活动如何等。

3.相关记录

查看腹痛、体重、体位、饮食、药物、液体出入量等记录。

(二)身体评估

1.头颈部

有无痛苦表情、消瘦、贫血貌等。

2.腹部

(1)上腹部有无固定压痛点,有无胃蠕动波,全腹有无压痛、反跳痛,有无腹肌紧张。

(2)有无空腹振水音,腹部有无肠鸣音变化(亢进、减弱或消失)。

3.其他

有无因腹部疼痛而发生的体位改变等。

(三)心理-社会评估

了解患者及其家属对疾病的认识程度、患者在疾病治疗过程中的心理反应与需求、家庭及社会支持情况,患者有无焦虑或恐惧等心理。

六、护理措施

(一)休息与活动

嘱溃疡活动期且症状较重者卧床休息几天至 2 周,可使疼痛等症状缓解。应鼓励病情较轻者适当活动,以分散注意力。

(二)指导缓解疼痛

注意观察及详细了解患者疼痛的规律和特点,并按其疼痛特点讲解缓解疼痛的方法。如果 DU 表现为空腹痛或午夜痛,指导患者在疼痛前或疼痛时进碱性食物(如苏打饼干等)或服用制酸剂。也可采用局部热敷或针灸止痛。

(三)合理饮食

选择营养丰富、易消化的食物。症状重者以面食为主。避免食用机械性和化学性刺激强的食物。少食多餐,每天进食 4～5 次,避免过饱,宜细嚼慢咽,以增加唾液分泌,稀释和中和胃酸。

(四)用药护理

应严格按医嘱用药,并注意观察常用药的副作用,发现问题,及时处理。

(五)心理护理

多关心、体贴患者,使患者保持良好的情绪,因为过分焦虑和恐惧往往更易诱发和加重消化性溃疡。

(六)健康教育

1.帮助患者认识和去除病因

讲解引起和加重溃疡病的因素,指导患者保持乐观情绪,规律生活。

2.饮食指导

建立合理的饮食习惯和结构,戒除烟、酒,避免摄入刺激性食物。饮食宜清淡、易消化、富营养,少食多餐。

3.用药原则

指导患者按医嘱正确服药,学会观察药效及不良反应,不随便停药或减量,防止溃疡复发。指导患者慎用或勿用致溃疡的药物(如阿司匹林、咖啡因、泼尼松等)。

4.适当活动

制订个体化的活动计划,选择合适的锻炼方式,提高机体抵抗力。

5.自我观察

教会患者出院后某些重要指标的自我监测,例如,监测腹痛、呕吐、黑便等并正确记录。

6.及时就诊的指标

(1)上腹疼痛节律发生变化或疼痛加剧。

(2)出现呕血、黑便等。

(牛永杰)

第三节 胃镜常规诊疗及护理

一、胃镜检查

(一)检查前准备

1.检查前器械物品准备

(1)准备胃镜系统(光源、主机)、氧气、吸引器、注水瓶、活检钳等。

(2)准备口圈、弯盘、无菌水、纱布、注射器等。

(3)连接注水瓶。注水瓶内装入 2/3 的无菌水,将注水瓶连接到胃镜导光光缆的送气/送水接口。

(4)连接吸引器。将吸引管连接到内镜的吸引接口。

(5)检查送气/送水及吸引等功能。

2.患者准备

(1)检查前患者禁食、禁水 6 h 以上,钡剂检查 3 d 后再行胃镜检查,以免影响视野。

(2)检查前 10～15 min 口服祛泡剂,以消除黏膜表面的含泡黏液。祛泡剂中含有的利多卡因成分,也可起到咽喉部黏膜的表面麻醉作用。

(3)核对申请单上姓名、性别、年龄、病区、床号、检查目的。

(4)做好解释工作,说明检查的目的、过程,交代检查中配合事项,解除患者的恐惧心理。

(5)胃潴留患者,应先洗胃或做胃肠减压。

(二)检查中的配合

(1)协助患者左侧卧。患者双腿微弯曲,松开衣领和腰带,取下义齿及眼镜,头略向上后仰,使咽部与食管成一直线,利于胃镜的插入。置口圈并嘱患者咬紧,将弯盘放置于患者的口角下。

(2)操作过程中应注意观察患者的一般状况,嘱患者要让唾液自然流出,不要吞咽,不要吐出,及时清除呼吸道分泌物。

(3)插镜过程中患者恶心、呕吐反应强烈时,应给予心理疏导,安慰患者,嘱其全身放松,做均匀呼吸,可用鼻吸气、嘴呼气来调整呼吸。要注意固定口圈,以免口圈脱出,患者咬坏胃镜。

(三)检查后护理

(1)帮助患者取下口圈,擦净口腔周围的黏液。

(2)向患者详细交代注意事项,例如,检查后可能有咽喉部异物感,多有咳痰反射,嘱患者不要反复用力咳嗽,以免损伤咽喉黏膜,告诉患者检查后不要立即进食,因麻醉作用尚未完全消退,以免发生咳呛与误吸,检查后 30～60 min 饮水无咳呛方可进食。

(3)做组织病理检查活检者应在 2 h 后进温凉流质或半流质饮食,以减少粗糙食物对胃黏膜创面的摩擦,如果无特殊情况,可正常进食。

二、上消化道出血的胃镜诊疗及护理

食管胃底静脉曲张破裂出血是门静脉高压的严重并发症,病情凶险,病死率高。对手术耐受性差,急性出血时很少考虑外科手术,胃镜诊疗是较为合适的方法。

(一)内镜下静脉曲张套扎术(EVL)

1.术前患者准备

(1)向患者交代套扎过程可能会出现不适感,术中如何配合,嘱患者不要过度恐惧和紧张。

(2)建立静脉通道,备血 1～2 U,以备急用。

(3)有休克症状,应先纠正血容量,给予输血、补液,使血流动力学恢复稳定,必要时在 EVL 前静脉滴注生长抑素或生长抑素类似物。

(4)术前 5～10 min 肌内注射 20 mg 丁溴东莨菪碱或 10 mg 山莨菪碱、10 mg 地西泮或 50 mg 哌替啶。取左侧卧位。在患者口角放置弯盘。

2.EVL 术中护理配合

(1)先行胃镜检查,明确套扎部位。

(2)尼龙圈套扎的护理配合:将事先准备好的尼龙环和结扎装置顺内镜活检孔插入。当塑料套管出现在内镜视野时,尼龙环露出于透明黏膜吸帽槽内,将胃镜对准曲张静脉持续吸引,曲张静脉吸入透明黏膜吸帽槽内。

待视野发红时,回收手柄至固定刻度处。放开手柄,使钩子与尼龙环分离。完成一次套扎,再次安装尼龙环,用相同方法完成所有曲张静脉结扎治疗。

(3)连环套扎的护理配合:将安装好结扎器的胃镜对准曲张静脉持续负压吸引,将需套扎的曲张静脉完全吸入透明外管内,并接近镜面成球形,出现红色征时旋转手柄,释放圈套。圈套脱落后牢牢地将曲张静脉结扎。套扎时不要在同一水平线上,以免引起食管狭窄,每条静脉结扎1~2点即可。

3.EVL 术后护理

(1)术后严密观察血压、脉搏、呼吸等生命体征。

(2)术后严格卧床休息,禁食 24 h,以防过早进食造成结扎圈脱落而致出血。禁食期间静脉输液进行营养支持。24 h 后应进柔软、清淡的流质饮食,2 周内逐步恢复到软食,禁烟、酒、刺激性饮食。结扎后可有一过性的吞咽困难,一般 24 h 内可自行消失,不必特殊处理。

(3)结扎后患者 48 h 内可出现不同程度的吞咽不适、哽咽感和胸骨后隐痛不适。这是由于结扎后曲张静脉缺血性坏死,浅溃疡形成,持续 2~3 d 可自行缓解,一般不需特殊处理。

(二)内镜下食管静脉曲张硬化剂治疗(EVS)

1.EVS 术前的准备

(1)硬化剂的选择:理想的硬化剂应是组织反应轻、黏度小并能迅速形成血栓,收缩血管,引起无菌性炎症性组织坏死的油脂硬化剂。

(2)准备内镜专用注射针。

2.EVS 术中护理配合

血管内注射硬化剂可在曲张静脉内形成血栓,闭塞血管,控制出血,用于紧急止血。血管旁注射硬化剂可在食管上皮层与曲张静脉之间形成一层厚的纤维化组织,加强静脉抵抗力,防止破裂出血,保持血管内腔通畅,由于组织纤维化需一定时间,故效果慢,可再出血。联合注射的目的在于同时硬化血管及其周围组织。

3.EVS 术后护理

(1)密切观察患者的血压、脉搏和呼吸情况。

(2)严格卧床休息 2 d,根据情况 2 d 后可在室内轻微活动,为防腹内压升高导致出血,禁弯腰、屈身下蹲等活动,预防上呼吸道感染,减少恶心、呕吐。注意观察分泌物及大便的颜色。

(3)禁食 24 h,禁食期间静脉补液,此后 2 d 进温流质饮食,1 周内进半流质饮食,8~10 d 过渡到固体软食。

(4)有出现食管、胃运动障碍的可能,表现为胃食管反流和运动迟缓。可常规静脉滴注质子泵抑制剂和口服黏膜保护药,也可服用云南白药、锡类散等保护黏膜,加强止血效果。

(孙海霞)

第四节 双气囊小肠镜检查的护理配合

一、术前准备

(一)器械、用品准备

1. 器械、用品的准备

双气囊小肠镜检查的主要器械、用品包括主机、光源、气泵、内镜、外套管、润滑剂、小肠镜活检钳、小肠镜注射针、牙垫、纱布、治疗巾、染剂等。

2. 急救物品

(1)准备中心负压吸引器、中心供氧装置、监护仪、治疗车。

(2)准备基础治疗盘(内有镊子、乙醇、碘伏、棉签、砂轮、止血钳、胶布等)。

(3)准备注射器(5 mL、10 mL、20 mL 注射器各两支,50 mL 注射器一支),输液器,输血器。

(4)准备危重症抢救用盘(内有开口器、舌钳、压舌板、手电筒、叩诊锤、针灸针等)。

(5)准备气管切开包、静脉切开包。

(6)准备胸外心脏按压板、心内穿刺针。

(7)准备专科特殊抢救设备。

(8)准备血压计、听诊器。

3. 急救药品

准备肾上腺素、多巴胺、洛贝林、毛花苷 C(西地兰)、去甲肾上腺素、尼可刹米(可拉明)、氨茶碱、盐酸利多卡因、异丙肾上腺素、盐酸阿托品、地塞米松、间羟胺、山莨菪碱、氢化可的松、呋塞米注射液等。

(二)患者准备

(1)向患者及其家属详细讲解检查目的、过程和配合要点,说明可能出现的意外及对策,签署检查知情同意书。

(2)术前常规检查血常规、肝和肾功能、凝血功能、心电图等,排除严重的心肺疾病。

(3)术前禁食、禁水 8 h。

(4)做经不同途径进镜的患者准备。

(5)术前用药。

二、术中配合

(一)患者护理

(1)经口进镜的双气囊内镜检查:采用全身麻醉,协助患者取去枕平卧位,待麻醉医师插管完毕,改为左侧屈膝卧位,头微屈,于嘴角下垫一个弯盘及治疗巾,防止口水污染床单,帮助患者装好牙垫,并用胶布固定。

(2)经肛门进镜的双气囊内镜检查:检查前,更换肠镜检查裤,在检查床上于患者的腰部以下垫一次性中单,以防粪水污染检查床,协助患者取左侧卧位,双腿并拢弯曲。

(3)检查过程中,麻醉医师和护士必须密切观察患者的意识、呼吸及循环状况,检测呼吸、血压、血氧饱和度等。对操作时间长的患者应密切观察腹部体征,了解有无肠穿孔等严重并发症。在整个操作过程中注意密切观察患者的反应,有异常,及时向手术者报告。

(二)治疗过程中的配合

(1)双气囊小肠镜检查通常由手术者、护士和麻醉医师共同配合完成。检查过程中手术者负责控制内镜镜身的推拉、旋转和角度钮的调节,护士位于手术者旁边,负责外套管的进退,拉直、固定外套管,尽量使内镜的体外部分保持直线。

(2)操作前,将外套管套在小肠镜身上,当内镜头部进入十二指肠水平后,先将小肠镜头部气囊充气,使内镜头部固定在小肠壁,然后将未充气的外套管沿镜身插至内镜的镜身 50 cm 标记处,接着将外套管气囊充气。充气完毕,同步回拉内镜及外套管,消除肠襻后,继续将内镜缓慢向深部插入,直到无法进镜,再依次将内镜头部气囊充气,同时释放外套管气囊的气体,外套管沿镜身向前滑。

(3)当内镜向深部推进困难时,护士可协助患者变换体位,或用手在患者的腹部施加压力,以减少或防止内镜在胃肠道内结襻,若已结襻,可回拉镜身解襻后再向小肠深部推进。

(4)退镜时护士固定外套管,手术者缓慢退镜,仔细观察肠腔有无病变。退至内镜的镜身 50 cm 标记处时,给内镜气囊注气,同时给外套管球囊放气,放气完毕,护士将外套管缓慢退至内镜操作部一端,再给外套管球囊注气,同时给内镜气囊放气,再次缓慢退镜,观察,重复以上过程,完成小肠镜退镜,退镜中应及时抽气,以减轻术后患者的腹胀痛等不适。根据病情需要,有时小肠镜检查分两次进行,一端进镜困难时,做好肠腔标记,从另外一端进镜时在标记处汇合。

(5)发现小肠病变后,配合手术者进行活检、染色、注射、肠道标记等。

三、术后护理

(一)患者护理

(1)麻醉苏醒:因检查前或检查中使用了镇静剂、镇痛剂或麻醉剂,检查结束后应在麻醉苏醒室观察。患者侧卧休息,直到完全清醒。呛咳时可用吸引器吸除口腔、鼻腔分泌物。严密监测患者的意识状态、生命体征及血氧饱和度。当患者的生命体征恢复到治疗前水平或神志清楚,对答切题时,方可终止观察。总结药物用量,手术者确认签字,然后护士将患者送至病房。

(2)饮食护理:术后 6 h 进行腹部体检,若患者无明显腹痛、腹胀,肠鸣音恢复正常,病情无禁忌,可逐步给予流质、半流质、易消化的饮食,避免进粗糙、易产气的食物。

(3)经肛门进镜的患者,检查后当天避免进产气食物,次日可进普食或根据医嘱进食。

(4)检查后可能存在不同程度的腹胀,多数可自行缓解,必要时可行肛管排气。

(5)经口进镜的患者,检查后 1～3 d 可能会有咽喉部疼痛,此症状通常在 2～3 d 自行消失,严重者可含服消炎片或行雾化吸入缓解症状。

(二)器械及附件处理

按软式内镜清洗消毒法清洗小肠镜并消毒,用吹风机吹干各通道后将小肠镜悬挂于专用储存柜内备用。

(孙海霞)

第三章 血液内科疾病护理

第一节 弥散性血管内凝血

弥散性血管内凝血(disseminated intravascular coagulation,DIC)是多种疾病发展过程中的一种病理状态。DIC 是由致病因素激活凝血系统,导致全身微血栓形成,从而消耗了大量凝血因子和血小板,继发纤溶亢进,造成全身出血、栓塞、微循环衰竭的临床综合征。DIC 的病因很多,其中最常见的有感染性疾病、恶性肿瘤、产科意外、手术及创伤、内科与儿科疾病。由于老年人是恶性肿瘤的高发人群,又有多种病等,所用药物较多,易发生各种感染,因此 DIC 在老年人群中较为常见。

一、护理评估

(一)病因

1.感染性疾病

感染性疾病引起的 DIC 占发病数的 $31\% \sim 43\%$。细菌性败血症是急性 DIC 的常见病因。革兰氏阴性菌感染(如脑膜炎球菌、大肠杆菌、铜绿假单胞菌感染等)、革兰氏阳性菌感染(如金黄色葡萄球菌感染等)、病毒性重症肝炎、流行性出血热、麻疹、病毒性心肌炎、立克次体感染、斑疹伤寒等也易引起 DIC。

2.恶性肿瘤

恶性肿瘤引起的 DIC 占 DIC 发病数的 $24\% \sim 34\%$。以急性早幼粒白血病常见,占 DIC 总发生率的 $20\% \sim 28.3\%$。恶性淋巴瘤、前列腺癌、胰腺癌、肝癌、绒毛膜上皮癌、肾癌、肺癌、恶性血管内皮瘤、平滑肌肉瘤也可合并 DIC,例如,胰腺癌等肿瘤常以低钙束臂征(Trousseau sign)为特征性表现,患者可出现反复发作的游走性动静脉血栓,这是由于肿瘤细胞释放的促凝因子进入血液循环,导致血液处于高凝状态。该症状不仅是肿瘤存在的重要提示,也是肿瘤相关 DIC 的早期表现之一,对疾病的早期诊断和病情评估具有重要意义。

3.病理产科

病理产科引起的 DIC 占 DIC 发病数的 $4\% \sim 12\%$,常见于羊水栓塞、死胎滞留、重症妊娠高血压综合征、子宫破裂、胎盘早剥。

4.外科手术及广泛组织损伤

外科手术及广泛组织损伤引起的 DIC 占 DIC 发病数的 $1\% \sim 5\%$。脑、前列腺、胰腺、子宫等器官富含组织因子(TF),以上器官的手术及创伤可致 TF 释放,诱发 DIC。大面积烧伤、严重挤压伤、骨折、蛇咬伤也易发生 DIC。

5.全身系统性疾病

系统性疾病如恶性高血压、肺心病合并重症感染、巨大血管瘤、ARDS、急性胰腺炎、肝功能衰竭、溶血性贫血、糖尿病酮症酸中毒、系统性红斑狼疮、中暑、脂肪栓塞、移植物抗宿主病

(GVHD)、疟疾等。此外,在疾病过程中某些因素也能激活凝血系统和促进 DIC 发生、发展,例如,体温升高、酸中毒、休克、缺氧引起血管内皮细胞损伤,可诱发或加重 DIC。

(二)临床表现

按起病缓急、症状轻重可分为急性与慢性型。以急性型为主,可在 2 d 内发病,病情凶险,表现为严重广泛的出血,常伴短暂或持久的血压下降,可见于严重感染、羊水栓塞、溶血性输血反应、外科大手术后等情况。慢性型起病缓慢,病程较长,可持续几周以上,症状隐匿,以栓塞为主,症状可被原发的症状掩盖,早期出血不严重,可见于肿瘤播散、死胎潴留、系统性红斑狼疮(SLE)等。DIC 的主要症状表现为出血、休克、栓塞、溶血。

1. 出血

急性型出血占 84%～100%,慢性型出血不严重。在 DIC 早期可无出血症状,血液凝固性增强,静脉采血常出现针筒内血液凝固现象。在消耗性低凝血期尤其是伴继发性纤溶时,发生大量广泛的出血,出血可随原发病变而不同,皮肤出血呈一处或多处的大片瘀斑或血肿,产科意外有大量的阴道流血,在手术中发生时,伤口可渗血不止或血不凝固。在局部注射的部位则有针孔持续渗血。严重的病例也可有胃肠、肺或泌尿道出血,颅内出血是致死的主要病因之一。少见的暴发性紫癜多发生于感染,特别是儿童流行性脑膜炎的患者可从皮肤紫癜发展成界限清楚的紫黑色皮肤坏死及下肢坏疽,出血以两下肢及臀部为主。

2. 休克

DIC 的基础疾病和 DIC 本身都可诱发休克。急性型休克占 2%～83%,表现为一时性或持久性血压降低,原因如下。

(1)由于微循环障碍,回心血量减少。

(2)大量出血致血容量不足。

(3)DIC 的病理过程中激肽生成,补体激活,可致血管扩张,血管床增加,血流灌注更趋于不足;此外血管通透性增加,血浆外渗,进一步降低血管内血容量。

(4)微循环障碍,血流淤滞,局部营养代谢障碍,引起小血管调节功能紊乱,小血管扩张。见于严重的病例,休克的程度与出血量不成比例,以革兰氏阴性杆菌败血症引起的 DIC 最常见,可与 DIC 形成恶性循环。这是病情严重、预后不良的征兆。休克一旦发生,会加重 DIC,引起器官功能障碍。

3. 微血管栓塞症状

微血管栓塞症状可发生于各脏器,器官内血管中有血栓时可伴有相应器官的缺血性功能障碍甚至功能衰竭,例如,DIC 患者可因肝小血管血栓形成并发肝细胞功能障碍,伴黄疸,低血容量和脑出血等能引起非特异性神经症状,包括昏迷、谵妄、短暂灶性神经症状或脑膜炎样脑膜刺激症状等。在慢性病例中微血管栓塞症状比较明显,例如,恶性肿瘤相关的特鲁索综合征,可见到临床有游走性血栓性静脉炎。肾脏有血栓时常有腰痛、血尿、蛋白尿、少尿甚至尿毒症及急性肾衰竭。肺栓塞可引起呼吸困难、发绀、呼吸窘迫综合征。脑组织受累可表现为神志模糊、嗜睡、昏迷。

4. 溶血

溶血又称红细胞破碎综合征,引起的贫血也可称为微血管病性溶血性贫血。近年来学者认为内毒素、纤溶降解产物、D 碎片可以通过激活补体-粒细胞-自由基途径影响红细胞膜参与溶血过程。溶血常较轻微,一般不容易觉察。

(三)治疗原则

1.对病因及原发病的治疗

治疗原发病是 DIC 治疗的一项根本措施(如积极控制感染、抗肿瘤治疗等)。

2.支持疗法

与 DIC 同时存在的缺氧、血容量不足、低血压、休克等可影响治疗的结果,应当尽力加以纠正,提高疗效。例如,吸氧,输液,输血,补充血容量,解除血管痉挛,改善微循环,保证微循环灌流充足。维持血压以及纠正水和电解质平衡失调、酸碱平衡失调等支持疗法也是治疗 DIC 的重要措施。

3.抗凝治疗

阻断血管内凝血的进行,终止 DIC 病理过程、减轻器官功能损伤。

4.补充血小板

补充血小板及凝血因子。

5.纤溶抑制药物

一般宜同时应用该类药物与抗凝药。

6.溶栓疗法

溶栓疗法主要用于 DIC 后期、脏器功能衰竭明显及上述治疗无效者。可使用尿激酶或阿替普酶(rt-PA)。

7.其他治疗

糖皮质激素不做常规应用,但在下列情况下考虑应用。

(1)有基础疾病,需糖皮质激素治疗。

(2)感染致中毒性休克合并 DIC,已经抗感染治疗。

(3)并发肾上腺皮质功能不全。

二、主要护理诊断/问题

(一)有受伤的危险:出血

出血与 DIC 所致的凝血因子被消耗、继发性纤溶亢进、应用肝素等有关。

(二)气体交换受损

气体交换受损与肺栓塞有关。

(三)潜在并发症

潜在并发症有休克、多发性微血管栓塞、呼吸衰竭、多器官功能衰竭。

三、护理目标

(1)患者不出血或出血减少。

(2)患者呼吸困难的程度减轻。

(3)外周循环达到最佳状态。

四、护理措施

(一)病情观察

(1)出血时注意观察生命体征、意识状态、皮肤和黏膜出血范围,若呕血、便血、咯血,要记录出血量,并警惕脑出血。记录液体出入量,注意观察原发病症状及体征。

(2)组织灌注不足时,注意观察意识、表情、皮肤色泽、脉搏、血压、尿量、中心静脉压、动脉血气等,并详细记录。

(3)栓塞时,观察皮肤有无点状或块状瘀点,四肢末端有无发绀、疼痛。观察口腔黏膜、肛门及胃肠道等黏膜栓塞表现。观察有无腰背部疼痛、少尿、无尿或血尿,是否出现恶心、呕吐、意识障碍。观察患者有无肺血管栓塞、心脑血管栓塞等症状。

(二)出血的护理

给予肝素和预防低血压的药物,维持静脉输液,以防止血压降低后进一步减少末梢循环血量。在肝素抗凝过程中,补充新鲜凝血因子并注意观察输血反应。

(1)患者绝对卧床休息。对有意识障碍者应采取保护性措施。

(2)减轻血压袖带或衣服的紧束,选择柔软的衣服。

(3)减少活动,当血小板低于 $20×10^9/L$ 时,限制活动,避免外伤,以防出血。

(4)指导患者剪短指甲,以免抓破皮肤而出血不止。保持皮肤清洁,定期用温水擦洗。

(5)血红蛋白低于 30 g/L 时应卧床休息,目的是减少机体耗氧量。指导患者学会改变体位的方法。

(6)牙龈出血时,可用冷水、冷盐水漱口,平时用棉签蘸水擦洗牙齿,不用牙签剔牙,也不用牙刷刷牙。出血停止后用软毛牙刷刷牙。

(三)饮食护理

(1)增加营养,供给足够的能量、蛋白质与维生素。

(2)贫血患者多进富含铁的食物(如绿叶蔬菜、动物肝脏等)。

(3)有消化道出血者应酌情进冷流质饮食或暂禁食。

(4)应给昏迷者鼻饲,并注意做好鼻饲的常规护理。

(四)皮肤护理

(1)预防压疮,每小时翻身 1 次,有条件者用气垫床。

(2)做好尿、便失禁的护理,保持局部皮肤干燥、清洁,必要时导尿。

(3)抬高患处,避免患处受压而加重皮肤损害。必要时按医嘱给予微波或红外线治疗。

(五)心理护理

由于病情危重,症状较多,患者常有濒死感。此时心理状态不一,有的表现为高度紧张和恐惧,有的表现为烦躁不安或精神失常,有的表现为悲观失望、抑郁淡漠,甚至拒食和拒绝治疗。因此,护理上应针对上述心理进行解释,对患者只谈疾病良性转化规律,列举抢救成功的范例,取得患者合作,使其增强战胜疾病的信心。

(六)健康教育

(1)教育患者进营养丰富、易于消化的流质或半流质饮食,避免生、冷、油炸及具有刺激性的食物,以免对消化道造成刺激,引起出血。

(2)指导患者规律作息,安全用药。患者学会观察抗凝药物不良反应的表现(如发热、脱发、过敏、血小板减少、出血等)。

(3)使家属掌握皮肤护理的注意事项,掌握翻身的方法。用温水清洗会阴部后,用干毛巾擦干,必要时涂爽身粉,以保持干燥,避免细菌滋生及局部破损。

(4)教育男性患者使用电动剃须刀。避免使用牙签剔牙,选用软牙刷或海绵棒清洁口腔。

(5)向家属及患者讲解保持伤口局部干燥清洁的重要性、输注刺激性药物时的注意事项。输注刺激性药物应严防外渗,以免引起局部组织炎症甚至坏死。

(6)告知患者定期门诊复查血常规,指导患者日常活动。

(郭苏玲)

第二节　急性白血病

急性白血病(acute leukemia,AL)是造血干细胞的恶性克隆性疾病。发病时骨髓中异常的原始细胞及幼稚细胞(白血病细胞)大量增殖并浸润肝、脾、淋巴结等器官,抑制正常造血,表现为贫血、出血、感染和浸润等征象。

一、护理评估

(一)健康史

详细询问患者就诊的原因、起病的急缓、有无诱因;有无相关症状(如面色苍白、疲乏无力、活动后心悸或气短、头晕、头痛、咳嗽、咳痰、咽喉疼痛、尿路刺激征以及肛周疼痛等),有无骨、关节疼痛,有无呕血,有无便血、月经过多等,以及症状的持续时间。了解患者患病以来日常生活、活动量及活动耐受力以及饮食和睡眠等情况。询问曾经做过的检查、治疗经过及疗效,尤其是血常规及骨髓检查。对再入院者,应了解患者以前的化疗方案及第几次化疗;化疗过程中有无不良反应,如呕吐等胃肠道反应、脱发、口腔溃疡、过敏反应、出血和感染等;患者是否已达到完全缓解;了解患者的年龄、从事的职业和居住环境,是否有长期接触放射性物质或化学毒物史,是否用过细胞毒性药物等。

(二)身体评估

1. 一般状况

评估患者的生命体征,有无发热;注意患者的意识状态,如果有头痛、呕吐伴意识改变多为颅内出血或中枢神经系统白血病(CNSL)表现。

2. 营养状况

短期内有无体重减轻或消瘦,生化检查中血清蛋白值如何。

3. 骨、关节疼痛

胸骨、肋骨、躯干骨及四肢关节有无压痛,例如,儿童急淋白血病常有明显的骨痛和四肢关节疼痛。

4. 皮肤、黏膜

口唇、甲床是否苍白;皮肤有无瘀点、瘀斑及血肿,有无鼻腔和牙龈出血;有无口腔溃疡及白斑、牙龈增生、咽部充血、扁桃体肿大;肛周有无脓肿等。

5. 心脏、心包检查

患者的心率是否增快,心界是否扩大,有无心包摩擦音。白血病细胞浸润心脏并累及心包时,心前区可闻及心包摩擦音。

6.肺脏检查

肺部叩诊音和听诊呼吸音有无改变,有无啰音等。白血病细胞浸润肺脏后,毛细血管通透性增高,浆液和细胞渗透到肺泡腔中,叩诊为浊音。当伴有肺部感染时,呼吸音变得粗糙,有湿啰音出现,呼吸频率加快。

7.肝、脾、淋巴结检查

了解肝、脾大小、质地,表面是否光滑,有无压痛;浅表淋巴结大小、部位、数量,有无压痛等。例如,急淋白血病患者可有轻至中度肝、脾大,表面光滑,偶尔伴轻度触痛;淋巴结轻到中度肿大,无压痛。

(三)心理-社会状况

急性白血病是造血系统恶性疾病,一旦患病,病情凶险、进展迅速,对患者及其家属均有沉重打击,加之治疗过程中各种并发症发生以及经济负担日趋加重,常引起患者及其家属的不良情绪,可影响患者的食欲、睡眠和免疫功能等。评估时应注意患者对疾病的了解程度及心理承受能力,是否产生悲观失望等情绪,以往的住院经验,所获得的心理支持,家庭成员及亲友对疾病的认识、对患者的态度,家庭应对能力以及家庭经济情况,有无医疗保障等。

二、常见护理诊断/问题

(一)活动无耐力

活动无耐力与贫血、化疗、白血病引起的代谢增强有关。

(二)有感染的危险

有感染的危险与正常粒细胞减少和机体抵抗力下降有关。

(三)体温过高

体温过高与感染、肿瘤细胞代谢亢进有关。

(四)有受伤的危险:出血

出血与血小板减少、白血病细胞浸润有关。

(五)潜在并发症

潜在并发症有化疗药物的不良反应。

(六)悲哀

悲哀与病情严重、预后不良有关。

(七)营养失调:低于机体需要量

营养低于机体需要量与白血病患者代谢增强、高热、化疗致胃肠反应进食减少等有关。

三、护理目标

(1)患者能认识到患病期间合理休息与活动的重要性,体力逐渐恢复,生活自理。

(2)具备预防感染的知识,积极配合,减少或避免感染。

(3)体温下降,舒适感增加。

(4)能采取正确、有效的方法预防和减少出血。

(5)能说出化疗可能出现的不良反应,并能积极、正确地应对。

(6)能正确面对疾病,悲观等负面情绪减轻或消除。

(7)了解保证充足营养的重要性,了解化疗期间进食原则,增进营养,改善身体状况,将体重维持在正常范围内。

四、护理措施

(一)休息与活动

贫血、出血、感染者或化疗期间应注意休息,缓解期白血病患者可适量活动。

(二)病情观察

注意生命体征的变化,观察并记录体温变化及热型,有无感染征象,皮肤、黏膜有无出血点,有无头痛、恶心、呕吐、颈项强直、意识障碍等颅内出血的表现,注意浅表淋巴结及肝、脾的大小,有无骨、关节疼痛等。了解实验室检查结果,注意白细胞、红细胞、血红蛋白及血小板数值等。

(三)预防感染及高热的护理

保护性隔离:当成熟粒细胞绝对值$\leqslant 0.5 \times 10^9$/L 时,要对患者采取保护性隔离,条件允许时最好住层流病房或消毒隔离病房。若有感染征象,应协助医师做血液、尿液、粪便、痰液、咽部和伤口分泌物的标本采集及细菌培养;一旦有感染,遵医嘱合理使用抗生素。

(四)化疗药物的不良反应

1. 静脉炎及组织坏死的防护

某些化疗药物(如柔红霉素、去甲氧柔红霉素、长春新碱等)都有较强的组织刺激性,多次注射可引起静脉炎及静脉周围组织炎症,如果从注射部位沿静脉走行出现条索状红斑、皮面增高及血管变硬、压痛,炎症消退后血管内膜增生狭窄,严重者可出现血管闭锁;发疱性药物渗漏可以引起局部组织坏死。故注射化疗药物首选深静脉血管,如果选用外周浅表静脉,应选择弹性较好的粗直血管,轮换使用。

输注化疗药物前应先用生理盐水建立输液通道,确保针头在血管内再注入药液,输注完毕再用 10～20 mL 生理盐水冲洗血管。如果疑有或发生化疗药物外渗,应立即停止输注,尽量回抽 2～3 mL 血液,以吸除部分药液,然后拔针,更换注射部位。24 h 内间断冷敷渗漏局部,可将 50%硫酸镁、水胶体敷贴或中药"六合丹"等敷在患处,范围要大于肿胀部位,必要时用 2%的利多卡因加地塞米松局部环形封闭。禁止在发生静脉炎的血管注射,避免受压,多活动患肢,可外敷多磺酸黏多糖乳膏等药物。

2. 胃肠道反应的防护

大多数化疗药物可引起恶心、呕吐、食欲减退等不良反应,反应程度和持续时间与药物种类、剂量及患者个体差异有关。必要时在治疗前 1～2 h 使用止吐药物,可每 6～8 h 重复给药。

化疗期间要保证患者休息,避免噪声及异味等不良刺激。避免在治疗前后 2 h 内进餐,恶心、呕吐时应暂缓进餐,保持口腔清洁。不要进产气过多和辛辣的食物,避免饭后立即平卧。若反应严重,呕吐频繁,应注意有无电解质紊乱,遵医嘱静脉补充营养。

3. 骨髓抑制的防护

多种化疗药有抑制骨髓作用,一般化疗后 7～14 d 血常规结果可降至最低点,恢复时间为之后的 5～10 d,并且逐渐恢复。故从化疗开始至结束后 2 周应加强预防贫血、出血和感染的护理,定期复查血常规,化疗结束后复查骨髓象,以便了解骨髓抑制情况及评价疗效,并根据病情给予对症支持治疗。

4.肝、肾功能损害的防护

甲氨蝶呤、巯嘌呤、门冬酰胺酶对肝功能有损害作用,故用药期间应观察患者有无黄疸,定期监测肝功能。

5.口腔护理

口腔黏膜的改变主要表现为口腔溃疡、感染、出血等。护士应指导患者在进食前后、睡前应用生理盐水或复方硼砂含漱液等交替含漱。真菌感染,可使用1%～4%的碳酸氢钠溶液、制霉菌素溶液;厌氧菌感染,可用1%～3%的过氧化氢溶液;必要时进行口腔分泌物细菌培养及药敏试验,有针对性地用药。溃疡疼痛剧烈者,可在漱口液中加入2的%利多卡因缓解疼痛;可在溃疡表面涂抹金霉素甘油、使用溃疡贴膜、外用重组人表皮生长因子衍生物等促进溃疡的愈合;此外,口服或含漱四氢叶酸钙对大剂量甲氨蝶呤化疗引起的口腔溃疡效果较好。

6.心脏毒性的防护

柔红霉素、高三尖杉酯碱等药物可引起心肌及心脏传导损害,用药前后应检查心电图及心功能,监测心率、心律及血压;缓慢输注药物,观察患者的面色和心率,必要时给予心电监护。

7.其他

某些药物可引起脱发,要加强心理护理,指导患者使用假发或戴帽子修饰。环磷酰胺可引起血尿,输注期间应保证输液量,并鼓励患者多饮水,预防出血性膀胱炎;长春新碱可引起末梢神经炎而出现手足麻木,停药后可逐渐恢复;甲氨蝶呤可引起口腔黏膜溃疡等,治疗期间要密切观察病情,及时发现,有效处理。

(五)维持营养

加强营养,给予高热量、高蛋白、高维生素、低动物脂肪、易消化的食物,多食新鲜蔬菜和水果。食物尽量多样化,不吃陈旧变质或刺激性食物,少吃熏、烤、腌制、油炸、过咸的食物。化疗期间饮食宜清淡,少食多餐,避免吃过热、粗硬、辛辣刺激食物。鼓励患者多饮水,每天饮水量2 000 mL以上,以预防尿酸性肾病;若疾病为高白细胞性白血病,化疗期间每天饮水量3 000 mL以上。注意监测患者的电解质、血清蛋白等生化指标,维持水电解质平衡,必要时采用肠外营养的方式补充营养。

(六)心理护理

应充分评估患者所处的不同心理阶段,给予针对性护理。对不了解病情或获知病情后情绪反应可能比较激烈者,暂时执行保护性医疗措施,配合医师、家属做好解释工作,同时密切观察病情及情绪变化,及时采取措施缓解患者的不适,以减轻其焦虑、恐惧心理,预防意外发生。

在治疗过程中,随着病情逐渐稳定,患者可较坦然地面对疾病时,护士可通过与患者交谈了解其对疾病的知情程度;鼓励患者说出自己的感受,并耐心予以解释,使患者了解本病并不是不治之症,随着白血病治疗技术的不断进展,生存期延长,患者的生活质量已明显提高,且目前化疗药物已向着高效低毒的方向发展,并可通过介绍缓解或长期生存病例,增强患者的治疗信心,使患者保持积极、乐观、健康的心理和良好的生活方式,以利于康复。

(七)健康指导

缓解期生活要有规律,保持良好的生活方式,保证充足的休息和睡眠。适当进行健身活动(如慢跑、散步、打太极拳等),以提高机体抗病能力。注意合理饮食,应吃富含营养、清淡、易消化、无刺激的食物。

(解　珍)

第四章 神经内科疾病护理

第一节 癫痫

癫痫是多种原因导致的脑部神经元高度同步化异常放电所引起的临床综合征,临床表现具有发作性、短暂性、重复性和刻板性的特点。临床上每次发作或每种发作的过程称为痫性发作。

一、护理评估

(一)病因

癫痫不是独立的疾病,而是一组疾病或综合征。癫痫的病因非常复杂,根据病因学不同,癫痫可分为三大类。

1.症状性癫痫

症状性癫痫由各种明确的中枢神经系统结构损伤和功能异常引起(如脑肿瘤、脑外伤、脑血管病、中枢神经系统感染、寄生虫感染、遗传代谢病、神经系统变性疾病等)。

2.特发性癫痫

特发性癫痫的病因不明,未发现脑部有足以引起癫痫发作的结构性损伤或功能异常,该类癫痫可能与遗传因素密切相关。

3.隐源性癫痫

隐源性癫痫的病因不明,但临床表现提示为症状性癫痫,现有的检查手段不能发现明确的病因。其占全部癫痫的 60%～70%。

(二)临床表现

1.痫性发作

(1)部分性发作:部分性发作包括以下几种。①单纯部分性发作:常以发作性一侧肢体、局部肌肉节律性抽动或感觉障碍为特征,发作时程短。②复杂部分性发作:表现为意识障碍,多有精神症状和自动症。③部分性发作继发全面性发作:上述部分性发作后出现全身性发作。

(2)全面性发作:这类发作起源于双侧脑部,发作初期即有意识丧失,根据其临床表现的不同,可分为以下几类。

全面强直阵挛发作:以意识丧失、全身抽搐为主要临床特征。早期出现意识丧失、跌倒,随后的发作过程分为三期:强直期、阵挛期和发作后期。发作过程中可有喉部痉挛、尖叫、心率增快、血压升高、瞳孔散大、呼吸暂停等症状,发作后各项体征逐渐恢复正常。

失神发作:典型表现为正常活动中突然发生短暂的意识丧失,两眼凝视且呼之不应,发作停止后立即清醒,继续原来的活动,患者对发作没有丝毫记忆。

强直性发作:多在睡眠中发作,表现为全身骨骼肌强直性阵挛,常伴有面色潮红或苍白、瞳孔散大等症状。

阵挛性发作:表现为全身骨骼肌阵挛伴意识丧失,见于婴幼儿。

肌阵挛发作:表现为短暂、快速、触电样肌肉收缩,一般无意识障碍。

失张力发作:表现为全身或部分肌肉张力突然下降,造成张口、垂颈、肢体下垂甚至跌倒。

(3)癫痫持续状态:癫痫持续状态指一次癫痫发作持续30 min以上,或连续多次发作致发作间期意识或神经功能未恢复至通常水平。癫痫持续状态可见于各种类型的癫痫,但通常是指全面强直阵挛发作持续状态。癫痫持续状态可由不适当地停用抗癫痫药物或治疗不规范、感染、精神刺激、过度劳累、饮酒等诱发。

2.癫痫综合征

癫痫综合征是特定病因引发的由特定症状和体征组成的癫痫。

(三)辅助检查

1.脑电图检查

脑电图检查是诊断癫痫最有价值的辅助检查方法,其典型表现是尖波、棘波、棘慢复合波或尖慢复合波。

2.血液检查

通过血糖、血常规、血寄生虫等检查,可了解有无低血糖、贫血、寄生虫病。

3.影像学检查

应用数字减影血管造影(DSA)、CT、磁共振成像(MRI)等检查可发现脑部器质性病变,为癫痫的诊断提供依据。

(四)治疗要点

目前癫痫的治疗仍以药物治疗为主,药物治疗应达到三个目的:①控制发作或最大限度地减少发作次数;②长期治疗无明显不良反应;③使患者保持或恢复其原有的生理、心理和社会功能。

1.病因治疗

祛除病因,避免诱因。例如,对全身性代谢性疾病导致癫痫的应先纠正代谢紊乱,对睡眠不足诱发癫痫的要保证充足的睡眠,颅内占位性病变引起癫痫者首先考虑手术治疗,脑寄生虫病患者行驱虫治疗。

2.发作时治疗

立即让患者就地平卧、保持呼吸道通畅,及时给氧;防止外伤,预防并发症;应用药物(如地西泮、苯妥英钠等)预防再次发作。

3.发作间歇期治疗

合理应用抗癫痫药物,常用的抗癫痫药物有地西泮、氯硝西泮、卡马西平、丙戊酸、苯妥英钠、苯巴比妥、扑痫酮、拉莫三嗪、奥卡西平、左乙拉西坦、加巴喷丁等。强直性发作、部分性发作和部分性发作继发全面性发作的患者首选卡马西平,全面强直阵挛发作、典型失神发作、肌阵挛发作、阵挛性发作的患者首选丙戊酸。

4.癫痫持续状态的治疗

保持稳定的生命体征和进行心肺功能支持;终止呈持续状态的癫痫发作,减少癫痫发作对脑部神经元的损害;寻找并尽可能根除病因及诱因;处理并发症。可依次选用地西泮、异戊巴比妥钠、苯妥英钠和水合氯醛等药物。及时纠正血液酸碱平衡失调、水和电解质平衡失调,发生脑水肿时注射甘露醇和呋塞米,注意预防和控制感染。

5.其他治疗

对于有确定癫痫灶的药物难治性癫痫可采用手术治疗,中医针灸治疗对某些癫痫也有一定疗效。

二、主要护理诊断/问题

(一)清理呼吸道无效

清理呼吸道无效与癫痫发作时意识丧失有关。

(二)生活自理缺陷

生活自理缺陷与癫痫发作时意识丧失有关。

(三)知识缺乏

患者缺乏长期正确服药的知识。

(四)有受伤的危险

受伤与癫痫发作时意识突然丧失、全身抽搐有关。

(五)有窒息的危险

窒息与癫痫发作时喉头痉挛、意识丧失、气道分泌物增多误入气管有关。

(六)潜在并发症

潜在并发症有脑水肿、酸中毒、水和电解质平衡失调。

三、护理目标

(1)患者呼吸道通畅。

(2)未发生外伤、窒息等并发症。

(3)患者的生活需要得到满足。

(4)患者对疾病的过程预后、预防有一定了解。

四、护理措施

(一)一般护理

(1)饮食:为患者提供充足的营养,可给予癫痫持续状态的患者鼻饲,嘱发作间歇期的患者进清淡、无刺激性、富于营养的食物。

(2)休息与运动:癫痫发作后宜卧床休息,平时应劳逸结合,保证充足的睡眠,生活规律,避免不良刺激。

(3)纠正电解质紊乱及酸碱平衡失调,预防并发症。

(二)病情观察

密切观察生命体征、意识状态、瞳孔变化、大小便等情况;观察并记录发作的类型、频率和持续时间;观察发作停止后意识恢复的时间,有无疲乏、头痛及行为异常。

(三)安全护理

告知患者有发作先兆时立即平卧。活动中发作时,立即将患者置于平卧位,避免摔伤。摘下眼镜、手表、义齿等硬物,用软垫保护患者的关节及头部,必要时用约束带适当约束,避免外伤。将牙垫或厚纱布置于患者口腔一侧上下磨牙间,防止口、舌咬伤。发作间歇期,应为患者创造安静、安全的休养环境,避免或减少诱因,防止意外的发生。

(四)保持呼吸道通畅

发作时立即解开患者的领扣、腰带以减少呼吸道受压,及时清除口腔内的食物、呕吐物和分泌物,防止呼吸道阻塞。让患者平卧,头偏向一侧,必要时用舌钳拉出舌头,避免舌后坠阻塞呼吸道。必要时可行床旁吸引和气管切开。

(五)用药护理

有效的抗癫痫药物治疗可使80％患者的癫痫发作得到控制。医师应告诉患者抗癫痫药物治疗的原则及药物疗效与不良反应的观察,指导患者遵医嘱坚持长期正确服药。

1.服药注意事项

服药注意事项如下:①根据发作类型选择药物。②药物使用一般从小剂量开始,逐渐加量,以尽可能控制发作又不致引起毒性反应的最小有效剂量为宜。③坚持长期有规律服药,完全不发作后还需根据发作类型、频率,再继续服药2～3年,然后逐渐减量至停药,切忌控制发作后就自行停药。④间断不规则服药不利于癫痫的控制,易导致癫痫持续状态的发生。

2.常用抗癫痫药物的不良反应

每种抗癫痫药物均有多种不良反应。不良反应轻者一般不需停药,从小剂量开始逐渐加量或与食物同服可以减轻不良反应,反应严重时应减量或停药、换药。服药前患者应做血常规、尿常规、肝和肾功能检查,服药期间定期监测其血药浓度,复查血常规和生化检查。

(六)避免促发因素

1.癫痫的诱因

癫痫的诱因包括疲劳、饥饿、缺乏睡眠、便秘、经期、饮酒、感情冲动、一过性代谢紊乱和变态反应。过度换气对于失神发作有诱发作用,过度饮水对于强直性阵挛发作有诱发作用,闪光对于肌阵挛发作有诱发作用。有些反射性癫痫患者还应避免特定因素(如声光刺激、惊吓、心算、阅读、书写、下棋、玩牌、刷牙、外耳道刺激等)。

2.癫痫持续状态的诱发因素

癫痫持续状态的诱发因素常为突然停药、减药、漏服药及换药不当,其次为发热、感冒、劳累、饮酒、妊娠与分娩。使用异烟肼、利多卡因、氨茶碱或抗抑郁药亦可诱发癫痫持续状态。

(七)手术的护理

对于手术治疗癫痫的患者,术前应做好心理护理以减少患者的恐惧和紧张。密切观察患者的意识、瞳孔、肢体活动和生命体征等情况,并按医嘱做好术前检查和准备;术后麻醉清醒后应采用头高脚低位,以减轻脑水肿。严密监测病情,做好术后常规护理、用药护理和安全护理。

(八)心理护理

病情反复发作、长期服药常会给患者带来沉重的精神负担,患者易产生焦虑、恐惧、抑郁等不良心理状态。护士应多关心患者,随时关注其心理状态并给予安慰和疏导,减轻患者的心理负担,使其更好地配合治疗。

(九)健康指导

(1)向患者及其家属介绍疾病治疗和预防的相关知识,教会其癫痫的基本护理方法。安静的环境、规律的生活、合理的饮食、充足的睡眠、远离不良刺激等均有利于患者的康复。

(2)告知患者及其家属遵医嘱长期、规律用药,不可突然减药甚至停药,定期复查,病情出现变化,应立即就诊。

（3）患者应尽量避免单独外出,不参与蹦极、游泳等可能危及生命的活动,避免紧张、劳累。

（4）特发性癫痫且有家族史的女性患者,婚后不宜生育。双方均有癫痫,或一方患病,另一方有家族史者不宜婚配。

（姚　红）

第二节　脑卒中意识障碍

意识是指机体对自身和周围环境的刺激做出应答反应的能力。意识的内容为高级神经活动,包括定向力、感知力、注意力、记忆力、思维、情感和行为等。意识障碍（disorder of consciousness）是指人对外界环境刺激缺乏反应的一种精神状态。任何病因引起的大脑皮质、皮质下结构、脑干网状上行激活系统等的损害或功能抑制,均可导致意识障碍。意识障碍可表现为觉醒度下降和意识内容变化。临床常通过患者的言语反应、对针刺的痛觉反应、瞳孔对光反射、吞咽反射、角膜反射等来判断意识障碍的程度。

一、意识障碍的分类

（一）以觉醒度改变为主的意识障碍

1.嗜睡

嗜睡是意识障碍的早期表现。患者表现为睡眠时间过度延长,但能被唤醒,醒后可勉强配合检查及回答简单问题,停止刺激后患者又入睡。

2.昏睡

昏睡是较嗜睡重的意识障碍。患者处于沉睡状态,正常的外界刺激不能将其唤醒,需大声呼唤或用较强烈的刺激（如压迫眶上神经、摇动患者的身体等）才能使其觉醒,患者可做含糊、简单而不完全的答话,停止刺激后很快入睡。

3.浅昏迷

意识完全丧失,可有较少的无意识自发动作。患者对周围事物及声光刺激全无反应,对强烈的疼痛刺激（如压迫眶上缘等）可有回避动作及痛苦表情,但不能觉醒。吞咽反射、咳嗽反射、角膜反射及瞳孔对光反射存在,生命体征无明显改变。

4.中昏迷

患者对外界正常刺激均无反应,自发动作少。对强刺激的防御反射、角膜反射及瞳孔对光反射减弱,大小便潴留或大小便失禁,生命体征发生变化。

5.深昏迷

患者对外界任何刺激均无反应,全身肌肉松弛,无任何自主运动,眼球固定,瞳孔散大,各种反射消失,多有大小便失禁。生命体征明显变化,例如,呼吸不规则,血压下降等。

（二）以意识内容改变为主的意识障碍

1.意识模糊

表现为情感反应淡漠,定向力障碍,活动减少,语言缺乏连贯性,对外界刺激可有反应,但低于正常水平。

2.谵妄

谵妄是一种急性的脑高级功能障碍,患者对周围环境的认识及反应能力均下降,表现为认知、注意力、定向与记忆功能受损,语言功能障碍,有错觉、幻觉,睡眠觉醒周期紊乱等,可表现为紧张、恐惧和兴奋不安,甚至可有冲动和攻击行为。引起谵妄的常见神经系统疾病有脑炎、脑血管病、脑外伤及代谢性脑病等。高热、中毒(如颠茄类药物中毒、急性乙醇中毒等)、酸碱平衡失调、营养缺乏等也可导致谵妄。有些谵妄患者可发展为昏迷状态。

(三)特殊类型的意识障碍

1.去皮质综合征

去皮质综合征是双侧大脑皮质广泛损害而导致的皮质功能丧失。患者对外界刺激无反应,无自发性言语及有目的的动作,能无意识睁眼、闭眼或做吞咽动作,瞳孔对光反射和角膜反射以及睡眠觉醒周期存在。其见于缺氧性脑病、脑炎、中毒和严重颅脑外伤。去皮层强直时呈上肢屈曲、下肢伸直姿势,肌张力升高;去大脑强直则四肢均伸直。伴有四肢肌张力升高,生命体征不稳定。

2.无动性缄默症

无动性缄默症又称睁眼昏迷,为脑干上部和丘脑的网状激活系统损害所致,而大脑半球及其传导通路无损害。患者可以注视检查者和周围的人,貌似觉醒,但缄默不语,不能活动,对任何刺激无反应,睡眠觉醒周期存在,大小便失禁,肌肉松弛,四肢肌张力低,腱反射消失。

3.闭锁综合征

闭锁综合征(locked-in syndrome,LIS)是脑桥基底部病变所引起的临床综合征。主要见于脑干的血管病变,LIS多为基底动脉脑桥分支双侧闭塞,导致脑桥基底部双侧梗死,外展神经核以下的运动性传出功能丧失,脑桥及以下脑神经瘫痪,但动眼神经与滑车神经功能保留,大脑半球和脑干被盖部网状激活系统无损害。

表现如下:①意识清醒,对语言的理解无障碍,能感知疼痛刺激及声音,听力正常,可自主睁眼,用眼球垂直活动示意;②有眼球水平运动障碍,双侧面瘫,四肢瘫,不能讲话和吞咽,双侧病理反射阳性;③预后差,患者多在数小时或数日内死亡,能存活数日者少见。

4.植物状态

植物状态指大脑半球严重受损而脑干功能相对保留的一种状态。患者对自身和外界的认知功能完全丧失,呼之不应,有自发或反射性睁眼,存在吮吸、咀嚼和吞咽等原始反射,有觉醒睡眠周期,大小便失禁。颅脑外伤后植物状态12个月以上,其他原因持续3个月以上称持续植物状态。美国神经病学学院(American Academy of Neurology,AAN)提出确定植物状态时要满足所有的4个标准和条件:①没有按吩咐做动作的证据;②没有可以被理解的言语反应;③没有可辨别的有意识言语、语言交谈和沟通表示;④没有任何定位或自主的运动反应迹象。

5.微意识状态

微意识状态(minimally consciousness state,MCS)是一种严重的意识障碍,却又有别于植物状态,主要表现为患者存在最小、但是清晰的认知自我和周围环境的能力。微意识状态患者比植物状态的患者具有更大的神经康复潜能,因此将两者进行准确的鉴别具有重要的临床意义。如果能满足下述4个标准中任何一个,可以被分类为微意识状态:①出现可重复的但不协调的按吩咐所做动作;②有可被理解的言语;③通过可辨别的语言或手语来进行沟通反应;④有定位或自主运动反应。

二、康复护理评估

(一)病史评估

详细了解患者的发病方式及过程;了解既往病史,例如,有无高血压、心脏病、内分泌及代谢性疾病病史,有无感染、外伤史,有无癫痫病史等;评估患者的家庭背景,家属的精神状态、心理承受能力、对患者的关心程度以及对预后的期望。

(二)身体评估

1.全身状况评估

观察患者的自发活动和身体姿态,是否有牵扯衣物、自发咀嚼、眨眼或打哈欠等行为,是否有对外界的注视或者视觉追随,是否自发改变姿势。观察生命体征变化,尤其注意有无呼吸节律与频率的改变;皮肤有无破损、发绀、出血、水肿、多汗;检查瞳孔是否等大等圆,对光反射是否灵敏;了解肢体瘫痪程度;脑膜刺激征是否为阳性。

2.意识障碍的评估

通过言语、针刺及压迫眶上神经等刺激,检查患者能否回答问题,有无睁眼动作和肢体反应。为了能较准确地评价患者以觉醒度为主的意识障碍的程度,国际最常采用的量表是格拉斯哥昏迷评定量表(Glasgow coma scale,GCS)。GCS包括睁眼反应、语言反应、运动反应3个项目,使用时分别测量3个项目并计分,然后将各个项目的分值相加求总和,即可得到患者意识障碍程度的客观评分,最高得分为15分,最低得分为3分。分数越低,则意识障碍越重,预后越差。通常在8分以上,恢复机会较大,7分以下预后较差,3~5分并伴有脑干反射消失的患者有潜在死亡的危险。但是格拉斯哥昏迷评定量表也有其局限性,因此评分不能替代神经系统症状和体征的细致观察。如果有气管切开或呼吸机辅助呼吸则应采用全面无反应性量表(FOUR);如果拟识别MCS,则应采用CRS-R量表;如果判断昏迷结局,则应用格拉斯哥预后量表(GOS)。

3.判断患者意识障碍程度及其类型

根据全身状况评估及意识障碍的评估,确定患者意识障碍的类型及程度。

三、康复护理措施

(一)严密观察病情变化,做好抢救准备

护士须密切关注患者的生命体征、意识、瞳孔及其他情况。瞳孔的改变是脑卒中患者重要的神经系统体征,观察瞳孔的频次及间隔时间可依据GCS来确定,对于重度、中度、轻度意识障碍患者可分别每15 min、30 min、60~120 min观察1次瞳孔的变化。除此之外,护士还需观察患者有无恶心、呕吐及呕吐物的量与形状,准确记录液体出入量,预防消化道出血和脑疝发生。须给予重症脑卒中患者床边心电监护,随时了解心、肺、脑、肝、肾等重要器官的功能及其治疗的反应及效果,及时正确地采取有效的救治措施。

(二)呼吸监测,保持呼吸道通畅

为防止昏迷患者出现呼吸困难和窒息,须使患者保持平卧头侧位或侧卧位,开放气道,取下活动性义齿,及时清除呼吸道分泌物,保持呼吸道通畅,同时通过肺部物理治疗、吸痰等预防坠积性肺炎、肺不张等。可以应用排痰仪进行肺部物理治疗,注意频率在15~30 Hz时,才能够加强气道纤毛的摆动,从而达到引流痰液的目的。对气管切开患者做好相应的护理措施。

(三)加强临床基础护理

1.眼部护理

对眼睑不能自行闭合者应注意眼睛的护理,可遵医嘱使用眼药膏或者覆盖油性纱布,以防角膜干燥而导致溃疡、结膜炎。

2.口腔护理

保持口腔卫生,应用口腔清洁度评价表评估患者的口腔环境,采用冲洗式口腔护理牙刷为患者进行口腔护理,每日2~3次,必要时可增加口腔护理次数,从而防止发生口腔炎症、口腔溃疡、口臭、吸入性肺炎等。

3.皮肤护理

临床护士采用布雷登压疮危险因素预测量表对患者进行压力性损伤风险评估,根据评分制订预防措施。压力性损伤风险极高的患者需使用交替式气垫床,还需保持床单整洁,无皱褶,无渣屑。转移患者时避免拖、拉、拽等动作。护士须做到"六勤一注意",即勤观察、勤翻身、勤擦洗、勤按摩、勤更换、勤整理,注意交接班。

4.运动与感觉障碍的护理

当患者的生命体征平稳,神经系统症状不再进展48 h后,应尽早开始康复治疗,选择训练的强度时需考虑患者的体力、耐力和心肺功能情况。患者的体位以良肢位为主,对抗痉挛,避免上肢屈曲、下肢过度伸展,痉挛期将肢体置于抗痉挛体位,1~2 h变换1次。病情允许时,尽早协助患者进行肢体被动活动,每日2~3次,同时辅以按摩,促进患者的血液循环,预防肌腱及韧带退化、肌肉萎缩、静脉血栓形成和足下垂。

5.补充营养和水分,维持水和电解质平衡

意识障碍不能经口进食者,尽早采用鼻胃管。患者反流或误吸风险高时,可采用鼻肠管。推荐采用公式法计算患者的能量和营养的需求量,定时进食,保证摄入量满足机体需要量,避免发生营养不良。进食时到进食后30 min抬高床头30°~45°,防止食物反流。当GCS评分≥12分时,可对患者进行吞咽障碍的评估。

6.维持排泄功能

对脑卒中急性期意识障碍患者可留置导尿管,便于监测尿量,恢复期改为集尿器或者假性导尿装置。对有尿失禁的患者需注意保持会阴部清洁、干燥,及时更换尿垫、纸尿裤、集尿器等,每日用温水擦洗会阴部。防止臀红、湿疹、失禁性皮炎的发生。密切观察大便次数、颜色、性状和量。大便失禁,需要及时清理,用温水清洗皮肤,做好皮肤保护,防止发生失禁性皮炎。如果患者便秘,必要时使用开塞露或者温水灌肠。

7.保持导管通畅

妥善固定各种管道,安全放置,避免管道受压、扭曲、堵塞、脱落,保持各管道通畅,同时注意护理各管道时须严格执行无菌操作,避免逆行感染。患者较烦躁时,给予保护性约束,防止非计划性拔管的发生。

8.确保患者的安全

针对谵妄、躁动、意识障碍的患者,要注意安全,加床挡,必要时做适当的约束。每30 min观察1次约束部位,每2 h松解约束1次,防止坠床、自伤、伤人。对牙关紧闭、抽搐者采用牙垫、开口器预防舌咬伤。慎用冰袋或热水袋,防止冻伤或烫伤,确保患者的医疗安全。

(马　燕)

第三节 脑卒中吞咽障碍

一、吞咽障碍筛查

吞咽障碍患者在吃第一口饭、喝第一口水之前,一定先进行吞咽障碍筛查。吞咽障碍筛查对尽早发现可能有吞咽障碍的患者至关重要。国内外指南均建议所有急性脑卒中患者经口进食、进水前应完成吞咽障碍筛查,应由接受过专业训练的医务人员(言语治疗师、医师或护士)在入院 24 h 内进行筛查,并将此作为Ⅰ级推荐。关于筛查量表方面,美国 2016 年成人脑卒中康复治疗指南中尚无可推荐使用的检测工具。我国基于专家共识,提出饮水试验可以作为判断脑卒中患者误吸风险的方法之一,但其可能漏诊隐匿性误吸,需要进一步的仪器检查明确诊断。另外进食评估调查工具-10(eating assessment tool-10,EAT-10)有助于识别误吸的征兆和隐性误吸以及异常吞咽的体征,与饮水试验合用可提高筛查试验的敏感性和特异性。

二、口腔护理

(一)口腔的评估

1.评估目的

确定患者现存或潜在的口腔卫生问题,以制订护理计划,提供恰当的护理措施,从而预防或减少口腔疾病以及由此导致的吸入性肺炎。

2.评估内容

(1)口腔卫生及清洁状况:包括口唇、口腔黏膜、牙龈、牙齿、舌、腭、唾液及口腔气味等,查看是否黏附痰液、残留食物,是否有溃疡、结痂、炎症、出血、结石,牙齿是否缺损,另外评估患者的日常习惯(如刷牙、漱口或清洁义齿的方法、次数和清洁程度等)。

(2)患者的自理能力:认知功能或者记忆力减退的患者,需他人提醒或者指导方能完成口腔清洁活动;上肢肌力 3 级以下的患者,需家属帮助完成口腔清洁。

(3)对口腔卫生保健知识的了解程度:评估患者对保持口腔卫生重要性的认识程度及预防口腔疾病等相关知识的了解程度,相关知识有刷牙方法、口腔清洁用具的选用、牙线的使用方法、义齿的护理以及影响口腔卫生的因素。

(4)口腔特殊问题:例如,是否佩戴义齿,义齿佩戴是否合适,义齿连接是否过紧,说话时义齿是否容易滑下,取下义齿后观察义齿内套有无结石、牙斑及食物残渣等,检查义齿表面有无破损等。

(二)常用口腔护理方法

1.含漱法

嘱患者每 1～2 h 进行 1 次含漱,在口腔内保留药液,用舌头在口腔内反复搅拌 3～5 min,特别是在晨起、饭后的 30 min 及睡前。

2.机械性擦洗

采用传统的湿棉球擦洗法或血管钳缠绕纱布条机械性擦洗的方法。

3.冲洗法

一只手用注射器缓慢注射漱口液,另一只手持负压吸引管抽吸,一边注射一边抽吸,直至口腔全部冲洗干净。

4.负压冲洗式刷牙法

采用负压吸引式牙刷,操作前与负压吸引装置连接,抬高床头30°～45°,用20 mL注射器抽吸盐水,与牙刷入水管连接,左手缓慢推注盐水,右手刷牙,右手拇指调节负压吸引装置,在适量给水的同时,可将唾液和水强力吸出,从而避免了误咽及误吸的发生,适用于生活完全不能自理的患者。

三、摄食指导

给吞咽障碍患者做吞咽评估后,根据其吞咽障碍选择合适的食物,给予摄食指导。摄食指导包括指导患者进食时的正确体位、选择合适的食物形态、应用增稠剂改变食物的性状和黏度、食团入口位置、一口量、进食速度和进食环境等。

(一)进食前准备

1.适应证

患者的神志清楚,病情稳定,吞咽反射存在,少量误吸可以随意咳出。

2.进食环境

进餐环境要安静、舒适,进餐时尽量使患者保持轻松、愉快的心情,避免大声说话,以保证进食的安全性。

3.食物的选择

食物的种类及比例选择,以均衡营养为主。食物质地可依据吞咽障碍程度而定,本着先易后难的原则来选择食物,进食顺序是先进糊状食物,再进软饭,最后过渡到普通食物和液体食物。食物要求:密度均匀;黏性适当,不易松散;有一定硬度,通过食管易变形且很少在黏膜残留;稠的食物比稀的安全;兼顾食物的色、香、味及温度等。

4.餐具的选择

根据不同患者的情况尽量选择得心应手的餐具。要选择粗柄、柄长、匙面小、边缘钝厚的汤匙,不会损伤口腔黏膜。要选择广口平底碗。选用缺口杯。

(二)进食要求

(1)进餐时患者应取半坐位或坐位。

(2)应把食团放在健侧舌后部或者健侧颊部。

(3)一口量:找出适合患者吞咽的一口量进行训练,一口量过多,食物将从口中漏出或引起咽部残留而导致误吸;过少,则刺激强度不够,难以诱发吞咽反射。正常成人一口量:稀液体5～20 mL,果酱或布丁5～7 mL,浓稠状食物3～5 mL,肉团平均为2 mL。

(4)进食速度:进食速度不宜过快,否则容易导致误吸。进食时前一口吞咽完成后再吃下一口,避免2次食物重叠入口现象。

(三)注意事项

(1)若有义齿、眼镜及助听器等,需戴上,保持良好的注意力。

(2)避免使用吸管,改用汤匙或缺口杯。

(3)进食时集中注意力,口中有食物时不可说话。

(4)每次吞咽后轻咳数声。

(5)进食前后清洁口腔,彻底排出口腔、咽喉部痰液及残留食物,有利于食物进入食管,防止误吸。

(6)培养良好的进食习惯。定时、定量,能坐起来,就不要躺着,能在餐桌边进食,就不要在床边进食。

(7)进食后至少坐 30 min 再上床或平卧。

四、鼻饲管护理

(一)妥善固定鼻饲管

固定鼻饲管之前用 75% 的酒精棉签或者皮肤清洁棉清洁患者的鼻部皮肤,再用蝶形胶布或者鼻饲管固定贴进行固定。可以用夹子将鼻饲管末端固定在患者的衣服上,防止拽出。每餐前要检查鼻饲管是否在胃内。

(二)保持鼻饲管通畅

保持鼻饲管通畅,防止鼻饲管受压、扭曲、折叠。鼻饲后应用温开水冲干净管腔,避免管道堵塞。

(三)定期更换鼻饲管

根据鼻饲管的使用说明书来确定鼻饲管的留置时间。建议晚上拔管,次日晨起更换鼻孔插管。

(四)密切观察胃液的颜色、性状、量并做好记录

长期留置鼻饲管的患者应保持口腔清洁,对于生活自理的患者,鼓励患者刷牙漱口;对于生活不能自理的患者,给予口腔护理,每日 2 次。

(五)健康指导

向患者及其家属交代留置鼻饲管的目的及意义,切勿擅自拔出鼻饲管。

(六)留置鼻饲管常见并发症的预防和处理

1.堵管

应选择粗细适中、柔软、稳定性好的鼻饲管,应将食物制作精细,喂药时应将药片研碎溶解后注入,每次输注前后用温开水冲洗鼻饲管。

2.脱管

应妥善固定鼻饲管,对烦躁、有拔管倾向的患者,适当给予镇静和约束。

五、误吸的管理

(一)评估工具

所有脑卒中患者入院或转入 24 h 内,需进行误吸筛查,使用洼田饮水试验判断患者的吞咽功能,当结果异常时,使用误吸高危因素评估量表对患者进行评估。

(二)评估方法

1.填表说明

患者入院或转入 24 h 内使用洼田饮水试验判断患者的吞咽功能。当结果为异常时,使用误吸高危因素评估量表评估患者,在相应危险因子栏内打分,无此项,为 0 分,每周重新评估 1 次;病情(吞咽、意识)改变时立即评估。

2.评分说明

总分为 9 分,得分越高表明误吸风险越大。评分<3 分,对患者及其家属进行健康教育,

嘱其进食速度应慢,不宜进干硬、粗糙的食物;评分≥3 分,确定患者有误吸的危险,根据具体情况采取防范措施。

3.预防误吸护理措施

(1)评分<3 分:将得分记入护理记录单,对患者及其家属进行健康教育,嘱其进食速度应慢,不宜进干硬、粗糙的食物。

(2)评分≥3 分:填写住院患者误吸高危因素评估记录表,家属签字,将评估表放入病历,根据具体情况采取防范措施,每周评估,病情改变时立即评估。将得分记录于护理记录单。

(3)识别误吸高风险患者,对陪护人员进行误吸相关知识教育,内容为误吸的主要症状和体征、预防方法。

(4)保持患者的口腔清洁,及时清理口腔残留食物。必要时,口腔护理每日 2 次。

(5)进食体位:意识清楚的患者病情许可时,取坐位或半卧位进食;进食后不宜立即躺下。

(6)进食应细嚼慢咽。对吞咽功能不全者在喂食时速度宜慢,上一口食物已经咽下再喂下一口;避免进汤类流质(包括水)及干硬食物。应将食物做成糊状,必要时添加凝固粉。

(7)意识障碍者,取侧卧位,头偏向一侧,以免误吸;留置胃管或食道反流患者抬高床头15°~30°,以免食物反流造成误吸。

(8)对呼吸功能不全的患者(如咳喘、多痰患者等),进食前鼓励患者充分咳痰,必要时吸氧,以减轻喘息,避免进食中咳嗽,导致误吸。

(9)鼻饲患者误吸的预防:①进食前由护士确定鼻饲管是否在胃内;②减少胃残余量,胃残余量过多可增加反流和误吸的危险,可通过回抽胃内容物来确定胃残余量,残余量大于100 mL时应暂停喂养 1 次或间隔 2 h 后再观察胃残余量。

4.发生误吸的应急预案

患者因误吸而发生病情变化后,护理人员要根据患者的具体情况进行抢救处理。

(1)及时通知医师,在抢救过程中要观察误吸患者的面色、呼吸、神志等情况。

(2)立即采用俯卧位,头低脚高,拍背部,尽可能使吸入物排出。

(3)对于小儿患者,用手托住腹部,将头放低,呈倒立位,用手拍打小儿背部,同时将手指伸入小儿喉咙口,寻找异物并及时取出,或用手指按小儿舌根部,使之产生呕吐反射,让异物呕出。

(4)若仍不能排出异物,医护人员应迅速备好负压吸引用品(负压吸引器、吸痰管、生理盐水、开口器、喉镜等),遵医嘱给误吸患者行负压吸引,快速吸出口鼻及呼吸道内吸入的异物。

(5)患者神志不清,呼吸、心跳停止时,应立即采取胸外心脏按压、气管插管、人工呼吸、加压给氧、心电监护等心肺复苏抢救措施,遵医嘱给予抢救用药。

(6)及时采取脑复苏,给患者戴冰帽以保护脑细胞,护理人员根据医嘱给予患者脑细胞活性剂、脱水剂。

(7)在患者病情好转,神志转清,生命体征逐渐平稳后,护理人员要完成的工作如下:①清洁口腔,整理床铺,更换脏床单及衣物;②安慰患者和家属,给患者提供心理护理服务;③按《医疗事故处理条例》规定,在抢救结束后 6 h 内,据实、准确地记录抢救过程。

(8)待患者的病情完全平稳后,向患者详细了解发生误吸的原因,制订有效的预防措施。

(马　燕)

第四节　脑卒中肺部感染

脑卒中后易发生很多并发症,而肺部感染是最为严重和常见的一种,有效清除痰液是恢复肺功能的关键所在,排痰护理可较好地清除气道分泌物,并有利于患者的康复及预后。

一、肺部震颤叩拍排痰

1.适用范围

该方法适用于长期卧床,痰液黏稠不易咳出和长期建立人工气道的患者。

2.禁忌证

禁忌证有肺栓塞、肺结核、咯血、胸部肿瘤、颅内高压、胸部骨折等。

3.操作要点

(1)根据患者的病变部位,采取相应的体位。

(2)听诊双肺呼吸音和痰鸣音,阅读胸部 X 线片,以确定肺部叩击的位置。

(3)叩击:患者采用侧卧位或坐位,叩击部位垫薄毛巾,手指并拢,掌心空虚,成杯状,掌指关节屈曲 $120°$,指腹与大、小鱼际着落,利用腕关节的力量,有节律地叩击。在患者呼气时在肺段相应的胸壁部位进行有节奏的叩击,每个肺叶 $1\sim2$ min,每分钟 $120\sim180$ 次,总叩击时间 $5\sim15$ min。原则:从下至上,从外向内,从背部第十肋间隙,胸部第六肋间隙开始。边叩击边鼓励患者有效咳嗽。

(4)震颤:护士双手交叉或重叠在病变部位按压,指导患者深吸气后缓慢呼气,在呼气末时做快速、轻柔的上下抖动,每个部位重复 $6\sim7$ 个呼吸周期。

(5)有效咳嗽方法:深呼吸 $3\sim5$ 次,憋气 2 s,用力咳嗽。

(6)排痰后再次听诊肺部。

4.注意事项

(1)叩击时避开乳房和心脏,勿在脊柱、骨突部位进行。

(2)震颤紧跟叩击后进行,只在呼气时震颤。

(3)在餐后 2 h 至餐前 30 min 进行叩击。

二、机械辅助排痰

1.适用范围

协助术后、体弱患者增强排除呼吸系统痰液等分泌物的能力,改善淤滞的肺部血液循环状况,预防、减少呼吸系统并发症的发生。

2.禁忌部位及禁忌证

①禁忌在出血部位机械辅助吸痰;②有气胸、胸壁疾病;③肺部血栓;④肺出血及咯血;⑤房颤、室颤;⑥急性心肌梗死。

3.操作流程

市场上多频震动治疗仪很多,型号、参数、操作流程都不一样,因此具体的机械辅助排痰操作需参照各多频震动治疗仪的使用说明。

4.注意事项

(1)由于治疗仪对深、浅部组织有震荡、松动作用,使用时应遵照医嘱,严格区分治疗区域,根据患者的情况及时调整治疗力度大小、振动频率和治疗时间。

（2）在使用过程中，应依据肺叶形状按从外向内的轨迹移动治疗头，以便使呼吸系统痰液按照细支气管→支气管→气管→体外的路径蠕动并排出。

（3）每日治疗 2 次，每次治疗 5～10 min。

（4）在餐前 1～2 h 或餐后 2 h 进行排痰，避免引起患者的恶心、呕吐等不适。

（5）机械辅助排痰前先进行雾化治疗，治疗后 5～10 min 再吸痰。

三、体位引流

1. 适应证

（1）身体虚弱、高度疲劳、麻痹或有术后并发症而不能咳出肺内分泌物。

（2）慢性气道阻塞，患者发生急性呼吸道感染以及急性肺脓肿。

（3）长期不能清除肺内分泌物，例如，支气管扩张、肺囊性纤维化。

2. 禁忌证

（1）患者年迈或极度虚弱，无法耐受所需的体位，无力排出分泌物。

（2）抗凝治疗。

（3）胸廓或脊柱骨折、近期大咯血和严重骨质疏松、急性心肌梗死。

3. 操作要点

（1）健康教育：排痰前讲解体位引流的目的、方法，消除患者的紧张情绪，使患者能很好地配合，令患者全身放松，自然呼吸。

（2）评估：训练前先做体格检查和功能评估。采用触诊、叩诊、听诊等方法判断患者肺部哪一段的痰液需要引流。

（3）环境：空气清洁，环境安静。体位排痰训练时间安排在清晨或餐后 2 h。

（4）根据病变部位采取不同姿势做体位引流。如果病变在两肺上叶，则采取坐位或其他适当姿势；如果病变在左肺上叶舌叶段和右肺中叶，取头低足高位（30°）；如果病变在左下肺叶和右下肺叶，取头低足高位（45°），利于引流。

（5）若引流 5～10 min 仍未咳出分泌物，则采用下一个体位，总时间为 10～15 min，一般上午、下午各一次。

（6）引流过程中观察患者有无面色苍白、发绀、心悸、呼吸困难等情况，如果有异常，立即停止引流。

（7）评估与记录：①在引流过的肺叶（段）上听诊呼吸音的改变；②记录痰液潴留的部位、颜色、质感、数量及气味；③评估患者对引流的耐受程度、血压、心率、呼吸模式、胸壁扩张的对称性等；④恢复合适体位，评估引流效果并记录。

4. 注意事项

（1）做好康复教育，告诉患者体位排痰期间应配合饮温水、雾化吸入，使痰液稀释，利于排出。

（2）引流过程中鼓励患者做深呼吸及有效咳嗽，并辅以叩击震颤，每次引流 15 min，每天 1～3 次。

（3）引流过程中专人守护，备齐吸痰用物，防止窒息，防止坠床。

（4）体位引流时让患者舒适放松，轻松呼吸，不能过度换气或呼吸急促。

（5）随时观察患者的面色及表情，患者不适时注意随时调整姿势或停止引流。

（6）训练过程中避免阵发性咳嗽，连续咳嗽 3 声后应注意平静呼吸片刻。有脑血管破裂、栓塞或血管瘤病史者应避免用力咳嗽。

（7）引流应安排在早晨清醒后，因为夜间支气管纤毛运动减弱，气道分泌物易潴留。

（马　燕）

第五节　脑出血康复

脑出血（intracerebral hemorrhage，ICH）是中老年高血压患者的一种常见的严重脑部并发症，占全部脑卒中的 20%～30%，急性期病死率高达 30%～40%。脑出血是指非外伤性脑实质内血管破裂引起的出血，最常见的病因是高血压、颅内血管畸形、脑动脉硬化等，常由用力、情绪激动等因素诱发，故大多数患者在活动中突然发病。临床上脑出血发病非常迅速，主要表现为意识障碍、失语、肢体偏瘫等神经系统的损害。脑出血是中老年致死性疾病之一。

一、康复护理评估

1.痉挛评定

痉挛是上运动神经元损伤的特征之一。偏瘫患者的患侧各肌群均有不同程度的痉挛，上肢表现为屈肌模式，下肢表现为典型的伸肌模式。充分了解患者的痉挛模式对临床评价和治疗非常重要。多根据关节被动运动时的阻力程度来评定痉挛，临床上采用改良阿什沃思量表。

2.运动功能评定

Brunnstrom 对大量的偏瘫患者进行了观察，注意到偏瘫的恢复几乎是一个定型的连续过程，提出了著名的恢复六阶段理论，设计了六级评定法。本方法简单易行，应用广泛，但分级较粗。

3.平衡功能评定

（1）三级平衡检测法。

（2）伯格平衡量表（Berg balance scale test）是脑卒中康复临床与研究常用的量表。

4.其他功能障碍的评定

其他功能障碍的评定包括感觉功能障碍、认知障碍、言语功能障碍、吞咽功能障碍的评定。

5.日常生活活动（ADL）及独立生活能力的评定

ADL 及独立生活能力的评定多采用巴塞尔指数量表和功能独立性评定量表（functional independence measure，FIM）。

6.社会参与能力评定

社会参与能力评定包括生存质量评定和职业评定。

二、康复护理措施

（一）急性期康复护理措施

早期康复护理能够显著改善脑出血患者的神经功能和日常生活活动能力，有利于提高患者的生活质量。早期康复护理是脑出血早期康复治疗的重要组成部分。为了促进功能恢复，防止出现并发症，急性期康复训练应在患者病情平稳48 h后并且神经系统症状不再进展后进行。在急性期尽早鼓励患者开始进行床上活动。

1.抗痉挛

体位的摆放是早期抗痉挛治疗的重要措施之一。抗痉挛体位能预防压疮、坠积性肺炎、深静脉血栓或静脉炎，防止或对抗异常痉挛姿势的出现，保护肩关节及早期诱发分离运动，预防关节挛缩、畸形及肌萎缩。

(1)患侧卧位：它是医师较提倡的一种体位。该体位可以伸张患者的肢体，减轻痉挛，使患侧关节韧带受到一定压力，促进本体感觉的输入，有利于功能康复。此体位尽量使肩前屈、前伸，肘伸直，手掌面朝上，拇指分开。将健腿放在患腿前面，自然屈髋屈膝，下面放枕头支撑。

(2)健侧卧位：将一个大枕头平放于患者的胸前，使患侧肩胛前伸，上臂伸展，放于枕头上，注意勿内旋，肘尽量伸展或微曲，手指伸直，注意勿屈指、垂腕。患腿下放一个枕头，使髋部处于内旋、屈曲位，膝自然屈曲，踝尽量背屈。

(3)仰卧位：仰卧时由于患者受紧张性颈反射和迷路反射的影响，异常反射活动增强，可加重异常痉挛模式，所以要尽量缩短仰卧的时间。以头偏向患侧为宜；将肩胛置于外展位，下垫一个枕头；将肩置于外展、外旋位，腕、肘伸直，前臂旋后，手指伸展或微曲，拇指外展；髋侧后外侧放一个适当的枕头，以避免骨盆向后倾斜，并防止大腿处于外展、外旋位；腘窝后上方可放一个小枕头，使膝略屈；足尽量背屈，防止下垂、内翻。

2.床上坐位

坐是老年患者容易完成的动作之一。长期卧床的老年患者容易出现直立性低血压，故在取坐位时，应逐步抬高床头约30°、45°、60°、80°。应保持脊柱直立，腰部用枕头支撑，身体前可放置挡板，以防止躯干前屈。将双上肢伸展，放于床前桌上，手掌心向上，肘下可放软枕。髋关节屈曲，膝关节下垫一个软枕以保持膝关节微屈，防止强化下肢的伸肌模式。

3.肢体被动活动

不能做主动运动的患者，应做患肢关节的被动活动，防止关节挛缩和变形，增强感觉的输入和促进肢体血液循环。每天对脑卒中患者的肩关节、肘关节、腕关节、指关节、髋关节、膝关节、踝关节与足趾关节进行被动训练。活动从健侧到患侧，从肢体近端到远端，动作应轻柔、缓慢，在无痛状态下完成全关节活动范围的运动，每种运动以3～5次为宜，以后视患者的肌张力及疾病恢复情况确定训练次数。肌张力高的患者应增加运动次数。

4.体位变换

患者不能进行主动活动时，要帮助患者定时翻身以变换体位，勿拖曳患侧肢体，防止肩关节脱位，保护骨突处皮肤，应鼓励患者进行床上移动和更换体位，预防压疮和肺部感染等的发生。仰卧位强化伸肌模式，健侧卧位强化患侧屈肌模式，患侧卧位强化患侧伸肌模式。不断变换体位可使肢体的伸、屈肌张力达到平衡，预防痉挛模式出现。应避免用绳索牵拉，以预防异常的单侧反应，导致偏瘫侧肌张力增大。

(二)痉挛期康复护理

肢体康复最佳的时期是在发病后3个月以内，发病后6个月都是有效期。此期患者的肌张力增高，部分患者表现出典型的上肢屈肌痉挛、下肢伸肌痉挛模式，出现肢体的共同运动、联合运动等异常运动模式。

在痉挛期加强患者的主动运动,减轻患肢的痉挛,避免加强患者的异常运动模式,早期诱发分离运动。

1.主动运动训练

应根据关节运动的原理进行患侧上肢的肩关节屈曲外展活动、肘关节伸展活动、前臂旋后活动、髋关节屈曲伸展活动、膝关节伸展活动、踝关节背屈活动等。原则是由近端到远端,由大关节到小关节。

(1)上肢的主动运动训练:患者取仰卧位,十指交叉,患侧拇指在上,双肩前屈90°,肘关节伸直,健侧上肢带动患侧上肢在胸前伸直上举,然后屈肘,双手返回,置于胸前。双上肢伸展有利于减轻患侧上肢痉挛。

(2)下肢的主动运动训练:髋关节和膝关节屈曲或伸髋时屈膝,对患者行走时避免产生偏瘫步态是十分必要的。双桥式运动和单桥式运动是伸髋屈膝的训练,在床上进行翻身训练的同时,必须加强患侧的伸髋训练。

双桥式运动是指患者取平卧位,双膝屈曲,伸髋将两臀抬离床面,双足平踏于床面。患侧髋关节外展不能支持时,训练者可帮助患者将膝关节向前向下用力,稳定患膝,同时轻拍患者的臀部增加感觉刺激。单桥式运动是指患者能完成双桥式运动后,可让其伸展健腿,只让患腿做单桥式运动,并同时训练患腿的内收和内旋能力,以使患者能最终独立完成单桥式运动。

2.上肢的控制能力训练

患者取仰卧位,患侧肩前屈90°,让患者上抬前臂,伸向天花板,或患侧上肢随护理人员的手在一定范围内活动,并让患者用患手触摸自己的前额、嘴等部位。也可让患肩外展90°,以最小限度的辅助完成屈肘动作,患者用手触摸自己的嘴,然后再伸肘。

3.下肢控制能力训练

患者取仰卧位,患腿屈曲。医护人员给予帮助,避免产生髋关节外展。医护人员用手握住患足,使其背屈外翻,待对此动作的阻力消失后,再缓缓地使患者的下肢伸展并告诉患者不要向下用力抵抗。这种方法可训练患者的逆转动作,用于屈肌抵抗伸肌。

4.从卧位到坐位

患者从健侧坐起前,先从平卧位向健侧卧位翻身。将健侧足背放于患侧足跟下方并带动患侧下肢抬到床边,然后分开双腿。患者抬起健侧肩膀,肘及手部支撑身体坐起,调整坐姿,保持坐位平衡。患者从患侧坐起时需要身体旋转至半俯卧位,动作要困难一些,初期训练时家属可给予一定的帮助。从坐到卧时动作相反。做此动作时要注意预防跌倒。

5.坐位平衡训练

患者取坐位,双足踏地,双足分开,双手置于膝关节上,护理人员感到患者的双手已不再用力时松开双手,让患者保持数秒,然后慢慢倒向一侧,回至中立位。静态坐位平衡训练完成后即可进行动态坐位平衡训练,即双肩前屈,肘关节伸直,患侧拇指在上,十指交叉,上肢向前、后、左、右、上、下方移动。患者在受到突然的推、拉等外力时仍能保持平衡,可认为已完成坐位平衡训练。

6.站立训练

(1)辅助患者站起:患者在完成坐位平衡训练以后即可进行站立训练。患者取坐位,双足放于地面,躯干前倾,护理人员用双膝固定患者的双膝外侧,双手扶住患者的腰部两侧,让患者的身体重心前移,帮助患者站立。患者的双手置于护理人员肩后,根据护理人员的指令抬臀、伸膝,完成站立动作。

(2)训练患者独立站起:患者取坐位,将臀部移向椅子的前部边缘。髋关节屈曲,膝关节屈曲90°,双膝并拢,双足跟着地,双足分开,十指交叉紧握双手,肩关节屈曲90°,尽量向前伸直。起立时患者的躯干前屈,重心前移,髋关节和膝关节进一步屈曲,双足负重,躯干向上伸直,髋关节上提,伸展膝关节,缓慢站起,完成站立动作。需严密保护患者,以防跌倒。

(三)恢复期康复护理

ADL训练于偏瘫早期即可开始,通过持之以恒的ADL训练,争取使患者生活自理,从而提高生活质量。训练方法包括进食,打理个人卫生,穿脱衣、裤、鞋、袜,床椅转移,洗澡等。为了完成ADL训练,可选用一些适用的装置,如便于进食的特殊器皿、改装的牙刷、各种形式的器具等。

(四)后遗症期康复护理

患者可能留有不同程度的后遗症,主要表现为肢体痉挛、关节挛缩变形、运动姿势异常等。此期康复护理的目的是指导患者继续训练和利用残余功能,同时指导家属尽可能改变患者的周围环境,以便于最大限度地达到生活自理。

(五)言语障碍的康复护理

患者发病后应尽早开始语言训练。虽然患者失语,但仍需与患者进行言语或非言语沟通交流,通过观察和交谈,全面评价障碍的程度,并列举语言恢复功能良好者进行实例宣教,同时还应进行心理疏导,增强其信心。

(六)摄食和吞咽障碍的康复护理

吞咽障碍是脑出血的常见症状。舌头和喉头等运动控制障碍可导致吞咽障碍,引起误吸、窒息,甚至引起坠积性肺炎和呼吸困难等;也可因进食困难而引起营养物质摄入不足、电解质紊乱,从而影响患者的整体康复。

(七)心理和情感障碍的护理

产生心理和情感障碍的原因有对疾病的认识异常、抑郁状态、情感失控等。护理人员要多给予心理及情感方面的护理,建立良好的护患关系,促进有效沟通,振奋患者的精神。运用心理疏导,鼓励患者积极治疗,鼓励患者通过各种方式发泄心中的不良情绪,满足患者的需要,给予患者安慰、激励与积极暗示。指导患者从正面的、积极的角度看待问题,增强心理应激能力。

(八)常见并发症的康复护理

1.肩关节半脱位的康复护理

治疗时应注意矫正肩胛骨的姿势以及早期抗痉挛体位的摆放,鼓励患者经常用健手帮助患臂做充分的上举活动。

在活动中禁忌牵拉患肩,肩关节及周围结构不应有任何疼痛,如果有疼痛,表明某些结构受到累及,必须马上改变治疗方法或手法强度。

2.肩手综合征的康复护理

肩手综合征多见于脑卒中发病后1~2个月。偏瘫性肩痛是成年脑卒中患者常见的并发症之一。表现为突然发生的手部肿痛,下垂时更明显,皮温升高,掌指关节、腕关节活动受限等。对肩手综合征以预防为主,早发现,早治疗,特别是发病前的3个月内是治疗的最佳时期。

(1)预防措施:避免手外伤、疼痛、过度紧张、长时间悬垂,已有肿胀者应尽量避免在患手静脉输液。

（2）正确摆放肢体：早期应保持正确的坐卧姿势，避免长时间手下垂。

（3）加强患肢的主动运动和被动运动。

（4）药物治疗及冷疗。

（5）手术。

3.压疮的康复护理

防止压疮及减少其加重，对压疮易患部位积极采取以下措施。

（1）避免局部组织长期受压：常更换卧位，一般2 h翻身一次，必要时30 min翻身一次，建立床头翻身卡，协助翻身，更衣时避免拖、拉等动作。

（2）保护患者的皮肤：根据需要每天用温水清洁皮肤，大小便失禁，应及时擦洗和更换床单、衣裤，应保持床铺清洁、干燥、平整、无碎屑。

（3）背部按摩：促进皮肤的血液循环，防止压疮等并发症的发生。

（4）增进营养：良好的膳食是改善患者的营养状况、促进创面愈合的重要条件。

4.废用综合征和误用综合征的康复护理

（1）废用综合征的康复护理：废用综合征是在急性期担心早期活动有危险而长期卧床，限制主动活动的结果。应尽早采用各种方法促进患侧肢体功能的恢复。利用健侧肢体带动患侧肢体进行自我康复训练，不仅可防止或减缓健侧肌肉失用性萎缩的发生，还能促进患侧肢体康复。

（2）误用综合征的康复护理：相当多的患者虽然认识到应该较早进行主动训练，但由于缺乏正确的康复知识，一味地进行上肢的拉力、握力训练和下肢的直腿抬高训练，早早地下地"行走"，结果加重了抗重力肌的痉挛，严重地影响了主动运动向随意运动的发展，形成了"误用"状态，这是一种不正确的训练和护理造成的医源性综合征。康复训练应循序渐进。早期应以抗痉挛体位及抗痉挛模式进行康复护理和训练，促进分离运动的恢复，而不是盲目地进行肌力增强训练。

（九）护理不良事件的预防

1.跌倒的预防

评估跌倒的危险因素，提前与高危患者及其家属沟通。

（1）对于意识不清、躁动不安的患者应使用约束带进行保护性约束，并向家属强调保护性约束的重要性，取得家属同意。约束时应定时放松，注意观察指端循环。做好交接，加强巡视并记录。

（2）强调24 h留陪护的重要性，强调患者不能单独活动。

（3）改变体位动作应缓慢；告知患者穿防滑鞋，切勿打赤脚，慎穿拖鞋。

2.走失的预防

对于认知障碍的患者要提前与家属做好沟通，强调24 h留陪护的重要性。患者不能离开陪护者的视线，外出检查时应专人陪同，尽量避免到人员杂乱的地方。

（十）健康教育

（1）饮食治疗是一个长期的过程，指导患者戒烟、酒，以清淡且富有营养、低盐、低脂、低胆固醇、高蛋白饮食为原则，多食蔬菜和水果。进食要有规律，定时定量，少食多餐。

（2）教育患者主动参与康复锻炼，持之以恒。

（3）让患者积极配合治疗原发病（如高血压、糖尿病、高脂血症等）。

（4）指导患者有规律地生活，睡眠充足，适当运动，劳逸结合，保持大便通畅。

（5）指导患者保持情绪稳定，避免不良情绪的刺激。

（6）密切观察病情变化，及时就诊。

（7）改造患者生活中的某些设施，例如，去除门槛，将便器改为坐式，降低床高度。

（马　燕）

第六节　脑梗死康复

脑梗死又称缺血性脑卒中，是指各种原因引起的脑部血液供应障碍，脑部缺血、缺氧所导致的局限性脑组织的缺血性坏死或软化，继而出现一系列神经功能缺失的疾病。脑梗死的临床常见类型有脑血栓形成、脑栓塞等，占全部脑梗死的 70％～80％。前者是脑部局部动脉自身病变继发血栓形成；后者脑部局部血管及组织无病变，是其他身体各处的栓子脱落，随血流进入颅内，导致颅内血管堵塞或狭窄所致的一系列临床症状。

一、康复护理评估

1. 运动功能评定

（1）痉挛评定：脑梗死偏瘫患者的患侧各肌群均有不同程度的痉挛，偏瘫患者的痉挛常以固定的模式出现，上肢表现为屈肌模式，下肢表现为伸肌模式。临床常用的肌张力评估方法常有阿什沃思量表（ASS）、改良阿什沃思量表（MAS）、综合痉挛量表（CSS）。

（2）运动功能评定：Brunnstrom 偏瘫运动功能评价能够掌握偏瘫的恢复过程，但判定标准不够明确，分级较粗，欠敏感。

2. 其他功能障碍的评定

其包括感觉功能障碍、认知障碍、言语功能障碍、吞咽功能障碍的评定。

3. ADL 及独立生活能力的评定

ADL 及独立生活能力的评定多采用巴塞尔指数量表和功能独立性评定量表（functional independence measure，FIM）。

4. 社会参与能力评定

社会参与能力评定包括生存质量评定和职业评定。

二、康复护理措施

（一）急性期的康复护理措施

急性期的康复护理措施与脑出血的康复护理措施相同。

（二）痉挛期的康复护理

痉挛期的康复护理措施与脑出血的康复护理措施相同。

（三）恢复期的康复护理措施

患者的功能恢复已进入平台期，但通过运动和日常生活活动训练仍可进一步恢复患肢功能。本期治疗和护理的重点为继续抑制肌痉挛和诱发分离运动,加强患者的平衡、转移及日常生活活动能力的训练,注意纠正患者的不良姿势,注意预防跌倒的发生。此期绝大部分患者出院回家或者进入社区进行康复训练,可能因为空间限制或者家属无时间照顾,患者不能坚持训练,而导致功能退化。必要的训练(如床上翻身、坐位训练、站立训练等)可减轻肌挛缩,预防静脉血栓及压疮。

1.静态站立平衡训练

患者由坐到站后,上肢自然平放于身体两侧,护理人员在保证患者安全的前提下逐渐除去支撑,让患者保持独立站立。注意站立时不能有膝过伸现象。患者独立保持静态站立后,让患者的重心逐渐移向患侧,训练患侧的承重能力。再让患者用健肢握住患肢肘关节处,上肢伸向各方向,并伴随躯干的相应转动。护理人员可给予一定的外力,例如,在受到突发外力时仍能保持平衡,则达到动态站立平衡。

2.步行训练

恢复步行是康复治疗的最终目标之一,要求患者必须达到坐位和站立位平衡,并完成身体重心的转移和下肢单侧负重。早期步行训练强度不宜过大。在步行训练前,先训练双腿交替前后迈步和重心转移。步行训练早期常伴有膝关节过伸和膝关节打软的现象,应进行有针对性的膝关节控制训练。若出现患侧骨盆上提的画圈步态,说明膝屈曲和踝背屈功能差。患者可独立步行后,可进一步训练上下楼梯、跨越障碍、上下斜坡以及进行实际生活环境下的训练。对多数患者而言,不宜过早地使用手杖,以免影响患侧训练。

3.言语障碍的康复护理措施

护理人员为患者提供良好的言语训练环境,减少一定刺激,避免分散患者的注意力。护理人员根据患者的特点,充分发挥与患者接触多、时间长的优势,将言语的康复贯穿在治疗与护理活动中。同时让患者家属了解言语训练的内容,掌握简单的训练技巧,配合护理人员完成对患者的康复治疗。言语矫治的内容要适合患者的文化水平及生活情趣,所选用的题材要使患者感兴趣,先易后难,循序渐进。当患者的言语肌肉无力或者不协调导致发音不准、吐字不清等情况时,要耐心,对于微小进步要给予及时鼓励。指导患者在与他人交流的过程中适当借助手势、面部表情等。

(1)进行运动性失语的康复训练。

发音训练:先进行舌面肌、软腭和声带运动训练。待患者的发音器官运动功能基本恢复后,可以开始发音训练。指导患者指出某一语音的发音部位,示教口形,令患者模仿,患者也可通过照镜子检查自己的口腔动作是不是与护理人员的口腔动作一致。发出正确语音,令患者模仿,从语音检查中发现患者难发的音和容易发的音,耐心地矫正。发音训练包括发音启动训练、持续发音训练、音量控制训练和鼻音控制训练。

词句单音训练:先元音后辅音,先张口音后唇音,先单音节后多音节,最后过渡到单词和句的训练。

阅读训练:让患者跟读语音、课本,反复进行语言刺激。

听觉训练:通过播放音乐等,刺激患者的听觉和思维,增加语言理解能力。

实物刺激:护理人员指导患者说出物品的名字,可稍加提醒,反复训练。

手势训练:通过较熟悉的手势让患者理解,例如,做漱口动作,让患者重复模仿。

图片刺激:护理人员用图片边读边示意,让患者思考后回答,提高患者的理解能力。

（2）完全性失语的康复训练：对此类失语不应过于着急，患者一般会表现出焦虑、烦躁等情绪，应做好沟通，选择适宜的难度，循序渐进，以让患者基本能完成为宜。反复的训练和词句重现，可以使失语患者重新与他人进行沟通和交流，使之回归家庭及社会。患者的家属也可参与训练，可以起到互相促进的作用。

4.吞咽功能障碍的康复护理措施

吞咽功能障碍主要见于延髓性麻痹和假性延髓性麻痹，单侧皮质脑干束受损者也可出现一过性吞咽功能障碍。脑卒中患者多有口腔期和咽期障碍。在临床上可通过饮水试验和咽唾液试验进行简单筛选。对意识障碍者先采用非经口摄取营养的方法，当患者意识清楚、病情稳定、能服从指令时，可进行相应的检查，判断有无吞咽功能障碍。吞咽功能障碍的训练方法如下。

（1）间接的吞咽训练：患者的意识清楚，可取坐位，即可开始本训练。

基础训练：强化口腔颜面肌及颈部屈肌的肌力，进行颈部及下颌关节活动度训练、改善运动及降低有关肌肉和全身肌痉挛的训练。

改善咽反射的训练：用冷冻的湿棉签等反复刺激软腭及咽后壁，再嘱患者做空吞咽动作，可提高口咽部对食物的敏感度，促进吞咽反射。

闭锁声门训练：训练大声发"啊""喔"音，可尽量延长时间，每天坚持 2 或 3 次，每次5～10 min。

声门上吞咽训练：又叫呼吸训练，即深吸气-憋气、吞咽-咳出-吞咽动作。让患者深吸一口气后屏气，保持屏气状态，同时做1～2 次吞咽动作，在吸气前立刻咳嗽，最后再次吞咽。目的是提高咳出能力和防止误吸，每天 2 次，每次5～10 min。

（2）进食训练：一般在患者神志清楚、病情稳定，且通过基础训练产生一定的吞咽能力后进行，每天 2 次或 3 次，每次 20～30 min。

进食的体位：开始训练进食时，取坐位或半坐卧位，轻度颈前屈，颈部稍前屈时易引起咽部反射，可减少梨状窦残留食物。不能坐起者取仰卧位，头前屈。将床头摇高 30°。偏瘫患者最好采取健侧卧位，利用重力作用使食团或食物残留在健侧吞咽，这种体位便于食团向舌根运送，减少鼻腔反流和误吸。

食物的选择：选择训练食物时要考虑到食物形态、黏度、表面光滑度、湿度、流动性、需咀嚼程度、营养成分含量及患者的喜好等，先易后难，先稠后稀。液状食物易于在口腔移动，但对咽刺激弱，易出现误咽；固态食物需充分咀嚼、搅拌，不易移至咽部，易加重口腔期障碍，但易于刺激咽反射，误咽少。既容易在口腔内移动，又不易出现误咽的是均质胶胨状或糊状食物（如蛋羹、面糊、果冻等）。一般选用上述种类的食物进行训练，逐渐过渡到普食和水。一口进食量以一小汤匙为宜，进食速度不宜过快，每次应确定食物已完全吞下后再进行下一次进食。应定时进行口腔护理，防止食物残渣存留，保持口腔卫生。误咽唾液也是常见的吸入性肺炎的原因。为防止食管反流误吸，在餐后应保持数十分钟坐位。吞咽功能障碍者摄入不足，早期易出现电解质紊乱，以后逐渐出现低蛋白血症等营养不良表现，应密切观察患者的营养状况，对摄入不足者应通过鼻饲等补充。肺部感染和窒息是常见的死亡原因。

5.日常生活活动能力的康复护理措施

日常生活活动能力障碍的患者主要表现为个人生活不能自理，需要他人帮助来完成日常生活活动，包括保持个人卫生、移动、穿衣、进食、修饰及使用家庭用具等。日常生活活动能力的障碍直接影响患者的生活质量,使患者不能完全回归家庭和社会。护理人员针对患者所出现的功能障碍,根据患者的特点及要求有针对性地选择活动训练项目,包括对患者进行保持个人卫生、移动、穿衣、进食、如厕、洗澡及修饰等日常生活活动能力训练,使患者尽快实现生活自理。

6.心理康复护理措施

焦虑和恐惧是脑卒中后最常见的心理反应,也是影响脑卒中患者生活质量的因素之一。对患者进行早期的康复治疗,使患者认识到只要坚持训练,配合治疗,就会取得康复疗效,是减少脑卒中后抑郁症发生的关键。护理人员应主动关心患者,针对治疗过程中患者出现的不同情绪,进行安慰和鼓励,建立良好的护患关系,使患者产生信任和安全感。通过患者的倾诉,了解患者的心理需求及偏瘫后的心理变化。通过健康教育,纠正错误观念,给予心理支持。帮助患者建立良好的家庭社会支持系统,鼓励患者宣泄不良情绪,耐心倾听患者的倾诉。指导患者学会分散注意力的方法,培养患者适当的兴趣爱好。用正面的案例鼓励患者,使患者以积极的态度配合治疗,建立起重返家庭和社会的信心。对于严重抑郁、焦虑等的患者,还应严格遵医嘱使用抗抑郁及抗焦虑药物,并密切关注患者的心理变化,严防发生自杀、自伤等意外事件。

7.并发症的康复护理措施

(1)痉挛的康复护理措施:痉挛是由不同的中枢神经系统疾病引起的,以肌肉的不自主收缩反应和速度依赖性的牵张反射亢进为特征的运动障碍,是上运动神经元综合征的一个组成部分。痉挛的发生可由一些诱发因素所致,常见的诱发因素有膀胱充盈、便秘、感染、压疮、寒冷、精神紧张及焦虑等。避免这些诱发因素可以有效地达到预防和减轻痉挛的作用。神经系统疾病早期采取正确的体位摆放,保持各关节的正常活动范围,也可以预防痉挛引起的异常肢体和关节挛缩。

(2)肩关节半脱位的康复护理措施:肩关节半脱位在偏瘫患者中很常见。表现为在放松坐位下可在患侧肱骨头和肩峰间触及明显的凹陷,X线检查可见肱骨头和肩关节盂之间的间隙增宽,早期患者可无任何不适,部分患者若长时间垂放患侧上肢,可出现疼痛以及不适感,当上肢被支撑或抬起时疼痛可减轻或消失。肩关节半脱位的康复护理措施如下:预防肩关节囊及韧带的松弛延长,软瘫期将肩关节维持于正常位置的组织是关节囊和韧带,在上肢重力的牵拉下,尤其是外力的牵拉下关节囊和韧带易延长、松弛甚至破坏而出现肩关节半脱位,应加以保护。上肢 Brunnstrom 分级 2 级以下者,取直立位时应给予患侧上肢支撑,例如,放在前面的小桌上,使用肩带。护理和治疗时应避免牵拉肩关节。采用卧位时注意防止肩胛骨后缩。纠正肩胛骨的位置:通过纠正肩胛骨的位置,进而纠正关节盂的位置,以恢复肩部的自然绞索机制。关键是抑制使肩胛骨内收、后伸和向下旋转的诸肌的肌张力。刺激肩关节周围起稳定作用的肌肉(即用徒手和电刺激等方法),增加肩关节周围起稳定作用的肌肉的肌张力。维持全关节活动度的无痛性被动运动范围,进行关节被动运动,防止出现肩痛和关节挛缩。在治疗中应注意避免牵拉损伤而引起肩痛和半脱位。

(3)深静脉血栓的康复护理措施:老年人脑梗死后极易发生深静脉血栓,其中以下肢深静脉血栓为多见,有文献报道,在脑梗死偏瘫后如果不采取预防措施,深静脉血栓发生率高达60%～70%。而做踝关节被动内外翻运动、屈伸运动和由屈、内翻、伸、外翻组合而成的环转运动,可加速血液流动,有效减少下肢深静脉血栓的形成。护理人员左手固定患者的踝部,右手握住患者的足前部,做踝关节屈伸、内外翻组合的环转运动,手法由轻到重,关节活动范围由小到大,禁用暴力,争取每分钟运动 30～40 次,环转运动每分钟 10～15 次。膝关节及髋关节运动:将肢体抬起后左手扶膝下方,患者积极配合,在患者耐受的情况下,尽量达到膝关节及髋关节的最大活动范围。腓肠肌挤压:对腓肠肌进行自下而上的有节律的挤压,挤压与放开时间均为 1 s,交替进行。

(4)肩痛:肩痛多在脑梗死后早期或数月发生。其原因可能是在肩关节正常运动机制受损的基础上,不恰当地活动患肩造成局部损伤和炎症反应。起初表现为肩关节活动终末时局限性疼痛,随着症状加重,范围可越来越广,可涉及整个患肩,甚至上臂和前臂。肩痛多为运动痛,重者表现为休息痛,影响患者的休息和睡眠。肩痛的康复护理措施如下:①合理摆放体位,采取抗痉挛体位,尤其要注意肩胛带的处理,全程坚持;②经常用健手帮助患侧上肢充分上举;③活动中肩关节及其周围结构不应有任何疼痛,如果有疼痛,则表示某些结构被累及,需要更改手法;④肩带不能减轻半脱位,反而会干扰体位,所以一般不建议使用。

(5)肩手综合征的康复护理措施:坚持抗痉挛体位,在采用卧位时,患侧上肢可适当抬高。已有水肿者应避免在患侧静脉输液。用一根粗 1～2 mm 的细线,从指间开始缠绕,从远端到近端,先缠绕每根手指,最后缠绕手掌和手背,至腕关节以上。压力从指尖开始逐渐减小,形成梯度压力,随后立即松开。本方法可暂时减轻水肿。

冷热疗法:用冷水、温水交替浸泡。冷水温度约为 10 ℃,温水温度约为 40 ℃,分别在冷水温水中各浸泡 10 min,水面应超过腕关节,重复 3 次或 4 次,每天 2 或 3 次。主动运动和被动运动可维持各个关节的活动度,并能够增加静脉回流。但在疼痛和水肿消除之前不要做伸肘负重训练,避免任何能引起疼痛的活动和体位。

(6)再次出血或梗死的康复护理措施:密切监测患者的血压,严格遵医嘱服用降压药、降糖药、降脂药或抗凝药,并注意观察药物的不良反应。如果再次发生意识障碍、头痛、肢体感觉运动障碍等,应警惕再次出血或梗死的发生,立即通知医师做相应处理。

(7)癫痫的康复护理措施:密切监测患者有无四肢抽搐、双眼凝视、意识丧失、牙关紧闭等癫痫发作症状。癫痫发作时应立即用压舌板和开口器打开患者口腔,必要时安置口咽通气管,保持呼吸道通畅,给氧,并通知医师。

(8)跌倒的康复护理措施:进行跌倒危险因素评估,提前与高危患者及其家属沟通。要保持病床及轮椅刹车状态,合理设置病区,提供安全的就医环境,保证充足的光线,物品摆放规范,将常用物品置于患者易取放处。对高危患者采取严格的交接班,加强病房巡视,高危患者卧床休息时给予床挡保护。对意识不清、躁动不安的患者应使用约束带进行保护性约束,并向家属强调保护性约束的重要性。不可私自解开约束带,被约束的肢体应处于功能位,定时轮流放松。观察约束肢体的血液循环并记录。向患者及其家属强调 24 h 留有效陪护的重要性,强调患者不能单独活动和如厕。指导患者服用降压药、安眠药,避免下床活动。

(9)走失的康复护理措施:要提前与家属做好沟通,强调 24 h 留陪护的重要性。尽量避免患者去人员杂乱的地方。腕带或胸牌卡是识别患者身份的重要标志,应该提醒患者及其家属随身佩戴,以便找回走失患者。

(马　燕)

第五章 精神科疾病护理

第一节 精神科一般护理

一、入院和出院护理

(一)入院护理

由于精神科收治的患者有特殊性,因此对新入院患者,除按一般的护理常规外,应做好以下护理:①做护理风险评估,主要包括暴力行为风险评估、自伤自杀行为风险评估、出走行为风险评估,并在住院患者信息一览表上显示风险等级标识。②检查是否带入危险物品(绳索、剪刀等),携带入室的个人衣服上应写上患者的姓名。贵重物品和钱款不宜携带入室,特殊情况下必须有2名护士登记与签收,家属来院时及时交还家属并请家属签名。③新患者入住病室后,测体温(宜腋下测量),并用手扶持体温表直至测量体温结束。④向护送人员了解患者的主要病情,解答和告知家属患者入院后的相关事宜(如探视时间及注意事项等),记录联系人姓名及联系方式,并注明与患者的关系。⑤合理安置患者。新入院患者应安置于相对独立的区域,24 h专人看护,深入全面地掌握患者的病情,确保患者的安全。

(二)出院护理

患者出院时,护士应遵医嘱常规办理出院手续,同时要做好以下护理:①把患者的私人物品交给家属或患者清点并签收。②根据患者的病情向患者及其家属做好出院宣教,告知相关注意事项。如果患者情绪悲观、有病耻感,应加强心理支持,帮助患者正确认识和对待病态行为,理解和对待个人、家庭及社会关系,鼓励患者定期门诊随访。③告知家属药物保管及服用方法。结合患者的自知力、自我管理能力情况,做好患者服药的监护,告诉患者切勿擅自停药或减量,同时要做好药物的保管和监护,严防患者擅自服用药物而发生意外情况。

二、环境及物品的安全管理

精神障碍患者由于受精神症状的支配,会发生自杀、自伤、伤人和毁物等意外情况,严重时会危及生命。因此,为了确保患者的安全及为患者提供安全的治疗护理环境,做好病房的环境及物品安全管理具有十分重要的意义。安全护理的内容涉及较广,以下主要介绍环境与物品的安全管理。

1. 环境的安全护理

精神科病房的环境除了美观、舒适外,还要安全和方便医疗护理工作。室内陈设应简单、方便、适用,色彩宜柔和,房间门宜设观察窗,便于观察患者的活动;窗户敞开的宽度不宜太宽,以成人的一拳大小为宜,窗户宜用防暴玻璃以防患者冲动时造成损伤;墙壁上应无铁钉、绳索等危险物品;患者使用的桌椅以稳、重为佳,以防止患者冲动时将桌椅作为冲动工具而伤人伤己。做好病区各种设备的维护,例如,需定期检查电器设备、消火栓、门窗玻璃、锁、床等物品,如果有损坏,及时修理,保证安全。

2.物品的安全管理

①应妥善放置病区内的物品,对于危险物品(如钥匙、刀剪、指甲剪、消毒剂、注射器、体温计、保护带等),必须定量、定点放置,每班认真清点与交接,如果有遗失,要立即报告并寻找。②患者入院时,接诊护士应仔细检查危险物品(如刀、剪、火柴、打火机等),若发现,应全部交还家属或登记保管;患者外出治疗、检查、活动或会客结束返回病区时应行安全检查,严防将危险品带入病区。③将各类医疗器械、药品等带入房间时,不得随手放置,要注意看护,用完清点用物,避免将器械、药品等危险品遗留在房间内或患者身上。④患者使用针线等物品时,必须在护士的监护下使用,禁止将利器(如刀、剪刀等)交给患者使用。⑤工作人员进出护士站、医师办公室、治疗室、抢救室、值班室、配膳室、病区时,应随手关闭门锁,严防患者擅自获取药品及其他危险物品或出走等。⑥每周定期检查床单位及患者身边有无危险物品,发现问题,及时处理。

三、测量体温的安全护理

在给精神障碍患者测量体温时,除了遵守常规的操作规程外,还须注意以下几点。

(1)测量体温前,按患者实数准备体温计数量(排除非接触式电子体温计)。

(2)测量体温时,患者均坐于自己的床位(或固定的座位)上,使每位测量体温的患者在工作人员的视野内,以便发现异常情况时能及时处置。

(3)测量体温完毕后,必须立即清点体温计数目,若发现缺少,及时追查并向护士长报告,以免体温计遗留于患者处而造成意外。

(4)对新入院、不合作、消极和有吞服异物史患者及一级患者等,需用电子体温计、肛表或腋下测量体温,以防患者咬碎体温计吞服。

(5)若患者咬碎或吞服体温计,立即通知医师并遵医嘱处置。①给患者即刻服下250~500 mL牛奶或 2 只鸡蛋蛋清,也可口服液状石蜡 60 mL,以阻止或减少水银吸收;②给患者服大量韭菜等粗纤维食物,使水银被包裹,并增加肠蠕动,促进水银排出;③做好交班和记录,观察大便情况。

四、药物治疗的安全护理

药物治疗是精神科疾病治疗的主要途径,而且要维持数年,甚至需终身服药,拒绝服药或自行停药常可导致疾病复发,但精神科患者由于各种因素经常会拒绝服药。

1.患者藏药的常见原因

①疾病因素,否认自己有病或受幻觉、妄想的指使;②害怕药物反应(如静坐不能、吞咽困难等);③心理-社会因素,有的患者认为药物会使记忆减退、身体发胖和影响生育等。

2.藏药的方式

在精神科,患者的藏药方式多种多样:有的患者将药藏于舌下、两颊或唇齿之间;有的患者在假装服下之时巧妙地将药滑入指缝、衣袖或口袋内,然后丢弃;还有的患者将药服下后即躲到僻静地方,用手指等刺激咽喉部将药物吐出。患者的藏药行为不仅影响临床诊治效果,而且有可能引起医疗纠纷,因此护理人员必须做好发药护理工作。

3.护理

精神科护士除了遵守发药常规外,还需做到以下几点。

（1）严格执行"三查八对一注意"。"三查"：操作前、操作中、操作后检查；"八对"：核对床号、姓名、药名、浓度、剂量、方法、时间、面容；"一注意"：注意用药前的过敏史、配伍禁忌和用药后的反应。

（2）发药前，先组织患者按固定位置坐好，减少患者来回走动，避免造成漏服或错服。

（3）发药时必须有 2～3 位工作人员参加（发药、检查服药情况、倒水），先发药给合作者，再发药给不合作者。发药过程中要做到发药到患者的手或嘴，并要确认患者把药服下才可发药给下一位患者。对有藏药企图或行为者要严格检查，对有引吐行为的患者服药后要使其在护士视线内停留10～15 min，以防吐药。

（4）发药期间，护士必须看护好药盘（车），做到药盘（车）不脱离工作人员的手，避免患者自行取药或抢夺药物等意外事件。

（5）做好健康宣教。根据不同情况，正确指导患者服药，说明按医嘱用药的重要性，讲解具体服药方法，预防或减少药物的不良反应，增强患者对药物治疗的信心。

五、探视护理

众所周知，亲人探视对患病住院的患者是一种强有力的心理支持，精神科的治疗周期长且大部分是封闭式管理，患者与社会呈半隔离状态，患者对社会和家庭的了解大部分是通过探视来获得的，因而探视就显得十分重要。但由于精神疾病有特殊性，家属探视的影响具有两面性，如果处理不恰当会影响患者的病情，甚至会威胁患者的生命。因此，探视护理也是精神科护理中一个重要组成部分。为了使探视对患者的治疗、康复起到积极作用，在探视护理中应注意以下几点。

（1）探视时要有专职工作人员接待，探视人应在规定地点探视患者（卧床患者或危重患者例外）。

（2）接待探视家属时，应耐心宣传探视制度，并嘱咐家属看护好患者，防止患者借机出走或发生意外。

（3）建议探视者在与患者交谈时，注意谈话内容，避免过激言语，多给予安抚、劝慰、理解，提供物质和心理支持。

（4）告知探视者有关注意事项：①不要将利器、玻璃、瓷器、酒类、易燃物品等带入病区或擅自交给患者，应将携带的物品（如衣物、食品等）及其他物件交给工作人员登记并代为保管；②未经病房工作人员同意，不能将任何东西给其他患者，也不得为其他患者带出书信、物品或代打电话等；③不要随意带患者离开病房，如果需在医院内散步，需取得工作人员的同意。

（5）患者探视结束，必须做好清点人数和安全检查（患者和环境）工作。

（6）患者受病情影响，必要时根据医嘱可暂停探视，特别治疗期间可暂缓探视。

（7）在探视过程中，要观察患者的情绪变化，当患者出现自杀、自伤或伤害他人行为时，要立刻制止并终止探视，同时做好交接班与记录。

六、护送患者的护理

由于住院不安心，药物引起步态不稳等因素，精神障碍患者可发生出走、跌倒等不良事件，故当患者外出检查、活动时，要根据病情评估风险，做好相应的护理。

（1）护送患者外出检查、活动时，护士要根据病情评估风险，安排相应的护送人员，要在相关检查单上注明风险标识，做好口头交班。

(2)患者离开病房时要穿病号服,避免患者乔装成家属发生出走事件,检查患者的鞋袜是否合脚,降低患者跌倒的风险,冬天要做好保暖工作。

(3)患者进出病房时护士要清点人数,将外出人数记录于记事板并做好交接班。护送途中工作人员思想要高度集中,不得与其他工作人员闲聊,做到前后呼应,必须使患者在工作人员的视野内,特别是在分岔路口、转弯等处要站好岗位,密切注意患者的动态。

(4)若患者在外出途中要去厕所,工作人员必须陪同前往并等候,视线不离开患者,防止患者从窗户逃脱或跳楼自杀等。

(5)对有严重出走企图或不合作者需1～2名工作人员专门护送,不要与其他患者一起护送,以免在护送途中患者发生出走后,因无人力看护其他患者,而再次发生意外事件。

七、精神科约束护理

约束是精神科治疗的辅助措施之一。因医疗需要或为防止发生意外,需对住院治疗的精神障碍患者暂时采取约束性安全措施。《精神卫生法》第四十条中规定,精神障碍患者在医疗机构内发生或者将要发生伤害自身、危害他人安全、扰乱医疗秩序的行为,医疗机构及其医务人员在没有其他可替代措施的情况下,可以实施约束、隔离等约束性医疗措施。实施约束性医疗措施应当遵循诊断标准和治疗规范,并在实施后告知患者的监护人。禁止利用约束、隔离等约束性医疗措施惩罚精神障碍患者。实施约束治疗,必须遵照医嘱,按约束操作常规执行。如果遇到突发事件(如自伤等)需采取紧急约束措施时,须在约束后3 h内由医师开具医嘱。

(一)约束时的护理

(1)约束与非约束患者不能安置于同一病室。若无条件,约束患者必须在护理人员视野内。因被约束的患者行为受限制,应避免其遭受其他患者的侵害。

(2)约束患者(约束于床上)应脱去外衣,床单位要干燥、整洁。

(3)约束的体位要舒适,肢体处于功能位。

(4)约束的松紧度要适宜,以伸入1～2根手指为宜。打结必须为固定结,结头要隐蔽,以不让患者看到、摸到为妥。

(5)肩部约束时腋下要加棉垫或衣裤,以免损伤臂丛神经。

(二)约束后的护理

(1)做好约束登记,包括约束的原因、时间、约束带数、操作者等。

(2)加强巡视,密切观察约束局部的松紧度和皮肤情况,观察肢体的血液循环,严防臂丛神经受压产生意外事件或患者自行解除约束带,当作自缢工具,每次巡视的间隔时间不得超过30 min。

(3)关心患者的冷暖,做好大小便护理等生活护理,防止压疮的发生。

(4)患者入睡后可视病情请示医师,执行医嘱解除部分约束部位。

(5)约束时间不宜过长,若需长时间约束应1～2 h松解一次,注意体位的变换。

(6)对约束患者须床边交接班,做好约束护理记录。

(桑锦玲)

第二节 精神分裂症

精神分裂症(schizophrenia)是一组病因未明的精神疾病,多起病于青壮年。患者具有感知、思维、情感、意志、行为等多方面的障碍,精神活动多与环境不协调。患者通常意识清晰、智能尚好。常缓慢起病,病程多迁延,部分患者可痊愈或基本痊愈,严重者在疾病反复发作或加重后,最终出现精神衰退。

精神分裂症的发病年龄一般是15～45岁。有调查结果显示男性的平均发病年龄比女性早5年左右。精神分裂症的发病高峰为成年早期。本病预后不良,本病是导致精神残疾的主要疾病。约2/3的精神分裂症患者长期存在明显症状,社会功能不良。

一、护理评估

精神科护理评估的重点主要包括生理、心理和社会三个方面。护理人员应在与患者密切接触的过程中,仔细而全面地收集与病情相关的资料,在评估患者的身心状况和疾病症状时,应注意尊重患者的感受和需求。

由于患者对自身的精神疾病缺乏自知力,护理人员可通过询问患者的家属、朋友或同事收集资料,以更好、更全面地反映病史,为诊疗和护理工作提供可靠依据。

(一)生理方面

应评估患者的意识状态是否清晰,生命体征是否正常,有无营养失调情况,睡眠和饮食状况是否正常,有无便秘和尿潴留,生活能否自理,了解患者的精神疾病家族史、既往病史、既往用药情况以及有无药物不良反应等。

(二)心理方面

除了评估患者的人格特点、住院的态度、是否承认有病、能否配合治疗外,还应重点评估患者有无幻觉、思维障碍、情感障碍、意志和行为障碍等精神病性症状。

(三)社会方面

应评估患者的人际关系、社会交往能力、社会文化背景、经济状况、工作学习环境、婚姻状况和家庭支持度等。

二、护理诊断

(一)生理方面

1.营养失调

患者的营养摄入低于机体需要量,与患者因幻觉、妄想、极度兴奋、躁动等而消耗量过大及摄入量不足有关。

2.睡眠形态紊乱

睡眠形态紊乱(如入睡困难、早醒、多梦等)与患者的妄想、幻听、兴奋、对环境陌生和不适应、睡眠规律紊乱等有关。

(二)心理方面

1.感知改变

感知改变与患者的感知觉障碍(幻觉、错觉等)有关。

2.思维过程改变

思维过程改变与患者的思维联想障碍、思维逻辑障碍、思维内容障碍有关。

（三）社会方面

1.部分生活自理缺陷

部分生活自理缺陷与患者的意志减退、精神衰退等有关。

2.有受伤的危险

有受伤的危险与患者的命令性幻听、被害妄想、被控制妄想、精神运动性兴奋、自知力缺乏等有关。

3.不合作

不合作与患者的自知力缺乏、害怕药物不良反应等有关。

4.社交孤立

社交孤立与患者孤僻离群、退缩、行为怪异等有关。

三、护理目标

（一）生理方面

（1）患者营养充足，食量正常，能保证躯体所需能量，体重达标。

（2）患者的睡眠问题得到控制，能按时入睡，睡眠时间保持在每天 7～8 h。

（二）心理方面

（1）患者能识别幻觉与现实环境的差距，幻觉减少或消失。

（2）患者的精神症状减轻或缓解。

（三）社会方面

（1）患者在生活上能自理，不需要他人帮助。

（2）患者在住院期间情绪稳定，无冲动伤人、毁物的行为。

（3）患者能够认识自己所患的精神疾病并愿意配合治疗和护理。

（4）患者愿意参加社交活动并表达自己的内心感受。

四、护理措施

（一）生理方面

1.日常生活护理

（1）指导患者养成良好的卫生习惯：督促患者饭前便后洗手，每日按时洗脸、洗脚，定期让患者洗澡、洗发、理发、剃须、修剪指甲等。做好女性患者的经期卫生护理，预防尿路感染。

（2）提高患者的生活自理能力：应帮助木僵、行为紊乱、被约束等生活不能自理的患者完成晨间、晚间护理。

（3）加强大小便护理：每天观察患者的排泄情况，发现异常，及时处理。对便秘的患者，应鼓励其多饮水、多活动、多吃蔬菜和水果，对严重便秘者，可请示医师，遵医嘱给予适宜的缓泻剂或灌肠。如果患者发生尿潴留，在明确排除躯体疾病后，可采用听流水声、用温水冲洗会阴、下腹部放热水袋或按摩膀胱等方法诱导排尿，无效时可遵医嘱导尿。

（4）加强饮食护理：安排固定座位，采用集体进餐制，打消患者对饭菜是否被人下毒的疑虑。患者进餐时，护理人员应全面观察其进食情况，一旦发现患者拒食、噎食或用餐具伤人或自伤,应及时予以处理。对特殊病情者,应按医嘱给予流质、高蛋白、少盐、低脂饮食等特殊饮食。对于抢食、暴食者,应安排单独进餐,适当限制进食量,谨防意外发生。对有严重躯体疾病、卧床不起的患者,进食时,应将其头偏向一侧,避免大口及快速喂饭,以防其发生窒息等意外。对拒食的患者,应积极查找原因,妥善解决,以避免患者躯体衰竭,必要时可遵医嘱给予鼻饲或静脉输液等,保证患者营养和水分的摄入。对食异物的患者应重点观察,外出活动时需专人看护,严防吞服杂物、脏物等。患者会客时,护理人员应做好其家属的宣教工作,要求家属带来的食品安全、卫生,劝导患者适量进食。

(5)加强睡眠护理:睡眠质量的好坏对于精神分裂症患者来说非常重要,睡眠质量差常常预示着疾病的波动或恶化。护理人员应尽可能地为患者创造良好的睡眠环境,保持病房内空气流通,温度适宜,室内整洁、安静,夜间入睡时光线宜暗,工作人员应说话轻、走路轻、关门轻、操作轻。应保持床单位整洁,床垫软硬适中,冷暖适度,使患者感觉舒适。应将兴奋吵闹的患者安置于单间内,并遵医嘱给予镇静安眠处理。护理人员应认真分析不同患者睡眠障碍的原因,对症处理。对有入睡困难的患者,白天应尽量组织其参加各种活动,消耗其过盛的精力,这类患者睡前忌服用引起兴奋的药物、饮料,避免参加激动、兴奋的娱乐或谈心活动,临睡前要解完小便,以保证夜间安稳地入睡。新入院患者由于害怕陌生的医院环境或因反感、恐惧治疗而失眠,护理人员应耐心劝慰患者,增加其安全感。对有主观失眠的患者,可在其入睡后用红笔在其手臂上做个记号,待患者睡醒后告诉其睡眠情况较好,以帮助其缓解焦虑情绪。护理人员应加强夜间巡视,如果在巡视中发现患者蒙头睡觉,应将其被子轻轻揭开,认真观察患者睡眠的姿势,听呼吸声等,以防止患者伪装入睡。对于过度兴奋、焦虑或有消极意念的患者,应遵医嘱给予药物辅助入睡,密切观察和评估患者服药后的入睡时间、睡眠程度等,并做好睡眠记录,以防意外发生。

2.安全护理

受精神症状的支配,精神分裂症患者常可出现自杀、自伤、伤人、毁物等破坏行为或反抗、出走等意外情况,在一定程度上危及患者与他人的生命安全和周围环境的安全。因此,安全意识要贯穿于护理活动的全过程,护理人员应随时警惕潜在的不安全因素,谨防患者冲动或意外的发生。

(1)对于重点患者,应做到心中有数。护理人员应加强巡视,密切观察患者的病情,对有自杀、自伤、冲动、伤人、出走企图或行为的患者应随时警惕,密切注意其动向,详细了解其病史,重视患者的主诉,当病情有波动时应及时做好护理记录并做好交接班。

(2)满足患者的合理需求,建立良好的护患关系。护理人员应同情、关心、理解和尊重患者,使其主动倾诉想法。

(3)环境设施安全。加强病房设施的检查,若发现门窗、门锁、床、玻璃等有损坏,应及时报修,进出病区办公室、治疗室、备餐室、杂物间等场所应随手锁门。

(4)加强安全检查。患者入院、会客、因假出院后返院及外出活动返回,均需做好安全检查。凡危险品,一律不得带入病区或存留在患者身边。须严格管理病区内的危险物品(如药品、器械、玻璃制品、绳带、易燃物、锐利物品等),交接班时务必认真清点,一旦发现缺少,应及时追查并向科室领导汇报。每日例行安全检查时,护理人员不可遗漏病区内的任何一个角落,仔细查看患者的床单位、床旁柜内是否暗藏药物、绳带、锐利物品等危险物品,一经发现,立即予以处理,以免发生意外。

（5）安全护送患者。当患者因治疗或检查需要离开病区时,必须由工作人员护送并视病情需要,适当配备相应的护送人员。护送途中患者必须在工作人员的视线范围内活动,特别是到了分岔路口、转弯处等,工作人员务必站好岗,密切注意患者的动态。

3.药疗护理

药物治疗是精神分裂症最主要的治疗手段。患者由于受到精神症状的影响而缺乏自知力,否认有病,大多不配合治疗,经常出现拒绝服药、藏药等行为。因此,精神科的给药治疗护理,除了按一般给药治疗护理常规外,应特别重视以下几个方面。

（1）给药前应熟悉患者的精神症状和躯体状况。在患者接受治疗前,护理人员应掌握患者的病情（如思维、情感、认知行为等精神症状）,以作为患者用药前后症状改善与否的评判依据。在整个治疗过程中,患者的精神症状会有所改变,故护理人员应不断评估患者用药后的反应,及时发现药物的不良反应,为医师用药和调整剂量提供参考依据。同时,护理人员还需要密切观察患者的躯体状况,如营养、情绪、大小便、睡眠、生命体征等,以确保用药安全。对有严重心血管不良反应、恶性综合征的患者应高度警惕。

（2）严格执行"三查八对"的发药制度,保证治疗安全和效果。发药时护理人员必须集中注意力,做好"三查八对",认清患者的姓名、床号、面容等后再发药,并看着患者将药物吞下后方可离开。对有藏药行为的患者,应在其服药后,认真检查其口腔,确定其真正服药。除了防止患者弃药影响治疗效果外,还要警惕患者藏药累积后发生吞服自杀等意外情况。

（3）发药时,先给合作者发药,后给不合作者发药。若患者睡意蒙眬,必须唤醒后再服药,以免呛咳。对老年患者、吞咽困难的患者应一片一片地给药,让其吞服,或者碾磨成粉后让其服下,切勿使其一次吞服数片,以防发生意外。对拒绝服药者,要耐心说服、劝导,尽量取得合作。对极度兴奋躁动拒不服药或意识障碍患者可遵医嘱鼻饲给药。

（4）采用肌内注射药物时,必须取位臀大肌,两侧交替,进针要深,以利于吸收。注射次数多时,应在局部注射部位给予热敷,避免形成硬结。药物注射后叮嘱患者卧床休息,谨防发生直立性虚脱。

（5）药物治疗过程中随时警惕患者的暴力行为。应近身放置治疗车、治疗盘等,不得随便放置,以免患者抢药或毁坏治疗车、治疗盘等。对兴奋冲动及不合作者,应两人以上协作进行药物治疗。

（6）给药治疗后及时收拾好用物,切勿将注射器、安瓿等物遗留在病房,以免被患者当作自伤、伤人的工具。

（7）观察疗效及药物不良反应,如果发现患者出现眩晕、心悸、面色苍白、皮疹、黄疸、吞咽困难、意识模糊等症状,应视情况暂缓给药,立即向医师报告,进一步重点观察并详细交接班。

（8）加强健康教育,提高患者服药的依从性。宣传药物治疗的有关常识,使患者了解用药目的、熟悉药物的不良反应,以解除患者的顾虑,使其主动配合治疗。

（二）心理方面

1.建立良好的护患关系

精神分裂症患者大多意识清晰,智能良好,缺乏自知力,不认为自己有病,不安心住院,对医护人员有抵触情绪。建立良好的护患关系可取得患者的信任,有助于深入了解其病情,提高其治疗的依从性。要建立良好的护患关系,护理人员首先应尊重患者的人格,关心患者的日常生活,理解患者的真实感受,其次应增强自身的技术业务能力,严防差错事故的发生。

2.正确运用沟通技巧

与患者交谈时,护理人员的态度应亲切温和,耐心倾听患者的诉说,不嘲笑、责备、讥讽患者。当患者的妄想内容荒谬离奇,与现实明显不符时,护理人员不要与患者争论有关妄想的内容,应同情、支持和理解患者,适当提出自己的不同感受和指导意见,避免一再追问妄想内容的细节。遇到容易激惹的患者,护理人员应鼓励其用语言表达感受而非行为冲动,并指导其采用其他非暴力的方式发泄愤怒和激动的情绪。对于思维贫乏的患者,护理人员不应提出过多的问题和要求,以免增加患者的压力。

3.出现幻觉患者的护理

护理人员应高度重视精神分裂症患者的幻觉,因为患者在鲜明生动的幻觉的支配下,可能失去控制,做出一些让人难以理解的事情,严重时可影响或干扰患者的正常生活,甚至导致患者发生自杀、自伤等危险行为。在护理上具体应做到以下几点。

(1)尝试体验患者的感受,产生同理心,不要与患者争辩说话的对象是否存在。

(2)了解患者幻觉的类型、内容及性质,根据患者对幻觉所持的态度合理安排病室,采取安全防范措施,必要时行约束带保护。

(3)对于沉浸在病态体验中的患者,应给予其帮助,陪伴其参加一些喜爱的活动,尽量转移其注意力,减轻幻听对其的影响。

(4)选择适当时机对患者的病态体验提出合理解释。例如,陪患者去声音的来源处散步,澄清事实;对认为饭菜有异味而拒食的患者,可更换其饮食或采用集体进餐制等,以缓解其焦虑不安的情绪;如果患者反应强烈,有可能发生冲动或攻击行为,应注意加强管理,保证安全。

(5)尽量设法不让患者独处,以防止其沉湎于幻觉,鼓励和督促患者参加各种娱乐活动和康复活动,体验现实生活环境,以减少幻觉发生的频率。

4.妄想患者的护理

妄想是精神分裂症患者常见的症状之一。在被害妄想、关系妄想、嫉妒妄想、影响妄想等影响下,患者容易发生伤人、毁物或危害社会治安等行为。

(1)避免引导患者反复体验其妄想。护理人员应耐心倾听患者的主诉,不轻易评论妄想的内容,不与患者争辩妄想的正确性,保持中立的态度,耐心引导,细心观察其言行及情绪的变化,给予适当的安慰、支持和疏导,转移患者的注意力。

(2)不在患者面前低声交谈,以免加重患者的猜疑心理,强化其妄想内容。当医务人员成为妄想对象时,切忌在患者面前做过多的解释,应尽量减少与患者的接触,注意安全。当其他患者成为妄想对象时,应及时将其安排至不同病室,以确保其安全,防止发生意外。

(3)根据妄想内容,实施针对性护理。对被害妄想者,应耐心劝导;对关系妄想者,与其交流时,言行需谨慎,以免被涉入妄想体验中去;对自罪妄想者,应限制其劳动强度、诱导其进食,以免过度劳累,引发躯体衰竭;对疑病妄想者,应耐心解释疾病相关问题,必要时配合医师给予暗示治疗。

(4)加强治疗性沟通。随着药物治疗的开展,患者的妄想症状会逐渐减轻,对妄想的病态信念也会渐渐动摇。此时,护理人员应加强与患者之间的治疗性沟通,进一步启发患者,帮助其正确认识自己的病态思维,正确分析自己的病情,从而尽快恢复自知力。

(5)提高接触技巧。刚入院患者的妄想内容丰富而又顽固,护理人员在与其接触时,尽量不要过多地谈论或触及其妄想内容。若患者主动提及妄想内容,护理人员应耐心倾听,运用语言性和非语言性的接触技巧,取得患者的信任,帮助其摆脱妄想的困扰和折磨。

(三)社会方面

1.暴力行为患者的护理

(1)正确评估发生暴力行为的原因:护理人员应详细了解并掌握患者暴力行为的特点、规律,正确评估患者发生暴力行为的原因,提前做好防范。

(2)掌握暴力行为发生前的前驱症状:患者在发生暴力行为前,往往会有一些预兆,例如,紧握拳头、言语挑衅、激动不安、来回踱步等,护理人员若能尽早识别这些前驱症状,就能尽快做好患者的安置工作,将患者与其他兴奋状态的患者分开安置,以免相互影响。

(3)积极有效地控制患者的暴力行为:护理人员应尽量满足患者的合理需求,对言语增多、激惹性升高但尚能接受劝告的患者,可根据其特点或爱好,鼓励其参加适当的工娱治疗或户外活动,使其旺盛的精力集中于正常活动,稳定其兴奋激动的情绪。对有伤人毁物行为的患者,应将其安置于单人隔离室内,避免一切激惹因素。对极度兴奋、躁动的患者,应将其安置于重病室,必要时予以约束带保护。

(4)加强自身安全和防护:工作人员切勿将自己与有暴力行为的患者单独锁在一室,须2人以上协同工作,以免受到患者伤害。若发现患者手持凶器,应保持冷静,一方面劝说患者放下凶器,另一方面其他工作人员出其不意,从患者身后夹住其双手,在其他人员的相互配合下尽快夺去其手中凶器,在保护患者的同时,也要避免自身受到伤害。

2.生活技能训练

由于病程迁延,进展缓慢,反复发作,精神分裂症患者有精神衰退的可能。加强对患者的生活技能训练,可促进其生活技能的恢复,保持其部分或全部的社会功能,延缓其精神衰退的进展,从而增强患者在病愈后重返社会的信心。常见的生活技能训练主要包括代币制治疗、社交训练、工作实践和娱乐治疗4个方面。代币制治疗可以帮助患者纠正不良行为和形成适应社会的良好行为;社交训练则可以帮助患者重建人际交往的模式,更好地与人沟通和交往,保持自己的社会功能;工作实践和娱乐治疗都是有价值的社会激励方式。工作实践可以促进患者相应的社会行为发生良性变化,帮助患者出院后更好地回归社会、适应社会,而娱乐治疗可以帮助扩大患者的社交范围,让患者从娱乐活动中找回自信,有助于提高患者的社会适应能力。

3.预防复发与健康教育

精神分裂症是一种慢性精神疾病,复发率很高,且复发次数越多,患者的社会功能损害和精神缺损越严重,给患者自身、家庭和社会造成的负担也就越大。有效地控制精神分裂症复发,使患者保持良好的健康状态,恢复原有的工作能力和学习能力,重建良好的社会功能,是精神分裂症康复期护理的主要目标。对康复期患者及其家属做好健康教育工作,对预防疾病复发具有非常重要的意义。具体的健康教育措施主要包括以下几个方面。

(1)帮助患者和家属熟悉精神分裂症的病因、治疗和预后,使其认识到疾病复发的危害以及药物维持治疗、心理治疗对预防疾病复发的重要性。

(2)帮助患者及其家属掌握有关精神药物的知识,尤其是应将药物的不良反应告知患者及其家属,以便其能识别药物的不良反应表现,并能采取适当的应急措施。指导患者正确服药,不得擅自增药、减药或停药。

(3)嘱患者按时去门诊复查。教会患者及其家属识别疾病复发的早期征兆(如睡眠障碍、拒服药、生活不能自理、懒散、外逃等现象),以便及早到医院就诊。

(4)保持良好生活习惯,避免精神刺激,生活要有规律。保持与亲朋好友的交往,避免应激性事件的刺激,克服自卑心理,保持良好的心境,加强身体锻炼,恢复生活和工作技能,以饱满的情绪、健康的心理回归社会。

(桑锦玲)

第三节 心境障碍

心境障碍(mood disorder)又称情感性精神障碍(affective disorder),是由各种原因引起的以显著而持久的情感或心境改变为主要特征的一组疾病。主要表现为情感高涨或低落,伴有相应的认知和行为的改变,重者可有幻觉、妄想等精神病性症状。本病有周期性反复发作的倾向,多数可缓解,间歇期患者精神活动基本正常,少数残留症状或转为慢性。

根据《国际疾病分类》第 10 版(ICD-10),心境障碍主要包括躁狂发作、双相障碍、抑郁发作、持续性心境障碍(环性心境障碍和心境恶劣)。双相障碍即病程中既有躁狂相又有抑郁相状态。病程中只有躁狂相或只有抑郁相,称为躁狂发作或抑郁发作。临床上以单相抑郁最常见。

心境障碍的发病率因性别、年龄、社会地位、婚姻状况、种族状况和季节的不同而有所不同。本病的发生还与遗传、生理、生化等生物学因素的综合作用有关。心境障碍的预后一般较好,但反复发作者、老年患者、有心境障碍家族史者、病前为适应不良人格者、有慢性躯体疾病者、缺乏社会支持系统者、未经治疗者和治疗不充分患者,往往预后较差。对心境障碍患者的护理重点是确保患者安全、保证充足睡眠和满足基本的生活需要,并做好患者的心理护理和健康教育。

一、护理评估

在评估心境障碍患者时,应系统地分析认识患者的整体健康状况,更应从生理、心理、社会功能等多方面评估患者。在评估时应充分运用治疗性人际关系、会谈及观察的技巧,还可借助于量表等辅助检查工具,常用量表有贝克-拉范森躁狂量表及汉密尔顿抑郁量表(HAMD)和抑郁自评量表(SDS),以反映疾病的性质和严重程度。

(一)生理评估

1.评估营养状况

患者有无食欲缺乏或旺盛、体重下降、营养不良。

2.评估睡眠状况

患者有无入睡困难、早醒、醒后难以入睡等情况。

3.评估排泄情况

患者有无排尿困难、便秘。

4.评估生活自理能力

患者的个人生活是否能自理,衣着是否脏乱;有无躯体疾病和自杀、自伤所致躯体损伤。

(二)心理评估

1.评估认知活动

患者有无思维过程及内容改变(如幻觉、妄想、语速改变、语量改变等),应答是否准确及时,判断患者对疾病有无自知力及对住院治疗的态度。

2.评估情感活动

患者有无情绪低落或高涨(如抑郁、焦虑或易激惹、夸大等),是否有正确的自我评价。

3.评估意志及行为

患者有无意志减弱或增强,例如,生活懒散、活动增多、性欲亢进,尤其是否有自杀意念、伤人毁物等表现。

(三)社会评估

1.评估社交功能

例如,患者与他人的沟通能力以及对亲人的态度,家属之间的关系如何。

2.评估社会支持系统

例如,家庭、社会对患者的支持情况及患者的感受。

3.评估近期生活事件

患者近期是否有考试、结婚、离婚、丧偶、怀孕、工作生活上与人摩擦等生活事件,评估患者应对挫折与压力的方式及效果。

二、护理诊断

(一)抑郁发作相关护理诊断

1.有自伤、自杀危险

有自伤、自杀危险与自责、自罪、自我评价低有关。

2.营养状况的改变(低于机体需求量)

营养状况的改变与情感障碍食欲缺乏、自罪妄想有关。

3.睡眠形态紊乱

睡眠形态紊乱与严重抑郁有关。

4.生活自理能力下降

生活自理能力下降与精神运动迟滞、无力照顾自己有关。

5.低自尊、绝望

低自尊、绝望与感到无用、无助、无价值有关。

6.社交障碍

社交障碍与精神活动下降、焦虑、自我评价低、思维过程改变有关。

7.个人应对无效

个人应对无效与不切实际的感受、不恰当的应对方式有关。

8.便秘与尿潴留

便秘与尿潴留与日常活动减少、饮水量不足、药物不良反应有关。

(二)躁狂发作相关护理诊断

1.暴力危险(针对自己或他人)

暴力危险与精神运动性兴奋有关。

2.营养状况的改变(低于机体需求量)

营养状况的改变与兴奋、机体消耗过度、进食无规律有关。

3.睡眠形态紊乱

睡眠形态紊乱与兴奋的精神状态有关。

4.生活自理能力下降

生活自理能力下降与严重的兴奋状态有关。

5.社交障碍

社交障碍与自我评价过高、易激惹、爱管闲事、思维过程改变有关。

6.个人应对无效

个人应对无效与不切实际的感受、不恰当的应对方式有关。

7.便秘

便秘与饮水量不足、药物不良反应有关。

三、护理目标

(1)通过护理,建立良好的护患关系,患者能接受治疗和护理。

(2)患者能维持营养、水分和生理功能。

(3)患者能以积极的方式宣泄内心的愤怒,有正确的自我认识。

(4)不发生行为不当造成的对自己或对他人的躯体或物品的损害。

(5)患者学会控制和疏泄自己的情绪。

(6)患者穿着修饰得当,能自理个人生活。

(7)患者能描述抑郁或躁狂发作的相关因素,认识和分析自己鲁莽、激越行为是病态;能恰当表达自己的需要及欲望,人际关系和行为方式改善。

四、护理措施

(一)抑郁发作患者的护理措施

1.消极情绪和消极行为患者的护理

(1)建立有效的护患沟通:抑郁患者往往情感低落,对任何事物都失去兴趣,甚至有自责、自罪感,因此护理人员需以和善、真诚、支持、理解的态度,耐心地协助患者,使患者体会到自己是被接受的,不像自己所想象的那样没有用、没有希望。与患者交流时应保持一种稳定、温和与接受的态度,适当放慢语速,允许患者有足够反应和思考的时间,并耐心地倾听患者的诉说,不可表现出不耐烦、冷漠甚至嫌弃的表情。避免根据自己的价值观判断患者的做法是对还是错,例如,用"你不应该……""你不要……"等语句,以免加重患者的自卑消极情绪。护士可采用一些非语言的沟通方式,例如,身体前倾、面带微笑,让患者有安全感,以帮助建立良好的护患关系。

(2)防止自杀和自伤:抑郁患者自杀的预防,关键在于准确、及时地评估患者的自杀风险,采取及时恰当的护理措施,防止自杀行为的发生。多数抑郁患者在自杀前有一些先兆,例如,行为突然改变,将自己的财物送人,流露出自杀意图,或情绪突然好转等。护理人员需通过观察患者的情感变化、行为、语言和书写的内容等,早期辨认自杀的意图及可能采取的方式,及时采取有效的阻止措施,防止意外发生。同时要严密观察有自杀意念和想法的患者,30 min巡视一次,必要时专人陪护。尤其做好晨间的巡视工作,对于早醒的患者要特别关心,因为凌晨是患者抑郁情绪最严重的时候,很多意外事件发生在凌晨。另外,要为患者创造一个安全的治疗环境,做好危险品管理工作。同时要鼓励患者参加集体活动,而不是单纯限制其活动环境,要让患者感受到被关心及被尊重。

(3)训练患者学习新的心理应对方式:抑郁患者对自己或外界事物常不自觉地持否定的看法(负性思考),护理人员必须协助患者确认这些负性思考,然后设法打断这种负性循环。在与其沟通时,鼓励患者抒发自身的感受,当患者用消极的观点谈他们的问题时,护士接受患者的这种感受,但没有必要接受患者的这种自我屈服、自我挫折。护士可以帮助患者探索为什么会产生这种负性的想法,一旦患者明白原因,就会开始学习怎样去形成一个现实的想法。另外,积极创造、利用一切个人或团体的人际交往机会,例如,组织鼓励患者参加娱乐、体育等活动,使患者从中产生健康的感受、自尊和成就感,改善患者以往消极被动的交往方式,逐步建立积极健康的人际交往方式,改善人际交往技巧。通过学习和行为矫正训练方式,改变患者的病态应对方式,建立新的应对技巧。

2. 生理方面的护理

(1)加强饮食管理,保证营养:轻度抑郁患者可能会以进食来作为调适手段,缓解压力,以至于体重增加,形成另一种压力源;严重的抑郁患者则通常有拒绝进食现象。患者可能认为自己不配进食。护理人员应先了解患者拒绝进食的原因,针对原因进行处理。护士应为患者选择易消化、高热量、高蛋白、高维生素的食物,可采用少食多餐方式给予。鼓励患者进食或喂食,必要时鼻饲流质或输液以保证患者的营养。

(2)改善睡眠:睡眠障碍是抑郁患者的常见症状之一,可出现入睡困难或早醒。护士在患者的生活安排中,要求患者白天尽量不卧床,可用坚定、温和的口气鼓励患者下床活动,从而使患者晚上能获得充分的休息;对入睡困难或半夜醒来不能再入睡者,可按医嘱适当给予帮助睡眠的药物,以达到减轻焦虑和入眠的目的。另外,可采用一些放松技术帮助患者放松,例如,热水沐浴、听轻松的音乐、做肌肉放松运动等促进患者放松;减少或限制喝含酒精的饮料,以及咖啡、浓茶等有中枢兴奋作用的饮料,在睡前喝些牛奶或睡前进少许点心有助于患者睡眠。

(3)排泄护理:患者少动或药物的不良反应造成或加重便秘和尿潴留等问题,护理人员要尽量鼓励患者多喝水、常活动、多吃新鲜的蔬菜和水果、经常做腹部按摩。每天做好两便的监测工作,对3天未解大便者,遵医嘱给予缓泻剂,必要时灌肠。发现患者尿潴留时,及时查明原因,给予诱导排尿,例如,让患者听流水声,用温水冲洗会阴,在下腹部放热水袋,按摩膀胱等,无效时可遵医嘱给药或者导尿。

(4)做好日常生活护理:由于患者精神活动抑制、疲乏、缺乏兴趣和低自尊而忽略自己的个人卫生。护理人员可以帮患者拟订一个简单的作息时间表,内容包括起居、梳理、洗漱、沐浴,每天让患者自行完成作息时间表所规定的内容,同时给予积极的鼓励和支持,辅以信任、关切的表情和目光,使患者逐步建立起生活的信心。

3. 治疗护理

护理抑郁患者时要多考虑其自杀因素,护士应确保患者每次将药物全部服下,既保证药物治疗的效果,又能防止患者蓄积药物而达到自杀的目的。治疗药物的不良反应常是患者不能坚持服药的原因,故应将常见的不良反应及处理措施告诉患者,让其有心理准备,告知患者若有不适要及时与医师、护士沟通,不要自行减量。护士应密切观察患者服药后的不良反应并采取适当的措施。若采用无抽搐电休克治疗,需做好治疗前的准备和治疗后的观察。

4.健康宣教

抑郁症患者在疾病转归后,非常渴望获得疾病的相关知识,患者家属也希望了解照顾、帮助患者方面的知识。因此,护理人员应耐心细致地做患者和家属的卫生宣教工作:①用通俗易懂的言语,从疾病的发生、发展、治疗、预后等多层面对疾病知识进行宣教。②由于抗抑郁药有不良反应,且出现于药效前,常使患者不愿服药。需讲解维持量药物治疗的重要性和常见不良反应及处理方法。③讲解疾病复发可能出现的先兆表现(如睡眠不佳、情绪不稳、烦躁、疲乏无力等),尽早识别复发症状,及时到医院就医。嘱患者即使病情稳定,也要按时去门诊复查,在医师的监护、指导下服药,巩固疗效,不可擅自加药、减药或停药。④鼓励患者锻炼,形成乐观积极的生活态度,生活要有规律,积极参加娱乐活动,避免精神刺激,保持稳定的心境。指导家属为患者创造良好的家庭环境,学会初步的自杀风险评估和预防。

(二)躁狂发作患者的护理措施

1.激惹情绪及暴力行为患者的护理

(1)提供安全的环境:躁狂症患者往往躁动不安,很容易受周围环境刺激的影响。因此,提供陈设简单、空间宽大、安静的环境,常具有镇静作用,可以稳定患者的情绪。

(2)建立良好的护患关系:尊重、关心患者是建立良好关系的基础。在建立关系的过程中,患者可能经常以要求的姿态提出需要或以讨价还价的方式表现出来,或是爱说些淫猥的、粗俗的、挑拨的话。护理人员面对这样的患者,应以平静、温和、诚恳、稳重以及坚定的态度来接纳他(她),促进患者表达真实想法,有利于建立良好的护患关系。

(3)缓和患者的激惹情绪:由于症状的干扰患者可能出现一些越轨行为,例如,言语粗鄙、性骚扰、大声命令、操纵或出现破坏性行为。另外,患者由于夸大,自认为很有本事或很富有等而出现一些不切实际的行为,例如,随意购物造成浪费。因此,护理人员须了解其原因,尽量淡化,不要羞辱、指责患者;在患者表现幽默、夸大时,护理人员最好以中立的态度对应,转移其谈话主题。若护理人员此时听他(她)高谈阔论而跟着参与或随兴大笑,则容易造成患者更加急躁。引导患者朝正确方向消耗过剩的精力,根据患者的病情,安排患者参与其喜爱的活动,例如,书写、绘画、打球、跑步等有益活动,并让患者学习不干涉别人,对其作品和进步给予表扬,这样既增强了患者的自尊,又使患者过盛的精力得以自然释放。

(4)防止暴力行为的发生:部分躁狂症患者以愤怒、易激惹、敌意为特征,动辄暴跳如雷、怒不可遏,甚至可出现破坏和攻击行为。护理人员应了解患者既往暴力行为的原因,评估目前的状态,设法消除或减少这些诱发因素。在疾病急性阶段尽可能地满足其合理要求,对于不合理、无法满足的要求也应尽量避免采用简单的方法直接拒绝,以避免激惹患者。可以根据当时的情景尝试采取暂缓、转移等方法,稳定和减缓患者的激越情绪。鼓励患者用言语表达其焦虑、愤怒或恐惧的感受,在患者的行为无法自控时,以坚定的口气制止患者的行为,若患者仍无法抑制其冲动,可采取隔离或保护措施约束患者。待患者平静后鼓励其说出原因或刺激,引导其讨论如何预防攻击行为和如何恰当处理类似事件,指导患者自我控制和表现出社会可接受的行为。

2.生理方面护理

(1)保证足够的营养和水分:患者由于极度兴奋、精力充沛,整日忙碌于其认为有意义的活动,经常用餐不专心或无暇用餐等,容易造成营养和水分不足。因此护理人员必须为患者提供高热量、高营养、易消化的食物,督促患者定时、定量进餐。对于不能安静进餐的患者应考虑安排其单独进餐,以防止周围环境对患者的影响。

(2)保证休息和睡眠:患者活动过度,睡眠需要减少,对环境又很敏感,常常入睡困难。护士须为患者提供安静的环境,适当陪伴患者,必要时遵医嘱给予适当的药物帮助患者入睡。

(3)排泄护理:鼓励患者多饮水、多食蔬菜和水果等。每天做好排便的监测工作,对 3 d 未解大便的患者,遵医嘱给予缓泻剂等。

(4)督促保持个人卫生和维持日常仪态:躁狂患者因受症状影响,对自己的行为缺乏判断,常常过分打扮,有时也可能为显露身材不穿衣服。护理人员应鼓励患者保持个人卫生,进行适宜的打扮,对其不恰当的言行给予适当的引导和限制。

3.治疗护理

患者常不承认有病,拒绝服药。有的患者过度兴奋,对治疗不合作,护士需督促和保证药物治疗的顺利完成,并观察药物疗效及不良反应。大多数患者采用碳酸锂治疗,而锂盐的治疗剂量和中毒剂量又十分接近,所以护士必须了解锂盐的治疗作用及不良反应,并认识锂盐中毒的症状和处理方法。若采用改良电抽搐治疗,需做好治疗前的准备和治疗后的观察。

4.健康宣教

大部分躁狂症患者对所患疾病没有系统的了解,服药依从性差,若停药,有复发的危险。其发作的频率与其预后有密切关系。因此,指导患者和家属学习相关疾病知识和预防复发的常识非常重要。向患者家属宣教疾病病因、临床表现及药物治疗、不良反应等,使患者保持稳定的情绪、合理的营养、充足的睡眠。良好的心境对疾病康复、巩固治疗、预防复发起到重要作用。指导家属创造良好的家庭环境,锻炼患者生活及社会交往的能力。

(桑锦玲)

第四节　神经症性障碍

神经症性障碍,是一组病因、发病机制和临床表现不一致的精神障碍的总称,主要表现为精神活动能力下降、烦恼、紧张、焦虑、抑郁、恐怖、强迫症状、疑病症状、分离症状、转换症状或各种躯体不适感。神经症性障碍作为一组人为合并起来的疾病单元,各亚型有着各自不同的特点,症状复杂多样,其共同的特点如下。①病前有一定的人格基础。②起病多与精神应激或心理-社会因素有关。③临床上呈现精神和躯体方面的多种症状,但无相应的器质性基础。④对疾病有相当的自知力。

一、护理评估

(1)评估引起各种神经症性障碍的健康史,了解病因和诱因。

(2)通过观察、交谈、体检及应用心理量表等评估患者发作时的特征性表现、主要临床相以及精神状态。

(3)评估患者有无躯体器质性病变(如心脏病、甲状腺功能亢进等)。

(4)评估患者的意识状况、生命体征、营养状况、睡眠及活动有无异常。

(5)评估患者的个性特点,有无突出的人格缺陷特征。

(6)评估患者的社会环境情况(如家庭的教育方式、幼年的生活环境、所受教育程度及患者成年后的行为模式等)。评估患者个人及社会的支持系统是否良好。

二、护理诊断

1.睡眠形态紊乱

睡眠形态紊乱与焦虑、恐惧、自主神经功能紊乱等引起的症状有关。

2.自理能力受损

自理能力受损与严重焦虑发作、强迫行为或强迫思维、精神萎靡等有关。

3.疼痛

疼痛与自主神经功能紊乱、焦虑等有关。

4.皮肤完整性受损

皮肤完整性受损与过度洗涤(强迫行为)有关。

5.焦虑

焦虑与缺乏疾病相关知识导致不愉快的观念反复出现有关。

6.抑郁

抑郁与思维障碍、长期自我贬低有关。

7.恐惧

恐惧与心理-社会因素、个人应对无效、社交障碍有关。

8.个人应对无效

个人应对无效与焦虑、恐惧而无力应对压力情境有关。

9.自我概念紊乱

自我概念紊乱与缺乏自信、角色功能改变有关。

10.相关知识缺乏

患者缺乏神经症性障碍的相关知识。

三、护理目标

(1)护患关系良好,症状减轻或消失。

(2)患者的基本生理或心理需求得到满足,舒适度增加。

(3)患者能正确认识疾病的表现,以及与个性、内心冲突的关系。

(4)患者能运用有效的心理防御机制及应对技巧消除不良的情绪。

四、护理措施

(一)焦虑性障碍患者的护理措施

1.惊恐发作和严重焦虑患者的护理

将患者安置在安静、舒适的房间,保护患者的隐私,避免干扰;周围的设施要简单安全,最好能有专人看护,尽量使患者保持平静;密切观察并记录生命体征和躯体情况的变化。对伴有躯体疾病者,要向其讲明激烈的情绪会对身体造成不良的影响,让患者能从主观上控制情绪反应。待患者情绪稳定时,应不失时机地为其做心理护理,通过安慰和鼓励帮助患者认识到身体症状来源于焦虑,鼓励患者探究引起焦虑的情境及如何降低应激源作用。

2.放松训练

当患者经历应激和焦虑时,护士应指导患者运用放松技巧(如使用腹式呼吸、慢跑、静坐、听音乐、练气功、打太极拳等),也可利用引导想象、肌肉放松方法和生物反馈仪等使紧张的肌肉得以放松。想象放松技巧如下。

(1)放轻音乐,想象自己赤脚走在海滩上,暖暖的阳光照在身上,海风轻轻吹拂,海浪拍打海岸,将头脑倒空,达到放松的目的。

(2)天上下着毛毛雨,我漫步在雨中,毛毛雨淋湿了自己的头、胸、背、腿、脚,感到无比舒适。感觉到自己越来越清醒,原来的紧张和疲惫一点点地被冲刷掉,真是无比舒适,无比舒适……我的身心越来越放松,越来越放松……

(3)想象重重跌坐在棉花上/白云上……

3.安全护理

患者可出现继发性情绪低落,可能会出现自伤甚至自杀行为,需预防患者的自杀企图,尤其是对于实施过自杀行为的患者,要保障患者的安全。为患者提供安静、舒适、安全的治疗环境,减少外界刺激,避免环境中有危险品及其他不安全因素。在患者注意力集中时,护士使用流畅、平静的语调给予简短的指导,向患者保证他们是安全的,这样同样有助于减轻患者的焦虑感。当患者感觉不能静坐和谈话时,护士可以陪伴患者散步。

4.饮食护理

患者可能会有食欲缺乏、体重下降等情况,可能是抑郁、焦虑等负性情绪和胃肠不适、便秘、腹胀等躯体不适所致。因此,护士要对患者进行解释,使患者有正确的认识,鼓励其进食,帮助选择易消化、营养丰富和色香味俱佳的食物。鼓励便秘患者多喝水,多吃蔬菜、水果,适当运动,养成每天排便的好习惯。

5.治疗性沟通

惊恐发作时,由于患者不能够理解冗长的句子,护士应采取简单和平静的沟通方式。待焦虑消退后,患者认知恢复正常,护士可使用开放性沟通技巧讨论患者的经历。注意沟通时要运用良好的护理交流技巧,以真诚、理解、接纳的态度对待患者。当患者诉说躯体不适时,要耐心倾听,并认真进行体格检查,不要轻易否定症状的存在。选择适当的时机,结合正常的检查结果,使患者相信其不适并非器质性病变所致。要允许患者适当地宣泄情绪,当患者表达自己的情绪和感受时,要态度和蔼,注意倾听患者的心声,提问要简单。对不太合作的患者,护士应耐心等候,给患者足够的时间以做调整,以温和的态度面对,或择期再询问;患者愿意诉说时,要及时给予鼓励,逐步深入,帮助患者识别自己的焦虑情绪。逐步引导他(她)接受自己的负性情绪,共同来寻找出负性情感发生前有关的事件,进一步探讨应激源和诱因。帮助患者认识自己的负性情绪,也有利于护士发现患者的心理问题,制订相应的护理措施。

6.护士心理状态

患者惊恐发作时,护士可能有挫折感或愤怒感,会受到患者影响出现焦虑和恐惧。应懂得焦虑是不可避免的,严重时会影响人的学习、工作和正常生活。因此,应经常与更有经验的护士讨论不舒适的感觉,提高在自我生活实践中应对应激与焦虑的技巧,以一种平静的心态面对、接受并帮助患者。

7.健康指导

向患者及其家属解释焦虑的有关知识,使其认识精神心理疗法与药物疗法结合的重要性。

指导患者学会应对应激、应激反应和引起应激的情境,告知患者药物的剂量、预期作用、不良反应以及与药物具有协同或拮抗作用的物质。指导家属对焦虑症患者持有正确态度,对患者保持适当的关心,根据患者的实际情况和以往的习惯在生活中给患者以适度的关心和照顾,不要让患者的疾病治疗成为家庭日常生活的中心,让患者做些力所能及的或感兴趣的事情,转移患者的注意力,减轻焦虑的程度;同时督促患者服药治疗,最好由家属保管药物,防止意外事件发生。

(二)强迫性障碍患者的护理措施

1.行为治疗护理

在患者愿意暴露自我感受并参与防止仪式行为的情况下,护士可与患者共同逐渐纠正强迫行为。开始时,患者逐步减少完成仪式行为花费的时间,而后在焦虑时延迟仪式行为的实施,最终患者能够去除仪式行为,将其对日常生活的干扰降到最低点。同时,护士应指导患者使用放松技巧(如深呼吸、肌肉放松和引导想象等),开始时护士与患者共同练习,然后鼓励患者自己练习,直到患者能够独立完成。

2.皮肤护理

每日对患者洗涤处皮肤的健康状况做详细、认真的评估。了解并记录其损伤的程度;让患者使用性质温和、刺激性小的肥皂;对水的温度进行控制,不能过热或过冷;临睡前,在皮肤上涂以护肤的营养霜或药膏。尽可能避免患者在有水的地方停留过长的时间,以减少患者洗涤的次数和时间;营养丰富的食物有助于提高机体和皮肤的抵抗力,可以预防皮肤的损伤;对症状顽固者应适当地限定其活动范围和施行必要的保护。

3.治疗性沟通

对患者表示提供鼓励、支持和同情,明确告知患者自己相信他(她)能够改变行为,鼓励患者谈论自我感觉、强迫观念和仪式行为,在其能够承受的范围内,尽量让其细致描述思想细节,从而逐步减轻患者的思想负担。

4.健康指导

让患者及其家属认识到强迫症的本质,帮助患者和家属谈论强迫观念、焦虑和仪式行为,降低患者保守秘密的需求,减轻患者的负罪感,使家属能够更好地给予患者情感支持。鼓励患者参加集体性活动及文体活动,多从事有兴趣的工作,培养生活中的爱好,以建立新的兴奋点去抑制病态的兴奋点。采取顺应自然的态度,有强迫思维时不要对抗,要带着"不安"去做应该做的事。有强迫动作时,要理解这是违背自然的过度反应形式,要逐步减少这类动作反应直到和正常人一样。

(三)恐怖性障碍患者的护理措施

1.确定恐怖症的类型

为了帮助患者消除或减轻恐惧,医护人员应首先分析患者恐惧的对象和原因,然后有针对性地进行支持性心理护理。确定恐怖症是否是创伤、儿童期的经历或成人的经历造成的,确定恐怖症第一次出现的时间。让患者列出接触令人恐惧对象的结果,分离与特定对象相关的特定恐惧,例如,飞行特定恐惧可能是害怕在飞机坠毁中受伤,这些信息能够帮助治疗师运用行为疗法。

2.恐惧时的护理

患者出现恐惧情绪时,要给予支持和安慰;患者多汗、晕厥时,可遵医嘱给予药物;应允许患者在屋内来回走动,并倾诉恐怖体验;观察患者恐惧发作时间,给予保护。

3.运用各种放松疗法

由于焦虑降低了患者参与复杂工作的能力,所以对于患者的期望值不要过高。可指导患者进行系统脱敏、自我暗示、放松疗法治疗(如深呼吸训练、沉思、采用进行性肌肉放松疗法等),鼓励患者正视并接触害怕的事物及情景,以适应环境,消除恐惧,促进患者控制自我感觉和焦虑水平。在患者认为的恐怖情境下,护士为患者做出示范,显示出无恐惧行为,并与之讨论感受,使患者逐渐产生健康行为。

4.轻度社交恐惧症的护理

①增强自信:去掉自卑感,增强自信。自信就是自我接纳的程度,一个能完全接纳自己的人是非常自信的。②克服害怕心理:社交恐惧症主要是由一种"害怕"心理引起的,例如,怕见陌生人、怕难为情、怕表现自我等。要求患者在长期的日常生活、工作、学习中,逐步培养对外界的适应能力,有意识地多接触周围的人和事。③举止随和:不要过分注意自己的举止,在正常的社交活动中表现随和、大方、自然。

5.健康指导

很多社交紧张的人是因为过于追求完美,对自己要求过高,太在意别人对自己的看法,一心想得到别人的承认,反而不悦纳自己、不自信。要指导患者接受自己的现状,不管别人怎么看,首先得接受和悦纳自己,树立起对自信。紧张时也别太在意自己的身体反应,根据强化理论,如果紧张时我们太在意自己的身体某些部位的紧张反应,就相当于在强化自己的紧张行为;当我们不去管自己的紧张反应后,由于紧张得不到注意和强化,紧张反应就会随着时间的推移而逐渐消退。鼓励患者勇敢面对,逃避并不能消除紧张,相反,它会使你感到自己的懦弱,使你责备自己,以致下次会更加紧张。

(四)躯体形式障碍患者的护理措施

1.建立良好的护患关系

躯体化患者的一大特点就是反复地诉说自己的躯体不适,对于这类患者的诉说要耐心倾听,尽量不去评论患者自我感觉的对与错,对患者要采取关心、尊重、接纳的态度,在合适的时机表达自己的理解和同情,取得患者的信任,为治疗打下良好的基础。

2.提高患者的应对技巧

指导患者了解疾病,正确地认识疾病,引导患者暂时接纳症状,不要把注意力过多地放在对症状的体验上;让患者改变消极的生活态度,积极向上地生活;让患者明白,情绪剧烈改变往往是致病的原因,而情绪的调节是治疗疾病的重要手段。

3.治疗性沟通

用简单、通俗易懂的语言向患者解释实验室结果和诊断结果。详细说明药物的服用方法、注意事项及不适反应,对患者提出的服药后不适要及时给予解释,以防引起误解,增加患者的躯体不适。

4.健康指导

帮助患者找出自己性格上的弱点,使其妥善处理各种人际关系,保持积极向上的心境,增强适应环境的动力。患者反复求医,家庭负担增加,因而要对家属进行宣教,寻求其支持,指导患者家属认识这一病症,让家属了解本病治疗的长期性和坚持服药的重要性,使家属改变态度,关心、体贴患者,为患者创造健康轻松的家庭环境。

(五)神经衰弱和慢性疲劳综合征患者的护理措施

1. 睡眠护理

要为患者创造良好的睡眠环境,安排合理的作息时间,使患者养成良好的睡眠习惯。患者的卧室应尽量舒适,无压迫感,可以改变卧室的摆设,用患者喜爱的色调来装饰;或做好室内的隔音,挂深色的窗帘。对于住院患者,护士应尽量给患者提供适宜的睡眠环境,例如,提供安静、冬暖夏凉的房间,不与其他精神运动性兴奋患者同一病室等。白天督促他们采用工娱疗法,使患者产生疲乏感,有助于改善晚间睡眠。教会患者促进入睡的方法(如喝热牛奶、用温水泡脚、按摩涌泉穴、听轻音乐、忌饮浓茶和咖啡及睡前不做剧烈运动等)。评估患者的睡眠情况,包括睡眠时间、睡眠质量、入睡时间、醒来的时间,了解使用镇静药物的情况,要准确记录睡眠时间,做好交班,并制订可行的护理措施。

2. 改善生活和工作环境

告诉患者避免长期紧张而繁重的工作,注意劳逸结合,必要时可减轻学习或工作量。一天紧张工作后,给自己一些休闲时间,例如,听音乐、看电视、锻炼,以彻底放松身心,每天至少半小时,每周至少半天。

3. 定期运动

体育活动具有增强体质和增加神经系统功能的作用。神经衰弱和慢性疲劳综合征患者参加体育锻炼,应按照量力而行、循序渐进、持之以恒的基本要求,要根据个人的身体情况、锻炼水平、病情的轻重,严格掌握运动负荷,一般以中等为宜;锻炼中间要安排适当的休息,不可凭一时热情,练得过久、过量、过猛;以锻炼后感到精神振奋、睡眠改善为度。国外有采用交替运动的方法改善疲劳的报道。交替运动是指使人体各个系统交替进行锻炼(如体脑交替、冷热交替、动静交替、左右交替、上下交替、前后交替等)。以体脑交替为例,它是指体力活动和脑力劳动交替进行,脑力劳动者工作一段时间后,可散步、做操或者活动一下筋骨;体力劳动者进行棋类活动、智力游戏,可以使肌肉得到休息。

4. 饮食护理

建议慢性疲劳患者多吃新鲜蔬菜,可以选择含 50% 蔬菜及水果的均衡饮食,主要包括蔬菜、水果、谷类、干果、深海鱼等;多喝蔬菜汁(如胡萝卜汁、黄瓜汁、青菜汁等)以补充维生素;补充嗜酸菌;多喝水,每天 8 杯水;摄取纤维素,保持大便通畅;少食多餐,一天吃 4～6 餐,避免任何一餐吃得过饱。

5. 健康指导

对神经衰弱和慢性疲劳综合征患者的健康指导除相关的疾病知识(如病因、疾病表现、药物治疗及不良反应等)外,还应针对患者的具体情况帮助其制订健康、合理的生活方式,使患者认识到只要有与疾病作斗争的愿望和决心,从认识问题入手,并在行为上进行自我调节,完全可以依靠自己的力量恢复健康。帮助患者增加自己的心理自由度,认识到人的命运掌握在自己手中,现实中永远有机会和挑战;认识到世上完人是不存在的,要允许自己有缺点,自由自在地表现自我、享受生活;认识到凡事只要自己尽了力,所作所为合乎社会规范(法律、道德等),那么就不必介意别人失望与否。

(六)分离(转换)性障碍患者的护理措施

1. 有暴力行为风险患者的护理

严格控制可能会对患者构成不良刺激,而有关人员的探视,有利于患者的尽快康复。与患者接触时避免用过激的言语刺激,或过分地关注,要讲究语言的使用,使语言既有权威的力量让患者听从,又不对患者的心理构成恶性刺激。患者发作时,尽可能地维持好周围的环境,保持安静,避免嘈杂,减少围观的人,以减轻患者发作的程度,也有利于治疗护理的顺利进行。对极度兴奋、躁动、有强烈情绪反应的患者要严密监护。

2. 有失用综合征风险患者的护理

掌握运用药物、催眠、结合良性语言暗示的方法和技巧,协助医师,帮助患者定期训练肢体的功能,防止肌肉萎缩。患者出现"瘫痪"时,要为患者讲清这种病症的性质,减轻患者的恐惧、焦虑情绪。告诉患者只要配合治疗是完全可以治愈的,以坚定其战胜疾病的信心,赢得他们的合作。对于长期卧床患者,每日定期帮助患者翻身、擦洗、按摩,促进局部组织的血液循环,预防感染。为患者提供含高纤维素且营养丰富的食物,保持其大便通畅。

3. 有受伤风险患者的护理

家属要对有神游症行为的患者倍加关注,及时做好防范措施,防止意外伤害的发生。最好能做到有专人看护,不让患者独居一室,晚上要给房门上锁。不在患者居住的房间内放置危险物品,以减少安全隐患;为患者佩戴可以表明身份的证件,以防走失等意外的发生。

4. 健康指导

帮助患者正确认识疾病,使他们了解本病是高级神经活动失调所致的发作性疾病,是暂时性的脑功能障碍,不会留下任何后遗症。指导患者在生活与工作中有意识地调整自己的心理状态,情感强烈而不稳定、急躁及任性的人要加强对意志品质的训练,培养开阔的心胸和脚踏实地的精神。要求患者有意识地转移自己的注意力,做一些其他事情或暂时离开当时的环境,以改变心境,从而防止发作。向患者周围的人(如同学、亲属等)介绍本病的特点,告知当患者发作时,周围人不要过分关注和紧张,以免引起不良影响。此外,要注意减少生活中的负性刺激,例如,自尊心受到挫折、人格遭受侮辱、家庭不和、父母冲突、父母对孩子态度生硬、同学之间的纠纷等。

(桑锦玲)

第五节 人格障碍

人格障碍(personality disorder)是一种精神障碍,是指一个人的人格特征明显偏离正常,具有反映其一贯个人生活风格和人际关系的异常行为模式。这种异常行为模式使患者对环境适应不良,常常影响其社会功能,使患者自己或他人遭受痛苦,甚至与社会发生冲突,造成不良影响。人格障碍包括3个要素:①起病于儿童或青少年;②有持久性(不仅过分持续,而且异常行为涉及面广);③造成个人苦恼和/或社会或职业上的问题。

人格障碍与人格改变不能混为一谈。人格改变是获得性的,是指一个人原本人格无明显异常,而在遭受严重或持久的应激,或罹患某种严重的精神障碍、脑部疾病或损伤之后发生的人格异常。美国精神科护理协会2000年进行的人格障碍流行病学调查显示人格障碍患病率数据如下:偏执型人格障碍为0.5%~2.5%,反社会型人格障碍为3%,分裂样人格障碍为0.4%~4.1%,强迫型人格障碍为1%,边缘型人格障碍为2%,表演型人格障碍为2%~3%,

依赖型人格障碍为 0.1％～10％,焦虑型人格障碍为 0.5％～1％。

一、护理评估

收集资料是护理工作的第一个环节,对本病而言,资料的起始时间是患者的幼年时期,除患者本身外,受访对象应包括其亲属、朋友、同学或同事等了解情况的人员。

(一)健康史的评估

(1)了解患者幼年生长发育过程、成长经历、抚养人及其人格特点、行为方式、对患者的教育方式,家庭环境等,并评估患者可能受到的影响。

(2)了解患者青少年时代有无品行障碍及其具体表现。

(3)了解患者本次患病的情况,包括发病时间、有无激发因素、疾病发展和演变过程、症状的具体表现,学习、工作、睡眠、饮食的情况,以及生活自理情况等。

(4)了解患者的其他患病史、用药史、过敏史、家族史等信息。了解患者的个人嗜好,例如,有无烟、酒嗜好等。

(5)了解患者的婚姻和生育状况、配偶的个性、夫妻生活情况等。

(6)评估患者的家庭环境、家属的相互关系、患者在家中的地位、家庭经济状况、家属对患者所持的态度等。了解患者的受教育程度、工作环境,能否坚持正常工作,与同事、家人能否正常相处等。

(二)精神状况的评估

评估患者的仪表、行为举止,有无攻击和暴力行为,特别是对患者的伤人、毁物等危险行为要进行重点评估。评估患者的认知及思维模式,情绪、情感的表现,有无感知障碍以及对自己疾病的认识程度等。

针对不同类型的人格障碍,在进行上述健康史评估及精神状况评估时应注意以下几点。

1.偏执型人格障碍

患者是否在童年时出现敏感、孤独、言语刻薄,有无极度的敏感和多疑,人际关系是否不融洽,患者是否高傲自大、疏远人群。

2.分裂样人格障碍

患者是否存在行为和观念奇特、情感冷漠特征。

3.社交紊乱型人格障碍

了解患者是否在 15 岁之前有明显行为失常表现(如学习成绩不良、不遵守学校纪律、经常逃学、曾被开除或离家出走、过早性接触、常常说谎、破坏公物、偷盗等)。有无对抗社会行为及犯罪史。

4.边缘型人格障碍

患者是否情绪不稳定,难以承受压力,人际关系不稳定,是否经常把敌意投向所依赖的人,有无自伤、自杀行为。

5.冲动型人格障碍

患者有无情感爆发、难以自制的冲动,是否曾有冲动行为。

6.表演型人格障碍

患者是否凡事以自我为中心,言行举止夸张以表现自己。与人交往时是否喜好支配和操纵别人。

7.强迫型人格障碍

患者是否在幼年时表现出对自己的要求过分严格,追求完美,有无过分谨小慎微。

8.焦虑型人格障碍

患者幼年时是否经常被拒绝、感到孤立无援,有无经常焦虑、紧张,回避社交或新的活动。

9.依赖型人格障碍

患者是否在幼年时表现出对他人的依赖,过多地需要他人的保护;患者是否极端自卑、缺乏自信。

(三)生理评估

对患者进行全面的体格检查(如生命体征、一般状态、心肺检查,以及腹部、脊柱、四肢、神经系统检查等),进行实验室检查与其他辅助检查(如血常规、尿常规、粪便常规、肝和肾功能、生化、胸片或透视、心电图、腹部 B 超检查等)。

二、护理诊断

1.有实施暴力行为的风险

有实施暴力行为的风险与情绪低落、易冲动、自我认识扭曲以及敌对情绪等有关。

2.社交功能障碍

社交功能障碍与不能正确自我评价、缺乏沟通技巧有关。

3.焦虑

焦虑与内心空虚、低自尊或过度紧张有关。

4.应对无效

应对无效与急切满足当前的欲望或心愿、自私及操纵行为有关。

5.自我认同紊乱

自我认同紊乱与缺乏自信有关。

6.有个人尊严受损的风险

个人尊严受损与敏感多疑有关。

三、护理目标

(1)患者能以谈话、写信、体力活动等方式表达感受,能在出现自伤、自杀观念时主动联系护理人员,不发生自残行为,并能逐步认识到自己的错误观念,建立正确的价值观。

(2)患者能用语言表达愤怒和受挫感,采用周围人能接受的方式宣泄不满,不出现伤害自己和他人的行为,冲动控制的意识有所增强。

(3)患者能较客观地评价自我,说出影响社交的因素,能与其他人和平相处、共同活动,沟通技巧逐步提高。

(4)患者能描述令其轻松和焦虑的感觉,能识别焦虑出现的时间及程度,能用至少一种方式排解、减轻焦虑。

(5)患者能承认自己的操纵行为,能用语言表达对操纵行为的认识,并能找出至少一种适当的方法来满足自己的需要。

(6)患者能逐渐接受周围人的接近,能接受他人对自己有利的帮助,能客观合理地评价生活情形,增强与他人的互相信任。

(7)患者能确认导致自己低自尊的行为,能正确地评价自己,并肯定地表达自己的意见,认识到自己存在的价值,自信心和自尊心有所增强。

四、护理措施

(一)偏执型人格障碍患者的护理

对这类患者,护理人员与其接触时要坦诚和有足够的耐心,认真听取其带有多疑情感的陈述,在患者用语言进行攻击或试图找借口掩盖自己的多疑时,不要直接反驳,尤其是在相识的初期,可给予有目的的信任,例如,尝试先附和患者的观点和意见,体会患者的痛苦感受。如果患者指出你的不足或错误,应当表示接受和表达歉意,不宜进行解释。随着护患关系的发展和患者信任度的增加,护理人员可表达与患者不同的一些观点,但要清晰、简要地说明问题,以减少患者的误解。偏执型人格障碍患者由于疑心重而习惯于独处,常把自己与他人隔开,借此减少人际关系的烦恼。护理人员应首先帮助患者找出妨碍社交的因素,并鼓励患者表达自己的感受,然后纠正其存在缺陷的社交技术;应教给患者一些社会交往技巧,让其能找到一种自己满意、他人也能接受的交往方式,从而使患者扩大自己与外界的接触范围,参与必要的社会活动;但患者要避免竞争环境,因为偏执型人格障碍患者对细微的小细节、符号以及不起眼的怠慢都很敏感,会激发他们的怒气。护理人员一定要常常检视自己的情绪,即使患者使你感到不满或恼怒,对待患者也要和蔼、友善。当患者感到能跟你愉快相处时,他们的多疑也就减少了,但也不能过分热情,以避免引起患者的疑虑。

(二)分裂样人格障碍患者的护理

这类患者冷漠孤僻,独来独往,情感表达能力差,有社交功能障碍。因此,需为患者提供一张日常活动的日程表(包括每天的各种治疗护理活动和日常起居活动),如果有条件,为患者提供一对一的治疗、护理。尽可能安排相同的医护人员每天为患者提供照护,以利于与患者建立良好的护理治疗关系。安排小组活动并鼓励患者参加,开始可安排一些与人互动较少的活动,然后逐渐安排一些语言沟通较多的活动,话题可涉及当前的时事、社交技巧以及娱乐活动等,避免那些引起紧张和焦虑的话题。争取患者的合作,找出他们的需要,鼓励其参与制订护理计划和设定治疗护理的目标。这类患者有自省的能力,可鼓励他们进行反思、内省。

(三)社交紊乱型(反社会型)人格障碍患者的护理

这类患者多冷漠无情、易怒且攻击性强,当个人需要(如个人的基本需要、愿望、欲望等)未能满足时出现上述表现。他们对社会有自己的一套是非对错的评判标准和价值观。在患者情绪不稳定时护理人员应减少与患者的直接接触,等到其情绪缓和、攻击性减弱时方可增加会谈和交流,要始终体现对患者的关心、同情。当患者友好地对待他人时,也要回报以友好,并适当给予奖励,让他看到维持良好的人际关系是安全的、有收获的。对于有攻击行为倾向的患者,以预防为主,护理人员首先应与其一起找出诱发进攻的因素,即察觉"坏"的兆头,鼓励患者用语言表达感受,发泄受挫感,而非采取攻击行为。帮助患者掌握解决他们身上常见问题的技巧以应付挫折和紧张的心理。适当组织患者参加体育活动和体力劳动,以发泄其精力和消除不良心态。当患者无法调节和控制自己的愤怒情绪,即将对别人发起攻击行为时,护理人员应明确、严肃地以简单、直接的言语向患者讲明攻击行为将会造成的后果,并让他们知道应对自己的行为负责。可合理满足患者的要求,减少环境对患者的刺激,例如,关掉电视、避免其他患者围观等。当攻击行为已经发生,要及时制止患者的行为,对患者进行隔离或约束,也可根据医嘱用镇静药物控制其攻击行为。

(四)边缘型人格障碍患者的护理

对这类患者,护理人员要让患者感受到被重视和尊重,但又保持恰当的人际距离,勿过近或过远。与患者共同制订护理目标和计划,约定会谈时间,持续给予目标实现情况的反馈。帮助患者认识到自己的个性缺陷,认识到交流的意义,指导患者掌握沟通技巧,用社会上普遍能接受的方式与人交往。

边缘型人格障碍患者自残行为的发生概率较高,护理人员在护理评估阶段要详细了解患者的自我伤害史,包括自我伤害发生的情境、行为方式。然后与患者讨论其在自残行动前的想法,帮助患者分析当时的情境,并找出过去引起敌意的人际关系。密切观察患者的行为变化,每班都进行交接。与患者共同探讨如何将愤怒的情绪进行合理的疏导和宣泄。可与患者订立一份协议,条款主要是如果患者不能控制自己的情绪,一定去寻找护士或其他工作人员的帮助。与患者一起探索采用积极性的、社会能够接受的其他行为方式,而不是消极的破坏性的方式(如自残行为等)表达和宣泄焦虑、不满情绪。当患者能遵守以上协议和做到正确表达和宣泄不良情绪时,护理人员要及时给予表扬和鼓励。一旦患者发生自残行为,护理人员应控制好自己的情绪,既关心患者,积极地抢救患者的生命,又不能过分地关注自残后的损伤情况,而应注意了解导致患者自残的想法和感觉。应对有自残高风险的患者采取防止自杀措施。

反社会型人格障碍和边缘型人格障碍患者往往都存在操纵行为,护理人员先要向患者讲明操纵行为是一种不健康的行为以及操纵行为可能带来的后果。全体工作人员一起建立现实可行的限制,即患者应遵守的行为规范及违反该行为规范的处罚方式,让患者明白此种限制的必要性。当患者不愿遵守或反抗时,护理人员要明确、温和、坚定地告诉患者不接受限制的后果,并执行相应的处罚。

(五)冲动型人格障碍患者的护理

这类患者时常做出一些不恰当或冒险的行为(如物质滥用、性生活放荡不羁、过度消费、危险驾驶,甚至自伤、破坏和攻击等);做事没有计划及远见,只顾眼前的利益,行事草率,缺乏考虑,一些微不足道的刺激就会使他们冲动起来,且经常因为不能控制冲动而导致进一步的攻击及恐怖行为。护理人员要与患者一起探究诱发冲动的因素,讨论冲动行为给患者自己及他人带来的危害及痛苦,并找出其他方式(即正常的行为方式)来代替冲动。对患者异常行为的纠正应分步进行,一次只针对一种不良行为,一段时间后,如果患者有改进,应给予奖励。与患者谈论如何在社交活动中避免因冲动扰乱别人,向患者解释这样的行为会给别人带来什么样的影响,使他们意识到自己的行为是不正常的和别人不乐意接受的。

(六)表演型人格障碍患者的护理

对这类患者,护理人员必须认识到患者过分地表现自己,是由于他们的内心其实是无助的、缺乏安全感的,甚至是痛苦的,他们只是想用戏剧性、夸张的言行举止来获得关注以抵消内心这些不良的感觉。因此,护理人员应给予患者关怀和情感支持。但护理人员与患者接触时要保持稳定、平和的情绪,使用专业性、治疗性的沟通技巧,对其夸张的言行要保持中立态度,避免在情感上被患者影响。与患者交流时应用成熟、理性的语言,避免用富于情感或模棱两可的语言。医护人员的作风会潜移默化地影响患者,使患者学习正确的处事模式。

护理这类型患者时可采用角色扮演的方法。因为患者以自我为中心,行事富于戏剧性,善于吸引别人的注意力,但不懂得如何处理情感,所以护理人员应教给患者在日常不同的情境中与其他人相处的技能,扮演合适的角色,并帮助患者用合适的方式表达自己。

(七)强迫型人格障碍患者的护理

对这类患者,护理人员应首先接纳患者的人格特征,给予患者感觉安全的环境,可以减轻他们的焦虑。护理人员要有敏锐的观察力,及时地察觉患者的焦虑情绪,鼓励患者用语言表达内心感受,特别是用语言表达和发泄那些愤怒和不满的情绪。帮助患者找出产生焦虑感觉的具体情形,并指导患者应如何应对焦虑。向患者提供一些适宜的方式来处理情感和情绪问题,例如,发挥榜样的作用、技术训练以及小组活动等,同时注意让患者自己做决定。找出患者的优点和缺点,以患者能接受的方式给予反馈。

指导患者纠正强迫行为,可让患者使用自我心理疗法,嘱患者让事情任其自然,该怎么样就怎么样,做了以后就不再去想它,也不要对做过的事进行评价。例如,担心门窗没有关好,就让它没关好;担心手没洗干净,就让它不干净。也可以让患者当感到不能控制某些行为时,对自己大喝一声"不"或"停",以达到固有的思维、行为的惯性被打乱,唤醒自我意识的效果。与患者讨论并达成一个协议,先明确患者每次具体的强迫观念和强迫行为的持续时间,然后拟定逐渐缩短用在这些仪式活动上的时间。此外,引导患者从事一些能令他们高兴或满意的其他活动(如参加文体及娱乐活动等),并作为应对压力的措施,但不要强迫他们参加,避免患者更加焦虑。鼓励患者自己评价预期目标的实现程度,引导他们发现自己的新变化,观察强迫行为的改变情况,并与最初的情况做比较。

护理强迫型人格障碍患者的时候不能操之过急,患者长期形成的人格特征是适应内心焦虑情绪的一种防卫机制。护理人员应理解和接受患者的强迫观念和强迫行为,不宜立即取消这种防卫机制,否则会使患者更加焦虑。同时,积极进行减轻焦虑的活动和着手行为的纠正。

(八)焦虑型人格障碍患者的护理

对这类患者,应创造舒适、宽松的生活环境,建立良好的医患关系,向患者说明疾病性质与其性格缺陷的关系。在与患者交流时应注意观察患者的面部表情、目光、语调和语气,避免不必要的检查和询问,以免加重患者的焦虑。鼓励患者表达其感受,以减少心理负担。

指导患者调节焦虑的方法:①放松法,让患者选择一个舒适的体位,掌握缓慢深呼吸的方法,并使全身放松,每次 20 min,每天练习 2 次;②暗示法,当患者出现不愉快情绪时,进行积极的自我暗示,告诉自己"不用怕,事情没有那么严重,我有能力处理";③宣泄法,当遇到担心的事件或出现郁闷情绪时不妨向亲朋好友倾诉,听听他们的看法,也许能缓解自己的焦虑情绪。

(九)依赖型人格障碍患者的护理

这类患者依赖的主要原因是缺乏自信、低自尊,他们总是被动的,设法使别人高兴,而隐藏自己的想法,也不敢提出自己的需求。所以,护理人员应帮助患者看清楚自己存在的问题,鼓励他们表达意见,说出内心的不安和恐惧。指导患者提意见的技巧,并帮助他们获取解决问题的相关信息,制定决策,最终帮助患者增强自信心,得到独立。也让患者知道家属支持其独立以增强其自尊心。

一般来讲,尽量满足患者的需求,但在不令患者感到难堪的前提下,适当限制一些过分的要求。让患者明白,自己占用别人的时间过长,或在半夜给人打电话等给别人带来的情感反应和影响,如烦躁、恼怒、睡眠不佳等。指导患者清查一下自己的行为,列出哪些是自己做决定的,哪些是习惯性地依赖别人的。那些依赖别人的事情中,先挑日常较小的事情开始让自己完全做主,坚持一段时间,并对此期间的表现进行记录,以便将来检查效果。依赖行为是很顽固的,为取得良好的效果,应找一位监督者,而且最好是所依赖的人。要为依赖型人格障碍患者创造各种各样独立的机会,随时肯定和鼓励其所取得的进步。他们对别人的关心和留意很敏感,有时反而会强化他们的依赖性,需要提醒患者身边的人注意。

五、健康教育

人格障碍的发生、形成以及预防和干预均与家庭、社会有着密切的关系,而且人格障碍的治疗比较困难,很难在短时间内获得明显改善,需要家庭和社会的长期配合和支持。因此,健康教育的对象不仅包括患者,还包括其家属,必要时与患者密切接触的其他人员也应接受相应教育。

(一)疾病知识的宣传教育

护理人员应向上述健康教育对象讲明患者所患的人格障碍类型、疾病发生发展的特点、患者的具体表现以及主要治疗护理手段等。尤其要让他们清楚,人格障碍的形成与患者早期所受的社会和家庭环境的影响有关,家属或其他人在有意或无意地促成和支持患者的行为。良好的家庭、学校及社会环境可对人格障碍患者产生积极的影响。

例如,良好的家庭教育能使反社会型人格障碍患者懂得什么是社会上可以接受的行为,家庭和睦、学校良好的教育工作可以大大地减少青少年的犯罪率。因此,家庭、学校和社会在患者重建健康人格方面都肩负着一定的责任。

(二)指导家属正确对待患者

患者的异常观念和行为是让人难以接受的,甚至还会给人带来麻烦和痛苦,但要理解患者的内心是极度的脆弱、恐惧和无助的,甚至是痛苦的,这些异常行为是病态的,很多也是患者不愿意发生的。所以,家属要理解、尊重患者,自始至终地以积极的态度去帮助患者。

患者给家庭和社会所造成的影响是巨大的、持久的,但他们是家庭和社会的成员之一,家庭和社会都必须接受他们。应使患者知道,家庭和社会不能接受的是患者的行为而不是他(她)本人。因此,家庭护理的核心是创造舒适的生活环境,与患者保持正常的人际关系。

(三)指导家属防止患者发生意外事故

家属应根据不同人格障碍患者的特点,学会与患者沟通的技巧,既保持对其异常行为的限制,又不至于激惹患者,特别应学会早期发现患者冲动行为的征兆,及时采取有效防控措施,防止焦虑升级而导致冲动行为(自残或伤害他人)。

(四)指导患者及其家属坚持治疗

人格障碍的形成是各种致病因素长期作用的结果,人格障碍的纠正也是很漫长的过程,但经过持之以恒的治疗还是能得到一定程度的改善,患者及其家属都不应轻言放弃。医院或社区精神卫生服务机构应建立长期随访、管理机制,与患者及相关家庭保持联系,予以持续的健康教育和治疗护理指导。

(桑锦玲)

第六节　注意缺陷多动障碍

注意缺陷多动障碍（attention deficit hyperactivity disorder，ADHD）又称为多动症，发生于儿童时期，表现为与同龄儿童相比，注意力不能集中明显，注意持续时间短暂，活动过度和冲动，常伴有学习困难或品行障碍。在西方国家本病的患病率为3%～5%。国内一项对6个城市的ADHD的流行病学调查显示，本病的患病率为5.4%。近半数患儿4岁以前起病，男性患者多于女性患者，性别比为4：1。

在临床上本病分为3型：注意缺陷为主型、多动/冲动为主型及混合型。ADHD的症状可以造成儿童的学习、人际关系、社交等多个方面的功能明显缺损，部分儿童的症状还可以持续至成年。

一、护理评估

1.健康史

评估患儿既往的健康状况，有无较正常儿童更易罹患的疾病。

2.生理功能

评估患儿的身高、体重，有无畸形和功能障碍；有无饮食障碍和营养失调；有无睡眠障碍；运动功能是否受限，协调性如何。

3.心理功能

(1)情绪状态：有无焦虑、抑郁、恐惧、兴奋、淡漠或喜怒无常、幻觉、妄想等。

(2)认知功能：注意力能否集中，有无记忆力、智力损害。

(3)行为方面：有无过分不安宁和/或小动作多、喜欢招惹别人、控制力差、行为冲动、冒险行为等；有无撒谎、偷窃、逃学和对抗性行为等。

4.社会功能

(1)生活自理能力：能否自行满足自己的生理需求。

(2)对环境的适应能力：①评估学习能力；②评估语言能力；③评估自我控制能力；④评估社交能力。

5.其他

(1)家庭养育方式是否不当，父母是否不称职。

(2)家长对疾病有不正确的认知和偏见。

(3)有无现成的或潜在的家庭矛盾和危机。

(4)有无实施家庭既定治疗方案的可行性。

二、护理诊断

1.生理方面

(1)营养失调：与患儿活动过度有关。

(2)易受伤害：与患儿情绪不稳、行为冲动、冒险行为有关。

2.心理方面

(1)焦虑/恐惧与精神症状：与疾病的演变有关。

(2)个人应对无效：与患儿智力低下、情绪不稳有关。

3.社会方面

(1)生活自理缺陷:进食、沐浴、穿衣、修饰及如厕等自理能力的缺陷与患儿活动过度、注意缺陷有关。

(2)社交障碍:与患儿活动过度、注意缺陷及缺乏社会行为能力有关。

(3)对他人施行暴力行为的风险:与患儿情绪不稳、冲动有关。

三、护理目标

1.生理方面

维持患儿正常的营养状态,将体重维持在正常范围;患儿未发生身体受伤现象。

2.心理方面

患儿的情绪稳定,注意力集中能力提高,主动注意维持时间延长。

3.社会方面

患儿的社交能力、学习能力逐步改善,暴力行为减轻或消除。

四、护理措施

1.生活护理

观察并评估患儿的饮食、睡眠、大小便等情况,根据存在的问题进行有针对性的护理干预。给予高热量、高维生素食物,保证每天的饮水量,同时培养患儿按时进食的习惯。对于生活自理能力较差的患儿,需做好日常的生活护理,保持良好的个人卫生状况。合理安排患儿的作息时间,培养良好的生活习惯。

2.安全护理

提供安静、舒适的环境以利于患儿的情绪稳定,病室中的物品应简化,避免患儿动作粗大、笨拙导致损伤。密切观察病情变化,控制患儿的活动区域,限制患儿进行竞争性强或有危险的游戏和活动。

3.心理护理

(1)护理人员应与患儿建立良好护患关系,提高患儿的自信心及价值感,以利于治疗的进行。当患儿情绪激动时,应避免激惹,要及时给予引导,使患儿的愤怒与不满以适当的方式疏泄。

(2)患儿存在明显的多动、冲动的特点,往往有较多的社交困难。应防范患儿由于社交障碍和冲动行为,遭到他人排斥或伤害。

4.健康教育

(1)对患儿的健康教育:可以将有相同问题的患儿集中在一起,充分发挥其积极的影响和作用,而避免和化解消极方面;训练患儿的人际沟通和应对技巧(如学会与小朋友游玩和谦让等)。

(2)家长教育:针对 ADHD 患儿家庭教育的一些特点,对患儿的家长进行健康教育的宣教。①让父母了解儿童 ADHD 理论知识和应对儿童异常行为的策略,教会他们训练儿童的方法。②父母要为患儿提供良好的家庭环境,注意教育方法,要有耐心和信心,多用正面教育或鼓励方式代替批评与强制方法。同时,也不能以有病为理由过分迁就患儿,使其变得更加任性与好斗。③父母要多发现患儿的优点,并创造机会让其发挥优点,使其有成功之喜悦,以保持他(她)的自信心和自尊心。

（3）学校教育：使学校老师了解 ADHD 的疾病特征，学会观察患儿的疾病表现，了解此类患儿的教育训练的特殊方法，从而避免使用不恰当的教育措施。

（4）建立家长、老师及医护人员的治疗联盟，使上述人员可以及时互相沟通信息，共同探讨解决问题的策略。

（桑锦玲）

第七节　儿童孤独症

儿童孤独症又称自闭症，是一种由于神经系统失调导致的发育障碍，是广泛性发育障碍（pervasive developmental disorder，PDD）的代表性疾病。PDD 是一组起病于婴儿时期的全面性精神发育障碍，有学者称之为孤独症谱系障碍（autism spectrum disorder，ASD）。其共同特点是人际交往与沟通模式异常，语言和非语言交流障碍，兴趣和活动内容局限、刻板、重复。孤独症常合并一系列的神经心理疾病，包括癫痫、ADHD、情感障碍、焦虑障碍、强迫症及抽动秽语综合征等。男性患孤独症的概率高于女性，但女性发病时病症会较男性严重。

一、护理评估

1.健康史

评估患儿既往的健康状况，有无较正常儿童易罹患的某些疾病。

2.生理功能

评估患儿的身高、体重，有无畸形和功能障碍，运动功能是否受限，协调性如何等。

3.心理功能

（1）认知活动：有无感觉异常（迟钝或过敏）。

（2）情感活动：有无焦虑、抑郁、恐惧、兴奋、淡漠及喜怒无常等。

（3）行为方面：有无对非玩具性的物品感兴趣、对某些物品特别依恋；有无特殊爱好、兴趣和能力，有无刻板的生活习惯等；有无奇怪的行为、冲动行为、攻击行为、违拗行为、重复刻板行为等。

4.社会功能

（1）社会交往、学习方面：是否依恋父母，对爱抚或离别是否有相应的情感反应，能否与小朋友交往、玩耍，接受新知识的兴趣和能力如何。

（2）语言交流与非语言交流方面：能否主动与人交谈，提出问题或维持话题；能否正确使用代词，讲话时的语音、语调、语速等有无异常，有无重复、刻板和模仿语言；是否常用哭闹、尖叫或其他姿势表达不适或需要。

（3）生活自理能力：评估患儿进食、穿衣、排泄、睡眠及自我安全保护的自理程度。

二、护理诊断

1.生理方面

（1）营养不良：与自理缺陷、行为刻板等有关。

（2）易受伤害：与智能和认知缺陷、感觉功能异常有关。

2.心理方面

(1)焦虑/恐惧:与环境改变、交流障碍等有关。

(2)个人角色困难:与认知缺陷、长期需要日常生活照顾有关。

(3)个人应对无效:与智力水平低下有关。

3.社会方面

(1)生活自理缺陷:进食、沐浴、穿衣、修饰及如厕等自理缺陷与智力低下有关。

(2)言语沟通障碍:与智力低下及神经发育有关。

(3)社交障碍:与语言发育障碍有关。

(4)家庭运作过程失常:与缺乏疾病相关知识有关。

三、护理目标

(1)患儿能维持正常营养状态,体重维持在正常范围。

(2)患儿未发生受伤和伤害别人的现象。

(3)患儿的个人生活自理能力逐步改善。

(4)患儿的语言能力逐步改善。

(5)患儿的社交能力、学习能力逐步提高。

(6)家长掌握与患儿沟通的技巧,家长的角色冲突减轻或消除。

四、护理措施

1.生活、安全与生理方面的护理

(1)为患儿提供安全环境。

(2)保证患儿的营养供给和充足睡眠。

(3)密切观察患儿的病情变化。

2.社会功能训练

(1)教育训练:在教育训练方面,目前强调的是个体化训练,根据患儿的具体情况制订适合患儿的个性化教育计划或方案。

本病患儿的培训需要掌握的原则:①培训必须是个体化、结构化、系统化的。在培训开始之前必须对患儿的语言、认知、行为、社交、大运动、精细运动、生活自理、感知觉和兴趣爱好做全方位的测评。②早期培训,年龄越小,神经系统的可塑性越大,培训效果越好。③家长和培训人员必须建立一种良好的信任关系,使工作可以顺利地开展。

训练内容如下。①训练注意:用一些患儿感兴趣的教材,要求他(她)注意并正视与之对话人的面部,主动注视其目光,并逐渐延长注视时间,反复多次,并及时给予强化。通过这些措施,使患儿对对方的存在、言语、目光等有所注意。②模仿动作:让患儿模仿他人的动作,使其意识到别人的存在。③肢体性语言的学习和表情、动作的理解:帮助患儿学习肢体性语言(如点头、摇头等),给患儿做示范,要求其模仿,然后反复训练,直到能理解为止。④提高语言交往能力:可利用情景或在患儿提出要求时进行,反复训练使患儿在想满足某种要求时,能用语言表达自己的愿望。可让患儿进行传话训练。开始传话宜短,之后逐渐延长,如此训练将使患儿能主动与他人建立关系,改善交往。⑤利用游戏改善交往:观察和关心患儿的兴趣、爱好,做他(她)感兴趣的事给他(她)看,与患儿建立较为亲密的联系。以后逐步扩大范围,待患儿能参加集体游戏时,游戏内容中逐渐加入日常活动,让患儿扮演不同角色,掌握各种角色的行为方式,学习各种社会规范,使他们逐渐学会如何与人进行交往,完成日常活动,为成年后的自立打好基础。

(2)行为矫正:常用的行为矫正方法包括正性强化法、负性强化法、消退法、系统脱敏法等。要有极强的耐心,不能急于求成。具体措施如下。①刻板、强迫或不良习惯的矫正:不要一味地迁就,不要在患儿尖叫或发脾气时满足他(她)的要求,不要配合患儿完成他的刻板行为;②孤独行为的矫正:要熟悉患儿的喜好和需要,尽量融入患儿的生活,让患儿能逐步接受大人的帮助和接受外周的世界;③怪异行为的矫正:可以让患儿用手提一些物品,或轻轻地牵住他(她)的手,用简短的语言予以制止,如此反复,使患儿逐步认识到这种行为是不被允许的;④破坏性行为的矫正:当患儿出现破坏性行为时,用语言制止往往无效,只有采取行动,例如,把患儿抱住、把他(她)拦住或使患儿离开原地等,同时陪患儿一起玩他(她)喜欢的游戏,分散注意力,久而久之,让患儿知道这种行为是被禁止的;⑤发脾气和尖叫行为的矫正:应尽快找出原因,或带患儿离开原环境,或不予理睬,待患儿自己平静后,立即给他(她)关心和爱抚,对他(她)自己停止发脾气或尖叫加以表扬和称赞;⑥自伤、自残行为的矫正:立即制止并寻找原因,采取相应的措施,让患儿的生活充实,减少自伤行为。

3.家庭指导和支持

患儿的疾病给家长带来的痛苦往往会使整个家庭产生明显的危机。孤独症患儿家庭中出现经济困难、家庭破裂、父母一方失去工作等情况并不少见。因此,必须对家庭提供各方面的支持和指导。支持内容包括对家长的心理咨询、指导和支持,孤独症相关知识的培训,教育训练等方面的指导,使家长能够在家庭中对患儿进行训练。

(桑锦玲)

第六章 妇产科疾病护理

第一节 子宫肌瘤

一、概述

子宫肌瘤是女性生殖器最常见的良性肿瘤,由平滑肌及结缔组织组成,常见于 30～50 岁妇女,少见于 20 岁以下女性。子宫肌瘤多见于宫体,少见宫颈肌瘤,按肌瘤和子宫肌层的关系可分为肌壁间、黏膜下及浆膜下肌瘤。

1. 主要发病机制

子宫肌瘤的发病机制,尤其是其启动因子,尚未完全明确。迄今为止,研究证据明确了卵巢性激素是子宫肌瘤生长必不可少的,卵巢性激素对靶细胞或靶组织的作用部分通过局部各种细胞因子的介导,从而调节细胞转化、细胞生长、细胞肥大、血管形成、细胞外基质形成,肌瘤得以形成和生长。

2. 治疗原则

根据患者的症状、年龄和生育要求以及肌瘤的类型、大小、数目全面考虑治疗方法。可以观察等待、药物治疗或手术治疗。

二、护理评估

1. 健康史

仔细询问月经史、生育史,有无长期使用雌激素的历史;发病后月经变化情况,有无肌瘤压迫症状;曾接受治疗的经过、疗效及用药后的机体反应;如果发现腹部包块,应询问发现的时间、部位、质地及生长速度,如果短时间内迅速增大,则应排除恶变的可能。

2. 生理状况

(1)症状:①经量增多及经期延长,是子宫肌瘤最常见的症状,多见于大的肌壁间肌瘤及黏膜下肌瘤。肌瘤使宫腔增大,子宫内膜面积增大并影响子宫收缩。黏膜下肌瘤伴有坏死感染时,伴有不规则阴道流血或血样脓性排液。长期经量增多可继发贫血,出现乏力、心悸症状。②下腹包块,肌瘤增大使子宫超过妊娠 3 个月大小时可从腹部触及。巨大的黏膜下肌瘤可脱出阴道外。③白带增多,肌壁间肌瘤使宫腔面积增大,内膜腺体分泌增多,并伴有盆腔充血致使白带增多;黏膜下肌瘤感染时可有大量脓样白带,有溃烂、坏死、出血时,可有血性或脓血性、有恶臭的阴道溢液。④压迫症状,子宫前壁下段肌瘤压迫膀胱引起尿频、尿急;宫颈肌瘤可引起排尿困难、尿潴留;子宫后壁肌瘤可引起下腹坠胀、便秘等症状。⑤下腹坠胀、腹痛、腰酸背痛,通常无腹痛,常为腰酸、下腹坠胀,经期加重。当浆膜下肌瘤发生蒂扭转时发生急性腹痛;肌瘤红色样变时腹痛剧烈,并伴发热、恶心。黏膜下肌瘤向外排出也可引起腹痛。⑥不孕或流产,黏膜下肌瘤和影响宫腔变形的肌壁间肌瘤可致不孕或流产。

(2)体征:子宫增大,下腹扪及包块,黏膜下肌瘤可脱于宫颈外口。

（3）辅助检查：①B超是常用的辅助检查，能区分子宫肌瘤和其他包块；②MRI可准确判断肌瘤的大小、数目和位置。

3.高危因素

雌激素长期刺激，细胞遗传学异常。

4.心理-社会因素

（1）患者急迫地想要了解肿瘤性质，对治疗方案犹豫不决，对手术治疗充满恐惧不安。

（2）患者对手术后生育功能、女性性征的维持以及性生活产生担忧、焦虑。

三、护理措施

1.症状护理

（1）阴道流血时观察阴道流血量，注意保持外阴清洁，勤换会阴垫。

（2）给予贫血患者高蛋白、含铁、富含维生素的饮食。

（3）对阴道流血多的患者，遵医嘱正确使用止血药和子宫收缩药，必要时进行补液、输血、抗感染治疗及刮宫止血治疗。

（4）肿瘤局部压迫导致排尿困难、尿潴留时，给予导尿。

（5）肿瘤局部压迫导致大便不畅时，用缓泻剂软化粪便，以缓解便秘症状。

（6）黏膜下肌瘤脱出阴道者，保持局部清洁，防止感染。

2.用药护理

（1）药物治疗：适用于症状轻、近绝经年龄或全身情况不宜手术者。

（2）常用药物如下。①促性腺激素释放激素类似物（GnRHα）：常用药物有亮丙瑞林，每次3.75 mg，或戈舍瑞林3.6 mg，每月皮下注射1次。告知患者用药可以缓解症状并抑制肌瘤生长，使其萎缩，但停药后又逐渐增大到原来大小。用药期间应观察有无绝经综合征、骨质疏松等症状，用药6个月以上可产生以上不良反应，故长期用药受限制。②米非司酮：每天12.5 mg，口服，可作为术前用药或提前绝经使用。早期服药可出现轻度恶心，无呕吐，继续服药后症状自然消失。告知患者米非司酮拮抗孕激素，抑制肌瘤生长，但长期使用米非司酮，可出现子宫内膜增生，因此用药期间需监测子宫内膜。

3.手术护理

（1）手术指征：有症状或疑有肉瘤变。

（2）手术方式：手术可经腹、经阴道或经宫腔镜及腹腔镜进行，手术方式有子宫肌瘤切除术和子宫切除术。

（3）手术护理：做术前及术后护理。

4.心理护理

（1）讲解子宫肌瘤相关知识，约20%的30岁以上妇女有子宫肌瘤，它是妇科最常见的良性肿瘤，消除患者不必要的思想顾虑和不安。

（2）鼓励患者说出感受，耐心解答患者及其家属的疑问，增强患者康复的信心。

（3）介绍常用治疗方案及各种方案的利弊，让患者参与决定治疗和护理方案，以良好的心态配合治疗。

（4）让患者了解子宫肌瘤切除术或子宫切除术并不切除卵巢，对卵巢功能影响不大，手术后不影响性生活及女性性征。

四、健康指导

(1)对肌瘤小、无症状的随访观察者,应告知每 3~6 个月随访一次,若肌瘤明显增大或出现症状可考虑治疗。

(2)对药物治疗的患者说明药物名称、用药目的、剂量、方法、可能出现的不良反应及应对措施。告知药物治疗不宜长期使用。

(3)手术治疗患者的出院指导:①术后 2 个月避免举重物,避免剧烈运动,避免从事会增加盆腔充血的活动(如久蹲、久站、跳舞等)。②保持大便通畅,必要时可口服导泻药物。③术后 1 个月门诊复查,根据患者的身心状况来决定恢复日常活动、性生活的时间。④出现腹部伤口红肿、渗液、阴道流血、异常分泌物等异常症状时,及时就诊。

(4)告知患者在应用雌激素药物时考虑是否必须用,或最好不用。日常生活中避免服用含有雌激素的保健品。

(平翠翠)

第二节　流　产

一、概述

妊娠不足 28 周、胎儿体质量不足 1 000 g 而终止妊娠者称为流产。发生在妊娠 12 周前者称为早期流产,而发生在妊娠 12 周或之后者称为晚期流产。流产分为自然流产和人工流产。胚胎着床后 31% 发生自然流产,其中 80% 为早期流产。本节主要阐述自然流产。

1.主要发病机制

胚胎因素、母体因素、父亲因素及环境因素的影响导致妊娠物逐渐与子宫壁剥离直至排出子宫。

2.治疗原则

确诊流产后,应根据流产的不同类型进行相应的处理。

二、护理评估

1.健康史

(1)一般状况:年龄、体质量等。

(2)月经史:初潮时间、月经周期、经量及痛经情况等。

(3)现病史:停经时间、早孕反应,有无腹痛,腹痛的部位、性质及程度,有无阴道流血,了解流血量及持续时间,有无阴道排液及妊娠物排出,有无发热,了解阴道分泌物性状及有无臭味。

(4)既往史:有无反复流产史和遗传史,在妊娠期间有无全身性疾病、生殖器官疾病、内分泌功能异常,是否接触过有害物质,有无不良生活习惯等。

2.生理状况

(1)症状与体征:停经后阴道流血、腹痛是流产的主要临床症状。在流产发展的不同阶段,其症状与体征亦不同。

（2）辅助检查：①B超检查，根据妊娠囊形态，有无胎心搏动，确定胚胎或胎儿是否存活，从而诊断并鉴别流产分型，指导正确处理；②实验室检查，测定血人绒毛膜促性腺激素（HCG）、孕激素的水平，有助于妊娠诊断和判断预后。

3.高危因素

（1）胚胎因素：染色体异常是导致自然流产的最常见因素，包括染色体数目和结构异常。其中以染色体数目异常为主且以三倍体居多。

（2）母体因素：孕妇合并有各种全身性疾病、生殖器官异常、内分泌异常均会增加发生自然流产的概率。免疫功能异常，妊娠后若母儿双方免疫不适应，可引起母体对胚胎的排斥，而导致流产。母体内存在抗精子抗体也可导致早期流产。

（3）父亲因素：精子的染色体异常可以导致自然流产。

（4）环境因素：过多接触某些有害的化学物质（如砷、铅、苯、甲醛等）和物理因素（如放射线、噪声及高温等），可引起流产。

（5）其他：强烈应激和不良生活习惯等均可导致流产。

4.心理-社会因素

（1）阴道流血和对胎儿健康的担心直接影响孕妇的情绪，患者可表现为焦虑和恐惧、烦躁不安等。

（2）不能继续妊娠的患者由于失去胎儿，往往出现悲哀、郁闷等情绪，对家人的依赖感增强。

三、护理措施

1.一般护理

（1）指导患者卧床休息，严禁性生活，减少各种刺激。

（2）注意病情变化，如阴道流血量增多、腹痛加重等。

2.症状护理

（1）密切观察病情，监测患者的生命体征、血常规、凝血功能的变化，观察其腹部疼痛程度、持续时间和阴道流血、排出物及分泌物的量、性状，如果出现腹痛加重、阴道流血量增多、有妊娠产物排出等征象，应通知医师，遵医嘱给予相应处置。

（2）对于大量阴道流血患者应预防休克，护士应及时建立静脉通路、交叉配血、配合医师进行相应处置。

（3）对于反复流血患者应注意贫血症状，指导患者进高铁、高蛋白、高维生素饮食和预防感染。

3.用药护理

如果先兆流产患者为黄体功能不全者，可肌内注射孕酮注射液 10～20 mg，每天或隔天一次，并监测血 HCG 和孕激素的变化。

4.手术护理

对于妊娠不能继续的患者应积极采取措施，做好终止妊娠的准备，配合医师完成刮宫或钳刮术。

（1）术前应详细询问停经时间、生育史及既往病史，测量体温等生命体征，协助医师完善相关检查，评估接受手术者，核对手术适应证和禁忌证。

（2）做好术前告知，建立静脉通路，做好输液、输血等手术准备。

（3）术后密切监测患者生命体征的变化，观察面色、腹痛、阴道流血情况。

（4）遵医嘱给予药物治疗，嘱患者保持外阴清洁，注意休息，1个月内禁止性生活及盆浴，预防感染。

（5）嘱患者若有腹痛及阴道流血增多，随时就诊，指导夫妇双方采用安全可靠的避孕措施。

5. 心理护理

（1）对于先兆流产患者，护士应注意观察其情绪变化，讲解流产可能发生的原因，治疗和护理经过以及可能的预后，让患者及其家属了解不良情绪也会影响治疗效果，从而使其稳定情绪，增强保胎成功的信心。

（2）妊娠不能继续的患者情绪变化较大，护士应给予同情和理解并给予精神上的支持，鼓励患者表达感受，宣传优胜劣汰的意义，应顺其自然，为下次妊娠作准备。同时应获得其家人尤其是丈夫的关心和支持。

（3）对于流产胎儿的处理，应在政策允许的情况下，充分考虑患者及其家属的文化背景及宗教信仰，尊重其价值观，妥善处理，满足其心理需求。

四、健康指导

（1）讲解流产的相关知识，使患者及其家属积极应对，配合治疗和护理工作。

（2）指导患者合理休息。早期流产一般休息2周，晚期流产休息1个月，禁止盆浴及性生活1个月。

（3）出院后保持心情愉悦，建立科学、健康的生活习惯，1个月后来医院复查。

（4）习惯性流产者以预防为主，在受孕前男女双方均应进行详细检查，积极接受对因治疗，为下次妊娠做好准备。再次妊娠后需按照先兆流产治疗，治疗期必须超过以往发生流产的妊娠月份。

（平翠翠）

第三节　异位妊娠

一、概述

受精卵在子宫腔以外着床称为异位妊娠，习称宫外孕。发病率约2%。异位妊娠是妇科常见急腹症，是早孕阶段导致孕产妇死亡的首要原因之一。异位妊娠可发生于卵巢、腹腔、阔韧带、宫颈，但以输卵管妊娠最常见，占异位妊娠的95%左右。输卵管妊娠的发生部位又以壶腹部最多见，其次为峡部、伞部，间质部妊娠少见。本节主要讨论输卵管妊娠。

1. 主要发病机制

精子和卵子在输卵管结合形成受精卵，某些因素可导致受精卵不能正常通过输卵管进入宫腔，受阻于输卵管，在输卵管的某一部位着床、发育，发生输卵管妊娠。

2. 治疗原则

根据患者的病情和生育要求，选择合理的治疗方法，异位妊娠的治疗包括药物治疗和手术治疗。

（1）药物治疗：适用于早期异位妊娠，要求保存生育功能的年轻患者。

（2）手术治疗：适应证为生命体征不平稳或有腹腔内出血征象，诊断不明确，异位妊娠有进展（血 HCG 水平高于 3 000 IU/L 或进行性升高，有胎心搏动，附件区包块增大），有药物治疗禁忌证或无效。

二、护理评估

1.健康史

询问月经史、孕产史，准确推算停经时间。重视高危因素，如不孕症、放置宫内节育器、绝育术、辅助生殖术、盆腔炎、异位妊娠史等。

2.生理状况

（1）症状：典型症状为停经后腹痛与阴道流血。①停经：多数患者有 6～8 周的停经史。但部分患者将不规则阴道流血视为月经而主诉无停经史。②腹痛：是输卵管妊娠患者的主要症状。轻者常表现为一侧下腹部隐痛或酸胀感。当输卵管妊娠破裂时，患者可突然感到一侧下腹部撕裂性疼痛，常伴有恶心、呕吐。若血液局限于病变区，主要表现为下腹部疼痛。当血液积聚于直肠子宫陷凹时，肛门有坠胀感。随着血液流向全腹，表现为全腹痛，甚至放射至肩胛部及背部。③阴道流血：胚胎死亡后常有不规则阴道流血，呈少量点滴状，为暗红色或深褐色。剥离的蜕膜管型或碎片随阴道流血排出。④昏厥与休克：与输卵管妊娠破裂致大出血和疼痛有关，严重程度与腹腔内出血速度和量成正比。

（2）体征：①一般情况，腹腔内出血多时，患者呈贫血貌，脉搏快而细弱，心率增快，血压下降等。体温一般正常，休克时可略低，腹腔内血液吸收时可略高，但不超过 38 ℃。②腹部检查，下腹部压痛、反跳痛明显，患侧尤其明显，但腹肌紧张较轻。出血多时，叩诊有移动性浊音。如果反复出血、血液积聚，可在下腹触及软性包块。③盆腔检查，子宫后方或患侧附件扪及压痛性肿块；阴道后穹隆饱满，有触痛。宫颈抬举痛或摇摆痛明显，此为输卵管妊娠破裂的重要特征。内出血多时，子宫有漂浮感。

（3）辅助检查：①HCG 测定，尿或血 HCG 测定是早期诊断异位妊娠的重要方法，也对异位妊娠保守治疗的效果评价具有重要意义。②超声诊断，超声可见子宫内膜增厚，宫腔内无妊娠囊，宫旁可见低回声区，若其内有胚芽及心管搏动，可确诊为异位妊娠。③阴道后穹隆穿刺，是一种简单可靠的诊断方法，适用于疑有腹腔内出血的患者。直肠子宫陷凹在盆腔中位置最低，即使腹腔内出血不多，也能经阴道后穹隆穿刺抽出。抽出暗红色不凝血，说明腹腔内有出血。④腹腔镜检查，目前腹腔镜检查被视为异位妊娠诊断的"金标准"，而且在确诊的情况下可起到治疗的作用，适用于早期和诊断有困难，但无腹腔大出血和休克的病例。⑤子宫内膜病理检查，阴道流血多者，应做诊断性刮宫，排除宫内妊娠，将刮出物送病理检查。

3.高危因素

（1）输卵管炎症：是输卵管妊娠的主要原因，包括输卵管黏膜炎和输卵管周围炎。慢性炎症可使管腔变窄、粘连或纤毛受损等，使受精卵运行受阻而在该处着床，导致输卵管妊娠。

（2）输卵管发育不良或功能异常：输卵管过长、肌层发育不良、纤毛缺乏、输卵管痉挛或蠕动异常等。

（3）辅助生殖技术：近年来辅助生殖技术的应用，使输卵管妊娠的发生率增加，既往少见的异位妊娠(如卵巢妊娠、宫颈妊娠、腹腔妊娠等)的发生率增加。

4.心理-社会因素

(1)腹腔内急性大量出血及剧烈腹痛使患者及其家属有面对死亡威胁的感觉,表现出强烈的情绪反应(如恐惧、焦虑等)。

(2)患者因妊娠终止而自责、失落、抑郁。个别患者担心以后的生育能力。

三、护理措施

1.一般护理

(1)合理休息:嘱患者卧床休息,避免突然变换体位及增加腹压的动作。

(2)饮食指导:鼓励患者进营养丰富,尤其是高蛋白、富含铁的饮食,以促进血红蛋白的合成,增强患者的抵抗力。

2.症状护理

(1)重视患者主诉,尤其注意阴道流血量与腹腔内出血量可不成正比,当阴道流血量不多时,不要误以为腹腔内出血量亦很少。

(2)严密监测患者生命体征及病情的变化。如果患者出现腹痛加剧、肛门坠胀感,及时通知医师,积极配合治疗。对严重内出血并休克的患者,护士应立即开放静脉,交叉配血,做好输血、输液的准备,以便配合医师积极纠正休克、补充血容量,给予相应处理。

3.用药护理

常用药物及用药观察:用药期间应仔细观察用药效果及不良反应。甲氨蝶呤,常用剂量为 $0.4\ mg/(kg \cdot d)$,肌内注射,5 d 为一个疗程。在应用化学药物治疗期间,应用 B 超进行严密监护,检测血 HCG,并注意患者的病情变化及药物的副作用。治疗过程中若有严重内出血征象,或疑输卵管间质部妊娠或胚胎继续生长时,仍应及时进行手术治疗。

4.手术护理

手术分为保守手术和根治手术,可经腹或经腹腔镜完成。保守手术保留输卵管,适用于有生育要求的年轻妇女。根治手术切除输卵管,适用于无生育要求的输卵管妊娠、内出血并发休克的急症患者。对于内出血并发休克的患者,密切监测生命体征及腹痛的变化,采取抗休克治疗。给予患者平卧位,注意保暖、给氧,迅速建立静脉输液通路,交叉配血,按医嘱输液、输血,补充血容量,并迅速做好术前准备。

5.心理护理

(1)配合医师向患者本人及其家属讲清病情及治疗方案,做好思想工作,解除其紧张和焦虑情绪。同时,让家属给予患者更多的关心和爱护,减少或避免不良的精神刺激和压力。

(2)帮助患者以正常的心态接受此次妊娠失败的现实,向她们讲述疾病的相关知识,减少因害怕再次发生异位妊娠而抵触妊娠产生的不良情绪,使她们能充满信心地迎接新生活。

四、健康指导

(1)宣传相关知识,输卵管妊娠患者有 10% 的再发率和 50%～60% 的不孕率,要告知有生育要求者,术后避孕 6 个月,再次妊娠时应及时就医。

(2)养成良好的卫生习惯,勤洗澡、勤更衣,固定性伴侣,防止生殖系统感染。发生盆腔炎性疾病时须彻底治疗,以免延误病情。

(平翠翠)

第四节 早 产

一、概述

早产指妊娠期满 28 周至不足 37 周(196～258 d)分娩。此时娩出的新生儿称为早产儿，体质量为 1 000～2 499 g。早产儿各器官发育不够健全，出生孕周越小，体质量越轻，其预后越差。我国早产占分娩总数的 5%～15%。约 2/3 的出生 1 岁以内死亡的婴儿为早产儿。随着早产儿的治疗和监护手段不断进步，其生存率明显提高，伤残率下降，有些国家已将早产时间的下限定义为妊娠 20 周或 24 周等。

1. 主要发病机制

(1)孕酮撤退。

(2)缩宫素作用。

(3)蜕膜退化。

2. 处理原则

若胎儿存活，无胎儿窘迫、胎膜早破，通过休息和药物治疗控制宫缩，尽量维持妊娠至足月；若胎膜已破，早产已不可避免，则应尽可能地预防新生儿合并症以提高早产儿的存活率。

二、护理评估

1. 健康史

详细了解妊娠经过、孕产史及家族史。

2. 生理状况

(1)症状：妊娠满 28 周至不足 37 周，出现规律宫缩(指每 20 min 4 次或每 60 min 内 8 次)。

(2)体征：宫颈进行性改变，宫颈扩张 1 cm 以上，宫颈展平≥80%。

(3)辅助检查：①产科检查，核实孕周，评估胎儿成熟度、胎方位等，观察产程进展，确定早产进程；②实验室检查，做阴道分泌物的生化指标检测、宫颈分泌物培养；③影像学检查，经阴道超声测量，宫颈长度(CL)≤20 mm 或伴有宫口扩张；腹部超声检查胎盘及羊水。

3. 高危因素

(1)有晚期流产及早产史，再发风险高。

(2)孕中期阴道超声检查，宫颈长度(CL)≤25 mm。

(3)有子宫颈手术史。

(4)孕妇年龄小于 17 岁或大于 35 岁。

(5)妊娠间隔过短的孕妇，如果两次妊娠时间控制在 18～23 个月，早产风险相对较低。

(6)孕妇体重指数(BMI)低于 19 kg/m^2，或孕前体重低于 50 kg，营养状况差等。

(7)多胎妊娠者，双胎早产率近 50%，三胎早产率高达 90%。

(8)辅助生殖技术助孕。

(9)胎儿及羊水量异常。

(10)有妊娠并发症或合并症者，并发重度子痫前期、子痫、产前出血、妊娠期肝内胆汁淤积症、妊娠期糖尿病、并发甲状腺疾病、严重心肺疾病、急性传染病等。

(11)有异常嗜好,例如,有烟酒嗜好或吸毒。

4. 心理-社会因素

评估孕妇有无焦虑、抑郁、恐惧、依赖等心理问题及对早产的认识程度和家庭支持度。

三、护理措施

1. 一般护理

孕妇良好的身心状况可减少早产的发生,突然的精神创伤可诱发早产,因此,应做好孕期保健工作,指导孕妇加强营养,保持平静的心情。避免诱发宫缩的活动(如抬举重物、性生活等)。高危孕妇必须多卧床休息,以左侧卧位为宜,以增加子宫血液循环,改善胎儿供氧,慎做肛门检查和阴道检查等,积极治疗合并症,宫颈内口松弛者应于妊娠 14～16 周或更早些时间行宫颈环扎术,防止早产的发生。

2. 产程观察

(1)严密观察产妇的宫缩情况,必要时检查宫口扩张、胎先露下降及胎膜破裂情况,并做好记录。

(2)加强胎心监护。

(3)分娩镇痛以硬脊膜外阻滞麻醉镇痛相对安全。

(4)不提倡常规会阴侧切。

(5)不支持没有指征应用产钳。

3. 用药护理

(1)使用宫缩抑制剂。①钙通道阻断剂:硝苯地平,口服,起始剂量为 20 mg,然后每次 10～20 mg,每天 3～4 次,根据宫缩情况调整,可持续 48 h。服药中注意观察血压,防止血压过低。②前列腺素合成酶抑制剂:吲哚美辛,经阴道或直肠给药,也可口服,起始剂量为 50～100 mg,然后每 6 h 给 25 mg,可维持 48 h。不良反应:在母体方面主要为恶心、胃酸反流、胃炎等;在胎儿方面,妊娠 32 周前使用或使用时间不超过 48 h,则不良反应较小,否则可引起胎儿动脉导管提前关闭,也可因减少胎儿肾血流量而使羊水量减少,因此,妊娠 32 周后用药,需要监测羊水量及胎儿动脉导管宽度。当发现胎儿动脉导管狭窄时立即停药。禁忌证:孕妇血小板功能不良、出血性疾病、肝功能不良、胃溃疡、有对阿司匹林过敏的哮喘病史。③β_2-肾上腺素能受体激动剂:利托君,静脉滴注,起始剂量为 50～100 $\mu g/min$,每 10 min 可增加剂量50 μg,至宫缩停止,最大剂量不超过 350 $\mu g/min$,共 48 h。使用过程中应密切观察心率和主诉,如果心率超过每分钟 120 次,或主诉心前区疼痛,则停止使用。不良反应:在母体方面主要有恶心、头痛、鼻塞、低血钾、心动过速、胸痛、气短、高血糖、肺水肿,偶尔有心肌缺血等;胎儿及新生儿方面主要有心动过速、低血糖、低血钾、低血压、高胆红素,偶尔有脑室周围出血等。用药禁忌证:有心脏病、心律失常、糖尿病控制不满意、甲状腺功能亢进者。2012 年美国妇产科医师学会(ACOG)早产处理指南推荐以上 3 种药物为抑制早产宫缩的一线用药。④缩宫素受体阻滞剂:阿托西班,静脉滴注,起始剂量为6.75 mg 1 min,继而以 18 mg/h 维持 3 h,接着以 6 mg/h 持续45 h。不良反应轻微,无明确禁忌证,但较昂贵。⑤不推荐 48 h 后的持续宫缩抑制剂治疗。⑥尽量避免联合使用 2 种或以上宫缩抑制剂。

(2)硫酸镁的应用:推荐妊娠 32 周前早产者常规应用硫酸镁作为胎儿中枢神经系统保护剂。硫酸镁不但能降低早产儿脑瘫的风险,而且能减轻妊娠 32 周早产儿的脑瘫程度。32 周前的早产临产,宫口扩张后用药,负荷剂量为 4.0 g,静脉滴注,30 min 滴完,然后以 1 g/h 维持至分娩。ACOG 指南无明确剂量推荐,但建议应用硫酸镁的时间不超过 48 h。禁忌证:孕妇患肌无力、肾衰竭。应用前及使用过程中应监测呼吸、膝反射、尿量,24 h 总量不超过 30 g。

(3)糖皮质激素促胎肺成熟:发生所有妊娠 28～34 周+6 天的先兆早产,应当给予一个疗程的糖皮质激素。应用地塞米松 6 mg,肌内注射,每 12 h 重复 1 次,共 4 次;若早产临产,来不及完成整个疗程,也应给药以降低新生儿病死率,降低呼吸窘迫综合征、脑室周围出血、坏死性小肠炎的发病率以及缩短新生儿入住新生儿重症监护病房(NICU)的时间。

(4)抗感染治疗:对胎膜完整的早产,使用抗生素不能预防早产,除非分娩在即而下生殖道 β 型溶血性链球菌检测结果为阳性,否则不推荐应用抗生素;对未足月胎膜早破者,预防性使用抗生素。

4.心理护理

(1)为孕产妇提供心理支持,加强陪伴以减少产程中的孤独感、无助感。

(2)积极应对,可安排时间与孕妇进行开放式讨论。

(3)帮助产生建立母亲角色,接纳婴儿,为母乳喂养做准备。

四、健康指导

(1)保胎期间,卧床休息,尽量采用左侧卧位,注意个人卫生,预防感染。

(2)告知孕妇相关治疗药物的作用及不良反应。

(3)指导自测胎动的方法,定期间断低流量吸氧。

(4)讲解临产征兆,指导孕妇如何积极配合治疗,预防早产。

(5)讲解母乳喂养对早产儿的重要性,指导产妇进行母乳喂养。

(6)讲解产后自我护理和护理早产儿的相关知识。

(平翠翠)

第五节　胎膜早破

一、概述

临产前发生胎膜破裂,称为胎膜早破。未足月胎膜早破指在妊娠 20 周以后、未满 37 周胎膜在临产前破裂。妊娠满 37 周后的胎膜早破发生率为 10%;妊娠不满 37 周的胎膜早破发生率为 2%～3.5%。单胎妊娠胎膜早破的发生率为 2%～4%,双胎妊娠胎膜早破的发生率为 7%～20%。孕周越小,围产儿预后越差。胎膜早破可引起早产、胎盘早剥、羊水过少、脐带脱垂、胎儿窘迫和新生儿呼吸窘迫综合征,孕产妇及胎儿感染率和围产儿病死率显著升高。

1.主要发病机制

生殖道感染,病原微生物产生的蛋白酶、胶质酶、弹性蛋白酶等直接降解胎膜的基质和胶质以及缺乏维生素 C、锌、铜等可使胎膜局部抗张能力下降而破裂;双胎妊娠、羊水过多、巨大儿、头盆不称、胎位异常等引起的羊膜腔压力升高和胎膜受力不均,使覆盖于宫颈内口处的胎膜自然成为薄弱环节而容易发生破裂。

2.处理原则

妊娠少于 24 周的孕妇应终止妊娠;妊娠 28～35 周,若胎肺不成熟,无感染征象,无胎儿窘迫,可采用期待治疗,但必须排除绒毛膜羊膜炎;若胎肺成熟或有明显感染,应立即终止妊娠;对妊娠大于 36 周胎儿窘迫的孕妇,终止妊娠。

(1)足月胎膜早破,一般在破膜 12 h 内自然临产。若 12 h 未临产,可予以药物引产。

(2)未足月胎膜早破,于妊娠 28～35 周、胎膜早破不伴感染、羊水池深度≥3 cm 时采取绝对卧床休息、预防感染、抑制宫缩、促胎肺成熟等期待疗法;羊水池深度≤2 cm,妊娠少于 35 周,纠正羊水过少。妊娠 35 周后或发生明显羊膜腔感染,伴有胎儿窘迫,抗感染同时终止妊娠。

二、护理评估

1.健康史

详细询问病史,了解诱发胎膜早破的原因,确定胎膜破裂的时间、妊娠周数,是否有宫缩及感染的征象。

2.生理状况

(1)症状和体征:孕妇主诉突然出现阴道流液或无控制的"漏尿",少数孕妇仅感觉到外阴较平时湿润,窥阴器检查见混有胎脂的羊水自子宫颈口流出,即可做出诊断。

(2)辅助检查。①阴道酸碱度测定:正常阴道液 pH 为 4.5～5.5,羊水 pH 为 7.0～7.5。胎膜破裂后,阴道液 pH 升高(pH≥6.5)。pH 诊断胎膜早破的敏感度为 90%,血液、尿液、宫颈黏液、精液及细菌污染可出现假阳性。②阴道液涂片:取阴道液涂于玻片上,干燥后显微镜下观察,出现羊齿状结晶,用 0.5% 的硫酸尼罗蓝染色,显微镜下见橘黄色胎儿上皮细胞,用苏丹Ⅲ染色见黄色脂肪小粒,均可确定为羊水,准确率达 95%。③胎儿纤维连接蛋白(fFN)测定:胎儿纤维连接蛋白是胎膜分泌的细胞外基质蛋白。当宫颈及阴道分泌物内胎儿纤维连接蛋白含量高于 0.05 mg/L 时,胎膜抗张能力下降,易发生胎膜早破。④胰岛素样生长因子结合蛋白-1(IGFBP-1):检测人羊水中胰岛素样生长因子结合蛋白-1,特异性强,不受血液、精液、尿液和宫颈黏液的影响。⑤羊膜腔感染检测:羊水细菌培养;羊水涂片,革兰氏染色,检查细菌;羊水白细胞 IL-6≥7.9 ng/mL,提示羊膜腔感染;血 C-反应蛋白高于 8 mg/L,提示羊膜腔感染;降钙素原浓度轻度升高表示感染存在。⑥羊膜镜检查:可直视胎先露,看见头发或其他胎儿部分,看不到前羊膜囊即可诊断为胎膜早破。⑦B 超检查:羊水量减少可协助诊断。

3.高危因素

(1)母体因素:反复阴道流血、阴道炎、长期应用糖皮质激素、腹部创伤、腹腔内压力突然增加(剧烈咳嗽、排便困难)、吸烟、药物滥用、营养不良、前次妊娠发生早产胎膜早破、妊娠晚期性生活频繁等。

(2)子宫及胎盘因素:子宫畸形、胎盘早剥、子宫颈功能不全、子宫颈环扎术后、子宫颈锥切术后、子宫颈缩短、先兆早产、子宫过度膨胀(羊水过多、多胎妊娠)、头盆不称、胎位异常(臀位、横位)、绒毛膜羊膜炎、亚临床宫内感染等。

4.心理-社会因素

孕妇突然发生不可自控的阴道流液,可能惊慌失措,担心会影响胎儿及自身的健康,有些孕妇可能开始设想胎膜早破会带来的种种后果,甚至会产生恐惧心理。

三、护理措施

1.脐带脱垂的预防及护理

嘱胎膜早破,胎先露未衔接的住院待产妇绝对卧床,采取左侧卧位,注意抬高臀部,防止脐带脱垂造成胎儿缺氧或宫内窘迫。护理时注意监测胎心变化,进行阴道检查,确定有无隐性脐带脱垂,如果有脐带先露或脐带脱垂,应在数分钟内结束分娩。

2.严密观察胎儿情况

密切观察胎心率的变化,检测胎动及胎儿宫内安危。定时观察羊水性状、颜色、气味等。头先露者,如果混有胎粪的羊水流出,则是胎儿宫内缺氧的表现,应及时给予吸氧等处理。对于少于35孕周的胎膜早破者,应遵医嘱肌内注射6 mg地塞米松(国内常用剂量为5 mg),每12 h一次,共4次,以促进胎肺成熟。若孕龄不足37周,已临产,或孕龄达37周,如果无明确剖宫产指征,则宜在破膜后2～12 h积极引产,若引产后尚未临产,均可按医嘱采取措施,尽快结束分娩。

3.积极预防感染

嘱孕妇保持外阴清洁,每天用苯扎溴铵棉球擦洗会阴部两次,于外阴放置吸水性好的消毒会阴垫,勤换会阴垫,保持清洁、干燥,防止上行感染;严密观察孕妇的生命体征,进行白细胞计数,了解是否存在感染;按医嘱一般于胎膜破裂后12 h给予抗生素预防感染。

4.用药护理

对于不足34孕周的胎膜早破者,应遵医嘱给予糖皮质激素以促进胎肺成熟。按医嘱一般于胎膜破裂后12 h用抗生素预防感染。

(1)促进胎肺成熟:产前应用糖皮质激素促进胎肺成熟,能减少新生儿呼吸窘迫综合征(RDS)、颅内出血(IVH)、坏死性小肠结肠炎(NEC)的发生,且不会增加母儿感染的风险。①应用指征:对不足34孕周无期待保胎治疗禁忌证者,均应给予糖皮质激素治疗。但孕26周前给予糖皮质激素的效果不肯定,建议达孕26周后再给予糖皮质激素。超过34孕周分娩的新生儿中,仍有5%以上的新生儿呼吸窘迫综合征发生率,鉴于我国当前围产医学状况和最近中华医学会妇产科学分会产科学组制订的早产指南,建议对孕34～34周＋6天的未足月胎膜早破孕妇,依据其个体情况和本地的医疗水平来决定是否给予促进胎肺成熟的处理,但如果孕妇合并妊娠期糖尿病,建议进行促进胎肺成熟处理。②具体用法:地塞米松6 mg,肌内注射(国内常用剂量为5 mg),每12 h 1次,共4次,或倍他米松12 mg,肌内注射,每天1次,共2次。

给予首剂后,24～48 h起效并能持续发挥作用至少7 d。即使估计不能完成1个疗程,也建议使用,能有一定的作用,但不宜缩短使用间隔时间。孕32周前进行了单疗程糖皮质激素治疗,孕妇尚未分娩,在应用一个疗程2周后,孕周仍不足34周＋6天,估计短期内终止妊娠者可再次应用1个疗程,但总疗程不能超过2次。对于糖尿病合并妊娠或妊娠期糖尿病孕妇处理上无特殊,但要注意监测血糖水平,防止血糖水平过高而引起酮症。

(2)抗生素的应用:导致未足月胎膜早破(PPROM)的主要原因是感染,多数为亚临床感染,30%～50%的未足月胎膜早破孕妇羊膜腔内可以找到感染的证据。即使当时没有感染,在期待保胎过程中也因破膜容易发生上行感染。对于未足月胎膜早破预防性应用抗生素的价值是肯定的,可有效延长PPROM的潜伏期,减少绒毛膜羊膜炎的发生率,降低破膜后48 h内和

7 d内的分娩率，降低新生儿感染率以及新生儿头颅超声检查的异常率。具体应用方法：ACOG推荐的有循证医学证据的有效抗生素，主要为氨苄西林联合红霉素，静脉滴注48 h，其后改为口服阿莫西林联合肠溶红霉素连续5 d。

具体用量：氨苄西林2 g＋红霉素250 mg，每6 h 1次，静脉滴注48 h；阿莫西林250 mg联合肠溶红霉素333 mg，每8 h 1次，连续口服5 d。青霉素过敏的孕妇，可单独口服红霉素10 d。应避免使用氨苄西林＋克拉维酸钾类抗生素，因其有增加新生儿发生坏死性小肠结肠炎的风险。但由于我国抗生素耐药非常严重，在参考ACOG推荐的抗生素方案的前提下要依据个体情况选择用药和方案。

（3）宫缩抑制剂的使用：胎膜早破发生后会出现不同程度的宫缩，胎膜早破引起的宫缩多与亚临床感染诱发前列腺素大量合成及分泌有关，如果有规律宫缩，建议应用宫缩抑制剂48 h，完成糖皮质激素促进胎肺成熟的处理，减少新生儿呼吸窘迫综合征的发生，或及时将孕妇转诊至有新生儿监护病房的医院，完成上述处理后，如果仍有规律宫缩，应重新评估绒毛膜羊膜炎和胎盘早剥的风险，如果有明确感染或已经进入产程，不宜再继续保胎，临产者应用宫缩抑制剂不能延长孕周，此外，对胎膜早破者长时间使用宫缩抑制剂不利于母儿结局。常用的宫缩抑制剂有β受体激动剂、前列腺素合成酶抑制剂、钙通道阻滞剂、缩宫素受体阻滞剂等。个体化选择宫缩抑制剂，同时应注意给孕妇及胎儿带来的不良反应。

（4）硫酸镁的使用：随机对照研究提示孕32周前有分娩风险孕妇应用硫酸镁可以降低存活儿的脑瘫率。所以，对于孕周小于32周胎膜早破，有随时分娩风险者可考虑应用硫酸镁保护胎儿神经系统，但无统一方案，遵医嘱给药。

5.心理护理

引导孕产妇积极参与护理过程，缓解焦虑、紧张、恐惧等不良情绪，积极面对胎膜早破可能带来的母儿危害，配合医护人员治疗护理。

四、健康教育

为孕妇讲解胎膜早破的影响，使孕妇重视妊娠期卫生保健并积极参与产前保健活动；嘱孕妇妊娠期注意个人卫生；避免负重及腹部受碰撞；宫颈内口松弛者，应卧床休息，并遵医嘱于妊娠14～16周行宫颈环扎术。同时注意指导其补充足量的维生素及钙、锌、铜等元素。

（平翠翠）

第六节 羊水异常

一、概述

羊水过多：妊娠期间羊水量超过2 000 mL，称为羊水过多。羊水的外观和性状无异样，多数孕妇的羊水增多缓慢，在较长时间内形成，称为慢性羊水过多；少数孕妇的羊水可在数天内急剧增加，称为急性羊水过多。其发生率为0.5%～1%。

羊水过少：妊娠晚期羊水量少于300 mL称为羊水过少。羊水过少的发病率为0.4%～4%。羊水过少严重影响胎儿预后，羊水量少于50 mL，围生儿的病死率也高达88%。

1. 主要发病机制

胎儿畸形而导致羊水循环障碍,多胎妊娠,血压循环量增加,胎儿尿量增加,胎盘病变,妊娠合并症等导致羊水过多或过少。

2. 治疗原则

治疗取决于胎儿有无畸形、孕周大小及孕妇自觉症状的严重程度,羊水过多时在分娩期应警惕脐带脱垂和胎盘早剥的发生。

二、护理评估

1. 健康史

详细询问病史,了解孕妇年龄,有无妊娠合并症,有无先天畸形家族史及生育史。羊水过少时了解孕妇自觉胎动情况。

2. 生理状况

(1)症状体征:①急性羊水过多,较少见,多发生于妊娠 20~24 周,由于羊水量急剧增多,在数天内子宫急剧增大、横膈上抬,孕妇呼吸困难,不能平卧,甚至出现发绀,孕妇表情痛苦,腹部因张力过大而疼痛,食量减少。由于胀大的子宫压迫下腔静脉,影响静脉回流,导致孕妇下肢及外阴部水肿、静脉曲张。②慢性羊水过多,较多见,多发生于妊娠晚期,羊水可在数周内逐渐增多,常在产前检查时发现,多数孕妇能适应。孕妇子宫大于相应妊娠月份子宫大小,腹部膨隆,腹壁皮肤发亮、变薄,触诊时感到皮肤张力大,胎位不清,胎心遥远或听不到。羊水过多孕妇容易并发妊娠期高血压疾病、胎位不正、早产等。破膜后子宫骤然缩小,可以引起胎盘早剥。产后子宫过大可引起子宫收缩乏力而致产后出血。③羊水过少,孕妇于胎动时感觉腹痛,检查时发现宫高、腹围小于同期正常妊娠孕妇的宫高、腹围,子宫的敏感度较高,轻微的刺激即可引起宫缩,临产后阵痛剧烈,宫缩不协调,宫口扩张缓慢,产程延长。若羊水过少发生在妊娠早期,可以导致胎膜与胎体相连;若羊水过少发生在妊娠中、晚期,子宫周围压力容易对胎儿产生影响,造成胎儿斜颈、曲背、手足畸形等异常。

(2)辅助检查:①B 超,测量发现单一最大羊水暗区垂直深度(AFV)≥8 cm,即可诊断为羊水过多,若用羊水指数法,羊水指数(AFI)≥25 cm 为羊水过多。单一最大羊水暗区垂直深度≤2 cm,即可考虑为羊水过少;单一最大羊水暗区垂直深度≤1 cm 为严重羊水过少;若用羊水指数法,AFI≤5.0 cm,诊断为羊水过少;AFI 低于 8.0 cm,应警惕羊水过少的可能。除羊水测量外,B 超还可判断胎儿有无畸形、羊水与胎儿的交界情况等。②神经管缺陷胎儿的检测,对此类胎儿可做羊水及母血甲胎蛋白(AFP)测定。若为神经管缺陷胎儿,羊水中的甲胎蛋白均值超过正常妊娠甲胎蛋白平均值 3 个标准差以上有助于诊断。③胎儿电子监护,可出现胎心变异减速和晚期减速。④胎儿染色体检查,需排除胎儿染色体异常时可做羊水细胞培养,或采集胎儿脐带血细胞培养,做染色体核型分析,荧光定量聚合酶链式反应(PCR)法快速诊断。⑤羊膜囊造影,用以了解胎儿有无消化道畸形,但应注意造影剂对胎儿有一定损害,还可能引起早产和宫腔内感染,应慎用。

(3)高危因素:胎儿畸形、胎盘功能减退、羊膜病变、双胎、母胎血型不合、糖尿病、母体妊娠期高血压疾病可能导致的胎盘血流减少等。

(4)心理-社会因素:孕妇及其家属因担心胎儿可能会有某种畸形,会感到紧张、焦虑、不安,甚至产生恐惧心理。

三、护理措施

1.一般护理

向孕妇及其家属介绍羊水过多或过少的原因及注意事项,包括指导孕妇选择低钠饮食,防止便秘;减少增加腹压的活动以防胎膜早破。改善胎盘血液供应,监测胎动,应认真地全面评估胎儿,识别畸形。

2.症状护理

观察孕妇的生命体征,定期测量宫高、腹围和体重,判断病情进展,及时发现并发症。观察胎心、胎动及宫缩,及早发现胎儿宫内窘迫及早产的征象。羊水过多时人工破膜,应密切观察胎心和宫缩,及时发现胎盘早剥和脐带脱垂的征象。

产后应密切观察子宫收缩及阴道流血情况,防止产后出血。羊水过少时,严格以 B 超监测羊水量并注意观察有无胎儿畸形。

3.孕产期处理

(1)羊水过多:腹腔穿刺放羊水时应防止速度过快、量过多,一次放羊水量不超过 1 500 mL,放羊水后腹部放置沙袋或加腹带包扎,以防血压骤降而发生休克。腹腔穿刺放羊水时注意无菌操作,防止发生感染,同时按医嘱给予抗感染药物。

(2)对羊水过少合并过期妊娠、胎儿生长受限等需及时终止妊娠者,应遵医嘱做好阴道助产或剖宫产的准备。若羊水过少合并胎膜早破或者产程中发现羊水过少,需遵医嘱进行预防性羊膜腔灌注治疗,应注意严格无菌操作,防止发生感染,同时按医嘱给予抗感染药物。有国外文献报道,羊膜腔输液的治疗方法不降低剖宫产和新生儿窒息的发生率,反而可能增加胎粪吸入综合征的发生率,此项治疗手段现已较少应用。

4.心理护理

让孕妇及家属了解羊水过多或过少的发生发展过程,正确面对羊水过多或过少可能给胎儿带来的不良结局,引导孕妇减少焦虑,主动配合参与治疗护理过程。

四、健康指导

对羊水过多或过少但胎儿正常者,做好正常分娩及产后的健康指导;对羊水过多或过少合并胎儿畸形者,积极进行健康宣教,引导孕产妇正确面对,终止妊娠,顺利度过产褥期。

(平翠翠)

第七节　脐带异常

一、概述

脐带异常包括脐带先露或脱垂、脐带缠绕、脐带长度异常、脐带打结、脐带扭转等,可引起胎儿急性或慢性缺氧,甚至胎死宫内。本节以脐带先露与脱垂为例进行讨论。脐带先露是指胎膜未破时脐带位于胎先露前方或一侧,脐带脱垂是指胎膜破裂后脐带脱出于宫颈口外,降至阴道内甚至露于外阴部。

1.病因

脐带先露与脱垂的主要原因有头盆不称、胎头入盆困难、胎位异常(如臀先露、肩先露、枕后位等)、胎儿过小、羊水过多、脐带过长、脐带附着异常及低置胎盘等。

2.治疗原则

早期发现脐带异常,迅速解除脐带受压,选择正确的分娩方式,保障胎儿安全。

二、护理评估

1.健康史

详细了解产前检查结果,有无羊水过多、胎儿过小、胎位异常、低置胎盘等。

2.生理状况

(1)症状:若脐带未受压,可无明显症状,若脐带受压,产妇自觉胎动异常甚至消失。

(2)体征:出现频繁的变异减速,上推胎先露及抬高臀部后恢复,若胎儿缺氧严重可伴有胎心消失。对胎膜已破者做阴道检查,可在胎先露旁或其前方触及脐带,甚至脐带脱出于外阴。

(3)辅助检查。①产科检查:在胎先露旁或其前方触及脐带,甚至脐带脱出于外阴。②胎儿电子监护:伴有频繁的变异减速,甚至胎心音消失。③B超检查:有助于明确诊断。

3.心理-社会因素评估

孕产妇及其家属有无焦虑、恐慌等心理问题,评估他们对脐带脱垂的认识程度及家庭支持度。

4.高危因素

高危因素:①胎儿过小。②羊水过多。③脐带过长。④胎先露入盆困难。⑤胎位异常(如肩先露、臀先露等)。⑥胎膜早破而胎先露未衔接。⑦脐带附着位置低或低置胎盘。

三、护理措施

1.一般护理

注意协助孕妇取臀高位卧床休息,缓解脐带受压。

2.分娩方式的选择

(1)脐带先露:若产妇为经产妇、胎膜未破者、宫缩良好者,且胎心持续良好,可在严密监护下经阴道分娩;若产妇为初产妇或足先露者、肩先露者,应行剖宫产术。

(2)脐带脱垂:胎心尚好,胎儿存活,应尽快娩出胎儿。若宫口开全,胎先露已达坐骨棘水平以下,还纳脐带后行阴道助产术;若宫口未开全,应立即协助产妇取头低臀高位,将胎先露上推,还纳脐带,应用宫缩抑制剂,缓解脐带受压,严密监测胎心的同时尽快行剖宫产术。

3.心理护理

(1)了解孕产妇及其家属的心理状态,并予以心理支持,缓解其紧张、焦虑情绪。

(2)讲解脐带脱垂相关知识,以取得孕产妇对诊疗护理工作的配合。

四、健康指导

(1)教会孕妇自数胎动,以便早期发现胎动异常。

(2)督促孕妇定期做产前检查,妊娠晚期及临产后再次行超声检查。

(平翠翠)

第八节 胎儿窘迫

一、概述

胎儿窘迫是指子宫内急性或慢性缺氧危及胎儿健康和生命的综合症状,分为急性胎儿窘迫和慢性胎儿窘迫。急性胎儿窘迫多发生在分娩期,慢性胎儿窘迫多发生在妊娠晚期,但临产后常表现为急性胎儿窘迫,所以应予以重视。

1.病因

导致胎儿窘迫的因素可归纳为三大类,母体血氧含量不足、母胎间血氧运输及交换障碍、胎儿自身因素异常。

(1)急性胎儿窘迫的常见原因:①前置胎盘、胎盘早剥;②脐带异常(如脐带绕颈、脐带扭转、脐带脱垂、脐带真结等);③母体休克导致胎盘灌注急剧减少;④缩宫素使用不当致过强及不协调宫缩;⑤过量应用麻醉剂及镇静剂,抑制呼吸。

(2)慢性胎儿窘迫的常见原因:①母体血氧含量不足(如合并心脏病或心功能不全、重度贫血、肺部感染等);②子宫胎盘血管硬化、狭窄、梗死(如过期妊娠、妊娠期高血压疾病等);③胎儿异常(如心血管疾病、呼吸系统疾病、胎儿畸形、胎儿宫内感染等)。

2.治疗原则

对急性胎儿窘迫,应积极寻找原因,改善胎儿缺氧状态,尽快终止妊娠。对慢性胎儿窘迫,应根据孕周、胎儿成熟度和窘迫程度决定处理方案。

二、护理评估

1.健康史

(1)详细了解妊娠经过及临产后的处理措施。

(2)了解孕妇有无心脏病、糖尿病、高血压、重度贫血等合并症。

(3)了解有无胎儿畸形、母儿血型不合、宫内感染等。

(4)了解有无脐带异常。

(5)了解临产后有无过量使用麻醉剂或镇静剂、缩宫素使用不当等。

2.生理状况

(1)症状:孕妇自觉胎动变化,在胎儿窘迫早期可表现为胎动过频,若缺氧未纠正或加重,则胎动转弱且次数减少,进而消失。

(2)体征:①胎心率异常,此为胎儿窘迫最重要的征象,缺氧早期胎心率加快,持续缺氧则胎心率变慢,胎儿电子监护出现晚期减速或重度变异减速。②羊水胎粪污染,它并不是胎儿窘迫的征象。胎儿可在宫内排出胎粪,孕周越大,羊水胎粪污染的概率越高,但某些高危因素(如妊娠期肝内胆汁淤积症等)也会增加胎粪排出的概率。③胎儿酸中毒:取胎儿头皮血进行血气分析,pH 低于 7.20,动脉血氧分压(PaO_2)低于 10 mmHg,动脉血二氧化碳分压($PaCO_2$)高于 60 mmHg。④胎儿生物物理评分降低,评分为 6~8 分,可能有急性或慢性缺氧,评分为 4~6 分,有急性或慢性缺氧,评分为 2~4 分,有急性缺氧伴慢性缺氧,评分为 0 分,有急性和慢性缺氧。

(3)辅助检查。①胎儿电子监护:基线胎心率高于每分钟 160 次或低于每分钟 110 次,并伴有晚期减速或重度变异减速。②胎儿头皮血气分析:pH 低于 7.20 提示酸中毒。③胎儿生物物理评分:不超过 4 分提示胎儿窘迫。④脐动脉多普勒超声血流检查:进行性舒张期血流降低、脐血流指数升高提示胎盘灌注不足。

3.心理-社会因素评估

(1)孕产妇及其家属有无焦虑、恐惧、无助感等。

(2)了解孕产妇对胎儿窘迫的认识程度及家庭支持度。

4.高危因素

(1)有妊娠期肝内胆汁淤积症。

(2)妊娠期高血压疾病或合并肾炎、糖尿病等导致子宫胎盘血管硬化、狭窄、梗死。

(3)妊娠合并心脏病、肺部疾病等导致母体血氧含量不足。

(4)缩宫素应用不当导致子宫过强收缩或不协调性子宫收缩。

(5)过多使用麻醉剂、镇静剂,导致呼吸抑制。

(6)胎盘早剥,前置胎盘。

(7)脐带异常(如脐带真结、脐带先露等),导致母胎血氧运输障碍。

(8)胎儿患有严重心脏病、呼吸系统疾病或发生宫内感染,导致胎儿运输及利用氧的能力下降。

三、护理措施

1.症状护理

(1)严密监测胎心变化,行胎儿电子监护,发现胎心异常,及时通知医师,并协助处理。

(2)指导孕妇自数胎动。对主诉胎动减少者立即做全面检查,以评估母儿状态。

2.终止妊娠的护理

除少数孕周小,估计胎儿娩出后存活可能性小者,可考虑采取期待治疗延长胎龄外,其余均需要尽快终止妊娠,并做好新生儿抢救准备。

(1)宫口开全,胎先露已达坐骨棘水平以下,可经阴道助产尽快娩出胎儿。

(2)宫口未开全或预计短时间内不能阴道分娩,应尽快做好剖宫产术前准备,行剖宫产终止妊娠。

3.心理护理

(1)提供相关信息,鼓励孕产妇配合治疗护理。

(2)鼓励家属陪伴孕产妇,为其提供心理-社会支持,缓解紧张、焦虑情绪。

(3)对于胎儿宫内死亡或新生儿死亡的孕产妇,尽量将其安排在远离其他产妇和新生儿的房间,鼓励其表达悲伤情绪,指导其选择合适的应对措施。

四、健康指导

(1)教会孕妇自数胎动,以便早期发现胎动异常。

(2)督促孕妇定期做产前检查,及早发现胎儿窘迫的高危因素,并予以纠正。

(平翠翠)

第九节　产褥感染

一、概述

产褥感染是指分娩及产褥期生殖道受病原体侵袭,引起局部或全身感染,是导致产妇死亡的四大原因之一。发病率约为6%。产褥病率是指分娩24 h以后的10 d内,每天用口表测量体温4次,间隔时间4 h,有2次体温不低于38 ℃。产褥病率的主要原因是产褥感染,还包括急性乳腺炎、上呼吸道感染、泌尿系统感染、血栓性静脉炎等生殖道以外的感染。

1. 主要病因

(1)诱因:任何导致机体免疫力、细菌毒力、细菌数量三者之间平衡失调的因素,均可成为产褥感染的诱因,如产妇体质虚弱、营养不良、孕期贫血、孕期卫生不良、胎膜早破、羊膜腔感染、产程延长、产前产后出血、多次宫颈检查等。

(2)病原体:引起产褥感染的细菌种类较多,其中以大肠埃希菌、厌氧性链球菌最为常见,而溶血性链球菌和金黄色葡萄球菌感染较为严重。产褥感染常为多种病原体的混合感染。

2. 治疗原则

合理使用抗生素,积极控制感染;加强产妇营养,改善全身状况。

二、护理评估

1. 健康史

详细了解妊娠及分娩经过,评估产妇的个人卫生习惯,询问产妇有无贫血、营养不良等慢性疾病,有无生殖道、尿路感染病史,了解此次分娩是否有胎膜早破、产程延长、手术助产、产前产后出血等。

2. 生理状况

(1)症状:发热、疼痛、异常恶露为产褥感染的三大主要症状。由于感染部位、程度、扩散范围不同,其临床表现也不同。从感染发生部位来看,产褥感染可分为局部感染与全身性感染。局部感染常见于外阴伤口、阴道、宫颈、子宫切口等部位,例如,外阴伤口感染可致局部红、肿、热、痛,严重时出现化脓、裂开;子宫切口感染则表现为切口渗液、愈合不良。全身性感染中,急性子宫内膜炎可导致发热、下腹痛、恶露量多且有异味;急性盆腔结缔组织炎可引发高热、寒战、下腹部放射性疼痛;血栓性静脉炎多表现为单侧下肢肿胀、疼痛;当病情进展至脓毒血症及败血症阶段,患者会出现持续高热、寒战甚至休克等危及生命的症状。

(2)体征:多有体温升高。依感染部位不同,可有局部红肿、疼痛,恶露增加,下腹部压痛、反跳痛,肌紧张,肠鸣音减弱或消失,下肢水肿,皮肤发白、疼痛,甚至寒战、高热、脉搏细速、血压下降等感染性休克征象。

(3)辅助检查。①实验室检查:血常规显示白细胞计数增多,尤其是中性粒细胞计数明显升高;②影像学检查:B超、彩色多普勒超声、CT、磁共振等能够对感染形成的炎性包块、脓肿及静脉血栓做出定位及定性诊断;③细菌培养和药物敏感试验:取宫腔分泌物、脓肿穿刺物、后穹隆穿刺物,做细菌培养和药物敏感试验,确定病原体及敏感的抗生素。

3. 心理-社会因素

评估产妇有无焦虑、抑郁、烦躁、依赖等心理问题及对产褥感染的认识程度和家庭支持度。

4.高危因素

(1)产妇免疫力低下(如合并贫血、营养不良等慢性疾病)。

(2)伴有产前或产后出血。

(3)羊膜腔感染或行宫内胎儿监测。

(4)产程延长或胎膜早破。

(5)分娩过程中频繁做阴道检查。

(6)剖宫产、急诊手术、阴道助产以及人工剥离胎盘。

(7)有会阴切口或软产道撕裂伤。产前、产后卫生不良。

三、护理措施

1.一般护理

除产科一般护理外,还应鼓励产妇多饮水,每天饮水量不应低于2 000 mL;严格无菌操作,注意手卫生,减少不必要的阴道操作,以免感染播散。

2.症状护理

(1)密切观察产妇生命体征的变化,尤其是体温,每4 h测量体温1次,并观察有无寒战、全身乏力等症状,如果发现异常,及时记录并通知医师。对高热者应及时采取有效的物理降温措施,必要时遵医嘱给予药物降温,并注意保持水电解质平衡。

(2)注意观察产妇腹部或会阴部切口是否出现红、肿、热、痛等感染征象,给予出现上述征象者局部热敷、冲洗或遵医嘱使用抗感染药物。

(3)了解宫高、宫底硬度及有无压痛,了解恶露的量、颜色、性状、气味有无改变,如果有异常,及时通知医师。

3.用药护理

(1)未确定病原体时,根据临床表现及临床经验选用高效广谱抗生素;细菌培养和药物敏感试验结果明确后,遵医嘱调整抗生素种类及剂量。

(2)应用抗生素要足量、及时,规范给药时间和给药途径,以保持有效血药浓度。

(3)中毒症状严重者,短期加用肾上腺皮质激素,提高机体应激能力。

(4)使用抗生素后,定期查血常规,了解治疗效果。

(5)若使用甲硝唑等可经乳汁分泌的药物,应告知产妇暂停母乳喂养。

4.治疗配合

(1)如果需要行脓肿引流术、清宫术或后穹隆穿刺术,应配合医师做好术前准备和护理。

(2)如果病情严重,伴有感染性休克或肾衰竭,应积极配合抢救。

5.心理护理

(1)了解产妇和家属的心理状态,并给予心理支持,缓解其不良情绪。

(2)鼓励产妇与新生儿进行情感交流,增强产妇的自信心。

(3)对母婴分离者,及时提供新生儿的信息,减轻母婴分离而导致的焦虑情绪。

四、健康指导

(1)指导产妇保持会阴清洁,例如,勤换会阴垫,便后清洁会阴等。

(2)指导产妇采取半坐卧位,以利于恶露的引流,防止感染扩散。

(平翠翠)

第七章　老年病护理及保健

第一节　老年保健的概念、重点人群及需求

　　随着年龄的增长,老年人的健康状况逐渐变差。做好老年保健工作,促进健康老龄化,对延长生活自理的年限,提高生活质量具有重要意义。

一、老年保健的概念

　　世界卫生组织(WHO)老年卫生规划项目认为,老年保健是指在平等享用卫生资源的基础上,充分利用现有的人力、物力,以维护和促进老年人健康为目的,发展老年保健事业,使老年人得到基本的医疗、护理、康复、保健等服务。老年保健事业是以维持和促进老年人健康为目的,为老年人提供疾病的预防、治疗及功能锻炼等综合性服务,促进老年保健和老年福利事业的发展。

二、老年保健的重点人群

(一)高龄老年人

　　高龄老年群体中 60%～70%有慢性疾病,常有多种疾病并存。随着年龄增长,老年人的健康状况不断变差,同时心理健康状况也令人担忧。高龄老年人对医疗、护理、健康保健等方面的需求加大。

(二)独居老年人

　　随着社会发展,人口老龄化、高龄化及我国推行计划生育政策所带来的家庭结构变化和子女数减少,家庭已趋于小型化,只有老年人组成的家庭比例逐渐升高。特别是我国农村,外出打工的青年越来越多,导致老年人单独生活的现象比城市更加严重。独居老年人很难外出看病,对医疗保健的社区服务需求量增加。

　　因此,帮助老年人购置生活必需品,定期巡诊,送医、送药上门,提供健康咨询和开展社区老年保健服务具有重要意义。

(三)丧偶老年人

　　随年龄增长,丧偶老年人增加,丧偶对老年人的生活影响很大,所带来的心理问题也非常严重。丧偶使夫妻中的一方失去了关爱和照顾,丧偶老人常感到生活无望、乏味,甚至积郁成疾。据世界卫生组织报告,丧偶老人的孤独感和心理问题发生率均高于有配偶者,这种情况严重影响了老年人的健康,尤其是近期丧偶,常导致疾病发生或原有疾病的复发。

(四)患病的老年人

　　老年人患病后,身体状况差,生活自理能力下降,需要全面系统的治疗,因而加重了老年人的经济负担。为缓解经济压力,部分老年人会自行购药、服药,易导致延误诊断和治疗。因此,应做好老年人健康检查、健康教育、保健咨询,配合医师治疗,促进老年人的康复。

（五）新近出院的老年人

近期出院的老年人因身体未完全康复,常需要继续治疗。如遇到影响康复等不利因素,疾病易复发甚至恶化导致死亡。因此,社区医疗保健人员应定期随访,根据老年患者的身体情况,及时调整治疗方案,提供健康指导等。

（六）有精神障碍的老年人

老年人中有精神障碍者主要是痴呆老人,痴呆主要包括血管性痴呆和阿尔兹海默病。随着老年人口增多,痴呆老人也会增加。痴呆使老年人生活失去规律,严重时生活不能自理,常伴有营养障碍,从而加重原有的躯体疾病。因此,痴呆老年人需要的医疗和护理服务明显多于其他人群,应引起全社会的重视。

三、老年人对医疗保健服务的需求

（一）对医疗服务的需求

老龄化对健康的影响极其显著,老年人对医疗服务的需求量显著增加。一方面,由于老年人生理功能衰退和机体抵抗力下降,患病率和发病率升高,对医疗服务的需求量显著增加;另一方面,老年人慢性疾病的患病率增加,通常是总人口的2~3倍,这使老年人的医疗服务需求量比一般人群明显升高。中国的调查显示,一个60岁以上的老年人所支付的医药费用占其一生医药费的80%以上;65岁以上人口的人均医疗费用是65岁以下人口的3~5倍。据中国的老龄化趋势预测,在医疗服务价格不变的情况下,人口老龄化导致医疗费用负担每年将以1.54%的速度递增。

（二）对保健服务和福利设施的需求

老年人对保健服务和福利设施的需求量增加。社会福利与卫生保健服务是密切相关的。老化、疾病和伤残妨碍了老年人的正常社会交往,降低了活动能力或独立生活能力;经济收入减少,参与社会活动的机会减少,可能导致情感空虚,出现孤独感、多余感;另外,由于身体状况的变化,会对住房和环境产生新的需要。因此,老年人希望社会福利能尽力填补社会和经济发展造成的差距,使自己在家庭、社团或其他环境中有所作为,自我实现,尽快从困境中解脱出来。

多年来,对老年问题采取的解决方法有以下几点:①个人或家庭有责任照顾老年人,国家有法律法规对老年人进行保护,并提供有限的资金和服务。②民政部门有责任对无家庭抚养的老年人进行照顾。③老年人照顾组织由国家支持。④国家和社区应当加强社区养老服务设施的建设,加快老年活动场所和便利化设施建设,推进无障碍设施建设,加强住宅的适应性改建等福利设施建设。

（三）高龄老年人对生活照顾的需求

年龄增长引起的退行性疾病容易导致活动受限甚至残疾,生活不能自理,对生活照顾的需求增加。有关调查结果显示:自身活动受限、生活不能自理的高龄老年人或需要帮助的老年人占老年人的3.9%~8.4%。高龄引起退行性疾病及精神疾病增加,使阿尔兹海默病、早老性痴呆的发病率升高,当病情发展到一定阶段,生活多不能自理,照顾的需求增加,难度增大,已引起人们的广泛重视。老龄事业发展规划也强调:加强居家养老服务,为老年人提供必要的生活照料,满足老年人,特别是高龄老年人的生活照料、精神慰藉等方面的需求。

（姜 涛）

第二节 老年保健的基本原则、任务和策略

一、老年保健的基本原则

老年保健原则是开展老年保健工作的行动准则，为老年保健工作提供指导。

（一）全面性原则

老年人健康包括身体、心理和社会三方面的健康，故老年保健也应该是多维度、多层次的。全面性原则涉及老年人的躯体、心理及社会适应能力和生活质量等方面的问题，疾病和功能障碍的治疗、预防、康复及健康促进。因此，制订统一的、全面的老年保健计划是非常有益的。许多国家已经把保健服务和计划纳入不同的保健组织机构中，统一协调保健机构与社会服务，更好地满足老年人的健康需求。20 年来，发达国家更加重视以支持家庭护理为特色的家庭保健计划项目，执行项目的医护人员或其他服务人员可以为居家老年人提供诊疗、护理、康复指导及心理咨询等一系列支持性服务，受到老年人的欢迎。

（二）区域化原则

老年保健的区域化原则是指为了使老年人方便、快捷地获得保健服务，服务提供者能更有效地组织保健服务，提供以社区为基础的老年保健。重点是针对老年人独特的需要，确保在要求的时间、地点，为真正需要服务的老年人提供社会援助。为此，保健服务机构的医师、护士、社会工作者、健康教育者、保健计划设计者等应接受老年学和老年医学方面的训练，能够为所服务区域的老年人进行疾病的早期预防、早期发现和早期治疗，并能进行营养、意外事故、安全和环境问题及精神障碍的识别。

（三）费用分担原则

由于老年保健需求日益增长，财政支持紧缺，应采取多渠道筹集社会保障基金的办法，即政府承担一部分，保险公司的保险金补偿一部分，老年人自付一部分。这种费用分担的原则为大多数人所接受。

（四）功能分化原则

老年保健的功能分化是随着老年保健的需求增加，在对老年保健的多层次性有充分认识的基础上，对老年保健的各个层面有足够的重视，在老年保健的计划、组织和实施及评价方面有所体现。由于老年人的疾病有其特征和特殊的发展规律，老年人可能会存在特殊的生理、心理和社会问题，因此，不仅要有从事老年医学研究的医护人员，还应当有精神病学家、心理学家和社会工作者参与老年保健，在老年保健的人力配备上也显示明确的功能分化原则。

二、老年保健的任务

开展老年保健工作的目的是运用老年医学知识开展老年病的防治工作，加强老年病的监测，控制慢性病和伤残的发生；开展健康教育，指导老年人日常生活和健身锻炼，提高健康意识和自我保健能力，延长健康期望寿命，提高生活质量，为老年人提供满意的医疗保健服务。基于上述的老年保健任务，应实现老年医疗服务和养老服务的无缝衔接，社区卫生服务中心、老年医疗服务机构和综合医院的老年病科，与社区托老所进行合作，实现老年人在养老机构和医疗机构享受医疗、健康保健等服务。需要依赖完善的医疗保健服务体系，充分利用社会资源，

做好老年保健工作。

（一）医院的保健服务

目前各三级综合医院、专科医院等都可提供老年病急性期的医疗服务。医院内医护人员应掌握老年患者的临床特征,运用老年医学和护理知识配合医师有针对性地做好住院老年患者的治疗、护理和健康教育工作。

（二）养老服务机构的保健服务

养老服务保健机构有老年人疗养院、日间老年护理站、养(敬)老院、老年公寓等。这些养老服务机构的老年保健护理,可以增进老年人对所面临健康问题的了解和解决能力,指导老年人每日按时服药、康复训练,帮助老年人满足生活需要。

（三）社区卫生服务中心的保健服务

社区卫生服务中心是老年医疗保健和护理的重要工作场所,是方便老年人医疗服务的主要形式,可以降低社会的医疗负担,有利于满足老年人不脱离社区和家庭环境的心理需求,并能满足老年人基本的医疗、护理、健康保健、康复服务等需求。

三、老年保健的策略与措施

由于文化背景和各国社会经济条件的差异,不同国家老年保健制度和体系也不尽相同。我国在现有的经济和法律基础上,建立符合我国国情的老年保健制度和体系是老年保健事业的关键,也关系到我国经济发展和社会稳定,需要引起高度重视,并将总体部署和具体措施紧密结合。

（一）老年保健策略

总体战略部署:构建完善的多渠道、多层次、全方位的(即政府、社区、家庭和个人共同参与的)老年保障体系,进一步形成老年人口寿命延长、生活质量提高、代际关系和谐、社会保障有力的健康老龄化社会的老年服务保健网络。根据老年保健目标,针对老年人的特点和权益,可将我国的老年保健策略归纳为六个"有所",即"老有所医""老有所养""老有所乐""老有所学""老有所为""老有所教"。

1."老有所医"——老年人的医疗保健

大多数老年人的健康状况随着年龄的增长而变差,健康问题和疾病逐渐增多。可以说"老有所医"关系到老年人的生活质量。要改善老年人口的医疗状况,就必须首先解决医疗保障问题。通过深化医疗保健制度的改革,逐步实现社会化的医疗保险,运用立法的手段和国家、集体、个人合理分担的原则,将大多数的公民纳入这一体系当中,才能改变目前支付医疗费用的被动局面,真正实现"老有所医"。

2."老有所养"——老年人的生活保障

家庭养老仍然是我国老年人养老的主要方式,但是由于家庭养老功能逐渐弱化,养老必然由家庭转向社会,特别是社会福利保健机构。建立完善的社区老年服务设施和机构,增加养老资金的投入,确保老年人的基本生活和服务保障,将成为使老年人安度幸福晚年的重要举措。

3."老有所乐"——老年人的文化生活

老年人在离开劳动生产岗位之前,奉献了自己的一生,因此有权继续享受生活的乐趣。国家、集体和社区都有责任为老年人的"所乐"提供条件,积极引导老年人正确和科学地参与社会文化活动,提高身心健康水平和文化修养。"老有所乐"的内容十分广泛,例如,社区内可建立老年活动站,开展琴棋书画、阅读欣赏、体育文娱活动,饲养鱼虫花草,组织观光旅游、参与社会活动等。

4."老有所学"和"老有所为"——老年人的发展与成就

老年人虽然在体力和精力上不如青年人和中年人,但老年人在人生岁月中积累了丰富的经验和广博的知识,是社会的宝贵财富。老年人仍然需要继续发展。"老有所学"和"老有所为"是两个彼此相关的不同问题,随着社会的发展,老年人的健康水平逐步提高,这两个问题也就越加显得重要。

(1)"老有所学":自 1983 年第一所老年大学创立以来,老年大学为老年人提供了再学习的机会,也为老年人的社会交往创造了有利的条件。通过一段时间的学习,老年学员的精神面貌发生了很大改观,生活变得充实,身体健康状况也有明显改善,因此,老年大学受到老年人的欢迎。老年人可根据自己的兴趣爱好,选择学习内容(如医疗保健、少儿教育、绘画、烹调、缝纫等),这些知识又给"老有所为"创造了条件或有助于其潜能的发挥。

(2)"老有所为":可分为两类。①直接参与社会发展:将自己的知识和经验直接用于社会活动中(如从事各种技术咨询服务、医疗保健服务、人才培养等)。②间接参与社会发展:如献计献策、参加社会公益活动、编史或写回忆录、参加家务劳动、支持子女工作等。在人口老龄化日益加剧的今天,不少国家出现了劳动力缺乏的问题,"老有所为"将在一定程度上缓和这种矛盾;同时,"老有所为"也为老年人增加了个人收入,对提高老年人在社会和家庭中的地位及进一步改善自身生活质量起到了积极的作用。

5."老有所教"——老年人的教育及精神生活

一般来说,老年群体是相对脆弱的群体,经济脆弱,身体脆弱,心理脆弱。经济上分配不公、歧视老年人等都可能造成老年人的心理不平衡,从而不利于代际关系的协调,不利于社会的发展,甚至会造成社会的不安定。国内外研究表明:科学的、良好的教育和精神文化生活是老年人生活质量和健康状况的根本保证。因此,社会有责任对老年人进行科学的教育,帮助老年人建立健康的、丰富的、高品位的精神文化生活。

(二)老年保健措施

老年保健包括自我保健和由健康保健人员等提供的心理健康保健、营养保健、运动保健、睡眠保健等方面的内容和措施。

1. 自我保健

自我保健是指人们为保护自身健康所采取的一些综合性的保健措施。

2. 老年自我保健

老年自我保健是指健康或罹患某些疾病的老年人,利用自己所掌握的医学知识、科学的养生保健方法和简单易行的治疗、护理和康复手段,依靠自己、家庭或周围的资源进行自我观察、诊断、预防、治疗和护理等活动。通过不断地调适和恢复生理和心理的平衡,逐步养成良好的生活习惯,建立适合自身健康状况的保健方法,达到促进健康,预防疾病,提高生活质量,推迟衰老和延年益寿的目标。

自我保健活动应包括以下两部分:①个体不断获得自我保健知识,并形成机体内在的自我保健机制。②利用学习和掌握的保健知识,根据自己的健康保健需求自觉地、主动地进行自我保健活动。具体措施如下。

(1)自我观察:是通过"看""听""嗅""摸"等方法观察身体的健康状况,及时发现异常或危险信号,做到疾病的早期发现和早期治疗。自我观察内容包括与生命活动有关的重要生理指标、疼痛的部位和特征、身体结构和功能的变化等。通过自我观察,掌握自身的健康状况,及时寻求医疗保健服务。

(2)自我预防:建立健康的生活方式,养成良好的生活习惯,坚持适度运动,调整和保持最佳的心理状态是预防疾病的重要措施。

(3)自我治疗:指老年人对慢性疾病的自我治疗,例如,如患有心肺疾病的老年人可在家中用氧气袋、小氧气瓶等氧疗,糖尿病患者自己皮下注射胰岛素。

(4)自我护理:增强生活自理能力,运用护理知识进行自我照料、自我调节及自我保护等护理活动。

(姜　涛)

第三节　老年人心理健康的维护与促进

一、老年人的心理健康

(一)心理健康的定义

第三届国际心理卫生大会将心理健康定义为"在身体、智能以及情感上与他人的心理健康不相矛盾的范围内,将个人心境发展成最佳状态"。基于以上定义,心理健康包括两层含义:一是与绝大多数人相比,其心理功能正常,无心理疾病;二是能积极调节自己的心理状态,顺应环境,建设性地发展和完善自我,充分发挥自己的能力,过有效率的生活。也就是说,心理健康不仅意味着没有心理疾病,还意味着个人的良好适应和充分发展。

(二)老年人心理健康的标准

国内外尚没有统一的心理健康的标准。我国著名的老年心理学专家许淑莲教授把老年人心理健康概括为五条:①热爱生活和工作。②心情舒畅,精神愉快。③情绪稳定,适应能力强。④性格开朗,通情达理。⑤人际关系适应强。

国外专家则针对老年人心理健康制订出了 10 条参考标准:①有充分的安全感。②充分了解自己,并能对自己的能力作出恰当的估计。③有切合实际的目标和理想。④与现实环境保持接触。⑤能保持个性的完整与和谐。⑥具有从经验中学习的能力。⑦能保持良好的人际关系。⑧能适度地表达与控制自己的情绪。⑨在不违背集体意志的前提下有限度地发挥自己的才能与兴趣爱好。⑩在不违反社会道德规范的情况下,能适当满足个人的基本需要。

综合国内外心理学专家对老年人心理健康标准的研究,结合我国老年人的实际情况,可从以下六个方面制订老年人心理健康的标准。

1.认知正常

认知正常是人正常生活的最基本的心理条件,是心理健康的首要标准。老年人认知正常体现在感觉、知觉正常,判断事物基本准确,不发生错觉;记忆清晰,不发生大的遗忘;思路清楚,不出现逻辑混乱;在平时生活中,有比较丰富的想象力,并善于用想象力为自己设计一个奋斗目标;具有一般的生活能力。

2.情绪健康

情绪是人的需要是否得到满足的反映。愉快而稳定的情绪是情绪健康的重要标志。能否对自己的能力作出客观正确的判断,能否正确评价客观事物,对自身的情绪有很大的影响。例如,过高地估计自己的能力,勉强去做超过自己能力的事情,常常会得不到预期结果,而使自己遭受失败的打击;过低地估计自己的能力,自我评价过低,缺乏自信心,常常会产生抑郁情绪;只看到事物的消极面也会产生不愉快甚至抑郁情绪。心理健康的老年人能经常保持愉快而又稳定的情绪,并能适度宣泄不愉快的情绪,通过正确评价自身及客观事物而较快地稳定情绪。

3.关系融洽

人际关系融洽与否,对人的心理健康影响较大。融洽的人际关系表现为乐于与人交往,能与家人保持情感上的融洽并得到家人发自内心的理解和尊重,还有朋友;在交往中保持独立而完整的人格,有自知之明,不卑不亢;能客观评价他人,取人之长,补己之短,宽以待人,友好相处;既乐于帮助他人,也乐于接受他人的帮助。

4.环境适应

老年人能与外界环境保持接触,虽退休在家,却能不脱离社会。通过与他人的交流,电视、广播、网络等媒体了解社会变革信息,并能坚持学习,从而锻炼记忆和思维能力,丰富精神生活,正确认识社会现状,及时调整自己的行为,使心理和行为能顺应社会改革的趋势,更好地适应环境,适应新的生活方式。

5.行为正常

能坚持正常的生活、工作、学习、娱乐等活动,其一切行为符合自己年龄特征及在各种场合的身份和角色。

6.人格健全

人格健全的主要表现:①以积极进取的人生观为人格的核心,积极的情绪多于消极的情绪。②能够正确评价自己和外界事物,能够听取别人的意见,不固执己见,能够控制自己的行为,办事盲目性和冲动性较少。③意志坚强,能经得起外界事物的强烈刺激。在悲痛时能找到发泄的方法,而不至于被悲痛所压倒;在欢乐时能有节制地欢欣鼓舞,而不是得意忘形和过分激动;遇到困难时,能沉着地运用自己的意志和经验去加以克服,而不是一味地唉声叹气或怨天尤人。④能力、兴趣、性格与气质等各个心理特征和谐而统一。

二、老年人心理健康的维护与促进

(一)维护和增进心理健康的原则

1.适应原则

心理健康强调人与环境能动地协调适应。环境包括自然环境和社会环境,环境中随时都有打破人与环境协调平衡的各种刺激,社会环境中的人际关系能否协调对心理健康有重要意义。人对环境的适应、协调,不仅仅是简单的顺应、妥协,更主要的是积极、能动地对环境进行改造以满足个体的需要或改造自身以适应环境。因而,需要积极主动地调节环境和自身,减少环境中的不良刺激,学会协调人际关系,发挥自己的潜能,以维护和促进心理健康。

2.整体原则

每个个体都是一个身心统一的整体,身心相互影响。因此,通过积极的体育锻炼、卫生保健和培养良好的生活方式以增强体质和生理功能,将有助于促进心理健康。

3.系统原则

人是一个开放系统,人无时无刻不与自然、社会、其他人等相互影响、相互作用。例如,生活在家庭或群体之中的个体会影响家庭或群体,同时也受到家庭或群体的影响。个体心理健康的维护需要个体发挥主观能动性,做出努力,也依赖于家庭或群体的心理健康水平,要促进个体的心理健康,创建良好的家庭或群体心理卫生氛围也很重要。所以,只有从自然、社会、人际关系等多方面、多角度、多层次考虑和解决问题,才能达到系统内外环境的协调与平衡。

4.发展原则

人和环境都在不断变化和发展,在不同年龄阶段、不同时期、不同身心状况下、不同或变化的环境中,心理健康状况不是静止不变的,而是动态发展的,所以,要以发展的观点动态地把握和促进心理健康。

(二)维护和促进老年人心理健康的措施

1.帮助老年人正确认识和评价衰老、健康和死亡

(1)生老病死是自然规律:每个物种都有其生命周期,人也不例外。古往今来,没有人可以长生不老,也没有让人长生不老的药。如果总想着年龄增长、生命垂暮、死亡将至,就会加速心理及生理的衰老;若能以轻松自如的平常心态接受生老病死,则可能延缓衰老。

(2)年老并不等于无为、无用:老年人阅历丰富、知识广博,很多老年人为家庭、为社会继续发挥余热,实现其"老有所为、老有所用"的理想,获得心理的满足和平衡。

(3)树立正确的健康观:研究表明,老年人往往多病,并对自己的健康状况持消极评价,对疾病过分忧虑。不能实事求是地评价自己的健康状况,过度担心自己的疾病和不适,会导致神经性疑病症、焦虑、抑郁等心理问题,加重疾病和躯体不适,加速衰老,对健康十分不利;只有正确对待疾病,才能采取适当的求医行为,顽强地与疾病抗争,促进病情稳定和康复。正确的健康观有助于保持生活自理,最大限度地发挥自主性。

(4)树立正确的生死观:死亡是生命的一个自然结果,衰老与死亡相邻。当死亡的事实不可避免时,若不能泰然处之,就可能没有足够时间、精力完成心愿。只有树立正确的生死观,克服对死亡的恐惧,才能以无畏的勇气面对将来生命的终结,也才能更好地珍惜生命,使生活更有意义和乐趣,提高生命质量。

2.做好离退休的心理调节

培养生活的新兴趣,减轻或消除离退休后的孤独、忧郁、失落,是避免患"离退休综合征"的重要措施。

3.鼓励老年人适当用脑

坚持适量的脑力劳动,使脑细胞不断接受信息刺激,对于延缓脑的衰老和脑功能的退化非常重要。

研究表明,对老年人的视、听、嗅、味、触觉器官进行适当的刺激,可增进其感知能力,提高记忆力、智力等认知能力,减少老年期痴呆的发生。老年人应坚持学习,活到老,学到老,通过书报、电视、网络等不断获得新知识。

4.妥善处理家庭关系

家庭是老年人晚年生活的主要场所。处好与家人的关系,尤其是处理好与两代或几代人的人际关系显得十分重要。家庭关系和睦,家属互敬互爱,则有利于老年人的健康长寿;相反,家庭不和,家属之间关系恶劣,则对老年人的身心健康极其有害。

（1）面对"代沟"，求同存异，相互包容：首先，要在主观上认识到社会在发展，青年一代与老年人之间存在一些思想和行为的差别是自然的。其次，家属应多关心和体谅老年人，遇事主动与老年人商量，对于不同意见，要耐心听取，礼让三分，维护老年人的自尊；老年人也应有意识地克服或压制自己的一些特殊性格，不必要求晚辈事事顺应自己，对一些看不顺眼又无法改变的事情，则尽量包容，不要强行干涉。

（2）促进老年人与家属的情感沟通：①鼓励老年人主动调整自己与其家属的关系，在"老有所为、老有所乐"的同时多关心下一代。家属要为老年人的衣、食、住、行、学、乐等创造条件，为老年人提供便利和必要的情感、经济和物质上的帮助，共同建立良好的亲情。②空巢家庭中，老年人应正确面对子女成家立业离开家的现实，不过高期望和依赖子女对自身的照顾，善于利用现代通信方法与子女沟通，并及早由纵向的父母与子女的关系转向横向的夫妻关系。子女则应经常看望或联系父母，让父母得到慰藉。③夫妻恩爱有助于老年人保持舒畅的心理状态，有利于双方的健康，老年夫妻间要相互关心，相互照顾，相互宽容，相互适应，还要注重情感交流和保持和谐、愉悦的性生活。④为老年人提供表达情感的机会，促进老年人与家属的沟通理解。⑤鼓励老年人与家人或其他老年人共同居住。

（3）支持丧偶老年人再婚：加拿大心理学家塞奥考曾对 4 489 名 55 岁以上的鳏夫进行长达 9 年的调查，发现约 5% 的人在丧妻后半年内去世，其死亡率是同龄有妇之夫死亡率的 26 倍，可见老年丧偶对人的身心健康是很大的摧残。老年人丧偶以后，只要有合适的对象，要大胆追求；子女要理解、支持父母再婚，使他们晚年不再孤寂。

5.注重日常生活中的心理保健

（1）培养广泛的兴趣爱好：对老年人而言，广泛的兴趣爱好不仅能开阔视野，扩大知识面，丰富生活，陶冶性情，充实他们的晚年生活，而且能有效地帮助他们摆脱失落、孤独、抑郁等不良情绪，促进生理及心理的健康。因此，老年人要根据自己的情况，有意识地培养一两项兴趣爱好(如书法、绘画、下棋、摄影、园艺、烹调、旅游、钓鱼等)，用以调节情绪，充实精神，让晚年生活充实而充满朝气。

（2）培养良好的生活习惯：饮食有节，起居有常，戒烟限酒，修饰外表，装饰环境，多参与社会活动，增进人际交往，多与左邻右舍相互关心往来，有助于克服消极心理、振奋精神、怡然自得。

（3）坚持适量运动：坚持适量运动有益于老年人的身心健康。适量运动有助于改善老年人的体质，增强脏器功能，延缓细胞代谢和功能的老化，并增加老年人的兴趣，减轻老年生活的孤独、抑郁和失落。

老年人可根据自己的年龄、体质、兴趣、爱好及锻炼基础选择合适的运动项目，散步、慢跑、钓鱼、游泳、骑自行车、打太极拳、练气功等都是非常适合老年人的运动项目。老年人进行体育锻炼，运动量要适度，时间不宜过长，且贵在坚持、循序渐进。

6.营造良好的社会支持系统

（1）进一步树立和发扬尊老敬老的社会风气：尊老敬老是中华民族的传统美德，也是我国老年人保持心理健康的良好社会环境。但随着社会的变革、人口老龄化的到来、家庭结构和年轻一代赡养压力的改变，敬老的社会风气正面临着新的挑战。在我国未富先老的国情下，应加强宣传教育，继续大力倡导养老、敬老，促进健康老龄化，促进社会和谐稳定发展。

（2）尽快完善相关立法：现行的《中华人民共和国老年人权益保障法》在维护老年人权益中

个别条款操作性还不够强,新法正在修订中。应加强老龄问题的科学研究,为完善立法提供依据,尽快完善相关法律,为增强老年人安全感、解除后顾之忧、安度晚年提供社会保障。

7.心理咨询和心理治疗

常用的方法有心理疏导、暗示疗法、转移疗法、行为疗法和想象疗法等。

（姜　涛）

第四节　日常生活护理的注意事项

一、鼓励老年人充分发挥其自理能力

老化或疾病导致无法独立完成日常生活活动时,需要他人提供部分协助或完全性护理。但部分老年人由于种种原因,往往会对护理人员产生过度依赖的心理,甚至有些老年人只是为了得到他人的关注和爱护而要求照顾。因此,在拟订护理计划前要对老年人进行全面评估,特别是要同时关注其丧失的功能和残存的功能;而在心理方面,则应全面了解其是否存在过度的依赖思想和心理问题(如抑郁、孤独等)。

护理人员必须明确包揽一切的做法有害无益,应鼓励老年人最大限度地发挥残存功能,尽可能使其能够自理基本的日常生活,同时提供一些针对性的精神心理支持。总之,既要满足老年人的生理需要,还要充分调动老年人的主动性,最大限度地发挥其残存功能,尽量让其作为一个独立自主的个体参与家庭和社会生活,满足其精神需要。

二、注意保护老年人的安全

（一）针对相关心理进行护理

有两种常见的心理可能会危及老年人的安全,一是不服老,二是不愿麻烦他人。尤其是对日常生活中的小事,愿意自己动手。例如,有的老年人高估了自己的能力而独自上厕所,结果难以走回自己的房间甚至发生跌倒;有的老年人想自己倒水,但因没有足够力量控制暖瓶而导致烫伤等。

对此要进行有效的健康指导,使老年人正确了解并承认自身的健康状况和能力,提醒其注意有可能出现的危险因素。护理人员则应熟悉老年人的生活规律和习惯,及时给予指导和帮助,特别注意给予充分的尊重以尽量减少其无用感、无助感。

（二）针对常见安全问题进行护理

老化、疾病以及生活环境中的不安全因素,可严重威胁老年人的健康甚至生命。老年人常见的安全问题有跌倒、噎呛、坠床、服错药、交叉感染及触电等,护理人员应意识到其危险性并积极采取有效措施,保证老年人的安全。

1.防止坠床

经评估有坠床危险的老年人入睡期间应有专人守护或定时巡视。对睡眠中翻身幅度较大或身材高大的老年人,应设床挡;如果发现老年人睡近床边缘,要及时加床挡,必要时把老年人推向床中央,以防坠床摔伤;对有意识障碍的老年人应加床挡。

2.防止交叉感染

老年人免疫功能低下,对疾病的抵抗力弱,应注意预防感染。特殊时期(如流感暴发时),应注意不宜过多会客,必要时可谢绝会客。感染性疾病患者尽量避免互相走访,尤其有发热、咳嗽等感染症状的老年人更不应串门。

3.注意用电安全

向老年人宣传安全用电知识,强调不要在电热器具旁放置易燃物品;及时检修、淘汰陈旧的电器;经常维护供电线路和安装漏电保护装置;在不使用电热和离开时应关闭电源和熄灭火源。在购置新型的电炊具和电热器具时,应评估老年人是否能正确掌握使用方法,以消除安全隐患。对记忆力明显减退的老年人,应尽量选择带有明显温度标志、控温功能或过热/超时断电保护或鸣叫提醒功能的电器,可减少因遗忘引发意外。

三、尊重老年人的个性和隐私

(一)尊重老年人的个性

个性是指每个人所具有的个别的生活行为和社会关系,以及与经历有关的自我意识。由于个体有着独特的社会经历和生活史,其思维方式和价值观也不尽相同。人们常能从自己的个性中发现自我价值。老年人有丰富的社会经验,为社会贡献了毕生精力,为家庭做了很大贡献,自我意识很强烈,如果受到侵害,其尊严将被损伤。对老年人个性的关怀,首先是尊重其本性、人格和尊严。

(二)尊重老年人的隐私

日常生活中部分生活行为需要在私密空间中开展(如排泄、沐浴、性生活等)。为保证老年人的隐私和舒适的生活,有必要为其提供适当的独立空间。但在现实生活中,由于老年人的身体状况、生活方式、价值观、经济情况等有个体差异,很难对此做出统一的规定。理想状况下老年人最好能有单独的房间,且要与家人的卧室、厕所相连,以方便联系;窗帘最好为两层,薄的纱帘既可通风、透光,又可保证私密性,而厚的窗帘则可遮住阳光以利于睡眠。很多家庭和老年养护机构都不能满足以上条件,可因地制宜地采取一些措施以保护老年人的隐私,例如,在必要时应用拉帘或屏风进行遮蔽。

(姜 涛)

第五节 环境的调整及安排

老年人的生活环境中,要注意尽量去除妨碍生活行为的因素,或调整环境使其能补偿机体缺损的功能,促进独立生活能力的提高。

一、室内环境

要注意室内温度、湿度、采光、通风等方面,尽量让老年人舒适,同时能保证其安全。老年人的体温调节能力降低,室温以 22 ℃～24 ℃较为适宜;室内适宜的湿度则为 50%～60%;多数老年人视力下降,因此应注意室内的采光和照明,尤其要注意老年人的暗适应力低下,一定要保持适当的夜间照明,例如,可在走廊和厕所安装声控灯,或在不妨碍睡眠的前提下安装地灯等。可将门涂上不同的颜色以帮助老年人识别不同的房间,也可在墙上用各种颜色画线以指示厨房、厕所等的方位;要经常给居室通风以保证室内空气新鲜,特别是有些老年人因活动不便而在室内排便时,易导致房间内有异味。老年人可因嗅觉迟钝而对这些气味不敏感,或是害怕冷空气增加流感等疾病的发生率而拒绝打开门窗。此时照护人员应耐心地宣教和解释,并注意及时、迅速地清理排泄物及被污染的衣物,在征得老年人同意的前提下打开门窗通风。

二、室内设备

老年人居室内的陈设应尽量简洁,一般有床、柜、桌、椅即可,且家具的转角处应尽量用弧形,以免碰伤老年人。最好不在老年人居室内存放家庭日常生活用品及炊具之类,以免发生磕碰、绊倒。给老年人安排床应同时考虑高度、宽度、床垫硬度等多种因素,其中最重要的是高度。对卧床老年人进行各项护理活动时,较高的床较为合适,因其便于照护者进行各项操作。而对于一些能离床活动的老年人来说,床的高度应便于老年人上下床及活动,其高度应使老年人膝关节与床成近直角,坐在床沿时两脚足底完全着地,一般以从床褥至地面52～57 cm为宜(应根据老年人的身高、习惯、腿部力量等因素综合考虑具体高度),这也是老年人座椅的高度。如果条件允许,最好能够选择可抬高上身的或能调节高度的床,同时注意床上方应设有床头灯和呼唤铃,床的两边均应有活动的床挡以避免坠床。除此之外,为便于老年人上下床时维持身体的稳定与平衡,床边应设置扶手,其高度应能达到或略高于老年人站立时手的高度,一般为72～80 cm(应根据老年人的身高、习惯、臂部力量等因素综合考虑具体高度)。

有条件的情况下室内应有冷暖设备。夏季使用空调时应注意避免冷风直吹在身上,温度不宜太低,而冬季取暖设备的选择应慎重考虑其安全性。煤油炉或煤气炉对嗅觉降低的老年人来说有造成煤气中毒的危险,同时易造成空气污染和火灾;电暖炉使老年人的活动度降低;热水袋易引起烫伤;电热毯的长时间使用易引起脱水;暖气易造成室内空气干燥,可应用加湿器或放置水培植物以保持一定的湿度,并注意经常通风换气。

三、厕所、浴室与厨房

厨房、厕所与浴室是老年人使用频率较高而又容易发生意外的地方,因此其设计不仅要注意安全,还要考虑到不同老年人的需要。厨房地面应防滑,水池与操作台的高度应适合老年人的身高,煤气开关应尽可能便于操作,用按钮即可点燃者较好。

厕所应设在老年人卧室附近,且两者之间的地面应没有台阶或其他障碍物,有条件时两侧墙壁应设扶手以防跌倒。夜间应有适当的照明以看清便器的位置。老年人因腿部力量衰减而不宜使用蹲厕,坐便器的高度一般以52～57 cm为宜(应根据老年人的身高、习惯、腿部力量等因素而设置具体高度)。坐便器两侧应设置扶手以帮助老年人起、坐,以高于坐便器15～20 cm为宜。考虑到老年人站起时容易因血压波动而头晕失衡,可在便器前侧方安装竖直扶手。对于使用轮椅的老年人还应将厕所改造成适合其个体需要的样式。

老年人身体的平衡感下降,因此浴室周围应设有扶手,地面铺以防滑砖。例如,浴盆应带有扶手或放置浴板,浴盆底部还应放置橡皮垫。不能站立的老年人也可用淋浴椅。沐浴时浴室温度应保持在24 ℃～26 ℃,并设有排风扇以便将蒸汽排出,免得湿度过高而影响老年人的呼吸。对于使用轮椅的老年人,洗脸池上方的镜子应适当向下倾斜以便于其自己洗漱。

(姜　涛)

第六节 沟 通

在照料老年人的过程中,应注意根据老年人的特点选择有效的、可操作的沟通方式。

一、非语言沟通的技巧

非语言沟通对于因认知障碍而越来越无法顺利表达和理解谈话内容的老年人来说极其重要。在此过程中必须明确:老年人可能因其功能障碍而较为依赖非语言沟通,但并非意味着其心理认知状态也退回孩童阶段。所以,要避免拍抚头部等让老年人感觉不适应和难以接受的动作;要尊重与了解老年人的个性和社会文化背景,以免影响沟通效果;注意观察老年人对何种沟通模式反应良好,并予以强化和多加运用。

(一)触摸

触摸可表达触摸者对老年人的关爱,而触摸他人或事物则可帮助老年人了解周围环境。然而,触摸并非万能,倘若使用不当,可能会增加躁动或冒犯老年人等。因此在使用该沟通模式的过程中要掌握以下注意事项。

1.尊重老年人的尊严与其社会文化背景

若必须进行的触摸会涉及老年人的隐私,应事先得到其允许,且应注意不同社会文化背景下的触摸礼仪存在一定差异。

2.渐进地开始触摸并持续观察其反应

例如,从单手握老年人的手到双手合握;进行社交会谈时,由 90～120 cm 的距离开始,渐渐拉近彼此距离;在触摸过程中观察老年人面部表情和被触摸的部位是松弛(表示接受且舒适)还是紧绷(表示不舒适),身体姿势是向后靠还是前倾,都可为下一步措施的选择提供依据。

3.选择适宜的触摸位置

最易被接受的触摸位置是手,其他适宜部位有手臂、背部与肩膀。头部则一般不宜触摸。

4.事先确定老年人知道触摸者的存在

部分老年人因为视力、听力的渐进丧失,常容易被惊吓,所以应尽量选择从功能良好的那一边开始接触,绝不要突然从背后或暗侧给予触摸。

5.注意保护老年人易脆破的皮肤

可适当给老年人涂抹乳液,尤其需避免使用拉扯等动作。

6.对老年人的触摸予以正确的反应

护理人员应学习适当地接受老年人用抚摸护理人员的头发、手臂或脸颊来表达谢意,而不要一味地以老年人为触摸对象。

(二)身体姿势

当言语无法准确交流时,可适时有效地运用身体姿势辅助表达。与听力下降的老年人沟通时,要面对老年人,利于其读唇,并加上缓和、明显的肢体动作来有效地辅助表达;对于使用轮椅代步的老年人,注意不要俯身或利用轮椅支撑身体来进行沟通,而应选择坐或蹲在旁边,并维持双方眼睛于同一水平线,以利于平等的交流与沟通。若老年人无法用口头表达清楚时,可鼓励他们以身体语言来辅助表达,以利于双向沟通。日常生活中能有效强化沟通内容的身体姿势有挥手问好或再见;伸手指出物品所在地,指认自己或他人;模仿和加大动作以表示日常功能活动,如洗手、刷牙、梳头、喝水、吃饭等;将手臂放在老年人肘下或让老年人的手轻勾治疗者的手肘,协助其察觉治疗者要他同行的方位等。

(三)倾听与眼神交流

耐心的倾听也非常重要,特别是有些老年人听到自己的声音时有安全感,因此可能会喜欢一直说话。沟通过程中护理人员应保持脸部表情柔和,说话声音要略低沉平缓且适度热情,说话时倾身向前以表示对话题有兴趣,但是不要让老年人有自己的领域被侵犯的不适,必要时可适当夸大面部表情以传达惊喜、欢乐、担心、关怀等情绪。另外,眼神的信息传递是脸部表情的精华所在,所以保持眼神的交流是非常重要的,尤其是认知障碍的老年人,往往因知觉缺损而对所处情境难以了解,因此需提供简要的线索和保持亲切、自然的眼神交流,必要时正面触摸老年人以吸引其注意力。

二、语言沟通的技巧

(一)面对面地语言沟通

口头沟通是外向的老年人抒发情感和维护社交互动的好途径,而书信沟通则更适合内向的老年人。随着年纪渐增以及社会活动减少,不论老年人原先的人格特征如何,都可能变得比较退缩与内向而影响其语言表达能力,甚至可能会出现寂寞和沮丧。此时应提供足够的社交与自我表达的机会,适当予以启发和正向鼓励,但不管老年人是选择接受还是拒绝参与,都应予以尊重。尊重并接受老年人喜欢发问、表达重复的语言沟通特点,予以耐心、柔和的应答。对于听力下降的老年人,沟通者必须注意自己声音要高但语调柔和。除此之外,还应尽可能选择老年人熟悉的方言,并酌情选用一些有年代特色的语句以激发老年人的兴趣。

(二)电话访问或视频通话

利用电话或网络可克服距离远的困难,有效观察老年人的现况,甚至还可以进行咨询、心理疏导或给予诊断、治疗。理想状况下护理人员最好能与老年人建立习惯性的电话/视频联系,这样会使老年人觉得有与外界沟通的喜悦。

当电话/视频访问对象有听力障碍、失语症或定向力混乱时,需要特别的耐心并采用有效的方法。例如,语句简短,放慢语速,尽可能咬字清楚以及酌情重复;要求使用失语症老年人的特殊语言,使其听懂,譬如复述重要字句或敲打听筒/键盘以表示接收到信息;对于有认知渐进障碍的老年人,应在开始沟通时,明确介绍访问者与老年人的关系以及此次电话访问的目的。为减少误解的发生,必要时还需以书信复述信息;另外,可鼓励有听力困难的老年人安装扩音设备,其效果较助听器更佳。

(三)书面沟通

对于识字的老年人,结合书写方式进行沟通可发挥提醒的作用,也可提高老年人对健康教育的依从性。在与老年人进行书面沟通中要注意以下几点:①应选择较大的字体,且注意文字颜色与背景色对比度应较高。②对关键的词句应加以强调和重点说明(如选用不同的字体、颜色等)。③用词浅显易懂,尽可能使用非专业术语。④运用简明的表格或图片来解释必要的过程。⑤合理运用小标签,例如,在小卡片上列出每日健康流程该做的事,并且贴于常见的地方以防记错或遗忘。

(姜 涛)

第七节　皮肤清洁与衣着卫生

经过长年的外界刺激,人体的皮肤逐渐老化,生理功能和抵抗力降低,发生各种不适甚至皮肤病的机会逐渐增多。因此,做好皮肤病护理,保持皮肤清洁,保证衣着卫生,是老年人日常生活护理必不可少的内容。

一、皮肤清洁

(一)老年人皮肤的特点

老年人的面部皮肤出现皱纹、松弛和变薄,下眼睑出现所谓的"眼袋"。皮脂腺组织萎缩,功能减弱,导致皮肤变得干燥、粗糙。皮肤触觉、痛觉、温度觉的浅感觉功能也减弱,表面的敏感性降低,对不良刺激的防御能力削弱,免疫系统的损害也往往伴随老化而来,以致皮肤抵抗力全面降低。

(二)老年人皮肤的一般护理

老年人在日常生活中应注意保持皮肤卫生,特别是皱褶部位(如腋下、肛门、外阴等)。适当沐浴可清除污垢,保持毛孔通畅,利于预防皮肤疾病。可根据自身习惯和地域特点选择合适的沐浴频率,一般在北方可安排夏季每天 1 次沐浴,其余季节每周 1～2 次温水洗浴,而在南方则可夏秋两季每天 1 次沐浴,冬、春两季每周 1～2 次沐浴,或酌情安排。皮脂腺分泌旺盛、出汗较多的老年人,沐浴次数可适当增多;饱食或空腹均不宜沐浴,以免影响食物的消化吸收或引起低血糖、低血压等不适;合适的水温可促进皮肤的血液循环,但同时要注意避免烫伤和着凉,建议将浴室温度调节在 24 ℃～26 ℃,水温则以 40 ℃左右为宜;沐浴时间以 10～15 min 为宜,以免时间过长发生胸闷、晕厥等意外;洗浴时应注意避免碱性肥皂的刺激,而宜选择弱酸性的硼酸皂、羊脂香皂或沐浴液等,以保持皮肤 pH 在 5.5 左右;沐浴用的毛巾应柔软,洗时轻擦,以防损伤角质层;可预防性地在晚间热水泡脚后用磨石板去除过厚的角化层,再涂护脚霜,避免足部的皲裂。而已有手足皲裂的老年人可在晚间沐浴后或热水泡手足后,涂上护手霜、护脚霜,再穿戴上棉质手套、袜子,穿戴一晚或一两个小时,可有效改善皲裂状况;需使用药效化妆品时,首先应观察老年人皮肤能否耐受、是否过敏。要以不产生过敏反应为前提,其次考虑治疗效果。

老年人头发与头部皮肤的清洁卫生也很重要。老年人的头发多干枯、易脱落,做好头发的清洁和保养,可减少脱落,改善自我形象。应根据自身特点定期洗头,对干性头发可每周清洗 1 次,对油性头发则可每周清洗 2 次。有条件者可根据自己头皮的性质选择合适的洗护用品。例如,皮脂分泌较多者可用温水及中性肥皂,头皮和头发干燥者清洁次数不宜过多,应注意选用洗发乳或含脂皂清洗,可适当应用护发素、发膜等护发产品。另外,如果要进行染发,必须注意染发剂的选择,尽量选择正规公司的产品,特别要注意对苯二胺(PPD)、醋酸铅、过氧化氢等化学成分的浓度不宜超过国际安全标准,使用前务必进行皮肤测试,以免出现过敏反应。

(三)老年人皮肤瘙痒及护理

全身瘙痒是老年人常见的主诉,是位于表皮、真皮之间结合部或毛囊周围游离神经末梢受到刺激所致。老年人搔抓后导致局部皮肤损伤,损伤后又可加重瘙痒,如此恶性循环,最终成为顽疾。老年人皮肤瘙痒的常见原因如下。①局部皮肤病变:最常见的是老年人的皮脂腺及汗腺分泌功能减退而引起的皮肤干燥,常见的加重诱因包括气温变化、毛衣刺激、洗澡过频、洗澡水过热等。除此之外皮肤瘙痒还可见于多数皮疹、重力性皮炎、急性剥脱性皮炎、银屑病、脂溢性皮炎以及皮肤感染等病症。②全身性疾病:80％～90％的慢性肾衰竭或肾功能减退的患者伴有瘙痒;肝胆疾病引起胆汁淤积时可在黄疸出现前或伴黄疸同时出现瘙痒;真性红细胞增多症、淋巴瘤、多发性骨髓瘤、巨球蛋白血症和缺铁性贫血等患者,在瘙痒的同时伴有血液系统的异常表现;甲状腺功能减退、糖尿病、某些恶性肿瘤及药物过敏均可引起全身瘙痒。③其他因素:选用碱性洗涤剂洗涤衣物,内衣过紧或为化纤面料等,吃辛辣、海鲜类食物,喝咖啡、浓茶等饮品,有心理问题(如焦虑、抑郁等)。

针对老年人皮肤瘙痒,可提供以下护理措施。①一般护理:选择合适的洗澡频次;洗澡水不宜过热;忌用碱性肥皂;适当使用润肤用品,特别是干燥季节可于沐浴后涂擦润肤油,以使皮肤保持湿润;避免非棉织衣物直接接触皮肤;饮食宜清淡,特别是冬季应多吃养血润燥食物(如莲藕、芝麻、花生、杏仁等),忌饮酒、浓茶及咖啡,少吃辛辣刺激性食物,不吸烟。②对因处理:根据瘙痒的病因逐个检查排除,并作出对因治疗。③对症处理:可使用低浓度类固醇霜剂涂擦患处,适当应用抗组胺类药物及温和的镇静剂亦可减轻瘙痒,防止皮肤继发性损害。④心理护理:找出可能的心理原因并加以疏导,或针对瘙痒而引起的心理异常进行开导。

二、老年人衣着卫生

老年人衣着与健康的关系越来越受到关注。老年人的服装选择,首先必须考虑实用性,即是否有利于人体的健康及穿脱方便。

(一)衣服材质的选择

老年人体温调节功能降低,尤其对寒冷的抵抗力和适应力降低,因此在寒冷时节要特别注意衣着的保暖功效,但应同时考虑不宜选用太重的面料以免影响老年人的活动。另外,还要考虑衣服面料对皮肤的刺激等方面的因素。有些衣料(如毛织品、化纤织品等),看起来轻松、柔软,但它们对皮肤有一定的刺激性,如果用来制作贴身穿着的内衣,就有可能引起瘙痒、红肿或疼痛等不适。尤其是化纤织物中有些成分很可能成为变应原,一旦接触皮肤,容易引起过敏性皮炎。这类织物带有静电,容易吸附空气中的灰尘而引起支气管哮喘。因此,在选面料时要慎重考虑,尤其是内衣,应以纯棉织品为佳。

(二)衣服款式的选择

衣服容易穿脱对于老年人来说是非常重要的,即使是残障者,也要尽量自己穿脱衣服,以最大限度地保持和发挥其残存功能。因此服装的设计上要注意便于穿脱,例如,拉链上应留有指环以便于拉动;上衣的设计应以前开襟为主;减少纽扣的使用,尽量使用拉链,或选用魔术贴取代纽扣;若坚持使用纽扣,也要注意纽扣不宜过小,以方便老年人自行系扣。

此外,老年人衣服款式的选择还应考虑安全性。老年人的平衡感降低,应避免穿过长的裙子或裤子以免绊倒。做饭时穿的衣服应避免袖口过宽,否则易着火。衣服要合身,但不能过紧,更不要压迫胸部。也要注意老年人衣着的社会性,在尊重其原有生活习惯的基础上,衣服的款式和色彩要适合其个性、年龄以及社会活动需求。条件允许时鼓励老年人在选择服饰、打扮时适当考虑流行时尚(如选择有朝气的色调、大方别致的款式以及饰物等)。

(三)鞋子的选择

在鞋子的选择方面应注意以下几点:应选择大小合适的鞋。如果鞋子太大,行走时会不跟脚而引起跌倒;如果过小,又可因压迫和摩擦造成皮肤破损,特别是患有糖尿病的老年人更应注意。应注意避免鞋底太薄、太硬、太平。老年人脚部肌肉因老化而发生萎缩,如果鞋底太薄、太硬,可在行走时硌得脚疼;而如果鞋底太平,则无法为足弓提供足够的支撑,易使脚部产生疲劳感。

因此应选择鞋底有一定厚度、后跟略有高度的鞋,以减轻足弓压力。无论在室内还是室外,老年人均应选择有防滑功能的鞋,以免发生跌倒。

(耿晓丽)

第八节　老年人跌倒

跌倒是一种不能自我控制的意外事件,指个体突发的、不自主的、非故意的体位改变,脚底以外的部位停留在地上、地板上或者更低的地方。国际疾病分类(ICD-10)将跌倒分为两类:①从一个平面至另一个平面的跌落。②同一平面的跌倒。老年人跌倒的发生率高。跌倒是老年人伤残和死亡的重要原因之一。每年约 180 万65 岁以上老年人因跌倒而活动受限或去医院就诊,而跌倒致死的病例中,70%以上为 65 岁及以上老年人。在我国,65 岁以上老年居民中有 21%～23%的男性,43%～44%的女性曾发生跌倒;65 岁以上老年人中,男性跌倒死亡率为 49.56/10 万,女性跌倒死亡率为 52.80/10 万。

跌倒是我国人群伤害死亡的第四位原因,而在 65 岁以上的老年人中则为首位原因。按30%的发生率估算,每年将有 4 000 多万老年人至少发生 1 次跌倒。老年人跌倒死亡率随年龄增长急剧上升。跌倒可导致骨折、软组织损伤及脑部伤害等,不仅致残、致死,还可影响老年人的身心健康。

例如,跌倒后的恐惧心理可以降低老年人的活动能力,使其活动范围受限,生活质量下降等。但是,由于大多数情况下老年人跌倒事件存在可预知的潜在危险因素,因此可通过积极评估和干预进行预防和控制。

一、护理评估

应尽早进行跌倒后护理评估。跌倒后需立即了解是否出现与跌倒相关的受伤、跌倒的原因。

(一)健康史

1.一般资料

收集跌倒者的年龄、性别及文化背景等基本信息。

2.跌倒原因

跌倒是多种因素相互作用的结果,跌倒的可能性随着危险因素的增加而增加。跌倒的原因分为内在危险因素和外在危险因素。

(1)内在危险因素:内在危险因素是主要来源于患者本身的因素,通常不易察觉且不可逆转,需仔细询问方可获知。

生理因素:①中枢神经系统,老年人智力、肌力、肌张力、反应能力、平衡能力、协同运动能力降低,使跌倒的危险性增加。②感觉系统,老年人的视力、视觉分辨率、视觉的空间知觉/深度知觉及视敏度下降;老年性传导性听力损失、老年性聋甚至耳垢堆积影响听力,老年人很难听到有关跌倒危险的警告声音;老年人触觉下降,前庭功能和本体感觉退行性改变,导致老年人平衡能力降低,从而增加跌倒的危险性。③步态,步态的稳定性下降也是引发老年人跌倒的主要原因。老年人缓慢蹒跚步行走,造成步幅变短、行走不连续、脚不能抬到一个合适的高度。④骨骼肌肉系统,老年人骨骼、关节、韧带及肌肉的结构、功能损害和退化是引发跌倒的常见原因。老年人骨质疏松会增加与跌倒相关的骨折发生率,尤其是跌倒导致的髋部骨折。

病理因素:①神经系统疾病,包括脑卒中、帕金森病、脊椎病、小脑疾病、前庭疾病、外周神经系统病变。②心血管疾病,直立性低血压、脑梗死、小血管缺血性病变等。③影响视力的眼部疾病:白内障、偏盲、青光眼、黄斑变性。④心理及认知因素,包括痴呆、抑郁症。⑤其他:晕厥、眩晕、惊厥、偏瘫、足部疾病及足或脚趾的畸形等都会导致神经反射时间延长和步态紊乱,感染、肺炎及其他呼吸道疾病、血氧饱和度下降、贫血,以及电解质紊乱会导致机体的稳定能力受损,老年人泌尿系统疾病或其他伴随尿频、尿急、尿失禁等症状的疾病常增加跌倒的危险。

(2)外在危险因素:与内在危险因素相比,外在危险因素更容易控制。

环境因素:①室内环境因素,例如,灯光昏暗,地面湿滑、不平坦,有障碍物,家具高度和摆放位置不合适,卫生间没有扶栏、把手等都可能增加跌倒的危险。②户外环境因素,台阶和人行道缺乏修缮、雨雪天气、拥挤等都可能引起老年人跌倒。③个人环境,包括居住环境发生改变、穿着不合适、用行走辅助工具、家务劳动(如照顾小孩等)。

社会因素:老年人的教育和收入水平、卫生保健水平、享受社会服务和卫生服务的途径、室外环境的安全设计,以及老年人是否独居、与社会的交往和联系程度等都会影响其跌倒的发生。

(二)跌倒的状况

1.跌倒现场状况

跌倒现场状况主要包括跌倒环境、跌倒性质、跌倒时着地部位、老年人能否独立站起、现场诊疗情况、可能的跌倒预后和疾病负担以及现场其他人员看到的跌倒相关情况等。

2.跌倒后的身体状况

跌倒后主要检查是否出现与跌倒相关的损伤。老年人跌倒后容易并发多种损伤(如软组织损伤、骨折等),故需要重点检查着地部位、受伤部位,并对老年人做全面细致的体格检查。详细检查外伤及骨折的严重程度,同时进行头部、胸腹部、四肢等的全面检查;观察生命体征、意识状态、面容、姿势等;检查听觉、视觉、神经功能等。

(三)辅助检查

根据需要做影像学及实验室检查,明确跌倒造成的损伤情况和引发跌倒的现存或潜在健康问题。实验室检查包括影像学检查(X线检查、CT等)、诊断性穿刺等。

(四)心理-社会状况

除了解老年人的一般心理和社会状况外,要特别关注有跌倒史的老年人有无跌倒后恐惧心理,有这种心理的老年人往往因害怕再次跌倒而减少活动和外出,导致活动能力降低、活动范围缩小、人际交往减少,既增加了再跌倒的危险,又对老年人的身心产生负面影响,致使其生命质量下降。

二、主要护理诊断/问题

1.有受伤害的危险

有受伤害的危险与跌倒有关。

2.急性疼痛

急性疼痛与跌倒后损伤有关。

3.恐惧

恐惧与害怕再跌倒有关。

4.移动能力障碍

移动能力障碍与跌倒后损伤有关。

三、护理措施

总体护理计划:①做好跌倒后的正确处理和护理。②通过积极治疗原发病或干预危险因素,预防跌倒的再发生。

治疗和护理的具体目标:①患者跌倒后得到正确有效的处理和护理。②患者的日常生活需求得到满足。③患者和/或照顾者理解并识别跌倒的危险因素,能够主动进行自我防护/他护。④患者对跌倒的恐惧减轻或消除。

(一)紧急处理

老年人跌倒后,不要急于扶起,要分情况进行跌倒后的现场处理。

1.检查确认伤情

(1)询问老年人跌倒情况及对跌倒过程是否有记忆,例如,不能记起跌倒过程,提示可能为晕厥或脑血管意外,需要做 CT、MRI 等检查确认。

(2)询问有无剧烈头痛或口角歪斜、言语不利、手脚无力等,若有,提示可能为脑卒中,处理过程中注意避免加重脑出血或脑缺血。

(3)检查有无骨折(如查看有无肢体疼痛、畸形、关节异常、肢体位置异常、感觉异常及大小便失禁等),以确认骨折情形,适当处置。

2.正确搬运

如需搬运患者,应保证平稳,尽量保持患者平卧姿势。

3.老年人试图自行站起时的处理

如果老年人试图自行站起,可协助其缓慢起立,采用坐位或卧位休息,确认无碍后方可放手,并继续观察。

4.查找跌倒危险因素

评估跌倒风险,制订防治措施及方案。

5.对跌倒后意识模糊的老年人的处理

对跌倒后意识模糊的老年人,应特别注意下列几点。

(1)对呕吐者,将头偏向一侧,并清理口腔、鼻腔呕吐物,保证呼吸通畅。

(2)将抽搐者移至平整的软地面或在身体下垫软物,防止碰、擦伤,必要时使用牙间垫等,防止舌咬伤,注意保护抽搐肢体,防止肌肉、骨骼损伤。

(3)如果呼吸、心跳停止,应立即进行胸外心脏按压、口对口人工呼吸等急救。

(二)一般护理

1.病情观察

立即观察患者的神志、心率、血压、呼吸等,警惕内出血及休克征象。严密观察生命体征、意识、瞳孔大小及对光反射,以及单侧虚弱、口齿不清、打哈欠、跌倒后排泄情况,警惕有无颅脑损伤等。

2.提供跌倒后的长期护理

大多数老年人跌倒后伴有不同程度的身体损伤,往往导致长期卧床。针对这类患者的需要提供长期护理:①根据患者的日常生活活动能力,提供相应的基础护理,满足老年人日常生活需求。②预防压力性损伤、肺部感染、尿路感染等并发症。③指导并协助老年人进行相应的功能锻炼、康复训练等,预防失用性综合征的发生,促进老年人身心功能康复,回归健康生活。

(三)心理调适

重点针对跌倒后出现恐惧心理的老年人进行心理护理。帮助其分析产生恐惧的原因,探讨是因为虚弱/身体功能下降还是自己或身边的老年朋友有跌倒史,从而导致恐惧的产生,并共同制订针对性的措施,以减轻或消除恐惧心理。

四、健康指导

跌倒的健康指导,着重于预防再次发生跌倒。积极开展预防老年人跌倒的指导干预,将有助于减少老年人跌倒的发生,减轻老年人跌倒所致伤害的严重程度。

1.评估并确定危险因素,制订针对性指导措施

通过监测、调查或常规工作记录收集老年人跌倒信息,进行分析评估,确定老年人跌倒的危险因素;根据国际公认的伤害预防策略,即教育预防策略、环境改善策略、工程策略、强化执法策略和评估策略,制订预防老年人跌倒的指导措施。

2.健康指导内容

根据评估结果,指导老年人改变不健康的生活方式和行为,规避或消除环境中的危险因素,防止跌倒的发生。具体指导内容如下。

(1)增强防跌倒意识:加强防跌倒知识和技能的宣教,帮助老年人及其家属增强预防跌倒的意识;告知老年人及其家属发生跌倒时针对不同情况的紧急处理措施,同时告知其在紧急情况发生时应如何寻求帮助等,做到有备无患。

(2)合理运动:指导老年人坚持参加适宜的、规律的体育锻炼,以增强其肌肉力量、柔韧性、协调性、平衡能力、步态稳定性和灵活性,从而减少跌倒的发生。适合老年人的运动包括太极拳、散步、慢跑、游泳、平衡操等。

(3)合理用药:指导老年人按医嘱正确服药,不要随意加药或减药,更要避免自行同时服用多种药物,并且尽可能减少用药的剂量,了解药物的不良反应,注意用药后的反应。用药后动作宜缓慢,以防跌倒。

(4)选择适当的辅助工具:指导老年人使用长度合适、顶部面积较大的拐杖,并将拐杖、助行器及经常使用的物件等放在老年人触手可及的位置;有视觉、听觉及其他感知障碍的老年人应使用视力补偿设备、助听器及其他补偿设备。

(张晓燕)

第九节 老年人吞咽障碍

吞咽障碍又称吞咽功能低下、吞咽异常或者吞咽紊乱,是指食物或液体从口腔到胃运送过程发生障碍,常有咽部、胸骨后或食管部位的梗阻停滞感觉,是临床常见老年综合征之一。研究发现,在老年住院患者中吞咽障碍的发生率为 30%~55%,需要长期照护的患者中吞咽障碍的发生率高达 59%~66%。

吞咽活动分为口腔准备期、口腔期、咽期、食管期,任何一个阶段发生障碍都会导致吞咽运动受阻,发生进食困难。吞咽障碍可引起营养不良、脱水、吸入性肺炎、窒息,甚至死亡。美国每年吞咽障碍致死者超过 1 万人,加上其相关并发症导致的死亡人数达 6 万人,超过糖尿病,其中多数为老年人。

一、护理评估

(一)健康史

1.一般资料

收集患者的年龄、性别及文化背景等基本信息。

2.口腔功能评估

仔细观察口部开合、口唇闭锁、舌运动、有无流涎、软腭上抬、吞咽反射、呕吐反射、牙齿状态、构音、发声(如湿性嘶哑提示声带上部有唾液等残留)、口腔内知觉、味觉等。同时了解口腔卫生保健情况等。

3.吞咽障碍的相关因素

吞咽反射是人类复杂的反射之一,涉及三叉神经、面神经、舌咽神经、迷走神经、副神经及舌下神经 6 对脑神经,咀嚼肌群、舌骨上下肌群、面部肌肉和舌肌等共 20 多对肌肉。吞咽障碍的影响因素较为复杂。

(二)吞咽障碍的状况

由于吞咽障碍导致噎呛被误认为心绞痛发作而延误最佳抢救时机,所以一定要正确评估、及时判断。噎呛的临床表现大致分为三个时期。

1.早期表现

进食时突然不能说话、欲说无声,大量食物积存于口腔、咽喉前部,患者面部涨红,并有呛咳反射;如果食物吸入气管,患者感到极度不适,大部分患者常不由自主地将一只手呈"V"字状紧贴于颈前喉部,并用手指口腔,呼吸困难,甚至出现窒息的痛苦表情。

2.中期表现

食物堵塞咽喉部或呛入气管,患者出现胸闷、窒息感,吐不出食物,两手乱抓,两眼发直。

3.晚期表现

患者出现满头大汗、面色苍白、口唇发绀、突然猝倒、意识模糊、烦躁不安,则提示食物已误入气管,若不及时解除梗阻,可出现大小便失禁、鼻出血、抽搐、昏迷,甚至呼吸心搏停止。

(三)辅助检查

辅助检查主要是为正确评价吞咽功能,以了解是否有噎呛的可能及发生的时期。可采用吞咽造影、内镜、超声波、吞咽压检查等手段动态观察。

(四)心理-社会状况

由于噎呛的结果常常危及老年人的生命,患者及其家属在知识不足的情况下往往容易产生焦虑和恐惧的心理,所以,要特别评估患者及其家属是否已出现焦虑和恐惧的心理问题。

二、主要护理诊断/问题

1. 吞咽障碍

吞咽障碍与老化、进食过快、食物过硬或过黏、疾病原因(如脑梗死、痴呆、谵妄等)等有关。

2. 有窒息的危险

有窒息的危险与摄食吞咽功能减弱有关。

3. 有急性意识障碍的危险

有急性意识障碍的危险与有窒息的危险有关。

三、护理措施

治疗和护理的总体目标:①吞咽障碍得到缓解。②噎呛能够得到及时处理,未发生窒息和急性意识障碍等。③患者焦虑、恐惧情绪减轻,配合治疗及护理。④未发生相关并发症。

(一)改变饮食和使用补偿技术

1. 饮食控制

根据老年人的吞咽状况,指导患者选择或者为患者选择合适的软食、半流质饮食、流质饮食。不同质地的食物应精美可口,并且有多种食物可以供患者选择。

2. 补偿技术(姿势和动作改变)

补偿技术如吞咽的时候提示和鼓励患者吞下,嘴巴闭合,身体前倾,头部向前等。

(二)吞咽困难的治疗

1. 生物反馈

根据吞咽功能障碍的性质、患者的治疗愿望和认知状态评估选择合适的对象进行生物反馈治疗。

2. 吞咽康复训练

吞咽困难患者应该有口咽部的吞咽康复训练,包括恢复性练习、补偿技术等。

3. 营养干预

(1)口服营养补充剂:筛查出营养不良和有营养不良风险的老年人,应由营养师指导并且给予口服营养补充处方。

(2)静脉补充营养:评估完全不能、部分不能经口进食者,选择适当营养、液体补充方式。

(3)管饲:患者不能吞咽,对液体和食物有噎呛,可以通过鼻胃管,经皮内镜下胃造口术供给营养,并可推荐给长期(少于4周)肠内管饲的患者使用。

(三)进食护理

高危噎呛或者有误吸风险的患者必须经过吞咽评估,由言语治疗师、医师给予进食医嘱,才能够开始经口摄食。护理人员核对言语治疗师建议的食物/液体种类(软食、流质饮食、普通饮食)、食物稠度等级,作为安全吞咽计划的组成部分。

1. 进食环境准备

(1)餐厅或病房:鼓励老年人在餐厅进食以增加进食量,提供个性化餐厅服务;进餐时尽量停止不必要的治疗或其他活动。

（2）餐具：使用适当餐具（如大小形状适宜的瓷器、杯碟、筷子、勺子等），不使用一次性餐具，必要时用围兜（围裙）。

（3）家具：老年人应坐在稳定的扶手椅上。应适当调整坐在轮椅上或在床上进餐患者的餐桌高度。

（4）环境：保持安静，尽量让照顾者和电视的声音最小化，同时鼓励老年人和照顾者适当交流。

2.食物选择

避免有刺、干硬、容易引起噎呛的食物；避免黏性较强的食物，如糯米做的食物；避免食物过冷或过热；少食辛辣、刺激的食物；不可过量饮酒；对偶尔呛咳的患者，合理调整饮食搭配，尽量使食物细、碎、软。

3.体位管理

尽量保持直立体位或前倾 15°。患者应坐在椅子上进食，如果其需要协助，可以使用枕头、坐垫等协助其保持端坐位。如果患者被限制在床上，在整个进食（食物、液体、药物）期间至少抬高床头 60°，而且进食后需至少 20 min 才能放低床头。如果患者实在无法保持 60°及以上的体位，护理人员协助患者经口进食。

4.注意进食观察

进食时观察患者的食量、进食速度及体位，有意控制食量和进食速度。进餐时不要与患者交谈，或催促进食，患者发生呛咳时宜暂停进食，严重时停止进食。进食过程中发现患者突然不能说话、欲说无声、剧烈呛咳、面色青紫、呼吸困难等现象，应及时清理呼吸道，保持呼吸道通畅，就地抢救。

（四）现场急救

1.清醒状态下误吸异物，堵塞呼吸道的急救

通常采用海姆利希腹部冲击法急救，步骤如下。

（1）护士帮助患者站立并站在患者背后，将双手臂由腋下环绕患者的腰部。

（2）一只手握拳，将拳头的拇指一侧放在患者的胸廓下段与脐上的腹部部分。

（3）用另一手抓住拳头，肘部张开，用快速向上的冲击力挤压患者腹部。

（4）反复重复前一步，直至吐出异物。

2.无意识状态下误吸异物堵塞呼吸道的急救

将患者置于平卧位，将肩胛下方垫高，颈部伸直，摸清环状软骨下缘和环状软骨上缘的中间部位，即环甲韧带（在喉结下），稳且准地向气管内刺入一个粗针头（12～18 号），以暂时缓解缺氧状态，争取时间进行抢救，必要时配合医师行气管切开术。

四、健康指导

健康指导对象应包括患者及其照顾者。

1.现场应急指导

（1）当患者出现呛咳时，立即协助其低头弯腰，身体前倾，下颌朝向前胸。

（2）如果食物残渣堵在咽喉部危及呼吸，患者应再次低头弯腰，喂食者可在其肩胛下沿快速连续拍击，使残渣排出。如果残渣仍然不能排出，取头低足高侧卧位，以利于体位引流；用筷

子或用光滑薄木板等撬开患者的口,放置在上、下齿之间,或用手巾卷个小卷,撑开口腔,清理口腔、鼻腔、喉部的分泌物和异物,以保持呼吸道通畅。在第一时间尽可能自行去除堵塞气道异物,同时尽早呼叫医务人员抢救。

2.吞咽功能锻炼指导

(1)面部肌肉锻炼:包括皱眉、鼓腮、露齿、吹哨、龇牙、张口、咂唇等。

(2)舌肌运动锻炼:伸舌,使舌尖在口腔内左右用力顶两颊部,并沿口腔前庭沟做环转运动。

(3)软腭的训练:张口后用压舌板压舌,用冰棉签于软腭上做快速摩擦,以刺激软腭,嘱患者发"啊、喔"的声音,使软腭上抬,利于吞咽。通过上述方法,促进吞咽功能的康复或延缓吞咽功能障碍的恶化,预防噎呛的再发生。

（张晓燕）

第十节　老年性聋

老年性聋是指随着年龄的增长,双耳听力进行性下降,产生高频音的听觉困难和语言分辨能力差的感应性耳聋。老年性聋是老年人最常见的听力障碍,部分老年人在耳聋刚开始时可伴有耳鸣,常为高频声,其出现频率随年龄增长而渐增,60～70 岁达顶峰。我国专家认为,随着年龄的增长,耳聋的发病率逐渐升高,60 岁以上的老年人中,耳聋发病率为 30% 左右,70 岁时耳聋发病率增加到 40%～50%,80 岁以上耳聋发病率超过 60%。老年性聋影响老年人与他人的沟通,更是妨碍了老年人对外界信息的接收。

一、护理评估

(一)健康史

1.一般情况

了解患者年龄、性别以及一般身体情况等。

2.听力情况

老年性聋是由多种因素共同作用而引起的。遗传因素、长期的高脂肪饮食、接触噪声和抽烟、使用耳毒性的药物、精神压力、代谢异常均与老年性聋密切相关。

3.全身性疾病情况

了解老年人是否患有高血压、冠心病、动脉硬化、高脂血症、糖尿病等。

(二)老年性聋的状况

1.临床表现

(1)感音神经性聋:大多是双侧感音神经性聋,双侧耳聋程度基本一致,呈缓慢进行性加重。

(2)高频听力下降为主:听力下降多以高频听力下降为主,老年人首先对门铃声、电话铃声、鸟叫声等高频声响不敏感,逐渐对所有声音敏感性都降低。

(3)言语分辨率降低:有些老年人表现为言语分辨率降低,主要症状是虽然听得见声音,但分辨很困难,理解能力下降,这一症状开始仅出现在特殊环境中,如公共场合、有很多人同时谈话时,但症状逐渐加重引起与他人交谈困难,老年人逐渐不愿讲话,出现孤独现象。

(4)重振现象:部分老年人可出现重振现象,即小声讲话时听不清,大声讲话时又嫌吵,他们对声源的判断能力下降,有时会用视觉进行补偿,例如,在与他人讲话时会注视对方的面部及嘴唇。

(5)耳鸣:多数老年人伴有一定程度的耳鸣,多为高调性,开始时仅在夜深人静时出现,以后会逐渐加重,持续终日。

2.影响因素

(1)疾病影响:询问老年人是否患有与血管病变关系密切的疾病。高血压、冠心病、高脂血症、糖尿病均对人体的血供造成影响,从而影响耳的供血。此外,还要询问老年人有无中耳炎病史等。

(2)饮食与血脂代谢状况:长期高脂饮食和体内脂肪的代谢异常引起老年性聋的发生及进展。该类因素除因脂质沉积而外毛细胞和血管网变性、血小板聚集及红细胞淤滞、出现微循环障碍外,还可能与过氧化脂质对听觉感受器中生物膜和毛细胞的直接损害有关。

(3)用药情况:耳毒性药物(如链霉素、卡那霉素、多黏菌素、庆大霉素、新霉素、万古霉素、奎宁、氯喹、阿司匹林等),对听神经均有毒性作用。而伴随老化发生的肝脏解毒和肾脏排泄功能的下降,使患者更易受到药物影响。

(4)不良嗜好及习惯:长期吸烟可引起或加重心脑血管疾病,使内耳供血不足;不正确的挖耳习惯可能损伤鼓膜,从而影响听力。

(5)接触噪声史:过去的工作和生活环境中是否长期受到噪声刺激,有无长期使用耳塞听音乐或广播的习惯。因为长期接触噪声的刺激不仅会使听觉器官经常处于兴奋状态,产生疲劳感,还可使脑血管处于痉挛状态,导致听觉器官供血不足。此外长期的噪声刺激使人烦躁,进而导致血压升高及神经衰弱,也会影响听力。

(三)辅助检查

主要检查为一般耳道检查、听力检查以及听力学测试。

1.外耳及中耳道检查

通过外耳道检查以排除因耵聍阻塞耳道而引起的听力下降。检查鼓膜是否完好。

2.听力检查

询问老年人两侧耳朵的听觉是否一致,如果有差异则先对听力较好的耳朵进行测试。测试者先用耳塞塞住老年人听力较差侧耳朵,站在离老年人约 50 cm 处对另一侧耳朵小声发出两音节的数字,让老年人复述。测试者的声音强度可由轻柔的耳语增强到中等强度、高强度。

3.听力学测试

强调在专门的医疗机构由专业人员进行,测得的数值可为佩戴助听器提供参考。

(1)纯音听力测试:患者有不同程度的听阈提高,以高频音为主,双耳听力损失程度常相等,半数以上老年性聋患者阈上听功能测试重振试验阳性。

(2)耳蜗电图:听觉系统老化的转折点在 50 岁左右,耳蜗电图表现为动作电位阈值提高,潜伏期延长,波幅下降,微音器电位波幅也下降。

(3)脑干听觉诱发电位测试:潜伏期随年龄增加延长,v 波峰潜伏期随年龄每增加 10 岁,大约延长 0.2 ms。

（4）言语识别率：在隔音室内,通过加噪声、房间混响,检测言语识别率的变化,老年性聋患者言语识别率下降明显。

按照我国的标准,听力在 26～40 dB 为二级重听;听力在 41～55 dB 为一级重听;听力在 56～70 dB 为二级聋;听力在 71～90 dB 为一级聋。如果双侧听力均在 56～70 dB,沟通就会出现明显的障碍。

（四）心理-社会状况

随着听力的逐步下降,老年人与外界的沟通和联系产生障碍而造成生理性隔离,应评估听力障碍老年人是否产生焦虑、孤独、抑郁、社交障碍等一系列心理问题。

二、主要护理诊断/问题

1. 听力紊乱

听力紊乱与血供减少、听神经退行性改变有关。

2. 社会交往障碍

社会交往障碍与听力下降有关。

3. 防护能力低下

防护能力低下与听力下降有关。

三、护理措施

治疗和护理的总体目标:①听力障碍对老年人日常生活的影响减少或消除。②老年人和家属配合,积极治疗相关的慢性疾病。③老年人表示愿意佩戴合适的助听器等。④老年人和/或家属能说出影响听力的相关因素及危害性,避免相关因素对听力的进一步影响。⑤老年人能保持积极向上的生活态度。

（一）一般护理

1. 创造有助于交流的环境

①在安静的环境中进行交流,交流前先正面进入老年人的视线,轻拍老年人以引起注意。②对老年人说话要清楚且慢,不高声喊叫,使用短句表达意思。③必要时在沟通中采用书面方式或手势等非语言交流技巧辅助交谈。④帮助老年人把需要解释和说明的事记录下来。⑤指导照顾者多与老年人交谈。

2. 适当运动

运动能够促进全身血液循环,使内耳的血液供应得到改善。可以根据自己的身体状况和条件来选择锻炼项目,如散步、慢跑、打太极拳、练八段锦等。

3. 病情监测

监测并指导老年人在听力障碍短期内加重时及时检查和治疗。

4. 建立良好的生活方式

清淡饮食,减少动物性脂肪的摄入,多吃新鲜蔬菜、水果。一些中药和食物(如葛根、黄精、核桃仁、山药、芝麻、黑豆等),对于延缓耳聋的发生也有一定作用。避免过度劳累和紧张。指导患者戒烟、酒等。

（二）用药护理

注意避免服用具有耳毒性的药物,必须服用时尽量选择耳毒性低的药物,同时嘱咐老年人及其家属严格遵照医嘱执行。用药剂量不可过大,时间不可太长,并加强观察药物的不良反应。

(三)心理调适

有听力障碍的老年人可能会产生自卑、烦躁等负性情绪,故除了帮助患者树立克服听力障碍所带来的困难的信心外,还应鼓励老年人使用正确的调适方法(如指导其从家人、朋友处得到良好的情感支持等)。

四、健康指导

1. 指导患者定期听力检查

目前尚无有效的手段治疗老年性聋,但可以通过各种方法减缓老年性聋的进展,减轻对其日常生活的困扰。指导老年人监测听力,尽早发现和治疗老年性聋。

2. 安全指导

向患者及其家属讲解生活的安全措施,为使老年人对报警器有反应,可将报警器设计成声音和光线同时刺激的装置;在家中可将门铃与室内灯相连接,以便老年人在家中应门;此外,还可给家庭中的电话听筒增加扩音装置等,以利于老年人日常生活。

3. 佩戴合适的助听器

经专业人员测试后,根据老年人的要求和经济情况选择助听器。护士可为患者提供合适的建议:①盒式助听器操作方便,开关和音量调节灵活,电池耐用,使用经济,但外露明显,会给佩戴者带来压力,且识别率较低,适用于高龄、居家且经济承受能力较低的老年人。②眼镜式助听器外观上易被接受,没有低频干扰问题,但价格高,易损坏,鼻梁、耳廓受压明显,不宜长期使用。③耳背式助听器没有上述两款的缺点,又具备上述助听器的优良性能,价格适中,但影响外耳道固有共振频率。④耳内式助听器更加隐蔽,并保留了入耳的一些固有功能。⑤最新型的动态语言编码助听器为以高频下降型耳聋为主的老年人用残存听力最大限度地听清和理解语言信息带来了较为理想的听觉效果,但较为昂贵。⑥从听力康复的原则上要求,双侧助听可发挥双耳定向作用,若经济承受能力有限,则单侧佩戴。

4. 积极治疗相关慢性病

指导老年人早期、积极治疗慢性疾病(如高血压、冠心病、动脉硬化、高脂血症、糖尿病等),减缓对耳部血管的损伤。

5. 避免噪声刺激

日常生活和外出时注意加强个人防护,尽量注意避开噪声大的环境或场所。

(吕 越)

第十一节 老年人尿失禁

尿失禁(UI)是指由于膀胱括约肌损伤或神经功能障碍而丧失排尿自控的能力,使尿液不受主观控制而自尿道口溢出或流出的状态。尿失禁是老年人中最为常见的健康问题,不同性别、民族、种族中的尿失禁发生率都随着年龄的增长而升高。我国近年报道,60 岁女性尿失禁的发生率达 55.3％。尿失禁对大多数老年人的生命无直接影响,但是它所造成的身体异味、反复尿路感染及皮肤糜烂等,是老年人出现孤僻、抑郁等心理问题的原因之一;而且它还给患者及其家庭、卫生保健人员以及社会带来沉重的经济负担和精神负担,严重影响老年患者的生命质量。

一、护理评估

(一)健康史

1.一般资料

收集尿失禁患者的年龄、性别、家庭结构、社会参与、饮酒情况等基本信息。

2.尿失禁的原因

(1)中枢神经系统疾病:例如,脑卒中、脊髓病变等引起的神经源性膀胱。

(2)手术创伤:前列腺切除术、膀胱手术、直肠癌根治术等,可损伤膀胱及括约肌的运动或感觉神经。

(3)尿潴留:由前列腺增生、膀胱颈挛缩、尿道狭窄等引起。

(4)不稳定性膀胱:由膀胱肿瘤、结石、炎症、异物等引起。

(5)妇女绝经期后:雌激素缺乏引起尿道壁和盆底肌肉张力减退。

(6)分娩损伤:子宫脱垂、膀胱膨出等引起的括约肌功能减弱。

(7)药物作用:利尿药、抗胆碱能药、抗抑郁药、抗精神病药及镇静安眠药等药物作用。

(8)心理问题:焦虑、抑郁等。

(9)其他:有无粪便嵌顿,以及活动情况等。

(二)尿失禁的状况

(1)排尿时是否伴发其他症状,如尿急、尿频(日间排尿超过 7 次)、夜尿、突然出现的排尿急迫感等。

(2)是否有诱发尿失禁的原因,如咳嗽、打喷嚏等。

(3)了解尿失禁发生的时间、失禁时流出的尿量及失禁时有无尿意等。

(三)辅助检查

根据情况选择相应辅助检查。检查项目:①尿常规、尿培养和生化检查。②测定残余尿量。③排尿期膀胱尿道造影、站立膀胱造影。④膀胱测压。⑤闭合尿道压力图。⑥必要时行膀胱压力、尿流率、肌电图的同步检查。⑦动力性尿道压力图。⑧尿垫试验。⑨排尿记录等。

(四)心理-社会状况

尿失禁造成的身体异味、反复尿路感染及皮肤糜烂等,容易给患者及其家庭带来经济负担和精神负担。所以,有必要评估老年人是否出现孤僻、抑郁等心理问题,是否已发生社会交往障碍,评估其家庭的经济负担和精神负担等。

二、主要护理诊断/问题

1.压力性尿失禁

压力性尿失禁与老年退行性变化(尿道括约肌松弛)、手术、肥胖等因素有关。

2.急迫性尿失禁

急迫性尿失禁与老年退行性变化、创伤、腹部手术、留置导尿管、液体(酒精、咖啡、其他饮料)摄入过多,以及患有尿路感染、中枢或周围神经病变、帕金森病等疾病有关。

3.反射性尿失禁

反射性尿失禁与老年退行性变化、脊髓损伤、肿瘤或感染引起对反射弧水平以上的冲动的传输障碍有关。

4.社会交往障碍

社会交往障碍与尿频、异味引起的不适、困窘和担心等有关。

5.知识缺乏

患者缺乏尿失禁的治疗、护理及预防等知识。

6.有皮肤完整性受损的危险

有皮肤完整性受损的危险与尿液刺激局部皮肤、辅助用具使用不当等有关。

三、护理措施

老年人尿失禁的发生常是多种因素共同作用的结果,故在治疗尿失禁时应遵循个体化原则,针对不同的情况采取治疗措施。治疗与护理的总目标:①患者日常生活需求得到满足。②行为训练及药物治疗有效,患者的信心增强,能正确使用外引流和护垫,做到饮食控制及规律的康复锻炼等。③患者接受现状,积极配合治疗护理,恢复参与社交活动。

(一)尿失禁护理用具的选择及护理

1.使用失禁护垫、纸尿裤

这是最为普遍且安全的方法,可以有效处理尿失禁的问题,既不影响患者翻身及外出,又不会造成尿道及膀胱的损害,也不影响膀胱的生理活动。注意每次更换时用温水清洗会阴和臀部,防止尿湿疹及压力性损伤的发生。

2.高级透气接尿器

其适用于老弱病残、骨折、瘫痪及卧床不起、不能自理的患者。类型:BT-1 型(男)或BT-2 型(女)接尿器。使用方法:先用水和空气将尿袋冲开,防止尿袋粘连。再将腰带系在腰上,将阴茎放入尿斗中(男性患者)或使接尿斗紧贴会阴(女性患者),并把下面的 2 条纱带从两腿根部中间左右分开向上,与三角布上的两个短纱带连接在一起。这种方法可以避免生殖器糜烂、皮肤瘙痒感染、湿疹等问题。

3.避孕套式接尿袋

其优点是不影响患者翻身及外出。其主要适用于男性老年人。选择适合患者阴茎大小的避孕套式尿袋,勿过紧。在患者腰间扎一根松紧绳,再用较细松紧绳在避孕套口两侧妥善固定,另一头固定在腰间松紧绳上,尿袋高度适宜,防尿液反流入膀胱。

4.保鲜膜袋接尿法

其优点是透气性好,价格低,引起尿路感染及皮肤改变的情况较少。该方法适用于男性尿失禁患者。

使用方法:将保鲜膜袋口打开,将阴茎全部放入其中,将袋口对折,系一个活扣,系时注意不要过紧,留有一指的空隙为佳。使用时注意选择标有卫生许可证、生产日期、保质期的保鲜袋。

5.一次性导尿管和密闭引流袋

其适用于躁动不安及尿潴留的患者,优点在于为患者翻身按摩、更换床单时不易脱落;缺点是护理不当易造成尿路感染,长期使用会影响膀胱的自动反射性排尿功能。因此,护理上必须严格执行无菌操作,尽量缩短导尿管留置的时间。

(二)协助行为治疗

行为治疗包括生活方式干预、盆底肌肉训练、膀胱训练。

1.生活方式干预

生活方式干预如合理膳食、减轻体重、戒烟、规律运动等。

2.盆底肌肉训练

盆底肌肉训练可分别在采用不同体位时进行。

(1)站立:双脚分开与肩同宽,尽量收缩骨盆底肌肉并保持 10 s,然后放松 10 s,重复收缩与放松 15 次。

(2)坐位:双脚平放于地面,双膝微微分开,与肩同宽,双手放于大腿上,身体微微前倾,尽量收缩骨盆底肌肉并保持 10 s,然后放松 10 s,重复收缩与放松 15 次。

(3)仰卧位:双膝微屈约 45°,尽量收缩骨盆底肌肉并保持 10 s,然后放松 10 s,重复收缩与放松 15 次。

3.膀胱训练

膀胱训练可增加膀胱容量,以应对急迫的感觉,并延长排尿间隔时间。具体步骤如下。

(1)让患者在白天每小时饮水 150～200 mL,并记录饮水量及饮入时间。

(2)根据患者平常的排尿间隔,鼓励患者在急迫性尿意出现之前排尿。

(3)若能自行控制排尿,2 h 没有尿失禁现象,则可将排尿间隔再延长 30 min。直到将排尿时间逐渐延长至 3～4 h。

(三)用药护理

1.了解治疗尿失禁的药物

一线药物包括托特罗定、曲司氯铵和索利那新等。其他药物如下。①其他 M 受体拮抗剂:如奥昔布宁等。②镇静及抗焦虑药:如地西泮、氯丙嗪等。③钙通道阻滞剂:如维拉帕米、硝苯地平等。④前列腺素合成抑制剂:如吲哚美辛等。

2.护理措施

指导老年人遵医嘱正确用药,详细地讲解药物的作用及注意事项,并告知患者不依赖药物而配合功能锻炼的重要性。

(四)手术护理

各种非手术治疗失败者,或伴有盆腔脏器脱垂、尿失禁严重影响的生活质量者可采用手术治疗。手术方法不断更新,根据患者的具体情况选择不同手术方法。对需要手术治疗的患者,做好相应的术前、术后护理和术后康复指导。

(五)心理调适

从患者的角度思考及处理问题,建立相互信任的护患关系。注重患者的感受,进行尿失禁护理操作时用屏风等遮挡,保护其隐私。尊重患者的保密意愿,先征求老年人同意后,才可以就其健康问题与其亲友或照顾者交谈。向患者及其家属讲解尿失禁问题的处理,说明尿失禁问题可以处理好,增强老年人应对尿失禁的信心,减轻老年人的焦虑情绪,同时顾及老年人的尊严,用心聆听老年人抒发困扰及愤怒情绪,帮助其减轻压力。

四、健康指导

1.皮肤护理

指导患者及其照护者及时更换尿失禁护理用具;注意会阴部清洁卫生,每日用温水擦洗,保持会阴部皮肤清洁、干燥;变换体位,减轻局部受压,加强营养等,预防压力性损伤等皮肤问题的发生。

2.饮水

向老年人解释尿液对排尿反射刺激的必要性,保持每日摄入的液体量在2 000～2 500 mL,适当调整饮水时间和量,睡前限制饮水,以减少夜间尿量。避免摄入有利尿作用的咖啡、浓茶、可乐、酒类等饮料。

3.饮食与大便管理

告诉老年人宜均衡饮食,保证足量热量和蛋白质供给;摄取足够的纤维素,必要时用药物或灌肠等方法保持大便通畅。

4.康复活动

鼓励老年人坚持进行盆底肌肉训练与膀胱训练、健身操等活动,减缓肌肉松弛,促进康复。

5.其他指导

尽量将老年人的卧室安排在靠近厕所的位置,夜间应有适宜的照明灯,厕所应设有简易的方向引导标识,引导老年人找到卫生间。必要时指导老年人按医嘱使用药物。

（吕　越）

第十二节　老年人便秘

便秘是指排便困难或排便次数减少,且粪便干结,便后无舒畅感。老年人便秘属于慢性便秘,对慢性便秘常使用罗马Ⅱ标准来诊断。罗马Ⅱ标准为在不用泻剂的情况下,过去12个月中至少12周连续或间断出现以下2个或2个以上症状即称为便秘:①多于1/4的时间排便费力。②多于1/4的时间粪便是团块或硬结。③多于1/4的时间有排便不尽感。④多于1/4的时间有排便时肛门阻塞感或肛门梗阻。⑤多于1/4的时间排便需用手协助。⑥多于1/4的时间每周排便少于3次。

便秘是老年人的常见症状,其便秘程度随增龄而加重。据资料统计,老年人的便秘发生率为5%～30%,长期卧床老年人可高达80%,严重影响老年人的生命质量。此外,患者可出现腹胀不适、食欲缺乏、心烦失眠和头晕等症状,最常见的并发症为粪石性肠梗阻。此外,还可导致大肠癌、痔、乳腺癌、高血压,甚至可诱发心绞痛、脑血管意外等严重健康问题。

一、护理评估

(一)健康史

1.一般情况

收集患者的年龄、性别、饮食习惯、生活方式等基本信息。

2.既往史

了解患者的疾病史、用药史、家族史等。

3.便秘的原因

老年人便秘的原因很多,需从生理因素、不良的饮食习惯、生活方式、心理因素以及有无并发症等方面进行评估。

(1)生理因素:随着年龄增加,老年人的食量和体力活动明显减少,胃肠道分泌消化液减少,肠管的张力和蠕动减弱,腹腔及盆底肌肉乏力,肛门内、外括约肌肌力减弱,胃结肠反射减弱,直肠敏感性下降,使食物在肠内停留过久,水分过度吸收引起便秘。

(2)不良饮食习惯:①膳食纤维摄入不足:日常生活中动物性食物的摄入量多,谷类食物、膳食纤维的摄入量减少,使得肠道蠕动缓慢、排便不畅而造成便秘。②饮水不足:老年人口渴感觉迟钝,对体内高渗状态调节能力下降,易出现轻度脱水,增加便秘的危险。③不良的饮食行为:例如,饮酒、喜食辛辣食物、饮水过少、偏食或挑食等不良的饮食行为与便秘的发生有关。

(3)活动减少:体力活动能促进肠道运动,有利于保持正常排便习惯。老年人,特别是有慢性疾病或长期卧床不能自理的老年人,缺乏体力活动,肠内容物长时间停留在肠腔,水分被过度吸收而造成粪便干结,排便困难。

(4)药物作用:抗胆碱能药、阿片类镇痛药、非甾体抗炎药、利尿药、抗抑郁药、抗帕金森病药物可抑制肠道运动;含铝和钙离子的制酸药、铋剂可致肠内容物水分过度吸收而引起便秘。

(5)神经系统疾病和心理障碍:中枢和末梢神经病变可导致便秘,例如,帕金森病、糖尿病性自主神经病变。此外,有心理障碍及阿尔茨海默病,主动排便能力下降。

(二)便秘的状况

1.便秘的情况

询问便秘开始的时间、大便的频率和性状、疾病和用药、饮食、活动等情况。

2.便秘的伴随症状

观察排便是否伴有恶心、腹胀、会阴胀痛等,配合直肠指检以排除直肠、肛门的疾病。

3.便秘的并发症

(1)粪便嵌塞:粪便持久滞留堆积在直肠内,坚硬,不能排出。

(2)粪瘤与粪石:粪便长期滞留在结肠形成坚硬的粪块称粪瘤,粪瘤钙化形成粪石。

(3)粪性溃疡:粪块的滞留、粪石的嵌塞,可刺激结肠黏膜而成溃疡,易发生在直肠、乙状结肠,其次为横结肠,又称为"宿便性溃疡"。

(4)大便失禁:持续便秘形成了粪块,由于粪块不能继续运行,上段肠管内的静止粪便被肠管内微生物液化为粪水,这些粪水通过阻塞粪块而流到直肠末端,加之肛门内、外括约肌的舒缩功能下降,缺乏灵敏的调节,致使粪液从肛门流出,造成大便失禁。

(5)直肠脱垂:轻度者仅发生在排便时,还可自行还纳;患病日久,可造成肠黏膜糜烂、溃疡出血、黏液渗出、肛门功能失调。

(三)辅助检查

为了排除结肠、直肠病变及肛门狭窄等情况,可视情况选择以下辅助检查:①结肠镜检查。②直肠镜检查。③钡剂灌肠检查。④直肠肛门压力测定。⑤球囊排出试验等。

(四)心理-社会状况

精神紧张、压力大、失眠者,与无此症状的老年人相比,便秘发生的危险性要增加

30％～45％,故需评估便秘老年人的心理-社会状况等。

二、主要护理诊断/问题

1.便秘

便秘与老化、活动减少、不合理饮食、药物不良反应等有关。

2.焦虑

焦虑与患者担心便秘并发症及其预后有关。

3.舒适度降低

舒适度降低与排便时间延长、排便困难、便后无舒畅感等有关。

4.知识缺乏

患者缺乏合理饮食、健康生活方式及缓解便秘方法等相关知识。

三、护理措施

老年人便秘的治疗护理应针对引起便秘的原因进行。治疗和护理的总体目标:①患者便秘缓解或消失。②患者形成良好生活习惯,定时排便。③患者掌握便秘护理知识,能描述便秘的原因;保证每日含纤维素食品和水分的摄入;坚持每日活动锻炼,预防便秘。

(一)排便护理

1.指导老年人养成良好的排便习惯

(1)定时排便,早餐后或临睡前按时如厕,培养便意;有便意则立即排便;排便时取坐位,勿用力过猛;注意力集中,避免排便时看书、看报。

(2)勿长期服用泻药,防止药物依赖性的发生。

(3)保证良好的排便环境,便器应清洁而温暖。

2.指导使用辅助器

为体质虚弱的老年人提供便器椅或在老年人面前放置椅背,提供排便坐姿的依托,减轻排便不适感,并保证安全。

3.人工取便法

老年便秘者易发生粪便嵌顿,无法自行排出时,需采取人工取便法。向患者解释清楚,嘱患者采用左侧卧位,戴手套,将涂上皂液的示指伸入肛门,慢慢将粪便掏出,取便完毕清洁肛门。

4.排便注意事项

指导患者勿忽视任何一次便意,尽量不留宿便;注意排便技巧(如身体前倾,心情放松,先深呼吸,后闭住声门,向肛门部位用力等)。

5.生物反馈疗法

用该疗法通便成功率为75％～90％。它将特制的肛门直肠测压器插入肛门内,通过可观察显示器获得许多信息,包括肛门括约肌压力、直肠顺应性、肛门直肠处的敏感性,使患者能感觉到何时有排便反应,然后再次尝试,引起排便感觉,达到排便目的。

(二)一般护理

1.调整饮食结构

饮食调整是治疗便秘的基础。①多饮水:若无限制饮水的疾病,则应保证每天的饮水量在

2 000～2 500 mL。清晨空腹饮一杯温开水,以刺激肠蠕动。②摄取足够的膳食纤维:指导老年人酌情添加粗制面粉、玉米粉、豆制品、芹菜及韭菜等,适当多吃带馅面食(如水饺、馄饨、包子等),有利于保证更全面的营养,又可以预防便秘。③多食产气食物及 B 族维生素丰富的食物(如白薯、香蕉、生蒜、生葱、木耳、银耳、黄豆、玉米及瘦肉等),利用其发酵产气,促进肠蠕动。④增加润滑肠道的食物:体重正常、血脂不高、无糖尿病的患者,可清晨空腹饮一杯蜂蜜水。⑤少饮浓茶或含咖啡因的饮料,禁食生冷、辛辣及煎炸等刺激性食物。

2.调整生活方式

改变静坐的生活方式,每天保持 30～60 min 的活动时间,卧床或坐轮椅的老年人可通过转动身体,挥动手臂等方式进行锻炼。养成在固定时间(早晨或饭后)排便的习惯。

3.满足老年人的私人空间需求

房间内居住两人以上,可在床单位间设置屏风或窗帘,便于老年人的排泄等。照顾老年人排泄时,只协助其无力完成部分,不要一直在旁边守候,以免老年人紧张而影响排便,更不要催促,以免令老年人精神紧张、不愿麻烦照顾者而憋便。

(三)用药护理

1.口服泻药

口服泻药的原则是勿长期服用泻药,防止药物依赖性的发生。①宜用液状石蜡、麻仁丸等作用温和的药物,其不易引起剧烈腹泻,适用于有高血压、心力衰竭、动脉瘤、痔、疝、肛瘘等患者。②必要时根据医嘱使用刺激性泻药,如大黄、番泻叶、果导等,由于其作用强,易引起剧烈腹泻,尽量少用,并在使用过程中注意观察。

2.外用简易通便剂

老年患者常用简易通便剂,如开塞露、甘油栓、肥皂栓等,经肛门插入使用,通过刺激肠蠕动,软化粪便,达到通便效果。此方法简单有效,易被患者及其家属掌握。

3.灌肠法

必要时给予严重便秘者灌肠。可遵医嘱选用"1、2、3"溶液、植物油或肥皂水行小量不保留灌肠。

(四)心理调适

耐心听取患者的倾诉,取得患者的信任,反复强调便秘的可治性,增加患者的信心。及时发现并解决问题。讲解便秘发生的原因,调节患者的情绪,使其精神放松,避免因精神紧张而引发便秘。鼓励患者参加集体活动,提高患者的家庭支持和社会支持水平。

四、健康指导

1.适当运动和锻炼

(1)参加一般运动:老年人根据自身情况参加运动,若身体条件允许可适当参加体育锻炼,例如,散步、慢跑、打太极拳等。

(2)避免久坐久卧:避免长期卧床或坐轮椅等,如果不能自行活动,可以借助辅助器械站立或进行被动活动。

(3)腹部按摩:可做腹部按摩,取仰卧位,用手掌从右下腹开始顺时针向上、向左,再向下至左下腹,按摩至左下腹时应加强力度,每天 2～3 次,每次 5～15 圈,站立时亦可进行此项活动。

(4)收腹运动和肛提肌运动:收缩腹部与肛门肌肉 10 s 后放松,重复训练数次,以提高排便辅助肌的收缩力,增强排便能力。

(5)卧床锻炼方法:躺在床上,将一条腿屈膝抬高到胸前,每条腿练习 10～20 次,每天 3～4 次;从一侧翻身到另一侧(10～20 次),每天 4～10 次。

2.建立健康的生活方式

(1)培养良好的排便行为,指导患者在晨起或早餐前排便,即使无便意,也要坚持蹲厕 3～5 min或用餐后 1 h 如厕。

(2)改变不良饮食习惯,多食粗纤维含量高的食物,多饮水。

(3)高血压、冠心病、脑血管意外患者应避免用力排便,若排便困难,要及时告知医务人员,采取相应措施,以免发生意外。

3.正确使用通便药物

(1)服用容积性泻药的同时需饮水 250 mL。

(2)不宜长期服用润滑性泻药,以免影响脂溶性维生素的吸收。

(3)温和的口服泻药多在服后 6～10 h 发挥作用,故宜在睡前 1 h 服用。

(4)复方聚乙二醇电解质散是一种新型的等渗性全肠灌洗液,通常 4 h 内导致腹泻,大量应用虽对水电解质平衡无明显影响,但因由 1 000 mL 液体配制,故会产生腹胀、恶心等不适。

(程志洋)

第十三节　急性心肌梗死

急性心肌梗死(AMI)是指在冠状动脉病变的基础上,发生冠状动脉血供急剧减少或中断,使相应的心肌严重而持久地急性缺血,导致心肌坏死,属于急性冠脉综合征的严重类型。临床表现为持续而剧烈的胸痛,可并发心律失常、心力衰竭或心源性休克,有特征性的心电图动态演变和心肌坏死标记物浓度升高。男性患者多于女性患者,男、女患者之比为(1～5)∶1。本病多发生于 40 岁以后;冬、春两季发病率较高,北方病例较南方病例多。

一、护理评估

(一)健康史

评估有无心肌梗死的危险因素,如肥胖、高血压、糖尿病、高脂血症等,询问有无过度疲劳、屏气用力动作、用力排便、受凉感冒、饱食、吸烟等诱发因素。

(二)病因

1.病因

基本病因是冠状动脉粥样硬化,当一支或多支血管管腔狭窄和心肌血供不足,而侧支循环未充分建立时,一旦血供急剧减少或中断,使心肌严重而持久地急性缺血达 30 min 以上,即可发生心肌梗死。

2.发病机制

绝大多数急性心肌梗死是由于不稳定的粥样斑块破溃,继而出血和管腔内血栓形成而使管腔闭塞;少数情况下粥样斑块内或其下发生出血或血管持续痉挛,而使冠状动脉完全闭塞。

斑块破裂出血及血栓形成的诱因有如下几种。①6时至12时交感神经活动增加,机体应激反应性增强,心肌收缩力、心率、血压升高,冠状动脉张力升高;②饱餐,特别是进多量脂肪后,血脂水平升高,血黏稠度升高;③重体力活动、情绪激动、血压剧升或用力排便时,致左心室负荷明显加重;④休克、脱水、出血、外科手术或严重心律失常,致心排血量骤降,冠状动脉灌流量锐减。心肌梗死后发生的严重心律失常、休克或心力衰竭,可使冠状动脉灌流量进一步降低,使心肌坏死范围扩大。

3.病理

冠状动脉闭塞后20～30 min,受其供血的心肌即有少数坏死,开始了急性心肌梗死的病理过程;1～2 h绝大部分心肌呈凝固性坏死,心肌间质充血、水肿,伴多量炎性细胞浸润。以后,坏死的心肌纤维逐渐溶解,形成肌溶灶,随后肉芽组织形成。大块的梗死累及心室壁的全层或大部分者常见,心电图上相继出现ST段抬高和T波倒置、Q波,称为Q波形心肌梗死,是临床上常见的典型急性心肌梗死。心肌梗死主要出现左心室舒张和收缩功能障碍的一些血流动力学变化,心脏收缩力减弱,顺应性降低,心肌收缩不协调,左心室压力曲线最大上升速度降低,左心室舒张末期压升高,舒张和收缩末期容量增多。射血分数降低,每搏输出量和心排血量下降,心率增快或心律失常,血压下降,动脉血氧含量降低。右心室梗死少见,主要病理生理改变是急性右心衰竭的血流动力学变化,右心室压力升高,高于左心室舒张末期压,心排血量降低,血压下降。

4.泵衰竭

急性心肌梗死引起的心力衰竭称为泵衰竭,按Killip分级法可分为四级。Ⅰ级:尚无明显心力衰竭。Ⅱ级:有左心衰竭,肺部啰音范围占肺野的50%。Ⅲ级:有急性肺水肿,全肺出现大、小、干、湿啰音。Ⅳ级:有心源性休克等不同程度或阶段的血流动力学变化。

(三)临床表现

1.先兆表现

大多数患者在发病前数天或数周有乏力、胸部不适、活动时心悸、气急、烦躁、心绞痛等前驱症状,最常见而明显的是以往无心绞痛者新发生心绞痛或原有心绞痛加重,表现出发作频繁、程度加重、持续时间延长、硝酸甘油疗效差、诱发因素不明显等。

2.主要症状

(1)疼痛:这是最先出现和最突出的症状,疼痛部位和性质与心绞痛相似,但诱因多不明显。疼痛常发生于安静时,疼痛更剧烈,呈难以忍受的压榨样、窒息样或烧灼样,持续时间较长,可达数小时,休息和含服硝酸甘油多不能缓解。患者常有烦躁不安、出汗、恐惧或濒死感。部分患者的疼痛可向上腹部、下颌和颈部、背部放射。少数患者无疼痛,一开始就表现为休克或急性心力衰竭。

(2)心律失常:见于75%～95%的患者,多发生在起病后1～2周,尤以24 h内最常见。以室性心律失常最多见,尤其是室性期前收缩,例如,室性期前收缩频发、成对出现或呈短阵室性心动过速、多源性室性期前收缩或R-on-T现象,常为心室颤动的先兆,心室颤动是急性心肌梗死早期的主要死因;前壁心肌梗死,如发生房室传导阻滞,表明梗死范围广,情况严重。

(3)低血压和休克:血压下降常见。休克多在起病后1周内发生,见于20%的患者,主要是心源性休克,为心肌广泛坏死,心排血量急剧下降所致。主要表现为疼痛缓解而收缩压仍低于80 mmHg,有烦躁不安、面色苍白、皮肤湿冷、脉细而快、大汗淋漓、尿量减少等症状,甚至昏厥。

(4)心力衰竭:主要是急性左心衰竭,可在起病最初几天内发生,或在疼痛、休克好转阶段出现,为梗死后心脏收缩力明显减弱或不协调所致。表现为呼吸困难、咳嗽、发绀、烦躁等症状,严重者可出现肺水肿,随后可出现颈静脉怒张、肝大、水肿等右心衰竭表现。

(5)其他表现:①全身症状,有发热、心动过速、白细胞增多和红细胞沉降率增大等,系坏死物质被吸收所引起,体温在 38 ℃左右,很少超过 39 ℃,持续约 1 周;②胃肠道症状,有频繁的恶心、呕吐和上腹胀痛,与迷走神经受坏死心肌刺激和心排血量降低,组织灌注不足等有关,可伴有肠胀气、呃逆。

3.体征

①心脏体征:心脏浊音界可正常,或轻至中度增大;心率可增快或减慢;心尖部第一心音减弱,可出现第三心音奔马律或第四心音奔马律,部分患者在心前区可闻及收缩期杂音或喀喇音,为二尖瓣乳头肌断裂或功能失调所致,部分患者发病后 2～3 d 出现心包摩擦音。②血压:除极早期血压可升高外,几乎所有患者的血压都降低。起病前有高血压者,血压可降至正常;起病前无高血压者,血压可降至正常值以下,且可能不再恢复到起病前的水平。③其他:可有心律失常、休克或心力衰竭有关的其他体征。

4.并发症

①乳头肌功能失调或断裂:发病率可高达 50%。因缺血、坏死等二尖瓣乳头肌的收缩功能发生障碍,造成不同程度的二尖瓣脱垂并且关闭不全,轻者可以恢复,重者可严重损害左心功能,致使发生急性左心功能不全,最终导致死亡。②心脏破裂:少见,严重,常为致命的并发症。常在起病 1 周内出现,多为心室游离壁破裂,造成心包积血,引起急性心脏压塞而猝死。③栓塞:发病率为 1%～6%,见于起病后 2 周,如为左心室附壁血栓脱落所致,则引起脑、肾、脾或四肢等动脉栓塞;若为下肢静脉血栓部分脱落所致,则产生肺动脉栓塞。④心室壁瘤:主要见于左心室,发生率为 5%～20%。表现为左侧心界扩大,心脏搏动范围较广,可有收缩期杂音,心电图 ST 段持续抬高;后期可导致左心功能不全、心律失常、栓塞等。⑤心肌梗死后综合征:发生率为 10%。于心肌梗死后数周至数月出现,可反复发生,表现为心包炎、胸膜炎或肺炎,有发热、胸痛等症状,可能为机体对坏死物质的变态反应。

5.心理状态

心肌梗死患者的心功能及日常生活能力日趋下降,严重影响工作和生活,患者常出现焦虑、悲观、失望情绪和抑郁、孤独心理。

(四)辅助检查

1.心电图

急性心肌梗死患者的心电图可出现特征性和动态性改变。

(1)特征性改变:ST 段抬高性心肌梗死患者的心电图有如下特点。①ST 段抬高,呈弓背向上型,在面向坏死区周围心肌损伤区的导联上出现。②宽而深的 Q 波(病理 Q 波为心肌梗死最具特征性的表现),在面向透壁心肌坏死区的导联上出现。③T 波倒置,在面向损伤区周围心肌缺血区的导联上出现。在背向心肌梗死区的导联则出现相反的改变,即 R 波升高、ST 段压低和 T 波直立并升高。

(2)动态性改变:ST 段抬高性心肌梗死可出现以下改变。①起病数小时内,可无异常或出现异常高大、双肢不对称的 T 波。②数小时后,ST 段明显抬高,弓背向上,与直立的 T 波形成单相曲线。2 d 内出现病理性 Q 波,同时 R 波降低,为急性期改变。70%～80%的 Q 波永久存在。③如果早期不进行治疗干预,ST 段抬高持续不超过 2 周,逐渐回到基线水平,T 波则变为平坦或倒置,为亚急性期改变。④数周至数月后,T 波呈"V"型倒置,两肢对称,波谷尖锐,为慢性期改变。T 波倒置可永久存在,也可在数月或数年逐渐恢复。

(3)定位诊断:可根据出现特征改变的导联数来判断心肌梗死的定位。

(4)非 ST 段抬高性心肌梗死有两种类型:①普遍性 ST 段压低达到或超过 0.1 mV,但 aVR 导联 ST 段抬高,继而 T 波倒置、加深,呈对称型,但始终不出现 Q 波,ST 段和 T 波的改变持续数天或数周后恢复;②无病理性 Q 波,也无 ST 段改变,仅有 T 波倒置,T 波改变在 1～6 个月恢复。

2.实验室检查

(1)血液检查:起病后 24～48 h 白细胞可增至$(10～20)×10^9$/L,中性粒细胞增多,嗜酸性粒细胞减少或消失;红细胞沉降率增快;C 反应蛋白(CRP)浓度升高可持续 1～3 周。起病后 2 d 内血中游离脂肪酸浓度升高。

(2)测定血清心肌坏死标记物。

3.影像学检查

(1)放射性核素检查:静脉注射^{99m}Tc-焦磷酸盐或^{111}In-抗肌凝蛋白单克隆抗体,进行"热点"扫描或照相,静脉注射^{201}Tl 或^{99m}Tc-甲氧基异丁基异腈(MIBI)放射性核素进行"冷点"扫描或照相,可显示心肌梗死的部位和范围。

(2)超声心动图检查:二维和多普勒超声心动图检查能发现区域性心室壁运动异常,能可靠地确定梗死部位、范围,左心室或右心室功能降低程度。

(五)治疗要点

1.监护和一般治疗

①休息:急性期卧床休息,保持环境安静;②监测:将患者安置于冠心病监护室(CCU)进行 3～5 d 心电图、血压和呼吸等监测,对血流动力学改变者可用漂浮导管做肺毛细血管楔嵌压和静脉压监测,应使除颤器随时处于备用状态;③吸氧:间断或持续吸氧 2～3 d,对重者可以面罩给氧;④建立静脉通路;⑤药物:无禁忌证者服阿司匹林,每次 150～300 mg,每天 1 次,3 d 后改为每次75～150 mg,每天 1 次,长期服用。

2.解除疼痛

尽快解除疼痛。常用药物:①哌替啶,每次 50～100 mg,肌内注射;吗啡,每次 5～10 mg,皮下注射,必要时 1～2 h 再注射 1 次,以后可每 4～6 h 重复应用,注意观察,防止呼吸抑制;②疼痛较轻者可用可待因或罂粟碱,每次 0.03～0.06 g,肌内注射或口服;③使用硝酸甘油(每次 0.3 mg)或硝酸异山梨酯(每次 5～10 mg),舌下含服或静脉滴注,注意有无心率增快和血压降低;④严重者可行亚冬眠治疗。

3.溶栓疗法

在起病 6 h 内使用纤溶酶原激活剂溶解冠脉内的血栓,可静脉给药或冠状动脉内给药。常用药物:①尿激酶(UK),30 min 静脉滴注 150～200 万单位;②链激酶(SK),60 min 静脉滴注 150 万单位;③重组组织性纤维蛋白溶酶原激活剂(rt-PA),100 mg 在 90 min 静脉给予,先静脉注入 15 mg,继而 30 min 静脉滴注 50 mg,60 min 后再滴注 35 mg。用 rt-PA 前先用肝素抗凝治疗;用 SK 时应注意寒战、发热等变态反应。

4. 介入治疗

采用经皮腔内冠状动脉成形术（PTCA）或支架置入术。

5. 消除心律失常

室性期前收缩或室性心动过速，立即静脉注射 50～100 mg 利多卡因，每 5～10 min 重复 1 次，直至症状消失或总量达 300 mg 后以 1～3 mg/min 静脉滴注维持，情况稳定后改口服；发生心室颤动，立即采用非同步直流电复律；室上性快速心律失常，选用维拉帕米、地尔硫䓬、美托洛尔、洋地黄类药物或胺碘酮，必要时可采用同步直流电复律；缓慢性心律失常，可用阿托品 0.5～1 mg，肌内或静脉注射；严重房室传导阻滞，应尽早安装临时心脏起搏器。

6. 控制休克

可采用补充血容量、应用升压药（如多巴胺、去甲肾上腺素等）、血管扩张剂（如硝普钠、硝酸甘油等）或纠正酸中毒等措施，避免脑缺血、保护肾功能，必要时应用洋地黄类药物。

7. 治疗心力衰竭

以应用吗啡和利尿剂为主，也可选用血管扩张药，例如，口服硝酸异山梨酯或静脉滴注硝酸甘油或静脉滴注硝普钠，以减轻心脏负荷，或应用多巴酚丁胺、血管紧张素转化酶抑制剂等进行治疗。急性心肌梗死 24 h 内宜尽量避免使用洋地黄类药物，以免诱发室性心律失常。

8. 其他治疗

①抗凝疗法：例如，常在溶栓治疗后应用肝素、阿司匹林、氯吡格雷等，可防止梗死范围扩大或再梗死，有出血倾向、严重肝肾功能不全、高血压、消化性溃疡患者禁用。②血管紧张素转化酶抑制剂（ACEI）和血管紧张素受体阻滞剂（ARB）：例如，卡托普利、依那普利、雷米普利、福辛普利或氯沙坦等，起病早期应用，从小剂量开始，有助于改善心肌重塑，可减少心力衰竭的机会，从而降低病死率。③β受体阻滞剂：例如，在起病早期如果无禁忌证，应尽早使用美托洛尔、阿替洛尔等，尤其是前壁心肌梗死伴有交感神经功能亢进者，使用此类药可防止梗死范围的扩大，改善预后。④钙通道阻滞剂：例如，地尔硫䓬具有与β受体阻滞剂类似的效果，可改善心肌顺应性和增加冠状动脉血流，适用于有β受体阻滞剂禁忌证者。⑤极化液：将 1.5 g 氯化钾、10 U 胰岛素加入 500 mL 10% 的葡萄糖溶液中，静脉滴注，每天 1～2 次，7～14 d 为 1 个疗程，可促进心肌摄取和代谢葡萄糖，使钾离子进入细胞内，恢复细胞膜的极化状态，以利于心脏正常收缩，减少心律失常，促使心电图上抬高的 ST 段回到等电位线。

二、主要护理诊断/问题

1. 胸痛

胸痛与心肌缺血性坏死有关。

2. 活动无耐力

活动无耐力与心肌供氧和需氧失衡有关。

3. 自理缺陷

自理缺陷与心肌坏死和医源性限制有关。

4. 恐惧

恐惧与剧烈胸痛引起濒死感有关。

5. 潜在并发症

潜在并发症包括心律失常、心力衰竭、心源性休克等。

三、护理措施

1. 一般护理

(1)休息与活动:发作时应立即卧床休息。急性期卧床休息1~3 d,保持环境安静,限制探视,减少干扰,进食、排便、洗漱、翻身等活动由护士协助完成,以减少心肌耗氧量、防止病情加重。如果无并发病,24 h后床上做肢体活动,之后由床上坐起,逐渐过渡到坐在床边和椅子上,每次20 min,每天3~5次;第3天在房内走动,第4~5天逐渐增加活动量,以不感到疲劳为限;有并发症者可适当延长卧床时间。在活动中,若患者主诉乏力、头昏、呼吸困难、恶心、心前区疼痛,应立即停止活动,卧床休息。两次活动间应安排充分的休息时间,若患者的夜间睡眠不好,则应适当减少次日白天的活动。

(2)饮食指导:第1天可进流质饮食,随后进半流质饮食,3 d后改为软食,宜进低盐、低脂肪、低胆固醇、高维生素、低热量、易消化的食物,多吃蔬菜、水果,少食多餐,不宜过饱。禁烟、酒,避免喝浓茶、咖啡及吃过冷、过热、辛辣等刺激性食物。超重者应控制总热量,心功能不全者适当限制钠盐。

2. 心理护理

心肌梗死的发生不仅使患者产生焦虑、抑郁、恐惧等负性心理反应,还会给整个家庭造成严重的影响,往往导致整个家庭处于危机状态,使家庭应对能力降低,不能发挥正常家庭功能。当患者胸痛剧烈时,应尽量保证有1名护理人员陪伴在旁,加强心理护理,允许患者表达对死亡的恐惧和接受患者的行为反应,耐心解释病情,说明实施抢救措施的目的,用亲切的语言、耐心的态度回答患者提出的问题,针对诱因制订教育计划,帮助建立良好的生活方式。

3. 对症护理

①胸痛:遵照医嘱给予哌替啶或吗啡止痛,定时应用硝酸甘油或硝酸异山梨酯,及时询问患者疼痛的变化情况。应用吗啡止痛时,注意观察有无呼吸功能抑制,并密切观察血压、脉搏的变化。采用鼻导管或双腔氧气管法给予2~4 L/min持续氧气吸入,根据血氧饱和度监测调整氧流量。静脉滴注或用微量泵注射硝酸甘油时,严格控制速度,并注意观察血压、心率的变化。②便秘:急性心肌梗死患者由于卧床休息、进食少、使用吗啡等药物易便秘,用力排便易诱发心力衰竭、肺梗死甚至心搏骤停。因此,必须加强排便护理,保持大便通畅。指导患者养成定时排便的习惯,多吃蔬菜、水果等粗纤维食物,多饮水或服用蜂蜜水,每天腹部环形按摩,促进排便,也可每天常规给予缓泻剂,必要时给予甘油灌肠。

4. 用药护理

溶栓治疗前,询问患者有无活动性出血、消化性溃疡、脑血管病、近期手术、外伤史、严重肝肾功能不全等溶栓禁忌证,检查血小板、出血时间、凝血时间和血型,配血;准确、迅速地配制并输注溶栓药物;注意观察用药后有无寒战、发热、皮疹等过敏反应,用药期间注意观察有无皮肤、黏膜及内脏出血,如果出血严重,立即停止治疗,并向医师报告和配合紧急处理。用药后,询问胸痛有无缓解,监测心肌酶、心电图及出血时间、凝血时间,以判断溶栓效果。胸痛消失、ST段回降、肌酸磷酸激酶(CPK)峰值前移和出现再灌注心律失常是溶栓成功的指征。

5. 病情观察

观察胸痛的部位、性质、程度、持续时间及伴随症状,用药的效果及不良反应,严密监测心电图、血压、呼吸、神志、液体出入量、末梢循环等情况3~5 d,并进行血流动力学监测,定期抽血,监测血清心肌酶的变化,以便能及时观察到心律失常、休克、心力衰竭等并发症的早期症状。

四、健康教育

1.指导正确的生活方式

创造良好的身心休养环境,进低盐、低热量、低脂肪、低胆固醇、高维生素、高纤维素饮食,以防止便秘,少食多餐,避免暴饮暴食,保持理想体重;戒烟、限酒,避免饮用过量咖啡、浓茶、可乐等饮料。合理安排休息与运动,应根据自身条件,进行适当有规律的运动。

2.避免危险因素

积极治疗梗死后心绞痛、高血压、糖尿病、高脂血症,控制危险因素,保持情绪稳定,避免精神紧张、激动,避免寒冷刺激,保持大便通畅,防止用力排便。

3.指导自我保健

①随身携带药片,按医嘱服药,注意药物的疗效及不良反应,定期复查。②心肌梗死时的自救措施:立即就地休息,保持靠坐姿势,心情放松,保持环境安静而温暖;积极与急救站或医院联系,呼叫救护车或用担架将患者送往医院,切忌扶患者勉强步行;如果有条件,立即吸氧;舌下含服硝酸甘油、异山梨酯(消心痛),可连续服用多次,也可舌下含服速效救心丸、复方丹参滴丸等扩张冠状动脉的药物。

(杨晓霞)

第十四节　心绞痛

心绞痛是冠状动脉供血不足导致心肌急剧的、暂时的缺血、缺氧所产生的以发作性胸痛或胸部不适为主要表现的临床综合征。

一、护理评估

(一)健康史

评估有无心绞痛的危险因素,如肥胖、高血压、糖尿病、高脂血症等,询问有无过度疲劳、屏气用力动作、用力排便、受凉感冒、饱食、吸烟等诱发因素。

(二)病因

最基本的病因是冠状动脉粥样硬化引起冠状动脉管腔狭窄和/或痉挛。其他病因有中度主动脉瓣狭窄或关闭不全、肥厚型心肌病、先天性冠状动脉畸形、冠状动脉栓塞、严重贫血、休克、快速心律失常、心肌耗氧量增加等。

(三)临床表现

1.稳定型心绞痛

以发作性胸痛为主要临床表现。①部位:主要在胸骨体中段或上段之后,可波及心前区,有手掌大小范围甚至横贯前胸,界限不很清楚;常放射至左肩、左臂内侧达无名指和小指,或至颈、咽或下颌部。②性质:典型表现为压迫性或紧缩性、发闷,也可呈烧灼感,偶尔伴濒死的恐惧感;发作时,患者往往被迫停止正在进行的活动,直至症状缓解。③诱因:常由体力劳动或情绪激动(如愤怒、焦急、过度兴奋等)所激发,饱食、寒冷、阴雨天气、吸烟、心动过速、休克等亦可诱发。④持续时间:一般为 3~5 min,重者达 10~15 min,很少超过 30 min。⑤缓解方式:停止原来诱发的活动后即可缓解,舌下含服硝酸甘油后 1~3 min 缓解。⑥体征:平时多无异常体征,心绞痛发作时可见面色苍白、表情焦虑、皮肤发冷或出汗、血压升高、心率增快,可出现第四心音或第三心音奔马律及一过性心尖部收缩期杂音。

2.不稳定型心绞痛

①原为稳定型心绞痛,在 1 个月内疼痛发作频率增加,程度加重,时限延长,诱发因素变化,硝酸酯类药物缓解作用减弱;②1 个月内新发生心绞痛,为较轻的负荷所诱发;③休息状态下发作心绞痛或轻微活动即可诱发;④心绞痛发作时表现有 ST 段抬高。

3.心理状态

心绞痛患者具有发作性胸痛的特点,发作时心功能及日常生活能力下降,严重影响患者的工作和生活,患者常出现焦虑、悲观、失望情绪。

(四)辅助检查

1.心电图检查

诊断心绞痛最常用的方法如下。

(1)静息时心电图:大多数患者的结果可在正常范围,也可能有陈旧性心肌梗死的改变或非特异性 ST 段和 T 波异常,有时出现房室或束支传导阻滞或室性期前收缩、房性期前收缩等心律失常。

(2)发作时心电图:绝大多数患者可出现暂时性心肌缺血引起的 ST 段压低达到或超过 0.1 mV,有时出现 T 波倒置。变异性心绞痛发作时出现 ST 段抬高。

(3)24 h 动态心电图:心绞痛发作时相应时间记录的心电图显示缺血性 ST-T 改变有助于心绞痛的诊断。

(4)心脏负荷试验:最常用的是运动负荷试验,运动可增加心脏负荷以激发心肌缺血。运动方式主要为分级活动平板或踏车,以前者较常用,以达到按年龄预计可达到的最大心率或亚极量心率为负荷目标,运动中持续监测心电图变化,进行心电图记录时应同步测量血压。阳性标准为心电图 ST 段水平型或下斜型压低达到或超过 0.1 mV,持续 2 min。

2.影像学检查

(1)心脏 X 线检查:可无异常发现,例如,伴发缺血性心肌病可见心影增大、肺充血等。

(2)放射性核素检查:利用放射性核素^{201}Tl 或^{99m}Tc 显像所示灌注缺损提示心肌供血不足或消失区域,对心肌缺血的诊断极有价值。

(3)其他检查:二维超声心动图可探测到缺血区心室壁的运动异常,心肌超声造影可了解心肌血流灌注。此外,冠状动脉 CT 三维成像、冠状动脉磁共振成像等,也已用于冠状动脉病变的诊断。血管镜检查、冠状动脉内超声显像及多普勒检查有助于指导冠心病介入治疗时采取更恰当的治疗措施。

3.冠状动脉造影

冠状动脉造影是公认的冠心病诊断"金标准"。通过造影,可以明确冠状动脉的狭窄程度、病变部位、分支走向等。除用于诊断外,冠状动脉造影可用于指导治疗,左心室造影用于测定左心室射血分数,评估左心功能,判断存活心肌,决定血运重建方式等。

(五)治疗要点

心绞痛的处理原则是改善冠状动脉的血供和减轻心肌的耗氧,同时治疗动脉粥样硬化。治疗方法除一般治疗外,包括药物治疗、介入治疗和手术治疗。

1.一般治疗

注意避免心绞痛的诱因,治疗和预防冠心病的危险因素。

2.药物治疗

(1)终止发作宜选用作用快、疗效高的硝酸酯制剂。这类药物能扩张冠状动脉,减轻心脏前、后负荷,从而缓解心绞痛。常用硝酸甘油(每次 0.3～0.6 mg)或硝酸异山梨酯(每次 5～10 mg,舌下含化),可重复应用。

(2)缓解期的治疗如下、①硝酸酯制剂:口服硝酸异山梨酯,每次 5～20 mg,每天 3 次,服后半小时起作用,持续 3～5 h,缓释制剂药效可维持 12 h,每次 20 mg,每天 2 次,5 -单硝酸异山梨酯,每次 20～40 mg,每天 2 次;戊四硝酯,片剂,每 8 h 服 1 次,每次 2.5 mg,2％的硝酸甘油油膏或橡皮膏贴片(每次含 5～10 mg),涂或贴在胸前或上臂皮肤而缓慢吸收,适用于预防夜间心绞痛发作。②β受体阻滞剂:阻断拟交感胺类对心收缩力受体的刺激,减慢心率,降低血压,降低心肌收缩力和耗氧量,从而缓解心绞痛的发作。美托洛尔,每次25～50 mg,每天 2 次,缓释片每次 100～200 mg,每天 1 次;阿替洛尔,每次 12.5～25 mg,每天 1 次;纳多洛尔,每次 40～80 mg,每天 1 次;比索洛尔,每次 2.5～5 mg,每天 1 次。本类药与硝酸酯类合用时有协同作用,用量应偏小,尤其要减小开始剂量,以免引起直立性低血压等不良反应。停用本类药时应逐步减量,如果突然停用,有诱发心肌梗死的可能。低血压、哮喘以及心动过缓、Ⅱ度或以上房室传导阻滞者不宜应用。③钙通道阻滞剂:适用于同时有高血压者。维拉帕米,每次 40～80 mg,每天 3 次,或缓释剂 240 mg/d,不良反应有头昏、恶心、呕吐、便秘、心动过速、PR间期延长、血压下降等;硝苯地平,每次 20～40 mg,每天 2 次,不良反应有头痛、头昏、乏力、血压下降、心率增快等;硝苯地平控释剂,每次 30 mg,每天 1 次,不良反应较少;地尔硫䓬,每次 30～60 mg、每天 3 次,缓释剂每次 90 mg,每天 1 次,不良反应有头痛、头昏、失眠等。④其他:阿司匹林和有效降血脂治疗可促使粥样硬化斑块稳定,减少血栓形成,减少不稳定型心绞痛发展成为心肌梗死的可能性;中药可用复方丹参滴丸、速效救心丸等;亦可采用高压氧和体外反搏治疗。

3.介入治疗

采用经皮腔内冠状动脉成形术或支架置入术。

4.手术治疗

冠状动脉旁路移植术用于内科治疗效果不佳,无法行 PTCA 或介入治疗失败者。

二、主要护理诊断/问题

1.胸痛

胸痛与心肌缺血、缺氧有关。

2.活动无耐力

活动无耐力与活动时心肌需氧增加而冠状动脉供血不足有关。

3.焦虑

焦虑与心绞痛频繁发作有关。

4.知识缺乏

患者缺乏冠心病心绞痛的防治知识。

5.潜在并发症

潜在并发症有心律失常、急性心肌梗死等。

三、护理措施

1.一般护理

(1)休息和运动：保持适当的体力劳动，以不引起心绞痛为度，一般不须卧床休息。疼痛发作时应立即停止活动，卧床休息，协助患者采取舒适的体位，解开衣领，安慰患者，减轻其紧张不安感，尤其是不稳定型心绞痛者更应卧床休息。缓解期应根据患者的活动能力制订合理的活动计划，以提高患者的活动耐力，以不发生心绞痛为度设定最大活动量。但应避免竞赛活动和屏气用力动作(如推、拉、抬、举、用力排便等)，防止精神过度紧张和长时间工作。

(2)饮食：饮食原则为低热量、低盐、低脂肪、高维生素、易消化饮食。①控制总热量：将热量控制在 5 021～6 270 kJ 为宜，主食不超过 500 g/d，避免过饱，晚餐宜少，限制含糖食物的摄入，少吃含糖量高的糕点、糖果和含糖饮料，主食粗细搭配，以免热量过多，体重增加；②低脂饮食：限制动物脂肪、蛋黄及动物内脏的摄入，胆固醇的含量控制在 300 mg/d 以内，食用油以植物油(豆油、菜油、玉米油等)为主，因动物脂肪中含较多的饱和脂肪酸，过多食用会使血中胆固醇升高，而植物油含有较多的不饱和脂肪酸，有降低血中胆固醇、防止动脉硬化形成和发展的作用；③低盐饮食：食盐量控制在 5 g/d 以下，如果有心功能不全，则食盐量应更少；④一日三餐有规律，避免暴饮暴食，戒烟，限酒。

2.心理护理

心绞痛发作时，护士应守护在患者身旁，安慰患者，针对患者焦虑的原因耐心解释病情，以稳定情绪，针对诱因制订教育计划，帮助患者建立良好的生活方式，必要时可遵医嘱给予镇静剂。

3.排便护理

便秘时，患者用力排便可增加心肌耗氧量，诱发心绞痛。指导患者养成按时排便的习惯，多饮水，多吃新鲜蔬菜、水果，增加维生素和纤维素的摄入量，增加活动量，防止发生便秘。

4.用药护理

①随身携带硝酸甘油，定期更换，防过期失效。②有规律性发作的劳累性心绞痛，可预防性用药，在外出就餐、排便等活动前含服硝酸甘油。③心绞痛发作时，舌下含化硝酸甘油。告知患者舌下需保留一些唾液让药物完全溶解，不要急于咽下，含服硝酸甘油后 1～2 min 开始起作用，若 3～5 min 无效，可再含服一片，发作频繁或含服效果差的患者，可静脉滴注硝酸甘油；如果疼痛持续 15～30 min 仍未好转，应警惕心肌梗死的发生。含服硝酸甘油后最好平卧，必要时吸氧。④静脉滴注硝酸甘油时，应监测患者血压和心率的变化，注意滴速的调节，防止低血压的发生，部分患者用药后可出现头痛、头昏、心动过速、颜面潮红、心悸等不适，用药前应告知患者，以解除顾虑。⑤青光眼患者及低血压时忌用。

5.病情观察

心绞痛发作时，应观察胸痛的部位、性质、程度、有无放射、持续时间及缓解方式，询问发生前有无诱因。同时严密监测血压、心率、心律变化、脉搏、体温、心电图变化及有无面色改变、大汗、恶心呕吐等,观察有无心律失常,警惕急性心肌梗死的发生。

四、健康教育

(1)摄入低热量、低盐、低脂肪、高维生素、高纤维素饮食,保持大便通畅,戒烟,限酒,避免饮过量咖啡、浓茶、可乐等饮料;肥胖者应控制体重。

(2)坚持按医嘱服药,自我监测药物不良反应。外出时随身携带硝酸甘油以应急,在家中应将硝酸甘油放在易取之处,用后放回原处,家人也应知道药物的位置,以便需要时能及时找到。此外,硝酸甘油见光易分解,应放在棕色瓶中,6 个月更换 1 次,以防药物受潮、变质而失效。

(3)自我保健指导:①避免诱发因素,注意保暖、避免寒冷刺激;②洗澡时应告诉家属,不宜在饱餐后或饥饿时洗澡,水温不能过冷或过热,时间不宜过长,不要锁门,以防发生意外;③学会识别急性心肌梗死的先兆症状,如果心绞痛发作频繁,程度加重,持续时间延长,服用硝酸甘油后疼痛持续 15 min 不缓解,应立即就诊。

(陈月青)

第十五节　老年高血压

老年高血压是指年龄高于 65 岁,在未使用抗高血压药物的情况下,血压持续或非同日 3 次以上收缩压(SBP)高于 140 mmHg(18.7 kPa)和/或舒张压(DBP)高于 90 mmHg (12.0 kPa)。若收缩压高于 140 mmHg,舒张压低于 90 mmHg 则定义为单纯收缩期高血压 (ISH)。老年高血压除了血压升高,还伴有心、脑、肾等器官的损害,是一种排除假性或继发性高血压的全身性疾病,也是导致老年人脑卒中、冠心病、充血性心力衰竭、肾衰竭和主动脉瘤发病率和死亡率升高的主要危险因素之一。我国 60 岁以上老年人的患病率高达 58.2%,尤其在 65 岁以上的老年人群中,高血压的患病率和升高幅度均增加。

一、护理评估

(一)健康史

1.内因

内因包括与血压有关的各种老化因素,如血管粥样与纤维性硬化的程度、激素反应性减弱的情况以及压力感受器敏感性的变化等。

2.外因

外因指各种不良的生活方式,如缺乏体育锻炼和活动、超重、中度以上饮酒、吸烟、寒冷的气候、高盐饮食等。

(二)身体状况

1.收缩压升高,脉压增大

65 岁以上高血压患者中,ISH 为混合型的 2 倍。收缩压随着年龄增长而升高,舒张压降低或不变,由此导致脉压增大。脉压随着年龄增长而增加,是反映动脉损害程度的重要标志,比收缩压或舒张压更能预测心血管事件的发生。

2.血压波动性大

常见血压昼夜节律异常,表现为夜间血压下降幅度小于 10％或超过 20％,血压"晨峰"现象增多,使心、脑、肾等靶器官损害的危险性显著增加。老年人的收缩压、舒张压和脉压的波动均明显增大,尤其是收缩压,一天内波动达 40 mmHg,且 80 岁以上高龄老年人血压的昼夜节律常消失,约 1/3 的患者血压表现为冬季高、夏季低。血压波动性大使老年人易发生直立性低血压和餐后低血压,且恢复的时间长。

3.症状少而并发症多

在靶器官明显损害前,半数以上老年高血压患者无症状,因而缺乏足够重视,导致并发症的发生和病情进展。老年人器官老化、长期高血压加重了对靶器官的损害,患者的并发症发生率高达 40％,其中冠心病、脑卒中为常见且严重的并发症,其发生与血压密切相关;收缩压升高 10～12 mmHg 或舒张压升高 5～6 mmHg,脑卒中的危险就增加 35％～40％,冠心病意外增加 20％～25％。

4.多种疾病并存

老年高血压常与糖尿病、高脂血症、动脉粥样硬化、前列腺增生、肾功能不全等疾病共存并相互影响,使其治疗变得更为复杂,致残率、致死率升高。

5.直立性低血压

直立性低血压在老年高血压患者中较多见,尤其常见于降压治疗过程中。

(三)实验室和其他辅助检查

老年高血压患者在心电图、胸部 X 线、眼底检查等方面的表现与一般成人高血压患者没有太大区别,不同点如下。

1.24 h 动态血压检测

老年患者血压波动性较大,有些高龄老年人的血压昼夜节律消失。

2.血脂、血糖检测

老年高血压患者常合并高血脂、高血糖。

3.内分泌检测

老年高血压多为低肾素型,表现为血浆肾素活性、醛固酮水平、β受体数目及反应性均低。

(四)心理-社会状况

评估老年人有无对疾病发展、治疗方面的焦虑和猜疑,有无对终生用药的担心和忧虑,靶器官受损的程度是否影响到老年人的生活及社交活动,老年人的家庭和社区支持度如何。

二、主要护理诊断/问题

1.疼痛

头痛与血压升高所致的脑供血不足有关。

2.活动无耐力

活动无耐力与血压升高所致的心、脑、肾循环障碍有关。

3.有受伤的危险

有受伤的危险与视物模糊、低血压反应、意识障碍有关。

三、护理措施

治疗护理的主要目标是将血压调整至适宜水平,避免过度降低血压,最大限度地降低心血管病死亡和致残的危险,提高生活质量。现行的多数高血压指南建议将老年人血压控制在 140/90 mmHg 以下,80 岁以上高龄老年人降压的目标值为低于 150/90 mmHg。当老年人血压高于 140/90 mmHg 时即应建议患者积极改善生活方式,特别是减轻体重与减少食盐的摄入,血压高于 150/90 mmHg 可以考虑启动药物治疗。老年人高血压的治疗必须是个体化治疗,绝大多数老年高血压患者需要使用 2 种以上药物。具体护理措施如下。

(一)一般护理

1.环境舒适

流行病学调查表明,高血压发病受环境因素影响,不良环境刺激可加重老年高血压患者的病情,应保持良好的生活环境(如干净整洁、温度与湿度适宜、光线柔和等),以利于老年人充分休息。护理操作应相对集中,动作轻巧,尽量避免影响老年人休息。

2.适当运动

根据老年高血压患者危险性分层确定活动量。极高危组患者需绝对卧床休息;高危组以休息为主,可根据身体耐受情况,做适量的运动;中危及低危组患者应选择适合自己的运动方式,坚持运动,运动量及运动方式的选择以运动后自我感觉良好、体重保持理想为标准。

3.疾病管理

老年人血压波动较大,所以应每日定时、多次测量血压。老年人易发生直立性低血压,测血压时必须强调测量立位血压,同时注意观察有无靶器官损害的征象。让患者关注 24 h 血压是否得到平稳控制,尤其是清晨血压是否达标。告知患者,将清晨血压控制在 135/85 mmHg 以下,意味着 24 h 血压得到严格控制,其带来的保护作用好。

4.病情观察

如果发现患者的意识改变,应让其绝对卧床休息,将床头抬高 15°～30°,做好口腔护理和皮肤护理,以避免口腔溃疡和压力性损伤的发生。

(二)用药护理

合理选择降压药物不仅有利于血压控制,更重要的是可以降低患者心血管疾病的发病率、致死率、致残率,减少靶器官损害以及心血管事件的发生。

1.老年高血压的治疗指南

遵循以下的顺序:①治疗前检查有无直立性低血压。②选择对合并症有益的药物。具体选择的原则:无并发症者选用噻嗪类利尿药与保钾利尿药;如果需要第二种药,则用钙通道阻滞剂;除非有强适应证,不宜应用 β 受体阻滞剂。③从小剂量开始,逐渐递增。④应用长效剂型,每日 1 次。⑤避免药物间的相互作用。⑥观察不明显的药物不良反应,如虚弱、眩晕、抑郁等。⑦为防止血压过低,应定时监测血压。

2.药物使用及不良反应观察

目前用于降压治疗的一线药物主要有六大类,老年高血压患者选药受很多因素影响(如危险分层、合并症等)。

3.联合两种药物治疗的原则

(1)从小剂量开始,如果血压不能达标,可将其中一种药物增至足量,如果仍不能达标,可将两种药物增至足量或加用小剂量第三种降压药。

（2）避免使用降压机制相近的药物，例如，联合使用β受体阻滞剂与 ACEI 或 ARB。

（3）选用增加降压疗效、减少不良反应的降压方案，例如，联合使用β受体阻滞剂与钙通道阻滞剂（CCB）。

（三）心理调适

老年高血压患者的情绪波动会进一步加重病情，故应鼓励老年人使用正向的调适方法，例如，通过与家人、朋友建立良好的关系得到情感支持，从而获得愉悦的感受。

四、健康指导

高血压治疗的长期性决定了其防治工作的一个重要领域在社区。医务人员需要通过健康教育、生活指导、康复指导等工作，减少高血压的各种危险因素。研究报道，发展中国家的高血压知晓率、治疗率和控制率分别为 25%～50%、10%～50%、20%～50%，远低于发达国家，做好高血压的健康指导工作尤为重要。

1. 健康教育

对老年人进行面对面的培训，使其掌握有关高血压的知识、增强信心，使老年人明确定期检测血压、长期坚持治疗的重要性，避免出现不愿服药、不难受不服药、不按医嘱服药的三大误区，养成定时定量服药、定时定体位定部位测量血压的习惯。告知患者及其家属有关降压药的名称、剂量、用法与不良反应，并提供书面材料。

2. 生活指导

（1）控制体重：可通过减少总热量摄入和增加体力锻炼的方法减重。减重速度因人而异。老年人超重很普遍，减重对预防和缓解高血压进展有很大效果。

（2）膳食调节：减少膳食脂肪，补充优质蛋白，增加含钾多、含钙量高的食物。减少烹饪用盐及含盐量高的调料，少食各种盐腌食品。多食蔬菜和水果。提倡戒酒。

（3）精神调适：保持乐观心态，提高应对突发事件的能力，避免情绪过分激动。

（4）劳逸结合：生活规律，保证充足的睡眠，避免过度脑力劳动和体力负荷。

（5）补钾：研究表明，无论血压正常还是高血压，补钾都能降低血压。适量摄入钾有助于平衡体内的钠含量，从而减轻血管的压力，降低血压水平。

（6）其他：有证据表明，补钙可稍微降低血压，而且这种效果仅出现在高血压患者中。老年高血压患者还应积极戒烟、少喝咖啡。

3. 康复运动

老年人想要获得健康的体魄，需要科学合理的运动。美国运动医学会提出了体适能的概念：机体在不过度疲劳状态下，能以最大的活力从事体育休闲活动的能力，以及应付不可预测紧急情况的能力和从事日常工作的能力。适当运动不但有利于血压下降，而且可提高其心肺功能。

4. 定期检测

最好家庭自备血压计，每天由家人定时测量血压并记录，尤其是在有自觉症状或情绪波动时，应及时测量，发现血压高于正常值，应及时就诊。另外，还需定期做尿常规、血液生化、心电图及眼底检查等。

（会健军）

第十六节　老年肺炎

老年肺炎即 65 岁以上老年人所患肺炎,是指各种病原体引起的老年肺实质性炎症,其中细菌感染最常见。主要是由于机体老化,呼吸系统解剖和功能的改变导致全身和呼吸道局部的防御和免疫功能降低,各重要器官功能储备减弱或罹患多种慢性严重疾病。50％以上的肺炎患者是 65 岁以上的老年人,老年肺炎的发生率大约是青年人的 10 倍。在老年人中,肺炎是发病率高、病死率高、危害大的疾病,也是导致老年人死亡的最常见感染性疾病。

一、护理评估

(一)健康史

绝大多数老年肺炎由感染所致,病原体及老年人自身状况决定了病情的严重程度。

1. 口腔卫生

例如,口咽部细菌密度升高,菌群平衡失调,则可通过吸入导致老年肺炎的发生;大部分虚弱的高龄慢性病患者的口腔卫生状况较差,细菌滋生较快。

2. 病原体

细菌感染最常见,可引起老年社区获得性肺炎(CAP)。病原体以肺炎链球菌为最常见,还有支原体、衣原体、流感嗜血杆菌和呼吸道病毒等。老年医院获得性肺炎(HAP)的发病率达 0.5％～15％,为医院内各种感染的 1～3 倍。对高龄、衰弱、有意识障碍或吞咽障碍的患者,厌氧菌是 CAP 和 HAP 的常见病原菌,且误吸是厌氧菌肺炎的主要原因。此外,老年人也是真菌、病毒的易感者,老年肺炎经常由多种病原体混合感染所致。

3. 合并慢性病

70％～90％的老年肺炎患者有一种或多种基础疾病存在。常伴多种慢性疾病(如神经系统疾病、慢性阻塞性肺疾病、糖尿病、肿瘤等),使机体免疫功能及上呼吸道防御功能下降。

4. 危险因素

(1)老年人呼吸系统老化:上呼吸道保护性反射减弱,体液及细胞免疫功能降低。

(2)呼吸道纤毛运动能力减弱,清除呼吸道分泌物能力下降,造成呼吸道分泌物聚集,呼吸道黏膜上皮易受损害。

(3)老年人喉反射减弱,吞咽功能减退,导致阻止病原菌入侵的能力减弱,胃内容物和咽喉分泌物易被误吸入气管内,诱发吸入性肺炎,吸入性肺炎约占老年 CAP 的 71％。

(4)老年人的肺泡防御能力减弱。

(5)医源性因素:呼吸机的应用增加了感染的机会,抗生素、激素的不合理应用削弱机体免疫力,导致条件致病菌感染。

(6)寒冷、饥饿、疲劳、酗酒等使机体抵抗力减弱,易诱发肺炎。

(二)身体状况

症状不典型是老年肺炎区别于年轻人肺炎的最大特点,其表现因病原体毒力、原身体状态不同而有较大差异。

1. 起病隐匿

最常见表现为患者的健康状况逐渐恶化,包括食欲减退、厌食、乏力、体重减轻、精神萎靡、头晕、意识模糊、营养不良等,这些表现对肺炎均非特异性。其他常见表现是基础疾病的突然恶化或恢复缓慢,例如,充血性心力衰竭在适当的治疗中仍复发或加重;临床上可见严重衰弱患者肺炎的某种病原菌被控制后,另外的条件致病菌感染又会发生。

2.临床表现

多不典型老年肺炎常缺乏典型症状,多无发热、胸痛、咳嗽、咳痰等典型症状,有症状者仅占 35％左右,高热者仅占 34％。较常见的是呼吸频率增加、呼吸急促或呼吸困难,全身中毒症状较常见并可早期出现。

3.肺部体征

有实变体征的老年肺炎患者仅占 13.8％~22.5％。主要表现为出现干啰音、湿啰音及呼吸音减弱,极少出现语颤增强、支气管呼吸音等肺实变体征,并发胸膜炎时,可听到胸膜摩擦音,并发感染、中毒性休克可有血压下降及其他脏器衰竭的相应体征。

4.并发症多而重

老年患者因可能存在潜在的器官功能不全,容易并发呼吸衰竭、心力衰竭、严重败血症或脓毒血症、休克、DIC、电解质紊乱和酸碱平衡失调等严重并发症,呼吸衰竭、心力衰竭及多器官功能衰竭,是老年肺炎死亡的重要原因。

5.病程较长

老年肺炎常为多种病原菌合并感染,耐药情况多见,病灶吸收缓慢。

(三)实验室和其他辅助检查

1.炎症标记物

对于年轻人,外周血白细胞和中性粒细胞增多是肺炎较为敏感的细菌性感染指标,但在老年人中其敏感性下降,例如,衰弱、重症和免疫功能低下的老年患者的白细胞总数可以不高,多有中性粒细胞升高和核左移。

所以对于老年肺炎往往需借助其他炎症指标进行综合判断。降钙素原(PCT)现已被认为是一项诊断和监测细菌性感染的重要参数,在细菌性感染的诊断、严重程度的判断和随访等方面有重要价值。

2.X 线检查

胸部影像异常是诊断肺炎和判定疗效的重要标志。老年肺炎的表现有其特点:80％以上表现为支气管肺炎,少数呈节段性肺炎,而典型的大叶性肺炎较少见。如果为金黄色葡萄球菌与厌氧菌性肺炎,则病菌易侵犯胸膜,形成脓胸和脓气胸改变。老年肺炎病灶消散得较慢,容易吸收不全而形成机化性肺炎。

(四)心理-社会状况

老年人会因病程长而出现烦躁或抑郁等情绪反应,同时要注意评估家属有无对患者病情和预后的担忧,评估家庭的照顾和经济能力。

二、主要护理诊断/问题

1.清理呼吸道无效

清理呼吸道无效与痰液黏稠及咳嗽无力或无效有关。

2.气体交换受损

气体交换受损与肺炎所致的呼吸面积减小有关。

3.潜在并发症

潜在并发症有呼吸衰竭、心力衰竭、感染性休克等。

三、护理措施

治疗护理的目标是提高机体抵抗力,去除诱因,改善呼吸道的防御功能;积极防治并发症,促进康复,降低老年肺炎的病死率。对老年肺炎应采取以抗感染治疗为中心的综合治疗方案,抗菌治疗原则上遵循"早期""适当""短程"原则,具体措施如下。

(一)一般护理

1.环境与休息

保持室内空气新鲜,将温度控制在 22 ℃～26 ℃,室内湿度为 50%～70%。住院早期应卧床休息,平卧时抬高头部 60°;侧卧时抬高头部 15°;并发休克者取仰卧中凹位;长期卧床者若无禁忌抬高床头 30°～45°,减少吸入性肺炎的发生。

2.纠正缺氧

生理状态下的 PaO_2 随年龄增长而降低,老年人 PaO_2 的正常参考值为不低于 9.33 kPa(70 mmHg),约半数的老年肺炎患者伴有低氧血症。

一般采用鼻导管或鼻罩给予较高浓度氧(40%～60%),对伴有二氧化碳潴留者应采取低浓度(30%以下)给氧;重症肺炎患者应及早应用无创或有创呼吸机治疗;并发休克者给予 4～6 L/min高流量吸氧。

3.促进排痰

老年人咳嗽反射减弱,咳嗽无力、失水等原因使痰液黏稠,不易咳出,进而阻塞支气管并加重感染。口服和静脉补充水分是稀化痰液最有效的方法,应注意适量;鼓励和指导患者有效咳嗽、深呼吸,为其翻身、拍背,使用祛痰剂、超声雾化,必要时吸痰等以促进痰液排出。

4.口腔护理

防止吸入性肺炎及口腔菌进入肺部,加重感染。定期检查口腔状态,对有口腔黏膜糜烂、口腔溃疡和感染者应给予及时的对症处理。针对性地选择漱口液。

5.饮食护理

饮食宜清淡、易消化、高热量,有足够的蛋白质、充足的维生素及水分,少食多餐。对严重吞咽困难和已发生误吸的老年患者,应权衡利弊给予鼻饲;进食时要采取适当体位,防止呛咳。

6.病情观察

老年肺炎并发症多见,严重影响预后,应密切观察患者的神志、呼吸、血压、心率及心律等变化,警惕呼吸衰竭、心力衰竭、休克等并发症的发生。

(二)用药护理

正确选用抗生素是治疗老年性肺炎的关键。一旦确诊,尽早足量给予抗生素,必要时联合用药,适当延长疗程,同时应注意相关基础疾病的治疗。宜选用静脉给药途径,老年人肾脏排泄功能降低,导致药物半衰期延长,治疗时应根据患者的年龄和肌酐清除率等情况适当调整剂量,做到用药剂量和间隔个体化,同时避免使用毒性大的抗菌药物。若患者不是高龄老人,基础情况好,可选用一般的抗生素,在体温、血象和痰液正常后 3～5 d 考虑停药;若患者是高龄老人,基础状况差,伴有严重慢性疾病或并发症,应选用强效广谱抗生素或联合用药,可适当延长疗程,应在体温、血象和痰液正常后 5～7 d 再考虑停药。

同时,由于老年人体重减轻,总的体液减少,血中游离药物浓度增加;肝细胞数量减少,药物在肝脏代谢和清除减少;合并多种疾病、应用多种药物使得老年人应用抗菌药物时不良反应率明显升高,因此应加强对药物不良反应的监测。此外,停用或少用抗精神病药物、抗组胺药物和抗胆碱能药物。

(三)心理调适

关心、安慰患者,耐心倾听患者的主诉,细致地回答患者提出的问题。尽可能帮助和指导患者有效咳嗽,做好生活护理,使其以积极的心态配合医护工作。

四、健康指导

1.健康教育

向患者及其家属介绍肺炎发生的病因和诱因、早期治疗的重要性、通过接种疫苗预防肺炎、药物的不良反应等,例如,强效镇咳药抑制咳嗽中枢,麻醉剂、安定剂抑制呼吸中枢、咳嗽和呕吐反射,使痰液不能有效咳出,导致气道阻塞及感染加重;广谱抗生素的应用可引起菌群失调、假膜性肠炎或二重感染;氨基糖苷类药物引起肾功能损害;喹诺酮类药物可能会出现头晕、意识障碍等中枢神经系统症状;大环内酯类药物引起胃肠道反应和肝功能损害等,因此老年人须谨慎用药,减少副作用。

2.生活指导

为增强机体的抵抗力,应指导老年人坚持有氧运动、饮食营养均衡、戒烟、忌酒、保持口腔清洁卫生。

3.康复训练

老年肺炎患者如合并慢性呼吸衰竭,其呼吸肌疲劳无力,有效通气量不足,此时康复护理尤为重要。

教会患者腹式呼吸的方法,并要求每日锻炼 3~5 次,持续时间因人而异,以不产生疲劳为宜。此外,可配合步行、老年体操等全身运动,以提高老年人的通气储备。

(杨晓霞)

第十七节 老年糖尿病

老年糖尿病(DM)是指老年人体内胰岛素分泌不足或胰岛素作用障碍,引起内分泌失调,从而导致物质代谢紊乱,出现高血糖、高血脂、蛋白质代谢紊乱与电解质紊乱等的代谢病。95%以上的老年糖尿病是 2 型糖尿病,且老年糖耐量降低者发生 2 型糖尿病的危险比正常糖耐量者增加。

DM 的患病率和糖耐量降低比例均随年龄增加明显上升。2015 年国际糖尿病联合会(IDF)公布的数据显示,全球糖尿病患者的数量已达 4.15 亿,全球糖尿病患病率呈快速上升趋势,2015 年因糖尿病死亡的人数约为 500 万,其中 53.4%的患者年龄大于60 岁。老年 DM 的高发病率严重影响老年人的生活质量和寿命,并发症是致残、致死的主要原因。

一、护理评估

(一)健康史

老年糖尿病的发病与遗传、免疫、生活方式和生理性老化有关。尤其具有老年特性的是生活方式和生理性老化。

1.生活方式

老年人基础代谢率低,葡萄糖代谢及周围组织利用葡萄糖的能力都明显下降,故进食过多和运动不足容易发胖,肥胖使细胞膜上的胰岛素受体减少,加重胰岛素抵抗。

2.生理性老化

国内外研究显示,空腹和餐后血糖均随年龄增长而有不同程度升高,平均每增 10 岁,空腹血糖上升 $0.05\sim0.11$ mmol/L,餐后 2 h 血糖上升 $1.67\sim2.78$ mmol/L。另外,衰老所致体内胰岛素作用下降,也是导致老年人血糖水平升高的因素。

(二)身体状况

1.起病隐匿且症状不典型

仅 1/5 的老年患者有多饮、多尿、多食及体重减轻的症状,多数患者是在查体或治疗其他病时发现有糖尿病。

2.并发症多

常并发皮肤及呼吸、消化、泌尿、生殖等系统的感染,且感染可作为疾病的首发症状出现。此外,老年糖尿病患者更易发生高渗性非酮症糖尿病昏迷和乳酸性酸中毒,其中乳酸性酸中毒的常见诱因是急性感染,苯乙双胍的过量使用可导致乳酸堆积,引起酸中毒。老年糖尿病患者还易并发各种大血管或微血管症状,如高血压、冠心病、脑卒中、糖尿病肾脏病变、糖尿病视网膜病变、皮肤瘙痒等。

3.多种老年疾病并存

多种老年疾病易并存各种慢性非感染性疾病(如心脑血管疾病、缺血性肾疾病、白内障等)。

4.易发生低血糖

自身保健能力及依从性差,可使血糖控制不良或用药不当,引起低血糖的发生。

(三)辅助检查

1.葡萄糖测定

老年糖尿病患者的诊断标准与其他成人组相同,但对老年人必须重视餐后 2 h 血糖测定,因为其餐后 2 h 血糖水平升高明显。

2.尿糖测定

老年人肾动脉硬化使肾小球滤过率降低,尿糖阳性率低,表现为血糖与尿糖阳性程度不符。

3.胰岛素和胰岛素释放试验

老年人多存在胰岛素功能低下和胰岛素抵抗。

4.糖化血红蛋白

此指标可反映较长时间内血糖的变化情况,其特异度高,但敏感性差。

(四)心理-社会状况

在诊断初期,老年人会表现为精神高度紧张;在治疗阶段,会因为症状较轻而对诊断持怀疑态度,拒绝配合治疗和护理;随着各种严重并发症的出现,有些老年人会自暴自弃,甚至悲观厌世。

另外,老年糖尿病患者的注意力、对新知识的回忆能力和想象力均较同年龄组非糖尿病者差,因此需要家属耐心、细致地予以帮助和支持。

二、主要护理诊断/问题

1.营养失调

营养低于机体需要量,与胰岛素抵抗或活性下降所致的三大物质代谢紊乱有关。

2.潜在并发症

潜在并发症为低血糖、高渗性昏迷、乳酸性酸中毒、大血管或微血管病变。

三、护理措施

(一)一般护理

1.环境与休息

室内环境清洁,温度、湿度适宜。患者应防止受凉,适当活动,生活规律,戒烟、酒。

2.饮食护理

无论药物治疗进行与否均须严格和长期进行饮食治疗。饮食治疗有利于老年糖尿病患者尤其是超重和肥胖者减轻体重,改善糖脂代谢紊乱,降低高血压,减少降糖药物的用量。

(1)计算总热量:首先根据老年人的性别、年龄和身高,利用简易公式计算理想体重。简易计算公式:标准体重(kg)=身高(cm)−100,然后根据理想体重和活动强度计算每日所需总热量。

老年人的基础代谢率下降,日常活动减少,休息状态下每日每千克理想体重热量为104.7～125.6 kJ(25～30 kcal);活动量较大的老年人该数据为 125.6～146.5 kJ(30～35 kcal),肥胖者酌减 87.9 kJ(21 kcal),使体重逐渐恢复至理想体重+5%的范围。

(2)三大营养物质的分配:糖类提供的热量占饮食总热量的 50%～60%,提倡用粗制米、面和一定量杂粮。蛋白质提供的热量一般不超过总热量的 15%,每日每千克理想体重蛋白质为 0.8～1.2 g;伴有糖尿病肾病而肾功能正常者应将该数据限制在 0.8 g,血尿素氮水平升高者应将该数据限制在 0.6 g,约 1/3 的蛋白质来源于动物蛋白,脂肪提供的热量约占总热量的 30%。

(3)计算营养物质:按每克糖类、蛋白质产热量 16.7 kJ(4 kcal),每克脂肪产热量 37.7 kJ(9 kcal),将每日需要热量换算为糖类、蛋白质、脂肪等食品数量。

(4)每餐热量分配:根据患者的生活习惯安排餐次、分配热量,每日三餐者按 1/5、2/5、2/5或 1/3、1/3、1/3 分配热量,每日四餐者按 1/7、2/7、2/7、2/7 分配热量,三餐(四餐)饮食搭配均匀,每餐均有糖类、蛋白质、脂肪。

(5)制定食谱:根据患者的生活习惯、病情和配合药物治疗的需要制定食谱,并在治疗过程中根据患者的情况做相应调整。

(6)老年糖尿病患者的饮食护理:需特别注意,因老年糖尿病患者患有多种慢性病,应结合全身情况调整食物成分,以免加重病情,例如,冠心病者应减少脂肪的摄入。根据老年人咀嚼和味觉的变化,注意食物的烹饪方式和营养素的摄入。家属及照顾者迁就往往是患者未能执行饮食治疗方案的主要原因,必须加强照顾者的健康教育与指导,取得其配合,以提高患者的依从性。

严格限制各种甜食,如葡萄糖、蔗糖、蜜糖及其制品。每日饮食中膳食纤维素含量不宜少于 40 g;提倡食用绿叶蔬菜、豆类、粗谷物,少吃胆固醇高的食物(动物内脏、蛋黄、鱼子等),每日摄入量 30 g 以下,尽量使用植物油,限制动物脂肪的摄入,忌油炸、油煎食物。

(7)每周测量体重 1 次,如果体重变化超过 2 kg,应向医师报告。

(8)若患者的生活不规律,应随身携带一些方便食品(如饼干、糖果等),以预防低血糖发生。

3.运动锻炼

根据患者的年龄、性别、体力、病情等不同情况,遵循循序渐进和长期坚持的原则,指导患者进行运动锻炼。

(1)运动方式:糖尿病患者以有氧运动为主,如散步、慢跑、打太极拳、游泳等。

(2)运动时间:一般以饭后 1 h 进行为宜,避免空腹运动引起低血糖;一般每日 1 次,每周不少于 3 次;每次运动持续 20~30 min。

(3)运动强度:运动强度以活动时心率达到个体最大耗氧量的 60% 为宜,最大耗氧量达 60% 时心率的简易计算法为心率=170-年龄。

(4)注意事项:①运动前应对患者进行全面评估,根据患者的具体情况选择运动方式、持续时间及运动强度。②避免参加剧烈运动或竞争性运动。③运动时间以餐后 30 min 至 1 h 为宜。避免注射胰岛素 2 h 前后运动,空腹时不宜运动,清晨注射胰岛素前避免运动。运动时随身携带糖果,注意补充水分,当出现饥饿感、心悸、冷汗、头晕及四肢无力或颤抖等低血糖症状时及时食用。④并发急性感染、活动性肺结核、严重并发症尤其是心血管并发症时不宜运动,当血糖低于 14 mmol/L 时应减少运动。⑤运动中出现胸闷、胸痛、视物模糊等,应立即停止运动,并及时就医。

(二)心理护理

评估患者的心理状态,了解患者能否积极配合治疗与护理。关心、体贴患者,耐心向患者介绍糖尿病的基本知识,及时对家属进行健康教育,以取得家属支持,使患者能坚持治疗。

(三)病情观察

1.病情监测

观察"三多一少"症状的变化,定期监测血糖、尿糖、血压、血脂、糖化血红蛋白等,定期进行眼底检查,以判断患者的病情变化和治疗效果。老年人糖尿病患者空腹血糖高于 9 mmol/L,餐后 2 h 血糖高于 12.2 mmol/L 即可。

2.皮肤观察

对老年糖尿病患者应注意观察患者皮肤有无感染现象,双足部皮肤有无红肿、水疱、坏死等,检查双足有无鸡眼、甲癣等。

(四)对症护理

1.皮肤护理

(1)告知患者保持皮肤清洁,避免使用松紧带等。

(2)进行护理操作及注射胰岛素时严格消毒,以防感染。

(3)老年女性糖尿病患者常有会阴部瘙痒,小便后最好用温水清洗会阴并擦干。

2.眼部护理

预防眼部病变的理想方法是长期有效地控制血糖。如果出现视物模糊,应避免用力而导致视网膜剥离。

3.足部护理

勤换鞋袜,不穿过紧的袜子;每晚用温水洗足;禁烟;按摩足部,用热水泡脚等。

4.尿潴留护理

如果患者因自主神经紊乱出现尿潴留,可采用人工诱导、膀胱区按摩或热敷等方法促进排尿,如果无效,则在严格无菌操作下导尿。

(五)用药护理

1.口服降糖药护理

护士应了解各类降糖药的作用、剂量、用法、不良反应和注意事项,指导患者遵医嘱定时、定量用药,不可随意加减剂量,观察并及时纠正不良反应。

(1)磺胺类:老年糖尿病患者最常见的不良反应为低血糖,建议以小剂量开始,早餐前半小时服用一次,根据血糖情况逐渐增加剂量,剂量较大时改为早、晚两餐前服用。

(2)格列奈类:低血糖的发生率低。

(3)双胍类:主要不良反应为胃肠道反应(口中金属味、恶心、食欲缺乏、腹泻等),宜餐中或餐后服药或从小剂量开始。

(4)噻唑烷二酮类:主要不良反应为水肿、体重增加,有心脏病、心力衰竭倾向;联合用药可发生低血糖。

(5)葡萄糖苷酶抑制剂:常见不良反应为胃肠道反应(如腹胀、排气增多或腹泻等);联合用药可发生低血糖,宜直接口服或静脉注射葡萄糖,进双糖或淀粉类食物无效。

2.胰岛素用药护理

(1)熟悉各种胰岛素的名称、剂型、起效时间与持续时间等。

(2)严格执行医嘱,剂量准确,按时注射。

四、健康指导

1.健康教育

考虑到老年人理解力差、记忆力减退的特点,应注意用通俗易懂的语言耐心、细致地向老年人讲解糖尿病的病因、临床表现、检查和治疗方法等。

2.日常生活指导

糖尿病为一种慢性病,增强老年人的自护能力是提高生活质量的关键。教会老年人饮食与运动治疗的原则和方法;教会老年人足部护理的方法和技巧;指导老年人降低精神压力,保持平和的心态。

3.用药指导

向老年患者及其家属详细讲解口服降糖药的种类、剂量、给药时间和方法,教会他们观察药物的不良反应。

应配合各种教学辅助工具,教会老年人及其家属正确的注射胰岛素方法。指导老年人掌握血糖、血压、体重指数的监测方法。

4.康复指导

糖尿病周围神经病变可引起感觉和运动功能障碍。可通过经皮神经点刺激疗法、电刺激疗法、磁疗、红外线治疗等物理方法缓解疼痛和促进保护性感觉的恢复。运动功能康复包括平衡训练和耐力训练,平衡训练通过刺激足底触觉和本体感觉达到改善平衡障碍的目的,中等强度的耐力训练可改善周围神经病变。

(杨晓霞)

第十八节 老年急性肾衰竭

急性肾衰竭(ARF)是多种原因引起短时间内肾功能急剧下降而出现的综合征。老年ARF占全部ARF的35%～78%,且患者相对于其他成年组患者恢复慢。老年ARF病死率高,是老年护理值得特别关注的问题之一。

一、护理评估

(一)健康史

老年急性肾衰竭的发生原因可分为肾前性、肾性和肾后性。

1. 肾前性原因

细胞外液量减少是老年人ARF的主要原因,占ARF原因的38%～60%。衰老相关的肾血流量减少可导致可逆性ARF的发生,而体液丧失、每搏输出量下降、药物(如非甾体抗炎药、血管紧张素转化酶抑制剂、血管紧张素Ⅱ受体拮抗剂等)是引起肾前性肾损伤的主要原因。

2. 肾性原因

肾实质性ARF的病因包括急性肾小管坏死(ATN)、急性间质性肾炎、急性肾小球肾炎和肾血管疾病。

老年人肾实质性肾衰竭最常见的原因是急进性肾小球肾炎。老年人ATN的主要原因是肾灌注不足和缺血相关的血容量不足,如外科大手术后的低血压、术后液体丧失和心律失常等。此外,老年人常见的感染、卒中、高渗、低钠、低体温也是导致其ATN的常见病因。胆固醇结晶栓塞是老年人ARF的另一重要原因,主要是脱落的胆固醇结晶栓塞肾小动脉。

3. 肾后性原因

梗阻性肾衰竭是老年ARF的重要原因之一,占ARF病因的5%。老年人常见梗阻的原因包括良性前列腺增生、前列腺癌、腹膜后或骨盆内新生物。

(二)身体状况

老年人ATN所致的ARF的临床表现及病程经过与其他年龄组相仿,但病情较重,少尿期较长(其他成年组少尿期约1周,老年人少尿期约2周),肾功能不易完全恢复,且恢复缓慢。老年ARF患者的体格检查通常没有太多的异常发现,真性血容量不足常表现为直立性低血压。

(三)辅助检查

1. 尿钠浓度和尿钠排泄分数

常常采用尿钠浓度和尿钠排泄分数鉴别肾前性肾损伤和肾小管坏死,如果尿钠排泄分数高于1,提示肾前性肾损伤,其数值低于3,提示肾小管坏死。但由于老年人肾小管的退行性改变,水钠重吸收能力和尿浓缩功能均会下降,因此,该指标的变化并不能正确区分肾前性肾损伤和肾小管坏死。诊断肾前性肾损伤最可靠的指标是在老年人不存在容量负荷过重的情况下,补足血容量后病情得到逆转。

2.超声影像学检查

超声检查可以非常有效地诊断尿路梗阻、肾结石或肾内肿块。CT 扫描只用于肾脏显示不良的老年人。

3.肾活组织检查

老年人 ARF 肾活检的指征:①持续少尿 3～4 周。②出现与全身系统性疾病相关的 ARF(如血管炎等)。③由急进性肾小球肾炎引起。④由急性肾小管间质肾炎引起。⑤没有尿路梗阻的无尿。

(四)心理-社会状况

在症状明显且严重的少尿期,老年人及其家属会因为疾病可能危及生命而恐惧不安,紧张无助;在较长的恢复期内,又担心不能彻底恢复而焦虑。透析治疗需要的花费较大,老年人和家属也会因为经济承受能力有限而烦闷。

二、主要护理诊断/问题

1.体液过多

体液过多与急性肾衰竭所致的少尿有关。

2.营养失调

营养失调,低于机体需要量与食欲下降、限制蛋白质的摄入、透析和原发疾病有关。

3.有感染的危险

有感染的危险与机体抵抗力下降及侵入性操作有关。

4.焦虑、恐惧

焦虑、恐惧与起病急、病情重、恢复慢有关。

三、护理措施

老年人 ARF 的处理原则与其他成年组基本一致。在有肾脏缺血而尚未发生 ARF 时,维持充分的血容量可以防止 ATN 的发生。对膀胱输出道梗阻者应放置导尿管,既往已经放置者,无论其是否通畅均应重新更换。

老年人要尽量避免使用肾毒性药物。一旦发生 ARF,应尽早采取肾脏替代治疗。老年人特征性的护理措施如下。

(一)饮食护理

早期适当限制钠、钾、磷和蛋白质的摄入对老年 ARF 患者有益。蛋白质摄入量为 $0.6～0.8 \text{ g/kg}$(按照理想体重),严格限制钾和钠在 2 g/d,有利于未透析者保持氮平衡、控制代谢性酸中毒和磷的正常排泄。

(二)用药护理

对老年人必须使用的药物,应严格按照肌酐清除率调整药物用量,并定期检测尿常规和肾功能,严密观察患者的反应,发现肾中毒迹象时立即告知医师停用或更换药物。

(三)透析护理

老年 ARF 患者透析治疗,应根据其容量状态和溶质清除情况采取个体化方案。老年

ARF 患者急诊腹膜透析和血液透析的效果和并发症与其他成年组相似,对心血管功能不稳定的老年人,连续性肾脏替代治疗可以实现平稳超滤和有效清除中小分子。对透析患者蛋白质摄入的控制可适当放宽,血液透析者的蛋白质摄入量为 1.0～1.2 g/kg(按照理想体重),腹膜透析患者的蛋白质摄入量为 1.2～1.4 g/kg(按照理想体重)。

四、健康指导

1. 预防指导

对老年 ARF 重在预防。在做大手术前后、进行造影剂检查前均应防治失水,禁食前通过静脉补液,术后根据中心静脉压进一步补液。一定要慎用或禁用肾毒性药物。

2. 恢复期指导

老年人恢复较慢,抵抗力低下,容易发生感染,因此,要做好环境、营养、卫生等方面的护理(如对卧床和虚弱的患者,应定时翻身、拍背,保持皮肤清洁,做好口腔护理等)。同时遵医嘱定期门诊随访,检测尿量、尿常规和肾功能等。

(杨晓霞)

第十九节　老年慢性肾衰竭

慢性肾衰竭(CRF)指各种原发性或继发性慢性肾脏病进行性进展引起肾小球滤过率下降和肾功能损害,以代谢产物潴留、电解质紊乱和酸碱平衡失调为主要表现的临床综合征。世界范围内老年 CRF 的发病率及患病率呈逐年增长趋势。在过去 20 年间,加拿大 75 岁以上老年透析患者的比例、日本 80～90 岁老年透析患者的比例均大大增长。随着老龄化社会的到来,我国老年 CRF 的防治问题也越来越重要。

一、护理评估

(一)健康史

老年 CRF 的病因与其他成年组有所不同,以继发性肾脏疾病引起者为主,许多原发性肾病和肾血管疾病也可引起老年人 CRF。

1. 继发性肾脏疾病

引起老年 CRF 的主要原因是糖尿病肾病和原发性高血压性肾动脉硬化症。其他继发性原因包括梗阻性肾病、淀粉样变性、骨髓瘤肾病、药物相关性肾病等。

2. 原发性肾脏疾病

微小病变型肾病多发生于儿童,但在 60 岁以上人群中存在第二个患病高峰。因为年龄增长和免疫力下降,链球菌感染性肾小球肾炎在老年人群也出现第二高峰。寡免疫复合物坏死型肾小球肾炎在 65 岁以上老年人群中较为常见。此外,肾动脉硬化、肾动脉狭窄均可导致老年 CRF 的发生。

(二)身体状况

老年 CRF 的临床表现与其他成年组相似,但有其自身特点。

1.症状不典型

老年 CRF 起病多较隐匿,往往因其他系统疾病就诊时才被发现。症状、体征常不典型,很多患者仅有乏力、食欲缺乏、头晕等非特异性症状。精神神经症状较为明显,早期表现为失眠、注意力不集中,后期出现性格改变、忧郁、记忆力减退、判断错误、对外界反应淡漠等,有尿毒症时常有精神异常、幻觉、昏迷等。

2.并发症多

主要表现为心血管和血液系统的改变,以及水和电解质平衡失调、代谢失调。

(1)心血管系统:老年 CRF 患者的心血管系统并发症多见,症状较重。其中高血压是肾功能衰竭的常见并发症之一,如果不能及时、有效地控制血压又可加重肾功能的损害,形成恶性循环。其他并发症包括心包炎、心肌病、心力衰竭等。约 50% 的老年 CRF 患者的死亡与心血管并发症有关。

(2)血液系统:老年 CRF 常伴有贫血,贫血是尿毒症的必有症状。老年 CRF 患者因为合并营养不良,其贫血往往较重,且贫血还可加重老年人的心力衰竭和心绞痛症状。

(3)水和电解质平衡失调、代谢失调:老年 CRF 患者更易出现水和电解质平衡失调、代谢失调,可表现为低血钠、高血钾、钙磷代谢失衡、低血糖和高血糖等,如果得不到及时救治,就可致死。研究显示,老年透析患者和年轻透析患者的高磷血症或严重的肾性骨营养不良没有区别,但老年女性透析患者的骨矿物质含量和骨密度明显低于透析周期相同的年轻透析患者,在老年透析患者中病理性骨折、血管的转移性钙化及骨痛的发生率比年轻患者高。

3.尿毒症识别困难

老年 CRF 患者尿毒症的识别比其他成年组更为困难。行为的改变、无法解释的痴呆、头发/指甲生长停滞、无法解释的充血性心力衰竭的加重、对健康感知的改变等都可能是老年患者尿毒症的表现。

(三)辅助检查

老年 CRF 的辅助检查项目(如血常规、尿常规、肾功能、血液生化、影像学等)检查与其他成年组是一致的,特征性变化主要有以下两个方面。

1.血肌酐水平

血肌酐水平与年龄、性别等有关。由于老年人肌肉组织减少,血肌酐水平在肾功能异常时升高可不明显,特别对于老年消瘦的 CRF 患者更是如此,故一旦老年 CRF 患者的血浆肌酐水平超过 1.5 mg/d($133\ \mu mol/L$),则提示有明确的肾功能受损。

为了准确测评老年人的肾功能变化,不建议单以血肌酐指标评定,在临床上内生肌酐清除率更加常用。

2.尿液检查

老年人肾功能不全的最早表现为肾浓缩功能下降,常表现为多尿及夜尿增多,尿比重降低,24 h 尿量常大于 1 500 mL,尿比重多在 1.016 以下,常固定在 1.010 左右。

(四)心理-社会状况

老年 CRF 并发症多、病情重、治疗费用高且预后不佳,给老年患者及其家属造成较大的心理压力,患者会表现出恐惧、抑郁、绝望等严重的心理问题。大部分患者需要接受长期的透析治疗,其实施需要家庭、社区、社会的有力支持。因此,护士应围绕以上两个方面对老年人所面临的主要应激源、心理反应、个人认知、应对方式、社会支持等进行全面评估。

二、主要护理诊断/问题

1. 营养失调

营养失调,低于机体需要量与食欲下降、消化吸收功能紊乱、限制蛋白质的摄入等因素有关。

2. 活动无耐力

活动无耐力与并发高血压、心力衰竭、心肌病、心包炎、贫血、电解质紊乱和酸碱平衡失调有关。

3. 潜在并发症

潜在并发症:电解质紊乱,酸碱平衡失调。

4. 家庭应对无效

家庭应对无效与病情重、并发症多、长期在家中透析等有关。

三、护理措施

治疗原发病和去除导致肾功能恶化的因素是防治老年 CRF 的重要措施;营养干预是防治老年 CRF 的首要措施,可减轻症状并延缓病情发展;针对性用药和肾脏的替代疗法可减轻CRF 的各种并发症并提升老年 CRF 患者的生活质量。

老年 CRF 的治疗和护理基本与其他成年组一致,具有特征性的干预措施具体包括以下几个方面。

(一)饮食护理

在保证足够热量、优质低蛋白,必要时加用必需氨基酸或 α-酮酸,遵循限盐、限水等饮食原则的前提下,针对老年人应注意以下问题。

1. 蛋白质的限制不宜太严格

老年 CRF 患者应以保证足够的营养为前提,因为其本身的合成代谢功能低下,再加上营养供应不足,易导致严重的营养不良,使得病情恶化。对于老年糖尿病肾病所致 CRF 患者也应如此,不应过分强调低糖、低蛋白饮食,而应适当鼓励老年人进食,若由此而出现高血糖,可用降糖药物予以纠正,若有严重的氮质血症,可行透析处理。

2. 水、盐的摄入应注意个体化原则

老年 CRF 患者大多并发或合并心血管疾病,易出现有效血容量不足,因此,过度限水、限盐易造成血容量不足或低盐血症,一定要根据每位老年患者的实际病情有针对性地调整。

(二)用药护理

针对老年人对药物敏感的特点,需要注意以下问题。

1. 导泻剂

若使用甘露醇、大黄等导泻剂应十分慎重,从小剂量开始,逐渐增加,以免造成严重的腹泻而出现医源性的电解质紊乱和酸碱平衡失调。

2. 血管紧张素转化酶抑制剂(ACEI)

使用 ACEI 治疗高血压时应慎重,在非透析治疗阶段,若血肌酐水平大于 300 μmol/L 或在短期内上升大于原来的 50%,最好不用或停用 ACEI。对血肌酐水平未达到此标准而使用ACEI 的老年人,应加强肾功能监测。

3.抗组胺药

老年 CRF 患者因为瘙痒可能用到苯海拉明等抗组胺药,但要注意其有引起老年人嗜睡和认知功能损害的危险。

(三)肾脏替代疗法护理

1.适应证

由于老年人常常合并多种慢性疾病,因此其开始透析的指征较其他成年组更加宽松,目前倾向于在疾病的中早期即开始透析治疗,这样不仅可以避免紧急透析,还可以降低病死率。肾移植也是老年 CRF 患者治疗的最佳选择,相对于其他成年组,老年肾移植受者急性排斥反应的发生率较低,并且可从合适的免疫抑制剂治疗中受益。

2.禁忌证

老年 CRF 患者肾脏替代治疗的绝对禁忌证很少,有学者建议严重痴呆、有转移癌和严重的肝脏疾病者慎用肾脏替代治疗,但易混淆进展性痴呆和严重肾功能异常所致的精神错乱,此时给予试验性血液透析是合理的,但如果老年患者的精神症状经过透析没有改善,此时则应告知家属不宜继续进行肾脏替代治疗。对于老年人来讲,认知和行为上的禁忌证比医疗上的禁忌证更为重要,因为透析中心为公共单位,有不适当、不安全行为或有暴力行为的患者会严重影响其他患者的治疗。

3.相关护理

不同类型的肾脏替代治疗会带给老年人一系列问题,护理人员应仔细监测,及时发现异常并采取措施。

(1)血液透析的缺点:老年 CRF 患者在血液透析中心治疗常有的问题包括疼痛、乏力、抑郁、缺乏自由、饮食限制等。

(2)腹膜透析的缺点:老年 CRF 患者在腹膜透析中容易出现后背疼痛、腹膜炎、高血糖、肥胖及疝气等问题。

(3)肾移植的缺点:老年 CRF 患者肾移植后感染、心血管事件及恶性肿瘤的发生率高,药物的不良反应更多,因此他们在肾移植后不仅面临免疫方面的风险,还面临基础合并症带来的风险。

(四)心理护理

关于老年 CRF 患者是否接受肾脏替代疗法,老年病、肾脏病相关的医护专家共同组成指导小组,在有家庭成员参与的前提下,提前告知患者治疗方式、预后、生活质量、治疗费用、优点和缺点等内容,让老年人和家属表达他们的意愿,尊重他们的选择。针对有些老年人乐意在透析中心治疗,愿意享受此种社交机会的情况,要说服其家属尽量给予支持,同时在血液透析期间增加与老年人的交流。在老年 CRF 患者决定退出透析后要做好临终关怀,尽量减轻其痛苦。

四、健康指导

老年 CRF 患者特征性的指导主要包括以下三个方面。

1.饮食指导

研究表明,饮食干预对老年 CRF 患者在推迟透析、提高生存率和生活质量方面均有重要的意义,因此,应指导老年人严格按照老年 CRF 的饮食原则摄取营养。

2.就诊指导

老年 CRF 患者应该尽早到肾病专科就诊,以便早期识别 CRF 的晚期改变,尽快选择合适的肾脏替代治疗方案。

3.用药指导

老年人发生 CRF 后,一些经肾脏排泄的药物易在体内蓄积,因此,应遵医嘱调整这些药物的剂量及用药时间。

常用的肾毒性药物包括氨基糖苷类、万古霉素、环孢素 A、解热镇痛药等,日常生活中一定要慎用。要教会老年人及其家属识别目前治疗用药的不良反应,如促红细胞生成素治疗可导致铁缺乏、高血压和血栓形成等。

(杨晓霞)

第二十节　老年期直肠癌

直肠癌是常见的消化道恶性肿瘤之一,其发生率较结肠癌高。早期直肠癌根治手术后,5 年生存率达 90％以上,晚期直肠癌根治术后,5 年生存率则低于 20％。所以,要提高直肠癌手术根治率和延长生存期,关键在于早期诊断和早期合理的治疗。

一、护理评估

(一)临床表现

早期仅有少量便血或排便习惯改变,易被忽视。当病程进展并伴感染时,才出现典型症状。

(1)直肠刺激症状:肿瘤刺激直肠产生频繁便意,排便习惯改变。便前常有肛门下坠、里急后重和排便不尽感,晚期可出现下腹部痛。

(2)黏液血便:最常见。80％～90％的患者在早期即出现便血,肿瘤破溃后,可出现血性和黏液性大便,多附于粪便表面。严重感染时可出现脓血便。

(二)健康史

1.既往史

询问患者的口腔卫生情况,日常饮食习惯,进餐是否规律,有无烟、酒嗜好,排便习惯和大便性状。既往有无消化道、消化腺疾病,以及有无这些疾病的常见表现(如吞咽困难、胃部烧灼感、食欲缺乏、恶心、呕吐、便秘、黄疸等)。有无消化系统疾病的手术史。

2.用药史

询问患者既往治疗经过、用药史,包括用过何种药物,药物的剂量、用法及治疗的效果。

3.家族史

询问家族中有无干燥综合征、肝硬化、胃肠道肿瘤患者。

(三)身体评估

1.一般状况

一般状况包括生命体征、精神状况、意识状态、营养状况等。

2.症状和体征

询问目前主要的症状和病情变化(如有无口干、吞咽困难,皮肤黏膜有无黄染等)。

3.功能状态

腹部外形是否膨隆或凹陷,有无胃肠型和蠕动波,评估腹壁紧张度,以及肠鸣音是否正常等。

(四)心理-社会评估

(1)评估患者对所患疾病相关知识的了解程度,患者的性格和精神状态,有无悲观、焦虑、恐惧等负面情绪。

(2)询问患者的家属组成,家属对患者所患疾病的认识、对患者的关爱程度,就医的条件等。

(五)辅助检查

1.实验室检查

其包括腺体分泌量测定,血液、尿液、粪便检查,十二指肠引流液及腹腔积液检查等。

2.内镜检查

其包括纤维胃镜、纤维乙状结肠镜、胆道镜、腹腔镜检查等。

3.影像学检查

影像学检查有 B 超检查、X 线检查、CT、MRI 检查等。

二、主要护理诊断/问题

1.有感染的危险

有感染的危险与唾液分泌减少所致口腔自洁能力下降、口腔溃疡有关。

2.舒适的改变:疼痛

疼痛与消化道溃疡、腹腔内外脏器的炎症、反酸引起的烧灼及反流物刺激食管痉挛等有关。

3.营养失调:低于机体需要量

营养低于机体需要量与咽下疼痛和吞咽困难导致的摄入减少有关。

三、护理措施

(一)一般护理

1.环境

为老年人提供舒适、整洁、安静的休息环境。

2.饮食

合理膳食,避免暴饮暴食和进刺激性食物,以免加重消化道黏膜损伤。

(1)营养失调(低于机体需要量)的患者饮食:①鼓励患者集体用餐。②选择柔软、清淡的食物(如稠稀饭、面条、鱼肉、瘦肉沫和蔬菜等),尽量选用蒸或煮等烹调方法。③宜选择低糖、低脂的食物,避免刺激性食物(如浓茶、咖啡等)。④指导患者少食多餐,缓慢进食。⑤对于食欲极差、进食困难、不能进食的老年人,必要时给予鼻饲饮食或静脉营养支持。

(2)有水肿或腹腔积液的患者:应给予低盐或无盐饮食。进水量每日 1 000 mL 左右,少食含钠高的食物(如咸菜、酱油、腌制品等)。

3.生活护理

养成良好的生活习惯,戒烟、酒。腹痛急性发作期,患者应卧床休息,可听音乐、做深呼吸等转移注意力,减轻焦虑,缓解疼痛。体液不足时应卧床休息,变换体位时动作要慢,以免引起直立性低血压。

4.病情观察

密切观察生命体征和尿量的变化。观察皮肤黏膜的颜色、弹性,有无脱水征。观察呕吐物的颜色、性质和量。准确记录 24 h 液体出入量,测量腹围、体重,监测血清电解质和酸碱度的变化。

5.用药护理

遵医嘱正确用药并观察药物疗效及不良反应。使用抗菌药物时,应询问过敏史,注意有无慢性过敏。在餐前半小时服用制酸剂,宜在餐后半小时服用对胃肠道有刺激性的药物。

(二)造口患者的护理

(1)针对老年人的情况,通过组织讲座、座谈会等方式,让患者及其家属多与相同病种的患者或志愿者交流,鼓励其说出真实的感受,以消除其孤立、无助感。

(2)在进行换药、更换人工肛门袋等护理操作前,应用屏风适当遮挡。

(3)术后应正确引导患者,增强其信心,与患者及其家属共同讨论进行造口自理时可能出现的问题及解决方法,并适时予以鼓励,增强患者的自理能力。

(4)鼓励患者家属消除厌恶并给予协助。当患者及其家属熟练掌握造口自我护理技术后,应进一步引导、肯定,以帮助其逐渐恢复正常生活,指导其注意掌握活动的强度,避免腹压过大,导致结肠黏膜脱出。

(三)心理护理

应关心、体贴患者,及时解答患者提出的问题,尽量满足其合理要求。指导患者及其家属术前通过图片、模型及实物等,向患者解释造口的目的、部位、功能、术后可能出现的情况,以及相应的处理方法,使其了解人工造口并不会对其日常生活、工作造成太大影响,以提高其治疗疾病的信心。同时,应争取家庭、社会的支持系统,从多方面给患者以心理支持和关爱。

(四)人工肛门袋护理

1.人工肛门袋的选择及安放

根据患者的情况及造口选择肛门袋,清洁造口及其周围皮肤并待其干燥后,除去肛门袋底盘外的粘纸,对准造口贴紧周围皮肤,将袋口的凹槽与地盘扣牢,袋囊朝下,尾端反折,并用外夹关闭。必要时用有弹性的腰带固定人工肛门袋。

2.人工肛门袋的清洁

当肛门袋内充满 1/3 的排泄物时,需及时更换清洗。可用中性皂或 0.5% 的氯己定溶液清洁皮肤,擦干后涂上锌氧油,以保护皮肤。

(赵志菲)

第二十一节 老年期膀胱肿瘤

膀胱肿瘤的发病率随年龄的增长而增加,60～69 岁老年人发病率最高。其中,膀胱癌是我国泌尿外科最常见的肿瘤,也是老年人常见的泌尿系统恶性肿瘤之一,其死亡率占泌尿外科肿瘤死亡率的首位。

一、护理评估

(一)临床表现

1.无痛性血尿

间歇性、无痛性血尿是膀胱癌最早出现的症状。大多表现为全程肉眼血尿且进行性加重,少数为镜下血尿。

2.膀胱刺激症状

膀胱刺激症状是膀胱鳞状细胞癌的常见症状,表现为尿急、尿频、尿痛等。

3.尿常规检查

尿常规检查可见白色碎片、腐肉。

(二)健康史采集

1.现病史

①询问老年人的工作性质、生活习惯、活动情况,排尿的性状(如尿量、颜色、透明度和气味),有无尿失禁或尿后膀胱不能完全排空的现象,排尿是否通畅及排尿障碍的程度等。询问老年人每日饮水量,喜好的食物,是否嗜好浓茶、咖啡等,是否经常服药,服药的剂量、种类及服药后的反应等,从而了解饮食和药物对肾功能的影响。②观察老年人的面部表情是否自然,有无窘迫,全身有无浮肿,是否呈贫血貌,皮肤有无红肿、炎症、淤血、溃疡、压力性损伤等。

2.既往史

询问老年人既往的健康状况,有无高血压、糖尿病、痛风、先天性泌尿系疾病、尿路结石、心血管疾病等病史。

(三)身体评估

1.全身情况

观察体温、脉搏、呼吸及血压的变化,为疾病的诊断和治疗提供动态信息。

2.肾区触诊

正常情况下很难触到肾脏,瘦弱者偶尔可触及右肾下极,右肾下垂或肾脏肿大时容易触到,如果能触及,则应注意观察肾脏的大小、形态、质地及移动感,有无肾区叩击痛等,为诊断提供依据。检查方法是将左手掌放于患者背部肾区,右手握拳轻叩,有叩击痛时表示该侧肾脏或肾周围组织有炎症,或提示尿路结石引发肾绞痛发作。

3.输尿管区触诊

按压输尿管点,如果有压痛,则提示输尿管有炎症或结石。

(四)辅助检查

1.尿培养

取清洁中段尿,或行导尿术留取尿标本,查找致病菌。

2.膀胱镜检查

可观察病变的大小、位置、数目、形态等,并可进行活组织检查。

3.残余尿测定

老年人前列腺增生或尿路结石都会引起尿路梗阻,使膀胱内残余尿增加,严重时会影响肾脏功能。

二、主要护理诊断/问题

1.排尿异常

排尿异常与下尿路感染刺激、尿路结石、肿瘤阻塞有关。

2.排尿困难、尿潴留

排尿困难、尿潴留可能与老年人性激素平衡失调、老年男性前列腺肥大有关。

3.有感染的危险

有感染的危险与尿潴留、尿液浓缩、碱性尿、阴道抵抗力下降、无菌操作不严格有关。

4.压力性尿失禁

压力性尿失禁与骨盆肌肉和支持结构退行性改变、前列腺切除术累及尿道括约肌有关。

三、护理措施

(一)一般护理

1.休息和活动

鼓励老年人在充分休息的基础上,选择适合自己的方式,增加运动量,提高机体抵抗力,养成良好的生活习惯,采取多种措施预防感染及并发症的发生。

2.饮食护理

(1)补充水分:鼓励老年人多饮水,每日饮水量在 2 000～3 000 mL,以达到冲洗尿道的目的。可饮用磁化水,避免饮用高硬度水。尿频、尿急时应注意卧床休息。

(2)合理调整饮食:宜选择低糖、低脂、低胆固醇饮食,病情许可时适当增加蛋白质(如瘦肉、鱼类、蔬菜类、植物油、豆制品等),适当控制饮食。

3.用药指导

采用抗生素治疗时,应严格遵照医嘱按疗程用药,切勿在症状缓解后自行停药,以保证疗效、防止复发。老年女性可在医师指导下应用雌激素补充疗法。实施化疗、放疗时给予对症护理。

4.心理护理

安慰和劝导患病老年人,使其保持乐观情绪,缓解焦虑和紧张,给予心理支持。

(二)手术前护理

(1)心理护理:对全膀胱切除尿路改道和重建的患者,应说明手术的必要性,改道后不会影响正常生活和工作,帮助患者坚定治疗信心,给予心理上的支持。

(2)饮食护理:适当控制蛋白质食物,避免加重肾脏负担。多进新鲜蔬菜、水果,以补充足够的维生素和微量元素,维持身体的日常需要,必要时静脉营养支持。避免煎、炸、刺激性食物。

(3)肠道准备:尿路改道手术前 3 d 做肠道准备,进流质饮食并口服甲硝唑片,以抑制肠道细菌。术前一晚口服50％的硫酸镁导泻或用肥皂水灌肠。

（4）备皮：由于手术范围大，应做下腹部及会阴部皮肤准备。

（三）手术后护理

（1）密切观察生命体征：患者清醒后可取半卧位，观察生命体征是否平稳，预防和早期发现出血和休克。

（2）保持各种引流管通畅：对各种导管应按无菌处理。应保持引流管通畅，并妥善固定，防止移位和脱出。引流袋不能高于患者插管口的平面，防止发生逆行感染，并每日更换。观察并记录引流液的颜色、性质和24 h液体出入量，以测定肾功能。

（3）观察病情：观察膀胱造瘘口组织的颜色，防止发生坏死。如果敷料有渗血、渗液，应及时更换或加盖无菌纱垫。对造瘘口周围皮肤应涂氧化锌软膏，防止发生湿疹、糜烂等。术后10 d可拔除导尿管，防止逆行感染。

（4）造瘘口护理：指导患者选择适合尺寸的尿袋，严防尿液外漏。用无刺激性肥皂或清水清洗造瘘口皮肤，保持造瘘口周围皮肤干燥。局部用隔离霜保护，防止皮肤破裂。

（5）术后饮食：术后禁食3～5 d。肠蠕动恢复后进流质饮食（最好不喝牛奶、豆浆等，避免腹胀），逐渐过渡到半流质饮食、软饭和普通饭。

（四）化疗护理

用药前向老年人及其家属解释化疗的目的、方法、注意事项。化疗药物均有骨髓抑制的不良反应，要定期复查血象。嘱患者进清淡、易消化、富有营养的饮食，多饮水，必要时输液补水。

（五）放疗护理

护理人员应尽量消除患者对放疗的恐惧，向患者说明放疗过程中可能出现的全身、局部反应及注意事项。

嘱患者进清淡、易消化饮食，多饮水，并注意保护照射野皮肤。放疗中可出现不同程度的膀胱刺激症状，例如，尿频、尿急，有时甚至出现血尿，应做好对症处理。严密观察放射性膀胱炎、膀胱纤维化及挛缩性膀胱炎等常见并发症是否发生。

四、健康指导

（1）养成定时排尿的习惯：新膀胱对尿胀的感觉差一些，为避免新膀胱装尿过多（过度充盈），引起膀胱容量过大和过多的废物吸收，需要定时排尿。根据喝水和尿量的多少决定排尿的时间，一般2～3 h排尿一次即可。

（2）补充水分：尿量多有助于新膀胱内黏液的排出，每天要保证患者有足够的尿量，以便能够将体内的废物完全排出来。多次适量喝水，保持比较稳定的尿量比较好。但应避免在短时间过多地喝水，产生大量的尿液，避免诱发肾积水。

（3）训练新膀胱的排尿功能。新膀胱排尿主要靠两个方面：第一，排尿的时候尿道主动放松开放；第二，用腹部压力来增加新膀胱内的压力。两方面协调才能顺畅排尿。所以每次排尿的时候要用意念放松尿道，然后用双手掌持续按住肚脐以下的腹部加压。如果新膀胱内的尿液排不干净，排尿后走动几下，紧接着再排一次。开始新膀胱容量一般比较小，会有尿频的现象，但随着时间推移，新膀胱的容量会逐渐变大，一般术后3～6个月，可以逐渐达到300～400 mL。

（4）定期复查：监测肾功能。

（赵志菲）

第二十二节　老年期子宫内膜癌

2/3 的子宫内膜癌发生在 50 岁以上的绝经妇女,是最常见的生殖道恶性肿瘤。随着妇女寿命的延长,近年来,我国子宫内膜癌的发病率有上升趋势。

一、护理评估

(一)临床表现

1.阴道流血、排液

不规则阴道流血为最主要的症状,也是较早出现的症状。绝经后患者表现为持续性或间歇性流血。尚未绝经者表现为月经周期紊乱,经量增多,经期延长,或经间期出血。另有部分患者可出现阴道异常排液,初期为浆液性,以后可呈血性,若合并感染和坏死,则呈脓血性并伴有恶臭。

2.疼痛

一般不引起疼痛。但到了晚期,癌灶浸润周围组织,或压迫神经时可引起下腹及腰骶部疼痛,并向下肢及足部放射。

(二)健康史采集

1.现病史

外生殖器有无炎症和水肿,阴囊是否对称,外阴部触诊有无病变和肿块等。

2.既往史

(1)询问老年女性妊娠生育史、停经情况、有无妇科病史和性病史、末次妇科检查的时间和阴道分泌物涂片检查时间等。

(2)询问患者家族中有无泌尿生殖系统肿瘤的病史等。

(三)身体评估

观察体温、脉搏、呼吸及血压的变化,为疾病的诊断和治疗提供动态信息。

(四)辅助检查

1.外阴及阴道检查

注意外阴有无充血、糜烂、肿胀等。老年人一般可见上皮萎缩、平滑、变薄,皱襞消失,有炎症时阴道黏膜充血并常伴有出血点,严重者可见浅表小溃疡,阴道分泌物呈脓性或血性。

2.子宫内膜涂片

采集子宫内膜细胞和分泌物,以了解子宫内膜状况。

3.宫颈涂片

从宫颈口获取分泌物,检查子宫和宫颈内壁脱落细胞,以筛查宫颈癌。

二、主要护理诊断/问题

1.舒适的改变

舒适的改变与阴道流血、阴道排液、疼痛有关。

2.自我概念紊乱

自我概念紊乱与小便失禁、性功能障碍有关。

3. 社交障碍

社交障碍与窘迫、异味、尿频、不适有关。

三、护理措施

(一)心理护理

因担心疾病的预后及手术、放疗、化疗带来的种种不适,患者易出现紧张、焦虑、恐惧等消极情绪。护理人员应告知患者,子宫内膜癌的病程发展缓慢,临床治疗效果较好,鼓励患者说出感受,增强其治病的信心。

(二)环境要求

为患者提供安静、舒适的睡眠环境,夜间减少不必要的治疗,必要时按医嘱使用镇静剂,保证患者得到充分的休息。

(三)饮食护理

由于手术的消耗,以及放疗、化疗的反应,子宫内膜癌患者的机体抵抗力明显下降,因此要保证充足的营养供给。宜选用高热量、高蛋白、高维生素的饮食,注意食物的色、香、味,鼓励患者少食多餐。

(四)病情观察

对需手术治疗者,严格执行腹部及阴道手术患者的围手术期护理。密切观察并记录患者的生命体征、术后伤口及阴道出血、阴道残端缝合线吸收情况等。

(五)用药护理

(1)告知患者采用放疗、化疗后可能出现的不良反应(如恶心、呕吐、头发脱落、骨髓抑制等),但停药后症状会逐步减轻和好转。

(2)子宫内膜癌属于激素依赖性疾病,必须按医嘱正确服药,不可随意加大剂量或停药。常用各种人工合成的孕激素制剂(如醋酸甲羟孕酮、乙酸孕酮等)。

孕激素治疗的作用机制可能是直接作用于癌细胞,延缓 DNA 复制和 RNA 转录过程,从而抑制癌细胞的生长。通常用药剂量大,8~12 周才能评价疗效。因此,要告知患者必须耐心配合治疗。其不良反应有头晕、恶心、呕吐、不规则阴道出血、轻度的白细胞和血小板计数下降等。

四、健康指导

(1)指导老年女性每年进行妇科检查,做到早发现、早诊断、早治疗。

(2)加强防癌知识的宣传,围绝经期、月经紊乱及绝经后出现不规则阴道流血者,一定要行诊断性刮宫或宫腔镜检查。取活组织送病理检验,以排除子宫内膜癌的可能。

(3)指导患者完成治疗后,应定时随访。术后 2 年内每 3~6 个月 1 次,术后 3~5 年每6~12 个月 1 次。严格按医嘱用药,掌握激素的用药指征,加强用药期间不良反应的监测。

(赵志菲)

第二十三节　老年人前臂骨折

前臂骨折可分为桡骨干单骨骨折、尺骨干单骨骨折和前臂双骨骨折。桡骨干单骨骨折较少见，因有尺骨支持，骨折端重叠、移位较少，主要发生旋转移位，桡骨干上 1/2 骨折，骨折线在旋前圆肌止点之上，常出现骨折近端屈曲旋后、远端旋前的情况，下 1/2 骨折，骨折线在旋前圆肌止点之下，则出现近端中立、远端旋前。尺骨干单骨折极少见，因有桡骨支持，移位不明显，除非合并桡尺远端关节脱位。

桡尺骨双骨折较常见，多发生于青少年，可发生重叠、成角、旋转及侧方移位四种畸形。因暴力不同，前臂双骨骨折类型不同。如果是直接暴力造成，骨折为横形或粉碎型，骨折线在同一平面；如果跌倒时手掌触地，暴力向上传递造成桡骨中上段骨折，残余暴力通过骨间膜向斜下方转移到尺骨上，造成尺骨中段骨折，尺骨骨折线位置较低，为短斜形，桡骨骨折线较高，为横形或锯齿状；如果为扭转暴力，则可发生双骨螺旋性骨折。

一、临床症状及诊断

（一）临床表现

外伤后局部出现疼痛、肿胀、肢体畸形，前臂旋转功能、腕关节屈伸功能等出现障碍。完全骨折者有骨擦音和异常活动。孟氏骨折患者可见前臂近端肿胀，由于尺骨较表浅，骨折成角易被发现，如果肿胀不太明显，可在肘前方或侧方、后方触及隆突的桡骨头，且出现旋转痛及活动受限。盖氏骨折患者前臂远端及桡尺远端关节处肿胀、疼痛明显，尺骨头膨出。骨折移位明显者的桡骨将出现短缩、成角畸形。桡骨远端骨折表现为腕部肿胀，疼痛，活动受限。科利斯骨折的典型体征是尺骨茎突与桡骨茎突处于同一水平。移位明显时，可见餐叉状及枪刺样畸形，检查时可见直尺试验阳性，即放直尺在肱骨内上髁和小指尺侧，直尺与尺骨茎突之间的正常距离为 2 cm 左右，桡骨下端骨折后因手向桡侧移位，此距离减少或消失。史密斯骨折移位明显时可见相反的畸形。巴顿骨折可见桡腕关节半脱位或脱位。

前臂骨折的常见并发症：①神经损伤，孟氏骨折可引起骨间后神经损伤，开放性骨折、手术误伤等均可引起神经损伤。②骨筋膜室综合征。

（二）X 线片

X 线片可确定骨折类型及移位情况，要特别注意桡尺远端和近端关节有无脱位。在正常条件下桡骨头纵轴延伸线通过肱骨小头中央，否则即表示桡骨头有脱位。科利斯骨折，正位 X 线检查显示桡骨远端横形骨折，有些为粉碎性骨折，远端骨折块向桡侧移位，因掌侧成角，桡骨远端关节面的掌倾角变小，甚至变成 0°或反向倾斜。两断端嵌插，桡骨缩短，尺骨茎突常有撕脱性骨折。史密斯骨折，X 线片显示桡骨远端向掌侧移位。

（三）诊断

根据外伤史、局部畸形、反常运动和 X 线检查容易做出诊断。

二、外科治疗

1. 切开复位内固定术

桡骨干单骨骨折、双骨骨折、闭合复位不理想的孟氏骨折和陈旧性孟氏骨折、盖氏骨折需要切开内固定。

（1）孟氏骨折患者应先整复桡骨头脱位，并了解环状韧带损伤情况，如果有损伤，应加以修补，根据成角情况整复尺骨，用髓内针或接骨板螺钉固定尺骨。

（2）盖氏骨折切开复位后使用长度和强度足够的接骨板固定桡骨骨折，将接骨板置于桡骨掌面。术后应以短臂石膏前后托或 U 形石膏将前臂及腕固定于中立位 3～4 周，以便桡尺远端关节周围损伤的组织愈合，避免晚期桡尺远端关节不稳定。

（3）科利斯骨折远端骨折块移位和旋转使得掌倾角向背侧旋转 20°～25°，或骨折端背侧缘粉碎、桡骨缩短超过 5 mm，或关节内粉碎骨折，关节面移位低于 2 mm，多提示骨折不稳定，应行切开复位内固定术，常用锁定加压接骨板系列。手术治疗的目标是达到解剖复位，以减少创伤性关节炎的发生。

2.外固定架固定

发生严重的开放性骨折、严重的桡骨远端粉碎性骨折伴明显短缩时，外固定支架是首选的方法。

3.术后辅助外固定

已行切开内固定的孟氏骨折和盖氏骨折患者应使用长臂石膏或低温热塑矫形器固定，固定范围从臂上 1/3 处到腕横纹处，4 周后根据情况改为功能性低温热塑矫形器。其他切开内固定者不需要外固定，使用前臂悬吊带。

三、康复治疗

（一）第一阶段

第 1 周为炎症期，未见骨痂生长，不稳定，仍然容易移位，不可负重，不可提重物。此阶段主要治疗如下。

（1）控制水肿防止并发症：此阶段注意控制水肿，过度水肿会损伤周围组织未受损的细胞，延缓愈合时间；水肿的处理原则是"制动、冷敷、加压、抬高"（RICE），指导患者用健侧手托住患侧肘关节抬高过头，进行主动握拳－放松练习，每次举高做 10 个动作，每组举高10 次，每小时1～2 组；睡觉时用枕头或楔形垫把手部及前臂抬高，以利于消肿；行内固定者可小心地进行向心性按摩，帮助消肿和使用压力手臂套；注意防止骨筋膜室综合征，留意患者是否出现严重的疼痛、感觉障碍和皮肤颜色的变化，是否过度肿胀，外固定是否过紧或产生局部压迫，必要时调整外固定或重新固定；如果出现骨筋膜室综合征的早期征兆，应及时采取相应措施；对克氏针外露的患者，应指导其使用过氧化氢溶液对穿针处进行清洗，每天 2 次。

（2）关节活动度（ROM）训练：保守治疗的患者可进行手部全范围主动屈伸活动，如果受限，则可用健手帮助患手进行循序渐进的被动关节活动度（PROM）训练；进行肩关节的各向主动关节活动度（AROM）训练；已行内固定的前臂骨干骨折患者和桡骨远端骨折患者除了上述活动外，可在手术后 2～5 d 开始肘关节的屈伸和/或前臂的旋转活动，身材比较高大者手臂的重量比较大，在做肩前屈和肘部屈伸时需要更大的力矩才能带动肢体，骨折处受到较大剪切力，故可用健手托住患侧手腕部进行辅助；但盖氏骨折和孟氏骨折患者暂时不能进行旋前旋后活动。

（3）等长收缩训练：行内固定者可在术后 3～5 d 开始进行三角肌、肱二头肌和肱三头肌的等长收缩。

(4)患侧肢体禁止负重。指导患者用健侧肢体进行日常生活活动。

(二)第二阶段

第2~3周为修复早期，骨痂开始生长，抗剪切力的能力仍然很弱，仍不可负重和提重物。此阶段的康复治疗重点如下。

(1)继续消肿：此阶段仍应密切观察是否出现骨筋膜室综合征的征兆，继续消肿；已行内固定者可继续使用压力臂套消肿，手术缝线在第2周末已拆除，如果瘢痕比较明显，压力臂套也能起到控制瘢痕的作用；保守治疗的患者可小心地暂时移开外固定的石膏托或热塑矫形器，戴上合适的压力臂套，然后再佩戴石膏托或矫形器。

(2)ROM训练：进行非固定关节的自由AROM训练；此时，手术治疗的盖氏和孟氏骨折患者可打开外固定的石膏或热塑支具，在健手的帮助下进行轻柔的屈伸肘关节活动；不管是保守治疗还是手术治疗的盖氏骨折和孟氏骨折患者，暂时不能进行旋前旋后活动。

(3)肌力训练：手术治疗患者可以开始进行手部轻抗阻肌力训练，如捏橡皮泥、抓握海绵球、抓纸球等练习；使用弹力带进行肩关节轻抗阻肌力训练，将阻力加在肱骨远端；桡骨远端骨折患者可进行肘关节抗阻肌力训练，使用弹力带，将阻力加在前臂中段骨折线近端。

(4)肌腱滑动练习：桡骨远端骨折患者较容易产生手部肌腱粘连，此阶段应开始进行肌腱滑动的练习，例如，半握拳和全握拳交替练习，手内肌模式(屈掌指关节，伸指间关节)和手外肌模式(勾拳)交替练习，单独屈伸远端指间关节练习和手指轮流屈伸活动。

(5)第3周初期手术伤口已经愈合，可以暂时除去外固定的石膏或热塑支具，用温水短时间浸泡患肢痂皮，开始进行瘢痕按摩和使用硅酮贴片。

(6)指导患者用健侧肢体和非固定关节进行轻微的功能性活动(如打字等)，进行使用到非固定关节但对受伤部位没有造成负荷和剪切力的活动。

(三)第三阶段

第4~7周为修复期，非切开内固定者可见明显骨痂生长，内固定者骨折线开始模糊。第8~12周为塑形期，骨痂生长明显，骨折线基本消失，骨折基本愈合。此阶段的治疗重点如下。

1.复查X线片，查看骨折愈合情况

根据骨折愈合的程度决定是否移除外固定。保守治疗的孟氏骨折患者改用肘关节可以活动的低温矫形器，腕关节不需固定。盖氏骨折患者改用腕关节功能位矫形器。

2.ROM训练

保守治疗者可以开始肘和腕关节的AROM，如果骨痂愈合不太理想，仍需固定，可临时去除外固定，并行辅助主动屈伸肘和前臂旋转运动，每日3~4组，每组10次，不活动时仍用矫形器固定；行内固定者可进行上肢各关节各自由度AROM训练，如果受限，可小心地进行关节松动、关节被动牵伸；肩关节活动受限者进行爬墙运动；手部关节屈曲受限者可用屈指手套改善屈指活动度。

3.肌力训练

从肩部开始进行中量抗阻肌力训练，进行握力球训练、捏力训练、扭瓶盖训练等手部肌力训练；行内固定者可进行肘、腕的抗阻肌力训练，使用轻量弹力带或5磅以下哑铃；如行内固定6周仍无骨痂生长，也可进行轻量抗阻运动。

(四)第四阶段

第8~12周，为塑形期，骨痂开始慢慢塑形，骨折线模糊或消失，可部分到全部负重，可提

较轻的物品,但仍不可提重物或进行激烈的体育运动。

此阶段的治疗重点:①去除外固定。②全范围 AROM 和 PROM 训练,特别是旋前和旋后运动;行关节松动术和关节牵伸;如果关节活动受限比较明显,可用动力型矫形器进行矫正。③渐进抗阻肌力训练。④进行常规日常生活活动。

（徐宏娟）

第八章 传染病护理

第一节 病毒性肝炎

病毒性肝炎(viral hepatitis)简称肝炎,是由多种肝炎病毒引起的以肝脏损害为主的一组全身性传染疾病。目前按病原学明确分类的有甲型、乙型、丙型、丁型、戊型5种肝炎病毒。各型病毒性肝炎的病原学有所不同,但临床表现基本相似,主要临床表现为乏力、恶心、厌油腻食物、食欲减退、肝大、肝功能异常等,部分病例可出现黄疸。甲型及戊型病毒性肝炎主要表现为急性肝炎,经粪-口途径传播;乙型、丙型及丁型病毒性肝炎易转为慢性肝炎,少数可发展为肝硬化,甚至肝细胞癌,主要经血液、体液等胃肠外途径传播。我国为病毒性肝炎的高发区,以甲型病毒性肝炎、乙型病毒性肝炎最为多见,对这两者都可通过接种疫苗进行预防。

一、病原学及发病机制

(一)病原学

1.甲型肝炎病毒(HAV)

HAV属于嗜肝RNA病毒科,为球形。感染后病毒在肝细胞内复制,随胆汁经肠道排到体外。HAV感染后早期出现IgM型抗体,一般持续8～12周,少数病例可延续6个月。IgG型抗体可长期存在。HAV抵抗力较强,耐低温,耐酸碱,在贝壳类动物、污水、海水、淡水、泥土中可存活数月,但对紫外线、热力及消毒剂敏感。能耐受60 ℃ 30 min,80 ℃ 5 min或100 ℃ 1 min才能完全使之灭活。

2.乙型肝炎病毒(HBV)

HBV属于嗜肝DNA病毒科。HBV感染者血清中存在3种形式的病毒颗粒:①大球形颗粒,是完整的HBV颗粒,又名Dane颗粒,由胞膜和核心两部分组成;②小球形颗粒;③管状颗粒。小球形颗粒、管状颗粒是不完整的病毒颗粒,是HBV的包膜蛋白部分。HBV在肝细胞内合成后释放入血,还可存在于唾液、精液、阴道分泌物等体液中。HBV抵抗力很强,对热、低温、干燥、紫外线及一般浓度的消毒剂均能耐受,但煮沸10 min、65 ℃ 10 h、高压蒸汽消毒、2%的戊二醛及含氯消毒剂等均可使之灭活。

3.丙型肝炎病毒(HCV)

HCV属于黄病毒科,为RNA病毒,球形。HCV易变异,不易被机体清除。一般消毒剂、加热至100 ℃ 5 min、紫外线、高压蒸汽消毒等可使之灭活。

4.丁型肝炎病毒(HDV)

HDV是一种必须与HBV共存才能复制、增殖的缺陷病毒,大多数情况下是在HBV感染的基础上出现重叠感染或同时感染HBV与HDV。

5.戊型肝炎病毒(HEV)

HEV为无包膜RNA病毒,主要在肝细胞内复制,经胆道随粪便排到体外。HEV在碱性环境下较稳定,对高热、氯仿敏感。

(二)发病机制

(1)HAV 经口感染后经肠道入血,引起短暂的病毒血症,1 周后在肝细胞内复制,2 周后随胆汁从肠道排到体外。HAV 并不直接损伤肝细胞,其损害可能通过免疫介导引起。

(2)乙型病毒性肝炎的发病机制较复杂。HBV 通过注射或破损皮肤、黏膜进入机体后,经血液到达肝脏和其他器官(如胰腺、肾脏、淋巴结等),但并在肝脏及相应组织细胞内复制,引起肝脏及肝外相应组织的病理改变和免疫功能改变,多数以肝脏病变最为突出。HBV 虽在肝细胞内复制,但并不引起明显的肝细胞损伤。肝细胞损伤主要是机体一系列免疫反应所致,即机体的免疫反应在清除 HBV 的过程中造成肝细胞损伤,其慢性化机制可能与免疫耐受有关。

(3)HCV 引起肝细胞损伤的机制可能与病毒直接致病作用及免疫损伤有关,感染后易转为慢性,可能与 HCV 在血中水平低、抗原性弱、高度变异性等特点有关。急性丙型肝炎的主要致病原因可能是 HCV 的直接致病造成肝细胞损害,慢性丙型肝炎的主要致病原因为免疫损伤。各型肝炎的基本病变以肝细胞损害为主,肾、胰、脑、关节、皮肤及心血管系统也有一定损害,主要表现为弥漫性肝细胞变性、坏死、再生,炎症细胞浸润和间质增生。

病毒性肝炎的病理生理特点如下。①黄疸:以肝细胞黄疸为主,主要原因为肝细胞破坏,胆小管受压、破裂,肝细胞膜通透性增加,肝细胞对胆红素的摄取、结合、排泄等功能有障碍;②肝性脑病:多见于重症肝炎和晚期肝硬化;③出血:严重肝功能受损时,合成凝血因子减少及弥散性血管内凝血导致凝血因子减少,血小板消耗引起出血;④腹腔积液:主要见于重症肝炎和失代偿期肝硬化,主要与水钠潴留、门静脉高压、低蛋白血症及淋巴回流障碍有关;⑤肝肾综合征:主要见于重症肝炎和晚期肝硬化。

二、护理评估

(一)健康史

询问家族成员有无肝病史;有无输血和使用血制品史,有无器官移植,是否接受过未严格消毒的侵入性操作;起病后有无恶心、呕吐、厌油腻食物、食欲减退、乏力等症状,皮肤黏膜及小便有无发黄等。有无特殊用药史及烟酒嗜好,是否接种过各型肝炎疫苗等。

(二)身体状况

潜伏期:甲型病毒性肝炎,2~6 周(平均 4 周);乙型病毒性肝炎 1~6 个月(平均 3 个月);丙型病毒性肝炎 2 周~6 个月(平均 40 d);戊型病毒性肝炎 2~9 周(平均 6 周)。甲型病毒性肝炎和戊型病毒性肝炎主要表现为急性肝炎,乙型、丙型、丁型病毒性肝炎除急性肝炎外,主要表现为慢性肝炎。5 种肝炎病毒可重叠感染或协同感染,使病情加重。

1. 急性肝炎

根据有无黄疸分为急性黄疸型肝炎和急性无黄疸型肝炎,可由各型病毒引起。

(1)急性黄疸型肝炎:典型临床表现分为三期,总病程 2~4 个月。

黄疸前期:本期持续 1~21 d,平均 5~7 d。主要表现如下。①病毒血症:畏寒、发热、疲乏及全身不适等。甲型、戊型病毒性肝炎起病较急,发热多在 38 ℃以上。乙型、丙型、丁型病毒性肝炎起病较慢,多无发热或发热不明显。②消化系统症状:食欲减退、厌油、恶心、呕吐、腹胀、腹痛和腹泻等。③其他症状:麻疹、斑丘疹、血管神经性水肿及关节痛等,部分患者以发热、头痛、四肢酸痛等症状为主,类似感冒。本期末出现尿黄。

黄疸期:本期持续 2～6 周。发热消退,自觉症状稍减轻,但尿色加深如浓茶样,黄疸可逐渐加深,1～3 周达到高峰。临床上以巩膜和皮肤黄染为进入此期的标志。部分患者可有大便颜色变浅、皮肤瘙痒、心动过缓等。体检常见肝脏肿大,质地软,有压痛及叩击痛。部分病例有轻度脾大。此期肝功能检查可见 ALT 和胆红素浓度升高,尿胆红素阳性。

恢复期:本期持续 2 周～4 个月,平均 1 个月。症状逐渐消失,黄疸消退,肝、脾回缩,肝功能逐渐恢复正常。

(2)急性无黄疸型肝炎:除无黄疸外其他临床表现与黄疸型相似,该型较黄疸型肝炎多见,占急性肝炎病例的 90% 以上,病程 2～3 个月。无黄疸型通常起病较缓慢,症状较轻,主要表现为全身乏力、食欲下降、恶心、腹胀、肝区痛、肝大且有轻压痛及叩痛,肝功能轻、中度异常。临床症状较黄疸型肝炎轻且无特征性,因而不易被发现而成为重要的传染源。乙型、丙型、丁型病毒性肝炎易转为慢性。

2. 慢性肝炎

急性肝炎病程超过半年或发病日期不明确而临床有慢性肝炎表现,称为慢性肝炎,仅见于乙型、丙型、丁型病毒性肝炎。根据病情轻重可分为三度。

(1)轻度:反复出现疲乏、消化道及肝区不适等症状,肝、脾轻度肿大,部分患者可无明显症状和体征,肝功能检查反复或持续出现血清转氨酶水平升高。

(2)中度:症状、体征、实验室检查结果介于轻度和重度之间。

(3)重度:有明显或持续的肝炎症状(如乏力、食欲减退、腹胀、尿黄、便溏等),明显的慢性肝病体征(如肝病貌、蜘蛛痣、肝掌或肝脾大等),实验室检查肝功能明显异常,例如,血清 ALT浓度反复或持续升高、白蛋白浓度降低、丙种球蛋白浓度明显升高、凝血酶原活动度(PTA)降低等。

3. 重型肝炎

重型肝炎是病毒性肝炎中最严重的一种类型,发生率为 0.2%～0.5%,预后差,病死率高达 50%～70%。各型肝炎均可引起重型肝炎,可因劳累、精神刺激、营养不良、服用损肝药物、饮酒、重叠或合并感染等诱发。

(1)急性重型肝炎:又称暴发型肝炎,以急性黄疸型肝炎起病,但病情发展迅速,起病 10 d内出现高热、极度乏力、严重的消化道症状及精神神经症状。主要表现:①黄疸迅速加深,呈"胆-酶分离"现象;②肝进行性缩小,有肝臭;③出血倾向,PTA 低于 40%;④迅速出现腹腔积液或中毒性鼓肠;⑤有精神神经系统症状(Ⅱ度以上肝性脑病);⑥有肝肾综合征,出现少尿甚至无尿、血尿素氮浓度升高等。发病多有诱因。本病病死率极高,病程一般不超过 3 周。

(2)亚急性重型肝炎:又称亚急性肝坏死,发病 10 d 以上出现上述表现,肝性脑病多出现在疾病的后期,腹腔积液明显。此型病程可长达数月,易发展为坏死性肝硬化,一旦出现肝肾综合征,预后不良。

(3)慢性重型肝炎:在肝硬化基础上,肝功能进行性减退导致以腹腔积液或门静脉高压、凝血功能障碍和肝性脑病等为主要表现的慢性肝功能失代偿。

4. 淤胆型肝炎

淤胆型肝炎又称毛细胆管型肝炎,病程持续时间较长,可达 2～4 个月,起病类似急性黄疸型肝炎。主要表现:①黄疸具有"三分离"特征,即黄疸深,但消化道症状轻,ALT 水平升高不明显,PTA 水平下降不明显;②具有较长时期(3 周以上)肝内梗阻性黄疸的表现(如皮肤瘙痒、粪便颜色变浅、肝脏肿大和梗阻性黄疸等)。

(三)心理-社会状况

患者患病后是否有意回避他人或不愿意向他人暴露自身疾病,有无来自家庭和社会的歧视,评估家庭和社会支持系统对患者的关心和支持。

(四)辅助检查

1.肝功能检查

(1)血清酶检测:丙氨酸转氨酶(ALT)在肝细胞损伤时释放入血,是目前临床上最常用的反映肝细胞功能指标。重型肝炎时因大量肝细胞坏死,ALT 水平随黄疸迅速加深反而下降,呈"胆-酶分离"现象。

天冬氨酸转氨酶(AST)水平也升高,与肝炎的严重程度呈正相关。碱性磷酸酶(ALP)水平、γ-谷氨酰转肽酶(γ-GT)水平在发生肝炎时也可升高。

(2)血清蛋白:由于持续肝功能损害时,肝脏合成白蛋白减少,出现白球比(A/G)下降或倒置,对慢性肝炎或肝硬化的诊断有一定参考价值。

(3)胆红素:胆红素含量是反映肝细胞损伤严重程度的重要指标。发生黄疸型肝炎时血清总胆红素、直接胆红素和间接胆红素、尿胆原和尿胆红素水平均升高。淤胆型肝炎则以直接胆红素、尿胆红素水平升高为主,尿胆原水平下降或呈阴性。

(4)凝血酶原活动度(PTA)对重型肝炎的临床诊断和预后判断有重要意义。PTA 高低与肝损害程度成反比,PTA 低于 40% 是诊断重型肝炎或肝衰竭的重要依据。PTA 越低,肝损害越重,预后越差。

2.肝炎病毒标志物检测

(1)甲型病毒性肝炎:血清抗-HAV-IgM 阳性是 HAV 近期感染的指标,是确诊甲型病毒性肝炎最主要的标志物;血清抗-HAV-IgG 是保护性抗体,持续多年或终身,见于甲型病毒性肝炎疫苗接种后或既往感染 HAV 的患者。

(2)乙型病毒性肝炎:HBV-DNA 和 DNA-P(多聚酶)均位于 HBV 的核心部分,是反映 HBV 感染最直接、最特异和最敏感的指标,两者阳性提示体内 HBV 有活动性复制,传染性较大。

(3)丙型病毒性肝炎:检测血清中 HCV-RNA 和抗-HCV。①HCV-RNA 在病程早期即可出现,治愈后很快消失。②抗-HCV 不是保护性抗体,而是 HCV 感染的一种标志。抗-HCV-IgM 在发病后即可检测到,一般持续 1~3 个月,见于丙型病毒性肝炎急性期或慢性活动期,治愈后可消失,急性病例一般可持续 4~48 周;高滴度抗-HVC-IgG 提示 HCV 感染,低滴度抗-HCV-IgG 提示病毒处于静止状态,见于丙型病毒性肝炎恢复期。

(4)丁型病毒性肝炎:血清中除 HBV 感染的标志物阳性外,尚可检出丁型肝炎病毒抗原 HDVAg 和抗-HDV,血清或肝组织中 HDVAg 或 HDV-RNA 阳性有确诊价值。

(5)戊型病毒性肝炎:HEV 感染者血清中可检测出抗-HEV-IgM 和抗-HEV-IgG,两者阳性均可作为近期感染的指标。

三、常见护理诊断/问题

1.活动无耐力

活动无耐力与肝功能受损、能量代谢障碍有关。

2.营养失调

营养失调与摄入减少及消化吸收障碍有关。

3.焦虑

焦虑与担心预后及隔离治疗等有关。

4.知识缺乏

患者缺乏肝炎的传播途径、治疗、护理和预防等相关知识。

5.潜在并发症

潜在并发症包括出血、肝性脑病、感染、肝肾综合征等。

四、护理措施

(一)一般护理

1.消毒与隔离

对甲、戊型病毒性肝炎患者从发病之日起按消化道隔离3周;对急性乙型病毒性肝炎患者按血液(体液)隔离至HBsAg阴性;慢性肝炎及病毒携带者禁止献血,禁止从事餐饮、托幼等工作,并定期监测各项指标。

2.休息与活动

急性肝炎、重型肝炎、慢性肝炎活动期、ALT水平升高者均应卧床休息。根据病变的不同时期指导患者休息:①急性肝炎早期安静卧床休息(发病后1个月内),症状好转,黄疸减轻,肝功能改善后,每日轻微活动1~2 h,以不感到疲劳为度,以后随病情进一步好转,逐渐增加活动量。肝功正常后1~3个月可恢复日常活动和工作,但仍应避免过劳,尤其是重体力劳动。②慢性肝炎患者可根据病情及肝功能状况合理休息与活动,以不感到疲劳为度。③重型肝炎患者应绝对卧床休息。

3.饮食

合理的营养、适宜的饮食可以改善患者的营养状况,促进肝细胞再生和修复,利于肝功能恢复。

(1)急性肝炎:给予清淡、易消化、含维生素丰富的饮食(如蛋羹、清肉汤、豆浆等),以保证足够热量,每日碳水化合物的摄入量为250~400 g。多食水果、蔬菜,如果患者食欲差可喝糖水、果汁,或静脉补充10%的葡萄糖注射液加维生素C。蛋白质量为1~1.5 g/(kg·d)。伴腹胀时应减少产气食物的摄入,如牛奶、豆浆等。黄疸消退,食欲好转后,可逐渐增加饮食,注意调节饮食的色、香、味,保证营养摄入,但应避免暴饮暴食。恢复期患者的饮食可过渡至普通饮食。

(2)慢性肝炎:宜适当补充高蛋白、高热量、高维生素、易消化的食物。适当增加蛋白质摄入量,蛋白质量为1.5~2 g/(kg·d),以优质蛋白为主,如牛奶、鸡蛋、瘦肉、鱼等。

(3)重症肝炎:给予低脂、低盐、高糖、高维生素、易消化的流质或半流质饮食,少食多餐。注意食物的色、香、味,以增强患者的食欲。对进食不足者,遵医嘱输入10%~15%的葡萄糖注射液,加适量胰岛素,总液量以1 500 mL/d为宜;有肝性脑病先兆者,应限制或禁止蛋白质摄入量,蛋白质摄入量应低于0.5 g/(kg·d)。合并腹腔积液、少尿者,应低盐或无盐饮食,将钠限制在500 mg/d以内,进水量不超过1 000 mL/d。

(4)各型肝炎患者的饮食禁忌:不宜长期摄入高糖、高热量饮食,尤其是肥胖和有糖尿病倾向患者,以防诱发脂肪肝和糖尿病。各型肝炎患者均应戒烟、戒酒,以免加重肝脏损害。

(二)病情观察

密切观察生命体征、意识、消化道症状及黄疸程度,有无心悸、呼吸困难、腹腔积液,皮肤黏膜有无瘀点、瘀斑,有无呕血、便血等出血倾向,血红蛋白、血小板计数、凝血酶原时间、凝血酶原活动度等指标,有无有肝性脑病、肾功能不全等早期表现。

准确记录液体出入量,测量腹围,观察腹腔积液患者的腹腔积液消退情况,监测尿常规、尿比重、血清钾、血清钠、血肌酐、血尿素氮,一旦发现病情变化,及时向医师报告,积极配合抢救。

(三)对症护理

1.皮肤瘙痒

黄疸型肝炎患者的胆盐沉积刺激皮肤,引起皮肤瘙痒。具体护理措施:①保持床单清洁干燥,衣服宜柔软、宽松,经常换洗。②每天用温水清洗皮肤,不宜使用肥皂、化妆品等刺激性用品。③及时修剪指甲,避免搔抓,防止皮肤破损。对已有破损者,则应保持局部清洁、干燥,预防感染。④瘙痒重者,局部可涂擦止痒剂,也可口服抗组胺药物。

2.呕吐、腹泻

给予清淡、易消化饮食,少食多餐;记录 24 h 液体出入量;严重者暂禁食,遵医嘱静脉补充所需营养;保持床单整洁,加强肛周皮肤护理。

(四)治疗护理

1.治疗要点

目前仍无病毒性肝炎的特效治疗方法,原则为综合性治疗,以休息、营养为主,辅以适当药物治疗,避免饮酒、过劳和使用损害肝脏药物等。

(1)急性肝炎:以休息、营养和对症治疗为主。

(2)慢性肝炎:除了适当休息和营养以外,可适当使用保肝药、抗病毒药、降转氨酶药、免疫抑制剂及中药等。

(3)重型肝炎:①支持和对症治疗,绝对卧床休息,实施重症监护;维持体液平衡;保证热量,补充维生素;输注新鲜血浆、清蛋白、免疫球蛋白;②促进肝细胞再生,可用促肝细胞生长因子或前列腺素 E_1;③治疗并发症,防治肝性脑病、出血、继发感染、肝肾综合征等并发症。

2.用药护理

急性肝炎的患者应遵医嘱应用药物,切忌滥用药物,禁用损害肝脏的药物(如吗啡、苯巴比妥类、磺胺类及氯丙嗪等)。应向做抗病毒治疗的慢性肝炎患者说明药物的名称、剂量、给药时间和方法,并密切观察各种药物的注意事项及不良反应,例如,干扰素有发热、胃肠道反应、脱发、肝功能损害和神经精神症状等不良反应,孕妇禁用干扰素。

(五)心理护理

由于急性期患者对疾病的认识不足及对隔离治疗、活动受限等措施的不理解,易出现紧张、焦虑、恐惧等心理;因慢性病患者病情反复、久治不愈及担心疾病预后等,易出现焦虑、悲观、孤独、抑郁等消极心理,表现为少言寡欢、情绪低落、自卑孤独、睡眠障碍等。在护理中应注意介绍疾病相关知识,如治疗方法、疾病预后及隔离的意义等。多与患者交流沟通,随时了解患者心理活动,鼓励说出自己的想法和感受,及时进行疏导,使患者产生安全感,消除焦虑、抑郁等不良心理,保持豁达、乐观的心情,增强战胜疾病的信心,以利于早日康复。

(六)健康指导

1. 预防指导

(1)控制传染源:急性期应隔离治疗,慢性患者和病毒携带者应定期检测各项传染指标,禁止献血和从事饮食、托幼等工作。

(2)切断传播途径:对甲型肝炎患者做好"三管一灭",搞好饮食、饮水及个人卫生,管理好粪便,消灭苍蝇,物品使用实行"一人一用一消毒制"等,防止传播疾病。对乙型和丙型肝炎患者应加强血源管理,提倡使用一次性注射器,对医疗器械实行"一人一用一消毒制"等。

(3)保护易感人群:①主动免疫,甲型肝炎疫苗有减毒活疫苗和灭活疫苗。乙型肝炎患者应用乙肝疫苗,高危人群可每次 $10\sim20~\mu g$,在第 0 个月、1 个月、6 个月分别注射 1 次;新生儿在首次接种(必须在出生后 24 h 内完成)后 1 个月和 6 个月再分别接种 1 次疫苗;②被动免疫,对各种原因已暴露于 HBV 的易感者,包括 HBsAg 阳性母亲所分娩的新生儿,可用高效价HBIg,使用剂量为新生儿 100 IU,成人 500 IU,1 次肌内注射,免疫力可维持 3 周。

2. 疾病知识指导

宣教各型肝炎的发病、传播途径、主要表现、转归、预防等知识;强调早期隔离的必要性、彻底治疗急性肝炎的重要性;减少探视和陪护,以免交叉感染。

3. 生活指导

(1)指导患者规律生活,劳逸结合,待症状消失、肝功能恢复 3 个月以上,可逐渐恢复原工作,坚持正常工作和学习,但应避免劳累。正确对待疾病,保持乐观情绪。

(2)加强营养,适当增加蛋白质的摄入,多食蔬菜、水果,但要避免长期高热量、高脂肪饮食。不吸烟,不饮酒。

(3)实施适当的家庭隔离,指导患者在家中实行分餐制,注意对食具、用具、衣被、排泄物的消毒。可将其排泄物、分泌物用 3% 的漂白粉消毒后弃去。家中密切接触者,可接种相应肝炎疫苗进行预防。

(4)凡接受输血、大手术应用血制品的患者,出院后应定期检查肝功能及肝炎病毒标记物,以便早期发现由血液和血制品以传染途径所致的各型肝炎。

(苏丽亚)

第二节　肝硬化

肝硬化(liver cirrhosis)是各种原因引起的肝细胞变性、坏死,继而出现纤维组织增生和肝细胞结节状再生,这三种病变反复交错进行,导致肝小叶结构破坏和血液循环途径改建,使肝组织变形、变硬。肝硬化是一种常见慢性肝病。早期无明显症状,后期则出现不同程度的门静脉高压和肝功能障碍。乙型、丙型及丁型病毒性肝炎易转为慢性肝炎,少数可发展为肝硬化。

一、病因

1. 病毒性肝炎

病毒性肝炎是我国肝硬化的主要原因,尤其是乙型和丙型肝炎。肝硬化患者肝细胞

HBsAg阳性率可高达76.7％。

2.慢性酒精中毒

长期酗酒是引起肝硬化的一个重要因素,欧美国家60％～70％的肝硬化由酒精性肝病引起。

3.胆汁淤积

因结石等引起胆管持续阻塞,高浓度胆酸及胆红素导致肝细胞损害而形成肝硬化。

4.毒物中毒

某些化学毒物(如砷、四氯化碳、黄磷等)中毒引起肝硬化。

5.血吸虫病

虫卵主要沉积在汇管区,虫卵及其毒性产物引起大量结缔组织增生,但再生结节不明显,称为血吸虫病性肝纤维化。

6.非酒精性脂肪性肝病(NAFLD)

NAFLD也是常见的肝硬化前期病变。NAFLD是一种与胰岛素抵抗(insulin resistance,IR)和遗传易感密切相关的代谢应激性肝脏损伤。危险因素包括肥胖、糖尿病、高脂血症等。

7.其他

自身免疫性肝病、肝脏血液循环障碍、遗传与代谢性肝病、营养不良等均可导致肝细胞炎症坏死,继而发展为肝硬化。

二、护理评估

(一)健康史

肝硬化的病因很多,见本节的病因部分。

(二)身体状况

临床上将肝硬化分为肝功能代偿期和失代偿期,但两期界限并不明显。起病隐匿,病程进展缓慢,可隐伏数年至数十年,少数病例因大片肝坏死,在3～6个月便形成肝硬化。

1.肝硬化代偿期

症状较轻,缺乏特征性,早期较突出症状为乏力、食欲缺乏,可伴有腹胀不适、上腹隐痛或腹泻等。多呈间歇性,在疲劳或发病时表现明显,经休息或治疗缓解。患者的营养状态一般,肝轻度大,质地偏硬,脾轻、中度大。肝功能检查结果正常或轻度异常。

2.肝硬化失代偿期

(1)肝功能减退症:①全身症状,一般情况及营养状况差,消瘦、乏力、面色灰暗,部分患者可有低热、水肿等。②消化道症状,食欲明显减退,甚至厌食,上腹饱胀不适、恶心呕吐等,对脂肪和蛋白质耐受性差,稍进油腻肉食可引起腹泻。上述症状的产生与肝硬化门静脉高压时胃肠道淤血水肿、消化吸收障碍和肠道菌群失调等有关。半数以上患者有轻度黄疸,少数可有中或重度黄疸,提示肝细胞有进行性或广泛坏死。③出血倾向及贫血,轻者可有鼻出血、牙龈出血、皮肤紫癜;重者胃肠道出血引起黑便等,系肝合成凝血因子减少、脾功能亢进和毛细血管脆性增加所致。患者常有不同程度的贫血,是由营养不良、肠道吸收障碍、胃肠失血和脾功能亢进等因素引起。④内分泌失调,男性常有睾丸萎缩及乳房发育,女性出现月经不调、闭经和不孕等。此外还可出现毛细血管扩张、蜘蛛痣、肝掌、色素沉着等表现,是由肝功能减退时对激素的灭能作用减弱所致。少数患者皮肤色素沉着与肾上腺皮质功能受损有关。

(2)门静脉高压症(portal hypertension)：门静脉压正常值为 $1.27\sim2.35$ kPa（$13\sim24$ cmH$_2$O），当门静脉血流受阻，血液瘀滞，压力高于此界限而出现一系列临床症状时，称为门静脉高压症。主要临床表现如下。①脾大、脾功能亢进：在门静脉高压症的早期即可有脾脏充血、肿大，程度不一，在左肋缘下可扪及。早期肿大的脾脏质软、活动；晚期，脾内纤维组织增生变硬，与周围组织粘连，活动程度减小。后期可伴有脾功能亢进引起血中三系减少。②侧支循环的建立和开放：门静脉压力升高时，导致主要的门-腔静脉系交通支开放，胃底、食管下段静脉曲张，主要是门静脉系的胃冠状静脉和腔静脉系的食管静脉、奇静脉等沟通开放，恶心、呕吐、咳嗽、负重等常使腹内压突然升高，或粗糙食物机械损伤、胃酸反流腐蚀损伤导致曲张静脉破裂出血。食管胃底曲张静脉突然破裂，发生大出血，是出现门静脉高压症时最凶险的并发症，患者出现呕血、血便，一次出血量可达 $1\,000\sim2\,000$ mL。由于肝功能损害引起凝血功能障碍及脾功能亢进导致血小板减少，因此一旦发生出血，难以自止。大出血、休克和贫血可致肝细胞严重缺氧、坏死，极易诱发肝性脑病。据统计，首次大出血患者的病死率可高达 25%，以后患者可出现反复的消化道出血。③腹壁静脉曲张：由于脐静脉重新开放，与附脐静脉、腹壁静脉等连接，在脐周和腹壁可见迂曲静脉以脐为中心向上及下腹壁延伸。④痔核形成：为门静脉系的直肠上静脉与下腔静脉系的直肠中、下静脉吻合扩张形成，破裂时引起便血。⑤腹腔积液：是肝功能严重受损的表现。常伴有腹胀、食欲减退，有大量腹腔积液时腹部隆起，腹壁绷紧发亮，患者行动困难，可出现呼吸困难、心悸。部分患者伴有胸腔积液。

(3)肝脏情况：早期肝脏增大，表面尚平滑，硬度中等；晚期肝脏缩小，表面可呈结节状，质地坚硬；一般无压痛，但在肝细胞进行性坏死或并发肝炎和肝周围炎时可有压痛与叩击痛。

(三)辅助检查

1.实验室检查

红细胞或全血细胞减少，白球比降低或倒置，ALT 浓度升高，谷草转氨酶(AST)活力常高于 ALT，可有水和电解质平衡失调、酸碱平衡失调，血氨浓度升高等，腹腔积液一般为漏出液。

2.影像学检查

X 线食管钡餐检查有食管、胃底静脉曲张现象，显示虫蚀样或蚯蚓状充盈缺损等；B 超、CT、MRI 检查显示肝硬化、脾大、腹腔积液等。

3.内镜检查

内镜检查直接观察食管和胃底静脉曲张的程度及范围，并发上消化道出血时急诊检查可判明出血部位和原因，并可进行止血治疗。

4.肝穿刺活组织检查

肝脏病理检查，若有假小叶形成，即可确诊为肝硬化。

(四)心理-社会状况

疾病迁延不愈，进入失代偿期后，反复住院造成经济困难，患者身心均遭受较大打击，思想负担较重，出现抑郁、悲观失望；特别在并发急性大出血时，会出现焦虑、惊慌、恐惧的心理，甚至失去战胜疾病的信心，常出现不配合治疗或过分依赖医护人员的情况。另外，担心手术效果和预后也会使患者焦虑不安。了解家庭能否提供足够的生理、心理支持，家庭经济承受能力，医疗费用来源等。

(五)处理原则

本病无特效疗法，关键是早期诊断，针对病因治疗和加强一般治疗，以缓解和延长代偿期。

对失代偿期者主要是对症治疗,改善肝功能和防治并发症。

三、常见护理诊断/问题

(1)焦虑/恐惧与担心疾病预后、经济负担等有关。

(2)营养失调:低于机体需要量与肝功能减退、营养物质摄入不足、消化吸收功能障碍等有关。

(3)体液过多与肝功能减退导致低蛋白血症、醛固酮和抗利尿激素增多、淋巴回流受阻等有关。

(4)患者缺乏预防上消化道出血的知识。

(5)潜在并发症有上消化道出血、肝性脑病、肝肾综合征、自发性腹膜炎等。

四、护理目标

(1)患者情绪稳定,积极配合治疗和护理。

(2)患者能描述营养不良的原因,遵循饮食计划,保证各种营养物质的摄入。

(3)患者能叙述腹腔积液和水肿的主要原因,腹腔积液和水肿有所减轻。

(4)患者能复述预防上消化道出血的知识。

(5)并发症未发生或被及时发现和处理。

五、护理措施

(一)一般护理

1.休息与活动

休息可减少患者的能量消耗,减轻肝脏代谢的负担,增加肝脏的血流量,有助于肝细胞修复,改善肝脏循环,减轻腹腔积液和水肿。应根据患者的病情适当安排休息和活动。代偿期患者可参加轻度工作。失代偿期应卧床休息,但过多的躺卧易引起消化不良、情绪不佳,应适量活动,活动量以不感到疲劳为宜。

2.饮食与营养

合理营养可保护肝脏,进高蛋白、高热量、含丰富维生素、易消化的饮食,并根据病情变化及时调整。

蛋白质来源以豆制品、鸡蛋、牛奶、鱼、瘦肉为主,每日 $1\sim1.5\ g/kg$,血氨浓度升高时应限制或禁食蛋白质,待病情好转后再逐渐增加摄入量,选择植物蛋白,如豆制品等。补充足够的B族维生素、维生素 C、维生素 A、维生素 D、维生素 E。必要时遵医嘱静脉补充。禁烟、酒,少喝咖啡、浓茶,避免进粗糙、干硬、带骨、有渣或有刺、油炸及辛辣食物,饮食不宜过热,以免损伤食管黏膜而诱发上消化道出血。

(二)病情观察

观察生命体征、意识、性格、精神状态,注意有无休克、肝性脑病。观察呕吐物、排泄物的量、性状,以便及时发现上消化道出血。

每天测腹围一次,每周称体重一次,测量腹围时注意测量的部位、时间、体位均相同,记录 $24\ h$ 液体出入量。动态监测血常规、肝和肾功能、电解质、血氨等。

(三)用药护理

按医嘱给予肌苷、乙酰辅酶 A 等护肝药物,避免使用红霉素、巴比妥类、盐酸氯丙嗪等对肝脏有损害的药物。腹腔积液患者使用利尿剂时应特别注意维持水电解质平衡和酸碱平衡，定时监测血钾、钠、氯化物；利尿速度不宜过快，以每日体重减轻不超过 0.5 kg 为宜。上消化道出血，应用血管活性药物（如生长抑素、奥曲肽、特利加压素及垂体后叶激素等）时，应注意滴速，观察有无恶心、便意、心悸、面色苍白等不良反应；防止药液漏到血管外，造成组织坏死；高血压、冠心病患者以及孕妇不宜使用。

（四）腹腔积液的护理

1. 体位

尽量取平卧位，以增加肝、肾血流灌注，并抬高下肢，减轻水肿。有大量腹腔积液，可取半卧位，使膈肌下降，增加肺活量，减轻呼吸困难。

2. 限制水、钠摄入

一般食盐每日不超过 2 g 为宜，少食含钠高的食物（如咸肉、酱油、酱菜等），将进水量限制在每日 1 000 mL。

3. 皮肤护理

保持床铺干燥、平整。防止水肿部位的皮肤受压和破损。及时给予皮肤瘙痒者止痒处理。避免用手搔抓，用温水擦拭身体，保持皮肤的清洁，防止感染。

4. 观察腹腔积液

正确记录 24 h 液体出入量，定期测量腹围、体重，观察腹腔积液情况。

5. 促进腹腔积液消退

按医嘱使用利尿剂，小量多次静脉输注血浆或白蛋白；协助医师完成腹腔放液或腹腔积液浓缩回输，术中、术后均应监测心肺功能与生命体征变化，酌情减缓甚至中断处理，术后注意穿刺部位局部渗漏、出血情况，及时处置。

（五）上消化道大出血的护理

上消化道大出血是本病最常见的并发症。

1. 立即抢救准备

立即将患者患者置于抢救室，准备各种抢救药品和物品（如三腔双囊管、静脉切开包、吸引器等）。

2. 一般护理

给予平卧、禁食、吸氧，保持安静，维持呼吸道通畅，防止呕吐物误吸。

3. 严密观察病情

监测生命体征、神志、尿量、中心静脉压（CVP），呕吐物及粪便的量、性状和色泽，注意有无肝性脑病先兆等，并做好记录。

4. 恢复血容量

迅速建立两条静脉通路，静脉输液、输血，补充血容量。宜输鲜血，有利于止血及预防肝性脑病。

（六）心理护理

患者因长期患病，症状逐渐加重，常有消极悲观情绪，感到孤独无助、无能为力，对战胜疾病缺乏信心，一旦发生急性大出血，会出现极度的恐慌。因此，应做好患者的心理护理，稳定其情绪，使患者处于最佳的状态，配合治疗和护理。

(七)健康指导

(1)保证身心两方面的休息。保持心情愉快,避免情绪波动;保证足够的休息和睡眠,生活起居有规律,活动量以不感疲劳为度。

(2)切实遵循饮食治疗原则,安排好营养食谱。

(3)注意自我保护,用软牙刷刷牙,避免牙龈出血;避免用力大便、打喷嚏、抬重物等使腹内压增加因素;若口服药片,应研成粉末后冲服。注意保暖和个人卫生,预防感染。

(5)按医嘱使用保肝药,以免用药不当加重肝脏负担和肝功能损害,定期来医院复查。

(苏丽亚)

第三节 原发性肝癌

原发性肝癌是指肝细胞或肝内胆管细胞发生的癌,为我国常见恶性肿瘤之一,其死亡率在消化系统恶性肿瘤中死亡率列第三位,仅次于胃癌和食管癌。在世界各地的肝癌发病率虽有所不同,但均有上升趋势。本病可发生于任何年龄,以发生于 40～49 岁者最多,男、女患者之比为(2～5):1。

一、病因

原发性肝癌的病因和发病机制尚未确定,可能与肝硬化、病毒性肝炎以及黄曲霉毒素等化学致癌物质和环境因素有关。

二、护理评估

(一)健康史

询问肝癌的有关病因,有无乙型肝炎、丙型肝炎、肝硬化病史,有无输血史,有无食用被黄曲霉毒素 B_1 污染的食物、饮用池塘水及家族史。评估患者有无肝区疼痛、进行性消瘦、食欲减退、腹胀、乏力、发热等。注意有无肺、骨、脑转移的症状。

(二)护理体检

注意观察患者有无肝病面容、黄疸。触诊患者的肝脏,了解有无肝大、质地坚硬、表面及边缘不规则等,有无大小不等的结节或巨块,有无压痛。腹壁听诊有无吹风样血管杂音。检查有无腹腔积液征。

(三)心理-社会状况

评估患者有无否认、愤怒、忧伤和接受等几个心理反应阶段,评估患者有无逃避现实和过激的心理反应,有无自杀的行为等。

(四)临床表现

起病隐匿,早期缺乏典型症状。经甲胎蛋白(AFP)普查检出的早期病例无任何症状和体征,称为亚临床肝癌。出现症状而就诊者病程大多已进入中晚期,其主要表现如下。

1.症状

(1)肝区疼痛:为原发性肝癌最常见和最主要的症状,半数以上患者以此为首发症状。多呈持续性钝痛或胀痛,是肿瘤迅速生长使肝包膜绷紧所致。当肝表面癌结节包膜下出血或向腹腔破溃,可表现为腹痛突然加剧及急腹症的表现,如出血量大,则引起晕厥和休克。

(2)消化道症状:常有食欲减退、腹胀,也可有恶心、呕吐、腹泻等。

(3)全身症状:乏力、进行性消瘦、发热、营养不良,晚期患者可呈恶病质等。也可有自发性低血糖、红细胞增多症、高血钙、高血脂等伴癌综合征的表现。

(4)转移灶症状:转移至肺可引起胸痛和血性胸腔积液;转移至骨骼和脊柱,可引起局部压痛或神经受压症状;转移至颅内可出现头痛、呕吐、颅内压升高及脑局灶性损害的症状。

2.体征

肝大为中、晚期肝癌的主要临床体征。晚期患者可出现黄疸和腹腔积液。腹腔积液一般为漏出液,也有血性腹腔积液。

3.并发症

(1)肝性脑病:为肝癌终末期的并发症,约1/3的患者因此死亡。

(2)上消化道出血:肝癌常合并肝硬化或门静脉、肝静脉癌栓致门静脉高压,引起食管胃底静脉曲张破裂出血。也可因胃肠道黏膜糜烂、凝血功能障碍等而出血。

(3)肝癌结节破裂出血:约10%的肝癌患者因癌结节破裂出血而死。肝癌组织坏死、液化可致自发破裂,或因外力而破裂。如限于包膜下,可形成压痛性包块,破入腹腔可引起急性腹痛和腹膜刺激征。

(4)继发感染:因长期消耗或放射、化学治疗而致白细胞数下降,抵抗力减弱,加之长期卧床等因素,容易并发各种感染(如肺炎、败血症、肠道感染等)。

(五)辅助检查

1.甲胎蛋白(AFP)检测

其广泛用于肝癌的普查、诊断、判断治疗效果和预测复发。肝癌 AFP 阳性率为 70%~90%。在排除妊娠、肝炎和生殖腺胚胎瘤的基础上,AFP 检查诊断肝细胞癌的标准如下:①AFP 高于 500 $\mu g/L$,持续 4 周;②AFP 由低浓度逐渐升高,不降;③AFP 在 200 $\mu g/L$ 以上的中等水平持续 8 周。

2.γ-谷氨酰转移酶同工酶Ⅱ(GGT2)检测

在原发性和转移性肝癌患者中 GGT2 的阳性率可达到 90%,特异性达 97.1%。在小肝癌患者中 GGT2 的阳性率为 78.6%。

3.影像学检查

B 超检查可显示直径为 2 cm 以上的肿瘤,对早期定位诊断有较大价值。CT 检查可显示 **2 cm** 以上的肿瘤,阳性率在 90% 以上。如结合肝动脉造影,对 1 cm 以下肿瘤的检出率可达 80% 以上,是目前诊断小肝癌和微小肝癌的最佳方法。

4.肝穿刺活检

肝穿刺活检多在超声或 CT 引导下用细针穿刺活检,具有确诊意义。

(六)治疗要点

早期诊断、早期治疗,根据不同的病情进行综合治疗。手术切除仍是目前根治原发性肝癌最好的方法。非手术疗法有肝动脉化疗栓塞治疗、化学抗肿瘤药物(如阿霉素类、顺铂、丝裂霉素、5-氟尿嘧啶等)治疗、放射治疗、生物和免疫治疗(如干扰素、肿瘤坏死因子、白细胞介素 2)及中医药治疗等。其中肝动脉化疗栓塞治疗是肝癌非手术疗法中的首选方法,可明显提高患者的 3 年生存率。

三、常见护理诊断/问题

1.疼痛:肝区痛

肝区痛与肿瘤生长迅速、肝包膜被牵拉或肝动脉栓塞术后产生栓塞后综合征有关。

2.营养失调:低于机体需要量

营养失调与恶性肿瘤对机体的慢性消耗、化疗所致胃肠道反应有关。

3.有感染的危险

感染与长期消耗及化疗、放疗而致白细胞减少、抵抗力减弱有关。

4.潜在并发症

潜在并发症为上消化道出血、肝性脑病、癌结节破裂出血。

5.恐惧

恐惧与腹部剧烈疼痛或担心预后有关。

四、护理措施

1.生活护理

安排舒适的环境,指导患者合理进食,以高蛋白、适当热量、高维生素为宜,避免摄入高脂、高热量和刺激性食物,使肝脏负担加重。恶心、呕吐时,服用止吐剂后少量进食,增加餐次,尽量增加摄入量。如果有肝性脑病倾向,应减少蛋白质的摄入。戒烟、酒,减轻对肝的损害。

2.病情观察

观察患者疼痛的强度、性质、部位及伴随症状,及时发现和处理异常情况。密切观察生命体征和血常规的变化,询问患者有无咽痛、咳嗽和尿痛等不适,及时发现感染迹象并协助医师进行处理。

3.缓解疼痛

指导并教会患者一些放松和转移注意力的技巧(如深呼吸、听音乐、与病友交谈等),有利于缓解疼痛。保持环境安静、舒适,减少对患者的不良刺激,减轻其心理压力。尊重患者,认真倾听患者诉说疼痛的感受,及时做出适当的回应,可以减轻患者的孤独无助感和焦虑,使其保持稳定的情绪而有助于减轻疼痛。按医嘱采取镇痛措施,可采用患者自控镇痛(PCA)法进行止痛。

4.肝动脉栓塞化疗患者的护理

(1)术前护理:向患者及其家属解释有关治疗的必要性、方法和效果,消除患者的疑虑,使其配合手术治疗;做好各种检查(如血常规、出血时间、凝血时间、肝和肾功能、心电图等检查);做碘过敏试验和普鲁卡因过敏试验;术前 6 h 禁食、禁水,术前半小时给予镇静剂,测量血压。

(2)术中配合:准备好各种抢救用品和药物,注射造影剂时,密切观察患者有无恶心、心悸、胸闷、皮疹等过敏症状,监测血压的变化。观察患者有无腹痛,如果出现轻微腹痛,可安慰患者,转移其注意力;如果疼痛较剧,患者不能耐受,可遵医嘱给予对症处理。

(3)术后护理:术后由于肝动脉血供突然减少,可产生栓塞后综合征,即出现腹痛、发热、恶心、呕吐、血清蛋白浓度降低、肝功能异常等改变,应做好相应护理:术后禁食 2~3 d,逐渐过渡到流质饮食,并注意少食多餐,以减轻恶心、呕吐;遵医嘱术后 48 h 内给予镇痛药;穿刺部位压迫止血 15 min 再加压包扎,沙袋压迫 6 h,保持穿刺侧肢体伸直 24 h,并观察穿刺部位有无血肿及渗血;鼓励患者深呼吸,必要时吸氧;应对高热者采取降温措施,保证患者的营养,维持水电解质平衡、酸碱平衡。

5.用药护理

根据医嘱给患者应用抗肿瘤的化学药物治疗,注意药物疗效及不良反应。鼓励患者保持积极的心态,坚持完成化疗。

6.心理护理

建立良好的护患关系,多与患者交谈以深入了解其内心活动,鼓励患者及其家属说出有关癌症预后的感受,讲解各种治疗、护理知识。根据不同的心理类型给予疏导和具体指导。对于肝癌晚期的患者,尤应注意维护患者的尊严,耐心解答患者提出的各种问题,积极协助缓解患者出现的各种不适症状,以稳定患者的情绪。

五、健康教育

1.疾病防治指导

注意饮食和饮水卫生,做好粮食保管,防霉去毒,保护水源,防止污染。接种乙型和丙型病毒性肝炎疫苗,预防病毒性肝炎和肝硬化。高危人群应定期普查。

2.疾病知识指导

向患者及其家属介绍肝癌的有关知识和并发症的识别,以便随时发现病情变化,及时就诊。

3.日常生活指导

指导患者合理进食,饮食以高蛋白、适当热量、高维生素为宜,避免摄入高脂、高热量和刺激性食物,使肝脏负担加重。恶心、呕吐时,服用止吐剂后少量进食,增加餐次,尽量增加摄入量。

如果有肝性脑病倾向,应减少蛋白质的摄入。戒烟、酒,减轻对肝的损害。保持生活规律,注意劳逸结合,避免情绪剧烈波动和劳累,以减少肝糖原分解,减少乳酸和血氨的产生。指导患者保持乐观情绪,建立积极的生活方式,有条件者可参加社会性抗癌组织活动,增加精神支持,以提高机体抗癌功能。

4.用药指导

遵医嘱服药,不滥用药物,忌服损肝药物。

(苏丽亚)

第四节 水 痘

水痘(varicella,chickenpox)和带状疱疹(herpes zoster)是由水痘-带状疱疹病毒引起的临床表现不同的两种急性传染病。

水痘为原发感染,临床以全身性分批出现的皮肤黏膜的斑疹、丘疹、疱疹及结痂为特征,多见于儿童。水痘痊愈后,病毒继续潜伏在感觉神经节内,经再次激活即可引起带状疱疹,临床表现为沿身体一侧周围神经分布的成簇出现的疱疹,多见于成年人。

一、病原学及发病机制

1.病原学

水痘-带状疱疹病毒属于疱疹病毒科,呈球形,直径 150～200 nm,核心为双股 DNA。本病毒体外抵抗力弱,对温度、酸碱度、化学消毒剂均敏感,不能在痂皮中存活。

2.发病机制

病毒侵入人体后,在呼吸道黏膜细胞增殖,经淋巴系统进入血流,在吞噬细胞系统内再次增殖后入血,形成病毒血症,出现全身病变,主要损害皮肤,偶尔可累及内脏。皮疹分批出现与间歇性病毒播散有关。皮疹出现后 2～5 d 产生特异性抗体,病毒血症消失,症状随之好转。水痘的病理变化限于表皮棘细胞变性、水肿,形成单房性透明水疱,内含大量病毒,随后疱液中出现炎性细胞和脱落上皮细胞,使疱液变浊并减少,病毒减少,下层的上皮细胞再生,最后结痂。痂脱落后一般不留痕迹。

二、护理评估

(一)健康史

询问患者有无与水痘患者密切接触史,是否接种过水痘疫苗;注意观察皮疹出现的时间、部位、顺序、形态等,有无伴随症状及并发症发生等。

(二)身体状况

本病潜伏期一般为 7～21 d,平均 14 d。

1.前驱期

出现于皮疹前 1～2 d,表现为发热、头痛、乏力、咽痛、食欲减退、咳嗽等,婴幼儿可无前驱症期。

2.出疹期

起病后 2 d 内出现皮疹。典型皮疹特征如下:①皮疹呈向心性分布,始于躯干,以后蔓延至面部、肩、四肢,以皮肤受刺激处较重。②皮疹分批出现,初为红斑丘疹或斑疹,继而发展为水疱,呈椭圆形,周围有红晕,疱疹为单房性,形如露水珠,疱液透明,数小时后变混浊,疱疹处常伴有瘙痒。1～2 d 从疱疹中心开始干枯结痂,完全结痂脱落需要 2～3 周的时间。③由于皮疹分批出现,常可见到水痘的各型皮损同时存在,如斑疹、丘疹、水疱、脓疱和结痂。④黏膜皮疹可形成浅表溃疡。皮肤病变表浅,一般不留瘢痕。

3.恢复期

水痘为自限性疾病,10 d 左右自愈。

4.特殊表现

成人和婴儿病情相对较重,皮疹多而密集,易融合成大疱,或呈出血性水疱。若继发细菌感染可引起坏疽型水痘,患者出现高热、严重毒血症状,甚至因发生败血症而死亡。妊娠早期感染水痘,可使胎儿畸形,或引发早产、死胎。孕晚期发生水痘易导致新生儿水痘。

5.并发症

部分患者可出现继发皮肤细菌感染、水痘肺炎、水痘脑炎、水痘肝炎、心肌炎等并发症。

(三)心理-社会状况

询问患者及家长对疾病的认识程度,是否因为隔离、担心疾病预后及担心结痂会留下瘢痕而产生恐惧、焦虑情绪。

三、常见护理诊断/问题

1.体温过高

体温过高与病毒感染有关。

2.皮肤完整性受损

皮肤完整性受损与病毒感染、皮肤瘙痒有关。

3.潜在并发症

潜在并发症包括肺炎、脑炎、心肌炎等。

四、护理措施

(一)一般护理

1.消毒与隔离

本病传染性极强,一旦确诊,须立即实施呼吸道隔离和接触隔离,隔离至全部疱疹结痂或出疹后 7 d,无传染性方可去幼儿园、学校、广场等公共场所。

2.休息与活动

急性期卧床休息。保持室内适宜的温度与湿度,定时通风换气或用紫外线给空气消毒。适时增减衣被,衣服宜宽大、柔软,被褥平整、清洁,防止穿过紧的衣服和盖过厚的被子造成过热,引起皮疹发痒。

3.饮食

给予高蛋白、高维生素、易消化的饮食。补充足够的水分,多喝开水和果汁。

(二)病情观察

注意观察生命体征、出疹顺序、出疹部位、皮疹颜色,皮肤有无继发感染等。如果发现患者高热不退、咳喘,或呕吐、头痛、烦躁不安或嗜睡,可能发生肺炎、脑炎等,应及时向医师报告。

(三)对症护理

水痘患者常有皮肤瘙痒,应注意保持皮肤及口腔清洁。出水痘期间患者可以简单冲凉,浴后吸干身上的水分,再涂止痒药,使身体清爽舒服。剪短指甲,保持手的清洁。可以给婴儿戴上棉质手套,避免抓破皮疹引起感染。

(四)治疗护理

1.治疗要点

以对症治疗、加强护理、防止皮肤继发感染为原则。

(1)对症治疗:遵医嘱肌内注射维生素 B_{12} 可促进皮疹干燥、结痂;皮肤瘙痒,可用炉甘石洗剂或口服抗组胺药物;疱疹破裂,可涂龙胆紫或抗生素软膏,继发感染,及时用抗生素。

(2)抗病毒治疗:一般患者不需抗病毒治疗。对免疫缺陷及免疫抑制的患者,应尽早使用抗病毒药物(如阿昔洛韦、干扰素、阿糖腺苷等)治疗。

(3)防治并发症:若皮肤继发感染,可加用抗生素。如果患者并发脑炎,出现脑水肿及颅内高压,可脱水治疗,禁用肾上腺皮质激素。

2.用药护理

发热患儿不宜使用阿司匹林等退热药,以免并发其他综合征。水痘患者一般禁用肾上腺皮质激素,若患水痘前因其他疾病长期使用激素治疗,应尽快减为生理剂量或停止使用。

(五)心理护理

注意多与患者交流沟通,讲解水痘的相关知识,并说明本病无特效疗法,是自限性疾病,若护理得当,预后良好,不留瘢痕,以解除患者的恐惧心理。

(六)健康指导

1.预防指导

(1)控制传染源:水痘从患者出疹前2 d直到全部疱疹结痂均具有传染性,因此患者应隔离至疱疹全部结痂或出疹后7 d。对易感儿童接触者医学观察21 d。

(2)切断传播途径:病室加强通风换气,集体托幼机构宜采用紫外线消毒;避免与急性期患者接触,对患者的呼吸道分泌物、污染物应消毒。

(3)保护易感人群:接种水痘减毒活疫苗可有效预防;细胞免疫缺陷者、免疫抑制剂治疗者、患有严重疾病者、易感孕妇及体弱者等易感者,在接触患者72 h内肌内注射带状疱疹免疫球蛋白或丙种球蛋白,可降低发病率或减轻症状。

2.疾病知识指导

宣教水痘的原因、临床表现、诊治方法,流行季节出现发热、皮疹等症状,及时就诊。

3.出院指导

水痘病后有持久免疫力,大多终身免疫。但也应加强营养及体育锻炼,以防带状疱疹的发生。

(苏丽亚)

第五节　流行性腮腺炎

流行性腮腺炎(epidemic parotitis'mumps)是由腮腺炎病毒所引起的急性呼吸道传染病。多见于4～15岁的儿童和青少年,亦可见于成人。主要临床特征为发热、腮腺非化脓性炎性肿胀、疼痛,可累及其他组织或器官,引起脑膜炎、脑膜脑炎、睾丸炎、卵巢炎和胰腺炎等并发症。本病为自限性疾病,大多预后良好。

一、病原学及发病机制

1.病原学

腮腺炎病毒属于副黏液病毒,是单股RNA病毒,呈球形,有脂蛋白包膜,表面有小突起的糖蛋白。本病毒含有两种抗原,即V抗原(病毒抗原)和S抗原(可溶性抗原),感染后可出现相应抗体。V抗体出现较迟,一般感染后2～3周才出现,有保护作用;S抗原于起病后1周出现,可保持6个月,无保护作用。人是本病毒唯一的宿主。腮腺炎病毒抵抗力低,紫外线照射可迅速灭活,加热56 ℃ 30 min可灭活,但4 ℃下病毒可存活2个月。

2.发病机制

腮腺炎病毒从呼吸道侵入人体后,在局部黏膜上皮细胞和局部淋巴结中复制,引起局部炎症和免疫反应。然后进入血液循环,形成第1次病毒血症,随血流播散到腮腺和中枢神经系统等器官,并在其中增殖,引起腮腺炎和脑膜炎。病毒再次进入血液循环,形成第2次病毒血症,侵犯其他器官,引起相应炎症。根据器官受累程度不同,表现为各种临床症状。

腮腺炎的病理特征是腮腺、舌下腺、颌下腺等非化脓性炎症。腺体呈间质组织水肿、点状出血、淋巴细胞浸润、腺泡坏死;坏死细胞脱落、渗出物及多形核细胞等堆积,可造成腮腺导管的阻塞、扩张和淀粉酶潴留。睾丸、卵巢和胰腺等受累时亦可出现淋巴细胞浸润和水肿等病变。脑组织病变可呈急性病毒性脑膜炎改变。

二、护理评估

(一)健康史

询问患者是否与腮腺炎患者接触及疫苗接种情况。局部有无红肿热痛,触之有无压痛、波动感,腮腺导管口有无红肿,按压有无脓性分泌物。是否出现神志不清、颅内压升高表现等。

(二)身体状况

本病潜伏期一般为14~25 d,平均18 d。多数患者以耳下部肿胀为首发症状。

1.前驱期

多数患者无前驱期,少数患者表现为发热、头痛、乏力、食欲缺乏、全身不适等症状,持续1~2 d。

2.腮肿期

发病后1~2 d,腮腺逐渐肿大,体温达38 ℃~40 ℃。其特征是以耳垂为中心,向前、后、下发展,填充于下颌骨和乳突之间,边缘不清,触之有热、痛及坚韧感,局部皮肤紧绷发亮,表面发红,但不化脓。腮腺管口早期常有红肿,挤压无脓性分泌物。腮腺肿大2~3 d达高峰,通常一侧先肿大,2~4 d再累及对侧,双侧同时受累者也较多见。因腮腺管发炎阻塞,故进酸性食物促使唾液腺分泌时疼痛加剧。严重者颌下腺、舌下腺及颈部淋巴结亦可累及,持续4~5 d。

3.恢复期

腮腺肿大持续4~5 d逐渐消退,体温恢复正常,整个病程持续10~14 d。

4.并发症

(1)神经系统并发症:并发脑膜炎、脑膜脑炎、脑炎的概率约为15%,它们是儿童腮腺炎常见的并发症,男性患者多于女性患者。一般发生在腮腺炎发病后4~5 d,也可在腮腺肿大前后或同时发生。脑膜炎或脑炎主要表现为高热、剧烈头痛、呕吐、谵妄、抽搐、昏迷,重症可致死亡。

(2)生殖系统并发症:病毒多侵犯成熟生殖腺体,主要见于青春期后的成年人。男性的生殖系统并发症以睾丸炎最常见,多发生于腮腺肿大后6~10 d,表现为高热、寒战、睾丸肿大且疼痛,可并发附睾炎、鞘膜积液和阴囊水肿。女性的生殖系统并发症以卵巢炎最常见,表现为下腹及腰背痛,明显者可触及肿大的卵巢,有触痛。一般为单侧受累,不影响生育能力。

(3)急性胰腺炎:发生率约为5%,多见于儿童,多发生于腮腺肿大后3~7 d,以中上腹剧痛为主要症状,伴有发热、恶心、呕吐等。血、尿淀粉酶浓度升高及脂肪酶浓度升高有助于诊断。

(三)心理-社会状况

询问有无腮腺炎肿胀、疼痛或者并发脑膜脑炎等所致的焦虑、紧张、恐惧心理,注意了解患者及其家属对疾病的了解程度、患者及其家属的应对能力等。

(四)辅助检查

1.血常规检查

白细胞计数大多正常或稍低,淋巴细胞相对增多。

2.血清和尿液淀粉酶测定

90％的患者血清淀粉酶和尿淀粉酶浓度升高,淀粉酶浓度升高程度与腮腺肿胀程度成正比。如果发生胰腺炎,则血脂肪酶浓度升高。

3.血清学检查

IgM 抗体检测特异性强,敏感性高,可作为早期诊断的依据。

4.病毒分离

早期患者的唾液、血液、尿液或脑膜炎患者的脑脊液等组织中可分离出腮腺炎病毒。

三、常见护理诊断/问题

(1)体温过高与腮腺炎病毒感染有关。

(2)疼痛与腮腺肿胀有关。

(3)潜在并发症包括脑膜炎、睾丸炎、急性胰腺炎等。

四、护理措施

(一)一般护理

1.消毒与隔离

执行呼吸道隔离,隔离至腮腺肿大消退后 3 d,一般不少于 10 d。集体儿童机构留验 3 周。

2.休息与活动

急性期卧床休息,热退及轻症患者可在室内活动,避免劳累。

3.饮食

张嘴和咀嚼食物常使疼痛加剧,进营养丰富、清淡、易消化的半流质或流质饮食(如软饭、稀粥、果汁等),避免进酸、辣、硬而干燥的食物。注意保持口腔卫生,协助患者经常用生理盐水或朵贝液漱口。鼓励患者多饮水。

(二)病情观察

密切观察患者生命体征的变化;有无气道阻塞;观察患者的意识及精神状态,是否出现意识障碍;腮腺肿胀程度的变化,颌下腺或舌下腺有无受累;睾丸、腹部有无疼痛等。

(三)对症护理

1.高热

以物理降温为主,例如,头部冷敷、温水或酒精擦浴等,必要时遵医嘱使用退热剂,注意观察降温效果;鼓励患者多饮水,维持体液平衡等。

2.疼痛

腮腺疼痛局部外敷中药制剂或间歇冷敷,使血管收缩,以减轻充血程度及疼痛。必要时遵医嘱使用止痛剂,避免引起疼痛加重的因素。

3.口腔护理

注意口腔卫生,餐后、睡前用淡盐水或复方硼酸溶液漱口,以保持口腔清洁卫生,防止继发感染。

(四)治疗护理

1.治疗要点

目前无特效疗法,以对症治疗为主。

(1)对症治疗:头痛和腮腺胀痛,可应用镇痛药。有睾丸炎,可用棉花垫和丁字带托起睾丸。并发脑膜炎时,加强支持疗法,用20％的甘露醇降低颅内压,可短期使用激素。

(2)抗病毒治疗:发病早期可静脉滴注利巴韦林,疗程5～7 d;合并睾丸炎,可用干扰素治疗。

(3)并发症治疗:合并脑膜炎、心肌炎、睾丸炎等并发症时可用地塞米松等糖皮质激素治疗,疗程不超过7 d。

(4)其他:中药治疗、针灸治疗等。

2.用药护理

应用利巴韦林时注意观察有无过敏、白细胞减少、低血压、视力模糊等不良反应;应规律使用糖皮质激素,并注意观察不良反应。

(五)心理护理

注意多与患者交流沟通,讲解腮腺炎的相关知识,增加患者的安全感,消除恐惧心理。注意支持和安慰其家人,使其稳定情绪,密切配合,有利于治疗顺利进行。

(六)健康指导

1.预防指导

向社区居民宣传腮腺炎的预防方法,重点是接种疫苗;流行期间,幼儿园等儿童集中的机构应加强通风、空气消毒。

(1)控制传染源:实施呼吸道隔离,患者应隔离至腮腺肿胀完全消退。集体儿童机构留验21 d。

(2)切断传播途径:在流行期间,对易感者较多的机构(如幼儿园、学校等)通风及做好空气消毒,对被污染的用具进行煮沸消毒或暴晒处理。

(3)保护易感人群:①主动免疫,可用减毒活疫苗预防接种,预防效果可达95％以上。强调预防的重点是应用疫苗进行主动免疫,可用腮腺炎减毒活疫苗(国际上推荐应用麻疹-腮腺炎-风疹三联疫苗)进行皮内、皮下接种;疫苗可致胎儿畸形,孕妇禁用。②被动免疫,有密切接触史的易感者,在接触后5 d内应注射特异性高效价免疫球蛋白。

2.疾病知识指导

向患者及其家属宣教腮腺炎的相关知识(如病因、临床表现、传播途径及可能出现的并发症等),减少疾病传播。

3.生活指导宣教

指导居家治疗的单纯性腮腺炎患者家属做好消毒与隔离、用药工作;为患者提供营养丰富、清淡的流质或软食,减少刺激。教给患儿家长降温、减轻腮腺疼痛的措施。做好患者的病情观察,如果出现高热、呕吐、精神差等,立即安排患者住院治疗。

(苏丽亚)

第六节　肺结核

肺结核(pulmonary tuberculosis)是由结核分枝杆菌引起的肺部慢性传染性疾病。主要临床表现为低热、盗汗、乏力、食欲减退、咳嗽、咯血等。结核分枝杆菌可侵及许多脏器,以肺部受累形成肺结核最为常见,占各器官结核病总数的80%~90%。肺结核是全球关注的公共卫生和社会问题。

一、病原学及发病机制

1.病原学

结核分枝杆菌分为人型、牛型、非洲型和鼠型,其中引起人类结核病的主要为人型结核分枝杆菌,少数为牛型结核分枝杆菌。结核分枝杆菌具有抗酸性,对干燥、酸、碱、冷等抵抗力较强,在阴湿环境下能存活5个月,在干燥环境可存活6~8个月或数年,对紫外线、热敏感。对于结核分枝杆菌,阳光下暴晒2~7 h,紫外线灯消毒30 min均有明显杀菌作用,煮沸100 ℃5 min可杀菌,70%的酒精接触2 min即可杀菌。

2.发病机制

人体对结核分枝杆菌的反应包括免疫反应和变态反应,二者常同时存在。①免疫力:人体对结核分枝杆菌的自然免疫力(先天免疫力)是非特异性的,接种卡介苗或经过结核分枝杆菌感染后所获得的免疫力(后天性免疫力)具有特异性,能将入侵的结核分枝杆菌杀死或严密包围,制止其扩散,使病灶愈合;②变态反应:变态反应为结核分枝杆菌侵入人体后4~8周,身体组织对结核分枝杆菌及其代谢产物所产生的敏感反应,为Ⅳ型(迟发型)变态反应,可通过结核分枝杆菌素试验来测定。

入侵结核分枝杆菌的数量、毒力及人体免疫力和变态反应的高低,决定着结核病的发生、发展和转归。其基本病理变化是炎性渗出、增生和干酪样坏死,以坏死与修复同时进行为特点,三种病理变化同时存在并可相互转化。肺部首次感染结核分枝杆菌后(初感染),细菌被吞噬细胞携带至肺门淋巴结,并可全身播散。这时若免疫力过于低下,可以发展为原发性进行性结核病。

但成人(往往在儿童时期已经受过轻微结核分枝杆菌感染或已接种卡介苗)机体已有相当的免疫力,不易发生全身性播散,而在感染局部发生剧烈组织反应,病灶为渗出性,甚至干酪样坏死,液化而形成空洞。

二、护理评估

(一)健康史

询问患者有无结核病患者接触史,是否患有获得性免疫缺陷综合征(AIDS)及慢性疾病,有无免疫抑制剂使用史,是否接种过卡介苗,有无低热、盗汗、乏力、食欲减退、咳嗽、咯血等。

(二)身体状况

1.全身症状

发热最常见,多为长期午后低热。部分患者有乏力、盗汗、食欲减退和体重减轻等全身毒性症状。若肺部病灶播散,可有畏寒、不规则高热等。育龄女性可有月经失调或闭经。

2.呼吸系统症状

(1)咳嗽、咳痰:是肺结核最常见症状,多为干咳或有少量白色黏液痰。有空洞形成时,痰量增多;合并细菌感染时,痰呈脓性且量增多;合并厌氧菌感染时,有大量脓臭痰;合并支气管结核,表现为刺激性咳嗽。

(2)咯血:多数患者有不同程度咯血,多为小量咯血,严重者可大量咯血,甚至发生失血性休克。咯血与病情的严重程度不一定成正比,咯血后出现持续高热,多提示病灶播散。

(3)胸痛:病变累及壁层胸膜时可有胸壁刺痛,随呼吸和咳嗽加重。

(4)呼吸困难:多见于干酪样肺炎患者和大量胸腔积液患者,也可见于纤维空洞性肺结核患者。

3.体征

体征随病变范围和性质而异。病变范围小,多无异常体征。渗出性病变范围较大或干酪样坏死时可有肺实变体征,如触诊语颤增强、叩诊浊音、听诊闻及管样呼吸音和湿啰音等。胸膜粘连增厚,可有胸廓塌陷、气管移位。结核性胸膜炎患者有胸腔积液体征。

(三)心理-社会状况

结核病患者易疲劳,睡眠质量差,学习、工作效率降低,出现自卑感;治疗过程中需要进行隔离,定期检查,严格遵医嘱服药,患者可出现焦虑、抑郁、孤独等。

三、常见护理诊断/问题

1.营养失调:低于机体需要量

营养失调与机体消耗增加、食欲减退有关。

2.活动无耐力

活动无耐力与营养不良、贫血有关。

3.体温过高

体温过高与结核分枝杆菌感染有关。

4.潜在并发症

潜在并发症为窒息。

四、护理措施

(一)一般护理

1.消毒与隔离

执行呼吸道隔离至痰菌转阴,患者外出戴口罩,严禁随地吐痰。

2.休息与活动

肺结核患者症状明显,有咯血、高热等严重结核病毒性症状。结核性胸膜炎伴大量胸腔积液者,应卧床休息。卧床休息时宜取患侧卧位,以利于健侧的通气,同时减少患侧胸廓的活动度,降低病灶向健侧扩散的危险。恢复期可适当增加户外活动(如散步、打太极拳等),提高机体抵抗力。轻症患者在坚持化学治疗的同时,可进行正常工作,应避免劳累和重体力劳动,保证充足的睡眠和休息,做到劳逸结合。

3.饮食

选择高热量、高蛋白、富含维生素的饮食,忌烟、酒及辛辣刺激性食物。多食鱼、肉、蛋、牛奶、豆制品等,成人每天蛋白质为 $1.5\sim2.0\ g/kg$,其中优质蛋白应占一半以上;多食新鲜蔬菜和水果,补充维生素;注意食物的不同搭配,保证食物的色、香、味;提供安静、清洁、舒适的就餐环境,增加进食的兴趣。鼓励患者多饮水,以补充因发热、盗汗等而丢失的水分,保证机体代谢所需。有心、肾功能障碍者,应严格遵医嘱控制液体入量。

(二)病情观察

监测患者生命体征;观察患者的临床表现(如发热、咳嗽、咳痰、盗汗等);观察痰量、颜色、性状;观察咯血的诱因,咯血的量、颜色及伴随症状,有无窒息表现等。

(三)治疗护理

1.治疗要点

(1)化学治疗:合理的化学治疗可彻底杀灭病灶中大量繁殖和静止或代谢缓慢的结核分枝杆菌,达到临床治愈的目的。①治疗原则:早期、联合、适量、规律和全程治疗是化学治疗的原则;②疗程:整个化疗分为两个阶段,即强化期 2 个月,巩固期 4~6 个月。

(2)对症治疗:有效抗结核治疗 1~3 周,肺结核毒性症状多可消失,无须特殊处理。高热、大量胸腔积液者可在使用有效抗结核药物的同时,加用糖皮质激素(如泼尼松等),可减轻中毒症状和炎症反应。应注意保持咯血患者气道通畅,及时止血等。

(3)手术治疗:适用于经合理化学治疗无效、多重耐药的厚壁空洞、大块干酪灶、大咯血保守治疗无效者。

2.用药护理

向患者强调并解释抗结核药物治疗的原则,使患者充分认识早期、联合、适量、规律、全程化学治疗的重要性。指导患者按时、按量用药,防止漏服、减量、停药、不按时服药等导致治疗失败。督促患者治疗期间定期复查肝、肾功能,做胸部 X 线检查,出现巩膜黄染、肝区疼痛、胃肠不适、眩晕、耳鸣等,及时与医师联系。

(四)对症护理

1.发热

嘱患者卧床休息,多饮水。必要时给予物理降温或小剂量解热镇痛药。重症结核患者伴高热时可遵医嘱在抗结核治疗的同时加用糖皮质激素。

2.盗汗

室内温度、湿度适宜,定时通风换气。大量出汗时及时更换汗湿的衣服、被单。

3.胸痛

嘱患者胸痛时卧床休息,取患侧卧位。

4.咯血

(1)一般护理:专人护理,保持环境安静;关心、安慰患者,及时清理患者咯出的血块及污染的衣被,以减轻对患者的视觉刺激,消除其紧张情绪;保持口腔清洁,以防口咽部异味刺激致剧烈咳嗽而诱发再度咯血;如果患者精神高度紧张或剧烈咳嗽,可遵医嘱给予小量镇静剂、止咳剂,但禁用吗啡、哌替啶,以免引起呼吸抑制。

(2)休息与卧位:小量咯血者以卧床休息为主。尽量避免搬动患者。

大量咯血患者绝对卧床休息,取患侧卧位,这样既防止病灶向健侧扩散,又有利于健侧肺的通气功能。

(3)饮食护理:大量咯血者应禁食;小量咯血者宜进少量温凉流质饮食,防过冷或过热食物诱发或加重咯血;多饮水,多食富含纤维素食物,以保持大便通畅,避免排便时腹压升高而引起再度咯血。

(4)保持呼吸道通畅:鼓励患者轻轻咳出气管内痰液和积血,咯血时轻拍健侧背部,以利于血块咳出;嘱患者不要屏气,以免诱发喉头痉挛,引起血液引流不畅而诱发或加重窒息;给予痰液黏稠、咳嗽无力者吸痰。

(5)窒息的抢救:一旦患者出现窒息征象,立即取头低脚高 45°俯卧位,将其头侧向一边,轻拍背部,迅速排出气道和口咽部的血块,必要时用吸痰管进行机械吸引,并给予高浓度吸氧,做好气管插管或气管切开的准备或配合工作,迅速解除呼吸道阻塞。

(6)遵医嘱用药:大量咯血时遵医嘱给垂体后叶激素止血,必要时可酌情适量输血。垂体后叶激素主要通过收缩小动脉、减少肺循环血量而止血,但能引起冠状动脉、肠道平滑肌和子宫收缩,故冠心病、高血压患者及孕妇忌用,静脉滴注时速度切勿过快,以免引起恶心、便意、心悸、面色苍白等不良反应。

(7)监测病情:密切观察咯血的量、颜色及出血的速度,观察生命体征及意识状态的变化,观察有无咯血不畅、呼吸急促、发绀、烦躁不安、大汗淋漓等窒息征象,观察有无阻塞性肺不张、肺部感染及休克等并发症表现。

(五)心理护理

医护人员应积极与患者及其家属交流沟通,耐心介绍本病相关知识,告诉患者肺结核可以治愈,帮助患者解除心理压力,使其树立战胜疾病的信心。痰菌阴性和经有效抗结核治疗 4 周以上没有传染性的患者,可参加正常的社会生活。

(六)健康指导

1.预防指导

(1)控制传染源:加强卫生宣教,建立和健全各级结核病防治机构,做到早期发现、早期治疗、登记管理、长期随访、动态观察,这是预防肺结核传播的关键。

(2)切断传播途径:①痰涂片检查为阳性的肺结核患者需住院治疗,呼吸道隔离;患者单居一室,病室通风良好,每日紫外线消毒。②严禁随地吐痰,不面对他人打喷嚏或咳嗽。咳嗽或打喷嚏时,用双层纸巾遮住口鼻。将患者用过的纸巾放入污物袋中焚烧处理。患者外出时戴口罩,须对痰液灭菌处理再弃去。接触痰液后用流水清洗双手。③将餐具煮沸消毒或用消毒液浸泡消毒,同桌共餐时使用公筷。④将被褥、书籍在烈日下暴晒 6 h 以上。

(3)保护易感人群:对未受过结核分枝杆菌感染的新生儿、儿童及青少年接种卡介苗,使其身体产生对结核分枝杆菌的特异性免疫力。受结核分枝杆菌感染易发病的高危人群(如人类免疫缺陷病毒感染者、长期应用免疫抑制剂或糖皮质激素者、吸毒者、糖尿病患者等),可服用异烟肼预防性治疗。

2.疾病知识指导

宣教肺结核的病因、传播途径、主要表现、治疗等知识,强调规律、全程、合理用药的重要性。

3.生活指导

出院后注意营养丰富,合理休息,适当运动,避免劳累,戒烟,戒酒。指导患者定期复查肝功能,做胸部 X 线检查,及时了解病情变化,以利于调整治疗方案并彻底治愈。

(薛娟敏)

第九章　胸外科疾病护理

第一节　血　胸

血胸是指全血积存在胸腔内,又称胸膜腔积血、胸腔积血。最常见的原因是创伤或外科手术。在内科血胸常见于脓胸和结核感染,还有胸膜或肺内肿瘤、凝血机制障碍等。成人胸腔内积血量在 0.5 L 以下,称为少量血胸;积血 0.5~1 L,为中量血胸;胸积血 1 L 以上,称为大量血胸。内出血的速度和量取决于出血伤口的部位及大小。肺实质的出血常常能自行停止,但心脏或其他动脉出血需要外科修补。

一、护理评估

(一)病因

胸部任何组织结构损伤出血均可导致血胸。血胸来自以下几种途径:①肺组织破裂出血。因肺动脉压力低,出血量小,多可自行停止。②胸壁血管(肋间血管或胸廓内血管)破裂出血。因出血来自体循环,压力高,所以出血量多,且不易自止,常需手术止血。③心脏、大血管破裂出血。多为急性大出血,出现失血性休克,若不能及时抢救,常可致死。胸膜腔内出血可导致血容量减少,胸膜腔内大量积血压迫肺脏,并将纵隔推向健侧,使健侧肺也受压,因而严重地影响呼吸和循环功能。

肺、心、膈肌的不断活动,对胸膜腔内积血有去纤维蛋白作用,血液多不凝固。当大量纤维蛋白沉积于胸膜表面,或短期内大量失血,以致去纤维蛋白作用不全,积血可在胸膜腔内凝固,形成凝固性血胸。血块机化及纤维组织增生,形成纤维板,可束缚肺脏并使胸廓收缩塌陷,形成机化性血胸,限制呼吸运动,损害呼吸功能。若不及时排出胸膜腔积血,细菌经伤口从肺破裂口入侵,还易并发感染而引起感染性血胸,最终导致脓血胸。持续大量出血所致胸膜腔积血称为进行性血胸。受伤一段时间后,活动使肋骨断端刺破肋间血管,或血管破裂处血凝块脱落,从而出现胸膜腔内积血,称为迟发型血胸。

(二)临床症状的评估与观察

患者多因失血过多处于休克状态,胸膜腔内积血压迫肺及纵隔,导致呼吸系统循环障碍,患者严重缺氧。血胸还可能继发感染,引起中毒性休克,例如,合并气胸,则伤胸部叩诊鼓音,下胸部叩诊浊音,呼吸音减弱或消失。

(三)辅助检查

根据病史体征可做胸腔穿刺,若抽出血液即可确诊,行胸部 X 线片检查可进一步证实。

二、主要护理诊断/问题

(一)低效性呼吸形态

低效性呼吸形态与胸壁完全受损及可能合并肺实质损伤有关。

(二)气体交换障碍

气体交换障碍与肺实质损伤有关。

(三)恐惧

恐惧与呼吸窘迫有关。

(四)有感染的危险

有感染的危险与污染伤口有关。

三、护理目标

(1)患者能维持平稳正常的呼吸。

(2)患者的心脏功能和有效循环血量维持正常。

(3)患者的疼痛得到缓解或控制,自诉疼痛减轻。

四、护理措施

(一)维持有效呼吸

(1)采用半卧位,卧床休息。膈肌下降利于肺复张,减轻疼痛,减少非必要的氧气需要量。例如,休克,应采取中凹卧位。

(2)吸氧:根据缺氧状态给予鼻导管及面罩吸氧,并及时发现患者有无胸闷、气短、烦躁、发绀等缺氧症状以及皮肤、黏膜的情况。

(3)协助患者翻身,鼓励其深呼吸及咳痰。为及时排出痰液可给予雾化吸入及化痰药,必要时吸痰以排出呼吸道分泌物,预防肺不张及肺炎的发生。

(二)维持正常心排出量

(1)迅速建立静脉通路,保证通畅。

(2)在监测中心静脉压的前提下,遵医嘱快速输液、输血、给予血管活性药物等。

(3)严密观察有无胸腔内出血征象:脉搏增快,血压下降;补液后血压虽短暂上升,又迅速下降;胸腔闭式引流量高于200 mL/h,并持续2~3 h。必要时开胸止血。

(三)病情观察

(1)严密监测生命体征,注意神志、瞳孔、呼吸的变化。

(2)抗休克:观察是否有休克的征象及症状,如皮肤苍白、湿冷、不安、血压过低、脉搏浅快等。若有,立即通知医师并安置一条以上的静脉通路输血、补液,并严密监测病情变化。

(3)如果出现心脏压塞(呼吸困难、心前区疼痛、面色苍白、心音遥远),应立即抢救。

(四)胸腔引流管的护理

严密观察失血量,补足失血及预防感染。如果有进行性失血、生命体征恶化,应做开胸止血手术,清除血块以减少日后粘连。

(五)心理护理

(1)提供安静、舒适的环境。

(2)活动与休息:保证充足睡眠,劳逸结合,逐渐增加活动量。

(3)保持排便通畅,不宜下蹲过久。

(王艳艳)

第二节　气　胸

胸膜腔内积气称为气胸。气胸是利器或肋骨断端刺破胸膜、肺、支气管或食管后,空气进入胸腔所造成的。气胸分如下三种。

(1)闭合性气胸:即伤口伤道已闭,胸膜腔与大气不相通。

(2)开放性气胸:胸膜腔与大气相通。可造成纵隔扑动。吸气时,健侧胸膜腔负压升高,与伤侧压力差增大,纵隔向健侧移位;呼气时,两侧胸膜腔压力差减少,纵隔移向正常位置。这样纵隔随呼吸来回摆动的现象,称为纵隔扑动。

(3)张力性气胸:即有受伤的组织起活瓣作用,空气只能入不能出,胸膜腔内压不断升高,如果抢救不及时,患者可因急性呼吸衰竭而死亡。

一、护理评估

(一)临床症状的评估与观察

(1)闭合性气胸:小的气胸多无症状。超过 30％的气胸,可有胸闷及呼吸困难;气管及心脏向健侧偏移;伤侧叩诊呈鼓音,呼吸渐弱,严重者有皮下气肿及纵隔气肿。

(2)开放性气胸:患者有明显的呼吸困难及发绀,空气进入伤口发出"嘶嘶"的响声。

(3)张力性气胸:重度呼吸困难,发绀,常休克,颈部及纵隔皮下气肿明显。

(二)辅助检查

根据上述指征,结合胸部 X 线片即可确诊,必要时做患侧第 2 肋间穿刺,常能确诊。

二、主要护理诊断/问题

(一)低效性呼吸形态

低效性呼吸形态与胸壁完全受损及可能合并肺实质损伤有关。

(二)疼痛

疼痛与胸部伤口及胸腔引流管刺激有关。

(三)恐惧

恐惧与呼吸窘迫有关。

三、护理目标

(1)患者的疼痛得以控制或缓解。

(2)患者的气体交换受损情况得以缓解。

(3)未发生窒息、胸腔或肺部感染,或被及时发现并配合处理。

四、护理措施

(一)维持或恢复正常的呼吸功能

(1)采用半卧位,卧床休息。膈肌下降利于肺复张、疼痛减轻及减少非必要的氧气需要量。

(2)吸氧:根据缺氧状态给予鼻导管及面罩吸氧,并及时发现患者有无胸闷、气短、烦躁、发绀等缺氧症状以及皮肤、黏膜的情况。

(3)协助患者翻身,鼓励其深呼吸及咳痰,及时排出痰液,可给予雾化吸入及化痰药,必要时吸痰,排出呼吸道分泌物,预防肺不张及肺炎的发生。

(二)皮下气肿的护理

皮下气肿,在胸腔闭式引流第3~7日可自行吸收,也可用粗针头做局部皮下穿刺,挤压放气。纵隔气肿加重时,要在胸骨柄切迹上做一个2 cm的横行小切口。

(三)胸腔引流管的护理

1. 体位

采用半卧位,利于呼吸和引流。鼓励患者进行有效的咳嗽和深呼吸运动,利于积液排出,恢复胸膜腔负压,使肺复张。

2. 妥善固定

下床活动时,引流瓶位置应低于膝关节,运送患者时双钳夹管。引流管末端应在水平线下2~3 cm,保持密封。

3. 保持引流通畅

闭式引流主要靠重力引流,水封瓶液面应低于引流管胸腔出口平面60 cm,以免引流液逆流造成感染。水封瓶液面高于胸腔时,要夹闭引流管。定时挤压引流管以免阻塞。水柱波动反应残腔的大小与胸腔内负压的大小。其正常时上下可波动4~6 cm。如果无波动,患者出现胸闷气促、气管向健侧移位等肺受压的症状,应疑为引流管被血块堵塞,应挤捏或用负压间断抽吸引流瓶短玻璃管,促使其通畅,并通知医师。

4. 观察记录

观察引流液的量、性状、颜色和水柱波动范围,并准确记录。若引流量不低于200 mL/h,并持续3 h以上,颜色为鲜红色或红色,性质较黏稠,易凝血,则疑为胸腔内有活动性出血,应立即向医师报告,必要时开胸止血。每天更换水封瓶并记录引流量。

5. 保持管道的密闭和无菌

使用前注意引流装置是否密封,胸壁伤口、管口周围用油纱布包裹严密,更换引流瓶时双钳夹管,严格执行无菌操作。

6. 脱管处理

如果引流管从胸腔滑脱,立即用手捏闭伤口处皮肤,消毒后用油纱封闭伤口,协助医师做进一步处理。

7. 拔管护理

24 h引流液少于50 mL,脓液少于10 mL,胸部X线片显示肺膨胀良好、无漏气,患者无呼吸困难即可拔管。拔管后严密观察患者有无胸闷、憋气、呼吸困难、切口漏气、出血、皮下气肿等症状。

(王艳艳)

第十章 胃肠外科疾病护理

第一节 胃、十二指肠损伤

由于有肋弓保护且活动度较大，柔韧性较好，壁厚，发生钝挫伤时胃很少受累，只有胃膨胀时偶尔发生损伤。上腹或下胸部的穿透伤则常导致胃损伤，多伴有肝、脾、横膈及胰等损伤。胃镜检查及吞入锐利异物或吞入酸、碱等腐蚀性毒物也可引起穿孔，但很少见。十二指肠损害是上中腹部受到间接暴力或锐器的直接刺伤而引起的，缺乏典型的腹膜炎症状和体征，多伴有腹部脏器合并伤，病死率高，术前诊断困难，漏诊率高，术后并发症多，肠瘘的发生率高。

一、护理评估

（一）病因

1.开放性损伤

开放性损伤包括火器伤中的枪弹或弹片的直接损伤、锐器刺伤、器械检查和手术操作时的误伤。

2.闭合性损伤

上腹部的钝力作用（如撞击，挤压、坠落、爆震作用等），吞食强酸、强碱及其他化学物质和不当的洗胃操作等引起闭合性损伤。

（二）临床表现

（1）若胃损伤未波及胃壁全层，可无明显症状。若全层破裂，由于胃酸有很强的化学刺激性，可立即出现剧痛及腹膜刺激征。当破裂口接近贲门或食管时，可因空气进入纵隔而呈胸壁下气肿。发生较大的穿透性胃损伤时，可自腹壁流出食物残渣、胆汁和逸出气体。

（2）十二指肠破裂后，因有胃液、胆汁及胰液进入腹腔，早期即可发生急性弥散性腹膜炎，有剧烈的刀割样持续性腹痛伴恶心、呕吐，腹部检查可见舟状腹、腹膜刺激征。

（三）辅助检查

1.疑有胃损伤者，应置胃管

若自胃内吸出血性液或血性物，可确诊。

2.腹腔穿刺术和腹腔灌洗术

腹腔穿刺抽出不凝血液、胆汁，灌洗吸出 10 mL 以上肉眼可辨的血性液体，即为阳性结果。

3.X 线检查

腹部 X 线片可显示腹膜后组织积气，肾脏轮廓清晰、腰大肌阴影模糊不清等有助于腹膜后十二指肠损伤的诊断。

4.CT 检查

可显示少量的腹膜后积气和渗至肠外的造影剂。

(四)鉴别诊断

应鉴别胃创伤与消化性溃疡穿孔、十二指肠破裂、胰腺损伤、肝或脾破裂等。应鉴别十二指肠损伤与胰腺损伤、肾挫伤、消化性溃疡穿孔、小肠破裂等。

(五)治疗

1.非手术治疗

非手术治疗适用于胃壁损伤无破裂、腹膜后十二指肠破裂早期诊断不清、不伴有休克和弥散性腹膜炎的患者。

(1)患者取半卧位。

(2)做有效的胃肠减压。

(3)补充适量的液体。

(4)应用抗生素。

2.手术治疗

(1)胃破裂行修补术:幽门部纵向裂伤可做横向缝合,以防术后狭窄。幽门部挫伤破裂严重或发生横断伤,可行胃部分切除术。注意探查胃后壁有无破裂。

(2)十二指肠破裂:十二指肠破裂的手术治疗方法包括单纯修补术、损伤肠段切除术、损伤肠段吻合术及胰头十二指肠切除术。

单纯修补术:适用于裂口不大、边缘整齐、血运好、无张力者。为防止术后肠瘘,应行充分的胃肠减压。也可在修补处的近端和远端经胃造瘘口放入一个多侧孔的减压管,另放一个空肠营养造瘘管。

损伤肠段切除、吻合术:十二指肠第三、第四段损伤严重,不宜缝合修补时,可行局部肠段切除对端吻合术,张力过大无法吻合时将两断端关闭,做十二指肠空肠侧-侧吻合术。

胰头十二指肠切除术:适用于十二指肠第一段、第二段严重碎裂殃及胰头,无法修复者。

不管何种手术方式均应保证术后十二指肠通畅、吻合、无张力,充分地腹膜后和腹腔引流。

二、主要护理诊断/问题

(一)疼痛

疼痛与胃肠破裂、腹腔内积液、腹膜刺激征有关。

(二)组织灌注量不足

这与大量失血、失液,严重创伤,有效循环血量减少有关。

(三)焦虑或恐惧

这种情绪与经历意外及担心预后有关。

(四)潜在并发症

潜在并发症有出血、感染、肠瘘及低血容量性休克。

三、护理目标

(1)患者的疼痛减轻。

(2)患者的血容量得以维持,各器官血供正常、功能完整。

(3)患者的焦虑或恐惧减轻或消失。

(4)护士密切观察病情变化,如发现异常,及时向医师报告,并配合处理。

四、护理措施

(一)术前护理

1.预防低血容量性休克

吸氧,保暖,建立静脉通道,遵医嘱输入温热生理盐水或乳酸林格液,抽血,查全血细胞计数、血型和交叉配血。

2.密切观察病情变化

每 15～30 min 应评估患者的情况。评估内容包括意识状态、生命体征、肠鸣音、尿量、氧饱和度,有无呕吐、肌紧张和反跳痛等。观察胃管内引流物的颜色、性质及量,若引流出血性液体,提示有胃、十二指肠破裂的可能。

3.术前准备

胃、十二指肠破裂大多需要手术处理,故患者入院后,在抢救休克的同时,尽快完成术前准备工作,如备皮、备血、插胃管及留置导尿管、做好抗生素皮试等,一旦需要,可立即实施手术。

4.心理护理

评估患者对损伤的情绪反应,鼓励他们说出自己的感受,帮助其采取积极有效的应对措施。向患者介绍有关病情、损伤程度、手术方式及疾病预后,鼓励患者,告诉患者良好的心态、积极的配合有利于早日康复。

(二)术后护理

1.体位

患者意识清楚,病情平稳,采用半坐卧位,有利于引流及呼吸。

2.禁食、胃肠减压

观察胃管内引流液的颜色、性质及量,若引流出血性液体,提示有胃、十二指肠再出血的可能。缝合十二指肠创口后,将胃肠减压管置于十二指肠腔内,使胃液、肠液、胰液得到充分引流,一定要妥善固定胃肠减压管,避免脱出。若胃肠减压管脱出,要在医师的指导下重新置管。

3.严密监测生命体征

术后 15～30 min 监测生命体征直至患者病情平稳。注意肾功能的改变,胃十二指肠损伤后,特别是发生出血性休克时,肾脏会受到一定的损害,尤其是严重腹部外伤伴有重度休克者,有发生急性肾功能障碍的危险,所以,术后应密切注意尿量,争取保持每小时尿量在 50 mL 以上。

4.补液和营养支持

根据医嘱,合理补充水、电解质和维生素,必要时输新鲜血、血浆,维持水电解质平衡、酸碱平衡。给予肠内、肠外营养支持,促进合成代谢,提高机体防御能力。继续应用有效抗生素,控制腹腔内感染。

5.术后并发症的观察和护理

(1)出血:如胃管内 24 h 内引流出的新鲜血液大于 300 mL,提示吻合口出血,要立即配合医师采取向胃管内注入凝血酶粉、用冰盐水洗胃等止血措施。

(2)肠瘘:患者术后持续低热或高热不退,腹腔引流管中引流出黄绿色或褐色渣样物,有恶臭或引流出大量气体,提示肠瘘发生,要配合医师进行腹腔双套管冲洗,并做好相应护理。

(廖建萍)

第二节　胃十二指肠溃疡

胃位于腹腔左上方,呈弧形囊状,空虚时呈管状,是消化管最膨大的部分,上连食管,下与十二指肠相连接,入口为贲门,出口为幽门。胃壁从内向外为黏膜层、黏膜下层、肌层、浆膜层。胃是贮存、消化食物的重要脏器,具有运动、分泌两大功能。混合性食物从进食至胃完全排空需 4~6 h。正常成人每日分泌胃液量为 1 500~2 000 mL,主要成分为胃酸、胃酶、电解质、黏液和水。胃液分泌可分为自然分泌(消化间期分泌)和刺激性分泌(消化期分泌)。

十二指肠是小肠的起始部分,位于胃的幽门和空肠之间,呈"C"形,长约 25 cm,分球部、降部、水平部、升部四部分。十二指肠接受食糜、胆汁、胰液,分泌碱性十二指肠液、激素。胃、十二指肠溃疡是指发生在胃、十二指肠的慢性溃疡,由于溃疡发生与胃酸及胃蛋白酶的消化作用有关,又称消化性溃疡。

临床上十二指肠溃疡(duodenal ulcer,DU)较胃溃疡(gastric ulcer,GU)多见,多见于青壮年,好发于球部;胃溃疡多见于胃角、胃窦小弯。

一、护理评估

(一)病因

消化性溃疡是一种多因素疾病,溃疡发生是黏膜侵袭因素和防御因素失去平衡的结果,这是溃疡发生的基本原理。

(1)幽门螺杆菌(Hp)感染是消化性溃疡的主要发病原因。

(2)胃酸分泌过多在溃疡形成过程中起决定性作用。

(3)使用非甾体抗炎药(如阿司匹林、布洛芬、吲哚美辛等)、糖皮质激素、化疗药、氯吡格雷、肾上腺皮质激素等。

(4)粗糙和刺激性食物或饮料可引起黏膜的物理性、化学性损伤。

(5)精神因素持久,过度精神紧张,情绪激动等。

(6)其他病因:吸烟、遗传。

(二)临床表现

上腹痛是胃、十二指肠溃疡的主要症状,但部分患者症状轻微或无症状,而以出血、穿孔等并发症为首发症状。

1.症状

(1)慢性过程:病史可达数年或数十年。

(2)周期性发作:发作与自发缓解相交替,常有季节性,多在秋冬或冬春之交发病,可因精神情绪不良或过劳而诱发。

(3)节律性:胃溃疡疼痛部位多在剑突下正中或靠左,表现为进餐后约 1 h 出现疼痛,持续 1~2 h 逐渐缓解,下次进餐后疼痛复发,其典型节律表现为餐后痛,即进食—疼痛—缓解。十二指肠溃疡疼痛部位在剑突下偏右,疼痛发生在两餐之间,为饥饿痛或空腹痛,部分患者还会在午夜出现疼痛(夜间痛),其节律为疼痛—进食—缓解。

(4)其他:可伴有反酸、嗳气、上腹胀、恶心、呕吐等胃肠道症状。部分患者可有失眠、多汗、消瘦、贫血等全身表现。

2.体征

溃疡活动时上腹部可有局限性压痛,十二指肠溃疡压痛点在脐部偏右上方,胃溃疡在剑突下或偏左。缓解期无明显体征。

3.并发症

(1)急性大出血:是溃疡侵蚀血管所致,是消化性溃疡最常见的并发症,也是上消化道出血最常见的原因。表现为呕血、柏油样黑便,出血量大时可排鲜血便。

(2)急性穿孔:溃疡穿透浆膜层则引发穿孔,多发生在胃小弯或十二指肠球部前壁。穿孔后胃肠内容物进入腹腔引发腹膜炎,先为化学性腹膜炎,后为细菌性腹膜炎,表现为腹部剧烈疼痛和具有急性腹膜炎的体征。

(3)幽门梗阻:主要由十二指肠溃疡或幽门管溃疡引起。溃疡急性发作时炎症水肿和幽门部痉挛可引起暂时性梗阻,随着炎症好转而缓解;持久性幽门梗阻是瘢痕收缩狭窄所致。主要表现为呕吐隔夜宿食、量大、不含胆汁、有腐败酸臭味,吐后自觉胃部舒服。

(4)癌变:可发生胃癌。十二指肠溃疡很少癌变。

(三)辅助检查

1.胃镜检查及胃黏膜活组织检查

其为确诊消化性溃疡首选的检查方法。胃镜下可直接观察溃疡病变的部位、形态、大小、性质,结合活组织检查、幽门螺杆菌检测,对消化性溃疡的诊断有确诊价值。

2.X线钡餐检查

溃疡的X线直接征象为龛影,是诊断溃疡的重要依据。

3.幽门螺杆菌检测

该检测是消化性溃疡的常规检测项目,检测结果可决定治疗方案。

4.胃液分析

胃溃疡患者胃液分泌正常或稍低于正常,十二指肠溃疡患者胃液分泌常过多。

5.粪便潜血试验

活动性消化性溃疡常有少量渗血,粪便潜血试验呈阳性,经治疗后1~2周转阴。若胃溃疡患者的粪便潜血试验持续阳性,应考虑癌变。

二、主要护理诊断/问题

(一)急性疼痛

急性疼痛与消化道黏膜溃疡有关。

(二)营养不良:低于机体需要量

营养不良:低于机体需要量与摄入不足、消化吸收障碍及消耗增加有关。

(三)有体液不足的危险

有体液不足的危险与穿孔后禁食,腹腔渗出、幽门梗阻患者反复呕吐致水和电解质丢失有关。

(四)焦虑

焦虑与病情迁延不愈、反复发作、恶变及担心手术愈合等有关。

(五)潜在并发症

潜在并发症有出血、穿孔、感染、吻合口瘘、梗阻等。

三、护理目标

(1)患者疼痛减轻或消失。

(2)患者掌握了用药和饮食护理知识。

(3)患者未发生并发症,或并发症被及时发现和处理。

四、护理措施

(一)术前护理

做好患者的心理护理,给予择期手术患者高蛋白质、高热量、高维生素、易消化、无刺激的食物,加强营养支持,遵医嘱做用药护理。除此,还需做好下列特殊护理。

1.急性穿孔的护理

禁食,禁饮,胃肠减压,输液,使用抗生素,严密观察患者的生命体征、腹痛症状及体征、肠鸣音变化等,做好急诊手术准备。

2.合并出血的护理

观察并记录呕血、便血、循环血量不足的表现。帮患者取平卧位,呕血时将头偏向一侧,暂时禁饮食,输液,输血,使用止血药物(去甲肾上腺素)及措施(用冷生理盐水洗漱、内镜下激光凝固)。经止血、输血治疗后出血仍在持续者,应急诊手术。

3.合并幽门梗阻的护理

非完全性梗阻者可进无渣半流质饮食,输液、输血,纠正营养不良及电解质紊乱、酸碱平衡失调。术前 3 d,每日用 300~500 mL 温生理盐水洗胃,以减轻胃壁水肿、炎症,有利于术后吻合口愈合。

(二)术后护理

1.一般护理

麻醉清醒、血压平稳后取低半卧位。禁食,胃肠减压,输液,使用抗生素。观察生命体征、切口敷料、腹部体征、胃肠减压情况和引流管引流出液体的量和性状。术后放置胃管 3~4 d,肠蠕动恢复、肛门排气后拔除胃管,拔管当日可进少量水或米汤,次日可进流质饮食,避免进易产气食物,后逐渐过渡到普食。鼓励患者早期活动。

2.胃大部切除术后并发症的护理

(1)吻合口出血:术后 24 h 内,从胃管引流出少量暗红色或咖啡色血性内容物,量不超过300 mL。这是术中残留胃内的血液或胃肠吻合创面渗液,属于正常现象。若短期内胃管引流出大量的血性内容物,尤其是鲜血,伴呕血、黑便、休克,提示吻合口出血。多采用禁食、应用止血药物、输血等非手术治疗;若非手术治疗无效,需立即手术治疗。

(2)十二指肠残端破裂:是毕Ⅱ式手术最严重的并发症。多发生在术后 24~48 h。表现为右上腹突发剧烈疼痛,局部压痛、肌紧张等急性腹膜炎的症状和体征。应立即手术治疗。

(3)胃肠吻合口破裂或瘘:多发生在术后 5~7 d。多数为吻合处张力过大、低蛋白血症、组织水肿等导致组织愈合不良所致。早期破裂可致严重的腹膜炎,应立即手术处理。后期发生者,可形成局限性脓肿或向外穿破而形成腹外瘘,经局部引流、胃肠减压和支持治疗,数周后可自行愈合。经久不愈者需手术治疗。

(4)术后梗阻:包括输入段梗阻、吻合口梗阻、输出段梗阻。

输入段梗阻:多见于毕Ⅱ式胃大部切除术后,分为急性完全性输入段梗阻、慢性不完全性输入段梗阻。急性完全性输入段梗阻为闭襻性肠梗阻,表现为上腹部突发剧痛、频繁呕吐,量少,不含胆汁,吐后症状不缓解,需手术治疗。慢性不完全性输入段梗阻发生时,进食后消化液分泌增加,积累到一定量时涌入残胃,引发呕吐。一般为进食后 15～30 min,上腹突发疼痛,喷射状呕吐大量含胆汁液体,吐后症状有所减轻。若长时间不能缓解,需手术治疗。

吻合口梗阻:是吻合口过小或水肿引起。表现为进食后上腹饱胀、呕吐不含胆汁的食物。X 线钡剂造影可见造影剂完全滞留在胃内。经非手术治疗 2 周后不能缓解者,需手术治疗。

输出段梗阻:多为粘连、大网膜水肿、炎性肿块压迫等所致。表现为上腹饱胀及呕吐食物、胆汁。多数经非手术治疗可缓解,不能缓解者需手术治疗。

3.迷走神经切断术后并发症的护理

(1)胃潴留:多在术后 3～4 d 发生。患者表现为上腹饱胀不适、呕吐食物或带有胆汁。查体见上腹饱满、隆起。经禁食、胃肠减压、温高渗盐水洗胃、维持水电解质平衡、营养支持,症状可消失。

(2)腹泻:较常见。表现为进食后肠蠕动增加、肠鸣、腹痛、腹泻,排出水样便可缓解。注意饮食调节,保持水电解质平衡,使用助消化药等可改善症状。

(3)胃小弯坏死穿孔:少见,但非常严重,多见于高选择性迷走神经切断术。突发上腹部疼痛、急性腹膜炎症状,应立即手术。

(廖建萍)

第三节　肠梗阻

肠梗阻是指肠内容物不能正常运行、顺利通过肠道,是外科常见的急腹症之一。肠梗阻不但可引起肠管本身解剖与功能的改变,而且可导致全身性生理的紊乱,如处理不及时,常危及患者的生命。

一、护理评估

(一)健康史

1.按梗阻发生的基本原因分类

(1)机械性肠梗阻:此型临床最常见,是由肠腔堵塞(如寄生虫、粪块、异物)、肠管受压(如粘连带压迫、肠扭转、嵌顿疝、肿瘤压迫)、肠壁病变(如肿瘤、先天性肠道闭锁、炎症性狭窄)等原因引起的肠腔狭窄、肠内容物通过障碍。

(2)动力性肠梗阻:神经反射或毒素刺激引起肠壁肌功能紊乱,致肠内容物不能正常运行,但无器质性的肠腔狭窄。动力性肠梗阻分为麻痹性肠梗阻和痉挛性肠梗阻。其中,麻痹性肠梗阻较常见,见于急性弥散性腹膜炎、腹部大手术、腹膜后血肿或感染等,痉挛性肠梗阻见于慢性铅中毒或肠道功能紊乱。

(3)血运性肠梗阻:较少见,是由于肠系膜血管栓塞或血栓形成,引起肠管血运障碍,继而发生肠麻痹,肠内容物不能运行。

2.按肠壁有无血运障碍分类

(1)单纯性肠梗阻:只是肠内容物通过受阻,而无肠壁血运障碍。

(2)绞窄性肠梗阻:是指肠梗阻并伴有肠壁血运障碍,还常见于肠扭转、肠套叠等。

3.按梗阻部位分类

肠梗阻按梗阻部位分为两类:高位(如空肠上段)肠梗阻和低位(如回肠末段和结肠)肠梗阻。

(二)身体状况

1.症状

(1)腹痛:单纯性机械性肠梗阻患者表现为阵发性腹部绞痛,是梗阻部位以上肠蠕动增强所致;绞窄性肠梗阻患者表现为腹痛间歇时间缩短,呈持续性腹痛阵发性加剧;麻痹性肠梗阻患者表现为全腹持续性胀痛。

(2)呕吐:梗阻早期,呕吐呈反射性,呕吐物为食物或胃液。此后,呕吐与梗阻的部位、类型有关。高位肠梗阻呕吐出现得早而频繁,呕吐物主要为胃及十二指肠内容物;低位肠梗阻呕吐出现得迟而少,呕吐物为类臭样物;绞窄性肠梗阻患者的呕吐物呈棕褐色或血性;麻痹性肠梗阻患者的呕吐多呈溢出性。

(3)腹胀:常出现在梗阻发生一段时间之后,其程度与梗阻部位、性质有关。高位肠梗阻患者的腹胀不明显,可有胃型;低位肠梗阻患者的腹胀明显;麻痹性肠梗阻患者的腹胀为均匀性全腹胀;绞窄性肠梗阻患者的腹胀为不均匀或不对称腹胀。

(4)肛门停止排便排气:见于急性完全性肠梗阻。但在梗阻早期,尤其是高位肠梗阻,因梗阻部位以下肠内有残存的粪便和气体,仍可自行排出或在灌肠后排出。某些绞窄性肠梗阻、肠系膜血管栓塞或血栓形成,可排果酱样便或血性便。

2.体征

(1)腹部:单纯性肠梗阻时常可见肠型及蠕动波;麻痹性肠梗阻时见均匀性腹胀;肠扭转时腹胀多不对称。单纯性肠梗阻时腹部有轻压痛;绞窄性肠梗阻时有固定压痛和腹膜刺激征,可扪及有压痛的包块。绞窄性肠梗阻时腹腔内有渗液,移动性浊音为阳性。机械性肠梗阻时肠鸣音亢进,有气过水声或金属音;麻痹性肠梗阻时肠鸣音减弱或消失。

(2)全身:单纯性肠梗阻早期多无明显的全身症状。梗阻晚期或绞窄性肠梗阻患者,可有脱水和代谢性酸中毒症状,甚至体温升高、脉搏细速、血压下降、面色苍白等中毒和休克征象。

(三)心理-社会状况

因疾病的疼痛折磨,担心疾病对生活、学习、工作等造成影响,以及手术的危险性和治疗费用等,患者表现出不同程度的精神紧张、焦虑不安或恐惧。因担心术后的并发症及疾病预后,患者常常会情绪消沉、悲观失望甚至不配合治疗和护理。

(四)治疗要点

肠梗阻的治疗原则是解除肠道梗阻和纠正梗阻所引起的全身生理功能紊乱。根据梗阻的类型、程度及全身情况,可采取非手术疗法和手术疗法。

1.非手术疗法

非手术疗法适用于单纯性粘连性肠梗阻、痉挛性或麻痹性肠梗阻、蛔虫团性肠梗阻及肠套叠早期等。其中,最重要的措施是胃肠减压,可以吸出梗阻部位之上的积气和积液,减轻腹胀,降低肠腔内压力,改善肠壁血液循环,减少肠腔内细菌和毒素的吸收,有利于改善局部和全身情况,应及早使用。同时,给予解痉止痛,纠正电解质紊乱和酸碱平衡失调,防治感染和中毒。肠套叠发生后 48 h 以内,全身情况良好,无明显脱水及电解质紊乱者,首选空气灌肠复位。

2.手术治疗

手术治疗适用于各种类型的绞窄性肠梗阻、肿瘤及先天性肠道畸形引起的肠梗阻,以及经非手术治疗无效的患者。常用的手术方式有肠粘连松解术、肠套叠或肠扭转复位术、肠短路吻合术、肠切除吻合术、肠造口或肠外置术等。

二、主要护理诊断/问题

(一)体液不足

体液不足与呕吐、肠腔积液、禁食及胃肠减压有关。

(二)疼痛

疼痛与肠内容物不能正常运行致肠蠕动增强及手术创伤有关。

(三)体温过高

体温过高与肠腔内细菌繁殖有关。

(四)潜在并发症

潜在并发症包括吸入性肺炎、腹腔感染、肠瘘、肠粘连、感染性休克等。

三、护理目标

(1)患者的疼痛减轻。

(2)患者的体液平衡得以维持。

(3)患者的体温维持正常。

(4)患者未发生并发症或并发症能得到及时发现和正确处理。

四、护理措施

(一)一般护理

1.卧位

患者的生命体征稳定时给予半卧位,可减轻腹胀,使膈肌下降,利于呼吸循环系统功能的改善;如果休克,患者应改为平卧位,并将头偏向一侧,防止误吸而导致吸入性肺炎。

2.饮食

患者禁饮食,若梗阻解除,肠功能恢复,可进流质饮食,忌食产气甜食和牛奶等。

(二)病情观察

非手术治疗期间应定时测量患者的生命体征,并详细记录;密切观察患者的腹部症状、体征、辅助检查的变化及全身情况。若患者出现下列表现,应考虑可能发生了绞窄性肠梗阻,多需紧急手术治疗,应及时向医师报告,并做好术前准备工作。

(1)腹痛发作急骤,起始即为持续性剧烈疼痛,或在阵发性加重之间仍有持续性疼痛。肠鸣音可不亢进。有时出现腰背部痛,呕吐出现得早,呕吐剧烈而频繁。

(2)病情发展迅速,早期出现休克,抗休克治疗后改善不显著。

(3)腹膜刺激征明显,体温升高,脉搏增快,白细胞计数升高。

(4)腹胀不对称,腹部有局部隆起或触及有压痛的包块(胀大的肠襻)。

(5)呕吐物、胃肠减压抽出液、肛门排出物为血性,或腹腔穿刺抽出血性液体。

(6)经积极的非手术治疗,症状、体征无明显改善。

(7)腹部X线检查见孤立、突出胀大的肠襻,不因时间而改变位置,或有假肿瘤状阴影。

(三)治疗配合

1.胃肠减压

最重要的护理措施是吸出胃肠内的积气、积液,有效缓解腹胀、腹痛。胃肠减压期间应注意保持负压吸引通畅,密切观察并记录引流液的颜色、性状和量,若抽出血性液体,应高度怀疑绞窄性肠梗阻。

2.解痉止痛

腹部绞痛明显的肠梗阻患者若无肠绞窄,可给予抗胆碱药物解除胃肠道平滑肌痉挛,缓解腹痛,例如,阿托品肌内注射;禁用吗啡类镇痛药,以免掩盖病情。

3.记录出入液体的数量和性状,合理输液

应密切观察并准确记录患者的呕吐量、胃肠减压量及尿量,结合患者的脱水程度、血清电解质和血气分析结果,合理安排输液种类,调节输液速度和量,纠正患者的电解质紊乱和酸碱平衡失调。

4.防治感染和中毒

遵医嘱正确、合理地使用有效抗生素,同时注意观察用药效果及药物的不良反应。

5.术前准备

对有手术指征者,积极做好术前常规护理。

(四)心理护理

向患者讲解肠梗阻治疗的方法及意义;介绍手术前后相关知识;稳定患者的情绪,消除患者的焦虑和恐惧心理,使患者及其家属能积极配合治疗。

(五)健康教育

(1)注意饮食卫生,养成良好的饮食习惯,多吃营养丰富、高维生素、易消化吸收的食物,忌暴饮暴食,忌食生硬及刺激性食物。

(2)避免腹部受凉及饭后剧烈运动;老年患者出现便秘时,应及时服用缓泻剂,保持排便通畅,防止发生肠扭转。

(3)术后早期下床活动,防止肠粘连。

(4)加强自我监测,若出现腹痛、腹胀呕吐等不适时,及时就诊。

(廖建萍)

第四节　小肠破裂

小肠是消化管中最长的一段肌性管道,也是消化与吸收营养物质的重要场所。人类小肠全长3～9 m,平均5～7 m,个体差异很大。小肠分为十二指肠、空肠和回肠三部分,十二指肠属于上消化道,空肠及其以下肠段属于下消化道。各种外力作用所致的小肠穿孔称为小肠破裂。

小肠破裂多见于交通事故、工矿事故、生活事故(如坠落、挤压、刀伤和火器伤等)。穿透性与闭合性损伤可引发肠管破裂或肠系膜撕裂。小肠占满整个腹部,又无骨骼保护,因此易于受到损伤,但由于小肠壁厚,血运丰富,故无论是穿孔修补还是肠段切除吻合术,其成功率均较高,发生肠瘘的可能性小。

一、护理评估

(一)健康史

了解患者腹部损伤发生的时间、地点,以及致伤源、伤情、就诊前的急救措施、受伤至就诊之间的病情变化,如果患者神志不清,应询问目击人员。

(二)临床表现

小肠破裂后在早期即产生明显的腹膜炎体征,这是肠管破裂,肠内容物溢出至腹腔所致。小肠破裂的症状以腹痛为主,轻重不同,可伴有恶心及呕吐,腹部检查发现肠鸣音消失,腹膜刺激征明显。小肠损伤初期一般均有轻重不等的休克症状,休克的深度除与损伤程度有关外,主要取决于内出血的多少,表现为面色苍白、烦躁不安、脉搏细速、血压下降、皮肤发冷等。若为多发性小肠损伤或肠系膜撕裂大出血,可迅速发生休克并进行性恶化。

(三)辅助检查

1.实验室检查

白细胞计数升高说明有腹腔炎症;血红蛋白含量取决于内出血的程度,内出血少时变化不大。

2.X线检查

行X线透视或摄片检查,判断有无气腹与肠麻痹的征象,因为一般情况下小肠内气体很少,且损伤后伤口很快被封闭,不但膈下少见游离气体,而且使一部分患者的早期症状隐匿。因此,阳性气腹有诊断价值,但阴性结果也不能排除小肠破裂。

3.腹部B超检查

腹部B超检查对小肠及肠系膜血肿、腹腔积液均有重要的诊断价值。

4.CT或磁共振检查

CT或磁共振检查对小肠损伤有一定诊断价值,而且可对其他脏器进行检查,有时可能发现一些未曾预料的损伤,有助于减少漏诊。

5.腹腔穿刺

若有混浊的液体或胆汁色的液体,说明肠破裂,穿刺液中白细胞、淀粉酶含量均升高。

(四)治疗原则

一旦确诊小肠破裂,应立即进行手术治疗,手术方式以简单修补为主。肠管损伤严重时,则应做部分小肠切除吻合术。

(五)心理-社会因素

小肠损伤大多在意外情况下突然发生,加之伤口、出血及内脏脱出的视觉刺激和对预后的担忧,患者多表现为紧张、焦虑、恐惧。

应了解其患病后的心理反应、对本病的认知程度和心理承受能力、家属及亲友对其支持情况、经济承受能力等。

二、主要护理诊断/问题

(一)有体液不足的危险

有体液不足的危险与创伤致腹腔内出血而体液过量丢失、渗出及呕吐有关。

(二)焦虑、恐惧

焦虑、恐惧与意外创伤的刺激、疼痛、出血、内脏脱出的视觉刺激及担心疾病的预后等有关。

(三)体温过高

体温过高与腹腔内感染毒素和伤口感染等因素有关。

(四)疼痛

疼痛与小肠破裂或手术有关。

(五)潜在并发症

潜在并发症有腹腔感染、肠瘘、失血性休克。

(六)营养失调

营养失调与消化道的吸收面积减少有关。

三、护理目标

(1)患者的体液平衡得到维持,生命体征稳定。

(2)患者的情绪稳定,焦虑或恐惧减轻,患者主动配合医护工作。

(3)患者的体温维持正常。

(4)患者主诉疼痛有所缓解。

(5)护士密切观察病情变化,如发现异常,及时向医师报告,并配合处理。

(6)患者的体重不下降。

四、护理措施

(一)一般护理

1.伤口处理

对开放性腹部损伤者,妥善处理伤口,及时止血和包扎固定。若肠管脱出,可用消毒或清洁器皿覆盖保护后再包扎,以免肠管受压、缺血而坏死。

2.病情观察

密切观察生命体征的变化,每 15 min 测定脉搏、呼吸、血压一次。重视患者的主诉,若患者主诉心慌、脉快、出冷汗等,应及时向医师报告。不注射止痛药(诊断明确者排除),以免掩盖伤情。不随意搬动伤者,以免加重病情。

3.腹部检查

每 30 min 检查一次腹部体征,注意腹膜刺激征的程度和范围变化。

4.禁食和灌肠

禁食和灌肠可避免肠内容物进一步溢出,造成腹腔感染或加重病情。

5.补充液体和营养

注意纠正电解质紊乱及酸碱平衡失调,保证输液通畅,对伴有休克或重症腹膜炎的患者可进行中心静脉补液,这不仅可以保证及时输入大量的液体,而且有利于监测中心静脉压,根据患者的具体情况,适量补给全血、血浆或人血白蛋白,尽可能补给足够的热量、蛋白质、氨基酸及维生素等。

(二)心理护理

关心患者,加强交流;讲解相关病情、治疗方式及预后,使患者了解自己的病情,消除患者的焦虑和恐惧,保持良好的心理状态;与其一起制订合适的应对机制,鼓励患者,使其增强治疗的信心。

(三)术后护理

1.妥善安置患者

麻醉清醒后,患者取半卧位,有利于腹腔炎症的局限,改善呼吸状态。了解手术的过程,查看手术的部位,对引流管、输液管、胃管及氧气管等进行妥善固定,做好护理记录。

2.监测病情

观察患者血压、脉搏、呼吸、体温的变化,注意腹部体征的变化。适当应用止痛药,减轻患者的不适,若切口疼痛明显,应检查切口,排除感染。

3.引流管的护理

保持腹腔引流管通畅,准确记录引流液的性状及量。腹腔引流液应为少量血性液,若为绿色或褐色渣样物,应警惕腹腔内感染或肠瘘的发生。

4.饮食

继续禁食、胃肠减压,待肠功能逐渐恢复、肛门排气后,方可拔除胃肠减压管。拔除胃管当日可进清流食,第 2 日进流质饮食,第 3 日进半流食,逐渐过渡到普食。

5.营养支持

维持水电解质平衡和酸碱平衡,增加营养。维生素主要是在小肠被吸收,小肠部分切除后,要及时补充维生素 C、维生素 D、维生素 K 和复合维生素 B 等维生素,以及微量元素、钙、镁等,可经静脉、肌内注射或口服进行补充,以预防贫血,促进伤口愈合。

(四)健康教育

(1)注意饮食卫生,避免暴饮暴食,进易消化食物,少食刺激性食物,避免腹部受凉和饭后剧烈活动,保持排便通畅。

(2)注意适当休息,加强锻炼,增加营养,特别是回肠切除的患者要长期定时补充维生素 B_{12} 等营养素。

(3)定期门诊随访。若患者有腹痛、腹胀、停止排便,以及伤口红、肿、热、痛等不适,应及时就诊。

(4)加强社会宣传,传播劳动保护、安全生产、安全行车、遵守交通规则等知识,尽量避免损伤等意外的发生。

(5)普及各种急救知识,使人们在发生意外损伤时,能进行简单的自救或急救。

(6)无论腹部损伤轻重,都应经专业医务人员检查,以免贻误诊治。

(廖建萍)

第五节 大肠癌

大肠癌是消化道常见的恶性肿瘤之一,包括结肠癌及直肠癌。41~50岁结肠癌的发病率最高,近年来结肠癌在世界范围内的发病率呈明显上升且多于直肠癌的趋势,而直肠癌的发病率基本稳定。大肠癌的发病率随年龄的增加而逐步上升,尤其60岁以后,大肠癌的发病率及病死率均显著增加。在我国,直肠癌的发病率比结肠癌的发病率略高,比例为(1.2~1.5):1;中低位直肠癌所占直肠癌比例高,约为70%;患者中青年人(小于30岁)比例较高,占12%~15%。

一、护理评估

(一)一般评估

1. 生命体征

肿瘤晚期患者可有低热表现。

2. 患者主诉

询问患者有无排便习惯的改变;有无腹泻、便秘、腹痛、腹胀、肛门停止排气排便等肠梗阻症状;有无腹部包块;有无直肠刺激症状;有无大便表面带血、黏液和脓液的情况;大便是否变形、变细;有无食欲减退、消瘦、贫血、乏力;有无淋巴结肿大,肿块大小、活动度和压痛程度改变。

3. 相关记录

了解患者的体重、饮食习惯、营养情况、排便习惯、家族史、既往史,以及有无吸烟、饮酒、饮茶等嗜好等。

(二)身体评估

(1)视诊:无特殊。

(2)触诊:有无扪及肿块,以及肿块大小、部位、硬度、活动度、有无局部压痛等;有无淋巴结肿大,肿块大小、活动及压痛程度。

(3)叩诊:无特殊。

(4)听诊:无特殊。

(5)直肠指诊:直肠肿瘤与肛缘距离,直肠肿瘤的大小、硬度、形态及与周围组织的关系。

(三)心理-社会因素

了解患者和家属对疾病的认识,患者是否接受手术的方式及理解手术可能导致的并发症;了解患者对结肠造口带来的生活不便和生理功能改变的心理承受能力;患者是否产生焦虑、恐惧、悲观和绝望心理;了解家庭对患者手术及进一步治疗的经济承受能力和支持程度等。

(四)辅助检查阳性结果的评估

直肠指检、癌胚抗原测定、粪便隐血试验、影像学和内镜检查有无异常发现,有无重要器官功能检查结果异常及肿瘤转移情况等。

(五)治疗效果的评估

1. 非手术治疗评估要点

非手术治疗是大肠癌综合治疗的一部分,有助于改善症状,提高手术切除率,控制转移和提高生存率。因此,行非手术治疗时要注意评估患者是否出现化疗药物和放疗的不良反应。

2.手术治疗评估要点

观察患者的体温、脉搏、呼吸和血压有无变化;患者的营养状况能否得到维持或改善;观察患者的腹部体征有无变化;观察患者的引流管是否妥善固定,引流是否通畅,引流液的颜色性质、质量;观察患者切口的愈合情况等;观察患者术后有无切口感染、吻合口瘘、造口缺血性坏死或狭窄及造口周围皮炎等并发症。

二、主要护理诊断/问题

(一)焦虑、恐惧或预感性悲哀

焦虑、恐惧或预感性悲哀与担心或害怕癌症、手术、化疗、结肠造口等影响生活和工作等有关。

(二)营养不良

营养不良与肿瘤慢性消耗、手术创伤、放疗及化疗反应有关。

(三)自我形象紊乱

自我形象紊乱与行肠造口后排便方式改变有关。

(四)知识缺乏

患者缺乏手术有关的知识以及肠造口术后的护理知识。

(五)潜在并发症

(1)切口感染:与手术污染、存留异物和血肿、引流不畅等有关。

(2)吻合口瘘:与术中误伤、吻合口缝合过紧影响血供、术前肠道准备不充分、患者营养状况不良、术后护理不当等有关。

(3)造口缺血性坏死:与造口血运不良、张力过大等有关。

(4)造口狭窄:与术后瘢痕挛缩有关。

(5)造口周围粪水性皮炎:与造口位置差、难贴造口袋、底板开口剪裁过大等导致粪水长时间刺激皮肤有关。

三、护理目标

(1)患者未过度焦虑或焦虑减轻。

(2)患者的营养状况得以维持。

(3)患者能适应新的排便方式,并自我认可。

(4)患者能掌握疾病相关知识。

(5)患者未发生并发症,或并发症被及时发现和处理。

四、护理措施

(一)休息与活动

病情平稳后,可改半坐卧位,以利于腹腔引流。术后早期,可鼓励患者在床上多翻身、活动四肢。

术后2~3 d,患者情况许可时,协助患者下床活动,以促进肠蠕动恢复,减轻腹胀,避免肠粘连。活动时注意保护伤口,避免牵拉。

(二)饮食

留置胃管期间应禁食,由静脉输液补充营养,并准确记录 24 h 出入量,避免电解质紊乱。术后 48～72 h 肛门排气或开放造口后,若无腹胀、恶心、呕吐等不良反应,即可拔除胃管,经口进流质饮食,但早期切忌进易引起胀气的食物(如牛奶等)。术后 1 周进少渣半流质饮食,逐步过渡到软食;2 周左右可以进普食,注意补充高热量、高蛋白、低脂、维生素丰富的食品(如豆制品、蛋、鱼类等)。目前大量研究表明,术后早期(约 6 h)开始应用肠内全营养制剂可促进肠功能的恢复,维持并修复肠黏膜屏障,改善患者的营养状况,减少术后并发症。

(三)用药护理

遵医嘱及时应用有效抗生素,控制感染,防止并发症的发生。

(四)造口护理

(1)开放造口前,用凡士林纱条外敷结肠造口,外层敷料浸湿后应及时更换,防止感染。一般术后 3 d 拆除凡士林纱条。

(2)结肠造口一般于术后 2～3 d 肠功能恢复后开放,开放时宜取左侧卧位,并预先用塑料薄膜将腹部切口与造口隔开,以防流出的粪便污染切口。

(3)术后早期,根据患者肠造口的类型、造口的大小、造口的位置等选择一件式或两件式无碳片的白色透明的开口造口袋,以便于观察造口的血运、肠蠕动功能的恢复和排泄物的颜色。

(4)指导患者正确使用造口袋,基本步骤包括备物、除袋、清洗、度量造口大小、剪裁造口袋、粘贴、扣好造口尾部袋夹等;造口袋内充满三分之一排泄物时,须及时更换。

(5)注意饮食卫生,避免进产气或刺激性的食物,以免腹胀或腹泻;少进产生异味的食物,以免散发不良气味;适量进粗纤维食物,多饮水,防止便秘。

(五)心理护理

了解患者的实际心理承受力,有技巧地与家属共同做好安慰、解释工作,增加患者积极配合治疗和护理的信心及勇气。对于造口患者来说,应对造口手术带来的各种问题是一项巨大的挑战,无论是身体的康复还是心理上对造口的接受都需要较长的时间。有研究显示,大部分患者至少需要半年才能适应有造口的生活。术后早期,这些患者经常感到焦虑、无助和虚弱无力,因而也就更依赖于医护人员的帮助和照顾。在术后早期,护士应注意患者的造口护理能力及信心的提高,有助于提高其对造口的适应水平,早日恢复正常生活。

(六)造口及其周围并发症的观察和护理

1.造口缺血性坏死

正常肠造口黏膜为牛肉红色或粉红色,若黏膜呈暗紫色或黑色,则说明造口肠管血运有障碍,应首先为患者去除或避免一切可能加重造口缺血性坏死的因素,最好选用一件式透明造口袋。评估造口活力并通知医师。

2.造口狭窄

小指不能通过肠造口时为造口狭窄。程度较轻者,每天两次用小指扩张肠造口开口处,每次 10 min 以上,需长期进行。情况严重者须行外科手术治疗。

3.造口回缩

肠造口高度最好能突出皮肤水平 1～2.5 cm,因为肠造口过于平坦,常易引起渗漏,导致造口周围皮肤损伤。轻度回缩者使用凸面猪油膏底板,乙状结肠造口而皮肤有持续损伤者,可考虑采用结肠灌洗法,肥胖患者宜减轻体重。如果肠造口断端已回缩至腹腔,产生腹膜炎征象,应立即手术治疗。

4.粪水性皮炎

造口周围皮肤糜烂,患者主诉皮肤烧灼样疼痛。应检查刺激原因并及时去除;指导患者重新选择合适的造口用品,掌握正确的造口底板剪裁技术;指导患者掌握需要更换造口袋的指征,如有渗漏,要随时更换。

(七)健康教育

(1)提高大众的防癌意识,尤其是有家族史、有癌前期病变及其他相关疾病者,养成定期体检的习惯,及时发现早期病变。

(2)采用健康的生活方式,注意调整饮食,进低脂、适当蛋白质及纤维素的食物,保持排便通畅,避免体重增加。

(3)参加适量体育锻炼,生活规律,保持心情舒畅,尽快回归术前的生活方式。有条件的造口患者可参加造口患者联谊会,交流经验和体会,找回自信。

(4)指导患者做好造口自我护理,出院后每周扩肛一次。在示指上戴上指套,涂上润滑剂后轻轻插入造口至第 2 指关节处,停留 5～10 min。若发现造口狭窄、排便困难,应及时到医院就诊。

(5)指导患者定期复查,出院后 2 周开始,每 3～6 个月定期去门诊复查。行化疗、放疗的患者,应定期检查血常规,白细胞和血小板计数明显减少时,遵医嘱及时暂停化疗和放疗。

(廖建萍)

第六节　急性阑尾炎

急性阑尾炎是最常见的急腹症,是腹部外科的常见病,多发生于 20～30 岁青壮年。若能正确诊断和处理,绝大多数患者很快治愈;若延误诊断及治疗,可引起严重并发症,甚至导致死亡。

一、护理评估

(一)健康史

1.管腔梗阻

管腔梗阻是急性阑尾炎最常见的病因。阑尾管腔梗阻的原因有淋巴小结明显增生、粪石阻塞、异物、炎性狭窄、食物残渣、蛔虫、肿瘤等。

2.细菌入侵

阑尾管腔阻塞后,细菌繁殖并分泌内毒素和外毒素,损伤黏膜上皮,产生溃疡,细菌经溃疡面进入阑尾肌层;也因肠道炎性疾病蔓延至阑尾。致病菌多为肠道内的各种革兰氏阴性杆菌和厌氧菌。

3.神经反射

发生胃肠道功能障碍(腹泻、便秘等)时,阑尾肌肉或血管反射性痉挛,导致管腔狭窄梗阻,同时血管痉挛致阑尾缺血,使阑尾管腔黏膜受损,细菌侵入,引起阑尾炎。

(二)身体状况

1.症状

(1)腹痛:开始于上腹部或脐周围,呈持续性,经数小时(6~12 h),腹痛转移并固定于右下腹部,呈持续性并逐渐加重。70%~80%的患者有典型的转移性右下腹痛的表现,但少数患者开始即出现右下腹部疼痛。有的患者腹痛突然完全缓解,随后,右下腹痛又会逐渐加重。

(2)胃肠道症状:恶心、呕吐最常见,早期呕吐多为反射性,晚期呕吐则与腹膜炎有关。约1/3的患者有便秘或腹泻症状。出现盆腔位阑尾炎及盆腔脓肿时,大便次数增多,里急后重。

(3)全身反应:单纯性阑尾炎患者体温轻度升高;阑尾化脓,坏疽穿孔,明显发热,中毒症状较重;化脓性门静脉炎患者常出现寒战、高热、轻度黄疸。

2.体征

(1)右下腹固定压痛:是诊断急性阑尾炎最重要的依据。当感染局限于阑尾腔以内,患者尚觉上腹部或脐周疼痛时,右下腹就存在压痛。压痛的程度与炎症程度相关,若阑尾炎症扩散,压痛范围亦随之扩大,但压痛点仍以阑尾所在的部位(通常位于麦氏点)最明显。

(2)腹膜刺激征:化脓性和坏疽性阑尾炎有腹膜炎表现,可见局限性或弥散性腹部压痛、反跳痛和腹肌紧张。

(3)腹部包块:阑尾周围脓肿较大时,在右下腹触到境界不清、不能活动、伴有压痛和反跳痛的包块。

(4)有其他体征。

结肠充气试验(罗夫辛征):患者采用仰卧位。检查者先用一只手按压左下腹部降结肠,再用另一只手反复压迫近侧结肠,结肠积气可传至盲肠和阑尾根部,若引起右下腹疼痛加重即为阳性。

腰大肌征:患者采用左侧卧位。检查者将患者右下肢向后过伸,如出现右下腹疼痛加重即为阳性,提示阑尾可能位于盲肠后或腹膜后靠近腰大肌处,或炎症已波及腰大肌。

闭孔内肌征:患者采用仰卧位。右髋及右膝均屈曲 90°,将右股内旋,若右下腹疼痛加重即为阳性,提示阑尾位置较低,炎症已波及闭孔内肌。

直肠指检:盆腔位急性阑尾炎患者直肠右侧壁有明显触痛,甚至触到炎性包块。阑尾穿孔伴盆腔脓肿时,直肠内温度较高,直肠前壁膨隆,并有触痛,部分患者伴有肛门括约肌松弛现象。

(三)心理-社会状况

因患者担心疾病对生活、学习、工作等造成影响,担心手术的危险性和术后并发症等,表现出精神紧张、焦虑不安的心理和情绪。年轻女性担心术后腹部留有瘢痕,对形体产生影响,精神紧张、焦虑不安,甚至产生恐惧心理。

(四)辅助检查

1.实验室检查

多数患者的血常规检查可见白细胞计数和中性粒细胞比例升高。尿常规可有少量红细胞,系输尿管受局部炎症刺激所致。

2.影像学检查

发生阑尾穿孔、腹膜炎时,腹部 X 线检查可见盲肠扩张和气液平面;超声检查可发现肿大的阑尾或脓肿。

(五)治疗要点

对急性阑尾炎患者宜行阑尾切除术,延误治疗可发生急性腹膜炎,术后应注意防治内出血、切口感染、粘连性肠梗阻以及阑尾残端破裂所形成的粪瘘等并发症。但对单纯性阑尾炎及较轻的化脓性阑尾炎患者,也可试用抗生素、中药等非手术疗法。对有局限化倾向的阑尾周围脓肿患者则不宜手术,采用抗感染等非手术疗法,待肿块消失后3个月,再行手术切除阑尾。

二、主要护理诊断/问题

(一)急性疼痛

急性疼痛与阑尾炎症刺激及手术创伤有关。

(二)体温过高

体温过高与阑尾炎症有关。

(三)潜在并发症

潜在并发症包括内出血、腹腔脓肿、粘连性肠梗阻、粪瘘、切口感染及慢性窦道、切口疝等。

三、护理目标

(1)患者的疼痛减轻。

(2)患者的体温维持正常。

(3)患者未发生并发症或并发症能得到及时发现和正确处理。

四、护理措施

(一)非手术疗法的护理

1.一般护理

(1)卧位:患者宜取半卧位。

(2)饮食和输液:酌情禁食或进流质饮食,并做好静脉输液护理。

2.病情观察

观察患者的神志、生命体征、腹部症状和体征及血白细胞计数的变化。如体温明显升高、脉搏、呼吸加快,或血白细胞计数持续上升,或腹痛加剧且范围扩大,或出现腹膜刺激征,说明病情加重。应注意病程中腹痛突然减轻,可能是阑尾腔梗阻解除、病情好转的表现,但也可能是阑尾坏疽穿孔,使腔内压力骤减而腹痛有所缓解,但这种腹痛缓解是暂时的,并且体征和全身中毒症状迅速恶化。同时,应注意各种并发症的发生。

3.治疗配合

(1)抗感染:遵医嘱应用有效的抗生素,常静脉滴注庆大霉素、氨苄西林、甲硝唑等。

(2)对症护理:有明显发热者,可给予物理降温;便秘者可用开塞露;观察期间慎用或禁用止痛剂。

(二)手术前后护理

术前按急诊腹部手术前常规护理。手术后护理要点如下。

1.一般护理

(1)卧位:患者回病房后,先按不同的麻醉安置体位。血压平稳后改为半卧位。

(2)饮食:术后1～2 d胃肠功能恢复,肛门排气后可给流食,如无不适,逐渐改为半流食。术后4～6 d给软质普食。1周内忌牛奶或豆制品,以免腹胀。同时1周内忌灌肠及使用泻剂。

(3)早期活动:轻症患者于手术当日即可下床活动,重症患者应在床上多翻身、活动四肢,待病情稳定后,及早起床活动,以促进肠蠕动恢复,防止肠粘连发生。

2.配合治疗

遵医嘱使用抗生素,并做好静脉输液护理。

3.术后并发症的护理

(1)腹腔内出血:常发生在术后24 h内,故手术后当天应严密观察血压、脉搏。如果出现面色苍白、脉速、血压下降等内出血表现,或腹腔引流管有血液流出,应立即使患者平卧,静脉快速输液,向医师报告并做好术前准备。

(2)切口感染:是术后最常见的并发症。表现为术后3～5 d体温升高,切口局部有红肿、压痛及波动感。应给予抗生素、理疗等治疗,如果已化脓,应拆线引流。

(3)腹腔脓肿:术后5～7 d体温升高,或下降后又上升,并有腹痛、腹胀、腹部包块或排便排尿改变等,应及时和医师取得联系并进行处理。

(4)粘连性肠梗阻:常为慢性不完全性肠梗阻。

(5)粪瘘:因炎症已局限,一般不引起腹膜炎,属于结肠瘘,多可自行闭合。

(三)心理护理

稳定患者的情绪,向患者讲解手术目的、方法、注意事项,使患者能积极配合治疗。

(四)健康教育

(1)保持良好的饮食、卫生习惯,餐后不做剧烈运动。

(2)及时治疗胃肠道炎症或其他疾病,预防慢性阑尾炎急性发作。

(廖建萍)

第七节　嵌顿性疝

嵌顿性疝(腹股沟斜疝嵌闭)是指当腹内压突然升高时,腹股沟斜疝患者的疝内容物可强行扩张疝囊颈而突入疝囊,随后疝囊颈弹性收缩,将疝内容物卡住而不能回纳腹腔的情况。

一、护理评估

(一)术前评估

1.病史

了解患者的年龄、性别、职业,以及女性患者的生育史;了解腹股沟疝发生的状况、病情进展情况及对日常生活的影响;了解患者营养、发育等状况,有无慢性咳嗽、便秘、排尿困难、腹腔积液等腹内压升高情况,有无腹部手术、外伤、切口感染等病史,有无糖尿病及血糖控制情况,有无其他慢性疾病,是否服用阿司匹林、华法林等药物。

2.身体评估

评估疝块的部位、大小、质地,有无压痛,能否回纳,用手压住疝环,观察疝块能否突出;有无腹部绞痛、恶心、呕吐、肛门停止排便排气等肠梗阻症状及其诱因；有无压痛、反跳痛、腹肌紧张等腹膜刺激征；有无发热、脉搏细速、血压下降等感染征象；有无电解质紊乱的征象。

3.心理-社会状况

患者是否因疝块长期反复突出影响工作和生活而感到焦虑不安，患者对手术治疗有无思想顾虑。了解患者及其家属对预防腹内压升高等相关知识的掌握程度。

4.辅助检查

了解血常规检查有无白细胞计数及中性粒细胞比例升高、大便隐血试验阳性等，腹部 X线检查有无肠梗阻。对老年患者还需了解其心、肺、肾功能和血糖水平。

(二)术后评估

1.术中评估

了解患者的麻醉方式、手术方式、术中情况。

2.身体评估

了解局部切口的愈合情况，有无切口感染；有无阴囊水肿；有无腹内压升高情况。

二、主要护理诊断/问题

(一)疼痛:急性疼痛

急性疼痛与疝块嵌顿或绞窄、手术创伤有关。

(二)知识缺乏

患者缺乏腹外疝成因、预防腹内压升高及促进术后康复的有关知识。

(三)潜在并发症

潜在并发症有术后阴囊水肿、切口感染。

三、护理目标

(1)患者的疼痛程度减轻或疼痛缓解。

(2)患者知晓腹股沟疝的成因，能说出预防腹内压升高、促进术后康复的相关知识。

(3)患者未发生并发症，或并发症发生时能得到及时发现和有效处理。

四、护理措施

(一)术前护理

1.心理护理

向患者解释腹外疝的原因和诱发因素、手术治疗的必要性以解除其顾虑，使其安心配合治疗。

2.急诊手术准备

予以禁食、胃肠减压、纠正水和电解质平衡失调及酸碱平衡失调，进行抗感染治疗，必要时备血；完善术前准备。

(二)术后护理

1.体位与活动

连硬外麻醉术后去枕平卧 6 h；全麻清醒，血压稳定后可取半卧位，双腿屈曲，膝下垫枕，使腹部松弛以减少伤口的张力。传统术后 3 d 可下床活动，无张力疝修补术后的患者可早期下床活动。年老体弱、复发性疝、绞窄性疝、巨大疝患者的卧床时间可适当延长。

2.饮食护理

手术中未触及肠管，术后 6～12 h 无恶心呕吐者，可进流食，次日进软食或普食，行肠切除、肠吻合术患者术后应禁食，当肠功能恢复时进流食，再逐渐过渡到普食。宜进易消化、少渣、高营养食物，避免引起腹胀及便秘。

3.病情观察

注意体温和脉搏的变化，观察切口有无红、肿、疼痛，阴囊部有无出血、水肿。如果留置引流管，应观察引流液的颜色、性状和量。

4.伤口护理

术后切口部位压 500 g 盐袋 6～8 h，减轻渗血。保持切口敷料干燥、清洁。

5.预防使腹内压升高的因素

术后注意保暖，防止感冒、咳嗽。如果有咳嗽，嘱患者在咳嗽时用手掌按压保护切口。保持大小便通畅，应及时给予便秘者通便的药物，嘱患者不要用力排便。

6.并发症护理

(1)阴囊水肿：术后可用丁字带托起阴囊或在阴囊下方垫一个小枕，促进静脉淋巴回流，防止积血、积液。密切观察阴囊肿胀情况，预防阴囊水肿及血肿。

(2)切口感染：保持敷料干燥，及时更换污染或脱落的敷料，一旦发现切口感染征象，应尽早处理。

(三)健康教育

(1)向患者解释腹外疝的原因和诱发因素，避免诱发的方法(如避免剧烈咳嗽、用力排便等)。

(2)患者出院后应逐渐增加活动量，3 个月内应避免重体力劳动和举重物等。

(3)调整饮食习惯，保持排便通畅。

(4)定期随访：若疝复发，应及早诊治。

(廖建萍)

第八节 腹外疝

体内某个器官或组织离开其正常解剖部位，通过先天或后天形成的薄弱点、缺损或孔隙，进入另一部位，即称为疝。全身各部位均可出现疝，但以腹外疝最为多见。腹外疝是由腹腔内的脏器或组织连同腹膜壁层，经腹壁薄弱点或孔隙，向体表突出所形成的。根据其发生部位不同，分为腹股沟疝(斜疝和直疝)、股疝、脐疝、切口疝等。腹股沟疝多发生于男性，男、女性患者发病率之比为 15∶1。腹股沟斜疝最多见，占全部腹外疝的 75%～90%。

一、护理评估

(一)健康史

了解患者的年龄、职业等信息，询问女性患者生育史；询问病史，如有无慢性咳嗽、习惯性便秘、排尿困难、多次妊娠、大量腹腔积液、从事重体力劳动或婴儿经常性啼哭等。

(二)身体状况

1.腹股沟斜疝

腹股沟斜疝是最常见的腹外疝,多见于儿童和青少年,右侧多于左侧,嵌顿机会较多。腹内脏器从腹壁下动脉外侧的深环突出,经腹股沟管,再由腹股沟外环穿出,可进入阴囊。起初症状不明显,仅在站立、行走或剧烈咳嗽等腹内压力升高时出现腹股沟区肿胀和轻微疼痛,以后在腹股沟区或阴囊内出现包块,平卧或用手推后肿块消失。回纳后按住内环口,嘱患者咳嗽以增加腹压,包块不再出现。

2.腹股沟直疝

腹股沟三角是由腹壁下动脉、腹直肌外侧缘和腹股沟韧带内侧缘围成的三角形区域,该处腹壁缺乏完整的腹肌覆盖,是腹股沟部的最薄弱区。腹股沟直疝是腹内脏器从腹壁下动脉内侧的直疝三角直接由后向前突出,不经过内环,不进入阴囊,多见于老年人,极少嵌顿。主要表现为患者站立时在腹股沟内侧端、耻骨结节外上方出现半球形肿块。

3.股疝

股疝是最容易嵌顿的腹外疝,常见于已婚妇女。腹内脏器经股环、股管向股部卵圆窝突出。

疝块一般不大,症状轻微,站立或腹压增加时,在卵圆窝处有半球状肿块,极易发生嵌顿和绞窄。若内容物为肠管,嵌顿后易引起肠梗阻、肠坏死,应及早手术治疗。

4.脐疝

疝囊经脐环向体表突出,多与婴儿脐带处理不良、啼哭和便秘有关。

5.切口疝

切口疝常发生于手术切口部位,与切口感染、切口裂开有关。切口一期愈合者切口疝的发生率较小。

(三)心理-社会状况

了解患者对疾病的认识程度,有无因担心手术及预后而产生的焦虑、恐惧等不良的心理状态及其程度,了解家庭、社会对患者病情的影响等。

(四)病因及分类

腹壁强度降低和腹内压力升高是腹外疝发病的两个主要原因。

1.腹壁强度降低

(1)先天性因素:某些组织穿过腹壁的部位为腹壁薄弱区,如精索或子宫圆韧带穿过腹股沟管的部位、股动脉或股静脉穿过股管的部位、脐血管穿过脐环的部位,以及腹股沟三角区等。

(2)后天性因素:腹部手术切口愈合不良,腹壁外伤或感染,老年体弱和过度肥胖致肌肉萎缩等,均导致腹壁强度降低。

2.腹内压力升高

腹内压力升高既可引起腹壁解剖结构的改变,有利于疝的形成,也可促进腹腔内脏器经薄弱处突出而形成疝。

腹内压力升高的常见原因有慢性咳嗽、慢性便秘、排尿困难(如前列腺增生等)、腹腔积液、妊娠、举重、婴儿经常啼哭等。

（五）病理解剖

典型的腹外疝由疝环、疝囊、疝内容物和疝被盖等组成。疝囊是壁腹膜的憩室样的突出部，由疝囊颈、疝囊体和疝囊底组成。疝囊颈是疝囊较狭窄的部分，其位置为疝环所在。

疝环，又称疝门，是疝突向体表的门户，即腹壁薄弱区或缺损所在。对各种疝通常以发生部位作为命名依据（如腹股沟疝、股疝、脐疝、切口疝等）。疝内容物是进入疝囊的腹内脏器或组织，以小肠为最多见，大网膜次之。盲肠、阑尾、乙状结肠、膀胱等也可作为疝内容物进入疝囊，但较少见。疝被盖指疝囊以外的各层组织。

（六）临床分型

腹外疝有易复性疝、难复性疝、嵌顿性疝、绞窄性疝等临床类型。

1. 易复性疝

在患者站立、行走或腹内压升高时突出，半卧、休息或用手向腹腔推送时疝内容很容易回纳入腹腔的腹外疝，称为易复性疝。

2. 难复性疝

疝内容物不能或不能完全回纳入腹腔内者，称难复性疝。常见原因是疝内容物反复突出，致疝囊颈受摩擦而损伤，并产生粘连，导致疝内容物不能回纳，疝内容物多数是大网膜。

3. 嵌顿性疝

疝门较小而腹内压突然升高时，疝内容物可强行扩张疝环而向外突出，随后疝环弹性收缩，又将疝内容物卡住，使其不能回纳，称为嵌顿性疝。疝发生嵌顿后，其内容物肠壁及系膜在疝门处受压，先使静脉回流受阻，导致肠壁瘀血和水肿，疝囊内肠壁及系膜渐增厚，颜色由正常的淡红逐渐转为深红，囊内可有淡黄色渗液积聚。肠管受压情况加重，更难回纳。肠管嵌顿后，可导致急性机械性肠梗阻。

4. 绞窄性疝

如果不能及时解除嵌顿，疝内容物受压情况不断加重，可使动脉血流减少，最终导致完全阻断，即为绞窄性疝。

若疝内容物为肠管，此时肠系膜动脉搏动消失，肠壁逐渐失去光泽、弹性和蠕动能力，终于坏死变黑。疝囊内渗液变为淡红色或暗红色。如果继发感染，疝囊内的渗液则为脓性。感染严重时，可引起疝被盖组织的蜂窝织炎。

（七）辅助检查

1. 透光试验

腹股沟斜疝透光试验为阴性，鞘膜积液为阳性。

2. 实验室检查

继发感染时白细胞计数和中性粒细胞比例升高。

3. X 线检查

嵌顿性疝和绞窄性疝可见肠梗阻征象。

（八）治疗要点

1. 非手术治疗

（1）对于 1 岁以内婴幼儿的腹股沟疝可暂不手术，用棉线束带或绷带压迫腹股沟管深环，防止疝块突出，部分患儿的腹肌随生长发育逐渐强壮，疝有自愈的可能。

(2)年老体弱或伴有严重器质性疾病不能耐受手术者,可在回纳疝块后,用疝带压迫深环,阻止疝块突出。

(3)对于小儿脐疝可采用胶布固定法治疗。

2.手术治疗

腹外疝原则上均应手术治疗,手术方式包括单纯疝囊高位结扎术和疝修补术。

(1)单纯疝囊高位结扎术:仅适用于婴幼儿及绞窄性斜疝致肠坏死、局部严重感染、暂不宜行疝修补术者。

(2)疝修补术:传统方法中常用的加强腹股沟前壁的方法有 Ferguson 法。修补或加强腹股沟后壁的方法有 Bassini 法、Halsted 法、McVay 法和 Shouldice 法。对股疝常用 McVay 法。

无张力疝修补术:利用人工合成网片材料,在无张力的情况下进行疝修补术。其优点是创伤小、术后下床早、恢复快,缺点是有排异和感染的危险。

经腹腔镜疝修补术:利用腹腔镜从腹腔内部用合成纤维网片加强腹壁缺损处,或用钉(缝线)使内环缩小。该法虽然有创伤小、痛苦少、恢复快、美观等优点,并可同时发现和处理并发疝、双侧疝,但对设备和技术的要求较高,目前临床上使用得较少。

(3)嵌顿性和绞窄性疝的处理:嵌顿性疝原则上需紧急手术治疗,以防疝内容物坏死,并解除肠梗阻。绞窄性疝的内容物已坏死,更需紧急手术。

出现下列两种情况,可先试行手法复位:①嵌顿时间为 3～4 h,局部压痛不明显,也无腹膜刺激征。②患者年老体弱或伴有其他较严重疾病,估计肠襻尚未绞窄坏死。复位方法是让患者取头低足高卧位,注射吗啡或哌替啶,予以止痛和镇静,松弛腹肌,用一只手托起阴囊,持续、缓慢地将疝块推向腹腔,同时另一只手轻轻按摩浅环以协助疝内容物回纳。手法复位后,必须严密观察腹部体征,一旦出现腹膜炎或肠梗阻的表现,应尽早手术探查。

二、主要护理诊断/问题

(一)急性疼痛

急性疼痛与腹外疝嵌顿、绞窄及手术创伤有关。

(二)体液不足

体液不足与嵌顿、绞窄疝引起的机械性肠梗阻有关。

(三)知识缺乏

患者缺乏预防腹内压升高及术后康复的有关知识。

(四)焦虑、恐惧

焦虑、恐惧与疼痛、担心手术与预后有关。

(五)潜在并发症

潜在并发症有肠绞窄坏死、急性腹膜炎、阴囊血肿、切口感染。

三、护理目标

(1)患者的疼痛程度减轻或疼痛消失。

(2)电解质紊乱及酸碱平衡失调得以纠正。

(3)消除腹内压升高的因素。

(4)预防并发症,一旦发生,应及早处理。

四、护理措施

(一)术前护理

1.病情观察

密切观察患者的局部包块和腹部情况,若发现疝嵌顿、绞窄、肠梗阻、腹膜炎的表现,应及时通知医师;嵌顿疝手法复位后应注意观察有无腹膜炎、肠梗阻表现。

2.消除腹内压升高的因素

吸烟者应戒烟;积极治疗咳嗽、便秘、排尿困难等引起腹内压升高的因素;疝块较大者减少活动,多卧床休息;离床活动时使用疝带压住疝环口,避免腹腔内容物脱出而造成疝嵌顿。

3.术前准备

除手术前常规准备外,应注意以下几点。

(1)术前严格备皮,尤其对会阴部、阴囊皮肤更应仔细,不可剃破皮肤,防止切口感染。术前嘱患者沐浴更衣。

(2)术前一日给予流质饮食,术前一晚灌肠,清除肠内积粪,防止术后腹胀及排便困难。

(3)送患者进手术室前,嘱其排空膀胱或留置导尿管,以防术中误伤膀胱。

4.嵌顿性疝或绞窄性疝的护理

除一般护理外,应禁食、胃肠减压、静脉输液、抗感染,纠正电解质紊乱及酸碱平衡失调,并验血、配血,做好紧急手术的准备。

5.心理护理

向患者讲解腹外疝的病因、治疗方法及手术治疗的必要性,减轻患者的紧张、恐惧。对使用棉线束带或绷带的患者,应说明使用的意义,教会患者和家属正确佩戴的方法。

(二)术后护理

1.病情观察

密切监测患者生命体征变化。观察伤口渗血情况,及时更换浸湿的敷料,估计并记录出血量。

2.生活护理

(1)卧位:术后取平卧位,膝下垫一个软枕,髋、膝关节微屈,以降低切口的张力,减轻疼痛,利于切口愈合。

(2)饮食:一般术后 6～12 h 若无恶心、呕吐,可进水及流食,次日可进半流食、软食或普食。

行肠切除吻合术者术后应禁食,待肠道功能恢复后方可进食。注意少吃易引起便秘及腹内胀气的食物(如红薯、花生、豆类、碳酸饮料等),宜多吃谷物、水果、蔬菜等富含纤维素的食物,多饮水以防便秘。保持有规律的饮食习惯,讲究饮食卫生。

(3)活动:传统疝修补术后应卧床 4～7 d,术后次日可适当进行床上活动,1 周后下床活动。

采用无张力疝修补术的患者术后 24～48 h 即可离床活动。年老体弱、复发性疝、巨大疝、绞窄性疝患者应延长卧床时间。

3.防治腹内压升高

注意保暖,以防受凉、咳嗽,如果咳嗽,应及时治疗;患者在咳嗽时用手掌按压伤口,减少对伤口愈合的影响;注意保持大小便通畅,避免用力排便。

4.防治并发症

(1)预防阴囊血肿:可用丁字带将阴囊托起,以减少渗血、渗液积聚,防止阴囊血肿。用0.5 kg沙袋压迫切口部位 24 h,密切观察切口渗血、渗液及阴囊是否肿大,出现异常,及时通知医师。

(2)预防切口感染:切口感染是疝复发的主要原因之一。术后合理应用抗菌药物,注意保持敷料清洁、干燥,避免大小便污染;敷料污染或脱落,应及时更换。留置胃肠减压管或其他引流管者,应注意保持引流通畅。

注意观察患者体温和脉搏的变化及切口有无红肿、疼痛,一旦发现切口感染,应尽早处理。

(3)尿潴留的处理:对麻醉或手术刺激引起尿潴留者,可肌内注射卡巴胆碱(氨甲酰胆碱)或针灸,以促进膀胱平滑肌的收缩,必要时留置导尿管。

(三)健康教育

(1)适当休息:应逐渐增加活动量,3 个月内应避免重体力劳动或剧烈运动。

(2)避免腹内压升高:积极治疗引起腹内压升高的疾病;注意保暖,防止受凉、咳嗽;调节饮食,保持大便通畅,避免用力排便。

(3)定期复查。

(廖建萍)

第九节　膈　疝

膈疝(diaphragmatic hernia)是内疝的一种,是指腹腔内脏器等通过膈肌异位移动到胸腔内的疾病状态,可分为创伤性膈疝和非创伤性膈疝。

一、护理评估

(一)病因

病因包括先天性膈肌发育不良、肥胖、胸腹腔内的压力差异和胸部损伤等。

(二)临床表现及并发症

1.临床表现

(1)腹腔脏器疝入胸腔引起功能变化(如饱胀、反酸、腹痛和呕吐等)。

(2)胸腔内脏器受压引起呼吸、循环功能障碍(如胸闷、呼吸困难和心悸等)。

2.并发症

并发症为反流性食管炎、肠梗阻。

(三)主要辅助检查

1.食管钡餐 X 线造影

食管钡餐 X 线造影是本病的主要诊断方法。

2.胃镜检查

胃镜检查可判断疝的类型和大小,并可鉴别本病与其他病。

(四)诊断和鉴别诊断

1.诊断

膈疝的诊断可依据病史、临床表现及辅助检查。

2.鉴别诊断

鉴别本病与反流性食管炎、心肌梗死。

(五)治疗原则

无症状或症状很轻,可保守治疗,例如,促进食物排空、减少胃液分泌等。症状重或有创伤性膈疝,一旦诊断明确,通常主张手术治疗。

二、主要护理诊断/问题

(一)气体交换受损

气体交换受损与肺组织受压或胸外伤有关。

(二)焦虑、恐惧

焦虑、恐惧与担心手术的危险及疾病预后有关。

(三)潜在并发症

潜在并发症有低氧血症、出血、心律失常等。

三、护理目标

(1)通过健康教育,使患者及其家属了解医学知识,消除顾虑,主动配合手术。

(2)严格无菌操作,加强术后护理,术后不发生伤口感染。

(3)有效合理给氧,保证机体用氧需求。

四、护理措施

(一)术前护理

1.心理护理

(1)加强与患者及其家属的沟通,减轻焦虑。

(2)讲解各种治疗护理的意义和方法、手术过程和配合注意事项等。

2.营养支持

(1)口服:给予高热量、高蛋白、含丰富维生素的流质或半流质饮食。

(2)肠内、肠外营养:适用于仅能进流质或长期不能进食且营养状况较差者。

3.呼吸道准备

术前2周戒烟,训练患者做深呼吸、有效咳痰的动作。

4.胃肠道准备

术前3 h改流质饮食,餐后饮温开水漱口,以冲洗食管,减轻食管黏膜的炎症和水肿,术前6~8 h禁饮食。

术前1 d晚给予磷酸钠盐灌肠液纳肛,预防术后便秘。手术日早晨常规留置胃管,通过梗阻部位时不能强行进入,以免戳破食管。

5.口腔护理

指导患者正确刷牙,餐后或呕吐后,立即给予温开水或漱口液漱口,保持口腔清洁。

6.术前准备

(1)术前 2～3 d 训练患者床上排尿、排便的适应能力。

(2)皮肤准备:术前清洁皮肤,常规备皮(备皮范围:上过肩,下过脐,前后过正中线,包括手术侧腋窝)。

(3)术前 1 d 晚给予开塞露或磷酸钠盐灌肠液纳肛,术前 6～8 h 禁饮食,按医嘱给催眠药。

(4)手术日早晨患者穿病员服,戴手腕带,摘除眼镜、活动性义齿及饰物等。备好水封瓶、胸带、X 线片、病历等。

(二)术后护理

(1)按全身麻醉术后护理常规,麻醉未清醒前去枕平卧,头偏向一侧,以防误吸而窒息,意识恢复,血压平稳后取半卧位。

(2)病情观察:术后加强对生命体征的监测,防止出现呼吸、循环功能障碍。

(3)胸腔闭式引流管的护理:按胸腔闭式引流护理常规护理。

(4)胃肠减压护理:术后应妥善固定胃管,防止脱出,持续减压。经常挤压胃管,防止堵塞。引流不畅时,可用少量生理盐水冲洗。待肠蠕动恢复、肛门排气后方可拔除胃管。

(5)饮食护理:术后 48 h 左右拔除胃管,术后第 3 天胃肠功能恢复后进流食,少食多餐。术后第 5 天过渡到半流食。术后第 7 天可进普食,以易消化、少纤维的软食为宜,细嚼慢咽。

(三)健康教育

1.休息与运动

术后尽早下床活动,逐渐增加活动量,劳逸结合。

2.饮食指导

指导患者进高蛋白、高热量、富含维生素的饮食,少食多餐。

3.用药指导

按医嘱准确用药。

4.康复指导

告知患者保持口腔卫生,出院后继续进行手术侧肩关节和手臂的锻炼,以恢复正常的活动功能。

5.复诊须知

告知患者术后需要定期门诊随访,若出现发热、胸痛、咽下困难等表现,应及时与医师联系。

(廖建萍)

第十节　食管裂孔疝

人体的胸腔和腹腔之间有一块圆形肌肉,解剖学上称为膈肌。膈肌上有一个裂孔,称食管裂孔,食管必须从其中穿过才能由胸腔下行进入腹腔与胃部相连接。食管裂孔扩大时,膈肌脚变得薄弱,致使腹段食管、贲门和胃底等随腹压升高而从食管裂孔进入胸腔,这种部分胃组织通过食管裂孔凸入胸腔的结构异常现象称为食管裂孔疝。患者常表现为胸骨后或上腹部饱胀、灼热、恶心、嗳气、呛咳,甚至出现呕血、便血,严重干扰患者的生活。

一、护理评估

(一)各系统状况、高危因素和辅助检查结果

例如,评估血常规、肝功能、乙型肝炎五项、胸部 CT、胸部 X 线、上消化道造影结果。

(二)患者对手术的耐受能力

耐受良好者手术的安全性较大,术前只需一般性准备;耐受不良的患者,手术安全性小,术前必须充分准备;手术危险性较大者,在解决问题的基础上应尽量选做范围小的术式或分期手术。

(三)心理-社会因素

其为引起患者手术前、后心理状况改变的相关因素。

二、主要护理诊断/问题

(一)疼痛

疼痛与手术后创伤有关。

(二)低效型呼吸形态

低效型呼吸形态与肺炎、咳嗽、咳痰有关。

(三)知识缺乏

患者缺乏疾病相关知识。

(四)潜在并发症

(1)发生反流性食管炎。

(2)上消化道出血(呕血和黑便),由疝入的胃和肠发生溃疡所致。

(3)吸入性呼吸道感染,支气管哮喘。

(4)溃疡穿孔破入胸膜腔、心包,引起胸痛和呼吸困难。

(5)食管狭窄。

三、护理目标

护理目标是患者的营养改善,焦虑减轻,学会有效的进食方法,无并发症发生。

四、护理措施

(一)术前护理

1.心理护理

去病房探视患者,与其进行交流。因腹腔镜治疗食管裂孔疝是新开展的项目,患者对手术方法及手术疗效缺乏了解,存有疑虑。手术室护士术前进行访视时,应向其讲述腹腔镜手术的优越性、先进性和安全性,介绍手术成功的病例,以增强患者的安全感、信任感和信心。同时说明术前洗澡及彻底清洁脐孔的重要性。

2.严密观察病情变化

腹腔内脏器官疝入胸腔使胸腔容积变小,肺萎缩及纵隔摆动,影响肺通气及气体交换,可

出现不同程度的缺氧和呼吸困难。

3.术前准备

指导患者进高蛋白质、低糖、低脂肪饮食,少食多餐。食管狭窄影响饮食者,先做食管扩张术,改善饮食。若食管扩张失败,可做空肠造口,给予高能量管饲,以改善机体营养,提高机体对手术的耐受力。患者术前忌食易产气食物,术前 12 h 禁饮水,一般患者手术前排空胃、膀胱内容物。做常规皮肤准备。保证充足的睡眠,对于睡眠质量欠佳的患者,与医师沟通,决定手术前一晚是否给予镇静剂。另外,手术室护士必须参加术前病例讨论,应认真评估患者的情况,并制订相应护理措施。手术前日访视患者,向患者进行自我介绍,讲解手术麻醉方法与配合,介绍手术室环境、注意事项,并发放手术患者健康指南。评估患者的认知程度,直到其真正掌握宣教内容并主动配合。术前常规护理:热情接待患者,给予心理安慰,安置合适体位并给予保暖,建立静脉通道。术前保证充足睡眠。术前留置胃管、导尿管,协助麻醉医师进行全麻诱导及麻醉。术前 30 min 肌内注射阿托品,松弛食管平滑肌,减少呼吸道分泌物。

4.并发症的护理

除术前常规护理外,对伴有反流性食管炎者,术前 3～4 d 夜间帮助其采用半卧位,对于急性胃梗阻者按医嘱及时上胃管行胃肠减压,以减轻症状,对有吸入性肺炎患者应全身应用抗生素,体位引流,控制肺部感染。

5.巡回护士配合

手术前 30 min 接患者入手术室,做好查对。选择上肢静脉用套管针建立静脉通道,将电极板负极粘贴于下肢肌肉丰满处,正确连接各种仪器导线。术中必须注意理顺和固定各种管道,避免脱落、受压,同时观察引流液的颜色、性质及引流量。插管后,把患者双腿分开外展,呈"大"字形,宽度以生理跨度为宜,膝关节处用棉垫垫好,避免腘窝神经受压。将手术床头部抬高 20°～30°,将右侧抬高 30°,以保证体位的安全、舒适。根据手术需要设置适宜的气腹压力,维持通畅的 CO 气体流量,调节最佳冷光源亮度,并准备热盐水(85 ℃),用于加热腹腔镜镜头,以保证开阔的手术视野。将手术间温度设置为 22 ℃～25 ℃,以保证患者体温正常。

6.器械护士配合

器械护士提前 30 min 上台,将常规器械和特殊器械分开放置,按手术操作步骤依次摆放,并清点数目。协助医师消毒、铺巾后,与巡回护士一起正确连接管道、冷光源导线、电极线、超声刀、电热能刀。协助医师建立气腹及放置穿刺鞘,根据不同位置的戳孔分别置 3 个穿刺鞘,其中 2 个为 10 mm,1 个为 5 mm。最后要认真清点物品,关气腹,撤除操作器械,放余气后缝合 1 cm 切口,用 8 cm×5 cm 敷贴覆盖 4 个切口。

(二)术后护理

1.监测生命体征

术后密切监测血压、脉搏、呼吸、体温、血氧饱和度的变化,并密切观察病情变化,注意伤口及引流情况,如果有异常应及时通知医师并配合处理。

2.体位与活动

患者全麻清醒后给予半卧位,有利于肺的扩张,促进有效呼吸,也便于有效咳嗽,有利于伤口引流,减轻腹部张力,减轻疼痛。指导血压稳定者指导早期下床活动。

3.引流管护理

术后常留置多根引流管,如胃肠减压管、胸腔闭式引流管(或纵隔引流管)、腹腔引流管、导尿管等。护理上应保持各管道引流通畅,妥善固定,避免折叠、扭曲、脱落及堵塞,保持有效引流,同时准确记录引流液的性质、量及颜色的变化,按时更换引流袋。

4.饮食护理

术后禁食、水,行胃肠减压,胃排空功能恢复后停止胃肠减压,可行食管胃造影,如果无食管和胃漏,无腹胀,可进清淡饮食,第2天可进全流质饮食,术后1周进半流质饮食,忌食生、冷、硬的食物,以清淡、细腻、少渣、温和、易消化为饮食原则,术后1～3个月可逐渐进普食。

5.心理护理

因患者长期遭受疾病的折磨,故可能有心理问题。护士应理解、关心患者,适时介绍病情、手术方法、术后可能出现的情况及防范措施,使其正确面对疾病,接受并配合治疗。

6.并发症的护理

(1)出血:术后应密切观察引流管的引流情况,如果引流出鲜红的血液,且引流量较多,应立刻通知医师。若出现血压下降,应立即配合医师进行抢救工作。

(2)术后吞咽困难:吞咽困难是术后常见的并发症,主要发生在术后早期。大多数与胃管道连接部水肿或血肿有关,持续数天甚至数周。术后应指导患者从流质饮食逐渐过渡到半流质饮食,再过渡至普食,这样有利于手术部位水肿的消失,可有效地防止术后早期吞咽困难。

(3)食管或胃穿孔:食管或胃穿孔是较严重的并发症,发生率较低。患者术后若出现腹痛、腹胀,发热,腹肌紧张,腹部压痛、反跳痛,腹腔引流管引流出混浊的液体,则应怀疑发生胃或食管穿孔。应立即向医师报告,配合做好抢救工作。消化道造影可明确诊断。

(4)气胸:气胸的发生多为游离膈上食管所致。若患者出现胸闷、呼吸困难、呼吸音减弱等症状和体征,则说明患者存在气胸,应立即向医师报告。X线检查可确诊。少量气胸可自行吸收,大量气胸则需行胸腔闭式引流术。

(三)健康教育

食管裂孔疝手术后仍有可能复发,其原因为各种因素造成的腹压增加。生活有规律,戒烟、酒,多食蛋白质,少食脂肪、糖类食物,少食多餐,不食刺激性食物。术后保持大便通畅,预防呼吸道感染,能有效消除造成腹压增加的因素,防止术后疾病复发。术后4～10 d易发生食管裂孔旁疝。出院后若有不适(如胸痛、呼吸困难、咳嗽、咯血等),立即就诊。出现吞咽困难,一般3周后可以逐渐缓解,且随着时间的延长而逐渐改善。如果持续出现吞咽困难,症状不缓解,应立即复诊。

(廖建萍)

第十一节　腹股沟疝

一、护理评估

(一)健康史

(1)一般情况:了解患者的年龄、性别、职业,了解女性患者的生育史。

(2)询问患者有无增加腹内压的诱因,例如,有咳嗽、排尿困难、大便不畅、腹部手术外伤、切口感染的病史。

（3）了解有无慢性咳嗽、便秘、腹腔积液等使腹内压升高的情况,有无腹部外伤、切口感染的病史。

（4）了解有无慢性疾病,有无阿司匹林、华法林的服用史。

（二)身体情况

1.局部及全身情况

（1）评估疝块的大小、质地、部位,有无压痛,能否回纳,用手压住深环,观察疝块能否突出,有无反复发作史。易复性斜疝:肿块在腹股沟区突出,偶尔有胀痛,呈带柄的梨形肿大,可降到阴囊或大阴唇。开始仅在站立、行走、劳动或咳嗽时出现,平卧后,肿块可自行回纳或消失。检查时,用手按肿块,嘱患者咳嗽,可有膨胀性冲击感。用手指压住腹股沟内环,让患者站立咳嗽,疝块不再出现,一旦手指移去,疝块会再出现。如果疝块突然增大,胀痛、触痛明显,肿块不能回纳,提示有嵌顿,当发展为绞窄性疝时,全身症状加重,可以有毒血症的表现。

（2）有无腹部绞痛、肠梗阻、肠绞窄的症状及其诱因。

（3）有无发热、脉搏细速、血压下降等感染现象。

（4）有无电解质紊乱。

2.辅助检查

血常规检查有无白细胞计数及中性粒细胞比例升高,了解出血功能、凝血功能;做血型及肝炎三对半检查;心电图检查有无心脏疾病,是否影响手术;做胸部 X 线片检查,评估膈肌运动情况和通气功能;腹片检查有无肠梗阻;60 岁以上患者需做肺功能检查;对伴糖尿病、高血压者,给予专科诊疗及护理,待符合条件后再手术。

（三)心理-社会状况

评估患者是否担心手术影响工作和生活;了解患者家庭的住院费用承受能力,了解患者对手术是否感到恐惧。

二、主要护理诊断/问题

（一)急性疼痛

急性疼痛与疝块嵌顿或绞窄、手术创伤有关。

（二)知识缺乏

患者缺乏腹壁疝的成因、预防腹内压升高及促进术后康复的有关知识。

（三)潜在并发症

潜在并发症为局部血肿,与术后创面渗血。

（四)术后疝复发

术后疝复发与知识缺乏有关。

（五)尿潴留

尿潴留与麻醉手术刺激及排尿改变有关。

三、护理目标

（1）疼痛程度减轻或疼痛消失。

（2）患者知晓预防腹内压升高、促进术后康复的相关知识。

(3)患者未发生并发症或并发症被及时发现和治疗。

(4)患者能说出有关预防疝复发的措施。

(5)能自解小便,无排尿困难。

四、护理措施

(一)术前护理

1. 心理护理

向患者解释腹外疝的原因和诱发因素、手术治疗的必要性,介绍手术成功的病例,了解患者所存在的顾虑,尽可能地消除,使患者能安心配合治疗,对医护人员的措施有相当的信任。患者入院后即向其详细介绍传统疝修补与无张力疝修补两种术式的区别。特别是老年患者,常合并其他疾病,通常不了解新术式,因此心理护理干预是重要、必要的护理内容之一。无张力疝修补减少了大量的组织解剖分离工作,所以手术时间短,创伤小。除材料抗张力的优势外,该术式还摒弃了传统手术方法中将不同解剖层次的组织强行缝合所致的局部组织张力过大的缺点,且疝环填充物质地柔软,具有极好的组织相容性,术后患者无异物感、牵拉感。该术式有疼痛轻、下床早、恢复快、复发率低、并发症少等优点。护士应介绍主刀医师的技术实力和相同手术的治疗效果。护士应以主动、亲切的态度接近患者,了解患者的顾虑、恐惧,给予必要的手术讲解、心理鼓励和安慰,帮助患者消除疑虑,建立起积极战胜疾病的信心,使患者配合手术治疗和护理工作,增加手术成功率。术前还可请麻醉医师会诊,让患者对麻醉过程有初步的了解。

2. 一般护理

疝块较大者减少活动,多卧床休息;建议患者离床活动时使用疝带压住疝环口消除致腹内压升高的因素;除紧急手术者外,对有术前咳嗽、便秘、排尿困难等使腹压升高因素者,均应给予对症处理,否则易致术后复发。

3. 病情观察

观察患者的腹部情况,若出现明显腹痛,伴疝块突然增大、紧张发硬且触痛明显,不能回纳腹腔,应高度警惕嵌顿性疝发生的可能。

术前训练:年老、腹壁肌薄弱者或切口疝、复发疝患者,术前应加强腹壁肌锻炼,并练习卧床排便、使用便器等。进行疝内容物还纳适应性训练,老年患者的斜疝病程一般较长,疝内容物较大,为防止手术还纳疝内容物后引起腹腔内压升高而诱发腹腔间室综合征,需进行还纳适应性训练。

方法如下:患者于餐后 2 h 取平卧位或头低足高位,托起阴囊,将疝内容物沿上环缓慢还纳,逐渐增加训练时间和次数,还纳过程中应严密观察患者的病情变化和监测生命体征,避免继发性损伤;术前一晚灌肠,清除肠内积粪,防止术后腹胀及排便困难。术前嘱患者排空小便,以防止术中误伤膀胱。

4. 备皮

术前备皮至关重要,既要剃净,又要防止剃破,手术日早晨再检查一遍有无毛囊炎等炎症表现,必要时应暂停手术。备皮范围包括脐部至大腿中段,包括会阴部。由于手术切口与会阴部较近,容易污染,备皮须彻底且防止损伤皮肤。在备皮过程中应注意给老年患者保暖,防止受凉诱发呼吸道感染,导致咳嗽,升高腹压。备皮后请患者淋浴、更衣。必要时协助医师以龙胆紫和碘在手术处画出站位时疝囊的轮廓和卧位时腹壁缺损区及手术切口。对慢性肝炎、呼吸道感染、糖尿病及有手术区皮肤破损的患者按医嘱预防性应用抗生素,术前清洁会阴部,预防伤口感染。手术前排空膀胱。嵌顿性疝及绞窄性疝患者多需急诊手术。

5.个体护理措施

对肥胖、长期吸烟和有血栓史者,可预防性应用低分子量肝素;对原有高血压的患者,术前应选用降压药物使血压维持在一定水平(140/90 mmHg);对慢性肝炎、呼吸道感染及有手术区皮损的患者按医嘱预防性应用抗生素;对 COPD 患者,应劝其戒烟,协助进行呼吸训练及使用改善肺功能的药物;对糖尿病患者,在术前应制订糖尿病饮食计划,评估其血糖控制情况,应督促口服降糖药物者继续口服至手术前一日的晚上;对使用胰岛素者,术前应选用葡萄糖加胰岛素以预防酮症和分解代谢,手术日早晨停用胰岛素;要提醒前列腺增生患者进手术室前排空尿液。

6.急诊术前护理

腹外疝发生嵌顿或绞窄时要进行急诊手术。除做好术前备皮及心理护理外,还要做好输液、抗菌及配血等工作,因腹外疝嵌顿后的病理、生理变化对全身影响较大。

(二)术后护理

1.生命体征观察

术后严密观察生命体征,每小时测血压、脉搏、呼吸,6～8 h 平稳后停止。同时观察伤口渗血、渗液情况,保持切口清洁、干燥。观察阴囊是否水肿,可用阴囊托托起阴囊,以避免阴囊内积液过多,促进淋巴回流。

2.体位护理

术后采用平卧位,膝下垫一个软枕,使髋关节微屈,降低腹壁张力。血压平稳后可指导患者变换卧位。屈膝后侧卧,腹肌处于松弛状态,可减轻切口张力,缓解疼痛。对体质较差患者,血压平稳后将床头抬高 30°～45°,半卧位有利于肺部扩展,使呼吸幅度减小,有助于缓解疼痛,利于术后充分引流。

3.切口护理

观察切口有无渗血及出血,对术中出血多的患者,术后沙袋压迫切口 12～24 h,保持切口敷料干燥。嘱患者避免做增加腹压的动作(如打喷嚏、用力排便等),以免导致切口裂开。注意保暖,防止感冒引起的咳嗽,指导患者在咳嗽时,用手掌按压,保护切口,以免缝线撕脱造成操作失败。保持大便通畅,便秘者可使用缓泻剂或灌肠,切忌用力排便。可指导发生尿潴留的患者进行诱导排尿,例如,清洗尿道口,听流水声,按摩腹部,以上方法无效时可留置导尿管。

4.疼痛护理

术后为患者创造安静的环境,耐心讲解注意事项,指导患者深呼吸,以缓解其紧张情绪。对疼痛严重者,可遵医嘱适当应用止痛剂。

5.术后呼吸道护理

应密切观察患者的呼吸情况;鼓励患者深呼吸及有效咳痰,指导患者在咳嗽时用手掌按压,保护切口,以免造成缝线撕脱,以减轻疼痛;必要时可给予雾化吸入,每天 2 次。

6.饮食

患者在麻醉清醒 6 h 后即可进食,鼓励患者少食多餐,嘱患者多饮水,多食高维生素、高纤维素、富营养的食物(如蔬菜、水果等),保持大便通畅,防止发生便秘。如果患者的食欲差,进食、饮水不足,可适当增加补液量。

7.早期下床活动

由于传统的疝修补术是对组织拉拢缝合,因此创伤大,机体恢复慢,患者往往需要卧床3 d,休息2~4周,3个月后才开始参加重体力劳动。而无张力疝修补术后6 h即可下床活动,3~5 d恢复其日常生活。使用无张力疝修补术,术后患者可早期下床活动,体弱者、复发疝患者、绞窄性疝患者可适当延迟下床行走时间。

护士应鼓励患者早期下床活动,向患者说明早期下床活动的意义。早期下床活动极大地减少了患者长时间卧床引起的并发症(如尿潴留、阴囊积液等),从而缩短了住院时间,有利于术后恢复。

8.心理护理

心理护理干预是重要、必要的护理内容之一。护理人员应以主动、亲切的态度接近患者,了解患者的顾虑和恐惧,给予必要的解释、心理疏导和安慰,帮助患者消除疑虑,建立起积极战胜疾病的信心,使患者配合手术治疗和护理工作,增加手术成功率。

(三)出院指导方面

出院后应适当休息,逐渐增加活动量。告知患者如何避免腹内压升高,防止疝复发。天气凉时注意保暖,防止出现剧烈咳嗽。饮食规律,增加粗纤维的摄入量,防止便秘。3个月内避免负重及重体力劳动。术后定期复查,注意有无复发。

(廖建萍)

第十一章　泌尿外科疾病护理

第一节　肾损伤

肾位置较深，受到腰肌、椎体、肋骨和前面脏器的保护，不易受到损伤。但肾实质脆弱，包膜薄，受暴力打击时可发生破裂；正常肾有一定的活动度，当暴力作用时会牵拉肾蒂，造成损伤。肾损伤平时多为闭合性损伤，多见于成年男性。

一、病因

1.开放性损伤

开放性损伤有锐器损伤、火器伤（如刀伤、枪弹、弹片贯穿伤等），患者常伴有胸、腹部严重的多发性损伤。

2.闭合性损伤

(1)直接暴力：患者腰、腹部受硬物撞击或挤压，肾区受到直接打击致伤。

(2)间接暴力：患者从高处坠落，足跟或臀部着地时通过传导作用引起肾脏减速损伤。

3.自发破裂

这类自发性的肾破裂常由患者肾脏的已有病变（如肾盂积水、肿瘤、结石或慢性炎症等）所引起。

二、病理分类

1.肾挫伤

肾挫伤为轻度肾损伤。损伤仅局限于肾实质，肾包膜、肾盂及肾盏黏膜均完整，形成肾瘀斑及包膜下血肿，有轻微血尿，一般症状较轻，可自愈。

2.肾部分裂伤

肾部分裂伤是指肾实质损伤伴肾包膜破裂或肾盂黏膜破裂。①肾实质损伤伴肾包膜破裂，可形成肾周血肿和尿外渗；②肾实质损伤伴肾盂黏膜破裂则有明显血尿，通常不需手术可自愈。

3.肾全层裂伤

肾全层裂伤是指肾实质、包膜及肾盂黏膜均破裂，肾盂通过破裂口与肾周围相通。临床表现既有明显血尿，又有肾周血肿、尿外渗。这类肾损伤症状明显，后果严重，需手术治疗。

4.肾蒂损伤

肾蒂血管撕裂时可致大出血、休克。如果肾蒂完全断裂，伤肾可被挤压，通过破裂的横膈进入胸腔。锐器刺伤肾血管可致假性动脉瘤、动静脉瘘或肾盂静脉瘘。对冲伤常使肾动脉内膜在腹主动脉开口处受牵拉而破裂，导致肾动脉血栓形成，使伤肾失去功能。

5.病理性肾破裂

轻度暴力就可使有病理改变的肾脏破裂（如肾肿瘤、肾积水、肾囊肿、脓肾等）。有时暴力不被察觉,称为"自发性"肾破裂。

三、临床表现

肾损伤的临床表现颇不一致,有其他器官同时受损时,肾损伤的症状可能不被察觉。其主要症状如下。

1.休克

休克是严重损伤及出血所致,可危及生命。

2.血尿

血尿与损伤程度不一致。①轻微肾损伤仅见镜下血尿;②重度肾损伤,则成肉眼血尿,血尿可阻塞尿路;③肾蒂血管断裂或输尿管断裂时,血尿可不明显,甚至无血尿。

3.疼痛

①创伤、出血和尿外渗使包膜张力增加,肾周围软组织损伤引起肾区、腹部疼痛。②血块阻塞输尿管引起肾绞痛。③血尿渗入腹腔或伴有腹部器官损伤时,刺激腹膜,引起全腹痛及腹膜刺激征。

4.肿块

肾周围血肿和尿外渗使局部肿胀,形成肿块,伴有明显的触痛及肌紧张。

5.发热

肾损伤后有吸收热;尿外渗继发感染,形成肾周脓肿或化脓性腹膜炎,并有全身中毒症状,患者可有发热及白细胞计数升高。

四、治疗要点

1.防止休克

患者入院时应尽快建立输液通道,并给予镇静止痛。患者绝对卧床休息。有休克者需迅速进行复苏,同时确定有无其他脏器损伤,做好手术探查的准备。

2.非手术治疗

非手术治疗适用于肾挫伤或轻度撕裂伤。给予抗感染、止血药等治疗,严格限制活动,至少 2 周,保持大便通畅,预防呼吸道感染,避免腹压突然升高,导致继发性出血。

3.手术治疗

(1)手术指征:①开放性肾脏创伤;②伴有腹内脏器伤,或疑有腹腔内大出血、弥漫性腹膜炎;③休克经治疗无好转;④尿路造影等客观检查提示有明显造影剂外渗,有较大肾实质破裂或肾盂损伤;⑤肾动脉造影显示有肾动脉损伤或栓塞;⑥伤后 $24\sim48$ h 血尿无减轻,或腹部包块逐渐增大;⑦肾周感染明显。

(2)手术方式:①肾脏裂伤修补术,适用于肾脏裂伤范围较局限,整个肾脏血运无障碍者。②肾脏部分修补术,适用于肾的一极严重损伤,其余肾组织无损伤或虽有裂伤,但可以修补者。③肾血管修补或肾血管重建术,适用于肾蒂血管撕裂、断裂、血栓形成者。④肾动脉栓塞术,适用于严重肾挫伤或裂伤伴有严重血尿者。⑤肾切除术,适用于肾脏严重撕裂伤无法修补者,严重肾蒂伤血管无法修补或重建者,肾损伤后肾内血管已广泛血栓形成者,肾脏创伤后感染、坏死及继发性大出血者。

五、护理评估

1. 现病史

(1)局部:了解患者的受伤史、暴力作用的部位、有无开放性损伤。

(2)全身:对患者进行全面的体格检查,如血尿的程度、疼痛的部位及性质、有无发热等。

2. 健康史

(1)一般资料:患者的性别、年龄、家族史等。

(2)既往史:患者有无肾积水、肾结石、肾炎、肾功能不全史及过敏史。

3. 实验室及辅助检查

(1)X线检查:尿路X线片可见肾外形增大或呈分叶状;静脉肾盂造影可见肾盏完全破坏,干酪坏死呈现边缘不齐的"棉桃样"结核性空洞。若全肾破坏,形成脓肾,则肾功能丧失。

(2)及时了解特殊检查(尿液、X线片、B超、CT等检查)的结果,以评估肾损伤的程度和有无并发腹腔脏器的损伤。

4. 心理-社会因素

心理-社会因素包括心理承受能力、对疾病的认知程度及社会支持系统等。

六、常见护理诊断/问题

1. 疼痛

疼痛与肾损伤有关。

2. 焦虑

焦虑与损伤、血尿及休克等因素有关。

3. 潜在并发症

潜在并发症包括休克、感染。

七、护理措施

1. 非手术治疗及术前护理

(1)心理护理:肉眼血尿可使患者产生恐惧心理,耐心地向患者解释血尿并非全是血,主要是尿液。对患者提出的问题给予明确、有效和积极的信息,建立良好的治疗性联系,使患者消除恐惧,增强治疗信心。

(2)卧位:肾挫伤保守治疗需绝对卧床2~4周,待病情平稳后,血尿消失后才能起床活动,过早活动可能再度引起出血,加重肾脏的损害。卧床期间,加强皮肤护理,预防压疮发生。

(3)密切观察病情变化:①监测生命体征。每隔1~2 h测血、脉搏、呼吸、体温1次,对休克者按休克护理。②监测血红蛋白和血细胞比容。③注意肾区包块有无增大。观察腰痛是否加剧,有无腹膜刺激征,做好术前准备。④观察尿色。对血尿患者定时留取尿标本,观察尿色深浅变化以判断血尿有无进行性加重。⑤维持体液平衡,保证组织有效灌注量,建立1~2条静脉通道,遵医嘱输液、输血,维持有效循环血量。⑥对症处理。给予高热患者物理降温或药物降温,给予腰、腹部疼痛明显者止痛、镇静治疗。

2. 术后护理

(1)病情观察:密切注意有无术后出血及休克表现,观察伤口敷料有无渗血。保持引流管通畅,观察引流液的颜色、性质、量是否正常,当引流液颜色鲜红,量高于100 mL/h时,立即通知医师处理。

(2)肾功能的观察:准确记录尿量,静脉输液以维持体液平衡,防止电解质紊乱,调节输液速度,避免加重健侧肾脏负担。

(3)肾动脉栓塞术后要密切观察足背动脉的搏动、肢体温度及肢体肿胀情况。

(4)卧位:采用不同手术方式,术后卧床休息时间不同。肾部分切除术、肾修补术、肾周引流术后需绝对卧床休息 2~4 周。肾切除术后取平卧位,血压平稳后可改半卧位。

(5)饮食:术后肛门排气后,鼓励患者进高蛋白、富含维生素、易消化、营养丰富的饮食,改善全身营养状况。

(6)预防感染:密切观察体温的变化,观察伤口有无外渗,及时更换敷料。尽早使用抗生素,因感染是继发性出血的原因之一。加强导尿管的护理,保持引流液通畅,会阴护理每天 2 次。

3. 健康教育

(1)非手术治疗的患者:绝对卧床 2~4 周,可逐渐下床活动,但应循序渐进,活动量不宜过大,活动不宜过猛,3 个月内不宜从事体力劳动或体育竞技类活动。

(2)肾部分切除的患者:手术或创伤可引起腹胀,应少进易胀气的牛奶、甜食;腹胀明显者,可置肛管排气或肌内注射新斯的明。

(3)多饮水:观察尿液颜色,腰部有无肿块,如果有异常,及时就诊。

(4)门诊随访:定时复诊,一侧肾切除者,应随访对侧肾功能,避免使用对肾功能有害的药物。

(董红梅)

第二节　膀胱损伤

膀胱为盆腔内脏器,受到骨盆的保护,通常不易受损伤,只有膀胱充盈高出耻骨联合才易为外力所伤。另外,骨盆骨折或枪弹的贯通伤也可使膀胱受到损伤。根据膀胱损伤与腹膜的关系又可分为腹膜内型及腹膜外型膀胱损伤。膀胱损伤的发生率约占泌尿系统损伤的 10%。

一、病因及发病机制

1. 开放性手术损伤

其为火器、利刃所致损伤。

2. 闭合性损伤

闭合性损伤又分直接暴力和间接暴力所致。直接暴力所致:发生于膀胱充盈状态下的下腹部损伤,例如,拳击伤、踢伤、碰撞伤,造成薄弱的膀胱顶部破裂,形成腹膜内型膀胱破裂。间接暴力所致:常发生于骨盆骨折时,骨片刺破膀胱,形成腹膜外膀胱破裂,多在膀胱底部。

3. 医源性损伤

其包括经膀胱的器械损伤、放射治疗、注入化学腐蚀剂。

二、临床表现

临床表现：①休克；②血尿；③排尿困难；④腹痛，腹膜外型膀胱损伤的腹痛局限于下腹部，腹膜内型膀胱损伤的腹痛则为全腹性（尿性腹膜炎）；⑤尿瘘，如膀胱直肠瘘、膀胱阴道瘘等。

三、治疗要点

治疗要点：①抗休克及采用全身支持疗法；②清除血肿及尿外渗并作充分引流；③修补膀胱裂口；④用抗生素预防感染；⑤治疗合并伤。

四、护理评估

1. 现病史

（1）局部：一般情况、受伤史。

（2）全身：在体格检查时应注意腹部有无明显外伤，是否全身湿冷，脉搏细速，主诉腹痛腹胀，有排尿感，但无法排尿。

2. 健康史

（1）一般资料：性别、年龄、家族史等。

（2）既往史：有无膀胱刺激征及过敏史。

3. 实验室及辅助检查

（1）插导尿管试验：导尿管顺利插入膀胱，但无尿液流出或流出少许血尿。

（2）膀胱造影：造影剂流入膀胱周围间隙或腹腔内。

4. 心理-社会因素

心理-社会因素包括心理承受能力、对疾病的认知程度及社会支持系统等。

五、常见护理诊断/问题

1. 恐惧与焦虑

恐惧与焦虑与外伤打击、害怕手术和担心预后有关。

2. 组织灌流量改变

组织灌流量改变与膀胱破裂、骨盆骨折损伤出血、尿外渗或腹膜炎有关。

3. 排尿异常

排尿异常与膀胱破裂不能贮存尿液有关。

4. 潜在并发症

潜在并发症为感染。

六、护理措施

1. 术前护理

（1）急救护理：密切观察患者的病情变化，注意生命体征的监测、血尿的观察，记录 24 h 尿量。对损伤严重伴休克者，需立即开放静脉通道，做好输血准备工作，及时补充血容量，纠正休克。合并骨盆骨折的患者需平卧，勿随意搬动，以免加重损伤。若腹膜内膀胱破裂的患者留置导尿管后症状缓解不明显，甚至持续加重，应及时手术治疗。

（2）观察患者的腹胀情况：有时骨盆骨折引起的膀胱损伤症状不明显，或病情被骨折疼痛所掩盖，容易被误诊。因此，护士在工作中应仔细观察腹部体征，例如，有无腹胀、腹痛等腹膜刺激征,有无便血、尿血及排尿、排便障碍,及早发现腹膜后血肿引起的麻痹性肠梗阻,为临床诊断及治疗提供依据。

(3)心理护理:加强入院宣教和沟通。向患者及其家属宣传疾病的相关知识,解释手术的重要性和必要性,帮助患者了解手术方式、术前和术后注意事项及其预后,取得患者的配合。

2.术后护理

(1)术后常规:根据患者的麻醉方式选择相应的体位,平卧 6 h 后取半卧位,根据需要给予持续低流量吸氧,并监测生命体征的变化。

(2)疼痛护理:根据手术方式后的 Price-Henry 评分法,给予 1～3 分的患者分散注意力的放松技术,例如,深呼吸、听音乐来缓解疼痛,帮助和指导患者咳嗽时用双手按压伤口,深呼吸时咳出痰液。给予 4 分的患者镇痛剂,并观察止痛效果。使用腹带固定伤口以减轻疼痛,妥善固定引流管,防止引流管移动而引起疼痛,加强生活护理,协助患者翻身、咳嗽、进食、如厕。膀胱内手术创面破坏膀胱黏膜屏障及留置导尿管气囊压迫的刺激可引起膀胱痉挛。可以合理调整留置导尿管的气囊,保持导尿管引流通畅。

(3)导管护理。①导尿管:定时挤捏导尿管,妥善固定,避免折叠、受压,保持有效引流。每周更换引流袋 1 次,引流袋不能高于耻骨联合。观察尿液的颜色、量及性质并记录。每天 2 次会阴护理,保持尿道口及会阴部清洁、干燥。行膀胱持续冲洗时,应注意调节膀胱冲洗的速度。膀胱冲洗的速度不可过快,以防止冲洗液快速进入膀胱,引起膀胱过度充盈,冲洗液从膀胱破裂缝合处外渗,影响伤口愈合。应注意观察有无腹胀、腹痛等不适。观察进出入量是否平衡。②膀胱造瘘管:保持膀胱造瘘管引流通畅,观察尿液的颜色、量及性质并进行记录。保持造瘘口皮肤的清洁、干燥。观察敷料有无渗液,若有,应及时进行更换。一般在术后 10 d 可拔出膀胱造瘘管,在拔管前应进行夹管试验,若排尿通畅,2～3 d 后可拔除。长期留置者,应定期更换,一般首次换管时间为术后 3～4 周,之后可根据患者的情况每 4～6 周更换 1 次。

3.并发症的预防与护理

(1)感染:观察体温变化,定期做血常规检查,禁食期间加强口腔护理。保持引流管通畅,会阴护理每天 2 次,更换集尿袋每周 1 次,定期做尿常规检查。观察伤口敷料有无渗血、渗液,保持伤口敷料干燥。遵医嘱合理使用抗生素。鼓励患者多饮水,以增加尿量,达到内冲洗的目的。定期对病室进行消毒。

(2)出血:严密观察生命体征的变化。建立静脉通路,按医嘱补充血容量及维持水电解质平衡,预防休克。保持尿管、膀胱造瘘管及伤口引流管通畅,观察引流液的性质、颜色,发现有血块时抽吸干净。膀胱痉挛可加重出血,这与膀胱造瘘管放置过低,触及膀胱三角区有关,亦与气囊导尿管内注水过多,刺激三角区有关,应适当调整导尿管及膀胱造瘘管的位置。

七、健康教育

(1)保持各引流管通畅,翻身活动时,防止引流管扭曲、受压。引流袋位置低于膀胱,防止尿液逆流。让患者了解保持各管道通畅的重要性,不可自行拔出引流管,以免导致手术失败。

(2)饮食指导:给予高能量饮食,由流质饮食逐步恢复至半流质饮食和普食,适当增加纤维素的摄入量,避免刺激性食物,多食水果、蔬菜,防止便秘。多饮水,每天应保持尿液在 2 000 mL。

(3)功能锻炼:指导患者活动双下肢,并按摩腿部肌肉,预防静脉血栓形成。对于骨盆骨折的患者给予轴式翻身,在双侧髋部垫枕,防止骨盆外翻。

（4）教会留置膀胱造瘘管患者自我护理的方法,保持导尿管引流通畅,观察尿液情况,如果发现尿液混浊、血尿、尿液流动不畅时,应及时就诊。

（5）告知患者出院后定期门诊随访,若有不适或疑问,及时就诊。

（董红梅）

第三节　尿道损伤

尿道是泌尿系统最容易损伤的部位。尿道损伤主要发生在男性青壮年时期。女性尿道损伤很少,仅占 3％。男性尿道由生殖膈分为前后两部分。前尿道即海绵体尿道,前尿道损伤多为球部损伤,主要为骑跨伤。后尿道位于盆腔内,后尿道损伤主要为骨盆骨折引起。病理上可分为挫伤、部分裂伤及大部或完全断裂。若不及时处理尿道损伤或处理不当,极易形成尿道狭窄,尿流不畅而造成严重后果。

一、病因及病理

1.前尿道损伤

尿道球部骑跨伤,包括挫伤、裂伤或完全断裂,血液及尿液渗入会阴浅袋。

2.后尿道损伤

尿道膜部易受损,多见于骨盆骨折,尿外渗于膀胱周围。

二、临床表现

1.前尿道损伤

前尿道损伤:①尿道口滴血;②排尿困难;③局部血肿;④疼痛,排尿时加剧;⑤尿外渗。

2.后尿道损伤

后尿道损伤:①休克(多为骨盆骨折引起);②少量尿道出血;③排尿困难(急性尿潴留);④下腹部疼痛;⑤尿外渗及血肿。

三、护理评估

1.现病史

（1）局部:有无尿道口滴血、排尿困难、下腹部疼痛、尿外渗。

（2）全身:有无腹部疼痛、心率增快、呼吸增快、脉搏细数、四肢厥冷等休克症状。

2.健康史

（1）一般资料:年龄、饮食习惯、营养状况等。

（2）既往史:既往有无外伤史、手术史、过敏史。

3.实验室及辅助检查

（1）导尿试验:是检查尿道连续性的好方法。在无菌条件下,如果能顺利插入一根导尿管,则说明尿道的连续性良好。如果导尿管顺利插入膀胱,且经检查膀胱壁完整,但伤员有尿外渗现象,应考虑有尿道损伤。

（2）直肠指检:直肠指检可触及直肠前方柔软、有压痛的血肿,前列腺尖端可浮动。指套染血提示直肠破裂。

(3)X线检查:尿道造影可显示尿道损伤部位及程度。尿道断裂,可有造影剂外渗,尿道挫伤,则无外渗征象。骨盆前后位片显示骨盆骨折。

4.心理-社会因素

心理-社会因素包括心理承受能力、对疾病认知程度及社会支持系统等。

四、常见护理诊断/问题

1.疼痛

疼痛与尿道损伤后尿道黏膜及平滑肌的机械性损伤、膀胱过度充盈有关。

2.组织灌注异常

组织灌注异常与骨盆挤压伤后大出血有关。

3.潜在并发症

感染,例如,尿道断端血肿感染;尿道复位后,留置导尿管致损伤部位感染。

五、护理措施

1.术前护理

(1)尿道损伤伴休克,应迅速输液、交叉配血、止痛、纠正休克。合并骨盆骨折的患者应使用硬板床,需要防压疮护理。

(2)持续心电监护和吸氧,严密监测患者的神志、生命体征。

(3)解除急性尿潴留:观察排尿障碍的程度,根据症状对症处理。对尿道损伤者应先试插导尿管排尿,并保留导尿管4周。如果无法插入导尿管,应行耻骨上膀胱穿刺抽尿。

(4)注意观察尿液的颜色、性状和量的变化。

(5)维持电解质平衡及有效的血容量,卧床期间加强基础护理,预防并发症的发生。

(6)观察抗生素、止血药、止痛药的效果及不良反应。

(7)对有手术指征者,在抗休克的同时,积极进行各项术前准备。

2.准备工作

完善各项术前准备。

3.术后护理

(1)饮食:术后禁食,患者肛门排气后进流质饮食,逐渐过渡到普食。饮食上要注意营养丰富;嘱患者多饮水,保持24 h尿量高于2 000 mL,达到内冲洗的目的。

(2)预防感染:定时观察体温,了解血、尿白细胞计数的变化,及时发现感染征象;对留置导尿管者,每日尿道口护理2次,保持手术切口清洁、干燥;加强损伤局部的护理,严格无菌操作;根据医嘱使用抗生素,预防感染的发生。

(3)伤口及引流管的护理:保持手术切口敷料及造瘘口周围皮肤清洁、干燥;保持导尿管及膀胱造瘘管引流通畅,妥善固定;观察引流液的颜色、性状和量。

(4)心理护理:术后给予患者及其家属心理上的支持,介绍目前治疗的意义及如何配合医护人员以尽快康复。

4.健康教育

(1)心理指导:①耐心安慰、开导患者,消除羞涩,使其尽早接受和配合治疗。②解释留置导尿管的目的是支撑尿道,防止尿道狭窄、尿失禁等情况,应克服暂时的痛苦,予以配合。③尿道修补后,尿道连续性恢复,一般不会影响性生活及生殖功能,应消除忧虑、悲观心理。保持乐观情绪,有利于尿道的修复。

(2)健康指导:①插管时,嘱患者张口呵气,全身放松,使导尿管插入成功。避免反复操作而加重尿道的损伤。②多饮水,饮水量约为 3 000 mL/d,以增加尿量,冲洗膀胱,防止尿路感染。③防止导尿管脱出,保持引流通畅,防止导尿管扭曲、受压。④下床活动时,尿液引流袋不可高于会阴平面,防止逆行感染。⑤合并骨盆骨折的患者应选择硬板床,避免骨折移位,加速骨盆愈合。

(3)出院指导:①选择高蛋白、富含维生素的食物,每日饮水量高于 3 000 mL。②保持会阴部皮肤清洁,注意个人卫生。③穿宽松棉制内裤,保持会阴部及外生殖器的清洁。

(4)健康促进:①定期门诊复查。②手术后 2 周可恢复一般活动,3 个月内避免进行可能使新成形的尿道裂开的活动。③随时注意尿线粗细的变化,如果尿线逐渐变细,或出现排尿困难,及时就诊,行尿道扩张。

(董红梅)

第四节　肾及输尿管结石

肾及输尿管结石统称为上尿路结石,多见于男性青壮年,男、女患者比例为 3 ∶ 1。肾结石位于肾盂和肾盏中,较小的结石常聚集在肾下盏。大多数输尿管结石来自肾。输尿管内径自上而下由粗变细,结石常停留在输尿管解剖上的 3 个狭窄部位。单侧肾及输尿管结石为多,双侧肾及输尿管结石占 10%。

一、病因及发病机制

多种因素影响尿路结石的形成。尿中形成结石晶体的盐类呈超饱和状态、抑制晶体形成物质不足和核基质的存在是形成结石的主要因素。上尿路结石以草酸钙结石多见。

二、临床表现

1.疼痛

典型的绞痛常突然发生。活动小的、体积大的肾盂、肾盏结石可引起上腹和腰部疼痛。结石活动或引起输尿管梗阻时出现肾绞痛。典型的绞痛位于腰部或上腹部,沿输尿管走向向下腹和会阴部放射,可至大腿内侧。疼痛性质为刀割样阵发性绞痛,程度剧烈,患者面色苍白,恶心,呕吐,出冷汗,甚至休克。疼痛持续数分钟或数小时。可伴有明显肾区叩击痛。结石位于输尿管膀胱壁段和输尿管口处,结石伴感染时可有膀胱刺激症状,男性患者有尿道和阴茎头部放射痛。

2.血尿

患者活动或绞痛后出现血尿,出血的多少与损伤程度有关,多为镜下血尿。

3.其他症状

结石引起严重肾积水时,可触及增大的肾脏;继发急性肾盂肾炎或肾积脓时,尿中有脓细胞,可有尿频、尿急等症状,以及发热、畏寒、寒战等全身症状;双侧上尿路结石引起双侧完全性梗阻或孤立肾上尿路结石完全性梗阻时,导致无尿。

三、治疗要点

1.手术治疗

(1)非开放手术。①输尿管镜取石或碎石术:适用于因肥胖、结石梗阻、停留时间长而不能用体外冲击波碎石的中、下段输尿管结石者。②经皮肾镜取石或碎石术:适用于直径大于2.5 cm的肾盂结石及下肾盏结石。③腹腔镜输尿管取石术:适用于直径大于2 cm的输尿管结石,原采用开放手术或经体外冲击波碎石、输尿管手术失败者。

(2)开放手术。①适应证:结石远端存在梗阻、部分泌尿系畸形、结石嵌顿紧密、既往非手术治疗失败、肾积水感染严重或病肾无功能等尿路结石患者。②手术方式:输尿管切开取石术、肾盂切开或肾窦内肾盂切开取石术、肾部分切除术、肾切除术等。

2.非手术治疗

非手术治疗适用于结石直径小于0.6 cm、表面光滑、无尿路梗阻、无感染的纯尿酸结石或胱氨酸结的患者。

(1)给予适当液体:每天饮水量000 mL,保持每天尿量高于2 000 mL。大量饮水配合利尿解痉药物有利于小结石的排出;有助于稀释尿液、减少晶体沉积,起到内冲洗的作用,可延缓结石的增长和减少手术后结石的复发。合并感染时,尿量多可促进引流,有利于感染的控制。肾绞痛时大量饮水也有助于结石的排出。当患者恶心、呕吐时需静脉输液。

(2)加强运动:在患者的心肺负荷、体力能承受的情况下,可适当增加跳跃性运动,促进结石的排出。

(3)饮食调节:根据结石成分、生活习惯及条件适当调整饮食,起到延缓结石增长及术后减少复发的作用。

(4)药物治疗:①调节尿pH。枸橼酸钾、碳酸氢钠等用于碱化尿液,氯化铵等用于酸化尿液,可根据尿液pH选择不同药物。②使用调节代谢的药物。别嘌醇可降低血和尿的尿酸含量,乙酰半胱氨酸有降低尿胱氨酸浓度及溶石作用。③解痉止痛。主要治疗肾绞痛。常用药物有阿托品、哌替啶等。④抗感染。根据细菌培养及药物敏感试验,选用合适的抗菌药控制感染。

四、护理评估

1.现病史

(1)局部:肾区叩痛以确定结石疼痛部位。

(2)全身:了解肾功能状态和营养状况,有无其他合并疾病的体征。

2.健康史

(1)一般资料:性别、年龄、家族史等,重点了解患者的饮食习惯。

(2)既往史:既往有无阵发性腰部绞痛或血尿及类似发病史,有无过敏史。

3.实验室及辅助检查

(1)尿液检查:可有镜下血尿,伴感染时有脓尿。

(2)血液检查:测定肾功能、血钙、磷、镁、尿酸和蛋白质等。

(3)泌尿系统X线片:正、侧位平片能显示95%以上的结石部位及数量,但对过小结石、钙化程度不高的结石或相对纯的尿酸结石常不显示。

(4)排泄性尿路造影:可显示结石所在的肾结构和功能等,有无结石形成的局部因素。在X线片上不被显示的尿酸结石,可表现为充盈缺损。

(5)逆行肾盂造影:通常用于其他方法不能确诊时,可发现X线不显影的结石,明确结石的位置及双肾功能。

(6)B超检查:除了能发现X线片不能显示的小结石和透X线结石,还能显示肾结构改变和肾积水情况。

(7)肾图:可判断泌尿系统梗阻程度及双肾功能。

(8)输尿管镜检查、膀胱镜检查:可直接观察到结石,适用于其他方法不能确诊或同时进行治疗时。

4.心理-社会因素

心理-社会因素包括心理承受能力、对疾病的认知程度及社会支持系统等。

五、常见护理诊断/问题

1.疼痛

疼痛与结石阻塞及刺激引起的炎症、损伤及平滑肌痉挛有关。

2.焦虑

焦虑与结石疾病反复发作,担心预后等有关。

3.潜在并发症

潜在并发症包括血尿、感染。

六、护理措施

1.术前护理

(1)缓解疼痛:发作期指导患者卧床休息,取舒适卧位;加强生命体征和疼痛的部位、性质、程度、伴随症状的观察;指导患者采用分散注意力、深呼吸等非药物性方法缓解疼痛,不能缓解时遵医嘱使用镇痛药物,并评估其效果。

(2)心理护理:患者常担心手术后肾功能的恢复情况,残余结石、切口感染等问题,护理人员需给予解释、心理支持与鼓励。

2.术前准备

(1)术前宣教:指导患者做好术前准备工作,告知患者手术方式,消除其心中的疑虑和恐惧。

(2)手术日早晨禁食、禁水。

(3)手术当日早晨,需拍摄泌尿系统X线片,确定结石的位置,作为选择切开部位的参考。

3.术后护理

(1)全麻术后患者清醒后给予枕头,严密观察生命体征,维持呼吸道通畅。

(2)低流量持续吸入氧气4~6 h。

(3)鼓励患者早期下床活动。

(4)维持引流管通畅:施行肾脏及上段输尿管切开取石术,必须留置肾周引流管,以引流肾脏内及其周围的渗出液;根据手术方式留置不同的引流管(如肾造瘘管、输尿管支架引流管、膀胱造瘘管等)。

(5)观察尿液排出情况:①手术后数天需仔细观察尿液排出情况,以确定肾功能和引流是否适当。②每小时尿量至少维持在 50 mL。如果患者的摄入量充足而每小时尿量仅 20～30 mL,各导管引流通畅,需立即通知医师。③尿量为由肾造瘘管、膀胱造瘘管或导尿管引流出尿液量和渗湿敷料估计量的总和。④注意尿液的颜色,术后 12 h 尿液大多带有血色,若出现鲜红而浓的血尿,考虑有出血,应立即通知医师处理。

(6)术后当日静脉输液,予以抗感染及维持水、电解质平衡。

(7)保持经皮肾镜(PCN)穿刺患者伤口敷料的干燥和无菌,有渗液,应及时更换。

(8)手术后禁食 6 h,之后可进普食。

(9)全麻插管术后常感到咽喉部不适,可以口含银黄含片,1～3 d 症状慢慢恢复。

4.健康教育

(1)大量饮水:可增加尿量、稀释尿液,可减少尿中晶体沉积。成人保持每日尿量高于 2 000 mL,尤其是睡前及半夜饮水,效果更好。

(2)活动与休息:有结石的患者在饮水后多活动,以利于结石排出。

(3)饮食指导:根据结石成分调节饮食结构。

(4)一般拔除造瘘管后待伤口闭合可以淋浴,但浴后必须将伤口轻轻擦拭干净,保持伤口干燥、清洁。出现伤口处糜烂、破溃、化脓、皮肤变黑或有异味,应及时就诊。

(5)解除局部因素:尽早解除尿路梗阻、感染、异物等因素,可减少结石形成。

(6)药物预防:根据结石成分、血钙、尿钙、血磷、尿磷、尿酸、胱氨酸和尿 pH,应用药物降低有害成分、碱化或酸化尿液,预防结石复发。

(7)预防骨脱钙:鼓励长期卧床者进行功能锻炼;伴甲状旁腺功能亢进者,必须手术摘除腺瘤或增生组织。

(8)复诊:定期行尿液检查、X 线或 B 超检查,观察有无复发及残余结石情况。若出现剧烈肾绞痛、恶心、呕吐、寒战、高热、血尿等症状,应及时就诊。

(董红梅)

第五节 下尿路结石

下尿路结石是指发生在尿路下段的结石,包括膀胱结石和尿道结石。男性膀胱结石患者多于女性膀胱结石患者。下尿路结石在任何年龄都可能发生,但多见于儿童或老年男性。尿道结石亦多发于男性。

一、病因及发病机制

原发性膀胱结石少见,多见于贫困地区 5 岁以下的儿童,这与断奶后营养不良、低蛋白饮食有关。继发性膀胱结石则多见于老年男性,常见的病因有上尿路结石排入膀胱内,下尿路梗阻使尿液滞留、感染、有异物等。原发性尿道结石较少见,绝大多数是肾和膀胱的结石排出时嵌于尿道所致,少数原发性尿道结石是尿道狭窄、感染、黏膜损伤、潴留性囊肿、异物或憩室所造成的。

二、临床表现

1.排尿疼痛

疼痛可由结石对膀胱黏膜的刺激引起。表现为下腹部和会阴部的钝痛,亦可为明显或剧烈的疼痛。

活动后疼痛加重,改变体位可使疼痛缓解,排尿终末时疼痛加剧。儿童患者常因排尿时的剧烈疼痛而拽拉阴茎,哭叫不止,大汗淋漓。患儿为了避免排尿时的疼痛,会采取特殊的体位排尿,即站立时双膝前屈,躯干后仰30°。

2.排尿障碍

膀胱结石常有典型的排尿中断现象;尿道结石则表现为排尿困难,呈滴沥状,有时出现尿流中断及尿潴留。

3.血尿、脓尿

血尿大多为终末血尿。膀胱结石合并感染时,可出现膀胱刺激症状和脓尿。

4.尿道压痛及硬结

绝大多数尿道结石患者能在尿道结石局部触到硬结并有压痛,后尿道结石可通过直肠指诊触及。尿道憩室内多发性结石,可触到结石的沙石样摩擦感。

三、治疗要点

下尿路结石以继发性结石为主,因此在治疗此类结石的同时应治疗肾、输尿管结石。而那些原发于膀胱的结石往往伴随下尿路梗阻,故治疗时应同时纠正这些梗阻病变。现有的外科治疗方法包括体外冲击波碎石术(ESWL)、内腔镜手术、开放性手术。

1.体外冲击波碎石术(ESWL)

对儿童的膀胱结石可选择 ESWL;成人结石小于 30 mm,可采用 ESWL。

2.腔镜手术

经尿道膀胱结石的腔内治疗是目前治疗下尿路结石的主要方法,可以同时处理尿路梗阻病变(如尿道狭窄、前列腺增生等),包括经尿道激光碎石术(首选)。

3.开放性手术

开发性手术不应作为膀胱结石的首选治疗方法,仅适用于需要同时处理下尿路其他病变的病例。

四、护理评估

1.现病史

(1)局部:有无排尿疼痛、排尿障碍;排尿疼痛的诱因、性质;疼痛与排尿过程及体位的关系;有无血尿、尿频、尿急、尿痛等膀胱刺激症状,是否触及尿道硬结并有压痛。

(2)全身:有无腹胀、腹痛等不适,有无体温升高、脉搏加速等感染征象。

2.健康史

(1)一般资料:性别、年龄、家族史等,重点了解患者的饮食习惯、饮水习惯。

(2)既往史:既往有无泌尿系统梗阻及类似发病史,有无过敏史、糖尿病、高血压(易造成肾功能损伤)。既往是否长期服用药物,如止痛药物(引起尿液浓缩或酸化)、钙剂(引起尿酸水平升高)等。

3.实验室及辅助检查

(1)实验室检查:做尿液和相关血液生化检查。尿液中的白细胞计数可能升高。合并感染时尿培养为阳性。其他一些尿液和血液生化检查能有助于分析结石成分。

(2)影像学检查:腹部仰卧平片(KUB)可发现90％左右不透过X线的结石,能大致确定结石的位置、形态、大小和数量,并初步提示结石的化学性质;应在 KUB 的基础上进行静脉尿路造影(IVU),其价值在于了解尿路的解剖,确定结石在尿路的位置。

(3)B超检查:简便、经济、无创伤,是结石的常规检查方法,尤其在肾绞痛时可作为首选检查方法,可发现大于 2 mm 的结石,对膀胱结石,能同时观察膀胱和前列腺,寻找结石形成的诱因和并发症。此外,还可以了解结石以上尿路的扩张情况。

(4)膀胱镜检查:必要时可做,以协助诊断或排除输尿管、膀胱等其他疾病。

4.心理-社会因素

心理-社会因素包括心理承受能力、对疾病的认知程度及社会支持系统等。

五、常见护理诊断/问题

1.排尿形态异常

排尿形态异常与结石引起尿路梗阻有关。

2.知识缺乏

患者缺乏有关结石防治的知识。

3.潜在并发症

潜在并发症包括术后出血、感染。

六、护理措施

1.术前护理

(1)心理护理。

(2)若患者术前存在严重的尿路感染,需遵医嘱抗感染治疗后方可施行手术。

2.术前准备

(1)完成术前常规检查,如果有异常,及时和医师进行沟通。通常手术当天早晨需拍腹部 X 线片进行结石定位。

(2)术前禁食、禁水。

3.术后护理

(1)观察生命体征:每小时测量 1 次,6 h 后若生命体征平稳则酌情测量。对于术前已存在尿路感染和肾积水的患者,应密切观察患者的体温变化,遵医嘱适当使用抗生素,预防感染。

(2)体位:患者术后去枕平卧 6 h 后可更换体位,第 2 天可下床活动。

(3)饮食:禁食 6 h 后改为普食,但忌辛辣刺激性食物,同时嘱其多饮水(3 000～4 000 mL/d),可适当补充香蕉、橙子等水果以维持身体的电解质平衡。

(4)留置导尿管的护理:①一般术后放置导尿管 1 d,应持续开放,引流通畅,减轻膀胱内压力,减少膀胱尿液反流至肾盂的机会。②妥善固定,做好双固定,固定时应预留一定长度以防患者翻身时牵拉导管,引流袋的位置不得高于尿道口平面,防止逆行感染。③密切观察尿液的颜色、性质、量,轻微的出血可能是导尿管或双 J 管的刺激或手术碎石损伤黏膜所致,予以适当抗感染治疗、嘱患者多饮水即可。如果出血未能缓解并持续加重,则应立即通知医师,根据患者的实际病情进行处理。④定期挤压导尿管,防止小血块堵塞。⑤做好尿道口护理。

（5）留置双J管的护理:部分患者可能术后需放置双J管,这是为了充分引流尿液,防止继发感染和肾功能损伤。

4.健康教育

（1）指导患者多饮水（3 000～4 000 mL/d）以稀释尿液,降低尿液中溶质的浓度,减少晶体的沉积。

（2）可根据结石分析的结果,适当调整饮食结构以防结石复发。

（3）对于留置双J管的患者,应定时排尿,避免憋尿,以防尿液反流,引起尿路感染。在双J管留置期间应避免剧烈运动,以防双J管滑脱。告知患者出院后留置双J管可能会引起腰酸腰胀。一般在术后2～4周拔除双J管,需拍摄腹部X线片确诊无残留结石,方可拔除。

（4）告知患者在出院后可能会有一段时间出现轻微的血尿或排尿疼痛,这是留置双J管或碎石排出时损伤尿道所致,多饮水即可。如果有异常,可及时来医院复诊。

（董红梅）

第六节　良性前列腺增生

良性前列腺增生（benign prostatic hyperplasia,BPH）是引起中老年男性排尿障碍最为常见的一种良性疾病。主要表现为组织学上的前列腺间质和腺体成分的增生,解剖学上的前列腺增大（benign prostatic enlargement,BPE）,尿动力学上的膀胱出口梗阻（bladder outlet obstruction,BOO）和以下尿路症状（lower urinary tract symptoms,LUTS）为主的临床症状。组织学上 BPH 的发病率随着年龄的增长而增加,通常发生在 40 岁以后,到 60 岁时发病率为50%,80 岁时发病率高达83%。与组织学表现相类似,随着年龄的增长,排尿困难等症状也随之增加。

一、病因及发病机制

BPH 的发生必须具备年龄的增长及有功能的睾丸两个重要条件。BPH 发生的具体机制尚不明确,可能是由上皮和间质细胞增殖和细胞凋亡的平衡性破坏引起。相关因素有雄激素与雌激素的相互作用、前列腺间质及腺上皮细胞的相互作用、生长因子、炎症细胞、神经递质及遗传因素等。

二、临床表现

前列腺增生的症状取决于梗阻的程度、病变发展速度及是否并发感染、结石、肾功能损害等,与前列腺增生后的体积并不成正比。病变一般进展较慢,症状时轻时重,增生不引起梗阻或轻度梗阻时可全无症状,对健康也无影响。

1.尿频、尿急

尿频特别是夜间排尿次数增多,是前列腺增生症最早出现的症状。有些患者因前列腺充血刺激而出现排尿不尽或尿急等症状。原来不起夜的老人出现夜间1～2次的排尿,常常反映早期梗阻的来临,而从每夜2次发展至每夜4～5次,说明病变的发展和加重。

2.排尿困难

进行性排尿困难是前列腺增生最主要的症状,发展缓慢。典型表现是排尿迟缓、排尿断续、尿细而无力、射程短、终末滴沥、排尿时间延长,有时竟从尿道口线样滴沥而下。

3.血尿

增大的前列腺表面有许多血管,这些血管在压力升高的情况下,会发生破裂,使得尿液中带血,即为血尿,又称尿血。

4.尿潴留、充盈性尿失禁

严重梗阻者膀胱残余尿增多,长期如此导致膀胱无力,发生尿潴留或充盈性尿失禁。前列腺增生较重的晚期患者梗阻严重时,受凉、饮酒、憋尿时间过长或感染等原因可导致尿液无法排出而发生急性尿潴留。

三、治疗要点

1.观察等待

观察等待是一种非药物、非手术的治疗措施,包括患者教育、生活方式指导、定期监测等。由于 BPH 的病状进展缓慢,而且临床表现多时轻时重,因此,病变早期可以观察等待,不治疗,但必须密切随诊,如果症状加重,应及时治疗。

2.药物治疗

使用 α_1 受体阻滞剂、5α 还原酶抑制或两者联合治疗,也可使用植物制剂。

(1)α_1 受体阻滞剂:能减少前列腺和尿道平滑肌的张力,从而缓解膀胱出口梗阻,是目前治疗前列腺增生的一线用药。

(2)5α 还原酶抑制剂:通过抑制 5α 还原酶的活性,减少前列腺内双氢睾酮的含量,以达到减少前列腺体积的目的。

(3)α_1 受体阻滞剂和 5α 还原酶抑制剂的联合治疗:能有效缓解症状,并能更有效地控制 BPH 的进展,减轻急性尿潴留,相关的手术风险,主要用于前列腺增生进展风险较高的患者。

(4)植物制剂:适用于 BPH 及相关下尿路症状的治疗。

3.手术治疗

对于药物治疗效果不佳或拒绝接受药物治疗的患者,当前列腺增生导致反复尿潴留、反复血尿和泌尿系统感染、膀胱结石及继发性双肾积水等并发症时,建议采用外科治疗。外科手术治疗的方式包括开放手术、腔内手术及激光手术治疗。

(1)腔内手术:经尿道前列腺切除术(TURP)仍是 BPH 治疗的"金标准"。

(2)做激光手术。①钬激光前列腺剜除术(HoLEP):是治疗前列腺增生最新的手术方法,被认为是治疗前列腺增生的新"金标准"。其具有治疗更彻底、更安全、手术时间短、出血少、术后恢复快、可以避免 TURP 综合征等优点。而且对合并脑血管疾病、心脏疾病、肺部疾病、糖尿病等严重并发症而不宜施行 TURP 的高危高龄患者,或前列腺体积较小的患者,均能取得较好的疗效。②前列腺选择性光气化术(PVP):治疗效果显著,能明显改善患者的主观和客观效果;患者恢复时间短,很快即可恢复正常生活和工作;术后不会出现逆向射精和性功能障碍。

四、护理评估

1.现病史

(1)局部:前列腺是否增大,表面是否光滑;是否有痔疮或疝形成。

（2）全身：判断有无合并感染的征象；观察重要内脏器官功能情况和营养状况，以评估患者对手术的耐受。

2. 健康史

（1）一般资料：性别、年龄、家族史等，重点了解患者的饮食习惯、饮水习惯，摄入是否足够。

（2）既往史：既往有无尿路梗阻病史，近期是否因受凉、劳累、久坐、辛辣饮食、情绪变化、应用解痉药等而发生尿潴留；有无高血压、糖尿病、心血管疾病；有无过敏史。

3. 实验室及辅助检查

（1）直肠指诊是 BPH 患者的重要检查项目之一，需在膀胱排空后进行。直肠指检可以了解前列腺的大小、形态、质地，有无结节及压痛，中央沟是否变浅或消失，以及肛门括约肌张力情况。但是，对前列腺体积的判断不够精确，目前经腹超声或经直肠超声检查可以更精确地描述前列腺的形态和体积。直肠指检还是前列腺癌筛查的一个重要手段。

（2）尿常规：可以确定下尿路症状，有无血尿、蛋白尿、脓尿及尿糖等。

（3）血清前列腺特异抗原（PSA）：血清 PSA 阳性不是前列腺癌特有的，前列腺癌、BPH、前列腺炎都可能使血清 PSA 阳性率升高。

（4）前列腺超声检查：①超声检查可以了解前列腺的形态、大小，有无异常回声，突入膀胱的程度，残余尿量。②经直肠超声检查还可以精确测定前列腺体积。③经腹部超声检查可以了解膀胱壁的改变及有无结石、憩室或占位性病变。

（5）尿流率检查：可确定前列腺增生患者排尿的梗阻程度。检查时要求尿量在 $150\sim200$ mL，最大尿流率低于 15 mL/s，但高于 10 mL/s 提示排尿不畅，最大尿流率低于 10 mL/s 提示梗阻严重，常为手术指征之一。尿流率检查有两项主要指标（参数），即最大尿流率和平均尿流率。其中最大尿流率更为重要。但最大尿流率下降不能区分梗阻和逼尿肌收缩力降低，必要时行尿动力学等检查。

（6）尿道膀胱镜检查（可选择）：怀疑 BPH 患者合并尿道狭窄、膀胱占位性病变时建议行此项检查。

4. 心理-社会因素

心理-社会因素包括心理承受能力、对疾病的认知程度及社会支持系统等。

五、常见护理诊断/问题

1. 排尿障碍

排尿障碍与尿路梗阻、逼尿肌损害等有关。

2. 急性疼痛

急性疼痛与逼尿肌功能不稳定、导尿管刺激、膀胱痉挛有关。

3. 有感染的危险

感染与尿路梗阻与留置导尿管有关。

4. 潜在并发症

潜在并发症包括 TURP 综合征、出血、尿失禁。

六、护理措施

1. 术前护理

（1）术前常规检查：血液检查、心电图、胸部 X 线片等。由于前列腺增生患者大多为老年人,术前应评估患者的心肺功能,是否耐受手术。如果术前有感染,给予抗感染治疗。

(2)术前询问病史:患者有无高血压、冠心病、糖尿病等病史,并使其调整到适宜手术的状态。行 TURP,术前需询问患者有无服用阿司匹林等抗凝药物,如果有,必须停药10~14 d,以免术后出血。

(3)术前宣教:嘱夜尿频繁者白天多饮水,睡前少饮水,睡前在床边准备便器。若需如厕,应有家属或护士陪护,以免跌倒。

(4)术前禁食、禁水 8 h。术前一晚使用开塞露通便,完成肠道准备。

2. 术后护理

(1)观察病情:予以心电监护 6 h,密切观察患者的意识、体温、脉搏、呼吸、血压等变化。

(2)持续低流量吸氧 4~6 h。

(3)饮食:术后 6 h 无恶心、呕吐者可进清淡、易消化的软食。嘱患者多饮水,以稀释尿液,预防感染。

(4)膀胱冲洗的护理:①冲洗种类,术后用生理盐水持续膀胱冲洗 1~2 d,防止血块形成导致尿道堵塞。②冲洗速度,根据患者的尿色而定,色深则快,色浅则慢,并定期挤捏导尿管,防止血块形成而堵住导尿管。③冲洗温度,常温为宜,可有效预防膀胱痉挛的发生。④冲洗期间准确记录冲洗量和排出量,尿量=排出量-冲洗量。如果遇排出量小于冲洗量,患者主诉腹部胀痛,膀胱区膨隆,可能是血凝块管堵住导尿管而引起引流不畅,可挤捏导尿管,观察有无小血块流出,如果无效,应通知医师进行加压冲洗,直至通畅为止。尿管引流不畅还可能与导尿管插入前列腺窝有关,可适当调整导尿管位置。⑤如果遇术后持续血尿,加快冲洗速度,如果无效,可遵医嘱使用止血药物。

(5)膀胱痉挛的护理:术后膀胱痉挛可能与术前存在不稳定性膀胱、导尿管位置不当及气囊充盈过大(气囊 35~45 mL),刺激膀胱三角区有关。患者主诉:肛门下坠感、便意感、膀胱区憋胀感、下腹部阵发性胀痛、导尿管周围有血性尿液外渗、冲洗液不滴、冲洗液变红等。护理人员应做好如下工作:①对患者的解释工作,分散其注意力,听听音乐等使其精神放松。②消除腹压升高的因素。③调整导尿管气囊大小。④及时清除膀胱内的血块。⑤预防感染。⑥按膀胱冲洗护理。⑦遵医嘱适当使用镇痛解痉药物,缓解患者的疼痛症状。

3. 术后并发症及护理

(1)出血护理:固定气囊导尿管的下肢外展 15°,保持伸直、制动,使气囊压迫于尿道口止血;保持膀胱冲洗通畅,调整冲洗速度,必要时加压冲洗,避免膀胱填塞;密切观察血尿的颜色,遵医嘱使用止血药。

(2)TURP 综合征(为 TURP 术后并发症):术中低渗性灌洗液大量吸收入血,使内环境失调所致的稀释性低钠血症和水中毒。患者术中或术后数小时内表现:①初期血压升高,CVP升高,后期血压下降。②患者出现烦躁、意识障碍、恶心呕吐、头痛等脑水肿症状。③出现呼吸困难、缺氧、发绀等肺水肿症状。④出现少尿、无尿等肾水肿症状。⑤血钠浓度降低(不超过120 mmol/L),烦躁,神志恍惚,抽搐,休克,心搏骤停而死亡。

(3)尿失禁:拔除导尿管后尿液不受控制地从尿道口流出。术后尿失禁可能与尿道括约肌功能受损、膀胱逼尿肌不稳定和膀胱出口梗阻等因素有关,多为暂时性,一般无须药物治疗,大多数尿失禁症状可逐渐缓解。可指导患者拔出导尿管后进行提肛运动,每次收缩 5 s,休息5 s,每次练习 15 min,每天练习 3 次,以预防和治疗术后尿失禁。

（4）术后尿潴留：①因尿道水肿、膀胱收缩无力、电切碎片阻塞暂时无法排尿，需再次插导尿管；②由前列腺组织残留所致，需要留置导尿管；③部分患者残留的梗阻前列腺组织会逐渐萎缩，恢复正常排尿；部分患者需再次行 TURP。

4. 健康教育

（1）多饮水：每天饮水量为 2 000～3 000 mL。

（2）3 个月内进行适度的活动，术后应避免久坐、剧烈运动及使腹压增加的活动（如咳嗽、提重物、骑自行车等），防止继发性出血。

（3）TURP 后 3 个月内禁食活血药物及食物（如人参、当归等），如果术后需用抗凝药物，必须在医师的指导下使用。

（4）多食蔬菜、水果等粗纤维的食物，保持大便通畅。

（5）康复指导：拔除导尿管后，指导患者进行提肛训练，预防和治疗尿失禁。

（刘玉芬）

第七节　膀胱癌

膀胱癌是膀胱内的恶性肿瘤，通常来源于膀胱的过渡期细胞（膀胱细胞株），是环境影响及外在危险因子所致，但与患者的遗传学基础也有关系。在发达国家或地区膀胱癌发病率较高。国外膀胱肿瘤的发病率在男性泌尿生殖系肿瘤中仅次于前列腺癌，居第 2 位。在我国的泌尿系统肿瘤中，膀胱癌的发病率和死亡率均占首位，近年来发病率有增长趋势。

一、病因

膀胱肿瘤的病因复杂，虽经很多研究，但尚未完全明确。目前公认的危险因素包括以下几点。

1. 环境与职业

研究表明，长期接触芳香族化合物的人群（如油漆工等）患膀胱癌的概率是普通人群的 30 倍。与膀胱癌发病危险相关的职业有汽车工、油漆工、卡车司机、钻床工、皮革工、钢铁工、机器工、干洗工、造纸工、牙科技师、理发及美容师、内科医师、服装工业的工作人员及管道工等。人与致癌物质接触后发生癌的潜伏期为 5～50 年，多在 20 年左右。

2. 吸烟

多年大量研究发现，吸烟为膀胱癌的危险因素，而且是非常重要的危险因素。吸烟者膀胱癌的发病率比不吸者膀胱癌的发病率高。

3. 膀胱黏膜局部长期遭受刺激

膀胱壁长期慢性的局部刺激（如长期慢性感染、膀胱结石的长期刺激及尿路梗阻等）是诱发肿瘤的因素。而腺性膀胱炎、黏膜白斑被认为是癌前期病变，可诱发癌变。

4. 药物

长期服用镇痛药非那西汀（非那西汀的化学结构与苯胺染料相似）或接受环磷酰胺治疗亦能增加发生膀胱肿瘤的危险。

二、临床表现

1. 血尿

大多数膀胱肿瘤以无痛性肉眼血尿或显微镜下血尿为首发症状,患者表现为间歇性、全程血尿,有时可伴有血块。因此,在临床上间歇性无痛肉眼血尿被认为是膀胱肿瘤的典型症状。出血量与血尿持续时间长短,肿瘤的恶性程度、大小、范围和数目有一定关系,但并不一定成正比。有时发生肉眼血尿时,肿瘤已经很大或已属于晚期;有时很小的肿瘤却会出现大量血尿。由于血尿呈间歇性表现,当血尿停止时容易被患者忽视,误认为疾病消失而不再及时地做进一步检查。当患者只表现为镜下血尿时,因为不伴有其他症状而不被发现,往往直至出现肉眼血尿时才会引起注意。

2. 膀胱刺激症状

早期膀胱肿瘤较少出现尿路刺激症状。若膀胱肿瘤同时伴有感染,或肿瘤发生在膀胱三角区,则尿路刺激症状可以较早出现。此外,还必须警惕尿频、尿急等膀胱刺激症状,提示膀胱原位癌的可能性。因此,对缺乏感染依据的膀胱刺激症状患者,应采用积极全面的检查措施,以确保早期作出诊断。

3. 排尿困难

少数患者的肿瘤较大,或肿瘤发生在膀胱颈部,或血块形成,可造成尿流阻塞、排尿困难甚或出现尿潴留。

4. 上尿路阻塞症状

肿瘤浸润输尿管口时,引起肾盂及输尿管扩张积水,甚至感染,出现不同程度的腰酸、腰痛、发热等症状。如果双侧输尿管口受侵,可出现急性肾衰竭症状。

5. 全身症状

全身症状包括恶心、食欲缺乏、发热、消瘦、贫血、浮肿、消瘦、类白血病反应等症状。

6. 转移灶症状

晚期膀胱癌可发生盆底周围浸润或远处转移。常见的远处转移部位为肝、肺、骨等。当肿瘤浸润到后尿道、前列腺及直肠时,会出现下腹及会阴疼痛、下腹肿块等相应的症状。

三、治疗要点

1. 手术治疗

(1)经尿道膀胱肿瘤电切术(TUR-BT):是治疗膀胱肿瘤治疗的首选方法。如果肿瘤为单发,分化较好,且属于非浸润型,单纯采用 TUR-BT 治疗即可。

(2)膀胱部分切除:适用于肿瘤比较局限,呈浸润性生长,病灶位于膀胱侧后壁、顶部等,离膀胱三角区有一定的距离。一些位于膀胱憩室内的肿瘤也是膀胱部分切除的适应证。

(3)根治性膀胱全切术:是指切除盆腔的前半部器官。对于男性患者,包括膀胱周围的脂肪、韧带、前列腺、精囊;对于女性患者,包括子宫、宫颈、阴道前穹窿、尿道、卵巢等器官。

(4)全膀胱切除＋Bricker 回肠膀胱术:是最简单的一种尿流改道方法。它采用一段回肠作为输出道,将尿液通过皮肤引流到体外,然后通过造口袋收集尿液。该术式受到广大泌尿外科医师及社会的接受,因其操作简单,并发症发生率低。

(5)原位新膀胱术:原位新膀胱术是选取一段回肠或结肠拼接后替代膀胱,放置在原来膀胱的位置,并与尿道相吻合,恢复尿流的连续性,保持正常排尿过程。

2.放射治疗

在膀胱癌的治疗中其治疗方案和效果尚难有定论。

3.化学治疗

若无浸润性肿瘤,即使接受根治性膀胱切除术也会有部分病例出现远处转移。单个化疗药物以顺铂为代表,其他有效的药物包括甲氨蝶呤、长春新碱、表柔比星、环磷酰胺、氟尿嘧啶、长春碱等联合应用。

4.膀胱内灌注化疗

对于表浅的膀胱肿瘤多采用 TUR-BT 或电灼。但是经尿道切除肿瘤后 2/3 的病例复发。目前,一般采用膀胱内药物灌注作为预防复发的方法。常用的药物有卡介苗、丝裂霉素或多柔比星等。

四、护理评估

1.现病史

(1)局部:了解出现肉眼血尿的时间,排尿时是否疼痛,为间歇性还是持续性血尿,有无血块,血块形状,排尿形态有无改变,有无尿路刺激征等。

(2)全身:患者有无消瘦、贫血等营养不良的表现,重要脏器功能状况,有无转移的表现及恶病质。

2.健康史

(1)一般情况:患者的年龄、性别、婚姻和职业,患者是否长期吸烟。职业是否为长期接触联苯胺及橡胶职业,此两种物质可致膀胱癌。

3.实验室及辅助检查

了解膀胱镜所见肿瘤位置、大小、数量,组织病理学检查结果。

4.心理和社会支持状况

了解患者和家属对病情、拟采取的手术方式、手术并发症、排尿形态改变的认知程度,以及心理和家庭经济承受能力。

五、常见护理诊断/问题

1.焦虑、恐惧

焦虑、恐惧与泌尿肿瘤对生命的威胁、手术后排尿模式的改变有关。

2.自我形象紊乱

自我形象紊乱与膀胱全切除术后尿流改道、造口袋存在等有关。

3.潜在并发症

潜在并发症与膀胱癌手术后引起的感染、出血、尿瘘等有关。

六、护理措施

1.术前护理

(1)心理护理:及时了解患者的心理变化,对因造口产生悲观情绪的患者加强心理疏导,做好疾病的宣教,增强患者战胜疾病的信念。

(2)术前准备:对于全膀胱切除＋Bricker 回肠膀胱术者,术前保持水电解质平衡,做好血型鉴定和配血工作。肠道准备:术前 3 d 给予无渣半流质饮食;肌内注射 10 mg 维生素 K_1;每日不保留灌肠 1 次;口服抗生素;术前 1 d 进双份流质,手术日早晨清洁灌肠,术前留置胃管。

2.术后护理

手术后患者回病区后需严密观察生命体征,做好各类引流管的护理。对于行 TUR-BT 患者应及时观察尿液的颜色、性质、量,了解手术创面有无出血现象。一旦出现血块堵塞尿道口,可通过导尿管进行膀胱冲洗来解除。嘱患者多饮水以利于冲洗尿路。导尿管放置时间一般为 1～2 d,无出血、堵管等现象即可拔管。如果手术中发生膀胱穿孔,则术后需留置导尿管 4～5 d。

膀胱全切＋Bricker 回肠膀胱术后引流管主要有两侧肾脏输尿管内置单"J"形管,新建回肠膀胱内蕈状管、盆腔负压引流管、胃肠减压管。两根单"J"形管及回肠膀胱内蕈状管的主要作用是有效引流尿液,防止吻合口漏尿、狭窄,保护肾功能和预防上尿路感染。准确记录每根导管的引流量,观察引流液的颜色、性质,使引流尿量 24 h 达到 1 500～2 500 mL。询问、检查患者两肾区有无胀痛、隐痛和叩击痛。如果单"J"形管不通畅,及时在无菌操作下抽取生理盐水 8～10 mL,低压缓慢冲洗,注意有无阻力,有无凝块,反复冲洗,使抽出液量大于或等于注入液量。防止管道堵塞、扭曲、脱落,发生肾积水、尿外渗、尿漏。

盆腔负压引流管:膀胱全切术后耻骨后留有一个空隙,创面会渗血,要通过引流管将盆腔创面渗血引出,防止积血、积液和继发感染。如果引流液量大、色浓,提示有活动性出血,应及时与医师联系,分析判断,给予处理。盆腔引流应符合逐日减少的规律,应根据引流量的多少而决定是否继续留置引流管,一般术后 5～7 d 可拔管。

3.新建回肠膀胱的护理

肠黏膜不断分泌肠黏液,引起管腔堵塞,新膀胱腔内压力升高可使回肠残端及吻合口漏尿。发现这种情况,应及时用生理盐水或 2％～3％的碳酸氢钠溶液低压冲洗,使之溶解并排出。

4.并发症护理

(1)术后出血:密切观察引流液的颜色、性质、量,监测生命体征的变化,防止用力排便,引起继发性出血。

(2)肺部感染:定时翻身拍背,鼓励排痰。遵医嘱给予祛痰药物。

(3)切口感染:注意无菌操作,保持伤口干燥,如果有渗液或切口敷料污染,及时更换无菌敷料。

(4)血栓性静脉炎:与长期卧床有关。指导、帮助患者床上适当翻身,活动四肢,并鼓励早期下床活动。

(5)与造口相关的并发症:造口缺血性坏死、造口周围皮肤刺激性皮炎、造口狭窄、造口周围皮肤尿酸结晶、肠管脱垂、造口旁疝等。做好造口护理对预防并发症的发生有重要作用。

(6)肠梗阻:观察有无腹胀、腹痛,排气、排便是否停止,保持胃肠减压管通畅,指导患者少量多次进食,鼓励患者活动,促进肠蠕动恢复。

(7)吻合口狭窄和吻合口瘘:做好各导管护理,保持引流通畅,防止导管扭曲、受压。

七、健康教育

1.饮食指导

合理摄入高蛋白质、营养丰富的食物,多食新鲜蔬菜、水果,既可增强机体免疫功能,又可提高尿液的酸性。

改变不良嗜好,戒烟、酒,忌辛辣刺激性食物。由于回肠泌尿造口患者的肠液分泌,尿液会变成黏液状,故指导患者多饮水,饮食中也要增加液体的摄入量,每天饮水 2 000～3 000 mL,保证尿量 2 500 mL 左右,以稀释尿液,可减少白色碱性结晶体小粒的产生,减轻尿液对造口皮肤的损伤,降低感染的危险性。

2.养成良好的生活习惯

保持良好的心情,注意劳逸结合,适当运动,避免增加腹压的动作,例如,用力排便、剧烈咳嗽及用力坐起。

3.生活与工作指导

泌尿造口患者需要终身要佩戴造口袋,对日常生活造成一定的影响。指导患者掌握一些注意事项,减轻心理压力。体力恢复后可参加工作,不要提重物,避免引起造口周围的疝气。适应后可以娱乐、旅游、运动,但要避免可发生碰撞的运动。储尿袋内尿液达到 1/2～2/3 时及时倾倒,以防储尿袋内尿液过多,影响底盘的使用寿命。

4.用药指导

遵医嘱服用抗生素 1 周左右。

5.注意事项

做好造口的自我护理和监测。

6.随访与门诊

术后 2 周需来医院随访。定期门诊复查血电解质,肝、肾功能。

(刘玉芬)

第八节　肾积水

尿液从肾盂排出受阻,蓄积后肾盂内压升高,肾盂、肾盏扩张,肾实质萎缩,功能减退,称为肾积水(hydronephrosis)。

一、病因

肾积水多由上尿路梗阻性疾病所致,常见原因为先天性肾盂输尿管连接部狭窄、输尿管结石等。长期的下尿路梗阻也可导致肾积水(如前列腺增生、神经源性膀胱功能障碍等)。

二、临床表现

1.症状

由于梗阻的病因、梗阻发生的部位、梗阻程度以及持续的时间各不相同,肾积水的临床表现存在较大差异,症状可不明显或仅有腰部隐痛不适,亦可出现肾绞痛、恶心、呕吐、血尿等。积水有时呈间歇性发作,称间歇性肾积水。双侧肾积水或孤立肾完全梗阻时可出现无尿以至肾衰竭。

2.体征

上尿路梗阻引起的肾积水,常表现为肾体积增大,较早出现腹部包块。下尿路梗阻出现尿潴留时,耻骨上区可触及半球形膨胀的膀胱,尿液引出后消失。

三、辅助检查

1.B超检查

B超检查作为首选方法可辨别肾积水和实质性肿块。

2.X线检查

静脉肾盂造影(IVP)可观察尿路的形态,了解肾积水的程度和双侧肾的排泄功能;逆行肾盂造影(RP)适用于静脉肾盂造影显影不佳或无法使用时,能显示输尿管、肾盂的解剖形态。

3.CT

三维重建后可清晰地显示肾、输尿管、膀胱形态。

4.磁共振检查

泌尿系水成像(MRU)适用于肾盂、输尿管尿路上皮细胞癌、输尿管狭窄、先天性发育相关的梗阻,目前多应用于对造影剂过敏的患者或妊娠女性等。

四、治疗原则

应根据病因、发病缓急和肾功能损害程度等综合考虑肾积水的治疗方法。

1.去除病因

去除病因是最根本的治疗措施。对肾盂输尿管连接部狭窄者,应将狭窄段切除并做肾盂输尿管成形术。肾、输尿管结石可行 ESWL 或经皮肾镜、输尿管镜碎(取)石。

2.肾造瘘术

对病情危重者先在梗阻以上部位进行引流,待感染控制、肾功能恢复后再施行去除病因的手术。

3.肾切除术

对重度肾积水,肾实质显著破坏或合并严重感染,而对侧肾功能正常者可行病肾切除术。

4.置双J管

对难以修复的输尿管梗阻,可经膀胱镜放置双J管,长期内引流肾盂尿液。

五、主要护理诊断/问题

1.急性疼痛

急性疼痛与尿路梗阻有关。

2.排尿障碍

排尿障碍与尿液潴留于肾盂或手术有关。

3.潜在并发症

潜在并发症有肾脓肿、肾衰竭。

六、护理措施

(一)术前护理

1.心理护理

主动与患者沟通,了解患者的心理状态,向患者解释肾积水的原因及进行相关处理(放置引流管)的意义,取得患者的配合。

2.缓解疼痛

观察疼痛的部位、程度及诱因等,采取缓解疼痛的措施(如改变患者体位、保暖等),必要时遵医嘱给予解痉止痛剂。

3.排尿障碍的护理

保持各引流管的通畅,做好肾区引流或留置导尿管的护理;严格限制摄入水量,准确记录24 h液体出入量;注意观察患者腹部肿块的变化及排尿情况。

(二)术后护理

1.肾造瘘术的护理

(1)防止出血和感染:术后取仰卧位,卧床2周,以防继发出血;保持造瘘口周围皮肤清洁,及时更换敷料;鼓励患者多饮水,以利于尿路冲洗。

(2)保持引流管通畅:妥善固定引流管,防止尿外漏导致肾周围和腹膜后感染;观察引流液的性质、颜色、量,发现问题,及时处理。

(3)拔管护理:一般在置管2周左右拔除造瘘管,先做夹管试验,证明肾盂至膀胱引流通畅后方可拔管。拔管后取健侧卧位,嘱患者在拔管后3～4 d,每2～4 h排尿一次,以免膀胱过度膨胀而影响肾盂、输尿管引流。长期造瘘的患者,应定期在无菌条件下更换造瘘管。

2.肾盂输尿管成形术的护理

注意观察有无吻合口瘘,若尿少,吻合口附近引流管有较多淡黄色液体引出,或切口敷料有较多淡黄色液体渗出,应考虑吻合口瘘,需及时向医师报告。于术后3～4 d拔除肾周引流管,一般于术后3周经膀胱镜拔除双J管。

(三)健康教育

1.饮食指导

嘱患者多饮水,进低盐、低蛋白质、高热量食物。

2.自我护理

指导长期置管者定期到医院换管,定期更换尿袋;教会患者观察尿液的颜色及性质,如果发现尿液混浊、有异味,发热、肾区疼痛、尿量减少、排尿困难等情况出现,应及时就诊。

3.定期复查

及时了解肾积水减轻程度及肾功能恢复情况。

(刘玉芬)

第九节　急性尿潴留

急性尿潴留(acute retention of urine)是一种突发无法排尿导致尿液滞留于膀胱内而产生的综合征,是泌尿外科常见的急症之一,发病急,患者痛苦,需紧急处理。

一、病因和分类

1.机械性梗阻

导致膀胱颈部及尿道梗阻的病变均能引起急性尿潴留。这类病变有前列腺增生、尿道损伤、尿道狭窄、膀胱尿道结石、异物和肿瘤等。

2.动力性梗阻

动力性梗阻是排尿动力障碍所致。最常见的原因为中枢或周围神经系统病变（如脊髓或马尾神经损伤、肿瘤或糖尿病引起的神经性膀胱功能障碍等），盆腔手术或腰椎麻醉后，应用松弛平滑肌药物（如阿托品等）。动力性梗阻也可见于高热、昏迷、低血钾和不习惯卧床排尿者。

二、临床表现

1.症状

发病突然，膀胱内充满尿液，不能排出，患者腹痛难忍，辗转不安，有时从尿道溢出部分尿液，但不能减轻下腹疼痛。

2.体征

耻骨上区可触及半球形膨胀的膀胱，用手按压有明显尿意，叩诊为固定浊音。

三、治疗原则

解除病因，恢复排尿。如果病因不明或一时难以解除梗阻，应先引出膀胱内尿液，再进一步针对病因治疗。

1.病因治疗

针对尿道狭窄、尿道结石、麻醉药物、低血钾引起的尿潴留，可去除病因，恢复排尿。

2.针灸、穴位注射

对于病因明确，但在处理尿潴留时不能同时去除病因者，可采用针灸治疗或在穴位注射新斯的明的方法缓解尿潴留。

3.导尿

导尿是解除急性尿潴留最有效的方法。对于前列腺增生导致的尿路梗阻，应选择前端尖的弯头导尿管。必要时留置导尿管。

4.耻骨上膀胱穿刺/造瘘术

不能插入导尿管时，可用粗针头做耻骨上膀胱穿刺吸出尿液，缓解患者的痛苦。也可行耻骨上膀胱穿刺造瘘术持续引流尿液。

四、护理措施

1.解除尿潴留

对术后动力性尿潴留患者，可采取条件反射诱导排尿，例如，听流水声或用温水冲洗会阴，也可采用针刺或艾灸等方法刺激排尿。

2.避免膀胱出血

引流尿液时，应间歇缓慢地放出尿液，一次放尿不可超过 1 000 mL，避免膀胱内压骤然降低而引起膀胱内出血。

（刘玉芬）

第十节　肾　癌

肾癌(renal carcinoma)又称肾细胞癌(renal cell carcinoma,RCC),是起源于肾实质泌尿小管上皮系统的恶性肿瘤,占原发肾脏恶性肿瘤的85%左右,占成人恶性肿瘤的3%。高发年龄为50~70岁,男、女性患者之比为2:1。

一、病因与病理

1.病因

肾癌的病因尚未清楚,可能与吸烟、肥胖、环境、职业暴露、染色体畸形、抑癌基因缺失等有密切关系。

2.病理

绝大多数肾癌发生于一侧肾脏,常为单个肿瘤。瘤体为类圆形实质性肿物,外有假包膜。组织来源于肾小管上皮细胞,分为三种类型,即透明细胞、颗粒细胞和梭形细胞。

二、临床表现

1.肾癌三联征

血尿、腰痛和腰部肿块被称为肾癌三联征。血尿为间歇无痛性,若出现,则提示肿瘤已侵及肾盂、肾盏。

疼痛常表现为腰部钝痛或隐痛,为肿瘤生长牵张肾包膜或侵犯腰大肌所致,血块通过输尿管亦可引发肾绞痛。肿块较大时在腹部或腰部容易被触及。多数患者仅出现上述症状的一项或两项,三项都出现的不到15%。

2.肾外症状

肾癌可出现多种肾外表现(如发热、高血压、高钙血症、红细胞增多、红细胞沉降率增快、肝功能异常、同侧精索静脉曲张等),应注意鉴别肾癌与其他疾病。

三、辅助检查

1.实验室检查

做全血细胞计数、全套代谢指标检查(包括血清钙、肝功能、乳酸脱氢酶及血清肌酐检查)、凝血功能和尿液分析。

2.影像学检查

B超无创、简单易行,常在体检中发现无症状的肾肿瘤,还可以鉴别诊断实质性或囊性病变。

CT对肾癌的诊断有重要价值,能明确显示肿瘤的大小和部位、肿瘤与邻近组织器官的关系、局部淋巴结等,有助于确定肿瘤的临床分期。MRI主要适用于局部进展期肿瘤、静脉可能受累、肾功能不全,以及对血管造影剂过敏的患者。

四、治疗原则

对肾癌实施以手术为主的综合治疗。可采取开放性手术或腹腔镜手术进行根治性肾切除。对于肿瘤小于4 cm的小肾癌、双侧肾癌、孤立肾癌,以及对侧肾功能低下者,可采取肾部分切除术或肿瘤剜除术。干扰素（INF-α），白介素-2（IL-2）对治疗中晚期肾癌有一定疗效。肾癌对放疗、化疗不敏感。

五、护理评估

（一）术前评估

1. 健康史

了解患者的年龄、性别、体型、饮食习惯和职业环境，有无烟、酒嗜好；既往有无高血压、糖尿病及肾脏病史；家族中有无肾癌发病者及其他病史。

2. 身体状况

（1）症状：评估患者血尿及排尿形态的改变，有无经常性腰痛及肾外症候群的表现（如发热、高血压、高钙血症、红细胞增多、红细胞沉降率快等）。

（2）体征：评估患者肿块的位置、大小，是否有触痛；男性患者在病变同侧阴囊内是否可见精索静脉曲张。

（3）辅助检查：了解患者的实验室和影像学检查结果。

（二）术后评估

了解患者采取的麻醉、手术方式及术中输血、输液情况；评估患者的切口疼痛情况，切口是否清洁、干燥；腹腔引流管是否通畅，引流液的颜色、性状及量；尿量、颜色及性状；肾功能情况等。

（三）心理-社会状况

肾癌缺乏早期临床表现，多在体检或进行其他疾病检查时发现，患者往往难以接受现实，产生恐惧、悲伤、萎靡不振等心理反应，甚至有轻生的想法。护士应注意评估患者的心理承受程度，患者及其家属对病情、拟采取的手术方式、术后并发症的认知情况，以及家庭经济状况等。

六、护理诊断

1. 焦虑

焦虑及恐惧与患癌症和手术有关。

2. 营养失调：低于机体需要量

营养失调与长期血尿、肿瘤消耗、手术创伤有关。

3. 潜在并发症

潜在并发症有出血、感染、气胸、深静脉血栓形成。

4. 知识缺乏

患者缺乏肾脏保护及肿瘤早期发现、复发、治疗等方面的知识。

七、护理目标

（1）患者的心理压力减轻，身心舒适感增强。

（2）患者的营养失调得到纠正或改善。

（3）患者未发生并发症或并发症得到及时发现和处理。

（4）患者了解疾病相关知识，能积极配合治疗和护理。

八、护理措施

(一)术前护理

1.心理护理

针对患者突然得知患癌症及面临手术产生的恐惧和焦虑,护士应主动与患者沟通,了解其心理变化和心理需求,鼓励患者倾诉感受并给予疏导;适当解释病情和治疗方法,使患者了解手术的必要性和较为肯定的疗效;鼓励患者之间增加沟通,以缓解心理压力,树立共同战胜疾病的信心。

2.改善营养状况

指导患者选择高热量、高蛋白、高维生素、低脂、少渣、易消化的食品,提供适宜配餐和就餐的环境,以增进食欲。对不能进食者可遵医嘱静脉补充热量及其他营养。

3.病情观察

观察患者的生命体征、尿量、尿色和使用止血药物的效果,以及肾功能和电解质的情况等。

(二)术后护理

1.饮食护理

术后胃肠功能恢复后开始进流食、半流食,逐渐过渡到普食。如果进食后腹胀明显,可采取热敷、足三里穴位注射或胃肠动力药物等方法,必要时肛管排气。

2.并发症的观察和护理

(1)出血:定时监测血压、脉搏及引流液量和颜色的变化。若引流管突然有新鲜血液流出,引流量由少变多,伤口敷料渗血,腰腹部饱满,同时伴有血压下降、脉搏增快,常提示有急性出血,应立即向医师报告。

(2)感染:观察体温和血白细胞的变化,保持引流管通畅,保持手术切口敷料清洁、干燥,合理应用抗生素,防止感染的发生。

(3)气胸:切除肾上极的肿瘤时,容易损伤患侧胸膜,导致气胸。注意观察呼吸的频率、节律,有无憋气、呼吸困难等。若出现呼吸异常,及时向医师报告并行床边 X 线检查,确诊后协助排出气体,必要时行胸腔闭式引流。

(4)深静脉血栓形成:术后早期协助患者活动双下肢,病情允许时尽早下床活动;观察患者肢体肿胀、疼痛、活动情况及皮温变化,如果出现异常,应立即向医师报告。

九、健康教育

1.保护肾脏

不吸烟、酗酒,不过多地进高蛋白、高钠饮食;注意个人卫生,规律排尿,洁身自好,防止尿路感染;定期检查身体,及早诊治各种肾脏疾病。

2.康复指导

(1)心理:调整情绪,保持乐观心态,接受治疗。

(2)生活:保证充分休息和睡眠。合理膳食,补充营养。适度锻炼身体,增强体质。加强对健肾的保护,防止意外损伤。保证摄入足够的水分,以利于健肾的正常排泄。

3.用药指导

术后多采用生物治疗,讲解用药的必要性及注意事项。严格在医师的指导下用药,出现不良反应,及时就诊。避免使用对肾脏有损害的药物等。

4.定期复查

肾癌的复发率较高,应定期到医院复查,以便及早发现复发或转移病灶。

(刘玉芬)

第十一节 皮质醇增多症

皮质醇增多症(hypercortisolism)又称库欣综合征(Cushing's syndrome,CS),为机体组织长期暴露于异常升高的糖皮质激素引起的一系列临床症状和体征。

一、病因与病理

1.促肾上腺皮质激素(ACTH)依赖性皮质醇增多症

(1)库欣病:垂体瘤或下丘脑-垂体功能紊乱导致腺垂体分泌过量的 ACTH,引起双侧肾上腺皮质增生,分泌过量的皮质醇。目前医师认为其与垂体微腺瘤、垂体前叶 ACTH 分泌细胞的异常增殖和鞍内神经节细胞瘤有关。此病占皮质醇增多症的 70%。

(2)异位 ACTH 综合征:指垂体以外的肿瘤组织(如小细胞肺癌、胰岛细胞瘤、胸腺瘤、支气管类癌、甲状腺髓样癌、嗜铬细胞瘤等)分泌过多的 ACTH 或 ACTH 类似物,刺激肾上腺皮质增生所致。此病占皮质醇增多症的 10%~20%。

2.ACTH 非依赖性皮质醇增多症

(1)肾上腺皮质肿瘤:肾上腺皮质腺瘤和皮质癌分别占皮质醇增多症的 20% 和 5% 左右。肿瘤自主分泌皮质醇,下丘脑促皮质醇释放激素和 ACTH 分泌处于反馈抑制状态,由此导致肿瘤以外的同侧及对侧肾上腺皮质萎缩。腺瘤直径为 2~4 cm,腺癌直径则较大。

(2)肾上腺结节或腺瘤样增生:少数皮质醇增多症患者双侧肾上腺呈结节或腺瘤样增生,但 ACTH 水平不高,这些结节具有自主分泌皮质醇的能力,病因尚不明了。

二、临床表现

本病高发年龄为 20~40 岁,女性患者多于男性患者。其典型表现为长期高皮质醇血症引起的体内三大代谢和生长发育障碍、电解质和性腺功能紊乱等。常见症状:①向心性肥胖,其特点是满月脸、水牛背、悬垂腹、锁骨上窝脂肪垫、四肢萎缩,系皮质醇过量引起脂肪分布异常所致;②皮肤菲薄,腹部、股部及臀部可见紫纹,系皮质醇增多,蛋白质分解加强,肌肉萎缩,皮肤弹性纤维减少所致;③性腺功能紊乱,表现为皮肤粗糙、多毛、长痤疮,女性可出现月经减少,性功能低下,甚至出现男性化征,男性则性欲减退,阳痿及睾丸萎缩等;④高血压和低血钾;⑤发生糖尿病或糖耐量降低;⑥精神症状,表现为急躁、抑郁、淡漠、沉默寡言及典型精神病等;⑦其他:如全身乏力、腰背疼痛、生长停滞、多血质、免疫反应延迟等。

三、辅助检查

1.实验室检查

血浆游离皮质醇水平升高,且昼夜节律消失。24 h 尿游离皮质醇(UFC)水平常明显升高。血浆 ACTH 水平高于 3.3 pmol/L 提示为 ACTH 依赖性疾病。

2.影像学检查

B超可发现肾上腺区肿瘤。CT 和 MRI 可发现垂体肿瘤,也可发现肾上腺区肿瘤。静脉尿路造影(IVU)适用于体积较大的肾上腺腺癌和怀疑肿瘤者。碘 131-19-碘代胆固醇肾上腺核素显像对肾上腺肿瘤的诊断率较高,但不作为常规检查。

3.特殊检查

小剂量地塞米松试验用于鉴别 CS 和单纯性肥胖症。大剂量地塞米松抑制试验可鉴别库欣病和肾上腺皮质肿瘤、异位 ACTH 综合征。

四、治疗原则

1.非手术治疗

药物治疗是非手术治疗的主要方式,用于术前准备或其他治疗不佳时,常用的药物有氨鲁米特、美替拉酮、米托坦及酮康唑等。围术期应用激素可防止出现急性肾上腺危象。对于病源在垂体者可以选择放射治疗,包括将放射源植入的内照射和采用钴-60 或电子感应加速器的外照射。

2.手术治疗

(1)库欣病:通过显微手术的方式经鼻腔蝶窦切除垂体瘤是近年来治疗库欣病的首选方法,此种方法创伤小,并发症少,可最大限度地保留垂体分泌功能。

(2)肾上腺肿瘤:对肾上腺皮质腺瘤应实施腺瘤摘除术;对肾上腺皮质癌以手术治疗为主,有远处转移,亦尽可能地切除原发肿瘤和转移灶,以提高药物治疗或放射治疗的效果。

(3)异位 ACTH 综合征:手术完整切除异位 ACTH 瘤是首选的治疗方法,如果异位 ACTH 瘤定位不清或无法切除肿瘤,可选择双侧肾上腺全切或一侧全切、一侧大部切除,以减轻症状。

五、护理评估

(一)术前评估

1.健康史

了解患者的年龄、性别、饮食、睡眠,有无高血压、骨质疏松等,有无手术创伤及过敏史。

2.身体状况

(1)症状:评估患者有无高血压、低血钾及糖尿病相关症状,有无失眠、注意力不集中、记忆力减退等精神神经异常。

(2)体征:评估患者有无向心性肥胖、皮肤菲薄等表现,女性患者有无胡须、多毛现象,儿童有无生长发育停滞等。

(3)辅助检查:了解患者的血压、血钾、血浆皮质醇及血糖情况,影像学检查结果有无异常。

(二)术后评估

了解患者采取的麻醉方式、手术方式、病灶切除情况及术中输血、输液情况,监测血浆皮质醇水平。评估伤口愈合情况,有无继发气胸、感染、邻近脏器损伤和肾上腺功能不全等情况。

(三)心理-社会状况

由于皮质醇增多症会引起多系统的病变,出现皮肤、体形、外表的变化,患者易产生焦虑、烦躁和自卑等不良情绪。应评估患者和家属对疾病及预后的认知和态度、对治疗和护理的配合程度及家庭经济承受能力等。

六、主要护理诊断/问题

1. 自我形象紊乱

自我形象紊乱与糖皮质激素分泌过多引起的体形变化及性征异常有关。

2. 有受伤的危险

受伤与肥胖、骨质疏松、高血压急性发作有关。

3. 有皮肤完整性受损的危险

皮肤完整性受损与痤疮、皮肤薄、易发生皮下出血有关。

4. 潜在并发症

潜在并发症有出血、感染、肾上腺危象。

七、护理目标

(1)患者接受自我形象改变。

(2)患者未发生意外损伤。

(3)患者未发生皮肤破损。

(4)患者未发生并发症或并发症得到及时发现和处理。

八、护理措施

(一)术前准备和非手术患者的护理

1. 心理护理

讲解疾病相关知识,告知患者体态和形象紊乱的原因,帮助患者调整审美观,鼓励家属主动与患者沟通并给予支持。

2. 防止受伤

骨质疏松、高血压等易导致意外伤害发生。应保证周围环境清洁、干燥且没有障碍物。密切观察患者的血压变化。避免剧烈活动,防止发生碰撞或跌倒。

3. 皮肤护理

保持床单位及衣裤的清洁、干燥、平整。注意个人卫生,沐浴时动作轻柔。术前备皮时小心剃净切口周围的体毛,避免损伤皮肤。

(二)术后并发症的观察与护理

1. 肾上腺危象

手术切除分泌激素的肿瘤或增生腺体使糖皮质激素水平骤降,导致肾上腺危象。应每天遵医嘱补充肾上腺皮质激素,并根据病情逐渐减量。观察患者有无心率加快、血压下降、呼吸急促、腹痛、腹泻、高热甚至昏迷、休克等情况。一旦发生肾上腺危象,遵医嘱立即静脉补充肾上腺皮质激素,并纠正电解质平衡紊乱及低血糖等。

2. 感染

患者的免疫力低下,易发生感染。应注意观察体温变化及切口情况,遵医嘱使用抗生素。若患者的体温升高、伤口处疼痛并伴有血白细胞计数和中性粒细胞比例升高,多提示有感染,应立即向医师报告。

(三)健康教育

1. 生活指导

患者宜进低热量、低糖、高蛋白、高钾、低钠饮食,避免刺激性食物,防止水和电解质平衡失调。避免情绪激动。根据体力适当活动,避免碰撞或跌倒。保持皮肤清洁,预防感染。

2. 用药指导

坚持规范使用糖皮质激素,根据病情需要逐渐减量,不得擅自调整剂量或停药。双侧肾上腺全切除的患者需要终生服药。

3. 定期复查

术后定期复查 B 超、肝功能、血皮质醇水平,观察其变化。

(刘玉芬)

第十二节　泌尿系统结核

泌尿系统结核(urologic tuberculosis)均首发于肾脏,输尿管和膀胱结核是肾结核的次发性病变。病原菌主要来自肺结核,也可来自骨关节结核、肠结核等。本病好发于青壮年,平均发病年龄为 40 岁。男、女性患者之比为 2∶1,10 岁以下儿童很少发生本病。

一、病理

结核分枝杆菌经血行进入肾小球毛细血管网,在双肾皮质形成多发性微小病灶,若患者的免疫状况良好,病灶可全部消失,不出现症状,称病理性肾结核。若患者的免疫力较低,肾皮质结核病灶不消失并发展为肾髓质结核,出现一系列临床表现,称临床型肾结核,多为单侧病变。病理改变主要是结核结节、溃疡、干酪样坏死、空洞及纤维化等。肾髓质结核呈进行性发展,可扩散并累及全肾,使肾组织出现干酪样坏死、纤维化和钙化。病变向下蔓延,可累及输尿管、膀胱和尿道。纤维化的输尿管管腔狭窄,引起患侧肾积水或积脓。若输尿管完全闭合,含菌尿液不能进入膀胱,膀胱病变反而好转,膀胱刺激症状逐渐减轻,尿液检查趋于正常,称为"肾自截"(autonephrectomy),此时患肾功能已完全丧失。

膀胱结核常继发于肾结核,膀胱病变可致输尿管口狭窄,引起上尿路积水。膀胱纤维化严重时,可形成挛缩性膀胱,容量不足 50 mL。此时常有健侧输尿管口狭窄或闭合不全,引起该侧肾积水。

二、临床表现

肾结核病灶在肾脏,而典型症状出现在膀胱。

1. 症状

(1)膀胱刺激症状:肾结核的典型症状。最早为尿频,逐步出现尿急和尿痛,此为含结核分枝杆菌的脓尿刺激膀胱黏膜所致。当引起膀胱结核时,膀胱刺激症状加重。晚期膀胱挛缩,每日可排尿数十次甚至百余次,常出现急迫性尿失禁。

(2)血尿:血尿常在膀胱刺激症状后出现,多为终末血尿,为存在结核性炎症及溃疡的膀胱排尿终末时收缩出血所致。病变破坏肾、膀胱血管时,可出现全程血尿。

(3)脓尿:镜下脓尿多见。有肉眼脓尿者的尿液呈淘米水样,内含有干酪样碎屑或絮状物,混有血液时呈脓血尿。脓尿普通细菌培养结果一般为阴性,称为"无菌性脓尿"。

(4)肾区疼痛:少数结核病变波及肾包膜或继发感染时出现腰部酸痛。

(5)全身症状:多不明显。严重肾结核合并其他器官结核时,可出现乏力、消瘦、发热、盗汗等典型结核症状。出现慢性肾功能不全时,可有食欲减退、恶心、呕吐、水肿和贫血等表现。

2.体征

出现直径较大的肾积脓或对侧巨大肾积水时,腰部可触及肿块。若肾动脉或其分支发生破坏性改变,可在肾区闻及血管性杂音。

三、辅助检查

1.尿液检查

尿液检查对泌尿系统结核的诊断有决定意义。尿液呈酸性,常规检查可见脓细胞、红细胞及蛋白。将尿沉渣涂片,作抗酸染色,近 2/3 患者的尿液中可找到结核分枝杆菌。尿结核分枝杆菌培养阳性率可高达 90%,但耗时较长。

2.影像学检查

X 线检查最为重要,KUB 可见肾钙化阴影。IVU 可见典型的肾盏虫蚀状破坏,肾盂、肾盏变形甚至消失,肾功能受损,输尿管呈僵直、节段性或全程痉挛,膀胱边缘粗糙、变形,容量缩小,输尿管尿液反流等改变。B 超可初步确定病变范围。在病变后期 CT 的诊断价值高于 IVU。

3.膀胱镜检查

膀胱镜检查可见膀胱黏膜充血水肿、浅黄色粟粒样结节、结核样溃疡、肉芽肿、瘢痕等改变,以膀胱三角区和患侧输尿管口周围较为明显,必要时可取活组织做病理检查。膀胱挛缩或有急性膀胱炎时禁做膀胱镜检查。

四、治疗原则

抗结核化疗是泌尿系统结核的基本治疗手段,手术治疗必须在化疗的基础上进行。

(1)抗结核化疗:抗结核化疗适用于早期肾结核、病变较轻或病灶局限的情况、无空洞性破坏的情况及结核性脓肿。目前多采用 6 个月的短程疗法,常用药物有异烟肼、吡嗪酰胺和乙胺丁醇等。

(2)手术治疗:半数泌尿生殖系统结核患者需手术治疗。手术包括肾切除术、保留肾组织的肾结核手术等。

五、护理评估

(一)术前评估

1.健康史

了解患者的年龄、生活习惯、居住环境等,有无结核病史及治疗情况,周围有无其他结核患者。

2.身体状况

(1)症状:评估患者有无膀胱刺激症状、血尿、脓尿及严重程度,有无低热、盗汗、乏力等结核中毒的全身表现。

（2）体征：评估患者腰部是否触及肿大的包块，疼痛的部位、程度等。有无肾外结核及抗结核治疗引起的肝、肾功能损害。了解患者的营养状况和精神状态。

（3）辅助检查：了解尿结核分枝杆菌检查及影像学等检查结果。

（二）术后评估

了解患者的手术方式，术后引流管是否通畅及固定良好；引流液的量、颜色及性状；肾功能情况；24 h 液体出入量；有无出血、感染、尿瘘等并发症；术后抗结核治疗的依从性等。

（三）心理-社会状况

肾结核病程较长，且抗结核治疗需坚持长期用药，患者易出现焦虑和烦躁情绪，对手术治疗（特别是病肾切除）可能有恐惧心理。应评估患者的心理、社会、经济状况及文化程度，对疾病及治疗方案的认知和接受程度，是否知晓抗结核药物的使用方法、不良反应及自我护理知识等。

六、主要护理诊断/问题

1. 焦虑与恐惧

焦虑与恐惧与患者对泌尿系统结核的认识及担心预后有关。

2. 排尿形态改变

排尿形态改变与结核性膀胱炎、膀胱挛缩有关。

3. 营养失调：低于机体需要量

营养失调与结核病消耗、结核病灶浸润及食欲缺乏有关。

4. 知识缺乏

患者缺乏术后继续抗结核治疗等相关知识。

5. 潜在并发症

潜在并发症有出血、感染、肾功能不良。

七、护理目标

（1）患者自述焦虑与恐惧减轻。

（2）患者能维持正常排尿。

（3）患者的营养状况得到改善和维持。

（4）患者能叙述疾病相关知识。

（5）患者无并发症或并发症得到及时发现和处理。

八、护理措施

（一）术前准备和非手术患者的护理

1. 心理护理

由于结核病病程较长，患者情绪低落，对治疗和生活的信心不足。护士应向患者解释治疗方案及预期效果，从而缓解患者的焦虑和恐惧，保持良好的心理状态和愉快的心情，增强其战胜疾病的信心。

2. 一般护理

指导患者摄入高蛋白、高热量、高维生素及高钙、低脂饮食，多饮水以减轻结核性脓尿对膀胱的刺激。协助患者完成清洁护理,每天进行日光浴,保证休息,适当活动,避免劳累。

3.用药护理

指导患者按时、足量、足疗程服药,并观察抗结核药物的疗效,及早发现药物的不良反应(如对肝和肾功能的损害、耳鸣、听力下降等)。

4.术前准备

协助做好相关检查。应积极处理肾积水,待肾功能好转后再行手术治疗。

(二)术后护理

1.体位与活动

肾切除的患者血压平稳后可取半卧位,宜早期活动。保留肾组织的患者术后应卧床1～2周,减少活动,避免继发性出血。

2.观察健侧肾功能

观察健侧肾功能是一侧肾切除术后护理的关键,应观察第一次排尿的时间、尿量、尿的颜色,并连续 3 d 准确记录 24 h 尿量。若术后 6 h 仍无排尿或 24 h 尿量较少,提示可能存在健肾功能障碍。

3.并发症的观察与护理

(1)出血:观察血压、脉搏及术后出血的迹象。肾病灶切除和肾部分切除的患者出现大量血尿;肾切除伤口内血性引流液 24 h 不见减少,且每小时超过 100 mL,总量达300～500 mL;血压下降,脉搏增快等症状均提示有内出血的可能,应尽快向医师报告。

(2)感染:观察体温及白细胞计数变化,遵医嘱合理应用抗生素,及时更换切口敷料,保持引流管通畅,从而预防感染的发生。

(三)健康教育

1.用药指导

解释抗结核治疗长期持久用药的意义。术后继续抗结核 6 个月以上,坚持联合、规律、全程用药,服药期间注意观察药物不良反应。勿用或慎用对肾有害的药物(如氨基糖苷类、磺胺类药物等)。

2.康复指导

进高热量、高蛋白、富含维生素的食物,注意休息,避免劳累,适当活动和锻炼,增强机体抵抗力。

3.定期复查

单纯药物治疗者,应定期做尿液检查和泌尿系造影。手术治疗者应每月复查尿常规和尿结核分枝杆菌。5 年不复发可视为治愈。

(刘玉芬)

第十二章 神经外科疾病护理

第一节 颅内压升高

颅内压升高是指颅脑疾病致颅腔内容物体积增加或颅腔容积缩小,超过颅腔可代偿容量,导致颅内压持续升高,成人颅内压在 200 mmH$_2$O(1.96 kPa)、儿童颅内压在 100 mmH$_2$O(0.98 kPa)以上,并出现头痛、呕吐及视盘水肿"三主征"。其原因可分为三类,一是颅腔内容物体积增加(如脑体积增加、脑脊液增多及脑血流量增加等),二是颅内占位性病变(如颅内肿瘤、颅内出血和血肿等),三是颅内空间或颅腔容积缩小(如先天性畸形和大片凹陷性骨折等)。颅内压升高的临床表现除"三主征"外,还有意识障碍、生命体征变化、复视及猝倒等。婴幼儿还可见头皮静脉怒张、前囟饱满、颅缝增宽及头颅叩诊呈"破壶音"等。此外,还可出现胃肠功能紊乱、消化道出血及神经源性肺水肿等并发症。颅内压升高的处理原则:对症治疗和处理原发病,后者是治疗的根本方法。颅内占位性病变,需行病变切除术。脑积水,需行脑脊液分流术。颅内血肿,需行血肿清除术。颅内脓肿,需应用抗菌药物和清除脓肿等。

一、护理评估

(一)术前评估

1.健康史

(1)个人情况:患者的年龄、性别、性格及职业等。

(2)既往史:①既往有无颅脑损伤、脑肿瘤、脑脓肿、颅内血肿、颅内炎症、脑积水、狭颅症及颅底凹陷症等疾病;②有无呼吸道梗阻、癫痫发作、用力排便、剧烈咳嗽、情绪激动及发热等诱因,有无高血压病、高血脂、动脉粥样硬化、糖尿病、冠心病、房颤、尿毒症、毒血症及酸碱平衡失调等病史,是否吸烟、饮酒;③患者是否接受过治疗以及治疗效果等。

(3)用药史:患者是否长期服用抗血小板的药物。

2.身体状况

(1)了解头痛的部位、性质、程度、持续时间、规律、诱因及加重因素。

(2)了解呕吐的性质、程度、诱因及伴随症状。

(3)了解有无视力、视野障碍,观察瞳孔大小、形状,对光反射有无改变。

(4)了解生命体征的变化特点,有无意识障碍、偏瘫及失语。

(5)有无电解质紊乱、营养不良、呕血、黑便、呼吸困难及高热等并发症。

(6)婴幼儿是否出现头皮静脉怒张、囟门饱满、颅缝变宽及头颅叩诊呈"破壶音"等。

(7)实验室和影像学检查有哪些异常发现。

3.心理-社会状况

(1)患者有无烦躁不安、焦虑等心理反应,是否担心颅内压升高的预后。

(2)患者和家属是否知晓颅内压升高的治疗方法。

(二)术后评估

(1)了解麻醉方式、手术类型、术中情况。

(2)了解患者的生命体征、瞳孔、意识状态、神经系统症状和体征、伤口及引流情况,判断颅内压变化情况。

(3)有无颅内出血、脑疝等并发症。

二、常见护理诊断/问题

1.疼痛

疼痛与颅内压升高有关。

2.有脑组织灌注无效的危险

脑组织灌注无效与颅内压升高导致的脑灌流量下降有关。

3.有体液不足的危险

体液不足与颅内压升高引起的剧烈呕吐及应用脱水剂有关。

4.潜在并发症

潜在并发症为脑疝。

三、护理目标

(1)患者主诉头痛减轻,舒适感增强。

(2)脑组织血灌注正常,未因颅内压升高而出现脑组织进一步损害。

(3)体液平衡,无脱水的症状和体征。

(4)未发生脑疝,或出现脑疝征象时能被及时发现与处理。

四、护理措施

(一)非手术治疗的护理

1.体位

抬高床头 15°~30°,以利于颅内静脉血回流,减轻脑水肿;帮助昏迷患者采用侧卧位,便于排出呼吸道分泌物。

2.吸氧

持续或间断给氧,改善脑缺氧状况,降低 $PaCO_2$,收缩脑血管,降低脑血流量以降低颅内压。

3.饮食与补液

给予意识清醒者普通饮食,但应限制钠盐的摄入量,每日不超过 5 g;禁食者行静脉补液,成人每天补液量为 1 500~2 000 mL,保持 24 h 尿量不少于 600 mL。

4.病情观察

(1)意识状态:根据意识障碍程度、持续时间及演变过程分析病情变化。

(2)生命体征:注意呼吸节律和深度、脉搏快慢和强弱及血压与脉压的变化。血压上升,脉搏缓慢有力,呼吸深而慢,同时有进行性意识障碍,是颅内压升高所致的代偿性改变。注意:若出现库欣反应,即血压升高、心跳和脉搏缓慢、呼吸节律减慢,提示颅内压升高。

(3)瞳孔变化:正常情况下双侧瞳孔等大、等圆,在自然光线下直径为 2~4 mm,直接、间接对光反射灵敏。若先出现一侧瞳孔变小,对光反射迟钝,同侧瞳孔逐渐散大,直接和间接对光反射消失，双侧瞳孔散大固定，对光反射消失，提示患者出现小脑幕切迹疝。

（4）观察"三主征"：观察头痛的部位、性质、程度、持续时间、规律、诱因及加重因素，呕吐的量、颜色、性质、诱因及伴随症状，视盘水肿的程度。

（5）监测颅内压：成人的正常颅内压为 70～200 mmH_2O（0.69～1.96kPa），儿童的正常颅内压为 50～100 mmH_2O（0.49～0.98kPa）。常用监测方法分为有创和无创两大类型。有创颅内压监测可通过颅骨钻孔、脑室穿刺置管，导管的另一端与体外传感器和监护仪连接，描记颅内压力曲线。无创颅内压监测是通过视网膜静脉压监测颅内压，或经颅多普勒超声检查监测颅内压力。无创颅内压监测尚处于临床试用阶段，仍然无法判断其精确度和稳定性，故临床不推荐使用。注意：行有创颅内压监测时应严格遵守无菌原则，预防感染，监护时间不宜超过两周。对躁动者适当使用镇静药，保证监测结果的准确性。

5.脱水治疗的护理

定时、定量给予脱水剂，适用于颅内压升高但暂时尚未查明原因，或虽已查明原因，但仍需要非手术治疗者。若患者意识清楚，颅内压升高较轻，先选用口服药物。若有意识障碍或颅内压升高较重，则选用静脉或肌内注射药物。

（1）口服药物：氢氯噻嗪 25～50 mg，每日 3 次；乙酰唑胺 250 mg，每日 3 次；氨苯蝶啶 50 mg，每日 3 次；呋塞米 20～40 mg，每日 3 次；50% 的甘油盐水溶液 60 mL，每日 2～4 次。

（2）注射制剂：①快速滴注 20% 的甘露醇，滴注后血浆渗透压迅速提高，可使脑组织和脑脊液的部分水分进入血液，达到降低颅内压的目的，成人每次 250 mL，15～30 min 快速输完，滴注后 10～20 min 颅内压下降，维持 4～6 h，每日 2～4 次，快速静脉滴注甘露醇时应警惕出现急性左心衰竭，特别是儿童、老人及心功能不全者；②甘油果糖注射液 250 mL，每天 1～2 次；③呋塞米 20～40 mg，静脉注射或肌内注射，每日 1～2 次，临床上使用 20% 的甘露醇和呋塞米时，应交替使用；④人血白蛋白 50 mL，每天 1～2 次。注意：电解质紊乱是脱水治疗后最常见的并发症，应观察患者有无脱水征象，监测电解质浓度，记录患者 24 h 液体出入量。停药前应逐渐减量或延长给药间隔，防止颅内压反跳现象。

6.激素治疗的护理

糖皮质激素可以改善毛细血管通透性，减少血管内电解质、胶体的外渗，以减轻脑水肿。遵医嘱给予糖皮质激素，常静脉或肌内注射 5～10 mg 地塞米松，每日 2～3 次。用药期间应观察有无应激性溃疡、继发感染等不良反应。

7.过度换气的护理

过度换气能排除体内的 CO_2，减少脑血流量。$PaCO_2$ 每下降 1 mmHg，脑血流量将递减 2%，从而降低颅内压。过度换气治疗期间定时进行动脉血气分析，维持患者的 PaO_2 为 90～100 mmHg（12～13.33 kPa），$PaCO_2$ 为 25～30 mmHg（3.33～4 kPa）。过度换气的时间不超过 24 h，避免脑血流量减少，加重脑缺氧。

8.防止颅内压骤然升高

情绪激动、呼吸道梗阻、剧烈咳嗽、便秘、癫痫发作等均可使颅内压升高，诱发脑疝，应加以预防。

（1）保持安静：卧床休息，安心休养，坐起时勿用力过猛。尽量减少搬运患者，急需搬运时动作要轻，使头部相对固定。限制患者家属探视。患者避免情绪激动，以免颅内压骤然升高。

（2）保持呼吸道通畅：选择适当卧位，防止颈部过屈、过伸或扭曲；及时清除呼吸道分泌物和呕吐物;有舌根后坠者可托起下颌或放置口咽通气管,必须使用边带固定口咽通气管,定时清洗;对意识不清或咳痰困难者,配合医师尽早行气管切开;定时为患者翻身、拍背,防止肺部并发症发生。

(3)避免剧烈咳嗽:预防和及时治疗呼吸道感染。

(4)防止便秘:鼓励患者多食蔬菜和水果,促进肠蠕动;已发生便秘者切勿用力屏气排便,可用开塞露、缓泻剂或行低压小剂量灌肠,但禁忌高压灌肠。

(5)控制癫痫:任何部位的脑损伤均可引起癫痫,以大脑皮层运动区受损多见。早期癫痫发作的原因是颅内血肿、脑挫裂伤及蛛网膜下隙出血等,晚期癫痫发作主要由脑内瘢痕、脑萎缩、异物及感染等引起。①观察先兆:观察有无癫痫发作的先兆,及时通知医师处理;②处理:癫痫发作时将患者的头偏向一侧,迅速解开衣扣,以软物垫塞在上、下齿之间,以防患者咬伤舌,遵医嘱立即缓慢静脉注射地西泮,并注意观察患者的呼吸,防止呼吸抑制;吸氧并保持呼吸道通畅;注意:肢体抽搐时保护大关节,切忌强行按压肢体,以防脱臼和骨折;使用床挡保护患者,防止坠床;③预防:指导患者按时、按量服用抗癫痫药物;保持病房安静,减少对患者的刺激;④病情记录:详细记录发作过程,意识、瞳孔的变化,以及抽搐部位、持续和间隔时间等。

(6)躁动的处理:积极寻找躁动的原因,避免盲目使用镇静药。不可强制约束,以免患者挣扎使颅内压升高。

(二)手术治疗的护理

1.术前准备

协助医师做好术前检查;术前1 d备皮、配血,术前一晚常规禁食、禁水;急诊手术者应即刻禁饮、禁食;协助医师术前定位手术部位。

2.术后护理

(1)体位:①全麻清醒前,去枕仰卧,头偏向一侧,意识清醒、血压平稳后抬高床头15°~30°。②幕上开颅者应卧向健侧,避免切口受压。③幕下开颅者早期在头下垫一个软枕,保持头、枕、肩在一条水平线上,防止颈部扭曲。④经口鼻蝶窦入路者取半卧位,后组脑神经受损、吞咽功能障碍者取侧卧位。⑤体积较大的肿瘤切除术后,因颅腔留有较大空隙,24~48 h手术部位应保持高位,以免患者突然翻动致大脑上静脉撕裂、硬脑膜下出血或脑干功能衰竭。注意:搬动患者或患者翻身时,应有人扶持头部,使头、颈成一条直线,防止头颈部过度扭曲或震动。

(2)病情观察:持续进行多功能心电监测,密切观察患者的意识、生命体征、瞳孔变化及四肢的肌力。

(3)保持呼吸道通畅:及时清除呼吸道分泌物并给予氧气吸入,定时协助患者翻身、拍背,防止误吸呕吐物引起窒息和呼吸道感染。给予痰液黏稠不易排出者雾化吸入,必要时协助医师行支气管镜吸痰或气管切开,并做好气管切开的护理。

(4)补液与营养:意识清醒者术后无恶心、呕吐,可进流质饮食。进食前进行患者吞咽功能评估,第2天、第3天给半流质饮食,逐步过渡到普通饮食。有恶心、呕吐或消化道出血时,术后可禁食1~2 d,给予静脉补液,成人每天补液量应控制在1 500~2 000 mL。对术后长期昏迷者,应做胃或空肠造瘘行肠内营养,必要时肠外营养辅助。

(5)引流管的护理。

脑室引流管的护理如下。①安置引流管:妥善固定引流管和引流瓶(袋),使引流管开口高于侧脑室平面 10～15 cm,搬动患者时将引流管暂时夹闭,防止脑脊液逆流引起颅内感染;若引流管不慎脱出,不能自行放置,应立即通知医师处理。②控制引流速度和量:正常脑脊液每日分泌 400～500 mL,故早期应适当抬高引流瓶(袋),以减慢流速,每日引流量不超过 500 mL,待颅内压力平衡后再降低引流瓶(袋);颅内感染患者的脑脊液分泌增多,引流量增加。③保持引流通畅:不可折叠和压引流管,适当限制患者头部的活动范围,头部活动和翻身时避免牵拉引流管;若引流管内不断有脑脊液流出,管内的液面随患者呼吸、脉搏上下波动,表明引流管通畅;若引流管内无脑脊液流出,应查明原因;引流不畅的原因有引流管过细,被凝血块、破碎脑组织堵塞,引流管放置过深,盘旋于创腔内,引流管的侧孔贴附于脑组织,或者脑组织水肿、颅内血肿,压迫引流管或颅内压过低,应针对以上原因配合医师对症处理。④观察并记录脑脊液的颜色、量及性状:正常脑脊液无色、透明、无沉渣;术后 1～2 d 脑脊液可略呈血性,以后转为橙黄色;若脑脊液中有大量血液,颜色逐渐加深,常提示脑室内出血;若脑脊液混浊,呈毛玻璃状或有絮状物,提示有颅内感染。⑤拔管:一般放置 3～4 d,应尽早拔管;拔管前行 CT 检查,并试行抬高引流瓶(袋)或夹闭引流管 24 h,若出现颅内压升高的临床表现,立即放低引流瓶(袋)或开放夹闭的引流管,并告知医师;拔管时应先夹闭引流管,以免管内液体逆流进入脑室内,引起感染。

硬脑膜外引流管的护理:开颅术后在颅骨与硬脑膜之间放置引流管,引流血性液体,防止形成硬脑膜外血肿。①放置引流管:引流管与血肿腔处于同一高度或低于切口;②保持引流通畅,并观察、记录引流液的颜色、量及性状,硬脑膜外引流排液通常在术后 6～12 h 停止;③拔管:术后 24～48 h 可拔管。

硬脑膜下引流管的护理:慢性硬脑膜下血肿,行颅骨钻孔冲洗引流术,术后放置硬脑膜下引流管,利于冲洗和引流。①放置引流管:妥善固定引流管和引流瓶(袋),引流瓶(袋)应低于创腔 30 cm;②保持引流通畅,观察并记录引流液的颜色、量及性状;③拔管:术后 3 d 行 CT 检查,证实血肿消失后拔管。

(6)头痛护理:切口疼痛多发生于术后 24 h 内,给予一般止痛药物即可;颅内压升高引起头痛多发生在术后 2～4 d 脑水肿高峰期,常为搏动性头痛,严重时有呕吐、烦躁不安、意识障碍、生命体征改变及肢体肌力下降。应遵医嘱给予脱水药、糖皮质激素等降低颅内压;血性脑脊液刺激脑膜引起头痛,应配合医师行腰椎穿刺引流血性脑脊液。可给予头痛者镇痛药,但应忌用吗啡或哌替啶等药物,以防止抑制呼吸中枢。

(三)术后并发症的观察与护理

1.颅内出血

观察:出血是术后最危险的并发症,多发生在术后 24～48 h。大脑半球术后出血常有幕上血肿或小脑幕切迹疝的表现;颅后窝术后出血具有幕下血肿的特点,常有呼吸抑制甚至枕骨大孔疝征象;脑室内出血可有高热、抽搐、昏迷及生命体征紊乱。

护理:一旦发现患者有颅内出血迹象,应配合医师做 CT 检查,若幕上血肿量高于 20 mL,幕下血肿量高于 10 mL,应做好再次手术的准备。

2.感染

观察切口感染、肺部感染、脑膜脑炎及尿路感染的症状等。表现为术后 3～4 d 外科热消退后再次出现高热,或术后体温持续升高,伴头痛、呕吐、意识障碍,甚至出现谵妄和抽搐,脑膜刺激征为阳性。

护理：预防感染的护理措施是严格遵循无菌原则，加强营养和基础护理，一旦出现感染，应遵医嘱使用抗菌药物。

3.上消化道出血

观察：手术可引起应激性胃黏膜糜烂、溃疡、出血。

护理：一旦发生上消化道出血，应遵医嘱禁食、持续胃肠减压、输液、输血、静脉注射止血药，必要时胃内注入止血药物。

4.中枢性高热

观察：下丘脑、脑干及上颈髓病变和损害致体温调节中枢功能紊乱，出现 40 ℃以上高热，偶尔有体温过低，多出现于术后 12～48 h。

护理：一般物理降温效果差，可持续使用冰毯和冰帽降温，持续监测患者的腋温；患者的体温 38 ℃以下，停止使用冰毯和冰帽降温。

5.癫痫发作

观察：多发生在术后 2～4 d 脑水肿高峰期，当脑水肿消退、脑循环改善后，癫痫常可自愈。

护理：对皮层运动区及其附近区域手术的患者，术前、术后常规给予抗癫痫药物。

（于姗姗）

第二节　颅骨骨折

颅骨骨折是指暴力作用于颅骨引起颅骨结构性改变。颅骨骨折的严重性并不在骨折本身，而是骨折导致的脑、脑膜、血管及脑神经的损伤。按发生部位颅骨骨折可分为颅盖骨折和颅底骨折，又可根据形态分为线形骨折和凹陷性骨折、粉碎性骨折等，还可按骨折部位是否与外界相通分为开放性颅骨骨折和闭合性颅骨骨折。

一、护理评估

（一）健康史

重点评估患者的受伤过程和受伤的原因、受伤强度及作用部位，判断有无脑损伤，有无其他合并伤，了解有无重要疾病史（如高血压、癫痫等）。颅盖骨折多由直接暴力作用引起，颅底骨折多为间接暴力所致。

（二）身心状况

1.颅盖骨折

颅盖骨折分为线形骨折和凹陷性骨折。线形骨折常表现为局部压痛、肿胀，常伴有局部骨膜下血肿。对于骨折本身很难靠触诊发现。凹陷性骨折多见于额、顶部颅骨，并可触及下陷区，部分患者仅有内板凹陷，当骨折片损伤重要脑部功能区时，患者可有失语、偏瘫、癫痫等定位表现。

2.颅底骨折

颅底骨折多由强烈的间接暴力所致或由颅骨骨折延伸而来，多为线形骨折。颅底部的硬脑膜与颅骨贴附紧密，因此，在颅底骨折时容易撕破硬脑膜，脑脊液外漏而成为开放性骨折。

颅底骨折按解剖部位分为颅前窝骨折、颅中窝骨折和颅后窝骨折。

(三)辅助检查

1.头颅X线片

颅盖骨折主要依靠头颅X线片确诊。对于颅底骨折、X线检查的意义不大。

2.头颅CT

头部CT可确诊骨折情况,并有助于脑损伤的诊断。

3.实验室检查

取耳、鼻流出液,做葡萄糖定量检测,以此判断有无脑脊液的漏出。

(四)治疗原则

1.线形骨折

线形骨折一般不须特殊处理,关键是处理颅骨骨折引起的并发症(如脑损伤、颅内血肿等)。凹陷性骨折出现下列情况需手术处理:①颅骨骨折并发颅内血肿;②颅骨凹陷性骨折位于运动区,或成人凹陷深度达1 cm以上、儿童凹陷深度达0.5 cm以上,凹陷范围大,引起脑组织受压;③骨折片刺破硬脑膜,引起脑挫伤、出血;④骨折片伤及大静脉窦;⑤开放性颅骨骨折或伤口不愈,有骨折片存留。

2.颅底骨折

颅底骨折大多无须特殊治疗,着重处理合并的脑损伤和其他损伤,预防颅内感染。多数脑脊液外漏能在两周左右自行停止,持续四周以上或伴颅内积气时,应及时采用脑脊液外漏修补术。

二、常见护理诊断/问题

1.疼痛

疼痛与颅脑损伤和颅内压升高有关。

2.焦虑、恐惧

焦虑、恐惧与颅骨骨折的诊断及担心疗效有关。

3.知识缺乏

患者缺乏脑脊液外漏的护理知识。

4.潜在并发症

潜在并发症有颅内压升高、颅内出血、颅内感染等。

三、护理目标

(1)疼痛得到缓解。

(2)减轻患者焦虑、恐惧的心理。

(3)对患者及其家属加强脑脊液外漏的护理知识的教育。

(4)预防潜在并发症的发生。

四、护理措施

(一)术前护理

1.心理护理

解释手术的必要性、手术方式、注意事项,鼓励患者表达感受,教会患者自我放松的方法,针对个体情况进行针对性心理护理,鼓励患者家属和朋友给予患者关心和支持。

2.饮食护理

对急诊手术者立即禁食、禁饮,积极准备手术。

3.术前检查

协助完善相关术前检查:血常规、尿常规、肝肾功能检查、心肺功能、磁共振、CT 等检查。

4.术前准备

做交叉配血试验或自体采血,以备术中用血,行抗生素皮试,以备术中、术后用药。为患者剃头、备皮、剪指甲、更换清洁病员服。遵医嘱带入术中用药,测生命体征,如果有异常或患者发生其他情况,及时与医师联系。遵医嘱术前用药,准备好病历、CT、MRI 片等以便带入手术室,与手术室人员进行患者、药物核对后,将患者送入手术室。

(二)术后护理

1.神经外科术后护理常规

(1)全麻术后护理常规:了解麻醉和手术方式、术中情况、切口和引流情况,持续吸氧2～3 L/min,持续心电监护,用床挡保护,防患者坠床,必要时行四肢约束,严密监测生命体征。

(2)伤口观察及护理:观察伤口有无渗血、渗液,若有,应及时通知医师并更换敷料,观察头部体征,有无头痛、呕吐等。

(3)饮食护理:术后 6 h 内禁食、禁饮,6 h 后进普食。

(4)各管路观察和护理:保持输液管通畅,妥善固定留置针,注意观察穿刺部位皮肤。一般清醒患者术后第 1 日可拔除导尿管,拔管后注意关注患者自行排尿情况。

(5)疼痛护理:评估患者的疼痛情况,注意头痛的部位、性质,结合生命体征等综合判断。遵医嘱给予镇痛药物或非药物治疗,提供安静、舒适的环境。

(6)基础护理:做好口腔护理、导尿管护理、定时翻身、雾化、患者的清洁等工作。

2.体位与活动

(1)全麻清醒前,采用去枕平卧位,头偏向一侧。

(2)全麻清醒后手术当日:采用低半卧位或斜坡卧位,抬高床头 15°～30°。

(3)术后第 1～3 日,以半卧位为主,适当增加床上运动。

(4)3 d 后,以半卧位为主,可在搀扶下适当屋内活动。

(于姗姗)

第三节　脑脓肿

脑脓肿是指化脓性细菌感染引起的化脓性脑炎,慢性肉芽肿及脑脓肿包膜形成,少部分是真菌及原虫侵入脑组织而致。脑脓肿在任何年龄均可发病,最常见于青壮年。脑脓肿患者占神经外科住院患者的 2% 左右,男、女性患者的比例为 2.5∶1。脑脓肿的预后与诊治是否及时有很大的关系,致病菌的毒力和预后也有一定关系,厌氧链球菌引起的脑脓肿发病率和病死率均较高。此外,心源性、肺源性和多发脑脓肿的预后较差。婴幼儿患者的预后较成人患者差。

一、护理评估

(一)病史

大多数患者近期有头颅或身体其他部位化脓性感染史,或有颅脑开放性损伤史。

(二)身体状况

1.急性感染症状

除原发感染灶的症状外,初期多有发热、发冷、头痛、呕吐、全身无力、嗜睡、颈强直或脑膜炎症状等。此期一般持续2~3周,少数可延长至2~3个月。隐源性脑脓肿患者可完全没有全身急性感染的症状。暴发型脑脓肿,毒力较强的致病菌侵入脑内,全身急性感染症状凶险,急性脑炎性水肿可引起颅内压升高,导致脑疝而危及生命。

2.颅内高压症

多数头痛呈持续性、阵发性加重,剧痛时伴呕吐、缓脉、血压升高,半数病例有视盘水肿。

3.脑局灶体征

脑局灶体征常同脓肿部位有关。脓肿位于额叶,出现性格改变、淡漠、局限或全身性癫痫、对侧肢体瘫痪、优势半球运动性失语。脓肿位于顶叶,有深浅感觉或皮层感觉障碍,优势侧可见失明和失认等。脓肿位于颞叶,常见感觉性失语、同向偏盲或轻偏瘫,小脑易出现水平性眼球震颤、共济失调等。

4.脑疝形成和脓肿破溃

这两种情况均可使病情急剧恶化,出现危象。脑疝多在脑脓肿形成后发生。破溃的脓肿多数为接近脑表面或脑室的包膜较薄的脓肿。在周身用力、腰穿、脑室造影、不恰当的脓肿穿刺等情况下,脓肿突然破溃,发生急性化脓性脑室炎及脑膜炎。患者突然高热、昏迷、抽搐,脑脊液白细胞剧增,脑脊液可呈脓性,如果不及时救治,常很快死亡。

(三)辅助检查

辅助检查:①X线检查;②超声检查;③脑血管造影;④CT;⑤MRI。

(四)脑脓肿的鉴别诊断

(1)化脓性脑膜炎:高热,脉快,脑膜刺激征明显,但无局限神经定位体征,脑脊液白细胞和蛋白质增多,脑超声检查、脑血管造影和CT扫描均正常。

(2)硬膜外或硬膜下积脓:常与脑脓肿合并存在,很少独立发生。脑血管造影见脑表面为无血管区,CT发现脑表面有半月形低密度影。

(3)血栓性窦感染:细菌栓子脱落,沿静脉窦扩散所致,表现为周期性脓毒败血症,不规则寒战,有弛张热,脉快,末梢血粒细胞增加,但脑脊液无改变,可借助脑超声、脑血管造影和CT鉴别。

(4)化脓性迷路炎:由化脓性中耳炎所致,症状类似小脑脓肿,但头痛较轻,呕吐,眩晕严重,眼震多呈自发水平和旋转混合型,共济失调为双侧性或不明显,无脑膜刺激征,无视盘水肿,腰穿正常。

(5)脑肿瘤:发病缓慢,无感染病史,仅颅内压升高,脑脊液细胞正常,经拍摄颅平片、血管造影、CT不难鉴别。

(五)治疗

治疗方式:①抗感染治疗。②降颅压治疗。③手术治疗:一旦脑脓肿形成,就不能单独用药治疗,还必须采用手术。手术包括穿刺抽脓术、导管持续引流术、切开引流术、脓肿切除术。

二、常见护理诊断/问题

(1)疼痛与手术创伤有关。

(2)焦虑、恐惧、预感性悲哀:与疾病引起的不适、担心预后有关。

(3)体温过高:与疾病有关。

(4)自理缺陷:与疾病引起的头痛、呕吐、肢体运动障碍及视力下降有关。

(5)营养低于机体需要量:与术中机体消耗及术后禁食有关。

(6)清理呼吸道无效:与咳嗽反射减弱或消失、呼吸道梗阻导致的呼吸道分物积聚有关。

(7)体液不足:与呕吐、高热、应用脱水药等有关。

(8)感染:与留置各种引流管有关。

(9)患者缺乏与所患疾病有关的知识。

(10)潜在并发症:脑疝形成、脓肿破裂而引起急性脑膜脑炎、脑室管膜炎。

三、护理目标

(1)患者未诉疼痛或疼痛在忍受范围内。

(2)患者或家属心态平稳,恐惧或焦虑状况减轻,能够接受生病的现实。

(3)患者体温下降,基本生活得到自理,营养失调得到改善。

(4)患者呼吸道通畅,未发生窒息。

(5)能维持体液平衡,尿量正常,生命体征平稳。

(6)各种引流管通畅,按期拔除,未发生感染。

(7)患者能够复述手术前后与疾病相关的注意事项,并遵从指导,配合治疗。

(8)患者的病情变化能够被及时发现并处理。

四、护理措施

(一)术前护理措施

1.心理护理

①解释手术的必要性、手术方式、注意事项。②鼓励患者表达感受。鼓励失语的患者用书写或画画的方式表达。③针对个体情况进行心理护理。④鼓励患者家属和朋友给予患者关心和支持。

2.饮食护理

(1)患者长期卧床、发烧,能量大量消耗,应给予易消化、高纤维、高蛋白、高热量饮食。

(2)必要时静脉输入高营养液,以改善患者的全身营养状况,增强机体的抗病能力。

3.病情观察及护理

(1)注意观察患者的神志、瞳孔、生命体征变化。

(2)观察颅内压升高的征象,如果患者头痛加剧,呕吐频繁,反应迟钝,此时应警惕脑疝的发生。

(3)观察脓肿破溃的征象,如果患者突然出现高热、昏迷、脑膜刺激症状或者癫痫发作,应考虑脓肿破溃,进入脑室或蛛网膜下隙。

(4)遵医嘱按时按量给予抗生素。

4.术前常规准备

(1)术前行抗生素皮试,手术日早晨遵医嘱带入术中用药。

(2)协助完善相关术前检查:胸部X线片、心电图、B超、凝血功能试验等。

(3)术前8 h禁食、禁饮。

(4)手术日早晨更换清洁病员服。

(5)术前2 d用洗发水洗头,吹干后用氯己定揉搓头皮5 min。手术当日入手术室后根据手术标记推剪去手术部位头发。

(6)手术日早晨与手术室人员进行患者、药物、病历、影像学资料核对后,将患者送入手术室。

(7)麻醉后置导尿管。

(二)术后护理措施

1.神经外科术后护理常规

(1)全麻术后护理常规:①了解麻醉和手术方式、术中情况、切口和引流情况;②持续低流量吸氧;③持续心电监护;④用床挡保护,防患者坠床;⑤严密监测生命体征,特别注意血压变化,警惕颅内高压的发生。

(2)病情观察:①严密观察神志、瞳孔变化,注意观察术后肢体活动,发现异常,及时通知医师,给予初步处置后急查CT,确定病因,及时治疗;②定时测量体温,积极采取降温措施。

(3)伤口的观察及护理:观察伤口有无渗血,若有,及时通知医师并协助处理。

(4)各管道的观察及护理:①保持输液管通畅,妥善固定留置针,注意观察穿刺部位皮肤;②对导尿管按照导尿管护理常规进行护理。

(5)疼痛护理:①评估患者的疼痛情况,警惕颅内高压的发生;②遵医嘱给予脱水药或镇痛药;③提供安静、舒适的环境。

(6)饮食护理:①给予含有丰富蛋白质及维生素且易消化的流质饮食或半流质饮食;②必要时静脉输入高营养液。

(7)基础护理:做好口腔护理、导尿管护理、定时翻身、雾化、患者的清洁等工作。

2.脓腔引流管护理

(1)保持通畅:勿折叠、扭曲、压迫管道。

(2)妥善固定:①引流瓶(袋)应至少低于脓腔30 cm,患者应取利于引流的体位;②注意避免牵拉、扭曲管道及防止引流管脱落。

(2)脓腔冲洗:①为避免颅内感染扩散,术后24 h,创口周围初步形成粘连后方可进行囊内冲洗;先将生理盐水缓慢注入腔内,再轻轻抽出,注意不可过分加压,冲洗后注入抗生素,然后夹闭引流管2~4 h;②若脓块较多,引流不畅,可将尿激酶注入脓腔内,溶解脓块,以利于引流;③更换或倾倒引流液时应严格注意无菌操作。

(3)观察、记录并拔管:①观察并记录引流液的性状、颜色、量;②引流管的位置应在脓腔的中心,故需根据X线检查结果加以调整,待脓腔闭合时拔管。

3.健康宣教

①饮食与活动:加强营养,宜进高蛋白、高能量及粗纤维食物,术后1个月内适当室内活动,避免头部受伤。②复查:1个月后复查。

(于姗姗)

第四节　先天性脑积水

先天性脑积水(congenital hydrocephalus)又称婴儿脑积水(infantile hydrocephalus),是指婴幼儿时期脑室系统或蛛网膜下隙积聚大量脑脊液,导致脑室或蛛网膜下隙扩大并出现颅内压升高和脑功能障碍,是常见的先天性神经系统畸形疾病之一,多见于2岁以内的婴幼儿。

一、护理评估

(1)给予护理体检,向患者家长了解患者的基本资料、既往史、家族史、过敏史、生活状态、营养状态以及有无大小便异常等一般情况。

(2)评估患者的生命体征、意识状态、瞳孔。

(3)患者不能自我表达感受,需向家长询问患者的起病方式,患者是否出现易激惹、拒食、持续高调短促的异常哭泣等。了解患者是否为早产儿。

(4)评估神经系统体征,小儿患者颅内压升高症状明显时,骨缝增宽,前囟饱满,头皮变薄,头皮静脉清晰可见并有怒张,使用强灯光照射时头颅透光,叩诊呈"破壶音",头颅异常增大,双眼有"落日征",智力发育异常。评估患儿是否存在以下肢为主的肢体痉挛性瘫痪,轻者表现为双足跟紧张、足下垂,严重时出现痉挛步态,即剪刀步态。

(5)了解辅助检查结果:辅助检查主要为 CT 和 MRI,表现为脑室扩大。

(6)心理和社会状况评估:了解患者的家庭经济状况及费用支付方式等。

二、常见护理诊断/问题

(一)受伤

受伤与脑积水有关。

(二)潜在并发症

潜在并发症包括颅内压升高、分流管堵塞、感染。

三、护理目标

(1)未发生受伤的情况。

(2)未发生并发症,或发生并发症,但被及时发现和处理。

四、护理措施

(一)术前护理

(1)心理护理:与患者交流时语言简洁,使用非医学术语,使患者能够理解和接受。向患者家长详细解释诊断、检查、治疗的过程,使患者及家长能配合治疗和护理。

(2)饮食:应顺从小儿患者的饮食习惯,避免其进食时哭闹。

(3)术前按医嘱定时观察患者的意识、瞳孔、生命体征的变化,并及时记录。呕吐时,头应偏向一侧,防止呕吐物的误吸。

(4)观察并记录呕吐物的颜色、性质和量,以及呕吐的时间、特点等。遵医嘱按时、按量准确使用脱水药。

(5)手术前除常规剃头外,还应检查腹部皮肤有无感染、疖、痈,术前备皮。

(二)术中护理

1.麻醉

采用全身麻醉。

2.体位

采用仰卧位,头侧向健侧,用头圈固定,患侧肩下垫一个小枕或小沙袋。

3.术中配合

(1)给头部消毒,以及颈、胸、腹部皮肤消毒,铺无菌巾,贴无菌保护膜。

(2)辅助护士将分流装置拆封前,需再次确认分流管的型号,器械护士应将分流管和阀门浸泡于含有庆大霉素溶液的生理盐水中。

(3)在形成皮下隧道时,辅助护士应将垫在肩部的小沙袋取出。

(4)安装分流管前,护士先检查分流管装置是否通畅,阀门内要充满液体。如果使用可调压的分流管,应事先调节好阀门的压力。

(三)术后护理

1.心理护理

向患者及家长讲述手术过程,提供确切的临床信息,减轻其焦虑、担忧。询问患者的主观感受,指导患者不可抓挠伤口,对不合作的小儿患者予以肢体约束。

2.体位

麻醉清醒、血压平稳后,抬高床头 30°左右,以利于颅内静脉回流,降低颅内压。

3.饮食

手术当天禁食,第 2 日起酌情给予流质饮食。术后腹胀常是脑脊液对腹腔刺激引起肠蠕动减弱所致。早期不进易产气的食物(如牛奶等)。如果无腹胀、腹泻等不良反应,可逐渐过渡到普食。

4.术后并发症的观察和护理

(1)感染:感染是分流术后严重的并发症,主要是脑室炎或腹膜炎。患者可出现发热、头痛或腹痛、分流管皮下红肿等,严重者出现癫痫和意识障碍;抽取脑脊液,进行脑脊液常规检查、生化检查和细菌培养,可得阳性结果。一旦确诊,应立即去除分流装置,改做脑室外引流,或经腰穿引流,并进行全身抗感染治疗,或脑室内、鞘内用抗生素。手术中严格无菌操作是预防感染的重要环节。护理过程中应注意:保持室内空气的新鲜,尽量减少探视人员;密切观察患者的体温变化;指导患者不要触摸切口,必要时适当约束肢体。

(2)分流系统阻塞:为分流术后最常见的并发症。主要原因:分流管近端(脑室端)阻塞;分流管远端(腹腔端或心房端)阻塞;脑室炎、脑室内出血和脑手术后脑脊液蛋白或纤维素增多,可使分流管阀门阻塞;操作不当可致导管连接脱落。一旦发生分流阻塞,患者的脑积水症状、体征就会复发,CT 检查显示脑室再度扩大。此时应先判断引流管阻塞部位,再酌情做矫正或更换分流装置。手术后应密切观察患者的意识、瞳孔、生命体征的变化,观察有无头痛、呕吐等颅内压升高的表现,如果发现病情变化或术前的症状和体征复发,应及时通知医师,给予相应的处理。

(3)分流过度或不足。①过度分流综合征:多见于儿童,患者出现典型的体位性头痛,直立时加重而平躺后缓解,为过度分流颅压过低引起。CT 扫描显示脑室小。②慢性硬膜下血肿或积液:多为过度引流脑脊液,颅内低压所致,CT 或 MRI 显示皮质塌陷和硬膜下血肿或积液。轻度硬膜下血肿或积液,可保守治疗;明显的或有症状的硬膜下血肿或积液,应进行手术治疗,前者可行钻洞引流,后者可行积液-腹腔分流术。③脑脊液分流不足:表现为术后症状不改善,检查发现脑室扩大依然存在或改变不明显。手术后应加强病情观察,准确判断头痛是颅内低压所致还是颅内高压所致,并按医嘱给予相应的处理。

(于姗姗)

第五节 脑损伤

脑损伤指脑膜、脑组织、脑血管及脑神经的损伤,可分为原发性脑损伤和继发性脑损伤两类。前者指外力直接作用于头部时立即出现的脑损伤,病变不再继续加重,有脑震荡、脑挫裂伤及原发性脑干损伤等;后者指头部受伤一段时间后出现的脑损伤,主要有脑水肿和颅内血肿。颅内血肿是脑损伤中最多见、最严重、可逆的继发性病变。根据血肿的来源和部位分为硬脑膜外血肿、硬脑膜下血肿及脑内血肿。根据血肿引起颅内压升高和早期脑疝症状所需时间分为急性、亚急性及慢性型。脑损伤的主要临床表现有意识障碍、局灶症状和体征、颅内压升高及脑疝等。辅助检查以 CT 为主。主要处理原则包括非手术治疗、脑挫裂伤灶清除术、减压术及血肿清除术。

一、护理评估

(一)术前评估

1. 受伤史

了解受伤过程,如暴力的大小、方向、性质、速度等。初步判断是颅伤、脑伤还是复合损伤;同时应了解现场急救、转送情况及患者既往健康状况。

2. 身体状况

(1)有无颅内压升高和脑疝症状。

(2)有无意识障碍,程度如何,持续时间多长。

(3)了解生命体征变化特点,是否出现库欣反应,即血压升高、心跳和脉搏缓慢、呼吸节律紊乱及体温升高的变化。

3. 心理-社会状况

(1)观察患者和家属的心理反应,有无焦虑、绝望等,是否担心脑损伤的预后。

(2)家庭社会支持如何。

(二)术后评估

(1)评估患者的生命体征、瞳孔、意识状态、神经系统症状和体征、伤口及引流情况。

(2)有无颅内出血、颅内压升高、脑疝、蛛网膜下隙出血及癫痫等并发症。

二、常见护理诊断/问题

1. 意识障碍

意识障碍与脑损伤、颅内压升高有关。

2.清理呼吸道无效

清理呼吸道无效与脑损伤后意识障碍有关。

3.有失用综合征的危险

失用综合征与意识障碍、肢体瘫痪、长期卧床等有关。

4.潜在并发症

潜在并发症包括颅内压升高、脑疝、蛛网膜下隙出血及癫痫发作等。

三、护理目标

(1)患者的意识逐渐恢复,意识障碍期间生理需求得到满足。

(2)患者的呼吸道通畅,呼吸平稳,未发生缺氧和误吸。

(3)患者未发生失用综合征或发生最低限度的失用综合征。

(4)患者未发生并发症,或并发症被及时发现和处理。

四、护理措施

(一)现场急救

1.加压包扎

对伴有头皮裂伤者,现场应使用无菌敷料或清洁布单或衣物加压包扎止血。

2.保护外露脑组织

发生开放性脑损伤,脑组织从伤口膨出时,用消毒纱布卷保护外露的脑组织,再用纱布架空包扎,避免脑组织受压。不可贸然触动或拔除插入颅腔的致伤物,以免引起颅内大出血。

(二)非手术治疗的护理

脑震荡不需要特殊处理,对脑挫裂伤及原发性脑损伤以非手术治疗为主。

1.判断脑损伤的类型

意识障碍的程度可反映脑损伤的类型和程度。

(1)脑震荡:伤后立即出现短暂意识障碍,一般不超过 30 min,患者清醒后大多不能回忆受伤时乃至伤前一段时间的情况,临床上称为逆行性遗忘。

(2)脑挫裂伤:患者伤后立即出现昏迷,绝大多数超过半小时,持续数小时或数日,严重者可长期持续昏迷。

(3)原发性脑干损伤:常出现持续昏迷。

(4)硬脑膜外血肿:一是损伤较轻,伤后无原发昏迷,颅内血肿形成后,颅内压升高,导致脑疝,出现意识障碍;二是损伤略重者,出现典型的"中间清醒期",即伤后有短暂的意识障碍,随后完全清醒,随后血肿形成,颅内压升高,导致脑疝,出现意识障碍;三是损伤较重者,伤后持续昏迷,随硬膜外血肿的形成,昏迷进行性加重。

(5)急性和亚急性硬脑膜下血肿:症状类似硬脑膜外血肿,脑实质损伤较重,原发性昏迷时间长,少有"中间清醒期"。

(6)脑内血肿者有进行性加重的意识障碍。

2.保持呼吸道通畅

(1)体位:将意识清醒者的床头抬高 15°~30°,以利于颅内静脉血回流。昏迷或吞咽功能障碍者取侧卧位。

(2)床旁备吸引器,及时清除呼吸道分泌物和呕吐物。呕吐时头转向一侧,避免误吸。

(3)呼吸道管理:托起深昏迷者的下颌或放置口咽通气管,以防舌后坠而阻碍呼吸;必要时行气管插管或气管切开,使用呼吸机辅助呼吸。保持室内适宜的温度和湿度,湿化气道,利于排痰。

(4)预防感染:遵医嘱使用抗菌药物和破伤风抗毒素。

3.营养支持

早期行肠外营养;肠蠕动恢复良好、无消化道出血者可行肠内营养;对昏迷患者置鼻胃管或鼻肠管。注意:患者肌张力升高或癫痫发作时,应预防肠内营养液反流引起误吸。

4.病情观察

(1)意识:根据意识障碍程度、持续时间及演变过程分析病情变化。

(2)体温:伤后早期可出现中等程度发热,为吸收热;若脑干或间脑损伤致体温调节紊乱,可出现体温不升或中枢性高热;伤后高热多系视丘下部或脑干损伤;伤后数日体温升高,提示有继发性感染。

(3)脉搏、呼吸、血压:若伤后出现库欣反应,则提示急性颅内压升高,应警惕颅内血肿或脑疝;若患者突然发生呼吸、心跳停止,应怀疑枕骨大孔疝;若闭合性脑损伤者出现休克,应考虑有无内脏出血等。

(4)瞳孔变化:伤后立即出现一侧瞳孔散大,考虑原发性动眼神经损伤;伤后一侧瞳孔先缩小,继而进行性散大,同时对侧肢体瘫痪和意识障碍,提示中脑受压和小脑幕切迹上疝;双侧瞳孔散大、对光反射消失、眼球固定伴深昏迷或去脑强直,多为原发性脑干损伤或枕骨大孔疝或临终表现;双侧瞳孔大小形状多变,对光反射消失,伴眼球分离或异位,多为中脑损伤所致;眼球不能外展且有复视,多为展神经受损;眼球震颤常见于小脑或脑干损伤。注意:观察瞳孔时应注意某些药物的不良反应。

(5)锥体束征:伤后立即出现一侧上下肢运动障碍,多为对侧大脑皮质运动区损伤所致。伤后一段时间出现一侧肢体运动障碍且进行性加重,同时伴有意识障碍和瞳孔变化,多为幕上血肿引起的小脑幕切迹疝使中脑受压、锥体束受损所致。

(6)其他:观察有无颅内压升高的表现以及脑脊液漏。

5.症状护理

应适当约束躁动患者,同时应积极查找原因,例如,膀胱过度充盈、排便反射、颅内压升高、缺氧、冷、热及饥饿等均可引起躁动。不可盲目使用镇静剂,以免掩盖病情,也不可强制性约束,以免患者挣扎导致颅内压进一步升高。患者躁动情的况改变常提示病情有变化。给予高热者降温护理。注重昏迷患者的护理与治疗,首先保证呼吸道通畅。

(三)手术治疗的护理

对脑挫裂伤、原发性脑干损伤者,当非手术治疗无效、颅内压持续升高并出现脑疝迹象时,应行脑减压术或局部病灶清除术。

一旦确诊急性颅内血肿,应立即行开颅血肿清除术,并彻底止血。对慢性硬脑膜下血肿,多采用颅骨钻孔术,术中置管,冲洗清除血肿。对开放性脑损伤争取在 6～8 h 行清创术。

1.术前准备

按常规准备,为紧急手术者快速做好术前准备。

2.术后护理

(1)伤口观察及护理:观察伤口有无渗血、渗液,若有,应及时通知医师更换敷料。

(2)病情观察:密切观察患者的意识、生命体征、瞳孔及肢体活动情况等,有利于及时发现颅内压升高及脑疝的早期迹象。

(于姗姗)

第六节 颅内动脉瘤

颅内动脉瘤是指脑动脉壁的异常膨出部分,是自发性蛛网膜下隙出血的最常见原因。80%发生于大脑动脉环的前部及其邻近的动脉主干上。

颅内动脉瘤其发病率居于脑血管意外的第二位。本病主要见于中年人。其主要症状多由出血引起,部分为瘤体压迫、动脉痉挛及栓塞造成。

一、护理评估

1.个人及家族史

评估患者的年龄、性别、受教育程度、居住地、职业、经济状况等情况,评估患者有无颅内动脉粥样硬化和高血压等病史及家族史。

2.现病史

评估患者目前的症状,有无意识障碍及程度,是否伴有剧烈头痛、频繁呕吐、大汗淋漓,是否出现颈项强直、凯尔尼格征(克氏征)阳性等症状,了解早期局灶症状,即动脉瘤出血的前兆症状(如轻微偏头痛、眼眶痛、动眼神经麻痹等)。

3.治疗过程

了解已接受的检查及其结果(如 CT、MRI、DSA 检查等),已接受的手术或介入治疗及其疗效。

二、常见护理诊断/问题

(1)体液不足与呕吐、高热、应用脱水药等有关。

(2)受伤与神经系统功能障碍导致的视力障碍、肢体感觉运动障碍、语言功能障碍等有关。

(3)潜在并发症:颅内压升高、脑疝形成及颅内出血等。

(4)焦虑、恐惧、预感性悲哀与担心手术效果有关。

三、护理目标

(1)患者疼痛减轻,主诉不适感减轻或消失。

(2)焦虑、恐惧程度减轻,患者配合治疗及护理。

(3)患者及其家属了解相关知识。

(4)术后未发生相关并发症,或并发症发生后能得到及时治疗与处理。

四、护理措施

(一)术前护理

(1)对神志清醒患者讲解手术的必要性及手术中需要患者配合的事项,消除其恐惧心理;

术前做好意识障碍患者家属的心理护理,使他们了解手术的目的和意义,了解术前准备的内容,以达到配合手术的目的。

(2)保持血压平稳,避免一切外来的刺激,防止因躁动不安而使血压升高,增加再出血的可能。随时观察生命体征及意识变化,及早发现出血情况。

(3)给予合理饮食,嘱患者勿食用易导致便秘的食物,必要时给予缓泻药,保持大便通畅。保持室内空气清新,防止着凉而引起患者用力打喷嚏或咳嗽,以免增加腹压及反射性地增加颅内压而引起颅内动脉瘤破裂。

(4)术前练习。位于大脑动脉环前部的颅内动脉瘤患者应在术前进行颈动脉压迫实验及练习,以建立侧支循环;术前指导患者训练床上大、小便。

(5)术前准备。完成一切术前检查,术前 1 d 抽血、备血,行抗生素皮试,备好术中、术后用药;如果行开颅手术,术前 1 d 剃去头发,洗澡,剪指甲,更衣,术前晚 12 时以后禁食、水;注意观察患者晚间睡眠情况,遵医嘱给予睡眠不良的患者镇静药;手术日早晨再次剃头,洗净,留置导尿管,监测患者的生命体征,对女性患者要询问有无月经来潮,若发热、月经来潮,应及时通知医师;如果行介入栓塞术,则行下腹部及会阴部备皮,术前 6～8 h 禁食、水,保持大便通畅,避免术后便秘。

(6)对于伴有癫痫的患者注意保证其安全,防止癫痫发作时受伤,保持呼吸道通畅,给予吸氧,并记录其癫痫持续时间,按医嘱给予抗癫痫药。

(二)术后护理

1.一般护理

抬高床头 30°～45°以利于静脉回流、减轻脑水肿、降低颅内压。保持呼吸道通畅,将患者的头偏向一侧,定时翻身、叩背,及时吸痰,以利于痰液排出。术后绝对卧床 2 d,限制体力活动。环状按摩下肢尤其是腓肠肌处,穿弹力袜,使用下肢循环驱动泵,以防止下肢深静脉血栓形成。给予高蛋白、高热量、高维生素、易消化的饮食,保持大便通畅。做好口腔及皮肤护理。留置导尿管的患者应保持导尿管通畅,定时进行膀胱功能锻炼。每日冲洗会阴,给尿道口消毒,预防并发症发生。

2.病情观察

观察患者的生命体征,尽量使血压维持在稳定水平,避免一切可以引起颅内压升高的因素(如情绪激动、精神紧张、剧烈运动、用力排便或咳嗽等);注意观察患者瞳孔的大小、对光反射情况,动态观察意识的变化,并做好记录。

3.留置鞘管的护理

①由于患者肝素化,一部分患者术后常留置股动脉鞘管 24 h;②手术后协助医师用无菌纱布包裹穿刺部位留置的鞘管,术后应让患者绝对卧床休息,患肢制动 24～48 h,注意足背皮肤温度、颜色及动脉搏动情况;③注意防止鞘管折曲、滑落及移位等;④拔管时做好患者的心理护理,准备抢救药品,尽量减少患者心律失常、休克及动脉痉挛等并发症;⑤拔管后局部按压20 min,绷带包扎 24～72 h。

4.穿刺部位的护理

①用沙袋压迫穿刺部位 6 h,穿刺侧肢体限制活动 24 h,患侧下肢可取伸展位;②注意观察足背动脉搏动和远端皮肤颜色、温度及穿刺处有无渗血、皮下气肿等;③制动期间,协助患者翻身,帮患者取术侧卧位,下肢伸直,健侧屈曲,以保证患者舒适,预防压疮。

5.用药护理

支架置入术后患者,在拔除动脉鞘管后 2 h,开始给予低分子量肝素 0.4 mL 腹壁皮下注射,每日 2 次,连续 3d,注射后按压穿刺点 5～10 min,预防皮下淤血;同时口服氯吡格雷 75 mg,每日 1 次,共4 周;口服阿司匹林片 100 mg,每日 1 次,6 个月以后酌情减少,以达到抗凝血、抗血栓的目的。用药期间观察皮肤黏膜有无出血,监测出血时间、凝血时间,同时嘱患者防止碰伤。

6.饮食护理

指导患者多饮水,这样有利于造影剂的排出。24 h 内尽量不进高蛋白饮食,预防造影剂肾病。

7.癫痫的护理

减少刺激,防止癫痫发作,使用床挡,备好抢救用药,防止意外发生。

8.介入栓塞治疗并发症的预防及护理

术后遵医嘱口服尼莫地平 2 周,以防止脑血管痉挛的发生,应用尼莫地平后会出现面色潮红、心率加快、血压下降、腹部疼痛、恶心等症状;过量使用会使血压降低明显、心动过速或过缓,用药过程中一定要严格掌握用量及速度,观察有无面色潮红、血压下降、心动过速等临床表现,注意用药时血压与基础血压的比较,为医师用药提供可靠依据;注意观察肢体活动、感觉情况及神经功能缺失症状,以便发现弹簧圈位置不当,如果有异常,立即通知医师,以便及时处理。

9.健康指导

患者保持情绪稳定,生活要有规律,避免剧烈运动及咳嗽,保持大、小便通畅,防止血压变化;要定期接受随访,若有病情变化,立即就诊。

(于姗姗)

第七节　脑膜瘤

脑膜瘤是起源于脑膜上皮细胞的肿瘤,常见于蛛网膜颗粒或蛛网膜绒毛分布较集中的部位,多见于矢状窦旁、大脑凸面、大脑镰旁,其次见于蝶骨嵴、鞍结节、嗅沟、小脑脑桥角与小脑幕等部位,也可见于硬膜外,生长在脑室内者较少。肿瘤多数为良性,生长缓慢,多见于中年以上,女性患者多于男性患者,儿童患者少见。发病率仅次于胶质瘤.国内统计脑膜瘤约占颅内肿瘤的15.53%。

一、护理评估

1.个人及家族史

评估患者的年龄、性别、教育程度、居住地、职业、经济状况、生长、发育、劳动能力等情况,询问患者有无颅内肿瘤家族史。

2.现病史

评估患者的脑膜瘤目前的症状、性质、严重程度、持续时间,是否伴有头痛、呕吐、视力减退、复视、偏盲、全身性癫痫样抽搐或瘫痪等症状,了解早期头痛、呕吐的性质。

3.治疗过程

了解已接受的检查及其结果(如颅骨 X 线片、CT、MRI 检查、脑血管造影等),已接受的治疗及其疗效。

二、常见护理诊断/问题

(1)焦虑、恐惧、预感性悲哀与脑肿瘤的诊断、担心手术效果及预后有关。

(2)受伤与神经系统功能障碍导致的视力障碍、肢体感觉运动障碍、语言功能障碍等有关。

(3)体液不足与呕吐、高热、应用脱水药等有关。

(4)感染与长期卧床、留置各种引流管有关。

(5)潜在并发症:颅内压升高、脑疝形成、颅内出血、感染、中枢性高热、尿崩症、胃出血、顽固性呃逆、癫痫发作等。

(6)患者缺乏脑膜瘤相关的治疗、护理及康复知识。

三、护理目标

(1)患者的疼痛缓解。

(2)患者的恐惧、焦虑程度减轻。

(3)患者的基本生活需求得到满足,自理能力逐渐恢复。

(4)患者无并发症。

(5)患者营养均衡,营养供给量等于机体需要量。

(6)患者呼吸道通畅。

(7)患者能复述术前的注意及配合的内容。

四、护理措施

(一)术前护理

(1)给予适当的心理支持,使患者及其家属能面对现实,接受疾病的挑战。根据患者及其家属的具体情况提供正确的指导,告知疾病类型、可能采用的治疗计划及如何配合,帮助家属学会对患者的特殊照顾方法和技巧;加强生活护理,防止意外发生。

(2)对症治疗,提高手术耐受力。因颅内压高而频繁呕吐的患者,应注意补充营养,纠正水和电解质平衡失调。

(3)做好一切术前检查及准备工作,抽血,交叉配血,备血,做好抗生素皮试;术前 1 d 剃去头发,洗澡,更换衣服,术前晚 12 时后禁食、水,注意观察患者的睡眠情况,必要时遵医嘱适当给予镇静药物,以保证充足的休息;手术日早晨再次剃头、洗净,手术前了解女性患者月经是否来潮,术前训练床上大、小便,保持大便通畅,避免术后便秘。

(二)术后护理

1.体位护理

将全麻未醒的患者安置于去枕平卧位,将其头偏向一侧;意识清醒、血压平稳后,宜抬高床头15°~30°。

2.气管插管护理

脑膜瘤手术后待患者完全清醒,吸痰证实咳嗽反射确实存在且反射较佳后,再拔除气管插管。拔除气管插管后应严密监测呼吸和血气分析,并有手术医师在场,一旦患者有呼吸困难、憋气、发绀等,应立刻再次行气管插管,以挽救患者的生命。

3.病情观察及护理

严密观察患者的生命体征、意识状态、瞳孔、肢体活动状况等。如果有异常,及时通知医师进行处理。

4.呼吸道护理

及时清除呼吸道分泌物并保持通畅。定时协助患者翻身、叩背,必要时雾化吸入。呕吐时头转向一侧以免误吸,预防肺部感染。

5.镇痛及镇静

术后2~4 d为水肿高峰期,常出现搏动性头痛,严重时伴呕吐,遵医嘱合理使用脱水药和激素;为防止颅内压升高及颅内再出血,必须保持术后患者安静,若发现患者躁动不安,遵医嘱使用镇静药。

6.营养和补液

术后1 d可进流质饮食,第2~3天进半流质饮食,以后逐渐过渡到普通饮食。术后患者有恶心、呕吐或消化功能紊乱时,可禁食1~2 d,静脉补液,待病情平稳后逐渐恢复饮食。对术后长期昏迷的患者,经鼻饲提供营养。

7.术后并发症的预防及护理

(1)出血:多发生在术后12~24 h,术后应严密观察。避免升高颅内压的因素;一旦发现有颅内出血征象,立即通知医师,并做好再次手术的准备。

(2)感染:遵医嘱使用抗生素,严格无菌操作,加强营养及基础护理。

(3)胃出血:遵医嘱给予法莫替丁、奥美拉唑、泮托拉唑钠等药物预防,一旦发现胃出血,应留置胃管,抽净胃内容物后,用小量冰盐水洗胃,经胃管应用止血药,必要时输血。

(4)癫痫发作:多发生在术后3~5 d脑水肿高峰期。发作时,应立即给予抗癫痫药物。患者卧床休息,吸氧。保护患者,避免意外受伤。

(5)下肢深静脉血栓:鼓励患者活动肢体并尽早下床活动。对于有肢体活动障碍的患者,应被动活动患侧肢体并穿弹力袜,使用下肢循环驱动泵,同时应用抗血小板聚集药物,以预防下肢深静脉血栓(DVT)形成。

8.引流管的护理

肿瘤切除术后,若患者带有引流管,应注意固定好引流管,防止引流管脱出、扭曲、受压,观察引流液颜色、性质、量,如果引流液颜色变化,引流量明显增加,要及时通知医师进行处理。

9.健康指导

(1)加强功能锻炼,教会患者自我护理方法。

(2)鼓励失语患者家属与患者交谈,让患者听音乐,刺激患者语言功能的恢复;偏瘫的患者,加强肢体功能锻炼;失明患者,可在家里采用特定方式适应环境,注意安全,防止并发症发生。

(3)发生脑血管病变,告知患者避免导致再出血的诱发因素。高血压患者规律服药,一旦出现异常,及时就诊。控制不良情绪,保持心态平稳,避免情绪波动。

(于姗姗)

第十三章　骨科疾病护理

第一节　锁骨骨折

锁骨骨折是较常见的一种骨折,多发生于儿童及青壮年,大多由间接暴力引起。若跌倒时肩部着地,暴力可传导至锁骨,引起骨折;跌倒时手向外撑,可引起锁骨中 1/3 处骨折。仅少数锁骨骨折为直接暴力所致。

一、护理评估

(一)健康史

(1)评估患者受伤的原因、时间;受伤的姿势;外力的方式、性质;骨折的轻重程度。

(2)评估患者受伤时的身体状况及病情发展情况。

(3)了解伤后急救处理措施。

(二)身体状况

(1)评估患者的全身情况:评估意识、体温、脉搏、呼吸、血压等情况。观察有无休克和其他损伤。

(2)评估患者的局部情况。

(3)评估牵引、石膏固定或夹板固定是否有效,观察有无胶布过敏反应、针眼感染、压疮、石膏变形或断裂,夹板或石膏固定的松紧度是否适宜。

(4)评估患者的自理能力、患肢活动范围及功能锻炼情况。

(5)评估开放性骨折或手术伤口有无出血、感染征象。

(三)心理-社会状况

由于损伤发生突然,给患者造成的痛苦大,而且患病时间长,并发症多,需要患者及其家属积极配合治疗,因此应评估患者的心理状况,了解患者及其家属对疾病、治疗及预后的认知程度,家庭的经济承受能力,家属对患者的支持态度及其他的社会支持系统情况。

二、主要护理诊断/问题

(一)有体液不足的危险

有体液不足的危险与创伤后出血有关。

(二)疼痛

疼痛与损伤、牵引有关。

(三)有周围组织灌注异常的危险

周围组织灌注异常与神经血管损伤有关。

(四)有感染的危险

有感染的危险与损伤有关。

（五）躯体移动障碍

躯体移动障碍与骨折脱位、制动、固定有关。

（六）潜在并发症

潜在并发症有脂肪栓塞综合征、骨筋膜室综合征、关节僵硬等。

三、护理目标

(1)患者的生命体征稳定。

(2)患者的疼痛减轻，舒适感增加。

(3)能维持有效的组织灌注。

(4)未发生感染或感染得到控制。

(5)保证骨折固定效果，患者在允许的限度内保持最大的活动量。

(6)预防并发症或及早发现并发症并及时处理。

(7)患者了解功能锻炼知识。

(8)患者的焦虑程度减轻。

四、护理措施

（一）心理护理

青少年及儿童锁骨骨折后，因担心肩部、胸部畸形及影响发育和美观，常会产生焦虑、烦躁心理。

应告知其只要锁骨骨折不伴有锁骨下神经、血管损伤，即使是重叠愈合，也不会影响患侧上肢的功能，局部畸形会随着时间的推移而减轻甚至消失，治疗效果较好，以消除患者的心理障碍。

（二）饮食

给予高蛋白、高维生素、高钙及粗纤维饮食。

（三）体位

局部固定后，宜睡硬板床，取半卧位或平卧位，避免侧卧位，以防外固定松动。平卧时不用枕头，可在两肩胛间垫上一个窄枕，使两肩后伸外展；在患侧胸壁侧方垫枕，以免悬吊的患肢肘部及上臂下坠。

患者初期对垫枕不习惯，有时甚至自行改变卧位，应向其讲清治疗卧位的意义，使其接受并积极配合。告诉患者日间不要活动过多，尽量卧床休息，离床活动时用三角巾或前臂吊带将患肢悬吊于胸前，双手叉腰，保持挺胸、提肩姿势，可缓解对腋下神经、血管的压迫。

（四）病情观察

观察上肢皮肤的颜色是否发白或青紫，温度是否降低，是否感觉麻木。如有上述现象，可能系"8"字绷带包扎过紧所致。应指导患者双手叉腰，尽量使双肩外展后伸，如症状仍不缓解，应向医师报告，适当调整绷带，直至症状消失。"8"字绷带包扎时禁忌做肩关节前屈、内收动作，以免腋部血管、神经受压。

（五）功能锻炼

1.早、中期

骨折急性损伤，处理后2～3 d，损伤反应消退，肿胀和疼痛减轻，在无其他不宜活动的前提下,即可开始功能锻炼。

准备:仰卧于床上,两肩之间垫高,保持肩外展后伸位。

第1周,做伤肢近端与远端未被固定的关节所有轴位上的运动,如握拳、伸指、分指、腕绕环、肘屈伸、前臂旋前和旋后等,幅度尽量大,逐渐增大力度。

第2周,增加肌肉收缩的练习,如捏小球、抗阻腕屈伸运动等。

第3周,增加抗阻的肘屈伸与前臂旋前、旋后运动。

2.晚期

骨折基本愈合,去除外固定物后进入此期。此期锻炼的目的是恢复肩关节活动度,常用的方法有主动运动、被动运动、助力运动和关节主动牵伸运动。

第1~2日,将患肢用三角巾或前臂吊带悬挂胸前,站立,身体向患侧侧屈,肩前后摆动;身体向患侧侧屈并略向前倾,肩内外摆动。应努力增大外展与后伸的运动幅度。

第3~7日,做肩关节各方向和各轴位的主动运动、助力运动和肩带肌的抗阻练习,例如,双手握体操棒或小哑铃,左右上肢互助做肩的前上举、侧后举和体后上举,每个动作5~20次。

第2周,增加肩外展和后伸主动牵伸。双手持棒上举,将棒放颈后,使肩外展、外旋,避免做大幅度和大力的肩内收与前屈练习。

第3周,增加肩前屈主动牵伸、肩内外旋牵伸。双手持棒下垂,将棒向上提,使肩内旋。练习的幅度和运动量以不引起疼痛为宜。

(六)健康指导

1.休息

早期以卧床休息为主,可间断下床活动。

2.饮食

多食高蛋白、高维生素、含钙丰富、刺激性小的食物。

3.固定

保持患侧肩部及上肢于有效固定位,并维持3周。

4.功能锻炼

外固定的患者需保持正确的体位,以维持有效固定,进行早、中期的锻炼,避免肩前屈、内收动作。解除外固定后则加强锻炼,着重练习肩的前屈、肩旋转活动,例如,两臂做划船动作。

值得注意的是应防止两种倾向:①放任自流,不进行锻炼;②过于急躁,活动幅度过大,力量过猛,造成软组织损伤。

(李兴霞)

第二节　肩关节镜下肩袖修补

肩袖是肩峰与肱骨头之间的一个重要结构,它由四个肌腱紧密相连组成,上面是冈上肌腱,后面是冈下肌腱和小圆肌腱,前面是肩胛下肌腱。这些肌腱像肩部的袖子一样包绕肩部,其作用是支持和稳定肩关节。

肩袖损伤可分为急性损伤和慢性损伤。急性损伤多见于青年人,伴有明确的外伤史,慢性损伤大多数是肩袖的退行性病变及肩部的反复撞击和磨损引起的。肩袖损伤按撕裂程度可分为小型撕裂(0～1 cm)、中型撕裂(1～3 cm)、大型撕裂(3～5 cm)、巨大撕裂(大于 5 cm)。

一、护理评估

(一)临床表现

肩关节疼痛,夜间更重。疼痛位于肩关节前外侧和三角肌区域;有肩关节活动障碍,外展、上举、后伸、内旋等均受限;病史较长者可出现不同程度的肩部肌肉萎缩现象。

(二)体格检查

存在外展疼痛弧;肩峰撞击诱发试验、霍金斯征、高免疫球蛋白 E 综合征、外旋衰减试验以及压腹试验等可呈阳性,不同部位的肩袖损伤体征不同;巨大肩袖撕裂者的落臂试验可呈阳性。

(三)辅助检查

1. X 线片

肩关节正侧位及冈上肌出口位片可显示肱骨头与肩峰的距离变小,并可排除肩关节骨折。

2. CT

CT 对肩袖损伤的诊断无直接意义,但能对肩峰和肱骨大结节骨赘增生以及肩峰下间隙和喙突下间隙的狭窄做出判断。

3. MRI

MRI 对诊断肩袖损伤的敏感性和特异性均较高,明确判断肩袖损伤的范围和程度,是诊断肩袖损伤的最主要的方法。

4. 超声检查

超声检查实际应用较少。国外报道可通过超声技术对肩袖损伤做出较为精确的诊断。

(四)治疗

1. 非手术治疗

用肩肘固定带悬吊、用肩关节外展枕或外展支架固定制动 4～6 周,同时采用药物及物理镇痛措施,加强患肢的功能锻炼。

2. 手术治疗

保守治疗 3～6 个月效果不佳者可在关节镜下行肩袖修补手术(必要时行开放手术修补肩袖)。

二、主要护理诊断/问题

(一)疼痛

疼痛与软组织损伤有关。

(二)躯体移动障碍

躯体移动障碍与固定肢体活动受限有关。

(三)有周围神经血管功能障碍的危险

有周围神经血管功能障碍的危险与损伤有关。

(四)焦虑、恐惧

焦虑、恐惧与意外受伤、无思想准备、担心不良预后等有关。

(五)潜在并发症

潜在并发症有休克、感染、脂肪栓塞、深静脉血栓形成、便秘等。

(六)知识缺乏

知识缺乏与角色突变,未接受相关知识等有关。

三、护理目标

(1)患者了解疾病的概况、治疗、预后及转归。

(2)住院期间严格遵守肩关节制动规则,戴肩关节外展包制动。

(3)每日正常活动与锻炼肘关节及腕关节。

(4)患者定期到专科门诊复诊,能简述肩关节的功能锻炼方法。

(5)手术患者6周后逐渐在卧床状态下进行无重力的肩关节辅助前屈、上举活动,能够循序渐进地进行功能锻炼。

(6)患者能复述出院后注意事项等。

四、护理措施

(一)术前护理

1.心理护理

术前耐心、细致地做解释工作,运用医学知识向患者详细讲解手术的目的、过程、方法及手术后的康复程序、注意事项,给患者讲清肩关节镜手术在诊断很多肩关节疾病上的明显优势,并且在镜下开展治疗具有瘢痕小、创伤小、恢复快、痛苦小、安全、有效等优点。为患者提供相关信息和资料,介绍治疗成功的病例,帮助患者树立战胜疾病的信心。

2.一般准备

(1)术前应认真配合医师做好患者全身状况的评估工作。首先了解患者有无既往病史、既往用药情况及药物过敏史等;了解患者入院时的身体状况,有无其他影响手术的疾病,患肢皮肤情况,如有异常,及时向医师汇报并给予相应处理。密切观察患者的生命体征,每日应测量体温4次,及时发现问题,及时通知医师给予相应处理,以保证患者术前良好的身体状态。

(2)检查、督促患者完善术前各项检查,包括血常规、尿常规、凝血功能、心电图检查等,确保手术按时进行。

3.术前宣教

肩关节手术有时需采取全身麻醉,全麻时要行气管插管。为了改善通气功能,预防术后呼吸道并发症的发生,患者需在术前戒烟,练习深呼吸及有效的咳嗽、咳痰的方法。

4.备皮

备皮的目的是减少皮肤上的微生物,减少感染机会,暴露手术区域。肩关节手术的备皮范围是患侧前后中线以内,包括患侧颈部及以下、患侧剑突以上胸背部皮肤及患侧上肢皮肤,注意腋窝备皮。备皮时注意动作要轻,勿划伤。备皮后嘱患者沐浴更衣,剪甲。

5.术前特殊练习指导

进行预防术后并发症的训练,包括教会患者患肢肌肉收缩和放松运动;为预防肿胀及促进末梢血液循环,让患者进行握拳练习;体位改变练习,教会患者如何坐起下床等。要求患者完全掌握,同时应让患者家属了解,协助指导,督促患者完成。

（二）术后护理

1. 生命体征

观察床边心电监护仪，严密观察患者的意识、血压、心率、呼吸、血氧饱和度，每小时记录1次。注意观察伤口敷料有无渗血情况，保持敷料清洁、干燥，发现渗血，应及时通知医师，给予换药处理。

2. 体位

将患肢用颈腕吊带悬吊，保持肘关节屈曲90％的功能位，肘与胸之间垫一个枕垫，使肩关节保持轻度外展位。

3. 肢端血运

观察注意观察患肢活动、肿胀、皮肤颜色、末梢循环的充盈度及桡动脉的搏动情况等，如有异常，及时向医师汇报，给予处理。

4. 切口引流管的护理

妥善固定引流管，保持引流管通畅，定时挤捏引流管，防止引流管折曲及堵塞，注意观察引流的量、性质，一般术后24 h即拔除引流管。

5. 疼痛护理

常规给予口服止痛药以持续地、较好地控制疼痛，必要时可用止痛针，有条件者在肩峰下间腺内置镇痛泵，使患者处于无痛状态下，能及早进行功能锻炼。

6. 并发症的护理

(1)肩关节肿胀的主要原因为关节镜手术操作过程中持续用灌注液冲洗，液体渗透至组织间隙，手术创伤造成组织损伤、水肿。

术后24 h内肿胀最明显，注意观察肩部肿胀的面积、程度，如皮纹消失，皮肤张力过大，肤色苍白，则应警惕过度肿胀造成的皮肤缺血、坏死。肿胀侵犯至颈部，则应严密观察呼吸情况，有无气管受压、窒息的症状。术后12 h内在肩关节周围冰敷，可减轻肿胀，缓解疼痛，减少出血。

(2)手术中直接感染是术后早期感染的主要原因，主要表现为体温升高，局部红肿、热、痛，压痛明显。①对于未放置引流管者，严密观察局部肿胀情况，如肿胀明显，以手指按压局部，检查有无波动感，有波动提示可能发生肩峰下积液，应在严格无菌技术操作下用注射器穿刺抽液。②注意观察切口有无红、肿、热、痛等急性炎症表现。更换一次性负压器时注意无菌操作，防止引流液反流至体内。③注意观察体温变化，每6~8 h测量体温1次。体温超过38.5 ℃，需告知医师，结合其他表现进行判断，及时治疗。④术后使用广谱抗生素，静脉滴注1~3 d，然后改口服1~2周。

(3)术中器械损伤、过度牵引等，可引起臂丛神经损伤，表现为上肢部分肌肉无力及皮肤感觉障碍。

预防方法为术中患肢外展不大于45°，限制牵引重量，使牵引力仅能支撑患肢重量，以防止压迫腕部桡神经背侧支。术后注意观察患肢的运动及感觉，肘、腕、指关节是否存在活动障碍，检查患肢前臂及手是否感觉麻木或消失。

(4)肩关节镜手术后肩部伤口疼痛，影响患者的呼吸，患者害怕疼痛而不敢咳嗽，而且全麻插管会引起呼吸道分泌物增多，应教会患者在保护好伤口的情况下如何做深呼吸及咳嗽咳痰的动作，有痰时尽量咳出，必要时可行雾化吸入，防止肺部并发症的发生。

（三）肩关节镜术后早期锻炼

1. 体位治疗

术后一两天免不了疼痛，患者甚至害怕得不敢做任何活动。此时，应避免加重疼痛，合理运用休息的体位，应用体位改变来达到治疗的目的。体位治疗可以用在前屈、外展和内外旋练习，尤其适用外展的练习。采用仰卧位，将上肢放在体侧外展位，达到微痛为度。可以请家人帮助将上肢往外展开，患者也可以移动身体，使得外展角度增大，如果医师没有根据病情特殊叮嘱，限制某个方向的运动，那么可以进行多个方向的练习。每天 3 次，每次 5～15 min。

2. 桌上运动

在术后初期，为了减少运动时软组织的负荷，需要进行减重运动。因此设计了多种的桌上运动形式。桌上运动体操包括静态牵伸和助力运动。根据疾病的急缓来灵活使用。例如，调整座椅的高度，使肩部进行前屈、外展、后伸等。每天 2～3 次，每次将持续时间逐渐增加至20 min。

3. Codman 摆动

这是很常用的锻炼方法，可以用于肩关节疼痛的各阶段。用健侧上肢扶桌子，向前弯腰90°，患肢放松，前后及内外摆动，也使放松的上肢沿顺时针或者逆时针方向画圆。每天2～4 次，每次 5～15 min，逐渐增加持续时间。

4. 夹脊运动

夹脊运动有利于肩胛骨的稳定。双肩放松，挺胸夹脊，每次维持 10 s，反复练习。

5. 击掌运动

目的是练习肩关节的旋转。站立，上臂固定于身体两侧，双手击掌后展开。每天 2～3 次，每次 10～30 下，逐渐增加。

6. 卧位上举

目的是练习肩关节的旋转。站立，上臂固定于身体两侧，双手击掌后展开，每天 2～3 次，每次 10～30 下，逐渐增加。仰卧，双手交叉相握，肘关节伸直，向上，方向向着天花板或床头。该运动方法的优点是在进行上举运动时，可以稳定肩胛骨，避免斜方肌上部过度激活，还可以避免锻炼时腰部侧弯或过伸。这是一种助力运动，可以用于肩部肌力水平较低时。每天2～3 次，每次 5～30 下，逐渐增加。

（四）健康教育

功能锻炼如下。

（1）手术当天麻醉消退后，开始活动手指、腕关节。

（2）术后 1 d，协助患者起床，被动朝各个方向活动患侧肩关节，每天 2～3 次，每次 5 min。其目的是促进血液、淋巴循环，减轻肿胀，活动关节。

（3）术后第 2 天被动活动患侧肩关节 5 min，再让患者主动朝各个方向活动患肢 5 min，指导患者做患肢摆动练习。方法：用健侧手臂扶住桌子，弯腰，患侧手臂笔直下垂，像钟摆一样来回摆动，然后从小到大绕圈子，每天 3 次，每次 5 min。

（4）在患者可以耐受的情况下增加患肢爬墙练习。方法：面朝墙，双足离墙站立，患侧手指爬墙，在疼痛允许范围内尽量往上爬，患侧手臂朝墙再做此练习，重复 5 次以上，每天 3 组。扶拐练习：坐在椅子上，肘部伸直，两手一起抓住拐杖，高举起拐杖过头顶，重复 10 次以上，每天3 组。其目的是防止肩关节粘连，增加肩关节活动范围。

(5)术后1周让患者主动朝各个方向移动患肢,笔直向前伸,高举过头顶,向外伸展,绕过身体,绕到背上,在每个方向都尽可能伸展患肢。监督患者正确地做摆动练习、爬墙练习和扶拐练习。在患者可以耐受的情况下增加滑轮练习。方法:用健侧手臂把绳子拉向自己,尽量抬高患侧手臂,重复10次以上,每天2组。抓住重物摆动练习。方法:用患侧手臂抓住一个重物前后摆动,弧度越摆越大,逐步增加重物的重量。做20次完整的摆动,每天1组。

(6)肩关节的外展和前屈控制在90°以内,术后1周逐渐加大主动锻炼的范围,至第4周,肩关节活动恢复到正常水平,开始进行对抗肌力锻炼。

(李珍珠)

第三节　肩关节脱位

肩关节由肩胛骨的关节盂与肱骨头构成,为上肢最大、最灵活的关节。关节盂周缘有盂唇,略增加关节盂的深度。关节囊在肩胛骨附着于关节盂的周缘,肱骨则附着于解剖颈。肩关节囊薄而松弛,囊的上部有韧带,囊的后部和前方有肌肉,以增强联结。

此外,关节腔内有肱二头肌腱通过,经结节间沟出关节囊。在肩关节的上方还有喙肩韧带和肌肉,最为薄弱,因此,临床上以前下方脱位为最常见的肩关节脱位,好发于青壮年,在全身关节脱位中居第二位。肩关节在冠状轴上可做屈、伸运动,在矢状轴上可做内收、外展运动,在垂直轴上可做内旋、外旋运动,此外还可做旋转运动。

一、护理评估

(一)病史

(1)评估患者受伤的原因、时间,受伤的姿势,外力的方式、性质,骨折的轻重程度。

(2)评估患者受伤时的身体状况及病情发展情况。

(3)了解伤后急救处理措施。

(二)身体状况评估

(1)评估患者的全身情况:评估意识、体温、脉搏、呼吸、血压等情况。观察有无休克和其他损伤。

(2)评估患者的局部情况:局部有无肿胀,有无左肩畸形、肩峰异常突起。

(3)评估牵引、石膏固定或夹板固定是否有效,石膏是否变形或断裂,夹板或石膏固定的松紧度是否适宜等。

(4)评估患者的自理能力、患肢活动范围及功能锻炼情况。

(三)病因

肩关节脱位多由间接暴力所致,当跌倒时手掌或肘部撑地,肩关节外展、外旋,使肩关节前方关节囊破裂,肱骨头滑出肩胛盂而脱位。肩关节脱位的主要病理改变是关节囊撕裂和肱骨头移位。

(四)分类

肩关节脱位分为前脱位、后脱位、下脱位和盂上脱位,以前脱位为多见。前脱位根据肱骨头的位置可分为喙突下脱位、盂下脱位和锁骨下脱位。脱位时可合并肱骨大结节撕脱骨折。

1.喙突下脱位

患者侧向跌倒,上肢呈高度外展、外旋位,手掌或肘部着地,地面的反作用力由下向上,经手掌沿肱骨纵轴传递到肱骨头,肱骨头向肩胛下肌与大圆肌的薄弱部分冲击,将关节囊的前下部顶破而脱出,加之喙肱肌等的痉挛,将肱骨头拉至喙突下凹陷处,形成喙突下脱位。

2.锁骨下脱位

在形成喙突下脱位的同时,若外力继续作用,肱骨头可被推至锁骨下部,形成锁骨下脱位。

3.胸腔内脱位

若暴力强大,则肱骨头可冲破肋骨进入胸腔,形成胸腔内脱位。

(五)临床表现

1.症状

患肩疼痛、肿胀,出现功能障碍,患者不敢活动肩关节。

2.体征

患者三角肌塌陷,肩部失去正常轮廓,成方肩畸形,关节盂空虚,在关节盂外可触及肱骨头。搭肩试验为阳性,即患侧手掌搭于健侧肩部时,肘部不能紧贴胸壁。如果肘部紧贴胸壁,患侧手掌无法搭于健侧肩部,而正常情况下则可以做到。

3.X线检查

X线检查能明确脱位的类型及是否合并骨折。

(六)治疗

新鲜肩关节脱位,一般采用手法复位,将肩部用"8"字绷带贴胸固定即可;大结节骨折,腋神经及血管受压,往往随脱位整复骨折复位,血管神经受压解除;陈旧性脱位,先试行手法复位,若不能整复,则根据患者的年龄、职业及其他情况,考虑做切开复位;合并肱骨外科颈骨折,新鲜者,可先试行手法复位,若手法复位不成功或为陈旧者,应考虑切开复位内固定;习惯性脱位,可做关节囊缩紧术。

1.手法复位

一般在局麻下行手法复位。复位手法有牵引推拿法、手牵足蹬法、拔伸托入法、椅背整复法、膝顶推拉法、牵引回旋法等。临床最常用的为手牵足蹬法和牵引回旋法。

2.固定

复位后,一般采用胸壁绷带固定,将肩关节固定于内收、内旋位,肘关节屈曲 90°~120°,前臂依附于胸前,用绷带将上臂固定在胸壁,将前臂用颈腕吊带或三角巾悬吊于胸前、腋下。患侧腋下及肘部内侧放置纱布棉垫,固定时间为 2~3 周,如果合并撕脱骨折,可适当延长固定时间。肩关节后脱位不能用颈腕吊带悬吊,悬吊即导致再次脱位,需用外展石膏管型或外展支架将患肢固定于肩关节外展 80°、背伸 30°~40°的位置,采用肘关节屈曲位 3~4 周。

3.功能锻炼

固定期间须活动腕部与手指,解除固定后,鼓励患者主动进行肩关节各方向活动的功能锻炼。

(七)心理-社会评估

肩关节脱位发生得突然,而且患病时间长、并发症多,给患者造成的痛苦大,需要患者及其家属积极配合治疗。因此应评估患者的心理状况,了解患者及其家属对疾病、治疗及预后的认知程度、家庭的经济承受能力,对患者的支持态度及其他的社会支持系统情况。

二、主要护理诊断/问题

(一)焦虑

焦虑与担忧预后有关。

(二)疼痛、肿胀

其与脱位、牵引有关。

(三)知识缺乏

患者缺乏有关功能锻炼的知识。

三、护理目标

(1)患者的生命体征稳定。

(2)患者的疼痛缓解或减轻。舒适感增加。

(3)保证固定效果,患者在允许的限度内保持最大的活动量。

(4)患者了解功能锻炼的知识。

(5)患者的焦虑程度减轻。

四、护理措施

(一)对自理能力下降的防护措施

(1)护理人员应热情地接待患者,关心、体贴患者,消除其紧张、恐惧心理,使患者尽快完成角色转换,配合治疗。

(2)患者固定肩关节后,生活很不方便,护理人员应帮助患者,真正做到"急患者所急,想患者所想"。

(3)加强饮食护理。宜食易消化、清淡且富有营养之品,忌食辛辣之物。

(二)病情观察

(1)观察石膏固定者末梢血液循环情况,肢端出现肿胀、麻木、皮肤青紫、皮温降低及疼痛,说明有血液循环障碍,应向医师报告并及时处理。

(2)应观察牵引患者是否有效牵引,有无压迫神经的症状,保持患肢的功能位。

(三)疼痛护理

(1)给予活血化瘀、消肿止痛药物,例如,内服舒筋活血汤、活血止痛汤或筋骨痛消丸,外敷活血散、消定膏等。

(2)分散患者的注意力,例如,听一些轻松愉快的音乐或针刺止痛等,必要时口服止痛药物。

(四)指导患者功能锻炼

(1)向患者(尤其是老年人)介绍功能锻炼的目的和方法,以提高其对本病的认识,取得合作。

(2)固定后即鼓励患者做手腕及手指活动:新鲜脱位1周后去绷带,保留三角巾,悬吊前臂,开始练习肩关节前屈、后伸运动;2周后去除三角巾,逐渐进行有关关节向各方向的主动功能锻炼,例如,手拉滑车、手指爬墙等运动,并配合理疗,以防肩关节周围组织粘连和挛缩,加快肩关节功能恢复。

（3）在固定期间，禁止做上臂外旋活动，以免影响软组织修复；去除固定后，禁止做强力的被动牵拉活动，以免造成软组织损伤及并发骨化性肌炎。

（4）对于陈旧性脱位，固定期间应加强肩部理疗。

（李兴霞）

第四节　肱骨干骨折

肱骨外科颈下 1～2 cm 至肱骨髁上 2 cm 段的骨折称为肱骨干骨折。在肱骨中下部，肱骨主要营养动脉经滋养孔入骨，下 1/3 段骨折常使该类血管损伤，使骨折段血供不良，是骨折愈合不良或不愈合的原因之一。肱骨中下 1/3 段后外侧有桡神经沟，桡神经在其内紧贴。此处骨折时，易合并桡神经损伤。上臂有多个肌肉附着点，故不同平面骨折所致骨折移位也不同。

肱骨干骨折是一种常见的损伤，约占全身骨折的 1%，直接暴力多致中上 1/3 骨折，这类骨折多为横形或粉碎性骨折。传导暴力多致中下 1/3 段骨折，这类骨折多为斜形或螺旋形骨折。旋转暴力多可引起肱骨中下 1/3 交界处骨折，所引起的肱骨骨折多为典型螺旋形骨折。若骨折平面在三角肌止点上，近折端受胸大肌、大圆肌、背阔肌牵拉向内移位，远折端因三角肌、肱二头肌、肱三头肌作用向外上移位。若骨折平面在三角肌止点以下，近折端受三角肌和喙肱肌牵拉向外前移位，远折端受肱二头肌、肱三头肌作用向上重叠移位。

一、护理评估

（一）一般评估

1.健康史

（1）一般情况：了解患者的年龄、职业特点、运动爱好、日常饮食结构、有无酗酒等。

（2）受伤情况：了解患者受伤的原因、部位和时间，受伤时的体位和环境，外力作用的方式、方向与外力性质，骨折轻重程度及是否合并桡神经损伤，急救处理的过程等。

（3）既往史：重点了解与骨折愈合有关的因素，如患者有无骨折史，有无药物滥用、服用特殊药物及药物过敏史，有无手术史等。

2.生命体征

按护理常规监测生命体征。

3.患者主诉

了解受伤的原因、时间、外力方式与性质、骨折轻重程度及是否合并桡神经损伤、受伤时的体位和环境、急救处理的过程等。

4.相关记录

了解外伤情况及既往史、X 线检查及实验室检查等结果。

（二）心理-社会评估

患者突然受伤骨折，有患侧肢体活动障碍，生活自理能力下降，疼痛刺激易产生焦虑、紧张等心理变化。

（三）辅助检查阳性结果的评估

评估 X 线检查结果,确定骨折类型、移位方向。

（四）治疗效果的评估

(1)局部无压痛,无纵向叩击痛。

(2)局部无反常活动。

(3)X 线检查显示骨折处有连续骨痂通过,骨折线已模糊。

(4)拆除外固定后,成人上肢能胸前平举 1 kg 重物,持续 1 min。

(5)连续观察 2 周,骨折处不变形。

二、主要护理诊断/问题

（一）疼痛

疼痛与骨折软组织损伤、肌痉挛和水肿有关。

（二）潜在并发症

潜在并发症有肌萎缩、关节僵硬。

三、护理目标

(1)患者主诉骨折部位疼痛减轻或消失,感觉舒适。

(2)患侧肢端能维持正常的组织灌注,皮肤温度和颜色正常,外周动脉搏动有力。

(3)未出现肌萎缩、关节僵硬等并发症。

(4)患者在指导下能按计划进行有效的功能锻炼,患肢功能恢复,无活动障碍。

四、护理措施

（一）体位护理

肱骨干上 1/3 骨折,要做超肩关节夹板固定。中 1/3 骨折,则不超过上下关节固定。下 1/3 骨折,要做超肘关节夹板固定。小夹板固定、石膏固定或手术切开复位内固定术后,患者卧床时须用垫枕将患肢抬高,高于心脏水平,以利于静脉、淋巴回流,减轻肿胀。站立时应将前臂置于功能位,屈肘 90°,用前臂悬吊带将患肢悬挂于胸前。悬垂石膏固定的患者应采用半卧位,以继续维持其下垂牵引的作用。悬垂石膏固定法,是利用石膏和上肢的重量以达到整复和矫正成角畸形的目的,多用于螺旋形骨折或斜形骨折有短缩移位者。

（二）饮食护理

整复或手术前,尊重患者的生活习惯,建议进高蛋白、高维生素、高纤维、易消化的饮食。手术当日根据麻醉方式选择进食时间,臂丛或颈丛神经阻滞麻醉术后禁食 4 h 后进流质饮食。术后第 2 日,宜进清淡、易消化、温热的食物(如鸡蛋、牛奶、新鲜蔬菜、瘦肉、新鲜水果等),禁食辛辣、刺激、油腻、生冷及辛发类食物(如辣椒、胡椒、鱼等)。中后期给患者滋补肝肾、调和阴阳的食物(如动物肝脏、牛奶、排骨汤、瘦肉、蘑菇、水果等),以促进骨折愈合。

（三）伤肢护理

闭合穿针夹板外固定者,应保持针眼干燥,防止针眼感染,随时注意调节夹板松紧度,保持有效外固定,固定松紧以夹板上下移动 1 cm 为宜,严密观察患肢外周血液循环、感觉、运动情况及桡神经损伤情况,如果发现患肢发凉和发紫、垂腕、掌指关节不能伸直、拇指不能背伸等情况,及时向医师报告并处理。石膏固定者,要保持石膏清洁,观察石膏松紧度,防止压疮或桡神经损伤。

(四)功能锻炼

骨折复位或手术后,麻醉消失即可进行手指、腕关节屈伸活动,24 h 后协助并指导患者进行指间关节、掌指关节的活动,例如,握拳、抓空增力、五指起落,腕关节的背伸、屈曲、桡偏、尺偏运动,每日 2～3 次,每次 5～10 min。6 周解除外固定后,协助并指导患者做肘肩关节的活动(如肩关节外展、内收、抬举及肘关节屈伸等),并配合药物擦洗、按摩,使肩肘关节功能早日恢复。

(五)健康教育

嘱咐患者加强营养,根据不同体质进行饮食护理,应多食滋补肝肾之品(如瘦肉、骨头汤、桂圆、山药等)。

出院时应将药物的名称、剂量、用法、注意事项等告诉患者,嘱其遵医嘱服用接骨续筋药物,以促进骨折处愈合。例如,三七接骨丸,每日 2 次,每次 6 g,饭后服用,多饮水,防上火。继续做指、掌、腕关节活动,并做上臂肌肉的主动收缩活动,中期应注意加强肩、肘关节活动,活动范围由小到大,次数由少到多,然后进行各个方向的综合练习,切不可操之过急。解除固定后,可配合中药熏洗、用红花酒按摩等方法,舒筋活络,通利关节。若伤口未拆线出院,应告诉患者注意伤口情况并遵医嘱及时到医院换药,直至伤口愈合。告诉穿针患者注意针眼处情况,如果有渗液等,及时就诊。告诉带石膏及外固定出院患者注意事项,如果外固定断裂、松动等,及时就诊。使用"U"形石膏固定的患者,必须在肢体肿胀消退后更换 1 次石膏。肱骨中、下 1/3 骨折,适当延长固定时间,X 线复查见断端有大量骨痂生长、骨折线已模糊,才能解除固定。

(李兴霞)

第五节　肱骨髁上骨折

肱骨髁上骨折是指肱骨干与肱骨髁交界处发生的骨折。肱骨远端呈前后扁平状,前有冠状窝,后有鹰嘴窝,两窝之间仅为一薄层骨质,此处最易发生骨折,这类骨折约占全身骨折的 11.1%,占肘部骨折的 50%～60%。

肱骨髁上骨折多发生于 10 岁以下儿童。在肱骨髁内、前方有肱动脉和正中神经,肱骨髁的内侧和外侧分别有尺神经和桡神经,骨折断端向前移位或侧方移位时可损伤相应神经和血管。在儿童期,肱骨下端有骨骺,若骨折线穿过骺板,有可能影响骨骺发育,导致肘内翻或外翻畸形。严重者需要手术矫正。

一、护理评估

(一)健康史

(1)评估患者受伤的原因、时间,受伤的姿势,外力的方式、性质,骨折的轻重程度。
(2)评估患者受伤时的身体状况及病情发展情况。
(3)了解伤后急救处理措施。

（二）身体状况

（1）评估患者全身情况：评估意识、体温、脉搏、呼吸、血压等情况。观察有无休克和其他损伤。

（2）评估患者的局部情况。

（3）评估牵引、石膏固定或夹板固定是否有效，观察有无胶布过敏反应、针眼感染、压疮、石膏变形或断裂，夹板或石膏固定的松紧度是否适宜等。

（4）评估患者的自理能力、患肢活动范围及功能锻炼情况。

（5）评估开放性骨折或手术伤口有无出血、感染征象。

（三）临床表现

1.症状

受伤后肘部出现疼痛、肿胀和功能障碍，肘后凸起，患肢处于半屈曲位，可有皮下瘀斑。

2.体征

局部有明显压痛和肿胀，有骨摩擦音及反常活动，肘部可扪到骨折断端，肘后三角关系正常。

若正中神经、尺神经或桡神经受损，可有手臂感觉异常和运动功能障碍。若肱动脉挫伤或受压，可因前臂缺血而表现为局部肿胀、剧痛、皮肤苍白、皮肤发凉、麻木、桡动脉搏动减弱或消失、被动伸指疼痛等。由于肘后方软组织较少，骨折断端锐利，屈曲型骨折端可刺破皮肤，形成开放骨折。

（四）辅助检查

拍摄肘部正、侧位 X 线片，能够确定骨折的存在并判断骨折移位情况。

（五）治疗原则

1.切开复位内固定

手法复位失败或有神经血管损伤者，在切开直视下复位后做内固定。

2.手法复位外固定

对受伤时间短，局部肿胀轻，没有血液循环障碍者，可进行手法复位外固定。复位后用石膏托在屈肘位固定 4～5 周，屈肘角度以能清晰地扪到桡动脉搏动，无感觉运动障碍为宜。

伤后时间较长，局部组织损伤严重，骨折部出现严重肿胀时，应卧床休息，抬高患肢，或用尺骨鹰嘴牵引，牵引的重量为 1～2 kg，同时加强手指活动，待 3～5 d 肿胀消退后进行手法复位。

3.康复治疗

复位固定后应严密观察肢体血液循环及手的感觉、运动功能，同时进行功能锻炼。伸直型肱骨髁上骨折近折端向前下移位，极易压迫或刺破肱动脉，加上损伤后的组织反应使局部严重肿胀，会影响远端肢体血液循环，导致前臂骨筋膜室综合征。

因此在治疗过程中，一旦确定骨筋膜室高压存在，应紧急手术，切开前臂掌侧、背侧深筋膜。充分减压，辅以脱水药、扩血管药等治疗，则可能预防前臂缺血性肌挛缩。若儿童骨折的桡侧或尺侧移位未被纠正，或并发骨骺损伤，则骨折愈合后可出现肘内翻或外翻畸形。不严重的畸形可在儿童生长发育过程中逐渐得到纠正。若随着生长发育，畸形有加重的趋势且有功能障碍，可在 12～14 岁时做肱骨下端截骨矫正手术。

(六)心理-社会状况

由于损伤发生突然,而且患病时间长,并发症多,给患者造成的痛苦大。因此应评估患者的心理状况,了解患者及其家属对疾病、治疗及预后的认知程度,家庭的经济承受能力,家属对患者的支持态度及其他的社会支持系统情况。

二、主要护理诊断/问题

(一)有体液不足的危险

有体液不足的危险与创伤后出血有关。

(二)疼痛

疼痛与损伤、牵引有关。

(三)有周围组织灌注异常的危险

有周围组织灌注异常的危险与神经、血管损伤有关。

(四)有感染的危险

有感染的危险与损伤有关。

(五)躯体移动障碍

躯体移动障碍与骨折脱位、制动、固定有关。

(六)潜在并发症

潜在并发症有脂肪栓塞综合征、骨筋膜室综合征、关节僵硬等。

(七)知识缺乏

患者缺乏康复锻炼知识。

(八)焦虑

焦虑与担忧骨折预后有关。

三、护理目标

(1)患者的生命体征稳定。

(2)患者的疼痛缓解或减轻,舒适感增加。

(3)能维持有效的组织灌注。

(4)未发生感染或感染得到控制。

(5)保证骨折固定效果,患者在允许的限度内保持最大的活动量。

四、护理措施

(一)非手术治疗及术前护理

1.心理护理

因儿童语言表达能力差,不能准确叙述自己的不适及要求,应关心爱护患儿,及时了解他们的痛苦与需要。

2.饮食护理

给予高蛋白、高维生素、含钙丰富的饮食,注意食物的色、香、味,增加患儿的食欲。

3.体位护理

行长臂石膏托固定后,平卧时给患肢垫枕,使之与躯干平行,离床活动时,用三角巾将前臂悬吊于胸前。行持续尺骨鹰嘴牵引治疗时,应取平卧位,适当支撑患肢,减少疲劳感。

4.并发症的护理

(1)骨筋膜室综合征:是外固定过紧或肢体高度肿胀而致骨筋膜室内高压,前臂组织血液灌流不足引起的。当患儿啼哭时,应高度重视,密切观察是否有"5P"征。

剧烈疼痛(pain):一般镇痛剂不能缓解。如果至晚期,缺血严重,神经麻痹即转为无痛。

苍白(pallor):组织缺血所致。

肌肉麻痹(paralysis):患肢进行性肿胀,肌腹处发硬,压痛明显;手指处于屈曲位,主动或被动牵伸手指时疼痛加剧。

感觉异常(paresthesia):患肢出现套状感觉减退或消失。

无脉(pulselessness):桡动脉搏动减弱或消失。如果出现上述表现,应立即松开所有包扎的石膏、绷带和敷料,并立即向医师报告,紧急手术切开减压。

(2)内翻畸形:是由于骨折固定不良、远折端内旋、两断端形成交叉、远端受重力影响向内倾斜而形成。在护理上应保持有效的固定,例如,前臂旋前位固定,动态观察,若发现有尺偏,立即纠正。

(3)肘关节僵直:是过度的被动牵拉和反复被动活动引起的。因此,在行尺骨鹰嘴牵引时,不要随意增加牵引重量,严格把握牵引时限;进行肘关节功能锻炼时,以主动活动为主,被动活动以患者不感疼痛为宜。

5.功能锻炼

力求功能锻炼的方法简单,使患者易于学习和坚持。

(1)复位及固定当日开始做握拳、屈伸手指练习。第2天增加腕关节屈伸练习,将患肢用三角巾悬挂于胸前,做肩前、后、左、右摆动练习。1周后增加肩部主动练习,包括肩屈伸、内收、外展与耸肩,并逐渐增加其运动幅度。

(2)3周后去除固定,主动进行肘关节屈伸练习、前臂旋前和旋后练习。伸展型骨折患者着重恢复屈曲活动度,屈曲型骨折患者增加伸展活动度。禁止被动反复粗暴地屈伸肘关节,以避免形成骨化性肌炎。

(二)术后护理

1.维持有效固定

经常观察患者,查看固定位置有无变动,有无局部压迫症状,保持患肢在功能位。如果肘关节屈曲角度过大,影响桡动脉正常搏动,应适当将肘关节伸直后再固定。

2.功能锻炼

参见非手术治疗相关内容。

(巩　雪)

第六节　尺桡骨远端骨折

尺桡骨远端骨折指距离手腕关节面3cm以内的桡骨和/或尺骨骨折,约占全身骨折的1/10,多发生于老年妇女、儿童及青年。骨折发生在尺桡骨远端2～3 cm范围,多为闭合骨折。

局部症状：手腕肿胀、压痛明显，可见"餐叉样"或"枪刺样"畸形（例如，科利斯骨折或史密斯骨折）。

功能受限：无法正常屈伸、旋转手腕，握力下降。

伴随损伤：严重骨折可能损伤正中神经，出现手指麻木或活动障碍。

一、护理评估

（一）一般情况评估

做一般入院患者评估。

（二）风险因素评估

进行患者的日常生活活动能力（ADL）评估（Barthel 指数），Braden 评估，患者跌倒、坠床风险评估。

（三）评估患者对疾病的心理反应

骨折患者的应激性心理反应包括疼痛、焦虑或恐惧、陌生感、自我形象紊乱、疾病预后的担忧和失落感。

（四）评估患者受伤史

青壮年和儿童有无撞伤史、跌倒时手掌或手背着地史、骨折史，新生儿有无难产、上肢过度牵拉史，从而估计伤情。

（五）肘部、腕部及手部情况

1.尺桡骨及相关部位

望诊，观察腕部是否明显肿胀或有无皮下瘀斑，尺桡骨远端有无隆起畸形，患侧前臂是否移位、挛缩，是否用健手托住患侧腕部及手部，以减轻前臂旋转牵拉所引起的疼痛；观察皮肤颜色，是否有压疮。触诊，在患处是否可摸到移位的骨折端，患肢的伸屈、内旋、外旋是否受限；皮肤温度有无改变。量诊，两侧腕关节桡骨茎突至中指的距离是否等长。

2.手部血液循环

观察甲床的颜色、毛细血管回流时间是否迟缓以判断有无前臂血管受压、损伤等并发症。

3.上肢感觉

上肢感觉是否正常，以判断是否伴有前臂的桡神经、尺神经、正中神经损伤。

（六）X 线片及 CT 检查结果

明确骨折的部位、类型和移动情况。

（七）评估患者既往健康状况

是否存在影响活动和康复的慢性疾病。

（八）病因

摔倒时手掌撑地是最常见的诱因。老年人摔倒时因骨质疏松易发生尺桡骨远端骨折；年轻人尺桡骨远端骨折多为车祸、高处坠落等高能量损伤导致。

（九）分类

尺桡骨远端骨折可分为三型。

1.伸直型骨折（科利斯骨折）

伸直型骨折最常见，多为间接暴力所致。跌倒时腕关节处于背伸及前臂旋前位，手掌着地,暴力集中于桡骨远端松质骨处而引起骨折。骨折远端向背侧及桡侧移位。儿童可有骨骺分离;由于老年人骨质疏松,轻微外力即可造成骨折且常为粉碎骨折,骨折端因嵌压而短缩。粉碎骨折可累及关节面或合并尺骨茎突撕脱骨折及下尺桡关节脱位。

2.屈曲型骨折(史密斯骨折)

屈曲型骨折较少见,骨折原因与伸直型骨折相反,故又称为反科利斯骨折。跌倒时手背着地,骨折远端向掌侧及尺侧移位。

3.巴顿骨折

桡骨远端关节面纵斜向断裂、伴有腕关节半脱位者称为巴顿骨折。跌倒时手掌或手背着地,暴力向上传递,通过近排腕骨的撞击引起桡骨关节面骨折,指桡骨远端关节面纵斜型骨折,伴有腕关节脱位。

(十)临床表现

尺桡骨远端骨折常见腕部肿胀,压痛明显,手和腕部活动受限。伸直型骨折有典型的餐叉状和枪刺样畸形,尺桡骨茎突在同一平面。屈曲型骨折畸形与伸直型相反。注意正中神经有无损伤。

(十一)治疗

治疗的目的是使腕关节能获得充分的无痛运动及稳定性,恢复正常工作和日常活动,而且将来不会有退行性病变倾向。对于桡骨远端骨折的治疗,目前仍然存在一些争议,多数桡骨远端骨折非手术治疗后,功能恢复良好。对部分关节内明显移位骨折及手法复位失败的患者,手术治疗的目的是精确重建关节面、强化内固定及术后早期功能锻炼。关节外骨折,要恢复掌倾角、尺偏角及桡骨高度,以减少骨折继发移位的可能。任何对位对线不良均可导致功能受限、载荷分布变化、近排腕骨不稳以及桡腕关节骨性关节炎。

满意复位的标准:桡骨短缩小于 3 mm,桡骨远端关节面为掌倾而非背倾,尺偏角恢复,接近或达到 20°,无粉碎性骨折片和关节面不平整。

1.非手术治疗

手法复位外固定为主要的治疗方法。

桡骨远端屈曲型骨折的复位手法与伸直型骨折相反。由于复位后维持复位位置较困难,因此宜在前臂旋后位用长臂石膏屈曲 90°固定 5～6 周。复位后若极不稳定,外固定不能维持复位,则需切开复位,用钢板或钢针内固定。

2.手术治疗

(1)手术适应证如下。

严重粉碎骨折:移位明显,桡骨远端关节面破坏。

不稳定骨折:手法复位失败,或复位成功,外固定不能维持复位,嵌插骨折,导致尺桡骨远端关节面显著不平衡。

(2)桡骨远端骨折的手术治疗方法主要包括经皮克氏针固定、有限内固定联合外固定架固定、切开复位钢板螺钉内固定。切开复位内固定的手术入路选择主要有掌侧入路、背侧入路以及掌背侧联合入路。不同的手术方式及手术入路适用于不同的骨折类型及个体情况,各有优点和缺点。对于复位后骨折缺损严重,关节面无以支撑者,可考虑自体骨、异体骨或人工骨植骨。需要指出的是,桡骨远端的骨折类型、骨折的复位程度、内固定材料与固定方式、手术时机、患者的年龄和性别、内科疾病及其他部位的合并损伤均会对手术疗效产生影响。

二、主要护理诊断/问题

(一)自理能力缺陷

自理能力缺陷与骨折肢体固定后活动或功能受限有关。

(二)疼痛

疼痛与创伤有关。

(三)知识缺乏

患者缺乏骨折后预防并发症和康复锻炼的相关知识。

(四)焦虑

焦虑与疼痛、疾病预后因素有关。

(五)肢体肿胀

肢体肿胀与骨折有关。

(六)潜在并发症

有周围血管神经功能障碍的危险,有感染的危险。

三、护理目标

(1)患者能耐受疼痛。

(2)患者心理状态良好,配合治疗。

(3)肢体肿胀减轻。

(4)无切口感染。

(5)无周围神经损伤,无并发症。

四、护理措施

(一)术前护理及非手术治疗

1. 心理护理

患者因环境陌生,容易出现紧张情绪。在入院时要热情接待患者,做好入院宣教及告知,让其尽快熟悉病房环境。多关心、巡视患者,与其聊天,多鼓励及表扬,消除其不良情绪。做好家属沟通工作,取得其配合。

2. 饮食护理

手术前常规 12 h 禁食,8 h 禁水。

3. 体位

将患肢抬高,置于屈肘 90°位。将患肢用膏外固定,放置于中立位。给患肢保暖,观察患肢手指末梢血运情况。

4. 功能锻炼

嘱患者固定时,活动手指和关节;拆固定后,做腕及前臂的旋转活动。

(二)术后护理

1. 休息与体位

应使上臂自然下垂,肘关节屈曲 90°,腕关节背伸 30°,前臂在中立位或稍旋后位 15°,半握拳,拇指对掌,用三角巾悬吊。

2.症状护理

(1)疼痛:术后 24 h 疼痛最明显,特别是麻醉药过后,患者主诉疼痛明显,观察疼痛的性质,及时给予情志护理,使用冷疗及运用止痛剂。

(2)伤口:观察有无渗血、渗液、感染的情况。

3.一般护理

给予去枕平卧位,禁食、水 2 h,注意观察有无恶心、呕吐,生命体征如何。注意观察伤肢肿胀、伤肢感觉、皮肤色泽及活动情况,发现异常,及时向医师报告并处理。加床挡,以防坠床。清洗伤肢皮肤,便于观察病情,注意保暖。

4.功能锻炼

早期尽量控制旋前移位,以防发生畸形愈合,影响前臂的旋转功能。

(三)出院指导

1.心理指导

讲述疾病相关知识及介绍治疗成功的病例,帮助患者树立战胜病魔的信心。

2.休息与体位

避免剧烈活动及异常受力,防止摔倒,保持心情愉快,按时休息,合理饮食。

3.用药

出院带药时,应将药物的名称、剂量、用法、注意事项告诉患者,嘱其按时用药。

4.饮食

适当多食维生素 C 含量丰富的蔬菜,以促进骨痂生长和伤口愈合。

5.固定

继续以支具固定,不得随意去除固定,保持固定物干燥、清洁。

6.功能锻炼

按计划进行功能锻炼,最大限度地恢复患肢功能,4 周后可进行各关节的全面运动。

7.复查时间及指征

石膏固定后,如患肢出现"5P"征,应立即就诊。在骨折后 1 个月、3 个月、6 个月复查 X 线片,了解骨折的愈合情况,以便及时调整固定,防止畸形愈合。

(李兴霞)

第七节　髋关节脱位

髋关节由股骨头和髋臼构成,股骨头呈球形,约占圆球的 2/3,股骨头的方向向上、内、前方。髋臼为半球形,深而大,能容纳股骨头的大部分,属于杵臼关节,其关节面部分是马蹄形,覆以关节软骨,周围有韧带及肌肉保护,结构稳固,脱位的发生率较低。

髋关节是全身最深、最大的关节,也是最完善的球窝关节(杵臼关节)。髋关节位于全身的中间部分,其主要功能是负重和维持相当大范围的活动。髋关节的特点是稳定、有力而灵活。当髋部损伤时,以上功能就会丧失或减弱。

一、护理评估

(一)健康史

了解损伤史,包括外力大小、作用部位和方向,伤后急救过程。有无骨关节疾病和先天性畸形,有无习惯性脱位等。

(二)身体状况

进行身体检查,注意全身表现,有无内脏损伤和休克。检查关节局部体征,有无疼痛、肿胀、功能障碍,有无畸形、弹性固定、关节部位空虚等脱位特有体征。X线检查可显示脱位的有无、类型及有无骨折。

(三)心理-社会支持

了解患者对突发事件的应对态度、对较长时间停止学习或工作的反应、焦虑与恐惧的程度、家属的态度等。

(四)病因

髋关节脱位多由强大的外力作用导致,且致伤暴力多为杠杆暴力、传导暴力、旋扭暴力等间接暴力。

(五)分类

按股骨头脱位后的位置可分为后脱位、前脱位和中心脱位,其中以后脱位最为常见。当髋关节屈曲或屈曲内收时,暴力从膝部向髋部冲击,使股骨头穿出后关节囊;或者在弯腰工作时,重物砸于腰骶部,使股骨头向后冲破关节囊,造成髋关节后脱位。

(六)临床表现和诊断

1.症状

患侧髋关节疼痛,主动活动功能丧失,被动活动引起剧痛。

2.体征

患侧下肢呈屈曲、内收、内旋和短缩畸形,臀后隆起,可触及脱位的股骨头。

3.X线检查

X线检查可了解是否脱位,是否合并髋臼或股骨头骨折。

(七)治疗

1.复位

(1)手法复位:在全麻或腰麻下进行手法复位,力争在24 h内复位,常用的复位方法有提拉法和旋转法。

(2)手术复位:对闭合复位失败者,应采用手术切开复位加内固定。

2.固定

复位后将下肢置于外展中立位,皮肤牵引3~4周。

3.功能锻炼

制动早期,应鼓励患者进行患肢肌肉等长收缩锻炼,以后逐步进行关节各方向的活动。

二、主要护理诊断/问题

(一)疼痛、肿胀

疼痛、肿胀与脱位、牵引有关。

（二）躯体移动障碍

躯体移动障碍与骨折脱位、制动、固定有关。

（三）知识缺乏

患者缺乏外固定与康复锻炼知识。

（四）焦虑

焦虑与担忧预后有关。

三、护理目标

（1）患肢功能康复，生活能自理。

（2）疼痛减轻或消失。

（3）无周围神经、血管功能障碍。

（4）患肢功能达到预期康复。

四、护理措施

（一）基础护理

（1）发生髋关节前脱位，尤其是前上方脱位时，股骨头可挤压致股动脉、股静脉损伤，所以应密切观察患肢末梢血液循环情况。

（2）当发生股骨头后脱位时，易顶撞、牵拉或挤夹坐骨神经，因此应注意观察患肢感觉、运动情况。

（3）经常观察患肢髋部畸形是否消失，两下肢是否等长，预防发生再脱位。

（4）应注意观察进行切开复位者伤口的渗血情况，如果渗血较多，应及时更换敷料。同时应严密观察生命体征的变化，为治疗提供依据。

（5）固定开始即嘱患者做股四头肌的收缩运动，加强功能锻炼，并经常督促检查，使其积极配合。

（6）保持有效的牵引固定，防止再脱位。

（7）牵引固定期间，应指导患者进行股四头肌等长收缩，同时，可配合手指推拿髌骨的锻炼，以防膝关节僵硬。

（8）解除固定后，指导患者进行髋关节自主功能锻炼并按摩活筋，患者可持拐下床行走，但不宜过早负重。

（二）心理护理

耐心地倾听患者诉说，关心患者的病痛，细心照顾患者的生活，消除患者的恐惧与焦虑情绪。

（二）密切观察

观察患者的生命体征，有无休克。观察局部脱位症状，复位后是否消失。

（三）疼痛护理

任何操作都要轻柔，避免引起不必要的疼痛，伤后 24 h 内冷敷，减轻肿胀疼痛，之后热敷，促进吸收，减少肌肉痉挛疼痛。疼痛较重，查明原因后，可酌情应用镇痛药。

（四）患肢护理

抬高患肢，以利于静脉回流，减轻肿胀。固定牢固并保持功能位或必要的位置。

(五)并发症护理

对并发骨折的患者,要及时发现,合理治疗。对伴有血管神经损伤的患者加强护理,观察病情进展,促进功能恢复。观察伴有内脏损伤者的治疗效果。髋关节脱位可导致股骨头坏死,伤后 3 个月内患肢不能负重。

(六)出院指导

(1)继续加强髋关节功能锻炼,以促使关节早日恢复正常活动度。

(2)股骨头脱位后有发生缺血性坏死的可能,因此患肢不宜过早负重。3 个月后拍片复查,若证实股骨头血循环良好,再逐渐负重行走。

(3)不能从事站立和行走过多的工作,5 年内应定期拍 X 线片复查,如果发现有股骨头无菌性坏死或骨性关节炎征象,应尽早接受治疗。

(李兴霞)

第八节 骨盆骨折

骨盆由髂骨、耻骨、坐骨及骶骨组成,前方两块耻骨相连合,后方由骶骨将两髂骨连接形成骨盆环,骨盆支撑脊柱,又通过髋关节与下肢相接。骨盆骨折是常见的损伤,仅次于四肢和脊柱骨折,其失血性休克的发生率比二者高 40% 左右,并发症较为多见,病死率为10.2%。骨盆遭受暴力时,往往首先折断副弓,耻骨支、耻骨联合及靠近骶髂关节部位的髂骨最易骨折。主弓折断时,副弓大多同时有骨折。

骨盆骨折不仅仅对一些肌肉骨骼系统的功能产生影响,而且常给盆腔内脏器造成严重损伤。一般骨盆骨折分为四型:骨盆环破裂的不稳定性骨折、髋臼关节内骨折、单纯性骨折、撕脱骨折。

一、护理评估

(一)一般评估

1.健康史

(1)一般情况:了解患者的年龄、职业特点、运动爱好、日常饮食结构及是否酗酒等。

(2)受伤情况:了解患者受伤的原因、部位和时间,受伤时的体位和环境,外力作用的方式、方向与性质等。

(3)既往史:有无药物滥用、服用特殊药物及药物过敏史,有无手术史等。

2.生命体征

每 1 小时监测体温、脉搏、呼吸、血压 1 次,详细记录,特别是血压情况,以防发生低血容量休克,为抢救提供有力的依据。

3.患者主诉

有无疼痛、排尿、排便等情况。

4.相关记录

了解皮肤完整性、排尿及排便情况,双下肢感觉、运动、外周血运、肿胀、畸形等情况。

（二）心理-社会评估

了解患者在疾病治疗过程中的心理反应与需求、家庭及社会支持情况，引导患者正确配合疾病的治疗与护理。

（三）辅助检查阳性结果的评估

(1)骨盆 X 线检查、CT 检查等可显示骨折的损伤机制。

(2)血常规检验提示有无血容量不足。

二、主要护理诊断/问题

（一）组织灌注量不足

组织灌注量不足与骨盆损伤、出血等有关。

（二）排尿和排便形态异常

排尿和排便形态异常与膀胱、尿道、腹内脏器或直肠损伤有关。

（三）有皮肤完整性受损的危险

有皮肤完整性受损的危险与骨盆骨折和活动障碍有关。

（四）躯体活动障碍

躯体活动障碍与骨盆骨折有关。

（五）疼痛

疼痛与骨折、软组织创伤等有关。

三、护理目标

(1)生命体征平稳，疼痛缓解。

(2)牵引复位固定有效。

(3)合并腹膜后血肿和腹内脏器损伤得到有效处理，无相关并发症。

(4)患者根据指导进行适当、有效的功能锻炼。

四、护理措施

（一）病情观察

严密观察病情变化，及时做心电监护、给氧和测量血压、脉搏以判断病情。出现以下情况应告知医师，及时处理：①患者出现面色苍白、出冷汗、呼吸气促、脉洪大或微细、血压下降等休克症状。②出现尿道口滴血、不能排尿、尿液外渗等尿道损伤症状。③下腹部肿胀、压痛，排尿困难，导尿时未见尿液流出或仅有少量血液。④腹部疼痛，有里急后重感，或发热。⑤下肢某些部位感觉减退或消失，或局部感觉过敏等。

（二）体位护理

患者取平卧位，卧硬板床。尽量减少搬动患者，若要搬动，同时平抬平放骨盆部与下肢。入院后根据骨折类型，摆放患肢体位，若髂前上、下棘撕脱骨折，可在屈膝屈髋体位休息；坐骨结节骨折，可在膝下垫薄枕休息。牵引患者以保持患肢外展中立位。

（三）腹部疼痛的护理

观察患者有无腹胀、腹痛等腹膜刺激症状。有无呕吐、尿血、便血的情况。

定时测量腹围有无变化。叩诊有无移动性浊音。腹胀患者要注意观察肠鸣音的变化，询问患者有无排气、排便,以便及早发现严重的腹膜后血肿。

(四)便秘护理

由于骨折刺激后腹膜,骨盆骨折的患者可出现自主神经功能紊乱,出现便秘。应注意保持患者大便通畅。鼓励患者多饮水,多吃水果、蔬菜,顺时针按摩小腹部,以利于通便。必要时,可服用双醋酚丁等缓泻药。

(五)皮肤护理

做好皮肤护理,用气垫床,定时按摩,预防压疮。

(六)功能锻炼

在保证复位良好、固定稳妥的前提下,早期进行主动及被动的关节活动训练。及早进行股四头肌的收缩活动,指推髌骨。加强足踝部屈伸活动,预防股四头肌萎缩和伸肌无力。

(七)健康教育

不可随意加减牵引重量。保持会阴部清洁,正确使用大小便器。女患者防止尿液倒流,防止泌尿系统感染。

(李兴霞)

第九节 股骨颈骨折

股骨颈骨折是指股骨头下端至股骨颈基底部之间的骨折,多发生在中老年人,与骨质疏松导致的骨质量下降有关。

患者的平均年龄在 60 岁以上,年龄越大,骨折愈合越困难。骨折部位常承受较大的剪切力,骨折不愈合率较高,为 10%～20%。由于股骨头血液供应有特殊性,骨折时主要供血来源易阻断,不但影响骨折愈合,而且有可能发生股骨头缺血性坏死及塌陷情况,发生率为20%～40%。

一、护理评估

(一)健康史

(1)评估患者受伤的原因、时间,受伤的姿势,外力的方式、性质,骨折的轻重程度。

(2)评估患者受伤时的身体状况及病情发展情况。

(3)了解伤后急救处理措施。

(二)身体状况

(1)评估患者的全身情况:评估意识、体温、脉搏、呼吸、血压等情况。观察有无休克和其他损伤。

(2)评估患者的局部情况。

(3)评估牵引、石膏固定或夹板固定是否有效,观察有无胶布过敏反应、针眼感染、压疮、石膏变形或断裂,夹板或石膏固定的松紧度是否适宜。

(4)评估患者的自理能力、患肢活动范围及功能锻炼情况。

(5)评估开放性骨折或手术伤口有无出血、感染征象。

（三）临床表现

1.症状

中老年人有摔倒受伤史,伤后感到髋部疼痛,下肢活动受限,不能站立和行走。嵌插骨折患者受伤后仍能行走,但数日后髋部疼痛逐渐加重,活动后更痛,甚至完全不能行走,提示可能由受伤时的稳定骨折发展为不稳定骨折。

2.体征

患肢缩短,出现外旋畸形,一般在 $45°\sim60°$。患侧大转子突出,有局部压痛和轴向叩击痛。患者较少出现髋部肿胀和瘀斑。

（四）辅助检查

髋部正侧位 X 线片可明确骨折的部位、类型、移位情况,是选择治疗方法的重要依据。

（五）治疗原则

1.非手术治疗

对无明显移位的外展型骨折或嵌插骨折等稳定性骨折,年龄过大、全身情况差或并发严重心、肺、肾、肝等功能障碍者,可选择非手术治疗。患者可穿防旋鞋,做下肢 30°外展中立位皮肤牵引,卧床 6～8 周。

对全身情况很差的高龄患者应以挽救生命和治疗并发症为主,对骨折可不进行特殊治疗。尽管可能发生骨折不愈合,但患者仍能扶拐行走。

2.手术治疗

对内收型骨折和有移位的骨折、65 岁以上老年人的股骨头下型骨折、青少年股骨颈骨折、股骨颈陈旧骨折不愈合以及影响功能的畸形愈合等,应采用手术治疗。

(1)闭合复位内固定:对所有类型股骨颈骨折患者均可进行闭合复位内固定术。闭合复位成功后,在股骨外侧打入多根空心加压螺钉内固定或用动力髋钉板固定。

(2)切开复位内固定:对闭合复位困难或复位失败者可行切开复位内固定术。经切口在直视下复位,用加压螺钉。

(3)人工关节置换术:对全身情况尚好的股骨头下型骨折高龄患者、已并发骨关节炎或股骨头坏死者,可选择单纯人工股骨头置换术或全髋关节置换术。

（六）心理-社会状况

由于损伤发生突然,给患者造成的痛苦大,而且病程时间长,并发症多,因此应评估患者的心理状况,了解患者及其家属对疾病、治疗及预后的认知程度,家庭的经济承受能力,家属对患者的支持态度及其他的社会支持系统情况。

二、主要护理诊断/问题

（一）有体液不足的危险

体液不足与创伤后出血有关。

（二）疼痛

疼痛与损伤、牵引有关。

（三）有周围组织灌注异常的危险

周围组织灌注异常与神经血管损伤有关。

（四）有感染的危险

感染与损伤有关。

（五）躯体移动障碍

躯体移动障碍与骨折脱位、制动、固定有关。

（六）潜在并发症

潜在并发症有脂肪栓塞综合征、骨筋膜室综合征、关节僵硬等。

（七）知识缺乏

患者缺乏康复锻炼知识。

（八）焦虑

焦虑与担忧骨折预后有关。

三、护理目标

(1)患者的生命体征稳定。

(2)患者的疼痛消失或减轻,舒适感增加。

(3)能维持有效的组织灌注。

(4)未发生感染或感染得到控制。

(5)保证骨折固定效果,患者在允许的限度内保持最大的活动量。

(6)并发症未发生或被及早发现、及时处理。

(7)患者了解功能锻炼知识。

四、护理措施

（一）体位护理

向患者及其家属说明保持正确体位是治疗骨折的重要措施之一,以取得配合。平卧硬板床,患肢取外展 30°中立位,穿"丁"字鞋,限制外旋。在两条大腿之间放一个枕头,防止患肢内收。

（二）密切观察病情变化

(1)老年人生理功能退化,创伤的刺激可诱发或加重心脏病、高血压、糖尿病,发生脑血管意外,所以应多巡视,尤其是夜间。若患者出现头痛、头晕、四肢麻木、表情异常、健肢活动障碍、心前区疼痛、脉搏细速、血压下降等症状,及时向医师报告并紧急处理。

(2)观察患肢血液循环的变化,包括患肢的颜色、肿胀程度等,如果发现患肢苍白、湿冷、发绀、疼痛、感觉减退及麻木,立即通知医师。

（三）基础护理

协助患者洗漱、进食及排泄等,指导并鼓励患者做些力所能及的自理活动。

（四）饮食护理

给予高蛋白、高维生素、高钙及粗纤维饮食。

（五）维持有效牵引

患肢做皮牵引或骨牵引时,应使患肢与牵引力在同一轴线上,勿将被子压在绳索或患脚上,牵引重量为体重的1/7;不能随意增减重量,牵引时间为 8~12 周。有时牵引 5~7 d,使局部肌肉放松,为内固定手术做准备。

（六）功能锻炼及活动时间

（1）非手术治疗的患者早期在床上做扩胸运动、患肢股四头肌等长收缩活动、踝关节的背屈和跖屈运动、足趾的屈伸运动。

肌肉收缩推动髌骨时，若固定不动，说明锻炼方法正确。牵引 4～6 周，可以去掉牵引，做直腿抬高运动，练习 7～10 d，如果下肢肌力良好，3 个月后可扶拐杖下地行走，6 个月后，可弃拐杖行走。

（2）内固定术后，一般不需要外固定。疼痛消失后，即可在床上做下肢股四头肌的等长收缩运动、髋关节及膝关节的主动屈伸运动。2 d 后可扶患者床上坐起；5～7 d，可坐轮椅下床活动；3～4 周扶双拐下地，患肢不负重行走；3 个月后患肢稍负重；6 个月后可完全负重行走。

（3）植骨术后 4 周内必须平卧，禁止坐起和下床活动，以防髋关节活动过大造成移植的骨瓣脱落。4～6 周可逐渐坐起、下床扶拐站立、不负重行走，3 个月后可负重行走。

（4）截骨术改变了下肢负重力线，增宽了负重面。术后以长腿石膏固定，早期不负重 8～10 周，带石膏扶拐下地行走时，用一根长带兜住石膏腿，挂在颈部，以免石膏下坠造成移位。12 周弃拐行走。

（5）人工股骨头置换术或全髋关节置换术：①搬动患者时需将髋关节及整个患肢托起。指导患者使用牵引架上拉手抬起臀部，保持患肢水平位。防止内收及屈髋大于 90°。避免造成髋关节脱位。②鼓励患者早期床上功能锻炼。疼痛消失后，在床上做股四头肌及臀肌的收缩运动，足的背屈、跖屈运动等，以增强髋关节周围肌肉的力量，以固定股骨头。2 周左右可扶拐下地行走，患肢不负重。6 周后可弃拐负重行走。

（七）并发症的观察与护理

1.预防坠积性肺炎

教会患者正确的咳痰方法，鼓励自行排痰。每 2～3 h 为卧床患者翻身、叩背 1 次，刺激患者将痰咳出。对张口呼吸者用 2～3 层湿纱布盖于口鼻部以湿润空气。借助吊环行引体向上练习，预防坠积性肺炎。

对低效咳痰者每 2～3 h 翻身、叩背，刺激咳痰。给予痰液黏稠者雾化吸入，以稀释痰液。注意保暖，避免受凉。

2.预防心脑血管意外及应激性溃疡

多巡视，尤其在夜间。若患者出现头痛、头晕、四肢麻木、表情异常（如口角偏斜等）、健侧肢体活动障碍、心前区不适和疼痛、脉搏细速、血压下降、腹部不适、呕血、便血等症状，应及时通知医师并紧急处理。

3.预防深静脉血栓

肢体肿胀程度、肤色、温度、浅静脉充盈情况及感觉可反应下肢静脉回流情况。将患肢抬高 20°～25°，避免患肢受压，尤其是避免腘窝受压，避免过度屈髋，以促进静脉回流。认真听取患者主诉，严密观察以上指标，必要时测双下肢同一平面周径，发现异常，及时汇报、及时处理。

4.预防压疮

要特别注意年老体弱、长期卧床的患者受压部位皮肤，使用气垫床或垫海绵垫，同时教会患者引体向上的练习方法以预防压疮。

5.预防尿路感染

指导患者每天饮水 1 500 mL 以上。不能进食者，及时肠外补充营养。定时清洗外阴、肛门,鼓励患者多饮水以增加排泄,达到预防感染的目的。

6.预防意外伤害

老年患者受伤后,有时出现精神障碍,护士应对每位患者进行评估,如果有创伤性精神障碍,应及时给予保护性措施(如加双侧床挡和应用约束带等),防止坠床、意外拔管等。24 h 不间断看护。对躁动严重者,遵医嘱给予药物治疗。

(巩 雪)

第十节 股骨干骨折

股骨干骨折是指粗隆下 2~5 cm 至股骨髁上 2~5 cm 的骨干骨折,常见于青壮年和儿童,约占全身骨折的 6%,多由强大的直接暴力或间接暴力造成。

直接暴力包括车辆撞击、机器挤压、重物击伤及火器伤等,引起股骨横断或粉碎性骨折。间接暴力多是高处跌下、产伤等所产生的杠杆作用及扭曲作用所致,常引起股骨的斜形或螺旋骨折。

一、护理评估

(一)健康史

(1)评估患者受伤的原因、时间,受伤的姿势,外力的方式、性质。

(2)评估骨折的轻重程度。

(3)评估患者受伤时的身体状况及病情发展情况。

(4)了解伤后急救处理措施。

(二)身体状况

(1)评估患者的全身情况:评估意识、体温、脉搏、呼吸、血压等情况。

(1)评估患者有无休克和其他损伤。

(2)评估患者的局部情况。

(3)评估牵引、石膏固定或夹板固定是否有效,观察有无胶布过敏反应、针眼感染、压疮、石膏变形或断裂、夹板或石膏固定的松紧度是否适宜等。

(4)评估患者的自理能力、患肢活动范围及功能锻炼情况。

(5)评估开放性骨折或手术伤口有无出血、感染征象。

(三)临床表现

1.症状

受伤后患肢疼痛、肿胀,远端肢体异常扭曲,不能站立和行走。

2.体征

患肢明显畸形,可出现反常活动、骨擦音。单一股骨干骨折因失血量较多,可能出现休克前期表现;若并发多处骨折,或双侧股骨干骨折,发生休克的可能性很大,甚至可以出现休克表现。

若骨折损伤腘静脉、胫神经或腓总神经,可出现远端肢体相应的血液循环、感觉和运动功能障碍。

(四)辅助检查

1. X 线片

髋、膝关节的股骨全长正、侧位 X 线片可明确诊断并排除股骨颈骨折。

2. 血管造影

例如,有末梢循环障碍,应考虑血管损伤的可能,必要时做血管造影。

(五)治疗原则

1. 非手术治疗

(1)皮牵引:儿童股骨干骨折,多采用手法复位、小夹板固定、皮肤牵引维持方法治疗。对 3 岁以下儿童则采用垂直悬吊皮肤牵引,即将双下肢向上悬吊,牵引重量应使臀部离开床面患儿 1 拳大小的距离。

(2)骨牵引:成人股骨干骨折闭合复位后,可采用 Braun 架固定,持续牵引,或 Thomas 架平衡持续牵引,一般需持续牵引 8~10 周。近几年也有采用手法复位、外固定器固定方法的治疗。

2. 手术治疗

非手术疗法失败者、多处骨折者、并发神经血管损伤者、老年人、不宜长期卧床者、陈旧骨折不愈合者或有功能障碍的畸形愈合等患者,可行切开复位内固定。加压钢板螺钉内固定是较常用的方法,带锁髓内钉固定是近几年出现的新固定方法。

(六)心理-社会状况

由于损伤发生突然,给患者造成的痛苦大,而且患病时间长,并发症多,因此应评估患者的心理状况,了解患者及其家属对疾病、治疗及预后的认知程度,家庭的经济承受能力,家属对患者的支持态度及其他的社会支持系统情况。

二、主要护理诊断/问题

(一)有体液不足的危险

有体液不足的危险与创伤后出血有关。

(二)疼痛

疼痛与损伤、牵引有关。

(三)有周围组织灌注异常的危险

有周围组织灌注异常的危险与神经血管损伤有关。

(四)有感染的危险

有感染的危险与损伤有关。

(五)躯体移动障碍

躯体移动障碍与骨折脱位、制动、固定有关。

(六)潜在并发症

潜在并发症有脂肪栓塞综合征、骨筋膜室综合征、关节僵硬等。

(七)知识缺乏

患者缺乏康复锻炼知识。

（八）焦虑

焦虑与担忧骨折预后有关。

三、护理目标

（1）患者的生命体征稳定。

（2）患者的疼痛消失或减轻，舒适感增加。

（3）能维持有效的组织灌注。

（4）未发生感染或感染得到控制。

（5）保证骨折固定效果，患者在允许的限度内保持最大的活动量。

（6）并发症未发生或被及早发现、及时处理。

四、护理措施

（一）非手术治疗及术前护理

1.心理护理

由于股骨干骨折多由强大的暴力所致，骨折时常伴有严重软组织损伤，大量出血、内脏损伤、颅脑损伤等可危及生命安全，患者多恐惧不安，应稳定患者的情绪，配合医师采取有效的抢救措施。

2.饮食护理

选择高蛋白、高钙、高维生素饮食，需急诊手术者则禁食。

3.体位护理

抬高患肢。

4.病情观察

（1）全身情况：包括神志、瞳孔、脉搏、呼吸、腹部情况以及失血征象。创伤初期应警惕颅脑、内脏损伤及休克发生。

（2）肢体情况：观察患肢末梢血液循环、感觉和运动情况，尤其对于股骨下 1/3 骨折的患者，应注意有无刺伤或压迫腘动脉、静脉和神经征象。

5.急救的护理

股骨干骨折的同时常伴有严重的软组织损伤、大量出血、内脏损伤等，常可危及生命。应详细了解健康史，进行必要的检查，全面了解病情，有的放矢地护理。

创伤早期应注意有无颅脑、内脏损伤及休克并详细记录；密切观察患者的神志、瞳孔、呼吸、血压、腹部症状和体征，发现异常情况，立即通知医师并做出相应处理。

6.小儿悬吊牵引的护理

（1）小儿悬吊牵引时应经常检查两足的血液循环和感觉有无异常，以防止出现并发症，因为牵引带容易向上移动而压迫腘窝处血管，严重时可产生小腿的缺血性挛缩，压迫足踝部，可出现皮肤破损、溃疡。

因此，要密切观察被牵引肢体的血运，经常触摸患儿足部，感受其温度及足背动脉的搏动，观察足趾的颜色，注意倾听小儿主诉，遇到小儿无故哭闹时要仔细查找原因，调整牵引带，预防血液循环障碍及皮肤破损。

（2）悬吊牵引时臀部必须离开床面，以产生反牵引力。

（3）两腿的牵引重量要相等，一般用 3～4 kg 的重量牵引。

7. 成人骨牵引的护理

（1）保持牵引有效。不能随意增减牵引重量，以免导致过度牵引或达不到牵引效果。在牵引过程中，要定时测量肢体长度和进行床旁 X 线检查，了解牵引重量是否合适。

（2）定期测量下肢的长度和力线，以免造成过度牵引和骨端旋转。

（3）注意骨牵引针是否移位。若有移动，应消毒后调整，针眼处应每日用酒精消毒，针孔处形成血痂，严禁去除。

（4）随时注意肢端血液循环，包括皮肤颜色、皮肤温度、足背动脉搏动、毛细血管充盈情况、足趾活动情况以及患者的主诉，如果有疼痛、麻木的感觉等，及时向医师报告并做相应处理。

（5）预防腓总神经损伤。在膝外侧腓骨头处垫以纱布或棉垫，防止腓总神经受压。经常检查足背伸肌的功能，询问患者有无异常感觉，以便及时处理。

（6）因长期卧床，骶尾部易受压而发生压疮。应在受压部位垫气圈、水波垫，定时按摩受压部位皮肤。保持床铺干燥、清洁，排尿、排便后要将会阴擦洗干净。鼓励患者利用牵引架拉手抬起身体，减轻局部压力。足跟要悬空，不可使托马斯带压迫足跟或跟腱，避免出现压疮。

8. 指导、督促患者进行功能锻炼

（1）伤后 1～2 周应练习患肢股四头肌等长收缩；同时被动活动髌骨（左右推动髌骨），还应练习踝关节和足部其他小关节，乃至全身其他关节活动。

（2）第 3 周用健足踩床，用双手撑床或吊架抬臀练习髋、膝关节活动，防止股间肌和膝关节粘连。

（二）术后护理

1. 饮食护理

鼓励进促进骨折处愈合的饮食（如排骨汤、牛奶、鸡蛋等）。

2. 体位护理

抬高患肢。

3. 病情观察

监测生命体征、患肢及伤口局部情况。

（巩　雪）

第十一节　股骨粗隆间骨折

股骨粗隆间骨折也叫转子间骨折，是指发生在大小粗隆之间的骨折。股骨大粗隆呈长方形，罩于股骨颈后上部，它的后上面无任何结构附着，直接暴力引起骨折的机会较大。小粗隆在股骨干之后上内侧，在大粗隆平面之下，髂腰肌附着其上。股骨粗隆部的结构主要是骨松质，老年时期变得脆而疏松。该部位易发生骨折。

骨折多沿股骨粗隆间线由外上斜向小粗隆，移位多不大。由于该部位周围有丰富的肌肉层，血运丰富，且骨折的接触面大，所以容易愈合，极少发生不愈合或股骨头缺血性坏死。但复位不良或负重过早常会造成畸形愈合，较常见的为髋内翻，并且承重线改变，可能在后期引起患侧创伤性关节炎。

一、护理评估

(一)病因

股骨粗隆间骨折,多为间接外力损伤,好发于 65 岁以上老人。由于年老,肝、肾衰弱,骨质疏松,关节活动不灵敏,应变能力较差,突遭外力身体失去平衡,仰面或侧身跌倒,患肢过度外旋或内旋,或内翻而引起骨折;或在下肢固定情况下,上身突然扭旋,跌倒时大粗隆与地面碰撞等导致骨折。

(二)临床表现

表现为肿胀、疼痛、功能受限,有些表现为沿内收肌和阔筋膜张肌向下、后出现大片瘀斑;患肢可有程度不等的短缩,多有明显外旋畸形。X 线检查可明确骨折的类型和移位程度。

(三)治疗

1. MAKO 机器人辅助全髋关节置换术

MAKO 机器人辅助全髋关节置换术(total hip arthroplasty)简称 MAKO 机器人辅助 THA 手术。

2. MAKO 手术的特殊优势

(1)术前精准规划。

3D 骨骼建模:CT 扫描构建患者髋关节三维模型,个性化设计假体型号、角度及植入深度。

虚拟手术模拟:医师可在术前模拟假体植入效果,优化手术方案。

(2)术中精准操作。

实时动态追踪:MAKO 机械臂根据术前规划实时调整操作,误差小于 1 mm。

保护软组织:机械臂的精准截骨和磨削减少对肌肉、韧带和神经的损伤,术后疼痛更轻。

(3)临床效果好。

降低脱位风险:精准控制假体角度(如髋臼杯前倾角、外展角等),使关节稳定性提升 30%以上。

延长假体寿命:假体与骨骼的匹配度更高,减少磨损,远期松动率下降。

快速康复:因创伤小,患者术后当天或次日即可下床,住院时间缩短至 2~3 d。

(4)适应证扩展。尤其适合复杂病例,如髋臼发育不良、强直性脊柱炎、翻修手术等,机器人辅助可提高手术成功率。

二、主要护理诊断/问题

(一)恐惧

恐惧与担心手术失败有关。

(二)知识缺乏

知识缺乏与未经过此类手术、不了解训练方法有关。

(三)焦虑

焦虑与环境改变有关。

三、护理目标

(1)患者能够独立行走和从事日常生活活动。

(2)患者保持腿部皮肤温暖,双侧脉搏搏动有力,毛细血管充盈好,无痛感。

(3)患者主诉疼痛减轻,表现为舒适。

四、护理措施

(一)术后早期护理

1.伤口护理

保持切口清洁、干燥,按医师指导更换敷料。观察是否出现红肿、渗液或异常疼痛,警惕感染。MAKO 机器人辅助手术切口较小,但仍需避免沾水至拆线(通常术后 10~14 d)。

2.疼痛管理

按医嘱服用止痛药(如非甾体抗炎药或弱阿片类),避免自行加量。冰敷髋部(每次 15~20 min,间隔 1 h)减轻肿胀和疼痛。

3.预防血栓

使用抗凝药物(如低分子量肝素等)降低深静脉血栓风险。穿弹力袜,卧床时做踝泵运动 (每小时 10 次)。尽早下床活动(术后 24 h 内开始短时站立或行走)。

4.活动限制

避免患侧髋关节过度屈曲(大于 90°)、内收或旋转(如跷二郎腿、弯腰捡物等)。使用助行器或拐杖辅助步行,避免完全负重(根据医师建议调整)。

(二)术后饮食护理

1.早期恢复经口进食

(1)全麻清醒后 2~4 h 进清流质。

(2)少量多次,循序渐进。促进肠道功能恢复,增加合成代谢,减少分解代谢,保证术后营养。

2.限制静脉补液量

(1)术后第 2 天停止所有静脉补液。

(2)无法经口进足够的流质饮食和/或仍有留置导管,每日补液 1.5~2.5 L。

(3)首选平衡的静脉补液:避免钠超负荷、高氯血症性酸中毒及消化道功能恢复迟缓。

(三)术后管道管理

早期拔管、无管(tubeless)理念:选择性地应用各类导管,尽量减少使用或尽早拔除,有助于降低感染等并发症风险,减少对患者的术后活动造成影响,减轻术后康复的心理障碍。

1.胃管

(1)用于胃排空延迟。

(2)用于胃动力障碍。

2.导尿管

(1)手术超过 4 h。

(2)术后 24 h 内拔除导尿管。

3.引流管

(1)非必要不留置引流管。

(2)尽早拔除引流管。

(四)康复锻炼计划

1.屈髋屈膝活动

1 组 10 次,坚持 10 s。

2.踝泵运动

预防血栓,1 组 10 次,坚持 5 s。

3.股四头肌训练

1 组 10 次,坚持 5 s。

4.臀肌训练

1 组 10 次,坚持 5 s。

5.站立位抬腿

1 组 10 次,不要超过 90°。

(五)长期随访与风险预防

1.定期复查

术后 6 周、3 个月、6 个月及每年复查 X 线片,评估假体位置和骨愈合。若出现髋部疼痛、活动受限或步态异常,及时就医。

2.预防假体感染

任何侵入性操作(如牙科手术等)前告知医师曾行关节置换,可能需要预防性抗生素。避免皮肤感染(如足癣等),防止细菌扩散至关节。

3.警惕并发症

脱位征兆:突发髋部剧痛、活动困难,需立即制动并就医。

感染征兆:发热,体温高于 38 ℃,切口持续渗液、红、肿、热、痛。

血栓征兆:小腿肿胀、疼痛或发红。

(六)注意事项

(1)预防脱位:①避免过度屈髋(深蹲、跷二郎腿、盘腿);②避免身体扭转;③避免急停。

(2)避免提重物(高于 5 kg),至少 3 个月。术后 3 个月内避免开车,恢复驾驶前需医师评估。

(3)完全恢复日常活动通常需 3～6 个月,个体差异较大,需遵循个性化康复计划。

(李珍珠)

第十二节 髌骨骨折

髌骨骨折是指直接暴力或间接暴力导致髌骨的完整性受损,好发于 30～50 岁的成年人,其发病率为 1.5%。暴力直接作用于髌骨,例如,跌倒时跪地,髌骨直接撞击地面,而发生粉碎性骨折。间接暴力作用于髌骨,例如,跌倒时,为防止倒地,股四头肌猛烈收缩以维持身体稳定,将髌骨撕裂。

一、护理评估

(一)病史

(1)评估患者受伤的原因、时间,受伤的姿势,外力的方式、性质,骨折的轻重程度。

(2)评估患者受伤时的身体状况及病情发展情况。

(3)了解伤后急救处理措施。

(二)身体状况评估

(1)评估患者的全身情况:评估意识、体温、脉搏、呼吸、血压等情况。观察有无休克和其他损伤。

(2)评估患者的局部情况。

(3)评估牵引、石膏固定或夹板固定是否有效,观察有无胶布过敏反应、针眼感染、压疮、石膏变形或断裂,夹板或石膏固定的松紧度是否适宜等。

(4)评估患者的自理能力、患肢活动范围及功能锻炼情况。

(5)评估开放性骨折或手术伤口有无出血、感染征象。

(三)心理-社会评估

由于损伤发生突然,给患者造成的痛苦大,而且患病时间长,并发症多,因此应评估患者的心理状况,了解患者及其家属对疾病、治疗及预后的认知程度,家庭的经济承受能力,家属对患者的支持态度及其他的社会支持系统情况。

二、主要护理诊断/问题

(一)体液不足

体液不足与外伤后出血有关。

(二)疼痛

疼痛与损伤、牵引有关。

(三)周围组织灌注异常

周围组织灌注异常与神经血管损伤有关。

(四)感染

感染与损伤有关。

(五)躯体移动障碍

躯体移动障碍与骨折脱位、制动、固定有关。

(六)潜在并发症

潜在并发症有脂肪栓塞综合征、骨筋膜室综合征、关节僵硬等。

(七)知识缺乏

患者缺乏康复锻炼知识。

(八)焦虑

焦虑与担忧骨折预后有关。

三、护理目标

(1)患者的生命体征稳定。

（2）患者的疼痛消失或减轻，舒适感增加。

（3）能维持有效的组织灌注。

（4）未发生感染或感染得到控制。

（5）保证骨折固定效果，患者在允许的限度内保持最大的活动量。

（6）并发症未发生或被及早发现、及时处理。

（7）患者了解功能锻炼知识。

（8）患者的焦虑程度减轻。

四、护理措施

（一）体位护理

入院后根据骨折类型摆放患肢体位，将患肢平放或膝下垫软枕，使膝关节保持屈曲5°～15°功能位。保持患肢中立位，严禁外旋，预防腓总神经压伤。禁止膝关节屈曲运动、频繁翻身、侧卧及下床行走。

（二）病情观察

注意观察患肢膝关节肿胀、末梢血液循环、感觉、运动情况。早期可进行局部冷敷。

（1）做好石膏固定术后观察和护理。

（2）抱膝圈固定术后注意局部皮肤颜色和血液循环的观察，预防松动滑脱，同时防止抱膝圈固定部位皮肤压伤。

（3）经皮固定后，注意观察针眼有无渗血、渗液及外固定是否稳妥，针眼敷料有渗血、渗液或污染时及时更换。同时注意保护外固定器具，预防碰撞、拉挂，引起外固定松动滑脱。

（4）术后注意观察伤口渗血渗、液情况和绷带松紧度，避免手术创伤后肢体肿胀致绷带过紧，引起腓总神经压伤。

（三）功能锻炼

（1）入院后鼓励患者进行患肢踝关节跖屈背伸锻炼，每天2次，每次5～10 min，随着肿痛减轻及个人耐受逐渐增加，每2 h锻炼1次，每次10～15 min，每个动作坚持10 s。

（2）根据治疗方法，在整复或术后保证复位良好、固定稳定的前提下，进行主动及被动的关节活动训练，加强足踝部屈伸活动及股四头肌的收缩，预防股四头肌萎缩和伸膝无力。单纯石膏固定或抱膝圈固定的患者，早期暂不进行股四头肌收缩锻炼，防止骨折移位或外固定松动滑脱。固定2周后方可进行。经皮外固定4～6周，托板固定2～3周，应及时解除，开始膝关节伸屈活动，每天2次，每次5～10 min。切开复位固定术后1周练习床上直腿抬高，即踝关节用力背伸，股四头肌和腓肠肌同时收缩，形成肌夹板，将整个患肢慢慢抬起，训练股四头肌肌力和患肢肌肉协调能力，每天2次，每次5～10 min，并根据个人耐受逐渐增加。开始需要在他人保护和协助下进行；2周伤口愈合后可进行髌骨推移训练，每天3次，每次10～15 min；3周后即可在卧床及保护下练习膝关节伸屈运动。对于髌骨全切除的患者，手术破坏了伸膝装置，可能出现股四头肌肌力下降、短缩、膝部疼痛、关节活动受限，应尽早进行股四头肌等长收缩锻炼，解除外固定后加强膝关节的伸屈活动和自主性运动。骨折6～8周达到临床愈合后，可加大膝关节伸屈活动度，可以在床沿做屈膝练习，继而下地进行保护下的蹲起运动等。

（3）在骨折固定牢靠的情况下，早期可在持续被动运动（CPM）机上进行膝关节的连续被动运动，每天2～3次，每次30～60 min，在医师指导下递增膝关节屈伸角度。

（四）心理护理

给予患者生活上的照顾,给患者以精神安慰,减轻其焦虑。

（五）健康教育

(1)告知患者骨折及处置后局部肿痛,伤肢应高于心脏水平,利于肿胀消退,减轻疼痛。

(2)骨折处置后石膏后托固定或术后绷带固定,可能会对腓总神经造成压迫。告知患者出现踝、趾关节感觉活动异常时,应及时告知医护人员。

(3)告知患者早期功能锻炼对伤肢功能恢复的重要性,取得患者的理解和配合。

(4)因对于不同类型的骨折固定方法可能不同,故锻炼内容会有差异。

(5)锻炼应循序渐进。

（董丽丽）

第十三节　膝关节半月板损伤

膝关节半月板损伤是指外伤、退变等原因造成半月板撕裂、破损。由于年龄、职业和运动情况不同,半月板损伤的特点和类型也有异。运动员、舞蹈演员的发病率较高。

半月板是膝关节内股骨髁与胫骨平台之间内外侧两个半月形软骨,在关节内主要作用有吸收震荡、减轻震动、传递应力、促进滑液润滑、增加关节稳定性、保护关节软骨。

一、护理评估

（一）病因

半月板损伤主要包括两种病理基础,即外伤性和退变性。外伤性损伤是载荷大于半月板承受力所致,往往由于关节处于部分屈曲位时遭受旋转性外力。退变性半月板撕裂被认为是生理载荷作用于退变之半月板所致。

（二）临床表现

1.症状

急性期膝关节肿痛,活动受限,发生膝交锁时不能自行解锁。慢性期膝关节不稳,无力,"打软腿"以及关节交锁。在关节活动时有弹响,发生关节交锁时常能自行解锁,股四头肌萎缩。

2.体征

(1)关节间隙压痛:伤侧半月板所在关节间隙压痛明显。

(2)麦氏征的检查:将小腿外展、外旋或内收、内旋,再缓慢伸膝,损伤侧半月板可有弹响和痛感。

（三）辅助检查

做 X 线及 MRI 检查,以了解损伤部位与程度。

（四）治疗要点

1.非手术治疗

局部冷疗,采用长腿石膏托固定或膝关节固定器固定。

2.手术治疗

非手术治疗无效后,应在膝关节镜下进行手术,且应尽量保留或修复半月板。常用手术方式有半月板部分切除术、半月板缝合术、盘状半月板成形术、同种异体半月板移植术。

二、主要护理诊断/问题

(一)恐惧

恐惧与担心手术失败有关。

(二)知识缺乏

知识缺乏与未经过此类手术、不了解训练方法有关。

(三)焦虑

焦虑与环境改变有关。

(四)如厕/沐浴自理缺陷

自理缺陷与术后肢体制动有关。

三、护理目标

(1)患者能复述禁食、禁水、备皮、药物过敏试验的知识。

(2)患者能演示康复训练的方法。

(3)患者的焦虑缓解。

(4)患者的疼痛减轻或消失。

四、护理措施

(一)心理护理

膝关节是人体重要的大关节之一,由于膝关节周围缺乏肌肉保护,膝关节易受伤,直接影响患者的生活和工作。对于手术能否消除疾病,恢复关节功能,患者多心存顾虑,所以在患者住院后,术前应及时评估患者的心态,向患者介绍手术的方法、优点及半月板的结构和功能,同时给患者观看既往手术时拍摄的图片和录像资料,让患者了解手术的基本过程,以消除患者的心理压力,消除患者的顾虑、恐惧和不安,使其增强治疗的信心,积极配合手术治疗。

(二)手术前护理

1.术前准备

按术前常规护理,检查患肢的皮肤情况,如果皮肤有破损、疖肿、毛囊炎等,均不能手术。有糖尿病史的患者,应在控制血糖后再手术。术前密切观察各项生命体征,要注意女患者是否在月经期。因为月经期妇女手术可能会导致切口出血增加或导致硬膜外麻醉或腰麻后的椎管内出血。

2.指导股四头肌锻炼

术前应详细介绍练习股四头肌力量的方法,并教会患者,为患者术后功能恢复打下良好基础。

(三)手术后护理

按麻醉术后护理常规要求,检查麻醉穿刺处有无渗出。去枕平卧 6 h。术后密切观察麻醉反应,注意麻醉平面消失情况,发现异常,及时通知医师处理。

1. 肢端血供观察

术后用大棉垫加压包扎膝部和大腿,用软枕将患肢抬高 20 cm,促进静脉回流。严密观察患肢远端血供、皮肤色泽、肿胀及运动感觉情况,发现异常,及时向医师报告并处理。

2. 对症护理

术区用冰袋冷敷,将冰袋置于膝关节两侧,每日 2 次,每次 30 min,因冷敷能够使局部微血管收缩,并使痛觉神经末梢的敏感性降低。可遵医嘱给疼痛剧烈者镇痛药。

3. 切口护理

保持切口敷料清洁、干燥,如果有渗血、渗液,应在无菌操作下及时换药。如果术后关节肿胀明显,可进行关节腔穿刺,换药后用弹力绷带包扎患膝,术后第 3 天可停用。严密观察患者的体温,手术后 1～2 d 若体温超过 38.5 ℃,切口处有针刺样痛,及时向主管医师报告并处理。

(四)并发症的护理

1. 关节积液

操作粗暴、止血不彻底或术后下地负重活动太早引起关节积液。一般加强股四头肌抗阻力等张收缩,避免伸屈膝活动,晚负重,关节积液即可消退。若积液较多,可在严格无菌操作下抽出液体后用弹力绷带加压包扎。

2. 关节积血

关节积血多为外侧半月板切除术中损伤膝外下动脉所致,或膝部包扎过紧、静脉回流受阻引起。可抽出未凝固的血,对凝固的血块要切开清除,对损伤的血管结扎止血。

3. 关节感染

一旦感染,后果严重。其原因为操作不当或体内有感染灶。处理的方法是早期在全身应用抗生素的同时,穿刺排脓,用含抗生素的溶液冲洗。晚期患者需切开排脓,冲洗干净后用抗生素溶液冲洗,停止关节活动,待感染消退后再活动。行半月板部分或全切除术后 3～5 d,扶拐下床逐渐负重活动,以患膝能耐受为宜。行半月板缝合术后患者,为减少缝合处的张力,术后用卡盘支具保护,制动 2 周,在卡盘支具保护下限制关节活动训练及部分负重训练,以促进半月板的愈合和塑形。术后 2 周内扶拐下床活动,患肢不负重,每天 3～5 次,每次 5～10 min;6 周后患肢去拐部分负重,患者负重时不能突然扭转膝关节,8 周后去除卡盘支具。指导患者进行正确的挂拐下床活动、扶物蹲起练习、渐进抗阻训练及正常的行走训练等,待患肢完全负重时,方可下蹲,做膝关节内旋、外旋练习,以提高膝关节活动度,逐步恢复膝关节功能。

(五)出院指导

(1)合理安排作息时间,注意劳逸结合,避免过度劳累引起关节腔内积液。

(2)多食高蛋白(如奶制品、豆制品、肉类等)、高钙(海产品、奶制品等)、高纤维素(芹菜、韭菜等)饮食,多食水果,多饮水,增强机体抵抗力。

(3)出院 2 周到门诊复查,以后定期去门诊复查至术后 2 个月。

(李珍珠)

第十四节　前交叉韧带损伤

近年来随着参加体育运动的人数增加,运动系统损伤逐年增加,而膝关节前交叉韧带损伤是常见的运动损伤之一。前交叉韧带是人体膝关节中重要的稳定性结构,前内侧束的主要生理功能是维持膝关节屈曲位的前直向稳定性,后外侧束的主要生理功能是维持膝关节的旋转稳定性和伸直位的前直向稳定性。膝关节交叉韧带损伤后自愈能力较差,且可出现胫骨前移、膝关节不稳,导致关节软骨及半月板的损害,如果损伤后治疗不及时可致骨性关节炎。目前主要的治疗方案包括保守治疗(即以石膏固定膝关节为主),传统切开韧带断端直接缝合修补术及关节镜下前交叉韧带重建术。因关节镜下重建前交叉韧带具有创伤小、操作视野清晰、术后康复快等优点,得到了广泛的认可和应用,目前已成为前交叉韧带损伤后主要的治疗方法。

一、护理评估

(一)术前评估

1.健康史

(1)个人情况:患者的年龄、性别、受伤经过及损伤的原因,损伤后的处理。

(2)既往史:既往有无外伤、长期卧床病史,有无冠心病、高血压、糖尿病等全身疾病。

2.身体状况

(1)了解膝关节局部皮肤的色泽、皮温,患肢毛细血管充盈度及动脉的搏动情况,有无血管危象。

(2)评估急性损伤是否合并重要脏器的损伤。

(3)评估疼痛部位、程度及性质。

(4)评估患肢感觉,活动及反射情况。

3.心理-社会状况

(1)患者及其家属是否了解前交叉韧带损伤的特点及治疗康复的目的和重要性。

(2)评估患者的心理状态,家庭及社会支持情况如何。

(二)术后评估

(1)患肢伤口渗血、渗液。

(2)评估患肢肢端血液循环情况、肿胀程度、组织张力等。

(3)有无深静脉血栓、肢体失用性综合征等并发症。

二、主要护理诊断/问题

(一)疼痛

疼痛与炎症、损伤及平滑肌痉挛有关。

(二)潜在并发症

潜在并发症有深静脉血栓、肢体失用性综合征。

(三)知识缺乏

患者缺乏疾病治疗与康复的相关知识。

三、护理目标

(1)患者的疼痛程度减轻。

(2)患者未发生并发症,或并发症发生后被及时发现与处理。

(3)患者知晓疾病治疗与康复的相关知识。

四、护理措施

(一)非手术治疗患者的护理

1.用药护理

(1)消炎止痛药物的主要不良反应有胃痛、腹胀、恶心、食欲缺乏等。如果患者反应强烈,可遵医嘱更换药物或辅以护胃治疗。

(2)定期查肝功能、血常规。若检查结果改变明显,应停止服用药物,改用其他治疗方法。

(3)注意观察患者局部疼痛情况是否减轻。

2.冷敷、理疗护理

严密观察局部皮肤有无冻伤和疼痛加重情况。

3.石膏固定的护理

(1)病情观察:①肢体血液循环,如果皮肤颜色苍白、发绀、剧烈疼痛、麻木,应立即向医师报告。②伤口渗血、渗液,当血液渗到石膏表面时,可将每次在石膏表面观察到的血迹画线并记录时间,根据血迹扩大范围判定出血量及是否继续出血;若石膏表面无渗血,应观察石膏低位处(如长臂石膏的腋窝下、髋人字石膏的腰背部等)是否有血液流出;注意不能翻身的患者石膏出血量的观察。

(2)安置正确体位:四肢石膏固定者患肢应高于心脏水平面,避免旋转、扭曲;躯干部石膏固定,应将躯体凹部用垫枕支起,并注意将骨突部悬空,使患肢舒适。在翻身或搬动时必须保持固定位置不变,防止石膏断裂、变形等意外情况发生。

(3)生活护理:定时翻身,保持床单位清洁、平整;避免石膏污染,保持石膏清洁、干燥、边缘整齐;使用髋人字石膏及石膏短裤的患者,须保持会阴部清洁;应注意为石膏远端暴露的肢体保暖,防止受凉。

(4)功能锻炼:向患者交代石膏固定的时间,指导、鼓励患者多活动未固定的关节及肌肉,以免造成关节僵直和肌肉萎缩。

(二)手术治疗患者的护理

1.术前护理

(1)术前常规准备:包括交叉配血、麻醉前用药及有关检查等。

(2)病情观察:随时观察患肢血液循环、感觉、运动情况及有无皮肤温度、颜色的改变。

2.术后护理

(1)病情观察。①患肢血液循环:观察有无皮肤苍白、毛细血管充盈时间延长、肢端动脉搏动减弱及消失的血管危象表现。一旦发生血管危象,应立即松开绷带敷料;若1～2 h未见好转,立即行手术探查。②切口渗血情况:观察切口敷料处有无渗血、渗液,如渗出大量鲜红血液,应立即通知医师并协助处理。

(2)预防感染。切口敷料污染时,应及时更换。

(3)包扎与抬高患肢。术后患肢膝关节加压包扎,用软枕抬高 3 d,用支具将膝关节固定于 0°伸直位 1 周。检查肢体是否受压,以及时松解过紧的包扎,观察有无水疱、血肿等现象。

(4)活动锻炼。①术后麻醉清醒,鼓励患者行踝泵运动,术后第 1 天进行下肢肌肉的等长收缩锻炼。②术后 1 周,将膝关节活动支具调至 0°~30°,固定膝关节,同时指导患者进行膝关节主动及被动屈曲活动锻炼。③术后 4 周内,患者屈曲≤90°,并训练患肢从部分负重逐渐过渡至完全负重。④术后 4~6 周,主要进行跨步训练、平衡训练、下蹲锻炼。⑤术后 6 周后,可进行去除支具的活动锻炼,但行半月板缝合术后患者需佩戴支具 8 周。

(三)健康教育

应向患者讲解石膏固定的目的及注意事项,注意勿折断或浸湿石膏;同时锻炼远端关节,预防关节畸形或挛缩;嘱患者不要随意取下或拆除支具,避免缝合的韧带在愈合前发生再断裂。

(李珍珠)

第十五节　胫腓骨干骨折

胫腓骨干骨折指胫骨平台以下至踝以上部分发生的骨折,占全身骨折的 13%~17%。胫腓骨是长管状骨中最常发生骨折的部位,尤其多见于 10 岁以下儿童,其中以胫腓骨双骨折最多,胫骨骨折次之,单纯腓骨骨折最少。胫腓骨遭受直接暴力打击、压轧的机会较多,又因为胫骨前内侧紧贴皮肤,所以开放性骨折较多见。严重外伤、创口面积大、骨折粉碎、污染严重、组织遭受挫裂伤为本病的特点。

一、护理评估

(一)一般评估

1.健康史

(1)一般情况:了解患者的年龄、职业特点、运动爱好、日常饮食结构、有无酗酒等。

(2)受伤情况:了解患者受伤的原因、部位和时间,受伤时的体位和环境,外力作用的方式、方向与性质,骨折轻重程度,急救处理的过程等。

(3)既往史:重点了解与骨折愈合有关的因素,例如,患者有无骨折史,有无药物滥用、服用特殊药物及药物过敏史,有无手术史等。

2.生命体征

(1)发热:骨折患者的体温一般在正常范围。损伤严重或因血肿吸收,可出现低热,但体温一般不超过 38 ℃。开放性骨折出现高热,多由感染引起。

(2)休克:骨折部位大量出血、剧烈疼痛或合并内脏损伤引起失血性或创伤性休克,多见于严重的开放性骨折。

3.患者主诉

了解受伤的原因、时间,外力方式与性质,骨折轻重程度,有无合并血管神经损伤,受伤时的体位和环境,急救处理的过程等。

4. 相关记录

了解外伤情况及既往史、X 线检查及实验室检查等结果。

（二）心理-社会评估

评估心理状态，了解患者的社会背景、致伤经过及家庭支持系统，患者对疾病的接受程度，是否承受心理负担，能否有效转换角色。

二、主要护理诊断/问题

（一）疼痛

疼痛与骨折、软组织损伤、肌痉挛和水肿有关。

（二）外周神经血管功能障碍

外周神经血管功能障碍与骨和软组织损伤、外固定不当有关。

（三）潜在并发症

潜在并发症有肌萎缩、关节僵硬。

三、护理目标

(1)患者主诉骨折部位疼痛减轻或消失，感觉舒适。

(2)患侧肢端能维持正常的组织灌注，皮肤温度和颜色正常，末梢动脉搏动有力。

(3)能避免低血容量休克等并发症的发生。一旦并发症发生，能及时发现和处理。

(4)患者在指导下能按计划进行有效的功能锻炼，患肢功能恢复，无活动障碍。

四、护理措施

（一）病情观察与并发症预防

1. 病情观察

因骨折可损伤下肢重要神经或血管，观察患肢血液供应(如足背动脉搏动和毛细血管充盈情况等)，并与健肢比较，同时观察患肢是否出现感觉和运动障碍等。一旦发生异常，及时向医师报告并协助处理。

2. 疼痛护理

及时评估患者的疼痛程度，遵医嘱给予止痛药物。

3. 牵引护理

(1)保持有效牵引，定期测量下肢的长度和力线，以免造成过度牵引和骨端旋转。

(2)注意牵引针是否移位，若移位，应消毒后调整。

(3)预防腓总神经损伤，经常检查足部背伸运动，询问有无感觉异常等情况。

(4)长期卧床者骶尾处皮肤受压，易发生压疮，应睡气垫床，定时按摩受压处皮肤，足跟悬空。

（二）饮食

给予患者高热量、高蛋白、高纤维素、高钙、富含维生素及果胶成分的饮食，如牛奶、鸡蛋、海米、虾皮、鱼汤、骨头汤、新鲜蔬菜和水果等。

（三）用药护理

了解药物不良反应，对症处理。观察用药后效果。根据疼痛程度使用止痛药，并评估不良反应。

(四)心理护理

向患者和家属解释骨折的愈合是一个循序渐进的过程,充分固定能为骨折断端连接提供良好的条件。正确的功能锻炼可以促进断端生长愈合和患肢功能恢复。鼓励患者表达自己的思想,减轻患者及其家属的心理负担。

(五)健康教育

1.指导功能锻炼

复位固定后尽早开始趾间和足部关节的屈伸活动,做四头肌等长舒缩运动以及髌骨的被动运动。有夹板外固定者可进行踝关节和膝关节活动,但禁止在膝关节伸直情况下旋转大腿,以防发生骨不连。去除牵引或外固定后遵医嘱进行膝关节和踝关节的屈伸练习和髋关节的各种运动,逐渐下地行走。

2.复查

告知患者及其家属若骨折远端肢体肿胀或疼痛明显加重,肢体麻木,肢端发凉,应立即到医院复查并评估功能恢复情况。

3.安全指导

指导患者及其家属评估家庭环境的安全性,妥善放置可能影响患者活动的障碍物。

(董丽丽)

第十六节　颈椎病

颈椎病是指颈椎间盘退变及继发性的一系列病理改变(如椎节失稳、松动,髓核突出或脱出,骨刺形成,韧带肥厚和继发的椎管狭窄等),刺激或压迫了邻近的神经根、脊髓椎动脉及颈部交感神经等组织,并引起各种各样症状和体征的综合征。

一、护理评估

(一)临床表现

1.神经根型颈椎病

神经根型颈椎病较多见,为单侧或双侧脊神经根受压所引起。主要表现为颈枕部或颈肩部疼痛或麻木,呈持续性或阵发性向上肢及手指放射传导,伴有针刺样麻木感,亦会出现上肢肌肉萎缩、发沉、酸痛无力、动作不灵活等现象。

2.脊髓型颈椎病

脊髓型颈椎病少见,但症状严重,颈脊髓受刺激和压迫或脊髓动脉血管受到刺激和压迫后,脊髓血液供应不足,导致脊髓功能障碍。典型症状表现为进行性四肢麻木、无力、僵硬、活动不灵活,行走有踩棉花感,四肢瘫痪,胸部或腹部有束带感,大小便困难或失禁。

3.交感型颈椎病

颈部交感神经受到刺激或压迫,表现为头痛、头晕,伴有恶心呕吐、视物不清、视力下降、瞳孔扩大或缩小、听力下降、发音障碍,也可出现心前区疼痛、血压升高、心动过速、心律失常等复杂表现。

4.椎动脉型颈椎病

颈部椎动脉受到刺激或压迫,引起椎动脉供血不足。表现为偏头痛、耳鸣、听力减退及耳聋、眩晕、记忆力减退、视力减退、视物模糊及复视、发音不清及嘶哑等,短期内可恢复,也可出现猝然摔倒等表现。

5.食管压迫型颈椎病

早期吞咽硬质食物时有困难,进食后有胸骨烧灼刺痛感,逐渐发展至进软食与流质饮食时的哽噎感及吞咽困难。

(二)辅助检查

1.体格检查

颈部活动受限,生理曲度减弱或消失,压顶试验和臂丛神经牵拉试验为阳性,膝反射及跟腱反射亢进,霍夫曼征及巴宾斯基征阳性。

2.影像学检查

X线检查可显示椎间隙狭窄、椎间孔变窄、曲度变直或不稳、椎体后缘增生等。CT、MRI能显示有无骨刺、颈椎后纵韧带骨化、黄韧带钙化以及脊髓及神经根压迫的程度,可显示脊髓有无变形,还可以显示术后脊髓神经根减压情况,以及瘢痕、血肿等压迫因素存在的情况。

二、主要护理诊断/问题

(一)疼痛

疼痛与椎间盘突出压迫和刺激神经根以及手术创伤有关。

(二)自理能力缺陷

自理能力缺陷与疾病所致的压迫症状、体征及术后卧床有关。

(三)焦虑

焦虑与担心术后康复程度有关。

(四)潜在并发症

潜在并发症有血肿、术后出血、感染、肺部感染等。

三、护理目标

(1)患者呼吸正常、有效。

(2)患者安全,无眩晕和意外发生。

(3)并发症被有效预防或被及时发现和处理。

(4)患者的肢体感觉和活动能力逐渐恢复正常。

四、护理措施

(一)病情观察

重点观察患者有无眩晕、头痛、视力模糊、肢体萎缩等症状,患者的工作姿势、休息姿势。

(二)非手术治疗的护理

1.病情观察

观察患者颈部及上肢是否麻木,有无压痛,活动是否受限。牵引过程中保持牵引的有效性,观察有无头晕、心悸、恶心等症状,如果发现上述症状,及时调整牵引。

2.心理护理

颈椎病病程缓慢,治疗过程漫长,并且没有特效药物。应鼓励患者说出感受,积极解答其提出的问题,增加信心,消除焦虑、悲观的心理。

(三)手术护理

1.术前护理

(1)心理护理,向患者介绍手术全过程,指导患者调节情绪、缓解焦虑以配合医师手术。

(2)拟行颈椎后路手术的患者,术中需要俯卧时间较长,因此要在术前进行体位训练,以适应术中卧位。拟行颈椎前路手术的患者,为适应术中牵拉气管,可做正确、系统的气管推移训练。

(3)训练床上大小便。

(4)进行深呼吸及有效咳嗽训练,防止术后肺不张、坠积性肺炎的发生。

2.术后护理

(1)密切观察生命体征的变化,尤其是呼吸功能,及时发现颈椎前路手术牵拉气管后产生的黏膜水肿、呼吸困难。

(2)术后搬动患者时保持颈部平直,切忌扭转。术后患者采用平卧位,维持脊柱平直,颈肩两侧用沙袋固定。颈部垫软枕,保持颈部稍前屈的生理弯曲。

(3)观察伤口敷料渗血情况,引流液的颜色、性质、量,准确记录。发现切口肿胀、发音改变、呼吸困难,要迅速配合医师拆开缝线,取出血肿。如果症状不缓解,可行气管切开。

(四)健康指导

嘱非手术治疗患者保持正确的工作姿势,经常变换体位。卧床休息时选择高低合适的枕头,以保持脊椎的生理弯曲。根据患者的情况进行肢体的主动和被动活动。增强肌肉的力量,防止肌肉萎缩和关节僵硬。

在术后第 1 日可指导手术患者进行上、下肢的小关节主动、被动功能锻炼。术后 2~3 d可进行上肢的抓握训练、下肢的屈伸训练。术后 3~5 d可带颈托下床活动。颈围固定要延续到术后 3~4 个月,逐步解除固定。寒冷季节注意保暖。

(张　燕)

第十七节　脊柱骨折

脊柱骨折又称脊椎骨折,指脊柱受到直接或间接暴力所致的脊柱骨折、关节脱位及相关韧带损伤,是骨科常见创伤,在全身骨折中占 5%~6%,最常见于胸腰段。脊髓损伤(SCI)是脊柱骨折或脱位引起脊髓结构和功能的损害,造成损伤水平以下脊髓功能(运动、感觉、反射等)障碍。

它是一种严重的致残性损伤,往往造成患者不同程度的截瘫、四肢瘫,严重影响患者的生活自理能力与社会活动能力。

一、护理评估

（一）健康史

1.受伤史

详细了解患者受伤的时间、原因和部位，受伤时的体位、症状和体征，搬运方式、现场及急诊急救的情况，有无昏迷史和其他部位的合并伤。

2.既往史与服药史

了解患者既往健康情况，有无脊柱受伤或手术史，近期是否因其他疾病而服用激素类药物，应用剂量、时间和疗程。

（二）病因与发病机制

1.直接暴力

直接暴力指外力直接损害脊柱，多见于交通事故、战伤、爆炸伤、地震、龙卷风等。常合并软组织损伤，易伴发内脏损伤，应注意检查。

2.间接暴力

间接暴力较多见，常见于自高处落下、重物击中头部、跳水、体操等。主要是作用于头颈部及足臀部的暴力纵向传导至脊柱的某一节段，压力的作用引起脊柱骨折、脱位。例如，自高处坠落，头、肩或足、臀部着地，地面对身体的阻挡，使身体猛烈屈曲，所产生的垂直分力可导致椎体压缩性骨折，水平分力较大时，则可同时发生脊椎脱位。弯腰时，重物落下打击头、肩或背部，也可发生同样的损伤。

3.肌肉拉力

常发生于腰部或颈部突然侧弯或前屈时，以致引起横突或棘突撕裂性骨折，易漏诊。

4.病理性骨折

病理性骨折尤其多发于高龄者。当脊柱有转移性肿瘤或骨质疏松时，对正常人不致引起骨质受损的轻微外力，却可能导致椎体压缩性骨折样病变。此种情况在临床上易与外伤性骨折相混淆，因两者在治疗及预后判定上差别较大，应注意鉴别。

（三）临床表现

1.局部疼痛，活动受限

若胸椎骨折，患者诉局部疼痛，有压痛，椎旁肌紧张，腰背部活动障碍，不能站立或站立时腰背部无力、疼痛加剧。由于腹膜后血肿刺激腹腔神经丛，引起肠蠕动减慢，可出现腹胀、腹痛等症状，有时需鉴别脊柱骨折与腹腔脏器损伤。

2.损伤部位的棘突有明显压痛

时常有局部肿胀、压痛和后突畸形。

3.脊髓损伤的症状和体征

脊髓损伤的症状和体征包括完全性和不完全性脊髓损伤。表现为损伤平面以下的感觉、运动、反射、内脏功能部分或全部丧失。

（四）辅助检查

辅助检查包括 X 线、CT、MRI 检查。颈椎受伤的患者做检查时，不可随意移动头部。

1.X 线检查

X 线检查不仅有诊断价值，还可确定损伤的部位、类型和移动情况，对指导治疗和估计预后很重要。

2.CT 检查

CT 检查有利于判定椎管内有无骨片及管径变化情况。

3.MRI 检查

MRI 检查对判定脊髓损伤状况极有价值,可显示脊髓受压的情况及脊髓内有无出血、变性。

(五)治疗

1.急救

若有颅脑、胸腔和腹腔器官损伤或并发休克,要先处理紧急情况,抢救生命。

2.搬运

对于任何脊柱骨折脱位的可疑患者,不可任意搬动,如果现场处理不当,不正确的急救、运送、处理可导致脊髓损伤或加重脊髓损伤,造成不可逆的损害,甚至危及生命。搬运前先将患者的双上肢贴于躯干两侧,两下肢伸直并拢,可采用滚动法和平托法,使患者躯干及四肢成一个整体,滚动至担架或木板上。绝不能任意将患者四肢拎起;切忌用暴力强拉硬拖身体的某一部分,切忌一人背送。

在急救现场如果疑有颈椎骨折脱位,搬动患者时,应由一人扶持并固定头颈部,沿纵轴向上略加牵引,使头、颈、躯干在一条直线上,勿使颈部处于过屈、过伸或旋转位。搬运人员动作要一致。将患者放置在硬质担架上,颈部两侧各放一个小沙袋或折好的衣物,使运送过程中颈椎处于稳定状态,最好放置在一个特制的牵引固定板上,或用颈部金属支架固定。及早解除对脊髓的压迫是保证脊髓功能恢复的首要问题。治疗目的是复位并获得脊柱的稳定性,预防未受损神经的功能丧失并促进神经功能的恢复,获得早期的功能恢复。若有其他严重复合伤,应积极治疗,抢救患者的生命。然后根据病情采取非手术治疗和手术治疗。

3.非手术治疗

(1)颈椎骨折,脱位压缩或移位轻者,无神经压迫的稳定型颈椎损伤,用颌枕吊带在卧位牵引复位。牵引重量为 3～5 kg。复位后用头颈胸石膏或支具固定 3 个月。

(2)胸腰段骨折和脱位:单纯压缩骨折,椎体压缩不超过 1/3,可平卧硬板床,在骨折部加垫枕,使脊柱过伸。2～3 d 即可进行背伸肌锻炼。经功能疗法可使压缩椎体自行复位,恢复原状。3～4 周可在支具保护下下床活动。对于较重的胸腰椎骨折和脱位,可通过腰背肌功能锻炼,使骨折获得一定程度的复位,或用两桌法、双踝悬吊法复位,复位后用腰围或支具固定。

4.手术治疗

手术的目的是解除脊髓神经压迫,纠正畸形并恢复脊柱的稳定性。

(1)胸腰段不稳定性脊柱骨折,椎体压缩超过 1/2,畸形角大于 20°,或伴有脱位,可考虑开放复位内固定。方法有后路经椎弓根螺钉内固定技术、前路减压术等。

(2)颈椎骨折压缩移位重者,用持续颅骨牵引复位。牵引重量可增加到 6～10 kg。摄 X 线片复查,复位后行前路、后路、前后路联合内固定术。

(3)合并神经损伤时可以用甲泼尼龙、神经节苷脂等药物治疗。用药期间,注意观察药物疗效及有无不良反应。

(六)心理-社会状况

患者因意外损伤、活动受限和生活不能自理而产生情绪和心理状态的改变,故应评估患者和家属对疾病的心理承受能力和对相关康复知识的认知程度。了解患者及其家属对疾病的过程、治疗和护理的了解和期望程度;了解患者家属对此病预后的心理承受能力,以及对患者的支持程度。

二、主要护理诊断/问题

(一)焦虑、恐惧

焦虑、恐惧与担心治疗效果和预后有关。

(二)疼痛

疼痛与椎体骨折、局部软组织受损有关。

(三)躯体移动障碍

躯体移动障碍与疼痛、椎体骨折后活动障碍、神经损伤有关。

(四)引起或加重脊髓损伤的危险

引起或加重脊髓损伤的危险与脊柱骨折可能压迫脊髓有关。

(五)潜在并发症

潜在并发症与长期卧床、周围神经血管功能障碍、神经损伤有关。

(六)知识缺乏

患者缺乏脊柱骨折相关的诊断、护理、预后及术后功能锻炼等相关知识。

三、护理目标

(1)患者的焦虑症状减轻或消失。

(2)患者能正确放置体位。

(3)患者感觉舒适,疼痛缓解。

(4)无进一步脊髓损伤或脊髓损伤程度减轻。

(5)患者能正确进行腰背肌功能锻炼。

(6)患者无压力性损伤、呼吸系统感染、泌尿系统感染、便秘、下肢静脉血栓形成等并发症。

(7)患者能说出预防并发症和康复锻炼的有关内容。

四、护理措施

(一)一般护理

1. 心理护理

突发事件和意外伤害经常使患者及其家属处于恐慌和惧怕中。患者担心会瘫痪,会失去劳动力。及时了解患者的心理状态,建立良好的护患关系,给予必要的心理支持,有针对性地进行健康教育,帮助患者保持积极的心态,主动配合治疗。

2. 卧位与翻身

脊柱骨折患者须平卧于硬板床上,保持脊柱平直,防止发生畸形或造成脊髓进一步损伤。教会患者及其家属正确的翻身方法,可以避免加重脊髓损伤。翻身时保证身体纵轴的一致性,严禁躯干扭曲、旋转,使颈、胸、腰呈一条直线,挺直腰背部再翻动,以绷紧背肌,形成天然的固定夹板;侧卧时,用枕头将全背部顶住,避免上、下身的卧位不一致,而造成胸腰部脊柱的扭转;颈椎伤者不可随意低头、仰头或扭转;颈椎及高位胸椎损伤者宜平卧,不用枕头;根据病情需要,可在颈部或肩下加枕、垫,使颈部后伸。

3.大小便护理

教会患者及其家属正确使用便盆。在臀下放便盆时,为防止胸腰段屈曲,应使用三截褥子或带洞木板床,不翻动患者。男患者床上小便可用尿壶,可为女患者制作简易小便器(用1.25 L空可乐或雪碧的瓶子,去除收口处,将其余部分的开口剪成一个斜面,将胶布贴于斜面的边缘处用于保护皮肤),保持会阴部及床单清洁。

4.饮食护理

伤后1~3 d,患者的肠蠕动减弱,大量进食易引起腹胀。故少量进食,以流质清淡为主,辅助静脉营养。3 d后给患者提供营养丰富的易消化普食。应多吃水果蔬菜,防止便秘。长期卧床易发生骨质脱钙,鼓励患者在床上锻炼,多饮水,预防泌尿系结石和感染。

5.疼痛护理

保持局部的稳定,可减轻疼痛。疼痛剧烈者可用止痛剂。

(二)病情观察

(1)观察患者意识、体温、脉搏、呼吸、血压等生命体征的变化情况并做好记录,及时发现及处理并发症。

(2)注意观察截瘫肢体感觉、运动及反射功能的恢复情况,并详细记录与对照。

(3)观察大小便情况,注意有无大小便失禁及尿潴留现象。

(三)腰背肌训练

腰背肌训练不但可以使压缩的椎体复原,保持脊柱的稳定,而且早期活动可增加腰背肌肌力,不至于产生骨质疏松现象,也可避免或减少后遗的慢性腰痛。无论是稳定性还是不稳定性的骨折,在局部疼痛减轻后即可进行腰背肌锻炼,脊髓损伤者排除。锻炼背肌的方法有以下几种。

1.五点支撑法

患者仰卧于硬板床上,用头部、双肘部及足跟部五点支撑起全身,使背部尽力腾空后伸。伤后早期即可采用此法。

2.三点支撑法

采用仰卧位,患者用头部及双足跟部支撑起全身,并尽力将背部腾空后伸,双上肢屈曲,搭于胸前。此法适用于骨折中后期。

3.四点支撑法

采用仰卧位,将双上肢高举于头上,手掌撑在床上,远端双足跟部与双手掌同时用力将身体腾空后伸如拱桥,此法又称弓桥支撑法。此法适用于骨折中后期,特别是青壮年患者。

4.飞燕点水法

患者取俯卧位,双上肢、背部后伸,双下肢伸直并拢,下肢及腰部后伸,整个身体后伸,仅让腹部一点着床,呈弧形,如燕子点水状。此法适用于骨折中后期。

(四)呼吸功能训练

胸椎骨折术后卧床时间较长,前路手术后需要放置胸腔引流管,患者因疼痛、体位不适应而不咳嗽和深呼吸,否则易并发肺炎、肺不张、胸腔积液等肺部并发症。术前常规指导呼吸功能训练,使患者掌握正确的方法,促使肺复张,减少相关并发症。这对合并脊髓损伤的截瘫患者更有重要意义。呼吸功能锻炼有深呼吸、有效咳嗽、吹气球、扩胸运动等。

1. 深呼吸

指导患者做缓慢而深的呼吸，可让患者平卧在床上，护士把手平放在患者的胸壁上，然后逐渐离开胸壁，患者用鼻深吸气努力用胸壁去靠近护士的手，吸气动作尽量慢，然后用口缓慢呼气。

呼吸训练的吹瓶法：取一根输液皮管，剪去墨菲滴管及以上部分，取中间 50～70 cm 长皮管（皮管越长，呼气阻力越大），将其一头放在有 2/3 水的玻璃瓶（杯子）内，患者含住另一头，用力吹气，可见气泡逸出，持续 15 min，一日 3～5 次，对于训练呼吸功能效果较好。

2. 有效咳嗽

嘱患者放松，深吸一口气后屏住呼吸 2～3 s，然后用力进行爆发性咳嗽，促使黏液排出；如果分泌物特别黏稠，可行超声雾化后再进行。

3. 吹气球

这是一种简单、安全、有效的呼吸训练方法，可锻炼患者的呼吸肌和肺活量，促使肺泡膨胀，减少呼吸道感染。

按照以上方法每日练习 3～4 次，每次 15～30 min。

（五）肢体功能锻炼

为改善肢体血液循环，防止肌肉萎缩、关节僵硬、骨质脱钙等并发症，应指导长期卧床、截瘫或不全瘫患者合理进行功能锻炼，包括主动功能锻炼和被动功能锻炼。定时进行肌肉按摩，由远端到近端，促进血液循环。指导患者进行股四头肌的舒缩训练、踝泵运动、四肢各关节的锻炼、腰背肌训练等。每日 3～4 次，每次 15～30 min。

（李珍珠）

第十八节　脊髓损伤

脊髓损伤是指由外伤、疾病等引起的脊髓结构和功能损害，导致损伤平面以下运动、感觉、自主神经功能的障碍，是一种严重的致残性疾病，脊髓损伤可分为外伤性和非外伤性。

脊髓损伤是脊柱骨折的严重并发症。脊柱骨折脱位或附件骨折，移位的椎体向后或骨片突入椎管，压迫脊髓或马尾神经，产生不同程度的脊髓损伤。脊髓损伤后患者大多合并不同程度的四肢或双下肢、马尾的功能障碍，临床上称为截瘫。颈椎骨折、脱位合并颈髓第 1～4 节段损伤，脊髓断裂造成损伤平面以下一切感觉、运动及自主神经功能消失，称为高位截瘫。受伤平面以下的感觉、运动、反射完全消失，括约肌功能完全丧失，称为完全性截瘫，部分丧失称为不完全截瘫。

一、护理评估

（一）评估

(1)评估患者的健康史，了解受伤史及既往病史。

(2)评估脊髓损伤的平面、程度、功能和预后；定时测量血压、脉搏、呼吸、体温；评估有无呼吸肌麻痹，有无自主神经功能紊乱引起的体温、血压调节失效；评估大小腿周径，观察肢体有无水肿,有无深静脉血栓形成;评估有无腹胀、排泄困难、失禁等排泄障碍。

(3)了解辅助检查结果,如 X 线片、CT、MRI 结果等。

(4)评估患者的心理和社会支持状况。

(5)做国际功能、残疾和健康分类(ICF)通用组合项目评估,了解患者的整体功能。

(二)病因

1.外伤性脊髓损伤

外伤性脊髓损伤占 70%,常发生于工矿塌方压伤、交通事故、高处坠落和自然灾害时。一般伤情严重,多为复合伤。

2.非外伤性脊髓损伤

非外伤性脊髓损伤占 30%,包括脊髓空洞症、椎管内肿瘤、脊髓蛛网膜炎、脊髓血管性疾病、椎管狭窄等先天自发性疾病。

(三)临床表现

1.局部表现

患者诉局部疼痛、活动受限。损伤部位的棘突明显压痛。常可见局部肿胀和后突畸形。

2.神经系统改变

脊髓损伤后,在损伤平面以下的运动、感觉、反射及括约肌和自主神经功能受到损害。

(1)感觉障碍:损伤平面以下的痛觉、温度觉、触觉及本体觉消失。参照脊神经皮节分布可判断脊髓损伤平面。

(2)运动障碍:脊髓休克期,脊髓损伤节段以下表现为松弛性瘫痪,反射消失。休克期过后若脊髓横断伤患者出现上运动神经元性瘫痪,肌张力升高,腱反射亢,进出现髌阵挛、踝阵挛及病理反射。

(3)反射异常:脊髓休克期深、浅反射均减退;休克期后损伤节段反射通常亢进,损伤以下节段反射减退。

(4)危及生命的并发症:上颈髓损伤,可立即出现呼吸麻痹、呼吸困难,可迅速致命。

(四)辅助检查

通过 X 线、CT、MRI 检查,明确椎体损伤情况,脊髓受压、损伤的程度。

二、主要护理诊断/问题

(一)低效型呼吸形态或清理呼吸道无效

低效型呼吸形态或清理呼吸道无效与脊髓受伤及活动受限有关。

(二)有脊髓损伤加重的危险

有脊髓损伤加重的危险与脊柱骨折压迫脊髓有关。

(三)体温异常

体温异常与体温调节中枢受损有关。

(四)躯体移动障碍

躯体移动障碍与脊髓损伤、牵引有关。

(五)自理能力障碍

自理能力障碍与脊髓损伤、卧床有关。

(六)营养失调:低于机体需要量

营养低于机体需要量与消化能力降低、患者的心理影响有关。

(七)排便异常

排便异常与支配排便的神经损伤或神经反射抑制、长期卧床有关。

(八)排尿异常

排尿异常与膀胱功能障碍有关。

(九)有失用综合征的危险

有失用综合征的危险与瘫痪、长期卧床有关。

(十)潜在并发症

潜在并发症有肺部感染、尿路感染、压力性损伤。

(十一)绝望、焦虑、恐惧、愤怒

绝望、焦虑、恐惧、愤怒与缺乏疾病知识、认识到疾病预后不良、担心社会角色发生变化有关。

三、护理目标

(1)保持呼吸道通畅,维持呼吸正常功能。

(2)避免加重脊髓损伤的程度。

(3)保持体温在正常范围。

(4)无压力性损伤等并发症发生。

(5)维持正常的排尿功能或建立膀胱的反射性排尿反射。

(6)保持大便通畅。

(7)维持适当的营养。

(8)能接受身体及生活改变的现实,心理健康。

(9)患者及其家属了解功能锻炼知识。患者能按计划进行功能锻炼,逐步恢复肢体功能。

(10)患者的生活需要得到满足并达到最大限度的自理状态。

四、护理措施

(一)急性期的护理

(1)卧床期间保持良肢位。一般急性期卧床4～6周,保证不稳定生物力学结构的安全稳定。根据患者脊柱的稳定性评估离床活动时间。使用矫形器支具再保护6周。转运患者的整个过程应保证脊柱序列对齐。

(2)密切观察生命体征及神经系统的变化,保护受压区域。尽量保证2～3 h轴线翻身。保留导尿管,使其持续开放,准确记录24 h液体出入量。已发生休克的患者,进行抗休克治疗。

(3)保持呼吸道通畅,及时清除呼吸道分泌物,定时翻身、拍背。指导患者防寒保暖,避免呼吸道感染。在高位脊髓损伤患者床边备好急救药品和器械,必要时行气管切开,减少呼吸道梗阻和防止呼吸道感染。

(4)伤后第一个24 h,若无其他损伤禁忌,每日2次被动活动患者的手、足关节,正确摆放体位,预防足下垂及指关节挛缩。

(5)急性期至少禁食 48 h,密切观察患者胃部有无不适,遵医嘱使用质子泵抑制剂预防应激性胃肠道溃疡,恢复肠鸣音后,进清淡饮食或给予肠内、肠外营养。

(二)恢复期的护理

(1)仔细询问患者的饮水量、排尿习惯、既往病史、用药史。评估患者的膀胱功能,分析膀胱功能障碍类型,帮助患者制订饮水计划,定时清洁导尿,每日 4～6 次,进行行为治疗、支持治疗、药物治疗等。住院期间教会患者及其家属清洁导尿操作及尿路感染早期症状的识别,在监测下实施反射性排尿措施,避免引起上尿路感染,定时复查尿常规。

(2)根据对患者直肠和括约肌功能的评估,分析直肠功能障碍类型,进行有针对性的排便反射训练。帮助患者进行饮食结构、饮水量的调整,要定时、定质、定量多食含纤维素高的食物。养成定时排便的习惯,一般选择在餐后 30 min,尤以早餐后为最佳时间,采取坐位排便最为理想,可顺结肠走向进行按摩,促进肠蠕动,帮助排便。

(3)加强皮肤护理,定时变换体位,减轻骨突出部位压力;选择良好的坐垫和床垫;改善全身的营养状况,加强针对患者及其家属的预防压力性损伤的健康教育。

(4)注意保持患者的良肢位,避免诱发或加重痉挛。患者体位改变的速度不宜过快,以防发生直立性低血压,尤其是颈段高位损伤的患者。

(5)尿潴留、便秘、尿路感染、压力性损伤、衣物过紧、痉挛、疼痛等因素可诱发自主神经过反射。当自主神经过反射出现时,立即采取头高位,并尽快排除诱因。检查膀胱是否充盈,留置导尿管的患者检查导尿管是否通畅。如果患者便秘,应立即协助其排便。

(6)评估患者肢体周径、皮温、肢端血运情况,行血管彩超检查,无禁忌者配合康复治疗师进行肢体的主动、被动活动及压力治疗来预防深静脉血栓的发生。适当抬高患肢,每日进行下肢被动运动,例如,以小腿关节为中心,做足的上下运动,上下不能超过 30°,发挥腓肠肌泵的作用,在避免患肢静脉输液,密切观察病情。对已发生血栓的患者,严格制动、保暖、抬高患肢,严密观察肢端血运和呼吸状况,警惕肺栓塞的发生,做好溶栓药的观察和护理,备好抢救药品和器械。

(7)根据评估者的心肺功能,指导患者进行呼吸训练、咳嗽训练、体位排痰训练等,每日 2 次,每次 10～20 min。进行上述训练时应观察患者的生命体征,根据患者的情况逐渐增加训练时间和强度,不要过度劳累。病室每日开窗通风 2 次,每次 30 min,保持空气流通。

(8)帮助患者选择合适的轮椅、支具、矫形器等康复器具,教会患者掌握其性能、正确的使用方法及注意事项,监督、保护患者完成特定动作,发现问题,及时纠正,在患者使用康复器具过程中加强安全防护,防止跌倒、压力性损伤等并发症的发生。

(9)加强病房管理,床间距保持在 1.5 m,病室内保证通道无障碍,卫生间水龙头应安装长柄,建造截瘫患者使用方便的洗澡设施,病区及治疗大厅应安装扶手,以利于患者行走训练。

(10)配合治疗师给予患者转移、站立、步行等训练,在训练过程中密切观察患者有无不适,在训练过程中加强防护,防止意外的发生;并教会患者有意外发生时应急的措施和方法。

(11)教会患者日常生活活动能力训练的方法,训练前应协助患者排空大小便,训练后对患者的整体情况进行观察及评估,如果有不适,及时和医师联系,调整康复训练的内容及强度。

(12)心理护理,运用心理治疗方法减轻患者的心理障碍,减轻焦虑、抑郁、恐慌等神经症状,帮助患者建立良好的人际关系,使其充分利用残存功能去代偿致残部分功能,尽最大努力去独立完成各项生活活动,帮助其早日回归家庭和社会。

(13)加强家属教育,配合社会康复和职业康复部门,协助患者做好回归社会的准备。帮助家庭和工作单位改造环境设施,使其适应患者的生活和工作。

(巩　雪)

第十九节　胸腰椎骨折

胸腰椎骨折是指胸腰段脊椎骨发生连续性中断,主要表现为腰椎局部肿胀、疼痛,骨折处两侧肌肉紧张,不能站立,翻身困难,运动障碍等。

一、护理评估

(一)临床评估

1.病史采集

(1)了解受伤过程,判断损伤机制。

(2)是否同时伤及头部。

(3)了解受伤时的意识状态和下肢活动情况。

2.全身检查

(1)排除复合伤:同时检查头、颈、胸、腹、骨盆以及四肢受伤的情况。

(2)视诊有无畸形、皮肤软组织挫伤、裂伤等。

(3)触诊有无台阶感,棘突间间隙是否增大,有无疼痛、压痛、叩痛。

(4)避免遗漏其他部位的骨折:尤其对下肢感觉障碍的患者,应注意检查双侧跟骨、胫腓骨、股骨颈、髋臼等部位的骨折,以防漏诊。

(5)腹部挫伤淤血,提示 Chance 骨折的可能性较大,必须排除腹腔脏器损伤的可能,必要时做超声或 CT 检查。

3.神经查体

(1)脊椎损伤节段有跳跃性存在的可能,为避免遗漏颈椎的损伤,神经查体时包括对颈髓功能的检查。

(2)感觉查体:①按皮神经分布节段检查痛觉、温度觉、触觉。②双侧对比,上下对比,远近端对比。

(3)运动查体:①评价肌力和关节运动的范围。②各个关节的运动对应不同的节段。

(4)反射检查:包括膝反射、肛门反射、提睾肌反射、球海绵体肌反射、病理征以及鞍区回避等。

(二)心理-社会状况

了解患者对疾病的认知程度,患者对疾病预后有何顾虑和思想负担;家属对患者的关心、支持程度;患者家庭对医疗费用的经济承受能力。

(三)辅助检查

1.X 线片

(1)包括胸、腰椎正侧位片。

(2)正位 X 线片:①椎弓根间距增加提示椎体爆裂骨折向两侧移位。②椎弓根轮廓模糊提示椎弓根破裂。③脊柱侧弯畸形提示侧方压缩移位。④两侧椎弓根影同棘突影位置不对称提示旋转移位。

(3)侧位 X 线片:①椎体高度的丢失提示压缩骨折及爆裂骨折。②Cobb 角的改变提示楔形压缩骨折。③椎体后缘线破坏和椎间孔内高密度影提示椎管内存在骨块占位。

2.CT

(1)在多个层面上仔细评估骨质破坏的细节。

(2)轴位可评估爆裂骨折椎管内骨折块占位程度。

(3)矢状位重建可评估椎体脱位造成的椎管损伤。

(4)CT 是评估椎弓根、椎板、关节突和横突的最佳手段。

3.磁共振检查

(1)用于评估软组织的细节。

(2)T_2 加权像及 T_2 加权脂肪像抑制序列可评价椎间盘突出、后方韧带复合体损伤、硬膜外血肿、脊髓水肿等损伤。

(四)稳定性评估

(1)脊柱在正常生理负荷下失去椎体间的稳定性,导致神经损害,产生慢性疼痛或畸形,称为脊柱不稳。

(2)评价胸椎、胸腰段、腰椎三个功能区的稳定性。

二、主要护理诊断/问题

(一)低效性呼吸形态

低效性呼吸形态与脊髓损伤、呼吸肌无力、呼吸道分泌物排出不畅有关。

(二)体温过高或过低

体温过高或过低与脊髓损伤、自主神经系统功能紊乱有关。

(三)尿潴留

尿潴留与脊髓损伤、膀胱逼尿肌无力有关。

(四)便秘

便秘与脊髓神经损伤、液体摄入不足、饮食和活动受限有关。

(五)有皮肤完整性受损的危险

有皮肤完整性受损的危险与肢体感觉及活动障碍有关。

(六)身体意象紊乱

身体意象紊乱与受伤后躯体运动障碍或肢体萎缩变形有关。

三、护理目标

(1)患者的疼痛症状缓解,生活自理能力提高。

(2)患者能有效排便、排尿,患者皮肤清洁、完整。

(3)患者呼吸道通畅,能够维持正常的呼吸功能。

(4)未发生并发症。

四、护理措施

（一）基础护理

1.心理护理

由于突然受到创伤，患者极易产生焦虑、恐惧和紧张心理，应主动与患者交谈，给予安慰、解释，使其保持良好的心态，积极配合治疗。

2.体位

伤后卧硬板床，根据医嘱在伤椎的后侧背部垫软枕，帮助恢复椎体前部高度。老年人可能难以坚持此种体位，护理人员一定要监督其保持体位。

3.腰背肌功能锻炼

目前临床上常用的练功疗法，有三点法、五点法、七点法、飞燕法，一般建议老年人采用五点法、七点法。

4.预防尿路感染

嘱患者多饮水，给留置导尿管患者每日行会阴护理、更换尿袋。

5.预防压疮

保持床单位清洁、干燥、平整，经常按摩骨突处，可预防使用水垫保护受压的皮肤。

6.预防肺部感染

嘱患者进行深呼吸、有效咳嗽训练、吹气球等以增加肺活量，锻炼肺功能，督促在床上进行扩胸运动。

7.预防便秘

嘱患者多饮水，多食粗纤维食物，经常做腹部按摩，必要时用药物辅助。禁止用力解大便，以防意外发生。

8.饮食护理

加强营养，鼓励患者进清淡的高热量、高蛋白、高维生素、易消化的饮食，少食多餐，避免进胀气食物（如牛奶、豆浆等）。

（二）急救搬运

对疑有脊柱骨折者应尽量避免移动。若确实需要搬运，可采用平托法或滚动法将患者移至硬担架、木板或门板上。前者是将患者平托至担架上；后者是使患者身体保持直线状态，整体滚动至担架上。无论采用何种搬运方法，都应让患者保持脊柱中立位。颈椎损伤者需有专人托扶头部并沿纵轴向上略加牵引，搬运后将沙袋或折好的衣服放在颈部两侧以固定头颈部。

（三）脊髓损伤的观察和预防

观察患者的肢体感觉、运动、反射和括约肌功能是否随着病情发展而变化，及时发现脊髓损伤征象，向医师报告并协助处理。尽量减少搬动患者，搬运时保持患者的脊柱中立位，以免造成或加重脊髓损伤。

（四）预防压疮

（1）定时翻身。每2~3 h翻身一次，翻身时胸腰段骨折者双臂交叉于胸前，两名护士分别托扶患者肩背部和腰腿部，将其翻至侧卧位轴线上，颈段骨折者还需一人托扶头部，使头部与肩部同时翻动。

（2）床单应清洁、平整、干燥和舒适，有条件时可使用气垫床，保持患者皮肤清洁、干燥。

(3)增加营养,保证足够的营养摄入,提高机体抵抗力。

(4)根据骨折部位、程度和功能锻炼计划,指导和鼓励患者早期活动并进行功能锻炼。单纯压缩骨折患者卧床 3 d 后开始腰背部肌肉锻炼,2 个月后骨折基本愈合,第 3 个月可以下地少量活动,但仍以卧床休息为主,3 个月后逐渐增加下地活动时间。

(五)出院指导

(1)掌握日常生活中扛、抬、搬、提的正确姿势,保护腰部,减少慢性腰部损伤的发生。

(2)佩戴腰围 1 个月。

(3)继续腰背肌锻炼。

(4)加强营养,增强机体抵抗力,根据患者的不同体质进行饮食调护。一般患者可食核桃、山芋肉、黑芝麻等补肾之品。嘱阳虚者多食温补之品(如羊肉、狗肉、鳝鱼、桂圆等)。可嘱肝肾阴虚者多食滋补肝肾之品(如山药、鸭肉、牛肉、百合、枸杞等)。

(李兴霞)

第二十节 腰椎间盘突出症

腰椎间盘突出症(lumbar intervertebral disc herniation,LDH)亦称髓核突出(脱出)或腰椎间盘纤维环破裂症,主要是由于腰椎间盘各部分(髓核、纤维环及软骨)尤其是髓核有不同程度的退行性改变后,在外界因素的作用下,椎间盘的纤维环破裂,髓核组织从破裂之处突出(脱出)导致脊神经根、脊髓等遭受刺激或压迫,从而产生腰部疼痛。本病多见于青壮年,男性患者多于女性患者。

一、护理评估

(一)病因

1.腰椎间盘的退行性改变

长期慢性积累性劳损导致腰椎间盘退行性改变,腰椎间盘纤维环变性,髓核脱水,张力降低,遇到外力或椎间盘压力突然升高,纤维环可破裂,髓核突出。

2.外伤

例如,弯腰搬重物时腰部的超荷负重以及各种形式的腰扭伤等,均可使髓核瞬间受压,张力超过纤维环的应力,造成纤维环破裂,髓核从破裂部突出。

3.职业

例如,驾驶员长期处于坐位和颠簸状态,从事重体力劳动者和举重运动员过度负荷等,造成椎间盘内压力增大。

4.其他

其他病因有遗传因素、腰骶先天异常、腰椎间盘压力突然升高等。

(二)临床表现

1.腰痛

持续性腰背部钝痛多见,有些患者会表现腰背部痉挛性剧痛。

2.下肢放射痛

下肢放射痛表现为腰部至大腿及小腿后侧的放射性疼痛或麻木感,甚至可放射到足跟和足趾。

3.间歇性跛行

间歇性跛行表现为行走约百米,严重时行走数十米后,出现一侧或双侧腰腿酸痛,下肢麻木无力,休息后症状缓解或消失,继续行走症状再次出现。

4.马尾神经症状

主要表现为会阴部麻木和刺痛感,排便和排尿困难。

5.腰椎姿势异常

腰痛引起的反射性肌肉痉挛,致使腰椎生理前凸变小,完全消失,甚至变为后凸。

(三)辅助检查

1.影像学检查

影像学检查包括腰椎正侧位和斜位片、CT、MRI 等。肌电图检查、脊髓造影等对腰椎间盘突出症有一定的诊断意义。

2.体格检查

患者步态异常,甚至跛行,直腿抬高试验和加强试验呈阳性。

二、主要护理诊断/问题

(一)疼痛

疼痛与腰椎间盘突出压迫和刺激神经根以及手术创伤有关。

(二)躯体移动障碍

躯体移动障碍与疼痛和疾病有关。

(三)潜在并发症

潜在并发症有脑脊液漏、感染、深静脉血栓(DVT)等。

三、护理目标

(1)患者的舒适度增加,疼痛症状减轻或消失。

(2)患者的躯体活动能力改善。

(3)患者的下肢肌力增强。

(4)患者无并发症,或并发症发生后得到及时处理。

四、护理措施

(一)减轻疼痛

1.休息

长时间站立或坐使腰椎负荷增加,神经根受压症状加重,故减轻腰椎负荷的方法就是卧床休息。

卧硬板床,采取舒适、腰背肌放松体位。翻身时保持脊柱呈一条直线。

2.心理护理

指导患者放松心情,可让患者听音乐、看电视或与人聊天,分散其注意力。

3.药物镇痛

根据医嘱使用镇痛药或非类固醇类消炎止痛药。

(二)患者活动能力改善,舒适度增加

(1)体位护理:术后平卧2 h后即可协助患者轴线翻身,四肢呈舒适体位。

(2)按摩受压部位,避免压疮发生,更换床单时避免拖、拉、推等动作。指导患者进行功能锻炼。

(3)协助患者做好生活护理。

(三)预防便秘

1.排便训练

多数患者不习惯床上排便而导致便秘,应指导患者床上使用便盆,指导床上排便。

2.饮食指导

指导患者多饮水,多食新鲜蔬菜、水果,给予富含膳食纤维的易消化饮食。

3.药物通便

根据医嘱使用开塞露、麻仁软胶囊等通便药物。

4.适宜环境及心理疏导

可在患者排便时挡上屏风,尽可能减少病房人员,并给患者予心理支持,给其提供适宜的环境。

(四)用药护理

遵医嘱按时、按量口服止痛药、神经营养药物。

(五)健康教育

1.起卧方法

坐或下床时需戴腰围,起床时先平卧,戴好腰围,然后侧卧,用双上肢慢慢撑起身体。禁止从平卧位突然起床的动作。由坐位改为卧位时先用双手支撑,慢慢侧卧,然后平卧,松开腰围。

2.维持正常体重

因肥胖会加重腰椎的负荷,超重或肥胖者必要时应控制饮食和减轻体重。

3.休息

注意劳逸结合,避免长时间坐或站立,避免弯腰负重、提重物等活动。

(张　燕)

第十四章　五官科疾病护理

第一节　睑腺炎

睑腺炎又称眼睑炎，是眼睑腺体的急性化脓性炎症。常因金黄色葡萄球菌侵入睑腺而感染。睑腺炎分内、外两种，发生在睫毛毛囊或其附属皮脂腺为外睑腺炎，发生在睑板腺为内睑腺炎。

睑腺炎患者常表现为患侧眼睑局部红、肿及触痛，有硬结，状似麦粒，数日后硬结软化，出现黄色脓点，破溃后排出脓液，症状消退。外睑腺炎的炎症反应集中在睑缘处，红肿范围较弥散，脓点自皮肤面破溃，内睑腺炎的炎症浸润局限在睑板腺内，疼痛和压痛较外睑腺炎明显，脓点自结膜面破溃，将脓液排入结膜囊。治疗要点是早期局部热敷、应用抗生素眼药，以促进炎症消散；脓肿形成时切开排脓。

一、临床表现

（1）患处有红、肿、热、痛等急性炎症表现。

（2）外睑腺炎的炎症反应主要位于睫毛根部的睑缘处，开始红肿范围较弥散，但以棉签等细棍样物进行触诊时，可发现明显压痛的硬结；患者的疼痛剧烈；同侧耳前淋巴结肿大和压痛。如果外睑腺炎邻近外眦角，疼痛特别明显，还可引起反应性球结膜水肿。

（3）内睑腺炎被局限于睑板腺内，肿胀比较局限，疼痛明显；病变处有硬结，触之压痛；睑结膜面局限性充血、肿胀。

（4）睑腺炎发生后2～3 d，可形成黄色脓点。外睑腺炎向皮肤方向发展，局部皮肤出现脓点，硬结软化，可自行破溃。内睑腺炎常于睑结膜面形成黄色脓点，向结膜囊内破溃，少数患者可向皮肤表面破溃。睑腺炎破溃后炎症明显减轻，1～2 d逐渐消退。

（5）在儿童、老年人或患有糖尿病等慢性消耗性疾病的患者中，由于患者的体质弱、抵抗力差，睑腺炎通过眼睑皮下组织扩散，发展为眼睑蜂窝织炎。此时整个眼睑红肿，可波及同侧面部。眼睑不能睁开，触之坚硬，压痛明显，球结膜反应性水肿剧烈，可伴有发热、寒战、头痛等全身症状。

如果不及时处理，有时可能引起败血症、海绵窦脓毒血栓等十分严重的并发症，而危及生命。

二、护理评估

1.健康史

屈光不正者、儿童、抵抗力下降者易患此病。

2.身心状况

有患侧眼睑局部红、肿、热、痛等急性炎症表现，有硬结，数日后硬结软化，出现黄色脓点，破溃后排出脓液，症状消退。注意区别内、外睑腺炎。睑腺炎起病较急，有明显疼痛不适，且影响外观,引起焦虑。

3.治疗要点与反应

早期热敷,脓肿形成时切开排脓。由于睑腺炎影响外观,患者可能在脓肿未破溃之前自行挤压或用针挑,易引起并发症。护士应评估患者对疾病的认知程度,及时给予治疗指导。

三、护理问题

(1)急性疼痛与睑腺炎症有关。

(2)患者缺乏睑腺炎的防治知识。

(3)潜在并发症:眼睑蜂窝织炎、海绵窦血栓性静脉炎等。

四、护理措施

1.疼痛护理

(1)眼局部冷敷:局部冷敷不仅能降低炎症部位的温度,使局部毛细血管收缩,减少出血、渗出和炎症因子的释放,还可以抑制组织细胞及神经末梢的活动,从而减轻疼痛。血管收缩还能阻止血液流入周围组织,减轻局部瘀斑和肿胀。嘱患者闭眼后,用干毛巾包裹冰块轻轻敷于患眼 5~10 min,每日冷敷 3~4 次即可。

若冷敷过程中,眼球出现不适,需立即停止冷敷。休息后仍不缓解,应及时就诊。冷敷过程中注意避免冰块外漏直接接触皮肤,以免冻伤。

(2)指导患者正确滴抗生素眼药水或涂眼膏的方法。

2.预防感染护理

(1)脓肿未形成时,不宜切开,更不能挤压排脓,否则会使炎症扩散,导致眼睑蜂窝织炎、海绵窦脓毒血症等严重并发症。

(2)局部炎症明显并伴有全身症状或反复发作者,可遵医嘱全身应用抗生素。

(3)观察病情:对局部炎症明显并伴有全身症状或反复发作者,注意体温、头痛等全身症状的变化以及血常规的检查;对合并糖尿病者,应积极控制血糖,按糖尿病常规护理。对顽固复发、抵抗力低下者(如儿童、老年人或患有慢性消耗性疾病的患者),给予支持治疗,提高机体抵抗力。

3.脓肿切开护理

(1)脓肿形成后,如果未溃破或引流排脓不畅,应切开引流。外睑腺炎患者应在皮肤面切开,切口与睑缘平行;内睑腺炎患者则在结膜面切开,切口与睑缘垂直。

(2)术后嘱患者用掌根局部按压止血 10~15 min,涂抗生素眼膏,包扎术眼。

(3)若脓腔过大,脓液过多,一次不能排尽,可以在脓腔内置引流条,涂抗生素眼膏并包扎。嘱患者勿用力揉眼,以防引流条脱出。

(4)嘱患者每日换药直至痊愈。

五、健康指导

1.生活指导

(1)加强锻炼,提高机体抵抗力。

(2)养成良好的卫生习惯,不过度用眼,不用脏手或不洁手帕揉眼,不用劣质化妆品。

(3)嘱有糖尿病、睑缘炎、屈光不正者及时治疗或矫正。

(4)告诉患者切忌挤压或针挑排脓,以免炎症扩散引起并发症。

2.疾病指导

(1)在脓肿成熟前,切忌挤压或用针挑刺,以免细菌经眼静脉进入海绵窦,导致颅内、全身感染等严重并发症。

(2)告诉患者注意用眼卫生,严禁脏手、不洁纸巾揉眼、擦眼。

(林惠玲)

第二节　牙龈炎

一、护理评估

(一)健康史

(1)患者有无全身性疾病,有无家族史、过敏史等。

(2)了解患者的口腔卫生状况及卫生习惯。

(3)了解患者的牙龈炎治疗史,患者有无长期服用激素类避孕药病史等。

(二)心理-社会状况

(1)了解患者是否因牙龈慢性红肿、出血、口臭等产生压抑、自卑心理。妊娠者担忧疾病会影响到胎儿的健康和发育,极易产生焦虑。

(2)评估患者对疾病的治疗程序、配合方法、费用、预后的了解程度以及对口腔卫生保健的掌握情况等。

二、主要护理诊断/问题

(一)牙龈组织受损

牙龈组织受损与牙龈炎症有关。

(二)舒适的改变

舒适的改变与牙龈红肿、出血等有关。

(三)自我形象紊乱

自我形象紊乱与口臭、牙龈红肿有关。

(四)知识缺乏

患者缺乏牙龈疾病及自我护理的相关知识。

(五)焦虑

焦虑与担心疾病预后有关。

三、护理目标

(1)患者了解牙龈病的特点、治疗方法及预后。

(2)患者能掌握正确的刷牙方法和自我控制牙菌斑的方法。

(3)牙龈炎症逐渐减轻或消失,口臭消除。

(4)青春期牙龈炎患者纠正用口呼吸的习惯。

(5)完善临床护理质量管理,持续改进质量。

四、护理措施

1. 保持诊室清洁

治疗前用 0.2% 的氯己定溶液含漱 1 min,减少洁治时喷雾的细菌数量,减少诊室的空气污染;尽量打开门窗,使诊室内空气流通。

2. 龈上洁治术护理

(1)用物准备:超声波洁牙机及龈上工作尖 1 套、慢速手机弯机头 1 个、抛光杯、抛光膏、3% 的过氧化氢液及 0.2% 的氯己定冲洗液。

(2)护理配合:①协助患者用 0.2% 的氯己定溶液含漱清洁口腔。向患者解释术中可能引起的不适(如酸、痛、胀、牙龈出血等),取得合作。保持手术野清晰,调节体位及光源,及时吸唾液。②洁治:开机后根据牙石厚薄调节洁牙机频率和功率,踩脚踏开关,左手持口镜牵拉口角,右手以握笔式持洁牙机手柄,使龈上工作尖的前端与牙面平行或小于 15°角接触牙石的下方来回移动,利用超声波击碎并震落牙石。对于牙间隙难以清除的牙石,可用手动洁治器清除;对种植牙应换特殊仪器(如塑料器械和钛刮治器等)处理。③抛光:于慢速手机弯机头上安装抛光杯,蘸抛光膏,于牙面进行抛光。可稍施压力使抛光杯的薄边缘伸入龈下,使牙面光洁无刻痕。④冲洗消毒:用三用枪进行口腔冲洗,并及时吸干液体。用 3% 的过氧化氢液及 0.2% 的氯己定冲洗液进行龈袋交替冲洗,嘱患者漱口。

(3)健康指导:①告知患者洁牙后短期内可能出现冷热敏感不适,随着时间的延长会好转。如果加重,应随时就诊。②出血的观察及处理:术后 24 h 内有少量渗血属于正常,术后当天勿进过热食物。③预防感染:进食后注意漱口,保持口腔清洁,正常刷牙,预防感染。④准确记录,嘱患者 1 周后复诊。

(钱 琼)

第三节 牙周炎

一、护理评估

(一)健康史

(1)患者有无全身性疾病,有无家族史、过敏史等。

(2)了解患者的口腔卫生状况及卫生习惯、牙周疾病史。

(二)心理-社会状况

患者因口臭、牙龈红肿、出血可有自卑、焦虑心理,因疼痛患者可出现烦躁、性格变化等。

二、主要护理诊断/问题

(一)牙周组织受损

牙周组织受损与牙周组织炎症有关。

（二)舒适的改变

舒适的改变与牙齿松动、牙根暴露、牙列缺失有关。

（三)自我形象紊乱

自我形象紊乱与牙龈红肿、牙齿松动、移位、脱落、戴义齿等有关。

（四)营养失调

营养失调与牙齿松动脱落及拔牙影响进食致摄入量减少有关。

三、护理目标

(1)牙周炎症减轻或消失，口臭消除。

(2)患者掌握保持口腔卫生、控制牙菌斑的方法。

(3)正常饮食，营养状况得到改善。

四、护理措施

1.龈下刮治术(根面平整术)的护理

龈下刮治术通常在洁治术后待牙龈炎减轻、出血减少时进行。

(1)用物准备:麻醉药品，3%的过氧化氢、0.2%的氯己定冲洗液及含漱液、洁牙机手柄及龈下工作尖、龈下刮治器1套、超声波洁牙机。

(2)患者准备:调节体位与光源，暴露手术野，观察局部黏膜健康情况;告知患者术中配合事项，减少患者的心理负担;协助患者用0.2%的氯己定冲洗液含漱;协助医师进行局部麻醉。

(3)护理配合:安装洁牙机手柄及龈下工作尖并传递给医师。保持手术野清晰，调节光源，协助牵拉口角，及时吸唾液，及时吸除手术区的血液。

根据患牙的位置选择合适的刮治器并及时传递，用酒精棉球擦拭器械表面血液及肉芽组织。手术区用3%的过氧化氢、0.2%的氯己定冲洗液交替冲洗，在牙周袋上药。密切观察患者的全身情况，及时向医师汇报。

(4)健康指导:①指导患者正确刷牙及使用牙线、牙缝刷，控制牙菌斑。②麻醉过后可能会有疼痛，嘱患者按医嘱服用镇痛药，缓解疼痛。③术后患者休息半小时无明显渗血方能离开;术后不要反复吸吮或吐唾液，以免口内负压增加，引起出血;术后当日可进温凉软食或流质饮食，不宜进过热、过硬食物，防止出血。④按医嘱服用抗生素，并观察服药后有无不良反应;进食后注意漱口，保持口腔清洁，术后当天正常刷牙，预防感染。⑤嘱患者1周后复诊，分区刮治，刮治完成后1个月、3个月、6个月复诊。

2.松牙固定术的护理

(1)用物准备:扁形不锈钢丝、钢丝剪1把、钢丝结扎钳2把(平头)、持针钳1把、推压器1支、黏结剂、复合树脂等。

(2)护理配合:保持视野清晰，及时调节光源、吸唾液，协助暴露手术野。选择直径合适的扁形不锈钢丝，长度为结扎牙长度的2倍，并从中央弯成U形，传递给医师。结扎钢丝时及时传递持针钳、结扎丝、钢丝剪、推压器等。选用光固化树脂加强固定，按复合树脂黏结修复术护理。

(3)健康指导:①指导患者保持口腔卫生的方法，严格控制牙菌斑;②嘱患者勿用患牙咬硬物。

3.牙周手术的护理

常用的牙周手术方法有翻瓣术、磨牙远中楔形瓣手术、骨成形术、骨切除术、植骨术等。

(1)用物准备:准备牙周手术包1个(内置骨膜分离器、龈下刮治器、牙周探针、骨凿、骨挫、小弯剪刀、线剪、吸唾管、刀柄、缝合用物1套、纱布等),手术刀,缝线,冲洗器,高速牙科手机,车针,冲洗器,刮治器,遵医嘱备特殊材料(如人工骨、组织再生膜等)。

(2)护理配合:①对需植入人工骨或组织再生膜者,巡回护士应备好灭菌生理盐水。②器械护士:戴无菌手套,配合手术护理。铺孔巾,与手术区域相连,形成一个无菌区,方便手术者操作。递手术刀给医师进行切口,牵拉口角,暴露手术野,及时用强吸管吸除手术区血液,保持手术野清晰。必须保持吸引器通畅,及时用蒸馏水冲洗管道,防止血凝块堵塞管腔。递骨膜分离器,进行龈瓣的翻开,暴露病变区。递刮治器,刮除暴露于根面和病变处的肉芽组织,刮净牙根表面的牙石及牙骨质。冲洗手术部位时递0.2%的氯己定冲洗液与生理盐水给医师,及时清除术中剔除的结石及炎性组织。协助龈瓣复位,用湿纱布压迫,使之与根面贴合。协助缝合,缝合完毕检查口腔内有无残留的物品,防止发生意外。协助在创口处敷牙周塞治剂。与巡回护士清点器械、敷料,确保无误。用湿纱布清洁患者唇周血渍,揭去孔巾,撤离手术用物。

(3)健康指导:嘱患者1周后复诊拆线,植骨术后10~14 d拆线,6周复诊。观察牙周情况。

4.牙周脓肿的护理

患者就诊时局部肿胀明显,疼痛难忍,甚至伴有发热等全身症状。接诊时应注意病情的观察,安排优先就诊。

对体温异常者,注意监测体温变化,及时对症处理。需切开排脓时,遵医嘱准备局部麻醉药并协助注射,递11号刀片,进行脓肿切开,递生理盐水、3%的过氧化氢、0.2%的氯己定冲洗液,交替冲洗,用棉球协助擦干脓血,递引流条引流脓液。嘱患者24~48 h复诊,拔除引流条。

五、健康指导

(1)保持良好的口腔卫生习惯,每天早、晚两次彻底刷牙,每次3 min。饭后漱口,少食糖类食物,不能口含食物睡觉。

(2)采用正确的刷牙方法,并定期到医院检查、治疗,及时清除牙菌斑。

(3)掌握牙线的正确使用方法。

(4)去除和控制与牙周疾病关系密切的不良因素,例如,积极改善食物嵌塞,对创伤的牙齿进行调整;有吸烟嗜好者应戒烟;预防和矫治错颌畸形。

(5)需定期检查,预防复发。牙周治疗完成后,一般2~3个月复查;每6~12个月做一次洁治,维护牙周组织健康。

(6)保持均衡饮食,经常补充富含蛋白质、维生素 A、维生素 D、维生素 C 及钙和磷的食物,增强牙周组织对致病因子的抵抗力和免疫力。

(钱　琼)

第十五章 肿瘤科疾病护理

第一节 鼻咽癌

鼻咽癌是中国常见恶性肿瘤之一,其发病有明显的地域及种族差异,并存在家族高发倾向。男性及中老年人是中国鼻咽癌高发人群,在中国南方地区,鼻咽癌排在恶性肿瘤的第二位或第三位。中国鼻咽癌的发病率和病死率仍处于世界较高水平。

一、护理评估

(一)病因

目前未确定病因,较为肯定的致病因素为 EB 病毒感染、接触化学致癌物和遗传因素。

1. EB 病毒

1946 年 Old 等首先在鼻咽癌患者的血清中检测出 EB 病毒抗体,之后大量血清流行病学研究证明 EB 病毒与鼻咽癌密切相关。其一,在鼻咽癌活检瘤细胞中检出 EB 病毒的 DNA 和病毒抗原;其二,鼻咽癌患者的血清中 EB 病毒抗体效价多升高,且其效价水平和病变转归成正相关。

2. 化学致癌因素

鼻咽癌的发病地域集聚性反映了同一地理环境和相似的生活习惯中某些化学因素致癌的可能性。

调查发现,鼻咽癌高发区的大米和水中微量元素镍含量较低发区更高,可能为鼻咽癌发病的促进因素。高发人群常吃的咸鱼、腌肉、腌菜中致癌物亚硝酸盐的含量非常高。有动物实验证明亚硝胺及其化合物与鼻咽癌的发病密切相关,食用咸鱼已被证实是鼻咽癌的危险因素。

3. 遗传因素

鼻咽癌的发病有种族特异性和家族高发倾向,提示鼻咽癌可能与血缘或遗传有关。有研究证实,四号染色体短臂可能存在鼻咽癌易感基因,但仅适用于部分鼻咽癌患者,鼻咽癌的易感基因仍在研究中。

(二)临床表现

鼻咽癌发生部位隐蔽,早期可无症状或症状轻微,症状明显时往往已是晚期。

1. 血涕

由于鼻咽腔内肿瘤血管比较脆,肿瘤外表常没有黏膜覆盖,故易有血涕或鼻出血症状,占初发症状的 23.2%。血涕最常发生在早晨起床后,出现回吸性血涕或擤鼻后涕中带血。鼻咽癌伴大块坏死或深大溃疡时可出现大出血。

2. 鼻部症状

鼻咽癌好发于鼻咽顶前壁,易侵犯鼻腔后部,出现不同程度的鼻塞,占初发症状的 15.9%。

3. 耳部症状

鼻咽癌发生在鼻咽侧壁、侧窝或咽鼓管开口上唇时,肿瘤压迫咽鼓管,可发生单侧性耳鸣或听力下降,占初发症状的 14.1%,有时还可发生卡他性中耳炎。

4. 头痛

头痛常为一侧性偏头痛,位于额部、颞部或枕部,占初发症状的 26.9%。轻者头痛无须治疗,重者须服止痛药,甚至注射止痛针。头痛的原因很多,颅底骨破坏常是头痛的原因之一,晚期鼻咽癌的头痛可能是三叉神经第 1 支末梢神经在硬脑膜处受刺激反射引起的。

5. 颈淋巴结肿大

颈淋巴结转移最常见部位为颈深上组淋巴结以及咽后淋巴结。60%~80%的患者初诊时即有淋巴结转移。

6. 颅神经受侵症状

鼻咽癌向上侵及颅内,可出现颅神经受累症状,最常受累的为第Ⅲ~Ⅵ对颅神经,表现为一侧面麻、眼球固定等。其他较常见的有第Ⅻ对颅神经,表现为一侧舌肌萎缩,伸舌偏向患侧。

(三)辅助检查

了解阳性检查结果、营养指标及有无复发或远处转移症状。

(四)精神-心理状况

了解患者的压力源、压力应对方式及社会支持系统。

(五)其他

评估患者放疗、化疗的作用及不良反应,观察胃肠道反应,例如,恶心、呕吐、腹泻、便秘,骨髓抑制情况,血常规,肝、肾功能,发热等的发生及程度。

二、主要护理诊断/问题

(一)疼痛

疼痛与肿瘤侵犯脑神经和脑实质有关。

(二)口腔黏膜受损

口腔黏膜受损与放射治疗损伤黏膜及唾液腺有关。

(三)恐惧

恐惧与担忧肿瘤危及生命有关。

(四)知识缺乏

患者缺乏有关鼻咽癌早期症状的认知及防治知识。

三、护理目标

(1)患者鼻腔通畅,无脓性分泌物。

(2)通过饮食指导患者能配合坚持进食,保持体重下降不超过 10%。

四、护理措施

(一)放疗前护理

1. 心理护理

由于患者对疾病的病因、治疗方法不了解,担心疾病的预后,常会出现焦虑、恐惧、抑郁、愤怒等心理问题。因此,须了解患者的病情、心理状况以及治疗方案,有针对性地对患者进行健康教育,例如,向患者和家属解释放疗的原理、实施步骤,充分告知放疗的注意事项、可能出现的不良反应和应对策略,发放放疗宣教手册,使患者能保持良好的心态,更好地配合治疗和护理。

2.营养护理

有数据表明,在治疗前已有 56% 的鼻咽癌患者体重减轻 5%,61.3% 的患者存在营养风险。在入院 24 h 内分别应用营养风险筛查(NRS 2002)或患者自评主观全面评估量表(PG-SGA)进行营养筛查,NRS 2002 评分≥3 分为有营养风险,需要营养支持和营养监测。

护士应加强对患者及其家属营养知识的宣教,嘱患者选择含优质蛋白、丰富维生素、高热量、易消化的食物,忌食辛辣、腌制等食物。放疗前 1 h 避免进食。在食品的调配上,注意色、香、味,为患者营造清洁、舒适的进食环境。劝导患者戒烟、戒酒。

3.口腔护理

(1)注意口腔卫生。指导患者购买软毛牙刷,使用含氟牙膏刷牙,每次饭后要刷牙漱口。

(2)治疗牙周病,取下金属牙套;有龋齿,则应拔除,避免引起放射性骨髓炎。

4.告知患者放疗的注意事项

放射治疗室不能带入金属物品(因可能对射线的分布产生影响),如手表、钥匙、手机等。注意保护好自己的放疗固定装置,避免被锐器刺破、重物挤压等,查看固定装置有无变形。告知患者治疗时听从放疗技术人员的指导,配合体位摆放、面罩固定及放松情绪,保持平稳的呼吸,配合放疗。保持放射野标记清晰,洗澡、出汗、衣物摩擦使放射野标记模糊不清时,要及时请医师补画。

(二)放疗中护理

1.心理护理

鼻咽癌的放疗时间较长,治疗过程中出现放射性口腔黏膜炎或放射性皮炎、味觉改变、消瘦等症状时患者易产生负面情绪,应给予患者心理支持,使其配合治疗。

2.放射野皮肤护理

放射线在治疗过程中不仅杀伤癌细胞,也对照射区域内的正常组织有损伤。因此须做好相关健康教育。

(1)保持放射野皮肤清洁、干燥,可用温水和柔软毛巾轻轻沾洗,但禁止用热水冲淋或浸浴,禁止使用肥皂、沐浴露等。

(2)避免粗糙毛巾、硬衣领、首饰与放射野皮肤的摩擦,选择宽大、柔软的全棉内衣。

(3)禁用碘酒、酒精等刺激性药物,不可随意涂抹药物和护肤品。外出时,防止日光直射放射野皮肤。

(4)经常修剪指甲,勤洗手,对局部皮肤切忌用手指抓搔、剥皮。

(5)可遵医嘱使用射线防护剂或防护膜。

(6)每周对放射野皮肤进行评估,给予相应的处理。

Ⅰ度反应时皮肤出现轻度的红斑或干燥性脱屑,尚不须特别处理;Ⅱ度反应时皮肤出现湿性脱屑,不局限于皱纹和皱褶,轻伤或摩擦引起出血,须暂停放疗,有湿性脱皮时清洁换药后局部使用促进皮肤愈合的药物或敷料,如重组人表皮生长因子或水凝胶敷料等,近年来临床上将自黏性软聚硅酮薄膜敷料贴于放疗区皮肤,也有良好的防护作用。

3.急性放射性腮腺护理

部分患者第一次放疗后就出现口干或腮腺肿胀,严重时可表现为腮腺区的局部红、肿、热、痛,甚至发热,这是因为照射后腮腺导管黏膜的急性充血水肿,导致腮腺导管堵塞,引起唾液潴留。一般不须特殊的处理,嘱患者放疗后 1～3 d 暂时不要进任何可能刺激唾液过度分泌的酸、甜或辣的食物和饮料(如水果、果汁、辣椒、醋等)。可适当增加饮水量和保持口腔卫生,1 周内可完全缓解。

4.放射性口腔黏膜炎护理

(1)由于唾液腺受到射线的作用,唾液减少,患者口干的程度逐渐加重,口腔自洁能力下降。应注意保持口腔清洁,督促患者每次饭后及睡前用软毛小头牙刷、含氟牙膏刷牙,并用牙线清洁牙缝,每日使用刮舌器清洁舌苔一次。

(2)保持口腔湿润,多饮水,可用石斛、麦冬等泡水饮用生津,每 1～2 h 用生理盐水漱口,每次漱口时间多于 30 s。忌用市售的含酒精漱口水。有研究表明,含氯己定的漱口水对口腔黏膜炎有效。有真菌感染时选用 5% 的碳酸氢钠溶液漱口。

(3)每周定期使用口腔黏膜炎评估工具进行评估,给予相应的护理。

(4)口咽反应严重者可根据医嘱局部涂药(如西瓜霜喷剂、重组人表皮生长因子等)促进溃疡愈合或用喷雾法(庆大霉素＋地塞米松等)缓解黏膜反应,必要时静脉注射抗生素及地塞米松。

(5)做好疼痛评估,根据医嘱给予相应的止痛药。

5.鼻咽腔护理

(1)随放疗剂量的增加,患者会出现鼻黏膜充血肿胀、鼻塞、分泌物增多,冲洗鼻咽腔可以起到清洁鼻腔和增强放射敏感性的作用。每日冲洗 1～2 次,冲洗时水温 38 ℃～40 ℃,每次冲洗水量 1 000 mL,从阻塞较重侧开始冲洗,水从鼻腔进入,从口腔或鼻腔流出。注意冲洗后是否出血,如果出血,禁止冲洗。

(2)可用生理性盐水进行鼻腔喷雾以缓解鼻腔干燥,房间内使用加湿器,保持空气的湿润,鼻黏膜水肿时以呋麻液滴鼻以缓解鼻塞。

(3)嘱患者勿用手挖鼻或用力擤鼻,预防感冒,打喷嚏时勿过于用力。避免进会增加鼻黏膜充血风险的煎炸、辛辣食物。

6.营养护理

(1)每周或必要时用营养风险筛查 2002(NRS 2002)等评估营养状况。

(2)避免吃煎、炸及过热、过硬、过酸或过甜的刺激性食物,以减少对口腔黏膜的刺激。

(3)对 NRS 2002 评分≥3 分者给予临床营养支持:营养师根据患者的营养状况及病情,选择适宜的营养支持方式,优先选择口服肠内营养制剂;其次为通过鼻胃管或鼻肠管给予肠内营养制剂;当患者无法进食或肠内营养不足时,给予部分或全部肠外营养,例如,静脉输入脂肪乳、17 种氨基酸及 10% 的葡萄糖注射液。

7.骨髓抑制护理

放疗期间每周查血常规 1 次,当白细胞低于 $2.0×10^9$/L,血小板低于 $70×10^9$/L 时,应根据医嘱暂停放疗。按医嘱给予升白细胞药物,嘱患者减少外出,减少探视,注意保暖,预防感冒,每日给病房空气消毒两次。血小板低于 $50×10^9$/L 时予以保护性措施,避免外伤,例如,静脉注射时扎止血带不宜过紧、过久,拔针后增加按压时间,注意通便和镇咳,避免腹压升高,避免进粗糙坚硬的食物,避免使用电动剃须刀等。

8.出血护理

由于肿瘤血供丰富,侵犯血管,易引起鼻咽出血。侵犯毛细血管,出血量较少时,可用3%的麻黄素滴鼻或用3%的麻黄素棉塞填塞鼻腔并暂停鼻咽冲洗,以免血痂脱落再次引起出血。

肿瘤侵犯小血管引起出血时,出血量可在短时间内达1 000～2 000 mL,致使患者死亡,因此应注意以下护理。

(1)立即通知医师并判断出血的量及出血部位。

(2)67%～80%的患者死于大出血引起的窒息,因此保持呼吸道通畅尤为重要。嘱患者取头低位,勿将血吞下,将血吐在面盆里并观察出血量。

(3)迅速建立静脉通道,遵医嘱使用止血药。备齐急救物品,包括止血气囊、膨化止血海绵、凡士林纱条、后鼻孔填塞包、吸引器等,必要时备气管切开包,配合医师做好鼻腔填塞止血。

(4)填塞前、后鼻孔后将患者床头抬高 30°～60°,保持半坐卧位,密切观察患者的出血情况,监测生命体征,给予口腔护理。经填塞处理后仍未止血,可行颈外动脉结扎进行止血。

(三)放疗后护理

(1)养成正确的饮食习惯:进含优质蛋白质、丰富维生素、热量充足的食物,避免油、炸、熏、烤、腌制的食物以及辛辣刺激、燥热的食物,其他日常的食物都可食用。食物应以质软、易消化为主(如鲜乳、豆浆、鸡蛋、鱼、肉等)。

(2)保护好放射野皮肤:保持放射野皮肤的清洁、干燥,放疗结束一个月之后方能用温和的沐浴露等清洗放射野皮肤,不宜用粗毛巾和过热的水擦洗。外出时避免阳光直接照射。脱皮时,切勿用手撕剥、抓痒。

(3)放射性口腔黏膜炎:常在放疗结束一个月后好转,出院时嘱患者多刷牙、漱口、饮水,保持口腔清洁。

(4)放射性面颌部皮下水肿:常发生在放疗后 1 个月,受照射后淋巴引流不畅引起,半年左右自行消退。嘱患者勿紧张,无须处理。

(刘蓉蓉)

第二节　食管癌

食管癌是一种常见的消化道肿瘤,各国食管癌的其发病率和病死率差异很大。中国是世界上食管癌发病分布最为集中的国家,全世界一半以上的食管癌都发生在中国,其疾病相关生存率仅为 20.9%。男性食管癌发病率高于女性食管癌发病率,发病年龄多在 50 岁以上。不同民族中食管癌发病率不同,可能与其生活习惯和遗传易感因素有关。

一、护理评估

(一)病因

关于食管癌的病因,近年来有许多深入的调查研究及实验室观察。一般学者认为食管癌可能由多种因素所致。

1.亚硝胺类化合物

亚硝胺类化合物是一种很强的致癌物,研究证实,有近30种亚硝胺化合物经口服或胃肠外给药,能诱发动物食管癌或伴发其他器官肿瘤。这类化合物主要包括亚硝胺和亚硝酸胺。在食管癌高发区的粮食、蔬菜和饮水中均可以检测到较高含量的亚硝胺及其前体,其含量与当地食管上皮增生、食管癌的发病率呈正相关。

2.人乳头状瘤病毒(HPV)

HPV是一种嗜上皮细胞的DNA肿瘤病毒,与食管癌关系较为密切的HPV主要为6型、16型及18型。

3.吸烟和饮酒

长期吸烟和饮酒与食管癌的发生有关。香烟的烟雾和焦油中含有多种致癌物,这些物质能直接作用于细胞蛋白质、核酸等成分,造成细胞损伤,引发癌变。

4.食管损伤及炎症

长期吃粗、硬、过烫食物和进食过快,易引起食管黏膜的机械性及物理性的刺激与损伤,反复损伤可以造成黏膜上皮增生、间变,最后导致癌变。同时,食管慢性损伤为致癌物质的进入创造条件,从而促进食管癌的发生。各种原因引起的经久不愈的食管炎,可能是食管癌的前期病变,尤其是有食管黏膜上皮细胞间变或不典型增生者,癌变的危险性更大。

5.真菌毒素

已发现有10多种真菌毒素,能诱发动物不同器官的肿瘤。在某些高发区的粮食中、食管癌患者的上消化道中或切除的食管癌标本上,均能分离出多种真菌。其中某些真菌有致癌作用,有些真菌能促使亚硝胺及其前体形成,更能促进肿瘤的发生。

6.营养和微量元素

某些微量元素的缺乏,可能与食管癌的高发有关。在食管癌高发地区的粮食、蔬菜、饮水中测得钼含量偏低。长期缺乏维生素和蛋白质以及核黄素,也是食管癌高发区的一个共同特点。

7.遗传因素

食管癌具有比较显著的家庭聚集现象,提示遗传因素在食管癌的发生过程中也起一定的作用,即机体的遗传易感性是发病的内在因素。

(二)临床表现

1.早期症状

食管癌早期无明显临床症状,仅有轻度胸骨后不适、食管烧灼感或疼痛,偶尔有局部异物感,进食时偶尔有梗阻感,下段食管癌可引起上腹部不适、呃逆等症状。症状间歇出现,常被忽视。

2.中晚期症状

临床上食管癌的典型症状为进行性吞咽困难,先是咽下硬食缓慢,继而只能进半流质、流质饮食,严重者滴水不进并频繁呕吐黏液,患者明显脱水,体重下降,营养不良。

(1)梗阻:当出现较为明显的进食梗阻时,肿瘤常已侵犯食管周径2/3以上,长度已达3 cm。梗阻症状随着病情发展进行性加重且呈持续性。

(2)疼痛:胸骨后或背部肩胛区持续性钝痛常提示食管癌已有外侵,引起食管周围炎、纵隔炎,但也可以是肿瘤致食管深层溃疡所致;下胸段或贲门部肿瘤引起的疼痛可以发生在上腹部,常提示有腹腔淋巴转移。

(3)出血:食管癌患者有时也会因呕血和黑便而就诊。肿瘤破溃者可浸润大血管,特别是浸润胸主动脉者,可造成致死性出血。

(4)声音嘶哑:常是肿瘤直接侵犯或淋巴结转移压迫喉返神经所致。

(5)体重减轻和厌食。

(6)其他:恶病质、气管食管瘘及全身广泛转移的相应症状。

(三)心理-社会状况

评估患者是否知道病情及对疾病的认知程度,是否有恐惧、愤怒、悲伤、焦虑等不良的心理反应。评估患者对手术和术后康复情况是否了解,能否配合手术治疗和护理,是否配合禁食和饮食护理。评估患者的医疗费用支付情况,家属对患者的关心、照顾程度等。

二、主要护理诊断/问题

(一)营养失调:低于机体需要量

营养失调与进食困难或不能进食、肿瘤消耗等有关。

(二)体液不足

体液不足与水分摄入不足、吞咽困难有关。

(三)焦虑

焦虑与面对恶性肿瘤的威胁、担心手术及预后有关。

(四)潜在并发症

潜在并发症包括吻合口瘘、吻合口狭窄、肺部感染、乳糜胸等。

三、护理目标

(1)患者的营养状况改善。

(2)患者的体液平衡。

(3)患者的情绪稳定,自述焦虑减轻或消失。

(4)患者未发生并发症或并发症被及时发现和处理。

四、护理措施

(一)放疗前护理

1.心理护理

一旦被确诊为癌症,患者表现为沮丧、绝望、不知所措,在接受治疗前有恐惧和忧虑,医护人员应有针对性地对患者做好疏导工作。例如,在放疗前应告诉患者,放疗是借助于放射源所放出的射线来杀伤肿瘤细胞,在照射过程中不会产生异样的感觉。但在照射时,切不可随便移动位置,以免照在正常组织上。讲解治疗中可能出现的不良反应及注意事项,让患者及其家属配合医务人员,完成治疗。

2.饮食护理

由于癌症患者慢性失血和放疗对造血系统的抑制,患者常有贫血症状。患者情绪低落,思想负担重,可引起食欲减退。放疗后患者常有恶心、呕吐等消化道反应,引起摄入不足,患者均有不同程度的体重下降。因此,放疗患者应选高热量、高蛋白、高维生素、低脂肪、清淡的食物,如新鲜的蔬菜、豆制品、乳制品、瘦猪肉、河鱼、蛋类等。烹饪方法以清蒸、白烧为佳。可适当食用人参,红枣、薏米、木耳等,以利于提高机体的免疫力。

3.改善患者的一般情况及治疗合并症

例如,治疗糖尿病结核、冠心病等。

(二)放疗中护理

1.放疗引起的食道黏膜反应及护理

食管癌的放疗可发生放射性食管黏膜反应,患者可因放疗出现吞咽困难、进食困难、胸骨后疼痛及烧灼感,严重的可出现食管穿孔出血,护理中应注意以下内容。

(1)注意保持口腔清洁,防止继发感染。

(2)给予细、碎、软的食物。避免进粗糙刺激性食物,避免糯米等黏性食物,食物宜清淡、微温,以半流质和流质为主。不吸烟、饮酒。少食多餐,细嚼慢咽,吞咽动作应缓慢、轻柔,每次吞下的食物量应少,避免大口快速吞咽对食管造成较大冲击。食道下段肿瘤患者照射前不要饱餐。

(3)每次进食后可饮温开水冲洗食管,以减轻炎症与水肿。

(4)对严重咽下困难、进食后呕吐者,应及时补液。

(5)放疗开始后2～3周,密切观察患者有无进食疼痛、胸骨后疼痛或烧灼感等放射性食管炎的症状。如果食管黏膜反应严重,可根据医嘱进餐前口服食管合剂(5%的葡萄糖＋2%的利多卡因＋地塞米松),进食后采用康复新喷剂或小口吞咽康复新减轻疼痛,必要时静脉补充高营养液。评估患者疼痛的性质,有无咳嗽(呛咳)、体温、脉搏、血压等有无变化,以便及时发现食管穿孔、出血的症状。

(6)放疗后3～4周,可采用半卧位,以防止胃液反流,减轻胸骨后疼痛。

2.放疗引起的肺部反应及护理

食管癌放疗可引起放射性气管炎和放射性肺损伤,临床表现为低热、咳嗽、胸闷,严重者出现高热、胸痛、呼吸困难,肺部听诊闻及干、湿啰音。护理措施如下。

(1)应根据医嘱给予止咳或镇咳剂、雾化吸入、吸氧等处理。对发热者给予发热患者的护理。

(2)嘱患者多卧床休息,既要注意保暖又要保持空气流通和清新。

(3)进行腹式呼吸锻炼,缓解呼吸困难。

(4)确诊为放射性肺炎者,应停止放疗,遵医嘱使用肾上腺皮质激素和扩张气管的药物,有继发感染时必须使用抗生素,慢性肺纤维化无特殊疗法,对症处理。

3.放疗引起的心血管系统反应及护理

食管癌放疗可发生心脏损伤,最常见的是心包积液。急性期表现为发热、胸闷、心包摩擦音等。慢性期表现为缩窄性心包炎(如呼吸困难、干咳、颈静脉高压肝脏肿大等)。

护理:叮嘱患者卧床休息,保持安静,注意保暖,预防感冒,少食多餐,避免过饱。保持大便通畅,避免过度用力。观察病情变化,根据医嘱给予对症支持治疗(如使用皮质激素、心包穿刺等)。

4.骨髓抑制及护理

骨储组织在接受照射治疗后,可发生再生不良,使周围血常规发生变化,大多数患者会发生白细胞和血小板减少。所以,对于放疗中的患者要每2周测一次血常规,如果血常规结果偏低,可给予升高白细胞的药物,并摄入高营养、高蛋白、高维生素饮食。如果出现白细胞低于 $3×10^9/L$,应向报告医师报告,暂停放疗,给予对症处理。例如,艾灸大椎、足三里穴,每日 2 次,每次 15 min;少量多次输新鲜血,以刺激骨髓造血。如果白细胞计数低于 $1×10^9/L$,则需采取保护性隔离措施。患者被隔离在单人房间内,工作人员及其家属进去均要戴口罩、帽子,每天用紫外线给房间消毒 2 次,每次 30 min(此时用手帕盖住患者双眼)。保持患者的被褥、衣、裤清洁,避免感染。

5. 皮肤反应及护理

局部皮肤经照射后,由于细胞损伤而产生红斑,当照到一定剂量时,会产生干性脱皮,严重者有湿性脱皮和感染,患者非常痛苦,所以要指导患者进行皮肤护理。

(1)在放射治疗的过程中,始终要保持照射野标记的清晰,如果发现照射野标记不清,应及时请主管医师描画清楚。

(2)保持照射野皮肤清洁、干燥,防止溃烂、感染。禁贴胶布或涂对皮肤有刺激性的药物,勿用水或肥皂擦洗,局部可以用消毒滑石粉或樟脑粉。

(3)避免皮肤受物理性刺激(如冷、热敷等)和机械性刺激,避免粗糙毛巾或衣领的摩擦,头颈部放疗的患者,可用柔软光滑的围巾保护颈部照射野。

(4)忌用手指剥皮或挠痒,以免感染、溃烂,延长皮肤愈合时间。如果患者出现皮肤反应(分为四度),可给予适当的处理。

Ⅰ度:轻度红斑反应,一般不须处理。

Ⅱ度:呈色素沉着或干性脱皮,一般也不需处理。

Ⅲ度:湿性皮炎,皮肤表面有少量渗出,此时可采用暴露疗法,若局部无化脓,可涂龙胆紫以起收敛作用。如果局部皮肤起泡,有脓液积聚时,应用生理盐水冲洗伤口,然后用硼酸软膏包扎 1~2 d,以排尽脓液,再采用暴露疗法,同时应暂停放疗。

Ⅳ度:溃疡,坏死,真皮层受损,此时应将坏死组织清除,按无菌操作要求及时换药,应用抗生素药液湿敷,以控制炎症。

6. 放射性肝炎及护理

放射性肝炎主要发生于肝癌患者,当食管癌发生肝转移时也可发生。由于射线作用于肝脏血管系统,特别是静脉系统,使血管内细胞肿胀、脱落,腔内纤维素沉积,管腔狭窄,最后血管闭塞。肝内循环系统紊乱,引起肝组织营养不良,继发肝细胞萎缩、坏死及肝小叶结构破坏,最终导致肝功能损害。其主要表现为肝脏肿大、肝区胀痛、大量腹腔积液,有时伴有黄疸。此时应嘱患者卧床休息,给高蛋白、高能量饮食,限制钠的摄入,并进行适当的保肝治疗。

7. 脑组织的急性放射反应及护理

食管癌脑转移患者,常作头颅照射,脑组织受照射后,可出现血管怒张、充血、水肿,常表现为头痛、恶心、严重呕吐、发热、烦躁不安或昏睡、颅内压增高,严重者可形成脑疝而死亡。

护理要点:①应立即使用激素和脱水疗法;②严密观察患者的体温、脉搏、呼吸、血压、神志、瞳孔、肢体活动等,发现异常,及时向医师汇报;③做好昏迷护理、安全护理、抽搐护理及瘫痪护理,并防止脑疝和窒息发生。

(刘蓉蓉)

第三节　甲状腺癌

甲状腺癌(thyroid cancer)是起源于甲状腺滤泡上皮或滤泡旁上皮细胞的恶性肿瘤,是头颈部最为常见的恶性肿瘤。

甲状腺癌主要包括乳头状腺癌、滤泡状癌、未分化癌、髓样癌4种类型。甲状腺癌约占所有癌症的1%。各国甲状腺癌的发病率逐年增加。女性甲状腺癌发病者较多,其平均发病年龄为40岁左右。

一、护理评估

(一)基础评估

(1)病史:有无吸烟、喝酒等嗜好,是否长期接触放射性物质,有无营养不良、感染及其他局部刺激因素等。

(2)评估生命体征,尤其是体温的变化。

(3)评估各项辅助检查结果。

(4)评估有无出血倾向。

(二)常见病因

具体确切的病因目前尚难肯定,但根据流行病学调查、肿瘤实验性研究和临床观察,甲状腺癌的发生可能与下列因素有关:电离辐射、饮食因素(如缺碘地区甲状腺癌发病率高)、性别和激素、遗传和癌基因、部分甲状腺良性病变。发病机制目前尚不清楚。

(三)临床表现

1.症状

出现颈前肿物缓慢或迅速增大、声音嘶哑、呼吸困难等压迫症状,颈前肿物伴腹泻或阵发性高血压。

2.体征

甲状腺结节、颈淋巴结肿大。

(四)辅助检查

1.影像学检查

正电子发射断层扫描(PET)检查对甲状腺良性、恶性病变的诊断准确率较高。

2.血清学检查

血清学检查包括甲状腺功能检查、血清降钙素检测等。

3.病理学检查

做细胞学检查和组织学检查,应通过病理切片检查来确诊。

二、主要护理诊断/问题

(一)清理呼吸道无效

清理呼吸道无效与咽喉部及气管受刺激、分泌物增多及切口疼痛有关。

(二)恐惧

恐惧与颈部肿块性质不明、担心手术及预后有关。

（三）潜在并发症

潜在并发症有呼吸困难和窒息、吞咽困难、喉返神经损伤、喉上神经损伤及甲状腺功能减退等。

三、护理目标

(1)患者有效清除呼吸道分泌物，保持呼吸道通畅。

(2)患者主诉恐惧减轻，舒适感增加，积极配合治疗。

(3)患者术后未发生并发症，或并发症得到及时发现和处理。

四、护理措施

（一）心理护理

高度重视肿瘤患者的心理活动、情绪变化及生活态度等。心理护理具体包括谨慎告知诊断、协助行为矫正、积极心理暗示、实施心理疏导、引导有效应对、强化社会支持、榜样示范、使患者有归属感、保护患者的自尊、具备预见性。

（二）饮食护理

饮食营养应均衡，宜进高蛋白质、低脂肪、低糖、高维生素，无刺激性软食，多吃新鲜蔬菜、水果以及海带、紫菜等，禁烟、酒，少食多餐。

（三）并发症的观察与护理

例如，对出血、乳糜瘘、呼吸困难、低钙血症等的观察与护理。

（四）静脉化疗的护理

(1)熟悉本病常用化疗药物的作用、给药途径和毒性反应。了解化疗方案及患者的病情、给药顺序及时间，准确执行医嘱。有针对性地护理，将毒性反应降到最低。

(2)静脉通道护理：对首次化疗患者进行经外周静脉穿刺中心静脉置管(PICC)的宣教，对未置管者按化疗选用血管原则进行护理。给予拒绝行 PICC 置管术患者留置套管针。研究表明，微量利多卡因联合适当心理暗示有利于缓解留置针穿刺的疼痛。

(3)化疗期间护理：随时观察其表情、精神状态等。由于癌症是慢性消耗性疾病，患者需要摄取足够的营养，故化疗期间应加强营养，根据患者的口味给予高蛋白质、高热量及多种维生素等、清淡易消化饮食。注意病房干净、整洁、安静、舒适，减少不良刺激。减少探视人员，防止交叉感染。消化道反应严重时进干的食物(如面包片、馒头等)。一旦发现异常，及时汇报。

(4)严密观察用药反应：如恶心、呕吐、腹痛、腹泻等情况。化疗期间注意观察患者的生命体征，及早发现心肌损害。注意观察尿量，鼓励患者多饮水，24 h 尿量应多于 2 000 mL。

(5)骨髓抑制及护理：当白细胞低于 $2.5×10^9$/L，血小板计数下降至 $75×10^9$/L 时，除停止化疗外，应予以保护性护理，并采取预防并发症的措施。为患者创造空气清新、整洁的环境，禁止患者与传染性患者接触，防止交叉感染。严格无菌操作，患者的用物经消毒灭菌处理后方可使用。预防呼吸道感染，病房空气用紫外线消毒，每日 1 次，用 0.5% 的巴氏消毒液湿式拖地，每日 2 次。

观察患者的皮肤黏膜有无出血倾向(如牙龈出血、鼻腔出血、皮肤瘀斑、血尿及便血等)。保持室内适宜的温度及湿度，患者的鼻黏膜和口唇部可涂液状石蜡，防止干裂。静脉穿刺时慎用止血带，注射完毕压迫针眼 5 min 以上，严防利器损伤患者的皮肤。

（五）癌痛护理

及时发现患者的疼痛情况，同时运用适宜方法评估疼痛，并遵医嘱按照三阶梯原则用药，观察镇痛药的疗效及不良反应等，并积极运用其他非药物治疗方法，使患者达到无痛睡眠、无痛休息、无痛活动，提高患者的生活质量。

（六）健康教育

（1）服药指导：向患者说明服药的必要性，指导行甲状腺癌次全切或全切者遵医嘱终身服用甲状腺素片，防止甲状腺功能减退和抑制促甲状腺激素（TSH）水平升高。所有甲状腺癌术后患者服用适量的甲状腺素片可在一定程度上预防甲状腺癌的复发。

（2）讲解功能锻炼的意义及方法：①卧床期间鼓励患者床上活动，促进血液循环和切口愈合。在制动头颈部一段时间后，可逐步活动以促进颈部功能恢复；②行颈淋巴结清扫术者的斜方肌不同程度地受损，因此，切口愈合后应进行肩关节和颈部的功能锻炼，随时注意保持患肢高于健侧，以纠正肩下垂的趋势。特别注意加强双上肢的活动，应至少持续至出院后3个月。

（3）向患者讲解生活起居应注意的问题。注意保持卧室空气清新，通风良好，保持一定的湿度。嘱患者尽量少去公共场所等人群集中的地方，及时增减衣服，防止感冒。

（4）教会患者自行体检的方法，若发现结节、肿块或异常，应及时就诊。

（刘蓉蓉）

第四节　嗜铬细胞瘤

嗜铬细胞瘤（pheochromocytoma）起源于肾上腺髓质、交感神经节或其他部位的嗜铬组织，瘤组织持续或间断地释放大量儿茶酚胺（catecholamine，CA）入血，引起持续性或阵发性高血压和多个器官功能及代谢紊乱。

近年来随着对本病的认识水平和诊断技术不断提高，发现病例逐渐增多。以20～50岁最多见，男、女性患者发病率无明显差异。

一、护理评估

（一）病因与发病机制

嗜铬细胞瘤产生的原因仍不清楚。80%～90%的肿瘤位于肾上腺髓质，多为一侧性，少数为双侧性或一侧肾上腺瘤与另一侧肾上腺外瘤并存，这种多发性嗜铬细胞瘤多见于儿童和有家族史的患者。肾上腺外嗜铬细胞瘤又称为副神经节瘤，主要位于腹部，腹外者较少见。嗜铬细胞瘤大多为良性，恶性嗜铬细胞瘤约占10%。肾上腺髓质的嗜铬细胞瘤可产生去甲肾上腺素和肾上腺素，以前者为主，极少数只分泌肾上腺素。

肾上腺外的嗜铬细胞瘤除主动脉旁嗜铬体所致者外，只产生去甲肾上腺素，不能合成肾上腺素。因为将去甲肾上腺素转变为肾上腺素的苯乙醇胺N-甲基转移酶需要高浓度的皮质醇才能激活，只有肾上腺髓质及主动脉旁嗜铬体才具备此条件。嗜铬细胞瘤还可产生多种肽类激素（如舒血管肠肽、P物质、阿片肽、生长抑素、血管活性肠肽、神经肽γ等），引起面色潮红、便秘、腹泻、面色苍白、血管收缩及低血压或休克等不典型症状。

（二）诊断要点

（1）有以下病史及临床表现，应高度考虑嗜铬细胞瘤的可能：阵发性或持续性高血压患者，伴头痛、心悸、多汗、面色苍白、胸腹部疼痛、紧张、焦虑及高代谢症状；青少年患者患急进型或恶性高血压；出现原因不明的休克，高、低血压反复交替发作，阵发性心律失常，体位改变或排大、小便时血压明显升高；在手术、麻醉、妊娠、分娩过程中出现血压骤升或休克，甚至心搏骤停；按摩或挤压双侧肾区或腹部而导致血压骤升；服用常规抗高血压药物治疗血压下降不满意，或仅用 β 肾上腺素阻滞剂治疗反而使病情加重；有嗜铬细胞瘤、多发性内分泌腺瘤的家族史；或伴有甲状腺髓样癌、神经纤维瘤、黏膜神经瘤或其他内分泌腺瘤导致的高血压。

（2）如果有上述情况之一，收集 24 h 尿液，测定尿 CA 及代谢产物，抽血，测血浆 CA，如果尿 CA 及代谢产物和血浆 CA 超过正常上限的 3 倍，考虑为嗜铬细胞瘤。

（3）如果有上述临床表现，尿 CA 及代谢产物、血浆 CA 处于临界水平，可考虑做药理试验。

（4）如果生化测定支持嗜铬细胞瘤的诊断，则进行定位诊断，首选 CT 扫描。

（三）治疗要点

1.手术治疗

确诊并定位后手术是首选的治疗方法。

2.药物治疗

常用的口服制剂有 α 受体阻滞剂酚苄明和哌唑嗪。不必常规应用 β 受体阻滞剂，可以在应用 α 受体阻滞剂后心律失常和心动过速时采用。

二、主要护理问题

（一）组织灌注无效

组织灌注无效与去甲肾上腺素分泌过量致持续性高血压有关。

（二）疼痛、头痛

疼痛、头痛与血压升高有关。

（三）便秘

便秘与儿茶酚胺水平升高使肠蠕动及张力减弱有关。

（四）焦虑

焦虑与患病早期病因诊断不明有关。

三、护理目标

（1）患者的血压控制在合适的范围内，头痛减轻。

（2）患者能描述高血压的预防、保健方面的知识，坚持合理用药。

（3）患者能描述预防便秘的措施，排便通畅，无便秘发生。

（4）焦虑减轻或消失，情绪平稳，无意外发生。

四、护理措施

（一）饮食护理

（1）给予高热量、高蛋白质、高维生素、易消化的饮食。

(2)避免饮含咖啡因的饮料。

(二)休息和运动

(1)急性发作时应绝对卧床休息,保持环境安静,避免刺激。

(2)室内光线宜偏暗,减少探视。

(3)护理人员应集中进行操作以免过多地打扰患者。

(4)高血压发作间歇期患者可适当活动,但不能剧烈活动。

(三)病情观察

高血压是本病患者的特征性表现,可表现为阵发性高血压或持续性高血压伴阵发性加剧。护士要注意以下几方面。

(1)密切观察血压变化,注意阵发性或持续性高血压或高血压和低血压交替出现,或阵发性低血压、休克等病情变化,定时测量血压并做好记录,测量时应固定使用同一血压计,嘱患者采用同一体位,并尽可能做到同一人进行测量。

(2)观察有无头痛及头痛的程度、持续时间,是否有其他伴随症状。

(3)观察患者发病是否与诱发因素有关。

(4)对记录液体出入量,监测患者水、电解质变化。

(四)用药护理

(1)α受体阻滞剂在降低血压的同时易引起直立性低血压,增加患者发生意外的危险性。护士要严密观察患者的血压变化及药物不良反应。

(2)指导患者服药后平卧 30 min,缓慢更换体位,防止跌伤等意外。另外患者还可能出现鼻黏膜充血、心动过速等,要及时发现和处理。

(3)对头痛剧烈者按医嘱给予镇静剂。

(五)心理护理

(1)因本病发作突然,症状严重,患者常有恐惧感,渴望早诊断、早治疗。

(2)护士要主动关心患者,向其介绍有关疾病知识、治疗方法及注意事项。

(3)患者发作时,护士要守护在患者身边,使其具有安全感,消除恐惧心理和紧张情绪。

(六)健康指导

1.保持身心愉快

指导患者充分休息,生活有规律,避免劳累,保持情绪稳定、心情舒畅。

2.术后的配合治疗

告知患者切除双侧肾上腺后,需终身应用激素替代治疗,并说明药物的作用、服药时间、剂量、过量或不足的征象、常见的不良反应。指导患者定期复诊,以便及时调整药物剂量。

3.携带疾病识别卡

嘱患者随身携带识别卡,以便发生紧急情况时能得到及时处理。

(刘蓉蓉)

第五节　非霍奇金淋巴瘤

非霍奇金淋巴瘤(NHL)是一组异质性很大的淋巴增殖性疾病,起源于 B 细胞、T 细胞或自然杀伤(NK)细胞。美国的流行病学资料显示:B 细胞淋巴瘤占 NHL 的 80%～85%,T 细胞淋巴瘤占 NHL 的 15%～20%,NK 细胞淋巴瘤非常罕见。

一、护理评估

(一)病因

大多数情况下 NHL 为散发疾病,病因不明。但是,流行病学研究揭示 NHL 主要的风险因素与环境因素、化学物质、饮食因素、免疫状态、病毒感染和细菌感染有关。已知 EB 病毒与高发区伯基特淋巴瘤和结外 T/NK 细胞淋巴瘤鼻型有关,成人 T 细胞淋巴瘤/白血病与人类亲 T 细胞病毒 I 型感染密切关联。胃黏膜相关淋巴组织淋巴瘤是由幽门螺杆菌感染的反应性病变起始而引起的恶性变。放射线接触(如在核爆炸及核反应堆意外中幸存等)与 NHL 发病有关。接受放疗和化疗的肿瘤患者 NHL 的发病危险升高。

艾滋病及某些遗传性获得性免疫缺陷疾病或自身免疫性疾病,如共济失调-毛细血管扩张症联合免疫缺损综合征、类风湿关节炎、系统性红斑狼疮、低 γ 球蛋白血症以及长期接受免疫抑制剂治疗(如器官移植等)所致免疫功能异常均与 NHL 发病有关。

(二)临床表现

1.症状

(1)以淋巴结肿大为首发症状:多数见于浅表淋巴结。受累淋巴结最多见于颈部,其次是腋窝、腹股沟。多表现为无痛性、进行性淋巴结肿大,早期可活动,晚期多个肿大淋巴结易发生粘连并融合成块。部分 NHL 患者为深部淋巴结起病,以纵隔淋巴结肿大较常见,如纵隔大 B 细胞淋巴瘤等。肿大的淋巴结可压迫上腔静脉,引起上腔静脉综合征;也可压迫气管、食管、喉返神经,产生相应的症状(如呼吸困难、吞咽困难和声音嘶哑等);原发于腹膜后淋巴结的恶性淋巴瘤以 NHL 多见,可引起长期不明原因的发热,临床诊断比较困难。

韦氏环也是发生结外淋巴瘤的常见部位,这类淋巴瘤的发生部位多为软腭、扁桃体,其次为鼻腔、鼻窦,鼻咽部和舌根较少见,常伴随膈下侵犯,患者可表现为咽痛、咽部异物感、呼吸不畅和声音嘶哑等。原发于脾和肝的 NHL 较少见,但 NHL 并发肝、脾浸润者较常见,尤以脾脏受累更为多见,临床表现为肝大、脾大、黄疸等,少数患者可发生门静脉高压,需与肝硬化区别。

(2)器官受累的表现:除淋巴组织外,NHL 可发生于身体任何部位,其中以原发于胃肠道 NHL 最为常见,累及胃、十二指肠时患者可表现为上腹痛、呕吐等;发生于小肠、结肠等部位时患者常伴有慢性腹泻、脂肪泻、肠梗阻等表现;累及肾脏导致肾炎。

原发于皮肤的 NHL 并不常见(如蕈样真菌病等),但 NHL 累及皮肤较常见,包括特异性表现和非特异性表现。特异性表现有皮肤肿块、结节、浸润斑块、溃疡、丘疹等。非特异性表现有酒精痛、皮肤瘙痒、带状疱疹、获得性鱼鳞癣、干皮症、剥脱性红皮病、结节性红斑、皮肤异色病等。

(3)全身症状:淋巴瘤患者常有全身无力、消瘦、食欲减退、盗汗及不规则发热等全身症状。临床上也有少数患者仅表现为持续性发热,较难诊断。

2.体征

NHL患者的体征早期不明显,中晚期患者常有不明原因的浅表淋巴结肿大、持续性体温升高等体征。

(三)辅助检查

1.实验室检查

(1)外周血:早期患者血常规多正常,继发自身免疫性溶血或肿瘤累及骨髓可发生贫血、血小板减少及出血。

$9\%\sim16\%$的患者可出现白血病转化,常见于弥散型小淋巴细胞性淋巴瘤、滤泡型淋巴瘤、淋巴母细胞性淋巴瘤及弥散型大细胞淋巴瘤等。

(2)生化检查:可有血清乳酸脱氢酶、β_2-微球蛋白及碱性磷酸酶浓度及红细胞沉降率升高,单克隆或多克隆免疫球蛋白浓度升高,以上改变常可作为肿瘤负荷及病情检测的指标。

(3)红细胞沉降率:红细胞沉降率在活动期增快,缓解期正常,为测定缓解期和活动期较为简单的方法。

(4)骨髓象:早期正常,晚期浸润骨髓时骨髓象可发生变化。如果找到淋巴瘤细胞,此时可称为淋巴瘤白血病。

2.病理活检

病理活检是诊断NHL及病理类型的主要依据。

(四)一般评估

1.患者的主诉

有无发热、局部肿块、盗汗、短期内明显消瘦、皮肤瘙痒、吞咽困难、鼻塞、胸闷、气促、食欲下降、腹痛等。

2.生命体征

尤其要注意体温是否升高及其热度、热型的变化及特点,呼吸频率是否加快。

3.相关记录

评估身高、体重、饮食、睡眠及排便情况等。

(五)身体评估

1.皮肤黏膜

有无苍白、抓痕、出血等。

2.浅表淋巴结

尤其是颈部、腋下、腹股沟淋巴结是否肿大,肿大的程度,淋巴结质地、表面情况、活动度、有无压痛。

3.胸部

有无呼吸运动受限、呼吸浅促、三凹征及肺部啰音,了解心率及节律变化等。

4.腹部

有无腹部包块,了解腹部包块多少、部位、性质、表面情况、活动度、有无压痛等;肝、脾是否肿大;肠鸣音是否亢进。

(六)心理-社会评估

了解患者在疾病治疗过程中的心理反应与需求,增强家庭及社会支持。

（七）辅助检查阳性结果的评估

1.外周血常规

贫血的有无及其严重程度，与疾病的预后密切相关；白细胞计数与分类变化，有助于疾病类型的判断；白细胞总数及血小板计数则有助于治疗药物剂量的选择。全血细胞减少是骨髓受累或伴发脾功能亢进的表现，在化疗期间出现，还应注意药物性骨髓抑制的可能。

2.淋巴结活检

淋巴结活检为临床诊断及分型最常用的手段。观察有无典型的淋巴结结构的破坏，有无特殊形态的细胞。

3.影像学检查

纵隔、肺、肝、脾、腹膜后淋巴结、胸（腰）椎等处有无受累的征象；腹部包块的多少性质与部位等。

4.骨髓穿刺与活检

有无骨髓受累的表现。

5.其他

血沉加速是疾病活动的表现；血清乳酸脱氢酶活性升高提示预后不良；碱性磷酸酶活性升高或血钙水平升高，提示骨骼受累。

二、主要护理诊断/问题

（一）体温过高

体温过高与肿瘤细胞的高度分化、增生或合并感染有关。

（二）潜在并发症

潜在并发症有化疗药物不良反应。

（三）营养失调

营养低于机体需要量与肿瘤性消耗及化疗等有关。

（四）情绪不佳

情绪不佳与治疗效果差或病情反复有关。

三、护理目标

(1)患者的体温基本恢复正常。

(2)患者无并发感染或感染得到有效控制。

(3)患者自觉症状(包括疾病相关症状及化疗的不良反应等)逐步好转或得以缓解。

(4)患者情绪趋于稳定，能积极配合治疗与护理。

四、护理措施

（一）对症护理

患者发热时按发热护理常规护理；呼吸困难时给予高流量氧气吸入，采用半卧位，适量用镇静剂；骨骼浸润时要减少活动，防止外伤，发生病理性骨折时根据骨折部位作相应处理。

（二）日常及饮食护理

早期患者可适当活动，发热、有明显浸润症状时应卧床休息以减少消耗，保护机体。选择高热量、高蛋白、丰富维生素、易消化的食物，多饮水，以增强机体对化疗、放疗的承受力，促进毒素排泄。保持皮肤清洁，每日用温水擦洗，尤其要保护放疗照射区域皮肤，避免一切刺激因素（如日晒、冷热、各种消毒剂、肥皂、胶布等）对皮肤的刺激，内衣应是吸水性强而柔软的棉织品，宜宽大。放疗、化疗时应观察治疗效果及不良反应。

（三）病情观察

观察全身症状（如贫血、乏力、消瘦、盗汗、发热、皮肤瘙痒、肝大、脾大等）。观察淋巴结肿大所累及范围。严密观察有无深部淋巴结肿大引起的压迫症状，例如，纵隔淋巴结肿大引起咳嗽、呼吸困难、上腔静脉压迫症，腹膜后淋巴结肿大可压迫输尿管，引起肾盂积水。观察有无骨骼浸润，警惕病理性骨折、脊髓压迫症发生。

（四）健康指导

注意个人清洁卫生，做好保暖，预防各种感染。加强营养，提高抵抗力。遵医嘱坚持治疗，定期复诊。

（姚雪梅）

第六节　淋巴瘤

淋巴瘤（lymphoma）是原发于淋巴结或淋巴组织的肿瘤，可分为霍奇金淋巴瘤（Hodgkin lymphoma，HL）和非霍奇金淋巴瘤（non-Hodgkin lymphoma，NHL）。NHL 的发病率一般随年龄增长而增加。经过治疗，约 85％ 的患者可能得到完全缓解，5 年的无病存活率约为 60％。淋巴瘤的病因不清，病毒病因学说较受重视。近年来学者发现长期应用免疫抑制药者发生的恶性肿瘤中有 1/3 为淋巴瘤。

一、护理评估

（一）基础评估

(1) 了解患者有无感染病史、免疫缺陷疾病、家族相关病史。

(2) 了解淋巴结肿大程度、数量、部位，有无压痛；有无皮肤瘙痒，了解瘙痒程度。

(3) 评估活动耐力。

(4) 有无不明原因发热，了解发热程度，有无规律。

(5) 评估患者的性格特征、对疾病的适应能力、承受能力、文化程度、经济状况、社会家庭支持情况等。

（二）临床表现

1. 淋巴结肿大

多以无痛性、进行性浅表淋巴结肿大为表现方式，例如，颈部及锁骨上淋巴结肿大，其次为下颌、腋下、腹股沟淋巴结肿大。

2. 全身症状

可有不规则、持续性或周期性发热、盗汗、乏力、消瘦（半年内体重减轻 10％ 以上），热退时大汗淋漓为本病特征。可出现皮肤瘙痒、皮内结节和各种皮疹。也有咽部异物感、鼻塞、声音嘶哑和咽喉痛等。

3.全身各组织器官受累

肝受累可引起肝大和肝区疼痛,少数患者可发生黄疸。胃肠道和肾损害多见于 NHL,出现腹痛、腹泻、肿块、肾肿大、高血压等。还可见肺实质浸润、胸腔积液、脑膜脊髓浸润、骨髓侵犯。

(三)辅助检查

1.血液和骨髓检查

有轻或中度贫血,少数患者白细胞轻度或明显增加,部分患者嗜酸粒细胞增多。骨髓涂片找到淋巴细胞是骨髓浸润的依据。

2.化验检查

疾病活动期有血沉增快,血清乳酸脱氢酶活性升高,提示预后不良。

3.病理学检查

进行淋巴细胞分化抗原的单抗测定淋巴细胞的免疫分型,以区分 B 细胞或 T 细胞的免疫表型,NHL 大部分为 B 细胞型。

(四)治疗原则

老年患者往往伴有其他疾病(如心、脑血管疾病等),因此强有力的支持治疗十分重要。除少数局限性低度恶性淋巴瘤可采用局部放疗治愈外,大部分患者应采用以化疗为主的治疗手段,化疗后若仍有局限性病灶,可局部放疗,55 岁以上患者不宜进行造血干细胞移植。

二、主要护理诊断/问题

(一)体温过高

体温过高与机体抵抗力下降、合并感染有关。

(二)营养失调,低于机体需要量

营养失调,低于机体需要量与放疗、化疗所致的恶心、呕吐、食欲缺乏等有关。

(三)舒适的改变

舒适的改变与结外侵犯及放疗、化疗有关。

(四)活动无耐力

活动无耐力与贫血、组织缺氧有关。

(五)组织完整性受损的危险

组织完整性受损的危险与皮肤瘙痒及放疗、化疗有关。

(六)有感染的危险

有感染的危险与放疗、化疗有关。

三、护理目标

(1)患者的体温恢复正常。

(2)患者了解放疗、化疗期间饮食原则,营养状况改善。

(3)患者的不适症状减轻。

(4)患者掌握活动与休息的原则,能够循序渐进、安全地活动。

(5)患者皮肤、黏膜未破损或受损后处理及时、恰当,未继发感染等。

四、护理措施

(一)病情观察

及时发现淋巴结肿大,观察有无压迫症状;观察生命体征的变化,有无发热、畏寒、乏力、盗汗、消瘦、皮肤瘙痒、恶病质等。

(二)解释工作

治疗前做好解释工作,告诉患者化疗及放疗中可能出现的不良反应,消除患者的顾虑,取得配合。鼓励患者树立战胜疾病的信心。

(三)局部清洁、干燥

淋巴结活检后保持穿刺点局部清洁、干燥,观察有无渗血、渗液,3 d内不淋浴。

(四)预防感染

保持病室环境清洁,定时通风换气,定期进行房间消毒。注意个人卫生,经常用温水洗澡并涂抹润肤油。保持床单位整洁,预防感染。

(五)饮食护理

鼓励进高维生素、含优质蛋白的饮食,少食多餐,保持适当体重,避免体重下降过多。

(六)口腔护理

重视口腔卫生,嘱患者进食前后、晨起、睡前用 1∶5 000 的呋喃西林液漱口,并观察口腔黏膜有无异常,牙龈有无红肿。对口腔及咽喉部溃疡疼痛者可进流食,若涎液分泌减少造成口舌干燥,可饮用柠檬汁等。

(七)灼痛、脱屑等护理

如果放疗皮肤局部出现灼痛、脱屑,可外涂 2% 的薄荷淀粉或氢化可的松软膏。如果刺痒、渗液、有水疱,可外涂冰片蛋清,加压包扎,渗液吸收后暴露局部。

(杨小丽)

第七节　多发性骨髓瘤

多发性骨髓瘤是一种恶性浆细胞性疾病,常浸润骨骼及软组织,产生 M 蛋白,多见于中老年人。男性患者略多于女性患者。其占血液系统肿瘤的 10%。近年来其发病率有增加趋势。目前病因不清,可能与遗传因素、慢性抗原刺激、电离辐射及病毒感染等因素有关。临床观察到患有慢性骨髓炎、胆囊炎、脓皮病等慢性炎症的患者较易发生多发性骨髓瘤。与某些化学物质(如石棉、砷、杀虫剂、石油化学产品等)的长期接触可能诱发本病。

一、护理评估

(一)基础评估

(1)仔细询问患者就诊原因和主要症状,有无贫血、出血、感染,疼痛部位及程度。

(2)评估患者的全身情况,注意患者的意识状态、表情及营养状况。

(3)胸骨、肋骨、躯干骨及四肢关节有无压痛。

(4)皮肤黏膜、口腔等有无出血、溃疡及白斑等,咽部有无充血、化脓等。

(二)临床表现

主要有骨髓瘤细胞浸润和破坏骨骼及软组织所致的特征表现,包括骨痛、骨骼肿块和骨折、高血钙表现、神经系统症状及器官浸润表现。M蛋白增多所致的临床症状,包括感染、血液黏性过高综合征、出血倾向和肾功能损害。

1.骨痛

骨痛为常见症状,50%～64%的患者以骨痛为首发症状,80%的患者在病程中有不同程度骨痛。以腰背部疼痛常见,其次为胸、肋骨等处疼痛。骨痛主要是骨髓瘤细胞浸润和破坏骨骼及软组织所致。

2.贫血和出血

贫血为首发症状。贫血程度与疾病进程平行。由于血小板减少,患者表现出血倾向,例如,黏膜渗血,皮肤紫癜,晚期可有内脏出血。

3.高黏滞综合征

由于大量M蛋白存在于血液循环中,血液凝滞度增大,血流缓慢,出现微循环障碍,毛细血管渗透性升高。眼底视网膜静脉扩张呈袋状,伴有渗血和出血。患者可有头晕、视物模糊、手足麻木等症状。重者可出现意识障碍、昏迷、肾浓缩与稀释功能不全等现象。

4.高尿酸血症

由于骨髓瘤细胞核酸分解代谢增强,加之此病程中多种因素对肾脏有影响,出现血、尿中尿酸排泄障碍,致使血尿酸浓度升高而出现高尿酸血症。临床表现为继发性痛风、尿路结石等症状。

5.高钙血症

骨髓瘤细胞分泌大量破骨细胞活化因子,导致骨质吸收和病变部位成骨细胞活化受抑制,致使骨质局限吸收,钙进入血液,导致高钙血症。

(三)辅助检查

1.血常规检查

本病患者有不同程度的正细胞、正色素性贫血。红细胞钱串状形成,红细胞沉降率升高。

2.骨髓改变

骨髓多呈增生性骨髓象,骨髓瘤细胞增生,占有核细胞总数的10%～15%。多者可高达85%～90%。电子显微镜下,瘤细胞的突出特征是粗面内质网显著增多,扩张呈球形或囊状,胞体大,核浆比例升高,核仁明显,核不规则,高尔基体和线粒体发达,细胞质中出现包涵体等。

(四)治疗原则

化学药物是多发性骨髓瘤的基本治疗方法。诱导缓解常用联合化疗。目前首选硼替佐米作为一线治疗方案。肾上腺糖皮质激素无直接杀伤肿瘤细胞作用,可缓解骨痛,改善贫血、出血,纠正高钙血症,故常和化疗合并应用。干扰素具有抑制细胞(包括肿瘤细胞)生长、抗病毒及调节免疫作用,是一种多功能细胞因子。肌内或皮下注射,每周3次,至少6周。部分患者有短暂发热、全身不适等反应。放射治疗能使肿块消失,解除局部疼痛。雄激素可刺激骨髓干细胞增生,改善贫血。老年多发性骨髓瘤患者常伴有一些其他疾病(如心脑血管病、糖尿病、肾功能损害等),支持治疗有重要意义。

二、主要护理诊断/问题

(一)疼痛

疼痛与骨髓瘤细胞侵犯骨骼和骨膜有关。

(二)活动无耐力

活动无耐力与贫血有关。

(三)组织完整性受损

组织完整性受损与血小板减少引起的出血倾向有关。

(四)排尿异常

排尿异常与肾功能损害有关。

(五)有受伤的危险

有受伤的危险与骨质破坏、骨质疏松引起的病理性骨折有关。

(六)感染的危险

感染的危险与机体免疫力下降有关。

(七)皮肤完整性受损的危险

皮肤完整性受损的危险与长期卧床,局部皮肤受压过久引起的压疮有关。

三、护理目标

(1)患者自觉疼痛减轻。

(2)患者能够掌握适度的活动量,活动量增加时,患者自觉无心悸、气促等不适。

(3)患者的皮肤组织未见出血或有出血倾向时被及时发现,及时对症处理。

(4)患者的肾功能正常,每日尿量至少 1 000 mL。

(5)患者未发生受伤及意外事件。

四、护理措施

(一)基础措施

(1)及早预防和发现自发性骨折现象,重视患者的疼痛主诉。骨痛较重者可口服布洛芬、阿司匹林、塞来昔布等药,要注意有无出血倾向。

(2)保持环境整洁,减少容易引起受伤的物品和装置,地板要防滑,防止因物品摆放零乱而造成损伤,引起骨折。

(3)找出影响疼痛加剧或减轻的因素,了解止痛药物的起效时间、维持时间及不良反应,严格掌握运动量,根据疼痛的规律和最佳药敏时间用药。如果止痛药无效,应立即向医师报告,改用其他方法。

(4)使用非药物性措施,缓解疼痛,例如,减少噪声和活动,保持室内光线柔和;保证足够的休息和睡眠及舒适的体位,利用看电视、听广播、听音乐、放松疗法等转移患者对疼痛的注意力。

(5)观察药物疗效和不良反应,治疗期间指导患者每日饮水量大于 2 000 mL,以促进尿钙、尿酸的排泄,防止肾衰竭。

(6)血钙高时给予静脉输入氯磷酸二钠或口服氯磷酸二钠胶囊的降钙治疗。输入氯磷酸二钠可有脊柱及四肢疼痛或发热反应,类似感冒样症状,可给予新癀片、感冒清热冲剂等药物对症治疗,2～5 d 症状消退。要注意心功能差者的心电图改变,严重者可诱发心肌梗死。

(二)心理指导

注意观察患者的心理活动,给予安慰、帮助,以取得患者的信任,消除其不安情绪。对化疗药物不良反应较大的患者及化疗后脱发和皮肤色素沉着影响外观的患者,要向其说明停药后不良反应可消失,外貌可恢复正常,鼓励其积极配合治疗,共同完成治疗计划。

(杨小丽)

第八节　乳腺癌

乳腺癌是发生在乳房腺上皮组织的恶性肿瘤,是一种严重影响女性身心健康甚至危及生命的常见恶性肿瘤。男性乳腺癌罕见。

一、病因

乳腺癌的病因尚不明确,可能与遗传因素、放射线照射、内分泌激素水平有关。乳腺癌转移与扩散途径有直接浸润、淋巴转移、血行转移。

二、临床表现

乳腺皮肤改变,乳头凹陷或抬高或偏向一侧,有无痛性肿块,乳头溢液,乳晕有湿疹样改变,甚至结痂、溃烂。炎性乳腺癌:乳房肿大、发红、变硬,伴疼痛及皮肤水肿,开始比较局限,短时间内扩大到大部分乳腺,触及时可感觉皮肤温度升高。

三、辅助检查

辅助检查有乳腺钼靶摄片、活组织病理检查、肿块切除或切取活检、肿块细针穿刺、细胞学检查;雌激素和孕激素受体测定、B超、乳腺导管内镜检查。

四、治疗原则

1.外科手术治疗

手术方式有乳腺癌扩大根治术、改良根治术、乳房单纯切除术、全乳切除合并淋巴结清扫术。

2.激素治疗

(1)卵巢去势疗法:绝经前患者可采用卵巢切除或卵巢局部放疗,从而降低或阻断雌激素对肿瘤的作用。

(2)内分泌治疗。①雌激素受体抑制药:雌激素受体(ER)检测阳性的乳腺癌患者,应用雌激素拮抗药,可有较好的抑癌作用。②三苯氧胺:绝经前一般每天口服 20 mg,绝经后分 2 次服用,至少服用 3 年,一般服用 5 年,该药有效,长期应用后少数病例可能发生子宫内膜癌,但发病率较低,预后良好。③孕酮类药物:大剂量的孕酮有拮抗雌激素的作用。④雌激素合成抑制剂:雄烯二酮,经芳香化酶转化为雌酮。而芳香化酶抑制剂可阻断此过程,从而发挥抗肿瘤的作用。

3.化学治疗

对于乳腺癌的化疗分为辅助化疗和新辅助化疗。辅助化疗是术后或放疗后,主要针对可能存在的微转移癌灶,为防止复发转移而进行的化疗。新辅助化疗指对临床表现为局限性肿瘤,可用局部治疗手段者,在手术或放疗前先进行化疗。

五、护理措施

1.心理护理

(1)恐惧:①100％的患者有恐惧心理。患者的恐惧心理主要来自两个方面:一是受社会上"癌症＝死亡"错误认识的影响。大多数人错误地认为,癌症是不治之症,得了癌症就等于被判了"死刑"或"死缓"。这种对癌症的恐惧主要来自对死亡的恐惧。二是对化疗不良反应的恐惧。由于化疗可能引起呕吐、脱发、局部皮肤坏死等不良反应,大多数患者错误地认为化疗药物是一种毒药。这种恐惧的产生是因为化疗相关知识的缺乏及对化疗后自我形象的担心。②消除患者对癌症的恐惧:坦诚地解答患者的疑问,耐心地给患者讲解癌症的有关知识,告诉患者癌症不是不治之症。随着医学的发展,有许多癌症可以治愈,恢复正常生活。根据患者的理解及承受能力适当解释病情,告诉患者不良情绪对疾病及预后的影响,给患者讲述成功的病例,使患者消除恐惧心理,树立战胜疾病的信心,积极配合治疗。另外还应适当对患者进行死亡教育,以减轻患者对死亡的恐惧。③消除患者对化疗不良反应的恐惧:根据患者的理解及承受能力给患者讲解化疗药物的作用机制及可能出现的不良反应。应讲究谈话的艺术性,多与患者交谈,耐心倾听患者的倾诉,对于患者提出的疑问,做耐心细致的解释。告诉患者,应用化疗药物会伴随不良反应,但应用化疗药前,会应用预防性药物及采取措施,如果仍有不适,医护人员会想办法给予处理,使患者消除思想顾虑,有必要的心理准备,积极配合治疗。

(2)焦虑:①患者焦虑主要是因为缺乏知识。由于大多数患者错误地认为,手术是治疗疾病的唯一方法,手术越快越好,而术前化疗使等待手术的时间延长,患者焦虑的程度会随之增加。②消除患者对化疗的焦虑情绪。耐心细致地给患者讲解术前化疗的意义及必要性,告诉患者手术并不是唯一的治疗方法,医师会采取最佳治疗方案,使其愉快地接受治疗。

(3)忧郁:这种情绪主要来自对自我形象紊乱担忧及家庭条件较差的患者。对自我形象紊乱者,可做好患者及其家属对手术或激素治疗导致的第二性征缺失、化疗致脱发等的正确认识,增强患者的自信及其家属的支持。对家庭经济的担忧及强烈的责任感,会使患者产生忧虑。由于术前化疗使等待手术的时间延长,住院费用会增加,患者焦急忧虑的程度也会随之增加,加强健康教育及社会支持,包括心理支持及经济支持,使患者安心治疗。

2.功能锻炼

(1)术侧上臂活动应循序渐进原则,10 d内不能做肩关节外展运动,上肢持重不能超过5 kg。

(2)术后10~14 d:可做肩关节练习。双手放置于颈后,低度头位练至抬头挺胸位,进而练习手越过头顶摸到对侧耳,练习手指爬墙及患肢梳头,每日记录爬墙高度,加强患侧肢体抬高功能。

(3)继续做爬墙练习,并逐渐以肩关节为中心,进行向前、向后旋转运动及适当的后伸和负重锻炼。

3.化疗护理

(1)医学资料准备:化疗前,应测量患者的身高、体重,完成血常规、心电图、肝功能、肾功能等检验,充分了解各种化疗药物的不良反应,以便出现不良反应时做出相应的处理。

(2)掌握操作技巧:保护小静脉,熟练的操作技术和无痛注射技巧可减轻患者对化疗的恐惧。护理人员应熟练掌握操作技术及丰富的专业知识,有计划地选用患侧肢体表浅静脉。因乳腺癌术后应避免患侧上肢静脉输液,故术后输液只能在健侧进行,为保护健侧静脉,术前化疗应选择患侧上肢浅静脉。

(3)化疗不良反应的预防及处理:胃肠道反应是患者主诉的最严重的化疗不良反应,可导致营养不良而影响治疗效果,故应做好充分的准备工作。护理:①创造良好的治疗环境,消除房间异味,指导合理饮食,不宜在饱餐后或空腹时化疗,在饭后 2～3 h 应用化疗药物最佳;宜少食多餐,化疗期间不宜过饱及进油腻食物;鼓励进营养丰富的食物,多饮水及富含钾离子的鲜果汁,协助患者制订合理食谱;②化疗前 30 min 遵医嘱肌内注射异丙嗪(非那根)25 mg,甲氧氯普胺(胃复安)20 mg,或静脉应用止吐药物;③化疗中勤巡视病房,多与患者交谈,分散其注意力,有条件者,可在听音乐、看电视时接受化疗;④保持排便通畅,必要时可给缓泻药;⑤化疗中出现恶心、呕吐,应及时处理,对呕吐严重者,应给静脉营养。

骨髓抑制:是化疗药物最常见的不良反应。化疗的同时应定期复查血常规,白细胞低于 $3.0×10^9$/L,应遵医嘱给予升白细胞药物,预防性应用抗生素,实施保护性隔离,限制探视,以避免交叉感染。

脱发:由于脱发所致的“化疗特殊形象”是影响患者自尊的严重问题,因此,化疗前应进行相关知识宣教,使其有充分的思想准备。可在化疗过程中佩以冰帽或在发际下用橡皮条扎紧头皮予以预防。采用戴假发、帽子、头巾等方式,进行自我形象完善,减轻焦虑。

化疗药物外渗的预防:化疗药物外渗可致局部组织坏死,一旦形成溃疡,经久不愈,缺乏有效的治疗办法,因此,重在预防。应按要求配制化疗药物,先以不含化疗药物的液体穿刺血管,待穿刺成功,确认无液体外渗后再更换含有化疗药物的液体。静脉注射时,应先回抽,见回血后方可推注。注射过程中,反复回抽观察,注射速度不宜过快,亦不宜过慢,以免发生渗出及静脉炎,注射时间以 10～15 min 为宜。静脉滴注时,应定时巡回观察。注射或滴注化疗药物结束后,再换上不含化疗药物的液体冲洗静脉通路,然后拔针或封管。

化疗药物外渗的处理:一旦化疗药物发生外渗,应立即停止注射,抽吸外渗药液,给予局部封闭,24 h 内冷敷,局部已明显坏死、溃疡者,需外科清创处理。

4.湿疹样乳腺癌护理

(1)局部护理:保持病变局部清洁、干燥,尤其是胸壁及腋部的皮褶处,告诉患者穿宽大、柔软、纯棉(或真丝)内衣,穿套头衫,免戴胸罩,保持局部干燥,局部忌用肥皂或用粗毛巾擦拭,瘙痒时不可涂乙醇或刺激性油膏止痒,以免刺激皮肤,加重皮肤反应。可用手轻轻拍打,不可用手或其他物品抓挠。局部不可热敷、冰敷及理疗。

(2)特殊护理:①在患者初次就诊时或根据治疗周期,定期测量并记录局部皮肤转移的部位、范围、性质等,例如,皮疹外观区或溃疡区域大小,有无转移性皮肤结节,是否伴瘙痒,测病变区域皮温,是否伴有红、肿、热、痛等继发感染表现,以便给医师评估疗效提供客观依据。②创面换药与疼痛护理。溃烂处清创换药,每日 1 次,方法是用过氧化氢溶液反复冲洗或用 2% 的碘伏擦拭,将创面渗出及分泌物清洗干净后,适量涂抹金霉素眼药膏,再用无菌纱布覆盖。遵医嘱给予氨酚羟考酮或硫酸吗啡等药物镇痛治疗。

(李佳怡)

第九节　主动脉夹层动脉瘤

主动脉夹层是指主动脉中层发生撕裂后，血液在撕裂层（假腔）中流动。原有的主动脉腔称为真腔，真、假腔之间由内膜与部分中层分隔，并有一个或多个破口相通。主动脉夹层动脉瘤是一种较为少见的疾病，高血压是导致主动脉夹层的一个重要因素。

一、护理评估

（一）病因

任何破坏中层弹性或肌肉成分完整性的疾病都可使主动脉发生夹层分离。中层胶原及弹性硬蛋白变性所致的中层退行性变是首要的易患因素。囊性中层退行病变是多种遗传性结缔组织缺陷（马方综合征和埃勒斯-当洛斯综合征）的内在特点。年龄增长和高血压可能是中层退行病变两个重要因素。主动脉夹层的好发年龄为60～70岁，男性发病率为女性发病率的2倍。某些其他先天性心血管畸形（如主动脉瓣单瓣畸形和主动脉缩窄等）也易并发主动脉夹层。另外，动脉内导管术及主动脉内球囊反搏等诊疗操作也可能引起主动脉夹层。

主动脉夹层开始于主动脉内膜撕裂，血液穿透病变中层，将中层平面一分为二，主动脉壁即出现夹层。由于管腔压力不断推动，分离沿主动脉壁推进，典型的为顺行推进，即被主动脉血流向前的力推动，有时也可见从内膜撕裂处逆向推进。主动脉壁分离层被血液充盈的空间成为一个假腔，剪切力可能导致内膜进一步撕裂，为假腔内的血流提供出口或额外的进口。由于血液充盈，假腔扩张，引起内膜突入真腔内，使血管腔狭窄变形。

（二）临床特点

1.疼痛

突发剧烈的胸痛为发病时最常见的症状。疼痛呈撕裂样或刀割样，难以忍受。患者表现为烦躁不安、焦虑、恐惧和有濒死感觉，且为持续性的，难以被镇痛药物缓解。

2.主动脉夹层破裂症状

出现急性心脏压塞、左侧胸腔积液、腹膜后血肿、休克。

3.主动脉瓣关闭不全症状

出现心悸、气短、左心衰竭等表现。

4.重要器官供血障碍症状

心肌缺血或心肌梗死（累及冠状动脉）；颈动脉或肢体动脉搏动强弱不等，严重者可发生肢体缺血性坏死（周围动脉阻塞现象）；出现脑供血不足、昏迷、偏瘫（累及主动脉弓部头臂动脉）、截瘫（累及肋间动脉）、急腹症表现或消化道出血、肾功能损害和肾性高血压等（累及腹腔脏器分支）。

（三）辅助检查

1.实验室检查

白细胞计数常迅速升高，可出现溶血性贫血和黄疸，尿中可有红细胞甚至肉眼可见血尿。

2.影像学检查

心电图、X线、超声心动图、磁共振成像（MRI）、数字减影血管造影（DSA）等对确诊主动脉夹层有很大帮助。对考虑手术者主动脉造影十分必要。无创伤性DSA对B型主动脉夹层分离的诊断较准确,时常发现夹层的位置及范围,有时还可见撕裂的内膜片,但对 A 型病变诊断价值较小。DSA 还能显示主动脉的血流动力学和主要分支的灌注情况,易于发现血管造影不能检测到的钙化。

二、主要护理诊断/问题

（一）焦虑、恐惧

焦虑、恐惧与患者对环境陌生,担心手术效果、预后、术后并发症及缺乏心理准备、缺乏家庭支持有关。

（二）舒适的改变

舒适的改变与疼痛有关。

（三）气体交换受损

气体交换受损与肺部渗出增多、无菌性炎症有关。

（四）活动无耐力

活动无耐力与心脏功能不全有关。

（五）自理能力下降

自理能力下降与活动受限有关。

（六）有动脉瘤破裂的危险

有动脉瘤破裂的危险与血压升高、心率快、情绪激动、便秘等有关。

（七）潜在并发症

潜在并发症有心脏压塞、左侧胸腔积液、腹膜后血肿、休克、左心衰竭、心肌缺血、心肌梗死、周围动脉阻塞、脑供血不足、昏迷、偏瘫、截瘫等。

三、护理目标

(1)密切注意病情变化,维持生命体征的稳定性。
(2)做好各项基础护理,增加患者的舒适感。
(3)加强心理护理,增强患者战胜疾病的信心。
(4)帮助患者及其家庭了解疾病,掌握自护知识。

四、护理措施

（一）心理护理

针对个人情况进行针对性心理护理,鼓励患者表达感受,鼓励患者家属和朋友给予患者关心和支持。解释手术的必要性、手术方式、注意事项。

（二）限制活动

主动脉夹层动脉瘤起病急,病情重,病死率高,故入院后给予加强重症监护,嘱患者绝对卧床休息,避免剧烈活动及受外力,以免瘤体破裂。

（三）控制血压

应用 β 受体阻滞剂,将收缩压控制在 $100 \sim 120$ mmHg。

（四）镇痛

常规给予非麻醉性止痛药。

(五)饮食

给予高蛋白、高热量、富含维生素、低脂、易消化、少渣的食物。

(六)避免可能的诱发因素

避免各种引起腹内压和血压升高的因素,例如,屏气、用力排便、头低位、呛咳、过饱,给患者创造良好的环境;使用通便药使患者排便通畅;饮食中含足够的纤维,多食新鲜的蔬菜和水果,少食多餐;加强生活护理。

(七)健康指导

1.饮食

饮食规律,少食多餐,进优质高蛋白、富含纤维素、低脂、易消化的食物;忌刺激性、坚硬、易胀气的食物,忌烟、酒。

2.活动

根据自我感觉逐渐增加活动量,以活动后无心悸、气促,自我感觉良好为度。术后6~8周不提重物,从而使胸骨有足够的时间愈合。术后3个月内避免剧烈活动或重体力劳动。

3.用药指导

人造血管置换患者需要进行针对性短期抗凝3个月,为防止血管栓塞,主动脉瓣替换患者需终身抗凝。告知患者药物的名称、剂量、浓度、使用时间、药理作用及不良反应。注意有无出血倾向,监测凝血酶原时间(PT)、活化部分凝血活酶时间(APTT),随时调整华法林剂量。

(刘蓉蓉)

第十节　原发性纵隔肿瘤

纵隔是位于左右纵隔胸膜之间较大的间隙,是分隔左、右胸膜腔和左、右肺的间隔。纵隔内重要组织器官包括心包、心脏、气管、大血管、食管、淋巴组织、胸腺、神经以及纵隔内脏间的神经组织。纵隔内包含多个器官,而且其胚胎结构来源较为复杂,因此会导致多种肿瘤的发生,如胸腺瘤、胸内甲状腺肿、淋巴瘤、支气管囊肿、皮样囊肿、畸胎瘤、恶性淋巴肉瘤、心包囊肿、脂肪瘤、神经源性肿瘤、食管囊肿等。畸胎瘤多见于30岁以下,少数发生在40岁以上。本病除淋巴肉瘤和恶性淋巴瘤,多数预后良好。

一、护理评估

(一)病因

目前病因尚未十分明确。我国中医认为本病可能与以下因素相关:外邪侵袭、情志失调、饮食不节、气机郁滞、脏腑气血失和、痰浊瘀血内生、痰瘀与气血互结,日久成积。纵隔区内肿瘤种类繁多。有原发的,有转移的,原发肿瘤中以良性多见,但也有相当一部分为恶性。

(二)临床表现

约40%的原发纵隔肿瘤患者无症状,这些患者多在做常规胸部 X 线片时被发现,另外60%有症状患者的症状多与病变压迫或侵犯周围组织结构有关,或为原发肿瘤伴有的全身综合征。临床常见的症状为胸闷、胸痛、咳嗽呼吸困难、声音嘶哑、心慌、心律不齐、面颈部水肿、乏力、吞咽困难、体重下降及夜间盗汗。体检有发热、淋巴结肿大、喘鸣、上腔静脉综合征、声带麻痹、霍纳综合征以及神经学方面异常。

（三）辅助检查

1.影像学检查

（1）X线检查：常规进行胸部正侧位X线检查，可作出初步诊断。

（2）CT及MRI检查：可显示肿瘤与周围解剖结构、血管的关系以及肿瘤的密度。

（3）单光子发射计算机断层显像（single-photon emission computed tomography，SPECT）。

（4）正电子发射计算机断层显像（positron emission tomography，PET）。

2.血清学及生化学检查

（1）血清放射免疫检测。

（2）激素测定：有助于不同纵隔肿瘤的鉴别诊断，例如，测定甲胎蛋白（AFP）及人绒毛膜促性腺激素（HCG）。

3.有创伤诊断方法

（1）外科活检术：对于靠近胸壁的纵隔肿瘤可行CT引导下穿刺活检检查。

（2）全麻下纵隔镜检查：有助于淋巴瘤及肿大淋巴结的诊断。

（3）支气管镜及食管镜检查：有助于明确支气管受压情况、受压程度以及肿瘤是否已侵入支气管或食管，以便确定手术的可能性。

（4）切开前纵隔，切取组织活检。

（5）剖胸探查，切除组织活检，早确诊，早切除。

（四）治疗原则

（1）手术治疗为主：只要原发性纵隔肿瘤无禁忌证，均应实施外科手术切除，再根据病理性质及完全切除与否来决定下一步是否进行放疗或化疗。

（2）对有恶变可能者、转移者，根据病理性质辅以放疗或化疗。

（3）对恶性淋巴瘤可采用放疗、化疗相结合的治疗方法。

二、主要护理诊断/问题

（一）低效性呼吸形态

低效性呼吸形态与肿物压迫呼吸道有关。

（二）有感染的危险

有感染的危险与机体抵抗力下降有关。

（三）恐惧

恐惧与住院环境改变有关。

（四）知识缺乏

患者及其家属缺乏相关知识。

三、护理目标

（1）患者自述无呼吸困难。

（2）预防、发现并及时处理感染的症状和体征。

(3)患者恐惧减轻,积极配合治疗和护理。

(4)出院前患者及其家属能复述出有关疾病康复的知识。

四、护理措施

(一)心理护理

纵隔肿瘤患者对疾病常有恐惧、焦虑心理,思想负担重。采取有创方法诊断(如针吸、胸腔镜、纵隔切开、胸廓切开术等)以及手术、化疗、放疗等,使患者的心理压力更大,因此护士应向患者解释各种治疗对挽救生命、缓解症状的重要意义,讲解有关诊断、治疗的知识,使患者对自己的病情、治疗方法及治疗效果有初步的了解,从而取得患者的密切配合。

(二)特殊症状的护理

1.呼吸困难

当肿瘤压迫或侵入支气管时,常会引起咳嗽、气短、呼吸困难、发绀等。应给予舒适体位,吸氧($2\sim4$ L/min),雾化吸入(加入糜蛋白酶及抗生素),应用祛痰药物,必要时吸痰,保持呼吸道的通畅。

2.胸背部疼痛

纵隔肿瘤侵犯或压迫胸壁可引起胸背部疼痛,用一般止痛药物可缓解。但若胸壁、胸骨受累,则止痛药无效,必须控制病因才能止痛。

3.咳出异物(毛发等)症状

此种情况多发生于生殖细胞瘤中,患者咳出的多为畸胎瘤的内容物。除了抗炎及止咳外,需手术切除肿瘤才能控制。应做好患者的心理护理,减轻患者的恐惧。

(三)放疗的护理

(1)监测血常规变化:当白细胞计数低于 3×10^9/L,但高于 1×10^9/L 时,应暂停放疗,并遵医嘱行升白细胞治疗;当白细胞计数低于 1×10^9/L 时,应做好保护性隔离,病房限制探视,并每天酌情行房间空气消毒 $2\sim3$ 次。

(2)放疗时应注意心脏区的保护,监测心功能;胸部照射可诱发肺水肿、肺炎、胸骨骨髓炎,表现为咳嗽、咳白色泡沫样痰、呼吸急促、胸痛、咯血等,应注意观察,一旦发现,遵医嘱应用抗生素、肾上腺皮质激素、雾化吸入等。

(3)急性放射性食管炎是纵隔肿瘤放射治疗的常见并发症。向患者解释这只是暂时的症状,停止放疗症状可逐渐消失。

指导患者进清淡、易消化、无刺激的流质或半流质饮食,忌食粗、硬、烫、辛辣刺激性食物,进食速度宜缓慢,进食后漱口,并饮温凉开水以冲洗食管。对症状严重者,可将 15 mL2% 的利多卡因、4 000 μg 维生素 B_{12}、240 000 U 庆大霉素加入 500 mL 生理盐水中,每次取 10 mL 于三餐前及临睡前慢慢吞服;可酌情给予疼痛者止痛剂。

(四)化疗的护理

(1)对纵隔肿瘤常用的化疗药物有阿霉素类、丝裂霉素、长春新碱、顺铂、氟尿嘧啶等,由于这些药对血管的刺激性大,发生渗漏时有引起组织糜烂坏死的可能,而且化疗通常需要多个疗程,多次的化疗可引起化学性静脉炎,所以最好建议患者在化疗前进行 PICC 置管术。

(2)阿霉素等化疗药物可引起脱发,向患者解释脱发只是暂时性的,停止化疗后头发便可恢复生长。

指导患者在化疗前剪短头发或全部剃光,以免脱落的头发黏在衣服及被褥上引起及心理上的刺激。指导患者购买适合自己的假发或帽子,以满足患者对美观的需求。

(五)健康教育

(1)保持病房环境整洁,指导患者保持心情愉快。

(2)戒烟:吸烟会增加支气管的分泌,会加重原发支气管炎,尤其影响术后的咳痰,吸烟还影响肺功能,降低血氧饱和度,对手术及术后影响极大。对长期吸烟者应耐心、细致地说服,令其戒烟。

(3)加强口腔卫生:指导患者每天早晚及餐后刷牙、漱口,预防术后肺部并发症的发生。

(4)注意休息,适当进行体育锻炼(如散步、慢跑、打太极拳等):根据身体情况制订活动量。

(5)定期复查:如果出现胸闷、气促等情况,应立即就诊。

(刘蓉蓉)

第十一节　外阴癌

外阴癌(也称外阴恶性肿瘤)多见于 60 岁以上的妇女,其占女性生殖道恶性肿瘤的3%～5%。

外阴癌有各种类型,以鳞状上皮癌最为多见,其占外阴癌的80%～90%,其他还有恶性黑色素瘤、基底细胞癌及前庭大腺癌等。

一、护理评估

(一)年龄

外阴癌主要是老年人的疾病,多发生于绝经后,发病年龄高峰为60～80 岁。近年来,由于患者和医务人员对外阴病毒感染等性传播疾病的警惕性提高,加之外阴病变易于活检,外阴癌逐渐获得早期发现及早期诊断,因而现在亦有一些年轻患者,近年国内外病例报道17%～18%的患者年龄在 40 岁以下。

(二)病史

外阴癌患者多为老年人。了解患者有无长期外阴瘙痒、外阴营养不良或溃疡、白色病变等。了解患者分泌物的量、性状及有无臭味,了解患者溃疡出血感染的情况,对大小便有无影响。由于患者年龄较大,可能会合并高血压、冠心病、糖尿病等内科疾病。

(三)病因

外阴癌的病因目前尚不清楚,可能与以下因素有关。

1.人乳头瘤病毒(HPV)

HPV 与外阴癌及其癌前病变具有密切关系,以 HPV118、HPV31 等感染较多见。

2.单纯疱疹病毒Ⅱ型和巨细胞病毒等

单纯疱疹病毒Ⅱ型和巨细胞病毒等与外阴癌的发生有关。

3.慢性外阴营养不良

慢性外阴营养不良是外阴癌的高危因素,其发展为外阴癌的危险性为 5%～10%。

4.性病

性病(包括淋巴结肉芽肿、湿疣及梅毒等)与外阴癌的发病有关。

(四)临床表现

1.症状

外阴瘙痒是最常见症状且持续时间较长,或同时患有外阴硬化性萎缩性苔藓或有外阴增生性营养障碍。

外阴癌还常伴有不同形态的肿物,如结节状、菜花状、溃疡状等,如伴有感染,则分泌物增多有臭味,并有疼痛或出血。

2.体征

癌灶可生长在外阴任何部位,最多见于大阴唇,其次见于小阴唇、阴蒂、会阴、尿道口、肛周等。早期局部表现为丘疹、结节或小溃疡,晚期可见不规则肿块。若病灶已转移,可在双侧或一侧腹股沟处扪及增大、质硬、固定的淋巴结。

(五)辅助检查

1.细胞学检查

对病灶部位做细胞学涂片或印片。

2.病理组织学检查

对外阴肿物进行活体组织的检查。

3.其他

B超、CT、MRI、膀胱镜、直肠镜检查有助诊断。

(六)心理-社会问题

外阴癌患者一般有外阴慢性疾病史,病程较长,早期患者由于忽视而延误治疗,外阴瘙痒久治不愈,给生活和工作都带来不便;中、晚期患者对恶性肿瘤感到恐惧和绝望,对手术充满期待,又担心手术后外阴形态的改变影响正常的生理功能,特别是年轻患者担心影响正常的性功能,她们往往自我谴责,自我贬低,丧失自信心,担心社会的歧视,减少日常的生活社交活动。

二、主要护理诊断/问题

(一)恐惧

恐惧与外阴癌对生命的威胁以及患者不了解治疗方法和预后有关。

(二)有感染的危险

有感染的危险与伤口靠近肛门易污染有关。

(三)自我形象紊乱

自我形象紊乱与放疗、化疗后脱发有关。

(四)知识缺乏

患者缺乏疾病及其预防保健知识。

三、护理目标

(1)患者的焦虑情绪得到缓解,患者积极配合治疗与护理。

(2)患者的组织无受损。

(3)患者的疼痛缓解,舒适感增加。

四、护理措施

(一)心理护理

外阴癌患者手术前,护士要做好健康宣教,让患者了解手术的相关知识,讲解手术后应注意的问题,鼓励其表达出对目前生殖器官丧失的感受,帮助其正确认识现在的身体状况,以良好的身体和心理状态迎接手术。

手术后帮助患者与配偶交流情感,寻找适宜的性表达方式,获得性满足,提高生活质量,帮助患者参与有关的社会团体活动,完成角色转变,树立正确的人生观和价值观,回归家庭和社会。

(二)病情观察

(1)观察外阴局部有无丘疹、硬结、溃疡或赘生物,局部有无疼痛、瘙痒、恶臭分泌物。

(2)观察是否存在尿频、尿痛或排尿困难。

(三)会阴护理

指导患者保持会阴部清洁,穿柔软的棉质内裤,经常更换,避免搔抓,以免局部感染。

(四)放疗护理

放疗是对外阴癌有效的辅助治疗手段。对身体不能耐受手术或无法手术治疗的患者可行放疗;术前放疗可减小肿瘤体积,降低肿瘤细胞活性,增加手术切除率及保留尿道和肛门括约肌功能。对外阴癌以腔外放疗为主。

1.一般护理

(1)放疗前评估:放疗前评估患者的血常规检查情况、生命体征、阴道流血、不适症状等,若体温超过 37.5 ℃,白细胞计数低于 $4.0×10^9/L$,通知医师,并遵医嘱确定是否继续放疗。严格执行放疗方案,保证照射方式、部位、剂量准确且体位安全、舒适。

(2)腔外照射皮肤护理:①保持照射区皮肤清洁、干燥,避免局部刺激,防止局部感染。②不可在放射部位使用含金属的药膏及含氧化锌的胶布,也不可在局部进行注射等治疗。③随时观察照射区皮肤颜色、结构及完整性的变化。

(3)健康指导:①指导放疗患者治疗后静卧 30 min,以减轻放射反应,并鼓励其多饮水,以促进毒素排泄。②告知患者及其家属因放射线在破坏癌细胞的同时也会损伤正常组织细胞,故在治疗期间,要加强营养,注意休息,适当活动。③保护照射区皮肤,避免感染,注意观察大小便情况,如果有异常,及时通知医师。

(4)指导患者注意清洁卫生,预防感染。

2.放疗并发症护理

(1)近期反应:近期反应多发生于放疗中或放疗后的 3 个月内。

皮肤反应:①放疗者常在照射后 8～10 d 开始出现皮肤反应。轻度者表现为皮肤红斑,然后转为干性脱屑;中度者可出现水疱、溃烂或组织表层丧失;重度者则表现为局部皮肤溃疡。②可使用可的松软膏等减轻局部反应,并根据皮损程度做好皮肤护理。有轻度皮肤反应者可在保护皮肤的情况下继续放疗,而出现中度或重度皮肤反应者应停止放疗。

全身反应:①临床表现为乏力、恶心、食欲缺乏等,合并化疗者全身反应较重。②一般对症处理,可继续放疗。

直肠反应:①多发生在放疗开始 2 周后,表现为里急后重、腹泻、便血等。②应给予高蛋白、高维生素的易消化食物,应用止泻药,严重者暂停放疗。

膀胱反应:①多发生于术后,表现为尿路刺激征。②应给予抗炎、止血治疗,严重者暂停放疗。

(2)远期反应:患者合并糖尿病、高血压或有盆腔疾病手术史可能增加远期并发症的发生率。

放射性直肠炎、乙状结肠炎:①多发生于放疗后半年至1年,主要表现为腹泻、黏液便、里急后重等。②以对症治疗为主,如果出现梗阻、穿孔等,需手术治疗。

放射性膀胱炎:①多发生于放疗后1年,尿路刺激征明显。②以保守治疗为主,抗炎,止血,行药物膀胱灌注。严重者需手术治疗。

放射性小肠炎:①主要表现为稀便、腹痛等。②给予对症治疗,如果出现梗阻、穿孔等,需手术治疗。

外阴、盆腔纤维化:①严重者继发肾功能障碍、下肢水肿。②可行中药活血化瘀治疗,若出现输尿管狭窄、梗阻,需手术治疗。

(五)健康指导

(1)对妇女加强卫生宣传,使其了解外阴癌是可以预防及早期发现的。

(2)保持外阴清洁、干燥,养成良好的卫生习惯。不滥用药物,内裤和卫生用品要干净、舒适。

(3)注意外阴部的各种不适,如果瘙痒、疼痛、破溃、出血等,及时就诊。

(4)注意外阴部的颜色改变、局部黑斑、痣点、紫蓝结节、发白等。

(5)注意外阴部的硬结、肿物,在沐浴时,或用小镜子,或请丈夫帮助查看,有任何异常,要及时就诊,不要随意抠抓。

(6)外阴癌手术后遵医嘱坚持放疗、化疗,按时随诊,观察治疗效果及有无复发征象。

(7)加强锻炼,劳逸结合。

(8)鼓励患者进高热量、高蛋白、高维生素饮食,加强营养,促进机体康复。

(刘蓉蓉)

第十二节　子宫颈癌

女性生殖系统恶性肿瘤涵盖子宫颈癌、子宫内膜癌、卵巢癌、外阴癌、阴道癌、输卵管癌和妊娠滋养细胞癌7种常见肿瘤。其中子宫颈癌,简称宫颈癌,是妇科最常见的恶性肿瘤。从宫颈上皮内瘤变(CIN)发展到浸润癌其实是一个缓慢过程,采用常规的巴氏涂片普查无症状的患者,可使子宫颈癌在能治愈的浸润前期即得到诊断。因此,应加强高危人群的定期普查,以早诊断、早治疗。

目前临床上治疗子宫颈癌须遵循的原则是既要考虑手术的根治性以减少并发症,又要考虑保留女性的生育功能,即强调高度个体化原则,兼顾治愈疾病和保证生活质量。在护理方面应从身、心两方面对患者实行整体护理和康复支持。

一、护理评估

（一）健康史

详细了解年轻患者有无接触性出血、年老患者绝经后阴道不规则流血情况。评估患者有无患病的高危因素，例如，有无慢性宫颈炎的病史及人乳头瘤病毒，有无巨细胞病毒等的感染，了解婚育史、性生活史，与高危男子性接触史等。

（二）身体状况

1.症状

详细了解患者阴道流血的时间、量、颜色等，有无妇科检查或性生活后的接触性出血；阴道排液的性状、气味；有无邻近器官受累的症状；有无疼痛，疼痛的部位、性质、持续时间等。全身有无贫血、消瘦、乏力等恶病质的表现。

2.体征

评估妇科检查的结果，例如，宫颈有无异常，有无糜烂和赘生物；宫颈是否出血、肥大、质硬，宫颈管外形是否呈桶状等。

（三）辅助检查

子宫颈癌发展过程长，尤其是癌前病变阶段，所以应该积极开展防癌普查，提倡"早发现、早诊断、早治疗"。因早期子宫颈癌无明显症状和体征，故需采用以下辅助检查。

1.宫颈刮片细胞学检查

普查子宫颈癌的主要方法，也是早期发现子宫颈癌的主要方法之一。注意在宫颈外口鳞-柱上皮交界处取材，涂片，用巴氏染色。结果分5级：Ⅰ级提示正常，Ⅱ级提示炎症，Ⅲ级提示可疑癌，Ⅳ级提示高度可疑癌，Ⅴ级提示癌。达到巴氏Ⅲ级及以上，需行活检。

2.碘试验

将碘溶液涂于宫颈和阴道壁，观察其着色情况。正常宫颈阴道部和阴道鳞状上皮含糖原丰富，被碘溶液染成棕色或深赤褐色。若不染色，为阳性，说明鳞状上皮不含糖原。有瘢痕、囊肿、子宫颈炎或子宫颈癌等，鳞状上皮不含糖原或缺乏糖原，均不染色，所以本试验对癌无特异性。碘试验主要识别宫颈病变危险区，以便确定活检取材部位，提高诊断率。

3.阴道镜检查

宫颈刮片细胞学检查Ⅲ级或以上者，应行阴道镜检查，观察宫颈表面上皮及血管变化，发现病变部位，指导活检取材，提高诊断率。

（四）心理-社会状况

子宫颈癌确诊早期，患者常因无症状或症状轻微，往往对诊断表示怀疑和震惊而四处求医，希望否定癌症诊断；当诊断明确，患者会感到恐惧和绝望，害怕疼痛和死亡，迫切要求治疗，以减轻痛苦、延长寿命。另外，恶性肿瘤对患者身体的折磨会给患者带来巨大的心理应激，而且手术范围大，留置导尿管的时间长，疾病和手术对身体的损伤大，恢复时间长，患者很长时间不能正常地生活、工作。

二、主要护理诊断/问题

（一）排尿异常

排尿异常与子宫颈癌根治术对膀胱功能影响有关。

（二）营养失调

营养失调与长期的阴道流血造成的贫血及癌症的消耗有关。

（三）焦虑

焦虑与子宫颈癌确诊带来的心理应激有关。

（四）恐惧

恐惧与子宫颈癌的不良预后有关。

（五）自我形象紊乱

自我形象紊乱与阴道流恶臭液体及较长时间留置导尿管有关。

三、护理目标

（1）患者能接受诊断，配合各种检查、治疗。

（2）出院时，患者的排尿功能恢复良好。

（3）患者能接受现实，适应术后生活方式。

四、护理措施

放疗是利用放射线照射肿瘤，达到杀死或破坏肿瘤细胞的一种方法，妇科放疗可分为腔内治疗和腔外治疗，一般子宫颈、子宫均能耐受放射线剂量，很少发生严重的不良反应，进行子宫颈或子宫腔内治疗时最容易引起直肠、小肠和膀胱的不良反应。

（一）体外照射护理

1.心理准备

首先向患者介绍放射治疗的目的、作用、可能出现的不良反应、治疗中的注意事项以及治疗后可能出现的并发症，使患者对自己的放疗计划有一个完整的概念，对治疗树立信心以及做好各种配合。

2.辅助检查

放疗前应测定白细胞、血小板和生命体征，并做好各种检查，对贫血患者应注意纠正贫血。

3.照射野皮肤护理

（1）放疗前应进行会阴部皮肤准备，剃净阴毛，保持照射野皮肤清洁、干燥，防止溃疡感染。

（2）避免照射野皮肤机械性的刺激，以免损伤皮肤，患者的内衣宜柔软、宽大、吸湿性强，忌用肥皂和毛巾擦拭。

（3）不可在放疗部位涂含有金属的药膏、贴胶布。

（4）由于照射野皮肤变薄、萎缩，软组织纤维化，毛细血管扩张，皮肤会出现充血、发红等湿性反应，继而出现皮肤干燥、瘙痒难忍或烧灼感，嘱患者不能用手抓，涂擦鱼肝油软膏或氢化可的松软膏。

（5）要始终保持照射野线条清晰，如果发现不清晰，应及时请主管医师描画清楚。

（二）后装治疗护理

后装治疗是利用放射源治疗肿瘤疾病的手段。采用专门设备，通过人体腔管，将放射源直接送入体内病变部位，可以有效地杀伤病变组织，把不良反应控制在最低程度。

1.治疗前护理

（1）心理支持：①由于患者对肿瘤恐惧，对近距离后装治疗较陌生，治疗前存在一定的心理压力。此外,后装治疗是把放射源送入患者体内,会带来一些不适,更加剧了患者的恐惧心理。

因此,医护人员要以热情周到、诚恳的态度接待患者,使患者对医护人员抱有信任感和安全感,同时要详细向患者介绍后装治疗的目的、治疗特点和方法,告诉患者治疗过程中将会出现的不良反应,使患者有充分的思想准备。为减少高度紧张的患者的恐惧心理,可以让做过后装治疗的患者现身说法,有利于消除患者的顾虑,使其配合治疗。②在整个治疗过程中,患者必须独自一人待在专用机房里。医师和技术人员只能通过监视器对患者进行观察和治疗,通过对讲机和患者交流,这往往会使患者感到恐惧和紧张,不知道下一步如何进行,万一发生意外该如何应对等。紧张、焦虑、恐惧会引起生理反应(如肌肉痉挛等),这将直接影响治疗,有时不得不中断治疗。

故治疗前应向患者讲解放疗的原理、射线的特征、射线的作用以及射线怎样才会对人体造成伤害,使患者摆脱对射线的恐惧,有较充分的心理准备,提高心理承受能力。

(2)阴道冲洗护理:①放疗期间应坚持每日进行阴道冲洗,及时清除阴道坏死组织,防止感染及粘连;②腔内治疗当日行阴道冲洗,清除宫颈、穹隆、阴道分泌物,冲洗完毕,阴道内填塞无菌纱布,如果发现阴道分泌物有异常,应检查原因。

(3)后装治疗当日早晨要测量患者的体温、脉搏、呼吸,如果有异常,通知医师停止照射。

(4)保持肠道和膀胱空虚,治疗前嘱患者再次排空大小便,以减少直肠、膀胱反应。

(5)治疗前做好外阴备皮,剃净阴毛。

(6)放疗前要测患者的血常规,例如,白细胞低于 $3 \times 10^9 / L$ 者,禁止继续放疗。

2.治疗中护理

(1)严格掌握后装治疗机的操作方法,了解机器的基本性能,做好施源器的清洗、消毒,保证机器顺利完成治疗全过程,否则患者会更加痛苦,加重其心理负担,使病情恶化,造成更大的心理打击。

(2)协助医师放置阴道宫颈施源管,并妥善固定。在插入宫颈施源管时会引起患者下腹疼痛,嘱患者深呼吸。用纱布条固定施源器时注意尽量推开膀胱后壁和直肠前壁,使这些器官尽可能远离放射源,治疗时减少辐射和直肠受量。

(3)摆好患者体位,连接施用器与施源管时要保持平行,不能弯曲、打折。嘱患者勿移动,防止其松脱、移位,影响治疗效果。告知患者如果有不适,可举手示意或对传呼机呼叫。

(4)通过监视器观察患者的精神状态和面部表情,体位及施源器可能引起腹痛、腹胀,患者急躁不安,可通过对讲机鼓励、安慰患者,同时分散其注意力,使患者放松,顺利完成治疗。

(5)在进行宫腔管治疗时,如果发现患者突然出现下腹剧痛、面色苍白、血压下降,查体有压痛、反跳痛,应考虑有子宫穿孔的可能,应立即停止后装治疗并协助医师及时处理。

(6)阴道狭窄、阴道壁弹性差或肿瘤较大的患者,在用缩阴球治疗时,容易碰伤阴道壁及肿瘤组织,易造成出血及疼痛,如果大量出血,立即压迫止血,并密切观察。

3.治疗后护理

(1)治疗结束,取出施源器和纱布条并清点,以防纱布留置在阴道内。

(2)检查阴道有无出血,如果有活动性出血,应及时填塞纱布,回病房后要交班填塞纱布的数量,第 2 天冲洗时取出。

(3)后装治疗后应注意患者的排尿情况,如果有排尿困难且超过 4 h,须导尿。体温超过38 ℃并伴有腹痛,可能并发盆腔炎,应及时通知医师予以处理。

(三)放疗并发症的护理

子宫颈癌放射治疗引起的反应为近期和远期反应,以膀胱、直肠反应最明显。放疗反应属于放疗中不可避免的,但要避免造成放射损伤。

1.近期反应的护理

近期反应是指发生在放疗中或放疗后 3 个月内的反应。

(1)全身反应的护理:一般放疗后 2～3 周,患者可能出现食欲缺乏、乏力、疲劳、头晕、头痛、恶心甚至呕吐等,及时给予对症处理,指导其合理休息、适度活动及合理饮食。

(2)直肠反应的护理:多发生在放疗开始后 2 周,几乎所有患者有直肠反应。主要表现为里急后重、腹泻、黏液便、大便疼痛甚至便血。可嘱患者进高蛋白、高维生素、易消化的食物。对患者进行适当的解释,减少其不必要的顾虑。遵医嘱给予止泻药(如洛哌丁胺、双歧杆菌三联活菌散等)对症治疗。严重者暂停放疗。

(3)膀胱反应的护理:表现为尿频、尿急,少数患者可能有血尿。可给予抗感染、止血等对症治疗。严重者暂停放疗。

(4)内照射相关反应的护理:操作过程中出现出血、疼痛,多数程度较轻,出血较多者可用止血药或纱布填塞。须明确告知填塞纱布者取出纱布时间及纱布数量,避免纱布遗漏在阴道内。

2.远期反应的护理

患者合并糖尿病、高血压或有盆腔疾病手术史,都可能使远期并发症的发生率增加。

(1)放射性直肠炎、乙状结肠炎:多发生在放疗后半年至 1 年,主要症状为腹痛、腹泻、里急后重、黏液便、便血等消化道反应,少数患者可出现直肠狭窄,严重者可导致直肠-阴道瘘。首先要评估反应的严重程度,观察有无黏液及脓血便,并做常规检查,做好解释工作,消除患者的恐惧心理。

鼓励患者进低渣、易消化的半流质,应给予不能进食者静脉补液,维持水电解质平衡,必要时给予消炎、止泻等对症处理。若出现直肠狭窄、梗阻、穿孔,则须考虑手术。

(2)放射性膀胱炎:多发生在放疗后 1 年,主要表现为尿频、尿急、尿血、尿痛等,严重者有膀胱-阴道瘘。以保守治疗为主,可遵医嘱给予抗炎、止血治疗及用药物冲洗膀胱,严重者行手术治疗。

(3)放射性小肠炎:任何原因导致腹、盆腔内小肠固定都可加重小肠的放射损伤。表现为稀便、大便次数增加、黏液便、腹痛,轻者对症处理,严重者有小肠穿孔、梗阻,须手术治疗。

(4)盆腔纤维化:大剂量全盆腔照射可能引起盆腔纤维化,严重者继发输尿管梗阻及淋巴管阻塞,导致肾积水、肾功能障碍、下肢水肿。可用活血化瘀的中药治疗,输尿管狭窄、梗阻者须手术治疗。

(5)阴道狭窄:指导患者放疗后定期检查阴道情况,行阴道冲洗半年,根据患者的情况坚持每日或每 2～3 d 行阴道冲洗 1 次,防止阴道狭窄、粘连的发生。必要时佩戴阴道模具。嘱患者半年内创面愈合前避免性生活。

(四)康复支持

子宫颈癌康复期常见的主要问题有心理问题、营养问题、尿潴留、性功能恢复问题等。

1.心理疏导

妇科手术牵涉到女性生殖器官的切除,特别是一些年轻或未生育的患者,因担心女性特征的消失,影响到今后的家庭生活,会出现焦虑、消极的心理反应。须对这些患者进行心理疏导,护士应多与患者交流,多倾听患者的心声,让其不良情绪得到发泄,鼓励患者适当进行自我心理调节,例如,有意识地调整自己个性中的一些不良因素(性格过于内向、情绪稳定性差、自我压抑等)。

经常对自己进行心理减压,做一些合理的宣泄,例如,向家人或朋友倾诉自己的压力和内心的不快;适时进行放松训练,例如,肌肉神经放松练习,冥想放松训练,想象生活中美好的事物和景色,做深呼吸运动等;建立良好的生活方式,保持劳逸有度,饮食有节;经常适当锻炼身体,多亲近大自然;患者也可参加些公益活动,也可与病友联系,互相交流自己对抗疾病的心得,使自己的心态逐渐正常。

2.饮食指导

肿瘤患者在手术、放疗、化疗等治疗期间,应选择高营养、高维生素、高蛋白质、高热量、适当纤维素饮食。肿瘤患者的忌口应因病而异、因人而异、因治疗方法而异,不能一言以蔽之,硬性地规定能吃什么,不能吃什么。

如果肿瘤患者毒深热盛、口渴烦躁、发热便结,宜多吃水果、米粥及一些清凉健胃、消渴除烦的食物,切忌过食生冷及油腻之物。放疗患者常表现为口干舌燥、干咳、身疲乏力、纳少、便溏等,食谱应以清淡可口又含高蛋白质和高维生素为宜。多吃水果、蔬菜,多喝牛乳、酸奶和蛋汤、鱼汤、肉汤,例如,清炖甲鱼汤有滋阴补血和刺激骨髓造血的作用,很适合放疗患者。平时也可多喝些清热解毒的菊花茶、金银花茶等。总之饮食应以少盐清淡、少辛辣为宜。

3.预防尿潴留

子宫颈癌根治术分离输尿管、膀胱,分离和切断宫骶韧带,故术后需留置导尿管2周。因住院时间短,患者往往需出院后1周再拔管,特别是一些年纪较大、手术范围较广的患者易产生膀胱炎和膀胱麻痹。为了防止并发症发生,在留置导尿管期间可采取相应的护理措施。

(1)如果需放置导尿管14 d,对老年患者拔管前可进行夹管训练,用夹子夹住导尿管,定时开放排尿,防止膀胱功能丧失。

(2)患者可多饮水,并注意会阴部卫生,防止尿道炎发生。

(3)注意体温变化,如果体温持续升高,应就医查明原因,进行抗感染治疗。

(4)拔除导尿管后,应及时排空膀胱。4～6 h不能排尿,或B超测残余尿量多于100 mL时,可考虑重新插管。

4.治疗后性功能恢复护理的指导

虽然肿瘤的生长部位和治疗方式不同,但有30%～90%的妇科肿瘤患者出现了性功能障碍。回顾性研究显示,在子宫颈癌根治性子宫切除后性功能障碍发生率为78%,放疗后性功能障碍发生率为44%～79%,甚至在宫颈锥切的患者中也会出现性功能障碍。以往治疗的患者虽然非常关心治疗后性生活问题,但很少主动提出与医护人员讨论,因此应主动告诉患者这方面的知识,提供心理帮助,使患者有心理准备,减少畏惧。另外,部分患者担心性生活会导致肿瘤的转移和复发或担心性生活会把疾病传染给配偶而拒绝性生活,应明确告知其性生活不会导致肿瘤的复发和传染,相反,和谐的性生活能使患者压抑的心情得到有效的缓解,从而更积极地面对生活,提高其生活质量。

一般妇科手术后,医师复查后确认宫颈残端已愈合即可恢复性生活,子宫颈癌放疗结束半年后也可恢复性生活。对性功能障碍者也可提供治疗措施,例如,提供患者治疗后影响性功能的信息和对策,术后予以药物(如激素)治疗、行为治疗等。妇科手术包括切除子宫、卵巢,术后患者会提前出现围绝经期症状,一般无许须治疗,只要保持乐观的心态,积极面对,养成良好的饮食和生活习惯,就能平安过渡,如果出现严重的围绝经期症状,可在医师指导下进行对症治疗或内分泌治疗。

5.加强随访

子宫颈癌患者在首次治疗后应进行密切随访,并告知患者随访的重要性。首次治疗出院后应于 1 个月内随访 1 次,之后可每 3 个月随访 1 次至第 2 年,第 2 年开始可每半年随访 1 次至第 5 年,以后每年随访 1 次。

随访时应常规做妇科检查,当发现阴道有充血、溃疡和新生物等改变时要进行阴道细胞学、阴道镜检查和组织活检。当患者有主观症状而病理检查为阴性或怀疑有盆侧壁病变,则需要进行血清肿瘤标志物检查和影像学检查。

(刘蓉蓉)

第十三节　前列腺癌

前列腺癌是欧美男性最常见的恶性肿瘤,中国和日本前列腺癌的发病率低,随着国人饮食结构变化和寿命延长,前列腺癌的发病率有升高趋势。病理上,95%的前列腺恶性肿瘤来源于前列腺腺泡上皮的腺癌。Gleason 分级和预后密切相关,在临床上得到广泛应用。

一、护理评估

(一)病史

了解有无镉长期接触史、病毒感染、衣原体感染、早婚、性生活频繁、家族史、基因的易感性、高脂肪饮食等。

(二)临床表现

1.症状和体征

本病多见于老年人,少见于 40 岁以下男性。早期前列腺癌无症状,肿瘤增大时压迫邻近器官和组织,出现尿路症状,如尿流缓慢、尿频、尿急、尿流中断、排尿不净、排尿困难和夜尿增多等,血尿少见;少数患者的首发症状表现为远处转移,例如,有骨转移等症状。

2.淋巴结转移

闭孔淋巴结是前列腺癌最主要的淋巴结转移部位,其次为髂内、髂外、髂总、骶前和腹主动脉旁淋巴结,也可转移至纵隔和锁骨上淋巴结。

3.远处转移

晚期前列腺癌可以出现远处器官转移症状,常见的远处转移部位为骨,以椎体骨和髂骨转移最常见。骨转移可引起局部剧痛,病理性骨折,局部肿瘤压迫直肠引起大便困难等。

(三)辅助检查

1.血液生化

检查血常规和肝、肾功能等。

2.肿瘤标志物

前列腺癌的肿瘤标志物包括前列腺特异性抗原(PSA)和酸性磷酸酶(PAP)。PSA 是前列腺癌最重要的肿瘤标志物,在早期诊断、治疗、预后和随诊中起重要作用。酸性磷酸酶特异性明显增大时,应考虑有骨转移的可能性。

3.胸部正侧位 X 线片

常规检查有无肺转移、纵隔淋巴结转移等。

4.腹、盆腔 MRI 或 CT

常规做腹部和盆腔 MRI 或 CT 检查,以确定前列腺局部肿瘤侵犯的范围,有无侵及精囊、直肠、膀胱等邻近周围组织和器官。

MRI 检查前列腺侵犯范围优于 CT,两者对盆腔淋巴结转移的敏感性和特异性均较低,临床价值有限。

5.直肠和腹部 B 超

直肠 B 超可确定原发肿瘤大小和分期。腹部 B 超检查腹主动脉旁淋巴结和肝转移情况。

6.骨扫描

对临床分期较晚、肿瘤分级高或 PSA 水平明显升高的患者,建议常规做全身骨扫描(ECT)。

(四)治疗原则

根据肿瘤大小、确诊时 PSA 水平及 Gleason 分级,可将前列腺癌分为低危组和高危组。按病情分组选择不同的治疗方案。

1.低危组

前列腺肿瘤为 T_1、T_2 期,未穿透包膜,未侵及精囊,Gleason 分级 $\leqslant 6$,PSA 低于10 ng/mL。

治疗方法:①观察;②采用根治性前列腺切除术;③外照射,包括适形及适形调强方法治疗;④做放射性粒子植入治疗。以上②~④项均可配合内分泌治疗,包括睾丸切除术。

2.高危组

前列腺肿瘤为 T_3、T_4 期,或 $T_{1\sim2}$ 期有盆腔淋巴结转移、包膜受累、精囊侵犯,Gleason 分级 $\geqslant 7$,PSA 高于 10 ng/mL。

治疗方法:①根治性前列腺切除术+术后放疗;②外照射,包括适形及适形调强方法治疗;③放射活性粒子植入治疗+外照射治疗。以上各项均可配合内分泌治疗,包括睾丸切除术。

3.晚期姑息性放疗

(1)对前列腺局部及盆腔区放疗。

(2)对骨转移灶姑息放疗,止痛,预防病理性骨折。

(3)对转移性肿块放疗,减轻压迫症状,提高生存质量,争取延长生命。

二、主要护理诊断/问题

(一)营养失调

低于机体需要量与肿瘤消耗、手术创伤、早期骨转移有关。

(二)舒适度改变

舒适度改变与手术活动受限有关。

（三）睡眠形态紊乱

睡眠形态紊乱与尿频、尿失禁、疼痛有关。

（四）自我形象紊乱

自我形象紊乱与手术治疗、尿失禁有关。

（五）恐惧、焦虑

恐惧、焦虑与对癌症的恐惧、害怕手术等有关。

（六）潜在并发症

潜在并发症有出血、感染等。

三、护理目标

（1）经治疗肿瘤进展控制，消耗减少，营养状态好转。

（2）患者主诉不适感减轻，舒适度增加。

（3）患者的睡眠得到改善。

（4）患者对自我形象有健康、正确的认识。

（5）患者的恐惧与焦虑减轻或消除。

（6）出血、感染未发生或得到及时发现和有效控制。

四、护理措施

（一）肾衰竭护理

评估患者的局部肿瘤情况，有无膀胱转移压迫输尿管；评估尿路梗阻程度，及时治疗梗阻，避免或减轻肾积水，必要时膀胱造口；观察肾积水及肾功能指标，及时对症处理，避免肾衰竭发生。

（二）排尿异常护理

（1）了解患者的排尿情况，查找原因。

（2）当尿路梗阻严重影响排尿时须留置导尿管。注意留置导尿管时操作轻柔，避免肿瘤破溃或疼痛。

（三）疼痛护理

（1）评估疼痛程度、部位、性质、诱发疼痛的相关因素（如膀胱痉挛、尿管冲洗等）。

（2）教会患者掌握疼痛评估方法，准确描述疼痛程度。

（3）向患者解释疼痛的原因，消除其紧张情绪。

（4）膀胱痉挛引起疼痛时应遵医嘱给予解痉药或局麻药。

（5）遵医嘱按三阶梯给药原则落实疼痛治疗。

（6）咳嗽或活动时由躯体两侧按压保护伤口，以降低腹部伤口张力，减轻疼痛。

（7）消除疼痛的诱发因素。

（四）性生活形态改变

性生活形态改变与肿瘤去势治疗或内分泌治疗致性功能障碍有关。

（1）评估患者/家属对性生活的要求、患者/家属对有关疾病知识的需求程度，在留置导尿管后有无尿液自行溢出。

（2）采用轻松、患者及其家属均认可的方式讨论性问题，对患者表示理解和尊重，同时取得患者配偶的理解，使患者得到心理支持，使患者及其家属能正确对待性生活问题。

(3)指导患者进行提肛及收缩会阴部肌肉的锻炼。

(4)与患者讨论性生活的其他方式,安排性知识咨询,通过治疗性功能可部分恢复。

(五)健康教育

(1)讲解预防知识:①前列腺癌的病因至今尚未明确。应普及防癌知识,宣传前列腺癌可能的致病因素及早期症状。②男性定期查体,早期发现、早期诊断、早期治疗。

(2)加强性知识教育,搞好计划生育。

(3)告知患者有排尿不适感时,应及时到医院就诊。

(刘蓉蓉)

第十六章　急诊科与重症医学科疾病护理

第一节　呼吸困难

呼吸困难是指患者主观上感觉"空气不足"或"呼气费力"，客观上表现为呼吸频率、节律、深浅的异常，严重时出现鼻翼扇动、发绀、端坐呼吸等。呼吸困难是急诊科常见急症之一，一般是心血管系统和呼吸系统疾病所致，神经系统、运动系统、内分泌系统和造血系统出现异常亦可能出现呼吸困难。如果不进行紧急救治，可危及患者的生命。

一、病因

1.肺源性呼吸困难

常见病因如下。①上呼吸道疾病：咽后壁脓肿、扁桃体肿大、喉及气管内异物、肿物等；②支气管疾病：急性支气管炎、支气管哮喘等所致的呼吸道狭窄与梗阻；③肺部疾病：慢性阻塞性肺疾病、急性呼吸窘迫综合征（ARDS）、急性肺水肿等；④胸膜疾病：自发性气胸、大量胸腔积液等；⑤胸壁疾病：胸壁外伤、肋骨骨折等；⑥纵隔疾病：纵隔炎症、肿瘤等。

2.心源性呼吸困难

病因有急性左心衰竭、心脏瓣膜病、缩窄性心包炎、高血压性心脏病、冠心病、心肌炎、严重心律失常、先天性心脏病等。

3.中毒性呼吸困难

病因有一氧化碳、亚硝酸盐、有机磷杀虫剂中毒及毒蛇咬伤等。

4.血源性呼吸困难

血源性呼吸困难见于重度贫血、严重输血反应、白血病等。

5.神经精神性呼吸困难

病因有脑炎、脑出血、脑水肿、脑肿瘤、颅脑损伤、脊髓灰质炎、睡眠呼吸暂停综合征、吉兰-巴雷综合征、癔症等。

二、护理评估

1.健康史

询问既往咳、痰、喘等类似发作史与既往疾病，如果上述症状与季节有关，可能为肺源性呼吸困难。既往有心脏病史，呼吸困难发作与活动有关，可能是心源性呼吸困难。询问呼吸困难的诱因，包括有无深静脉血栓的高危因素；有无食物性或吸入性变应原接触史；有无用力屏气或过度用力呼吸后突然出现的呼吸困难等；是否在感染、胸部创伤、休克、误吸等直接或间接肺损伤后发生。询问起病缓急和时间等。

2.症状与体征

主要是呼吸频率、深度、节律的改变。若每分钟呼吸少于 10 次，为呼吸频率减慢，是呼吸中枢抑制的表现；每分钟呼吸超过 24 次为呼吸频率加快，见于发热、贫血等。呼吸加深，出现深而慢的呼吸,常见于糖尿病酮症酸中毒;呼吸节律异常是中枢兴奋性降低的表现,反映病情严重。观察呼吸困难与活动、体位的关系,活动时呼吸困难的情况有无加重。同时观察有无发热、咳痰、咯血、胸痛等伴随症状。

3. 辅助检查

(1)血氧饱和度监测:了解患者的缺氧情况,判断病情。

(2)动脉血气分析:是对呼吸困难最常用的检查。通过动脉血氧分压(PaO_2)、二氧化碳分压($PaCO_2$)、酸碱度来判断病情。

(3)胸部 X 线或 CT 检查:了解肺部病变情况,明确有无感染、占位性病变、血气胸等情况。

(4)心电图:了解有无心源性因素。

(5)血常规、血生化检查:对于提示炎症、尿毒症和糖尿病等有一定的价值。

4. 心理-社会状况

评估患者有无紧张、疲乏、注意力不集中、失眠、抑郁等,有无家庭角色或地位的改变,对疾病的治疗有无信心。评估家属对疾病知识的了解程度、经济状况和社区卫生保健状况。

三、病情判断

通过患者的心率、血压、血氧饱和度、意识以及呼吸状态、异常呼吸音、体位、皮肤颜色等判断呼吸困难的严重程度。

四、常见护理问题

1. 低效性呼吸形态

低效性呼吸形态与上呼吸道梗阻、心肺功能不全有关。

2. 气体交换受损

气体交换受损与支气管痉挛、呼吸面积减少、换气功能障碍有关。

3. 语言沟通障碍

语言沟通障碍与严重喘息、辅助呼吸有关。

4. 焦虑或恐惧

焦虑或恐惧与缺乏疾病知识有关。

5. 活动无耐力

活动无耐力与呼吸困难有关。

五、救治与护理

1. 救治原则

保持呼吸道通畅,纠正缺氧和/或二氧化碳潴留,纠正酸碱平衡失调,保证重要器官的供氧,同时避免并发症的发生。

2. 护理措施

(1)急救护理:对任何原因引起的呼吸困难均应以抢救生命为首要原则。①保持呼吸道畅通;②给氧,根据血气分析结果和病因,采取不同的给氧方法和氧气浓度;③床旁备气管切开包,做好随时建立人工气道(气管插管或气管切开)的准备。必要时,给予呼吸兴奋剂或呼吸机辅助呼吸。

(2)体位与活动:使患者处于半卧位或端坐位,减少疲劳和耗氧,尽量减少活动和不必要的谈话。

(3)病情观察:①监测血压、心率变化,观察有无血流动力学的改变;②监测呼吸的变化,注意血氧饱和度和动脉血气分析的结果;③观察氧疗的效果,根据血气分析的结果和患者的临床表现,及时、合理地调整氧流量或设置呼吸机参数,避免发生二氧化碳潴留,保证氧疗效果。

(4)用药护理:①呼吸困难伴有呼吸道感染,遵医嘱给予广谱抗生素;②呼吸道痉挛导致呼吸困难,给予解痉、平喘药物;③二氧化碳潴留并抑制呼吸中枢,给予呼吸兴奋剂,必要时机械通气;④出现血流动力学改变,遵医嘱及时给予多巴胺等血管活性药物;⑤剧烈胸痛影响呼吸功能时,遵医嘱应用止痛药物;⑥严重缺氧可引起酸碱平衡失调,应及时纠正。

(5)心理护理:呼吸困难的患者因发病紧急,主观上感觉呼吸费力和憋气,普遍存在恐惧心理,应观察患者的心理变化,给予恰当的心理支持。

(王丽清)

第二节　高热惊厥

高热惊厥是小儿最常见的惊厥性疾病,是指在呼吸道感染或其他感染性疾病早期,体温突然升高引起脑细胞的过量放电而引起惊厥发作,出现全身抽动,并排除颅内感染及其他导致惊厥的器质性或代谢性疾病。

一、病因与发病机制

高热惊厥的发病原因尚不完全清楚,在已知的发病条件中,年龄、发热、感染及遗传等因素是重要的,遗传因素反映是惊厥的倾向,发热是惊厥的条件,感染是发热的原因,和年龄有关的发育阶段是惊厥的内在基础。

儿童期患病率为 $3\%\sim4\%$,患儿中男孩稍多于女孩。特点是首次发作多发生于出生后6个月至3岁,平均18~22个月,绝大多数患儿5岁后不再发作;多在病初突然高热时发生惊厥;发作呈全身性,次数少,时间短;神志恢复快,预后好,无阳性神经体征。高热惊厥可有明显家族史。

二、护理评估

1.健康史

询问体温升高的诱因,了解有无呼吸道感染或其他感染性疾病等。既往有无类似发作,家族中有无类似情况等。

2.症状与体征

高热惊厥分为单纯性高热惊厥和复杂性高热惊厥。

(1)单纯性高热惊厥(又称典型热性惊厥):多数呈全身性强直-阵挛性发作,少数可有其他发作形式(如肌阵挛、失神等),持续数秒,最多10 min,可伴有发作后短暂嗜睡。发作后患儿除原发疾病表现外,一切恢复如常,无任何中枢神经系统异常。在一次发热疾病过程中,大多只有一次发作,个别有两次发作。

(2)复杂性高热惊厥:指少数高热惊厥呈不典型经过。主要特征:①一次惊厥发作持续

15 min以上；②24 h内反复发作不少于 2 次；③发作形式可以是部分发作或全身性发作；④反复发作，累计发作总数 5 次以上。

3.辅助检查

(1)血常规：了解感染情况。

(2)胸部 X 线：了解呼吸道感染情况。

(3)头部 CT 检查：了解颅内情况。

(4)脑电图(EEG)：了解大脑有无异常放电情况。

4.心理-社会状况

评估患儿有无紧张、疲乏、恐惧、不安全感等。评估家属对疾病知识的了解程度、家庭经济状况以及家属的焦虑、恐惧等心理状况。

三、病情判断

通过患儿的生命体征、意识状态、惊厥发作情况等判断患儿的病情轻重，动态监测患儿的体温和意识变化。

四、常见护理问题

1.急性意识障碍

急性意识障碍与咽喉肌持续痉挛、气道阻塞造成脑缺氧有关。

2.有窒息的危险

窒息与喉痉挛有关。

3.有受伤的危险

受伤与意识丧失、抽搐有关。

4.体温过高

体温过高与感染有关。

5.低效性呼吸形态

低效性呼吸形态与惊厥发作时抽搐持续状态、喉痉挛等有关。

6.组织灌注量的改变(脑)

组织灌注量的改变(脑)与惊厥抽搐时脑缺氧、脑水肿有关。

7.焦虑或恐惧

焦虑或恐惧与疾病知识缺乏有关。

8.潜在并发症

潜在并发症包括脑水肿、骨折等。

五、救治与护理

1.救治原则

保持呼吸道通畅，控制惊厥，治疗病因，预防惊厥复发，同时避免并发症的发生。

2.护理措施

(1)急救护理：惊厥发作时即刻松开患儿的衣领，帮其采用侧卧位或平卧，头偏向一侧，以防呕吐物被误吸造成窒息。必要时定时吸痰，动作轻柔，以防损伤呼吸道黏膜，减少惊厥发生。

(2)吸氧：因惊厥时氧的需要量增加，及时吸氧可提高患儿的血氧浓度，对改善脑细胞的缺氧状况十分重要。

（3）降温：及时松解患儿的衣被，降低环境温度，但避免直接吹对流风。立即使用退热剂，同时给予物理降温（如额部冷湿敷、头枕冰袋、温水擦浴等），使体温尽快降至正常，保护脑细胞，使缺氧、缺血得以改善。

（4）病情观察：详细记录抽搐的持续时间、间隔时间、发作类型、程度、伴随症状及停止后的精神状况。注意生命体征的变化，降温后 30 min 测体温并记录。

（5）用药护理：迅速控制惊厥，首选安定，静脉推注，控制惊厥后用苯巴比妥或其他药物巩固和维持疗效。若给予 10% 的水合氯醛灌肠，尽量保留 1 h 以上，以便药物被充分吸收。对持续而频繁的抽搐，给予 20% 的甘露醇及呋塞米等降低颅内压。

（6）安全护理：加强防护，抽搐发作时，要注意防止碰伤及坠床，适当约束四肢；患儿抽搐，牙关紧闭时，用纱布包裹压舌板或开口器，放于上、下臼齿之间，防止舌及口唇咬伤。保持病室安静，室内光线不宜过强，避免一切不必要的刺激，治疗、护理操作尽量集中进行，动作轻柔、敏捷。

（7）心理护理：及时向家长讲解疾病的有关知识，使其树立信心，配合抢救与治疗。

（王丽清）

第三节　急性胸痛

急性胸痛是指某种疾病引起的突发性胸部疼痛，是急诊常见的症状。急性胸痛患者约占急诊患者总数的 5%。严重的突发性胸痛会威胁到患者的生命安全。

我国急性非创伤性胸痛和急性冠脉综合征（ACS）的发病率和病死率逐年增加，这两种疾病呈年轻化趋势，成为我国居民致死、致残和导致劳动力丧失的重要原因。因此，治疗急性胸痛的关键问题就是能快速、准确地进行病情评估和紧急救治。

一、病因与发病机制

1. 胸腔内组织病变

（1）心源性胸痛：最常见的是缺血性心脏病引起的心绞痛，尤其是不稳定型心绞痛、急性心肌梗死。

（2）非心脏结构引起的胸痛：胸腔内除心脏外的其他器官结构在某些病理状态下可以引起胸痛。

2. 胸壁组织病变

构成胸廓的皮肤、肌肉、肋骨、肋软骨，以及分布在胸廓的肋间神经出现病理性改变，例如，炎症、损伤或感染，可以引起胸痛。

3. 功能性胸痛

功能性胸痛常见于年轻人和更年期女性，常见的有神经症、过度通气综合征等导致的胸痛。

二、护理评估

1.健康史

急性胸痛发作时,首要任务是迅速评估患者的生命体征,简要收集临床病史,观察有无危及生命的表现(如生命体征异常、面色苍白、出汗、发绀、呼吸困难等),以此判断是否需要立即抢救;然后详细询问疼痛部位与放射部位、疼痛性质、疼痛时限、诱发因素、缓解因素和伴随症状等,配合相关检查,收集全面资料。

2.症状与体征

(1)部位:①位于胸骨后的胸痛常提示心绞痛、急性心肌梗死、胸膜炎、食管疾病以及纵隔疾病等;②以心前区为主要疼痛部位的胸痛常提示急性心包炎、心绞痛及心肌梗死;③胸部侧面的疼痛则提示急性胸膜炎、急性肺栓塞、肋间肌炎等;④胸背部的疼痛提示夹层动脉瘤;⑤肝脏或膈下病变也可以表现为右侧胸痛;⑥局限于心尖区或左乳头下方的胸痛多为神经症引起的功能性胸痛。

(2)放射部位:①放射到颈部、下颌、左臂尺侧的胸痛往往是心脏缺血性胸痛的典型症状;②放射到背部的胸痛可见于主动脉夹层、急性心肌梗死;③放射到右肩的右侧胸痛常提示为肝胆或膈下的病变。

(3)疼痛性质:心脏缺血性胸痛常表现为胸部压迫性、压榨性、重物压迫感。而烧灼样痛常出现在患有食管炎、肋间神经炎等患者。主动脉夹层、自发性气胸发生时多表现为突发的撕裂样剧痛。

3.辅助检查

(1)实验室检查:肌钙蛋白是心肌损伤最敏感的指标。肌酸激酶同工酶的测定对早期(小于4 h)的急性心肌梗死有重要意义。

(2)心电图检查:大多数胸痛患者的心电图会有 ST 段压低或抬高,T 波低平、倒置或高尖,少数可无心电图异常表现。

三、救治与护理

1.救治原则

急性胸痛的处理原则是首先迅速识别致命性胸痛,给予积极救治,然后针对病因进行治疗。①对于 ACS 患者,减少急性心肌梗死后心肌的坏死程度和范围,防止左心衰竭发生,并积极配合溶栓治疗;②对主动脉夹层的患者,应积极采取镇静与镇痛治疗,控制血压,给予负性肌力药,必要时介入治疗或外科手术治疗;③对急性肺栓塞的患者,在呼吸循环支持治疗的基础上,以抗凝治疗为主;对于伴有明显呼吸困难、胸痛、低氧血症的大面积肺栓塞患者,采取溶栓、外科手术取栓或介入导管碎栓治疗。

2.护理措施

(1)急救护理:对于急性胸痛,在没有明确病因前应给予以下护理。①嘱患者安静地卧床休息,减少活动;②监测患者的生命体征,注意放置电极应避开除颤区域和心电图胸导联位置;③当有低氧血症时,给予鼻导管或面罩吸氧,保持血氧饱和度≥94%;④动态关注心电图变化;⑤建立静脉通路,保持给药途径畅通;⑥采集动、静脉血液标本,监测血常规、血气分析、心肌酶谱、肝和肾功能、电解质等;⑦准备好急救药物和抢救设备;⑧做好紧急手术或介入治疗准备;⑨若病情允许,协助患者按医嘱接受相关影像学检查。

（2）减轻疼痛：观察胸痛的部位、性质、严重程度、持续时间和缓解因素。若患者出现胸痛，伴有大汗淋漓、面色苍白、痛苦表情，甚至引起血流动力学障碍，可根据医嘱给予镇痛药物。

（3）饮食护理：宜食清淡、易消化饮食，少食多餐，减少盐分的摄入。禁烟、酒。

（4）密切观察病情：连接心电监护仪，加强对生命体征、胸痛变化的观察，一旦生命体征发生变化，出现呼吸困难、循环衰竭等并发症，需立即采取抢救措施，以挽救患者的生命。

（5）心理护理：注意关心、体贴患者，抢救过程中适时安慰和鼓励患者，有针对性地告知相关抢救措施，减轻患者的恐惧感，使其积极配合救治，增强对治疗的信心。

（王丽清）

第四节　急性腹痛

急性腹痛简称急腹症，是指在1周内，各种原因引起腹腔内外脏器急性病变而表现为腹部不适的症状，是临床常见的急症之一。具有发病急、变化多、进展快的特点，若处理不及时，极易产生严重后果，甚至危及患者的生命。

一、病因与发病机制

腹痛的病因很多，可分为器质性和功能失调性因素。器质性因素包括急性炎症、梗阻、扩张、扭转、破裂、损伤、出血、坏死等。功能失调性因素有麻痹、痉挛、神经功能紊乱、功能暂时性失调等。可涉及内科、外科、妇科、神经科、精神科等多个学科疾病。

1. 腹腔脏器病变引起的腹痛

（1）腹腔脏器的炎症病变：腹腔脏器的细菌感染，如胆囊炎、急性阑尾炎、急性肾盂肾炎、自发性腹膜炎、急性盆腔炎、急性细菌性或阿米巴性痢疾等疾病。

（2）腹腔空腔脏器的梗阻：包括膈疝、贲门、胃与十二指肠、小肠、结肠、胆管、胰管等部位的梗阻，可由炎症、溃疡、蛔虫、结石、肿瘤等引起。

（3）腹腔脏器供血障碍：①栓塞与血栓形成，包括肾梗死、脾梗死、肠系膜静脉血栓形成等；②扭转或压迫性阻塞，包括绞窄性疝、肠扭转、卵巢囊肿蒂扭转等。

（4）腹腔空腔脏器的破裂穿孔：包括消化性溃疡急性穿孔、肠炎症性疾病急性穿孔、胆囊穿孔、子宫穿孔等导致的腹痛，以及内脏破裂出血等引起的腹痛。

（5）腹腔器官组织的紧张与牵拉：肝包膜张力的剧增、肠系膜或大网膜的牵拉等。

2. 腹腔外脏器引起的腹痛或全身性疾病引起的腹痛

以放射性腹痛和中毒、代谢疾病所致的痉挛性腹痛为多见，常伴有腹外其他脏器病症，但无急性腹膜炎征象。

（1）胸部疾病：下肺肺炎，常有上腹部的牵涉痛；不典型心绞痛、急性心肌梗死等，常有剑突下疼痛并放射至左臂。

（2）代谢及中毒疾病：尿毒症、糖尿病酮症酸中毒、低钙血症、重金属及酒精中毒等。

（3）变态反应性疾病：腹型过敏性紫癜。

（4）神经源性疾病：带状疱疹、末梢神经炎、腹型癫痫、神经功能性腹痛等。

二、护理评估

1.健康史

(1);评估一般情况。①年龄:幼年时期以先天性畸形、肠道寄生虫、肠套叠为多见,青壮年时期以急性阑尾炎、急性胰腺炎、肠梗阻、腹部外伤所致脏器破裂出血等多见,中老年时期以消化系统肿瘤、胆囊炎及胆道结石等多见;②性别:女性急性腹痛多见于胆囊炎、胰腺炎等,而男性急性腹痛多见于急性胃穿孔、肠梗阻、泌尿系结石等;③既往史:了解既往有无引起急性腹痛的病史,消化性溃疡穿孔者常有胃十二指肠溃疡病病史,粘连性肠梗阻者多有腹部手术或外伤史,宫外孕破裂者多有停经史,卵巢滤泡或黄体破裂常在两次月经中期发病。

(2)了解腹痛病史。①腹痛诱因:胆囊炎或胆石症常于进油腻食物后发作;急性胰腺炎发作前常有暴饮暴食及酗酒史;溃疡病穿孔多在饱餐后发生;饱餐后剧烈运动,突然腹痛,应考虑肠扭转的可能;腹部受暴力作用引起剧痛伴休克,考虑肝、脾破裂等;②腹痛部位:一般来说,腹痛最先出现的部位或最显著的部位多为病变部位,可以此推断可能的原因;③发生的缓急:炎症病变引起的腹痛开始较轻,以后逐渐加重;腹痛突然发生,迅速恶化,但腹膜刺激征较轻,有急性失血症状,多见于实质脏器破裂;腹痛突然发生、腹膜刺激征范围较大,多见于空腔脏器穿孔;腹痛突然发生,呈阵发性剧烈绞痛或持续性腹痛,多见于空腔脏器急性梗阻、绞窄或脏器扭转等;④性质:阵发性腹痛,多表示空腔脏器发生痉挛或阻塞性病变(如机械性肠梗阻、输尿管结石、胆囊结石等),胆道蛔虫病常表现间歇性剑突下"钻顶样"剧痛;持续性钝痛或隐痛,多为炎症性病变和出血性病变的持续性刺激所致,如阑尾炎、胰腺炎、肝破裂出血、宫外孕等,但麻痹性肠梗阻以持续性胀痛为特征;持续性腹痛伴阵发性加重,多表示炎症和梗阻并存,例如,肠梗阻发生绞窄,胆结石合并胆道感染;⑤程度:可反映腹腔内病变的严重程度,但由于个体对疼痛的敏感程度不同,有一定的个体差异,影响其评价。

2.症状与体征

(1)有消化道症状。①恶心、呕吐:常发生于腹痛后。早期为反射性呕吐,如急性胃炎、胰腺炎、急性胆囊炎患者发生的呕吐;急性阑尾炎患者的呕吐常在腹痛后3~4 h出现;梗阻性呕吐,根据呕吐物性质及量可判断梗阻的部位。②排便情况:机械性肠梗阻常表现为腹痛后停止排便、排气。腹腔内有急性炎症病灶,常抑制肠蠕动,也可引起便秘。腹痛伴腹泻提示急性胃肠炎、痢疾、肠结核等。伴果酱样便是小儿肠套叠的特征。伴血便,多见于绞窄性肠梗阻、溃疡性结肠炎等。

(2)有消化道体征。①视诊:暴露全腹部,包括两侧腹股沟和会阴部。观察腹部轮廓是否对称,全腹膨胀,考虑肠梗阻;不对称性腹胀可见于肠扭转;腹式呼吸运动减弱或消失,考虑腹膜炎等。②触诊:是最重要的腹部检查手段。触诊时,手法应轻柔,让患者采取屈膝仰卧位,放松腹部肌肉,腹部压痛最显著的部位往往是病变部位。着重检查腹膜刺激征,即腹部压痛、肌紧张、反跳痛的部位、范围和程度。炎症早期或腹腔内出血表现为轻度腹肌紧张。感染较重表现为明显肌紧张。消化道穿孔,腹壁可呈"舟状腹"等。③叩诊:腹部叩诊可用于对腹内肿块或脏器的性质的判断。肝浊音界消失提示消化道穿孔致膈下存在游离气体。移动性浊音阳性提示腹腔内有积液或出血。④听诊:主要听诊肠鸣音变化,有无亢进、减弱或者消失,一般选择脐周听诊。肠鸣音活跃,音调高,音响较强,有气过水声伴腹痛,提示有机械性肠梗阻;肠鸣音减弱或消失多见于急性腹膜炎、血运性肠梗阻和麻痹性肠梗阻;上腹部有振水音提示幽门梗阻或胃扩张。

(3)全身情况:包括患者神志、呼吸、心率、体温、面部表情、体位、疼痛或不适的程度等。心率快且伴低血压,提示存在低血容量;胆道疾病患者可有巩膜及皮肤黄染;外科急腹症发病时体温多正常;如果出现高热,则应考虑感染性疾病。

3.辅助检查

(1)实验室检查:白细胞总数和中性粒细胞计数增多提示感染;血红蛋白、红细胞及血细胞比容进行性减少提示腹腔内活动性出血;尿胆红素阳性提示存在梗阻性黄疸;尿中大量红细胞提示肾绞痛、泌尿系统肿瘤和损伤;尿中白细胞增多表示尿路感染;疑有急性胰腺炎时,血、尿或腹腔穿刺液淀粉酶浓度明显升高;人绒毛膜促性腺激素有助于异位妊娠的诊断。

(2)X线检查:消化道穿孔或破裂,可出现膈下游离气体。钡剂灌肠时,乙状结肠扭转梗阻部位可出现"鸟嘴形"征象。肠套叠空气灌肠后显示结肠"杯口"征。肠梗阻腹部X线片提示气液平面。

(3)超声检查:可用于肝、胆、胰、脾、肾、输尿管、阑尾、子宫及附件、膀胱病变的检查,是急性腹痛的首选检查。对腹腔内出血和积液,可在B超引导下做腹腔穿刺抽液。

(4)内镜检查:包括胃镜、十二指肠镜、胆道镜、小肠镜和结肠镜检查等,可明确消化道急性出血的原因,并行内镜下止血或病灶切除。

(5)CT检查:对病变定位、定性有很大价值,是评估急性腹痛的安全、无创而快速有效的方法,特别是对肝、胆、胰、脾、肾等脏器病变更具优势。

(6)诊断性腹腔穿刺:包括腹腔穿刺和阴道后穹隆穿刺。对于闭合性腹部损伤采用此法协助诊断。当疑有盆腔内积脓、积血等病变,对女性患者可经阴道后穹隆穿刺检查。

4.心理-社会状况

腹痛患者伴随的情绪反应与腹痛程度与患者对疼痛的感受有关,而反复发作的腹痛患者常因担心疾病而焦虑不安。

三、病情判断

根据急性腹痛的病情严重程度可将患者分为三类。

1.一般患者

可存在潜在危险,通常患者的生命体征平稳,但仍需细致观察,及时发现危及生命的潜在病因。

2.重症患者

配合医师诊断与治疗,尽快完成各项相关检查,纠正患者的一般情况,准备急诊手术和相关治疗。

3.危重患者

先救命后治病,一旦出现呼吸、循环衰竭,应立即实施抢救。

四、常见护理问题

1.疼痛

疼痛与腹膜刺激有关。

2.焦虑

焦虑与发病突然、腹痛、惧怕手术等有关。

3.知识缺乏

患者缺乏疾病的相关知识。

4.潜在并发症

潜在并发症包括出血、感染、粘连性肠梗阻、腹膜炎、门静脉炎等。

五、救治与护理

1.救治原则

虽然急性腹痛的病因不同,但是救治原则基本相似,即挽救生命、减轻痛苦、积极治疗和预防并发症。治疗分为非手术治疗和手术治疗。

(1)非手术治疗指征:①病因不明且病情不重,全身情况较好,腹腔渗出不多,腹胀不明显;②急性腹痛早期尚未并发急性弥漫性腹膜炎,或炎症已有局限趋势,临床症状好转;③年老体弱,合并其他严重疾病不能耐受手术,或者发病已超过 3 d,腹腔内炎症已局限;④病因已明确而不需手术治疗,疼痛较剧烈。

(2)手术治疗:手术是急性腹痛的重要治疗手段。当患者出现以下情况之一时,需立即采用剖腹探查:①腹腔内病变严重,腹腔内脏器破裂、穿孔,绞窄性肠梗阻,胆道系统严重感染等引起腹膜炎;②有进行性内出血征象,经过输血、补液、止血等治疗措施,病情不见好转,或一度好转迅即恶化;③腹腔内空腔脏器穿孔,腹膜刺激征严重或有扩大趋势;④肠梗阻,疑有血运供应障碍,有绞窄性坏死;⑤突发性剧烈腹痛,病因不明,但有明显腹膜刺激征,经短期治疗后不见缓解或反而加重。

2.护理措施

(1)急救护理:首先处理威胁生命的紧急问题。如果腹痛伴有休克,应及时配合抢救,迅速建立静脉通路,及时补液,纠正休克。如果伴有呕吐,应将头偏向一侧,避免呕吐物的误吸。对于病因明确者,遵医嘱积极做好术前准备;对于病因未明确者,遵医嘱实施非手术治疗措施。

(2)控制饮食与胃肠减压管:对病情较轻且无禁忌证者,可给流质饮食或半流质饮食,但需严格控制进食量。对病情严重者,禁食、禁水,以备手术所需。疑有空腔脏器穿孔、破裂,腹胀明显者放置胃肠减压管,观察记录引流的量、颜色、性状。对于病情严重且长时间不能进食者,尽早予以肠外营养。

(3)补液护理:根据急性腹痛患者的全身情况,对病情严重者,应多输胶体液,以纠正腹腔大量渗液所致的低蛋白血症。

(4)合理应用抗生素:急性腹痛若为腹腔内炎症和脏器的穿孔所引起,多有感染,是抗生素治疗的确定指征。在尚未获得细菌培养和药敏试验结果的情况下宜采用经验用药,给予广谱抗生素。等明确病原菌及其对抗生素的敏感情况,尽早实行针对性用药。对合并严重感染者,可加用肾上腺皮质激素。

(5)密切观察病情:对未明确诊断的急性腹痛患者,进行严密观察,除观察生命体征外,还应包括神态、面色、脱水程度以及有无反应迟钝、皮肤苍白、出冷汗、烦躁不安等休克前兆症状的观察。观察患者有无出凝血时间延长、血压下降、出血、少尿、呼吸困难、发绀等,判断有无并发弥散性血管内凝血(DIC)的前兆。

(6)卧床休息:患者应卧床休息,无休克的急腹症患者可选择半坐卧位,使炎症局限,同时松弛腹肌、减轻疼痛及改善呼吸。有休克者采用休克体位,促进血液回心。

(7)做好术前准备：根据病情完成各种标本的送检，检查包括血常规、出血时间、凝血时间、尿糖、血清电解质、肝和肾功能等，做皮肤准备、各种药物过敏试验、交叉配血试验和常规术前检查，术前用药。

(8)对未确诊的急性腹痛患者遵循"五禁四抗"原则："五禁"即禁食和禁饮、禁用止痛剂(如吗啡、哌替啶等)、禁用热敷、禁灌肠及使用泻剂、禁止活动。"四抗"即抗休克、抗感染、抗水和电解质平衡失调及酸碱平衡失调、抗腹胀。

(9)心理护理：急性腹痛往往给患者带来较大的恐惧，因此，应注意稳定患者的情绪，解除疼痛带来的恐惧、焦虑。尤其是剧烈疼痛的患者常有濒死感，护士在接诊时，应关怀、安慰患者，及时向患者及其家属做好解释工作，降低患者的不适感。

(王丽清)

第五节　急性呼吸窘迫综合征

急性呼吸窘迫综合征(acute respiratory distress syndrome, ARDS)是一种在短时间内(1周内)发生的急性、弥漫性的炎症性肺损伤，由严重感染、创伤、休克等各种肺内外致病因素导致，临床表现为呼吸窘迫、顽固性低氧血症和呼吸衰竭，为常见的危及人类健康的呼吸系统重症表现之一。

ARDS的主要病理生理改变为肺广泛充血、出血、水肿，渗出的纤维蛋白、血浆蛋白沉积在肺泡表面形成透明膜，以致肺的顺应性降低、通气血流比例失调、气体交换和弥散功能障碍，造成顽固性低氧血症和呼吸窘迫。

一、临床表现

除原发病的表现外，常在原发病起病5 d内(约半数发生于原发病起病24 h以内)突然出现进行性呼吸窘迫、气促，常伴有烦躁、焦虑、出汗等。呼吸困难的特点是呼吸深快、呼吸费力，伴明显发绀，且常规氧疗无效。早期肺部多无阳性体征，中期双肺闻及少量细湿啰音，后期可闻及水泡音及管状呼吸音。

二、辅助检查

1.胸部 X 线检查

演变过程的特点为快速多变。早期无异常或边缘模糊的肺纹理增多。继而出现斑片状阴影并逐渐融合成大片状的浸润阴影，大片阴影中可见支气管充气征。后期可出现肺间质纤维化改变。

2.动脉血气分析

典型表现为 PaO_2 降低、$PaCO_2$ 降低和 pH 升高。肺氧合功能指标包括肺泡-动脉血氧分压差($P_{A-a}O_2$)、静动脉血分流率(Q_S/Q_T)、呼吸指数。ARDS 是急性肺损伤的严重阶段。ARDS 是由各种肺内、外致病因素导致的急性、进行性呼吸衰竭。临床上以呼吸窘迫、顽固性低氧血症为特征。主要病理改变为肺广泛性充血、水肿和透明膜的形成，可伴有肺间质纤维化。死亡原因主要与多器官功能衰竭有关。

3.床边肺功能监测

发生 ARDS 时肺顺应性降低,无效腔气量与潮气量比值(VD/VT)增加,但无呼气流速受限。

4.肺动脉楔压

肺动脉楔压(PAWP)是反映左心房压较可靠的指标。PAWP 一般低于 12 mmHg,若 PAWP 高于 18 mmHg,则支持左心衰竭的诊断。

三、诊断要点

满足如下 4 项条件方可诊断 ARDS。

(1)明确诱因条件下 1 周内(多为 5 h 至 7 天)出现急性或进展性呼吸困难。

(2)胸部 X 线片或胸部 CT 显示双肺浸润影,不能完全用胸腔积液、肺叶/全肺不张和结节影解释。

(3)呼吸衰竭不能完全用心力衰竭和液体负荷过重解释。如果临床没有危险因素,需要用客观检查(如超声心动图等)来评价心源性肺水肿。

(4)有低氧血症,根据 PaO_2/FiO_2 确立 ARDS 诊断,并将其按严重程度分为轻、中和重度。

四、治疗要点

ARDS 的治疗措施主要是积极治疗原发病、氧疗、机械通气和纠正酸碱平衡失调。

1.治疗原发病

原发病是 ARDS 发生和发展最重要的病因,必须积极治疗,防止进一步损伤。感染是 ARDS 的常见病因,也是常见的高危因素,因此应积极控制感染。

2.氧疗

一般需高浓度给氧,使 $PaO_2 \geqslant 60$ mmHg 或脉搏血氧饱和度(SpO_2)$\geqslant 90\%$。轻者可使用面罩吸氧,但多数患者采用机械通气。

3.机械通气

一旦诊断为 ARDS,应尽早进行机械通气,机械通气的目的是提供充分的通气和氧合,以支持器官功能。目前,ARDS 患者的机械通气采用肺保护性通气策略,主要措施如下。

(1)呼气末正压(PEEP)的调节:适当水平的 PEEP 可以使萎陷的小气道和肺泡重新开放,并且呼气末维持开放状态,使呼气末肺容量扩大,从而改善肺泡弥散功能和通气血流比例,减少肺内分流,达到改善氧合功能和肺顺应性的目的。但 PEEP 可增加胸腔正压,减少回心血量,并有加重肺损伤的潜在危险,因此在应用 PEEP 时应注意:对于血容量不足的患者,应补充足够的血容量,但要避免过量而加重肺水肿。从低水平开始(先用 5 cmH_2O,即 0.49kPa),逐渐增加到合适的水平,一般为 10~18 cmH_2O(0.98~1.77kPa),以维持 PaO_2 高于 60 mmHg 而 $FiO_2 < 60\%$。

(2)小潮气量:由于 ARDS 导致肺泡萎陷和功能性残气量减少,有效参与气体交换的肺泡数减少,因此,要求以小潮气量通气,以防止肺泡过度充气。一般通气量为 6~8 mL/kg,使吸气平台压控制在 30~35 cmH_2O(2.94~3.43kPa)。为保证小潮气量,可允许一定程度的二氧化碳潴留和呼吸性酸中毒(pH7.25~7.30),合并代谢性酸中毒时需适当补碱。

4.液体管理

为了减轻肺水肿,应合理限制液体入量,以允许的较低循环容量来维持有效循环,保持肺脏处于相对"干"的状态。在血压稳定和保证组织器官灌注的前提下,宜使液体出入量呈轻度负平衡,适当使用利尿剂可以促进肺水肿的消退。必要时需放置肺动脉导管检测 PAWP,指导液体管理。一般早期 ARDS 患者的毛细血管通透性增加,胶体液可渗入间质加重水肿,因此不宜输胶体液。大量出血患者必须输血时,最好输新鲜血,用库存 1 周以上的血时应加用微过滤器,避免发生微血栓而加重 ARDS。

5.营养支持和监护

发生 ARDS 时机体处于高代谢状态,应补充足够的营养。由于在禁食后 24~48 h 即可出现肠道菌群异位,且全静脉营养可引起感染和血栓形成等并发症,因此宜早期开始胃肠营养。应将 ARDS 患者安置在重症监护室(ICU),严密监测呼吸、循环、水、电解质等,以便及时调整治疗方案。

6.其他治疗

糖皮质激素、表面活性物质替代治疗和吸入一氧化氮等可能有一定的治疗价值。

五、护理诊断/问题

1.潜在并发症

潜在并发症包括重要器官缺氧性损伤。

2.清理呼吸道无效

清理呼吸道无效与呼吸道感染、分泌物过多或黏稠、咳嗽无力有关。

3.低效性呼吸形态

低效性呼吸形态与不能进行有效呼吸有关。

4.焦虑

焦虑与呼吸窘迫、疾病危重及对环境和事态失去自主控制有关。

5.自理缺陷

自理缺陷与严重缺氧、呼吸困难、机械通气有关。

六、护理措施

1.一般护理

(1)绝对卧床休息,取半卧位。

(2)给予流质或半流质饮食,必要时协助进食。

(3)吸入高浓度氧气,必要时加压给氧。为防止氧中毒,应注意观察氧分压的变化,使其维持在 60~70 mmHg 即可。如果氧分压始终低于 50 mmHg,需行机械通气治疗,最好使用呼气末正压通气。

(4)保持呼吸道通畅,及时清理呼吸道分泌物。

(5)做好心理护理,ARDS 患者因呼吸困难、预感病情危重常会产生紧张、焦虑情绪,要关心、安慰患者,解除其思想顾虑。

(6)做好口腔护理,预防感染。

(7)加强皮肤护理,预防压疮。

2.专科护理

(1)氧疗:ARDS 患者需吸入较高浓度(FiO₂ 高于 35%)的氧气,使 PaO₂ 迅速提高到

$60\sim80$ mmHg或 SpO_2 高于 90%。在氧疗过程中,应注意观察氧疗效果,如果吸氧后呼吸困难缓解、发绀减轻、心率减慢,表示氧疗有效;如果意识障碍加深或呼吸过度表浅、缓慢,应根据动脉血气分析结果和患者的临床表现,及时调整吸氧流量或浓度,保证氧疗效果。如果不能改善患者的低氧血症,应做好气管插管和机械通气的准备,配合医师进行气管插管和机械通气。

(2)用药护理:遵医嘱及时、准确地给药,并观察疗效及不良反应。患者使用呼吸兴奋剂时应保持呼吸道通畅,静脉滴注时速度不宜过快,注意观察呼吸频率、节律及神志变化、动脉血气的变化,以便调整剂量。

(3)病情监测:密切观察生命体征的变化(如呼吸频率、节律和深度等),缺氧有无改善;监测心率、心律、血压及意识状态、神经精神症状;观察和记录每小时尿量和液体出入量;监测动脉血气分析和生化检验结果,了解电解质和酸碱平衡情况。

(4)保持呼吸道通畅:指导并协助患者进行有效的咳嗽、咳痰,协助翻身、拍背,促使痰液排出。对使用机械通气患者应及时吸痰,注意无菌操作,并注意观察痰的颜色、性质、量,及时做好记录。

(5)呼吸机参数及功能的检测:检查呼吸机各项设置是否恰当,报警范围是否合适,呼吸机是否正常运转。保持管道通畅,防止管道扭曲、受压。加强气道管理,保持吸入的气体温度和湿度适合。防止意外脱管、堵管、管道移位,每班护士测量和记录气管插管外露的长度,及时添加湿化瓶中的无菌注射用水。

七、健康教育

(1)疾病知识指导:向患者及其家属讲解疾病的发生、发展和转归。

(2)呼吸锻炼的指导:教会患者有效咳嗽、咳痰的技术(如缩唇呼吸、腹式呼吸、体位引流、拍背等方法),提高患者的自我护理能力,加速康复,延缓肺功能恶化。

(3)用药指导:出院时应将患者使用的药物、剂量、用法和注意事项告诉患者,并写在纸上交给患者以便需要时使用。指导并教会低氧血症的患者及其家属学会合理的家庭氧疗方法及注意事项。

(4)活动与休息:根据患者的具体情况指导患者制订合理的活动与休息计划,教会患者避免氧耗量较大的活动,并在活动过程中增加休息。

(5)戒烟,避免吸入有害烟雾和刺激性气体。

(6)向家属讲解急性呼吸窘迫综合征的征象及简单处理方法,若有气急、发绀加重等变化,应尽早就医。

(王丽清)

第六节　自发性气胸

气胸系肺组织及脏层胸膜破裂,或胸壁及壁层胸膜被穿透,空气进入胸膜腔,形成胸膜腔积气和肺萎缩。气胸可分成自发性、外伤性和医源性气胸。在没有创伤或人为因素的情况下,肺组织及脏层胸膜自发性破裂,空气进入胸膜腔,称为自发性气胸(SP)。SP又可分为原发性

SP(PSP)和继发性 SP(SSP)。原发性 SP 又称特发性气胸,多见于瘦高体形的男性青壮年。常规 X 线检查肺部无明显病变,但是有胸膜下肺大疱,多在肺尖部,其形成机制可能和吸烟、身高和小气道炎症有关,也可能与非特异性炎症瘢痕或者弹性纤维先天性发育不良有关。继发性 SP 多见于基础肺部病变者(如肺结核、COPD、肺癌、肺脓肿等),由于病变引起细支气管不完全阻塞,形成气肿性肺大疱,破裂可致气胸。月经性气胸仅在月经来潮后的 24~72 h 发生,可能与激素变化和胸廓顺应性改变有关。发生气胸后,胸膜腔内负压可变成正压,致使静脉血流受阻,产生不同程度的心肺功能障碍。

一、病因与发病机制

1.胸膜下肺大疱破裂

青少年自发性气胸多是肺尖部胸膜下的肺大疱破裂所致。胸膜下肺大疱大多分为两类。胸膜下微小肺大疱,直径小于 1 cm,常为多发,可发生于肺尖部、叶间裂边缘及肺下叶边缘。这类微小肺大疱往往是支气管和肺部炎症愈合、纤维组织瘢痕形成过程中牵拉及通气不畅所致。胸膜下微小肺大疱所致的自发性气胸在胸部 X 线片上或手术时不易发现病灶,故亦称为特发性气胸。

胸膜下肺大疱常为单发,多发生于肺尖部,由于脏层胸膜先天性发育不全,逐渐出现肺大疱,这类自发性气胸常见于瘦高体形的青少年。在手术过程中,除发现肺大疱外,常不能找到与之相关的肺实质内的基础病变。这两类肺大疱破裂引起的自发性气胸可在剧烈活动、咳嗽、喷嚏时诱发,亦可在安静状态下发生。

2.大泡性肺气肿破裂

慢性阻塞性肺部疾病使肺泡单位过度充气,久之出现肺泡壁破坏,即小叶中心型肺气肿和全小叶型肺气肿,肺泡进一步融合,压迫肺泡间隔和肺间质,形成大泡性肺气肿。其特点是在胸部 X 线片和胸部 CT 片上可见到大泡内有被压的极薄的血管和肺泡间隔,以此与巨大肺大疱区别。当肺实质内残气量进一步增加,压力过高引起脏层胸膜破裂,就出现气胸。大泡性肺气肿破裂多见于 40 岁以上的男性,常伴有慢性咳嗽、长期吸烟史、支气管哮喘史等。

3.肺结核

其发病机制主要是陈旧的结核性瘢痕收缩,造成小支气管扭曲、阻塞,形成局限性肺大疱破裂;肺的活动性结核空洞直接破裂;结核性损毁肺间接引起对侧肺组织代偿性肺气肿,当出现感染、支气管阻塞时,其远端肺泡过度膨胀而破裂。

二、临床表现

1.症状

①胸痛:多在剧咳、用力、剧烈体力活动时,偶尔在休息时,突感一侧胸痛,例如,刀割样、针刺样痛,多伴有胸闷、气促。②呼吸困难:大量气胸,尤其是发生张力性气胸时,患者表现出烦躁不安、发绀、冷汗、脉速、心律失常,甚至休克,意识不清,呼吸衰竭。发生血气胸时,如果失血量过多,血压可下降,甚至发生失血性休克。③咳嗽:可有轻到中度刺激性咳嗽。

2.体征

呼吸增快,发绀,气管向健侧移位;患侧胸部膨隆,肋间隙增宽,呼吸运动和语颤减弱;叩诊呈过清音或鼓音;右侧气胸可使肝浊音界下降。并发纵隔气肿时可听到与心脏搏动相一致的嘎吱音或噼啪声。有液气胸时,可闻及胸内振水声。

三、实验室及其他检查

1. X 线检查

X 线检查是诊断气胸最可靠的方法,可显示肺萎陷的程度、肺部情况、有无胸膜粘连、胸腔积液及纵隔移位等。

2. 胸部 CT 扫描

胸部 CT 扫描能清晰地显示胸腔积气的范围和积气量、肺被压缩的程度,在有些患者可以见到肺尖部肺大疱的存在,同时胸部 CT 还能显示胸腔积液的多少。

四、治疗

1. 一般治疗和对症处理

卧床休息,吸氧,去除诱因。酌情给予镇静、镇痛药物。对支气管痉挛者使用氨茶碱等支气管扩张药,可给予剧烈咳嗽者可待因。

2. 排气治疗

是否需排气治疗及采用何种排气方法,主要取决于气胸的类型和积气多少。闭合性气胸积气量少于该侧胸腔容积的 20% 时,无须排气,但应动态观察积气量的变化。气量较多,肺压缩高于 20% 时,症状明显,或张力性气胸时,需进行排气治疗。

3. 手术治疗

主要修补裂口或做肺大疱切除。手术治疗适用于多次复发性气胸、长期排气治疗的肺不张、大量血气胸或双侧自发性气胸等。

4. 原发病及并发症的处理

积极治疗原发病及诱因。预防和处理继发细菌感染、血气胸、皮下气肿及纵隔气肿。

五、观察要点

评估患者的呼吸频率、节律和深度,呼吸困难程度,心率,血压及血氧饱和度变化,必要时监测动脉血气。

大量气胸,尤其是发生张力性气胸时,可迅速出现严重呼吸循环衰竭,如果患者出现心率增快、血压下降、发绀、冷汗、心律失常,甚至休克,应及时通知医师并配合处理。

六、护理措施

(一)常规护理

1. 环境

提供安静、整洁、舒适的休息环境,限制探视,减少交叉感染。保持室温 20 ℃～22 ℃,保持相对湿度 60%～70%。没有层流装置的病室应经常通风换气,每天通风 3 次,避免交叉感染。装有层流装置的病室,应保持层流装置有效。

2. 体位与休息

急性自发性气胸患者应绝对卧床休息。若肺压缩低于 20%,且为闭合性,症状较轻,PaO_2 高于 70 mmHg,可仅卧床休息,避免用力、屏气、咳嗽等增加胸腔内压的活动。血压平稳者取半坐位,有利于呼吸、咳嗽排痰及胸腔引流。嘱患者保持大便通畅,2 d 以上未解大便,应告知医师并采取有效的措施。

3.吸氧

及早给予氧气吸入,遵医嘱合理氧疗。采用鼻导管或鼻塞给氧,必要时面罩吸氧。将氧流量控制在 2～5 L/min。吸氧可加快胸腔内气体的吸收,减少肺活动度,促使胸膜裂口愈合。若有纵隔气肿,可给予高浓度吸氧,有利于气肿消散。

4.饮食护理

鼓励患者进富含高蛋白和维生素、低脂肪、易消化的饮食,增加营养,适当进粗纤维食物,保证足够热量及水分的摄入。必要时静脉输液。做好口腔护理,以增进食欲。嘱患者戒烟,积极预防上呼吸道感染。

5.疼痛护理

①协助患者采用舒适卧位。采用半卧位时可在胸腔引流管下方垫一条毛巾,减轻患者的不适。②妥善固定引流管路,防止引流管脱出或受压。③教会患者床上活动的方法,例如,体位改变时或活动时,用手固定好引流管,避免其移动而刺激胸膜,引起疼痛。亦可用枕头或手护住胸部及引流管,以减少深呼吸、咳嗽或活动时胸膜受牵拉,导致胸痛。④教会患者自我放松的技巧(如缓慢深呼吸、全身肌肉放松、听音乐、看书报等),以分散注意力,减轻疼痛。⑤疼痛剧烈时,遵医嘱给予药物止痛,及时评价止痛效果并观察可能出现的不良反应。刺激性咳嗽剧烈时,遵医嘱适当给予镇咳药物,但痰液黏稠且多者或慢性呼吸衰竭伴二氧化碳潴留者,禁用可待因等中枢性镇咳药。⑥保持大便通畅,防止用力排便引起胸痛或伤口疼痛。⑦嘱患者注意保暖,预防受凉而引起上呼吸道感染。

6.心理护理

做各项检查和操作前向患者做好解释工作,消除患者的恐惧心理,取得其配合。向患者解释疼痛、呼吸困难等不适的原因,消除患者对疾病及治疗的紧张、担心,帮助患者树立信心,配合治疗。必要时,遵医嘱给予镇静药,减轻焦虑,促进有效通气。医务人员的医德和技术是患者获得安全感的基础。给予患者积极的心理暗示,使其放松,感到舒适。

(二)专科护理

1.抢救配合

根据病情准备胸腔穿刺术、胸腔闭式引流术的物品及药品。及时配合医师进行相关处理。监测患者的生命体征,发现病情变化,及时通知医师,并配合抢救。

2.排气疗法的护理

(1)向患者解释操作的目的、意义、过程和注意事项,取得患者的理解和配合。

(2)协助医师做好胸腔抽气或胸腔闭式引流的准备和配合工作。

(3)保证有效的引流:①将引流管妥善固定于床旁,防止扭曲、受压或脱出。②保持引流管通畅,密切观察引流管内水柱是否随呼吸上下波动及有无气体自液面溢出。为防止胸腔积液或渗出物堵塞引流管,必要时,应根据病情定期挤捏引流管(由胸腔端向引流瓶端方向挤压)。③应把引流瓶放置于低于患者胸部的地方,其液平面应低于引流管胸腔出口平面 60 cm,妥善固定引流瓶。

(4)注意观察引流液的量、颜色、性状和水柱波动范围,并准确记录。

(5)在插管、引流排气和护理伤口时,严格执行无菌操作。每天更换引流瓶,更换时注意连接管和接头处的消毒。每 1～2 天更换 1 次伤口敷料,如果敷料渗湿或污染,应及时更换。

(6)搬动患者时需用两把血管钳将引流管双重夹闭,防止搬运过程中引流管滑脱、漏气或引流液反流等意外情况发生。更换引流瓶时先将近心端引流管用双钳夹闭,更换完毕,检查无误后再放开。若引流管不慎脱出,应嘱患者屏气,同时用手捏闭伤口皮肤,迅速用凡士林纱布及胶布封闭引流口,立即通知医师进行处理。

(7)鼓励患者每2 h进行1次深呼吸和咳嗽练习,或吹气球,以促进肺尽早复张。尽量避免用力咳嗽。

(8)引流管内无气体逸出后1~2 d,再夹闭管路1 d,患者无气急、呼吸困难。透视或摄片显示肺已全部复张时,应做好拔管准备。

(9)拔管后应注意观察有无胸闷、呼吸困难、切口处漏气、渗出、皮下气肿等,如果发现异常,应及时处理。

(王丽清)

第七节　急性肝衰竭

急性肝衰竭(acute hepatic failure,AHF)是各种病因引起的一种综合征。关于急性肝衰竭的定义,至今未获统一。1970年Trey等最初提出暴发性肝衰竭的定义。1986年,Bernuau等把急性肝衰竭定义为快速发展的严重肝细胞损害,肝合成的凝血因子特别是凝血酶原和因子Ⅴ血浆含量降至50%以下,一旦发生肝性脑病,则诊断为暴发性肝衰竭或亚暴发性肝衰竭。1993年O'Grady等主张将急性肝衰竭分为超急性型、急性型和亚急性型。

一、病因与发病机制

我国急性肝衰竭最常见的病因是病毒性肝炎。暴发性病毒性肝炎的发病机制较复杂,一是原发性损害,二是继发性损伤。①原发性损害:免疫病理反应造成广泛的肝细胞坏死,病毒本身的作用加重肝细胞损伤;②继发性损伤:在原发性免疫病理损伤的基础上,由于肝屏障功能受损,肠道细菌内毒素通过肝形成自发性肠源性毒血症,释放大量细胞因子,加重肝细胞损害。

二、临床表现

起病临床症状和经过因病因不同而异。本病的重要临床表现如下。

1.全身情况衰退

最明显的症状是软弱、乏力,晨起即感到倦怠,登楼无力,也有食欲缺乏、消瘦,后者是组织蛋白合成障碍的结果。

2.皮肤变化

皮肤黝黑,出现蜘蛛痣,毛细血管扩张,肝掌。

3.内分泌变化

表现为男子乳房发育、性欲减退、阳痿、女性化。女性内分泌变化多见于慢性肝炎、肝硬化,与肝对雌激素的灭活功能减退有关。

4.黄疸

黄疸为肝细胞性黄疸,表现为皮肤巩膜黄染。黄疸是肝细胞胆红素代谢障碍的征象,黄疸的深浅表明肝细胞衰竭的程度。

5.肝性脑病

最早出现的多为性格的改变(如情绪激动、精神错乱、躁狂、嗜睡等),以后可有扑翼样震颤、阵发性抽搐和踝阵挛等;晚期各种反射迟钝或消失、肌张力降低;脑干功能受到抑制,可表现为呼吸和血管运动中枢衰竭。

6.急性肾衰竭

主要表现氮质血症,进行性少尿或无尿,低血钠与低尿钠等。

7.腹腔积液

腹腔积液是肝细胞衰竭的征象,与低蛋白血症、门静脉高压等有关。

8.凝血障碍所致出血倾向

其由肝制造、合成凝血因子减少而致。表现为鼻出血、牙龈出血、阴道出血、皮肤瘀点瘀斑、消化道出血等。

9.肝臭

肝臭是严重肝细胞衰竭的征象,是一种烂苹果味,来自蛋氨酸甲基化后的甲基硫醇类化合物。

三、实验室及其他检查

①肝功能检查:肝的功能很多,参与胆红素、蛋白质、糖、脂肪、酶、胆汁酸、药物、激素、维生素代谢,合成凝血因子、生成血细胞等。故对肝衰竭的患者应及时检查肝功能,若血清总胆红素浓度明显升高而转氨酶浓度反而降低,呈现"胆酶分离"的现象,提示病情加重。凝血酶原时间延长,凝血酶原活动度低于40%,提示预后不好。②血常规:可出现血小板减少。发生暴发性肝衰竭时,白细胞及多核粒细胞常明显增多。③病原学检查:检测血清病毒性肝炎相关抗原抗体,有助于病毒性肝炎的病因诊断。④影像学检查:B超可观察肝的大小,有无肝萎缩、腹腔积液、胆管梗阻及胆囊疾病。CT可观察肝的大小,排除有无肝肿瘤。

四、治疗

肝衰竭的主要治疗原则为采取综合疗法,加强支持治疗,抑制肝细胞坏死和促进肝细胞再生,防治各种并发症。

①一般支持疗法:患者应绝对卧床休息,密切观察生命体征、神志、瞳孔、尿量、肝功能、血液生化、凝血酶原时间及凝血酶原活动度的变化。给予高热量、低脂、适量蛋白质饮食,补充多种维生素。可静脉补充葡萄糖、脂肪乳、白蛋白、新鲜血浆加强营养支持。新鲜血浆可补充凝血因子,有利于防止出血、腹腔积液、脑水肿、感染等。②抗肝细胞坏死、促进肝细胞再生疗法:目前应用广泛的是肝细胞生长因子,它可刺激肝细胞 DNA 合成,促进肝细胞再生,保护肝细胞膜,抗肝纤维化等。③人工肝支持系统:应用人工肝支持系统,旨在清除患者血中的毒性物质,急需延长其生存时间,让残存的肝细胞迅速再生,逐渐代偿丧失的肝功能,渡过难关,最终达到恢复。常用的方法有血浆置换、血液灌流、胆红素吸附等。④合并症的处理:肝衰竭常见的合并症有肝性脑病、脑水肿、肾衰竭、出血等。有肝性脑病时应给予低蛋白饮食,口服乳果糖清理肠道。有脑水肿时给予甘露醇脱水。出现肝肾综合征时纠正低血容量,选用多巴胺扩张肾血管、利尿,避免使用对肾有损害的药物。防止出血,根据出血的部位与原因给予相应处理。

五、观察要点

①严密观察生命体征：观察体温、脉搏、呼吸、血压及神志、瞳孔、尿量的变化，必要时给予心电监护。及时发现和处理肝性脑病、肝肾综合征、脑水肿等。②及时发现和纠正出血倾向：保持口腔、鼻腔和皮肤的清洁，不用手挖鼻，不用牙签剔牙，延长注射部位压迫时间。仔细观察出血部位、性质、程度以及有关症状、体征，并及时、准确地记录。及时取血，查血型并配血备用。有消化道出血时按消化道出血护理。③观察患者有无性格和行为的改变，定向力和计算力有无下降，神志情况，及时发现肝性脑病先兆，并通知医师，及时去除诱因和给予治疗。

六、护理措施

1. 常规护理

患者应绝对卧床休息。给予高糖、低脂、丰富维生素、适量蛋白质（25 g/d）、易消化饮食。有腹腔积液者限制钠盐的摄入。对有肝性脑病者可鼻饲流质。根据病因采取相应的隔离措施。

2. 专科护理

①预防感染：感染常是病情恶化的常见诱因，对环境卫生和饮食卫生都应严格要求，进行医源性操作时要严格掌握适应证和遵守操作规程。注意观察体温、血常规及各器官感染的表现。常见的感染部位是口腔、肺部、腹腔、肠道等，可出现相应的症状和体征。应注意观察，并做好口腔护理，定时翻身，清除呼吸道分泌物，防止口腔和肺部感染。发生感染后遵医嘱使用抗菌药物。②重视清洁肠道，保持大便通畅：消化不良、肠蠕动减弱、便秘等都可增加肠腔毒素的吸收，不利于肝病的恢复，特别是革兰氏阴性杆菌内毒素经肠吸收可诱发上消化道出血、肝肾综合征和弥散性血管内凝血。一般可通过多吃蔬菜、喝菜汤、暂时减少蛋白质摄入量、口服乳酸杆菌或双歧杆菌等微生态制剂解决。便秘，可用温生理盐水加适量醋保留灌肠，也可口服乳果糖。③做好心理护理和生活护理：安排环境舒适的病房，合理安排生活。随时了解患者的心理活动，及时与之交谈，讲解有关疾病的知识，起到疏导、抚慰和鼓励的作用。做好皮肤的护理，满足患者生活上的需要，确保其身心得到充分休息。

（王丽清）

第八节　低血糖昏迷

低血糖昏迷是指当血浆葡萄糖（简称血糖）浓度过低时（低于 2.8 mmol/L），出现交感神经兴奋和脑细胞缺糖的症状，持续严重的低血糖将导致昏迷，称为低血糖昏迷，是糖尿病治疗过程中非常常见、重要的并发症之一。

随着糖尿病患者日趋增多及人口老龄化，老年低血糖昏迷患者逐年增加，部分患者因就诊得早而得到及时治疗，部分患者因发现得晚，就诊不及时而延误治疗，导致不可逆脑损伤，甚至死亡。

一、病因与发病机制

1.引起老年人空腹低血糖的常见原因

①有胰岛 B 细胞瘤(胰岛素瘤);②有胰岛外肿瘤;③口服外源性胰岛素(降糖药);④有严重肝病;⑤有酒精性因素;⑥垂体、肾上腺皮质功能低下等。

2.引起老年人餐后低血糖的常见原因

①胃大部切除后(滋养性低血糖);②有酒精性因素;③处于 2 型糖尿病早期;④垂体、肾上腺皮质功能低下等。

二、临床表现

1.交感神经兴奋症状

此组症状在血糖浓度下降较快、肾上腺素分泌较多时更为明显,是一种低血糖引起的代偿反应,主要表现为大汗、颤抖、心悸、饥饿、焦虑、紧张、软弱无力以及面色苍白、四肢发冷等。

2.神经性低血糖症状

神经性低血糖症状即脑功能障碍症状,此组症状常见于血糖浓度下降较慢而持久者。临床表现多种多样,主要是中枢神经缺氧、缺糖症状。

主要表现:①大脑皮质受抑制。精神不集中,头晕,迟钝,视物模糊,步态不稳,也可有幻觉、躁动、行为怪异等精神失常表现。②波及皮质下中枢、中脑延髓等。神志不清,躁动不安,可有阵挛性舞蹈性或幼稚性动作、张力性痉挛,锥体束征阳性,乃至昏迷、呼吸浅弱、血压下降、瞳孔缩小。

3.混合型表现

混合型表现即指患者既有交感神经兴奋的表现又有中枢神经受抑制的表现,临床上此型更为多见。

三、实验室及其他检查

1.血糖

低血糖是一种危急病症,首先须迅速、准确地测定患者的血糖。对可疑患者不必等待生化分析结果,治疗应在留取标本后立即进行。有条件时快速测定与生化检测同时进行。在禁食过夜后,正常人静脉血浆葡萄糖浓度低于 3.3 mmol/L(60 mg/dL)则提示低血糖。由于存在个体差异,诊断低血糖的标准应是一个范围而不是一个具体的数值,这一范围应为 2.5~3.3 mmol/L(45~60 mg/dL),而低于 2.5 mmol/L,并经重复测定证实,可明确低血糖。

2.其他检查

其他实验室检查并非对每位糖尿病低血糖患者均完全必要,可选择进行。①糖基化血红蛋白(GHB):其中 HbA1c 是血红蛋白与葡萄糖结合的主要产物,可反映近 2 个月来的平均血糖水平。HbA1c 正常值为 4%~6%。在长期接受胰岛素强化治疗的 1 型糖尿病患者,HbA1c 值与低血糖的发生率呈负相关,低于 6%,低血糖的发生率明显增加。因而以 HbA1c 维持在6%~7%较合适。②肝和肾功能测定:肝和肾功能不全可显著增加低血糖发生的机会,对糖尿病患者须全面了解肝和肾功能,选择合理治疗,减少低血糖的发生率,有助于对合并低血糖者进行病因分析。③血酮体、乳酸和渗透压测定:有助于与糖尿病酮症酸中毒(DKA)、遗传性血色素沉积症(HHC)和乳酸性酸中毒区别。④相关检查:乳酸氨、生长激素、胰岛素、葡萄糖、血红蛋白检测。

四、治疗

1.常规治疗

最重要的治疗原则是防重于治,提高警惕,及时发现,有效治疗。有以下临床表现者应怀疑低血糖存在。①有较为明显的低血糖症状;②有惊厥或发作性神经精神症状;③有不明原因的昏迷;④有发生低血糖的危险,例如,胰岛素或口服降血糖药治疗,酗酒;⑤禁食、体力劳动或餐后数小时,出现类似的综合性症状。

2.急症处理

(1)升高血糖浓度:①葡萄糖是最快速、有效的药物,是急症处理的首选药。轻者可口服适量葡萄糖水,重者需静脉注射 $40\sim60$ mL 50% 的葡萄糖溶液,并继续静脉滴注 $500\sim1\,000$ mL $5\%\sim10\%$ 的葡萄糖,特别是酒精和磺胺类药物引起的低血糖可能使昏迷持久,老年人或脑中葡萄糖缺乏时间久者对葡萄糖治疗的反应可能缓慢,应根据病情调整滴速和输液量,直至血糖稳定在正常水平。②使用升糖激素。高血糖素常用剂量为 $0.5\sim1.0$ mg,可皮下、肌内或静脉给药。一般 20 min 内生效,但维持时间较短,一般 $1\sim1.5$ h,以后需让患者进食或静脉注射葡萄糖,以防低血糖复发。

(2)糖皮质激素:视病情将 100 mg 氢化可的松加入 500 mL 葡萄糖中,缓慢滴注,一日总量在 $200\sim400$ mg。

(3)防治脑水肿:一般血糖浓度上升并维持在正常水平 10 min 后,低血糖样症状可缓解,如果血糖正常达 30 min,但昏迷仍持续存在,应考虑有脑水肿的可能,静脉滴注脱水药 20% 的甘露醇,同时要注意水电解质平衡。

五、观察要点

①密切观察患者生命体征及神志的变化、昏迷程度,瞳孔有无变化,肢体有无瘫痪,有无脑膜刺激征及抽搐等。详细记录,随时分析,及时通知医师并处理。②血糖监测,凡怀疑低血糖昏迷的患者,应立即做血糖测定,并在治疗过程中动态观察血糖水平。③准确记录 24 h 液体出入量,观察尿量情况,应特别记录糖类食物、药物的用量及尿糖的排出量。④观察治疗前后的病情变化,评估治疗效果。患者使用胰岛素(如低精蛋白锌胰岛素或精蛋白锌胰岛素)或氯磺丙脲时,可有低血糖反应,为防止患者清醒后再度出现低血糖反应,需要观察 $12\sim48$ h。

六、护理措施

1.常规护理

①保持呼吸道通畅,患者取平卧位,头偏向一侧,清除口鼻分泌物,防止误吸。准备好吸引器,痰多时应随时吸痰,以免发生窒息。做好气管插管和使用呼吸机的准备。②吸氧。③升高血糖浓度:轻者立即口服适量糖水。对重者遵医嘱静脉注射 $40\sim60$ mL 50% 的葡萄糖溶液。④建立静脉通路:输入葡萄糖,依据病情遵医嘱给予糖皮质激素治疗;应用脱水药物控制脑水肿;对抽搐患者除补糖外,可酌情应用适量镇静药,并保护患者,防止外伤或自伤。⑤口腔护理:去除义齿,每天清洁口腔 2 次,口腔溃疡,可涂溃疡膏。对张口呼吸的患者应将蘸有水的纱布盖在口鼻上,吸痰时严格执行无菌操作。⑥皮肤护理:保持床单位的清洁干燥、平整;给尿失禁的患者留置导尿管,定期开放和更换导尿管,诱导自主排尿,清醒后及时拔除,保持会阴部清

洁、干燥,防止尿路感染;对大便失禁的患者,及时更换尿垫,做好肛门及会阴部清洁,防止感染及压疮的发生。⑦心理护理:护士要选择适当的语言来安慰患者,耐心解释有关病情变化,以稳定患者的情绪,减轻患者的痛苦。对于深昏迷的患者,鼓励家属适当与患者讲话,使患者始终保持在其熟悉的语言环境中,以配合治疗,早日清醒。

2.专科护理

①快速测试末梢血糖:发现患者有意识障碍或昏迷,立即使用快速血糖仪检测指尖血糖,第一时间明确低血糖的诊断。②迅速建立静脉通路:护士分工明确,一人负责立即开放静脉通路,静脉推注 $40\sim60$ mL 50% 的葡萄糖注射液,静脉滴注 250 mL 10% 的葡萄糖,另外一人负责给氧、心电监护,采集各种标本。③密切观察病情:每 $30\sim60$ min 复测快速血糖,对血糖浓度和血钾浓度进行严密监测,保证血钾浓度在 $3.5\sim5.0$ mmol/L,避免出现高钾血症引起的肌肉、神经症状,观察患者的病情;密切观察生命体征,如果出现异常,立即向医师汇报,及时按医嘱用药,积极治疗合并症,维持水电解质平衡。④基础护理:在对低血糖昏迷患者进行急救护理时,要使用床挡,使患者保持平卧位,头偏向一侧,清除口腔和鼻腔内的分泌物,保持呼吸道通畅;进行吸氧治疗,维持脑部氧流量和血流量;对于抽搐患者适当使用约束具,防止出现关节脱位或骨折、舌咬伤、抓伤等。⑤心理护理:患者在发生低血糖昏迷后可能在面对疾病时会产生恐惧、焦虑等不良心理,影响患者的治疗,因此在患者清醒后,护理人员要加强与患者的沟通,与患者建立良好的护患关系,对患者采用和蔼的态度进行解释,从而使患者能够消除不良情绪,以积极乐观的态度面对疾病,并配合治疗,以促进早日康复。

(王丽清)

第九节 一氧化碳中毒

一氧化碳(CO)俗称煤气,是含碳物质不完全燃烧所产生的一种无色、无味、无刺激性的气体。人体经呼吸道吸入空气中 CO 含量超过 0.01% 时,即可发生急性缺氧,严重者可因心、肺、脑缺氧衰竭而死亡,临床上称为急性一氧化碳中毒,俗称煤气中毒。它是中国北方气体中毒致死的主要原因之一。

一、病因与中毒机制

1.病因

(1)工业中毒:炼钢、炼焦、烧窑等工业生产中均可产生大量的一氧化碳,如果炉门关闭不严、管道泄漏或通风不良,容易发生一氧化碳中毒。煤矿瓦斯爆炸时也会产生大量一氧化碳,容易发生中毒。

(2)生活中毒:室内门窗紧闭,火炉无烟囱,烟囱堵塞、漏气、倒风,在通风不良的浴室内使用燃气热水器淋浴,在密闭空调车内滞留时间过长,都可能发生一氧化碳中毒。火灾现场空气中 CO 浓度可高达 10%,也可引起中毒。

2.中毒机制

CO 被吸入体内后,85% 与血红蛋白(Hb)结合形成稳定的碳氧血红蛋白(COHb)。CO 与

Hb 的亲和力为氧与 Hb 的亲和力的 240 倍,而 COHb 的解离速度仅为氧合血红蛋白的 1/3 600。COHb 不仅不能携带氧,还影响氧合血红蛋白的解离,阻碍氧的释放和传递。急性一氧化碳中毒导致机体缺氧,最先受影响的是中枢神经系统。脑内小血管麻痹、扩张,严重者有脑水肿,继发脑血管病变及皮质或基底节的局灶性缺血性坏死,以及广泛的脱髓鞘病变,致使少数急性一氧化碳中毒患者经假愈期后,发生迟发性脑病。

二、护理评估

1.健康史

了解患者有无一氧化碳接触史。注意了解中毒时所处的环境、停留时间以及突发昏迷情况。

2.症状与体征

其与空气中 CO、血中 COHb 浓度有关,也与患者中毒前的健康情况及中毒时的体力活动有关。

(1)轻度中毒:血液 COHb 浓度可达 10%～20%。患者表现为头晕、头痛、乏力、恶心、呕吐、心悸、四肢无力,甚至短暂性晕厥等,原有冠心病患者可出现心绞痛。如果患者能及时脱离中毒环境,吸入新鲜空气或氧疗,以上症状很快消失。

(2)中度中毒:血液 COHb 浓度可达 30%～40%。除上述症状以外,还可出现皮肤黏膜呈"樱桃红色",甚至出现神志不清、呼吸困难、烦躁、谵妄、昏迷等,对疼痛刺激有反应,瞳孔对光反射、角膜反射迟钝,腱反射减弱,脉率快,多汗等。患者经积极治疗可以恢复正常,且无明显并发症和后遗症。

(3)重度中毒:血液 COHb 浓度大于 50%。患者处于深昏迷,各种反射消失,可呈去大脑皮质状态。

患者可睁眼,但无意识,不语,不动,不主动进食或大小便,呼之不应,推之不动,并有肌张力增强。还可发生脑水肿伴惊厥、吸入性肺炎、呼吸抑制、休克、心律失常、上消化道出血等,危及生命。部分患者受压部分皮肤易发生水疱或压迫性横纹肌溶解,可释放肌球蛋白而导致急性肾衰竭。重度中毒的病死率高,患者清醒后多有并发症。

(4)迟发性脑病:指急性一氧化碳中毒患者意识清醒后,经过一段看似正常的假愈期(多为 2～3 周),出现下列临床表现之一。①精神异常或意识障碍:呈现痴呆、木僵状态、谵妄或去大脑皮质状态;②锥体外系障碍:出现帕金森病,表现为表情淡漠、四肢肌张力增强、静止性震颤、前冲步态等;③锥体系神经损害:偏瘫、失语、病理反射阳性或大小便失禁等;④大脑皮质局灶性功能障碍:失语、失明等,或出现继发性癫痫。

3.辅助检查

(1)血液 COHb 的测定:是诊断 CO 中毒的特异性指标,离开中毒现场 8 h 内取血检测,具有检测意义。

(2)血气分析:急性一氧化碳中毒患者的动脉血中 PaO_2 和 SaO_2 降低。

(3)脑电图检查:可见弥漫性不规则性慢波、双额低幅慢波及平坦波。

(4)头部 CT 检查:可发现大脑皮质有密度降低区。

4.心理-社会状况

患者因担心预后及经济情况,常出现焦虑、恐惧等心理。

三、病情判断

1.病情危重的征象

①昏迷;②气道阻塞,呼吸衰竭;③休克,急性肾衰竭;④合并感染(如肺炎等)。

2.预后

轻度中毒患者无须治疗就可恢复;中度中毒患者经精心护理和适当治疗,在 24~48 h 可恢复;重度中毒患者可能需要 3~5 d 才能恢复意识,其病死率低于 5%。

四、常见护理问题

1.气体交换障碍

气体交换障碍与一氧化碳中毒引起肺水肿和 Hb 失去携氧能力有关。

2.急性意识障碍

急性意识障碍与急性中毒引起中枢神经损害有关。

3.有皮肤完整性受损的危险

皮肤完整性受损与昏迷、大小便失禁有关。

4.有误吸的危险

误吸与意识不清、呕吐有关。

5.知识缺乏

患者缺乏预防一氧化碳中毒相关知识。

6.潜在并发症

潜在并发症包括迟发性脑病、肺水肿、心肌损害、呼吸衰竭等。

五、救治与护理

1.救治原则

迅速将患者转移至空气新鲜处,保持呼吸道通畅,纠正缺氧,防治脑水肿,支持对症治疗。

(1)现场急救:①进入中毒现场,迅速打开门窗进行通风、换气,迅速将患者移至空气清新的地方。迅速断绝气体来源(如煤气等);②给轻症患者呼吸新鲜空气、对症处理,患者可迅速恢复;③使重症患者平卧,解开衣扣,松开腰带,保持呼吸道通畅。如果发生呼吸、心搏骤停,应立即进行心肺脑复苏。

(2)迅速纠正缺氧:①吸氧。氧流量 5~10 L/min。②高压氧治疗。缩短昏迷时间和病程,防治脑水肿,降低病死率。

(3)防治脑水肿:应尽快应用脱水剂,例如,20% 的甘露醇可与呋塞米联合或交替使用。

(4)对症治疗:保持昏迷患者呼吸道通畅,必要时气管插管或气管切开,进行机械通气,预防肺部感染;对呼吸障碍者使用呼吸兴奋剂;纠正休克、代谢性酸中毒和水和电解质平谢失衡;对高热抽搐者,选用人工冬眠疗法,配合局部降温;防治迟发型脑病。

2.护理措施

(1)急救护理:①保持呼吸道通畅,给予吸氧,必要时做气管插管或气管切开;②开放静脉通道,遵医嘱输液和药物治疗。

(2)氧疗:氧疗是一氧化碳中毒最有效的治疗方法,能加速 COHb 解离和一氧化碳排出。有条件者应积极采用高压氧治疗,可以减少神经、精神后遗症和降低病死率。①患者脱离现场后应立即采用高浓度面罩给氧或鼻导管给氧(流量应保持 8～10 L/min),给氧时间一般不应超过 24 h,以防发生氧中毒和二氧化碳潴留。条件许可时可吸含 3%～5%二氧化碳的氧气。②重症患者及早采用高压氧治疗。最好在中毒后 4 h 进行,轻度中毒,治疗 5～7 次。中度中毒,治疗 10～20 次。重度中毒,治疗 20～30 次。症状缓解或血液 COHb 浓度降至 5%时可停止高压氧治疗。

(3)病情观察:①生命体征的观察,重点是呼吸和体温。应密切观察高热和抽搐者,防止坠床和自伤。②观察神经系统功能(如瞳孔大小,有无急性痴呆性木僵、癫痫、失语、惊厥、肢体瘫痪等表现)。③观察皮肤、肢体受压部位损害情况。④观察液体出入量及静脉滴速,防治脑水肿、肺水肿及电解质紊乱等并发症。

3.心理护理

了解中毒的原因,对于工作性中毒者,加以疏导、宽慰。对自杀者,加以疏导,不宜让其单独留在病房内,加强看护。

六、健康指导

(1)加强预防一氧化碳中毒的宣传。室内火炉要安装管道、烟囱,室内结构要严密,防止泄漏。不要在密闭空调车内滞留时间过长。

(2)厂矿使用煤气或产生煤气的车间、厂房要加强通风,配备一氧化碳浓度监测、报警设施。

(王丽清)

第十节　有机磷农药中毒

有机磷杀虫药属于有机磷酸酯或硫代磷酸酯类化合物,是当今生产和使用最多的农药,大多属于剧毒或高毒类。有机磷农药中毒是中国急诊常见的危重症。有机磷杀虫药多呈油状或结晶状,色泽由淡黄色至棕色,稍有挥发性且有蒜味,一般难溶于水,不易溶于多种有机溶剂,在碱性条件下易分解失效。根据有机磷杀虫药毒性大小分为四类:①剧毒类:如甲拌磷(3911)、内吸磷(1059)、对硫磷(1605)、丙氟磷(DFP)等;②高毒类:敌敌畏、甲基对硫磷、甲胺磷、稻瘟净(EBP)、氧乐果、马拉氧磷等;③中度毒类:乐果、碘依可酯、敌百虫、除草磷、杀螟松、稻丰散、倍硫磷等;④低毒类:马拉硫磷(4049)、辛硫磷和氧硫磷等。

一、病因与中毒机制

1.病因

(1)生产性中毒:在生产过程或运输中,操作者手套破损,衣服和口罩污染,或生产设备密闭不严,化学物质泄漏,杀虫药经皮肤或呼吸道进入人体引起中毒。

(2)使用性中毒:在喷洒或配杀虫药时,防护措施不当致药液污染皮肤或吸入空气中杀虫药而引起中毒。

(3)生活性中毒:主要由于误服或误食被有机磷杀虫药污染的粮食、水、瓜果、蔬菜及毒杀的家禽、家畜等,还有少数服毒自杀者,毒物经胃肠道吸收进入体内。

2.毒物的吸收、代谢和排泄

有机磷杀虫药主要经过胃肠道、呼吸道、皮肤和黏膜吸收。吸收后迅速分布全身各器官，其中以肝脏内浓度最高。主要在肝内代谢进行生物转化，经氧化后一般毒性增强，而后经水解毒性降低。其代谢产物24 h内通过肾由尿排泄，48 h后完全排到体外。

3.中毒机制

有机磷杀虫药的中毒机制主要是抑制体内胆碱酯酶的活性。有机磷杀虫药进入人体后与体内胆碱酯酶迅速结合形成磷酰化胆碱酯酶，后者化学性质比较稳定，且无分解乙酰胆碱的能力，从而导致体内乙酰胆碱大量蓄积，引起胆碱能神经先兴奋后抑制的一系列毒蕈样、烟碱样和中枢神经系统症状，严重者可昏迷甚至因呼吸衰竭而死亡。有机磷杀虫药还可直接损害组织细胞而引起中毒性心肌炎、肝炎和肾病等。

二、护理评估

1.健康史

患者有口服、喷洒或其他方式有机磷杀虫药接触史。应了解毒物的种类、剂量、中毒途径、中毒时间和中毒经过。患者污染部位或呼出气、呕吐物中闻及有机磷杀虫药所特有的大蒜臭味更有利于诊断。

2.症状与体征

急性中毒发病时间与毒物种类、剂量和侵入途径密切相关。口服中毒后10 min至2 h出现症状；经皮肤吸收中毒，常在接触后2~6 h发病；吸入中毒者可在30 min内发病。一旦中毒症状出现，病情发展迅速。

(1)急性胆碱能危象如下。①毒蕈碱样症状：又称M样症状，最早出现，主要是副交感神经末梢兴奋所致，表现为平滑肌痉挛和腺体分泌增加。临床表现有恶心、呕吐、腹痛、腹泻、全身湿冷、流泪、流汗、流涕、流涎、尿频、大小便失禁、心跳减慢、支气管痉挛和分泌物增加、咳嗽、气促、瞳孔缩小等，严重患者出现肺水肿，可用阿托品对抗此类症状。②烟碱样症状：又称N样症状，主要是乙酰胆碱在横纹肌神经肌肉接头处过度蓄积，持续刺激突触后膜上烟碱受体所致，使面、眼睑、舌、四肢和全身横纹肌发生肌纤维颤动，甚至强直性痉挛。患者临床表现为肌束颤动、牙关紧闭、抽搐、全身紧束压迫感，而后发生肌力减退和瘫痪，呼吸肌麻痹引起周围性呼吸衰竭。除此以外，乙酰胆碱还能刺激交感神经，引起儿茶酚胺释放，引起血压升高、心跳加快和心律失常。不能用阿托品对抗此类症状。③中枢神经系统症状：中枢神经系统受乙酰胆碱刺激后有疲乏、头晕、头痛、共济失调、烦躁不安、抽搐、谵妄和昏迷等表现。

(2)中毒后"反跳"：是指急性有机磷杀虫药中毒，特别是乐果和马拉硫磷口服中毒者，经急救后临床症状好转，达稳定期1周后突然急剧恶化，再次出现有机磷急性中毒的症状，甚至发生肺水肿或突然死亡。此现象是残留在皮肤、毛发和胃肠道内的有机磷杀虫药重新吸收或解毒药停用过早等因素所致。

(3)迟发型多发性神经病：个别急性中毒患者在中毒症状消失后2~3周可出现肢体末端的感觉、运动型多发性神经病变表现，主要表现为肢体末端烧灼、疼痛、麻木，以及下肢瘫痪、四肢肌肉萎缩等，称为迟发性多发性神经病。目前学者认为可能是有机磷杀虫药抑制神经靶酯酶并使其老化所致。

(4)中间型综合征：少数病例在急性症状缓解后和迟发性神经病变发生前，在急性中毒后

1～4 d 突然死亡,称中间型综合征。其发病机制与胆碱酯酶长期受到抑制,影响神经肌肉接头处突触后功能有关。死亡前可先有颈、上肢和呼吸麻痹;累及脑神经者,出现眼睑下垂、眼外展障碍和面瘫。

3.辅助检查

(1)全血脂胆碱酯酶(CHE)测定:是诊断有机磷杀虫药中毒的特异性试验指标,对中毒严重程度、疗效的判断和预后的估计均极为重要。正常人血胆碱酯酶活力值为 100%,当 CHE 降至 70% 以下即有意义。

(2)尿中有机磷杀虫药分解产物的测定:检测尿中某些有机磷杀虫药代谢产物,例如,敌百虫中毒时尿中出现三氯酒精;对硫磷和甲基对硫磷在体内氧化分解,生成对硝基酚,由尿排出等,此类分解产物的测定有助于中毒的诊断。

4.心理-社会状况

患者因对预后的无知及治疗的经济压力,常出现恐惧、焦虑等不良情绪。对患者进行心理评估的同时,注意评估患者有无良好的社会支持系统。

三、病情判断

1.轻度中毒

以毒蕈碱样症状为主,CHE 活力为 50%～70%。

2.中度中毒

出现典型毒蕈碱样症状和烟碱样症状,CHE 活力为 30%～50%。

3.重度中毒

除毒蕈碱样症状和烟碱样症状外,出现中枢神经系统受累和呼吸衰竭表现,少数患者有脑水肿,CHE 活力为低于 30%。

四、常见护理问题

1.气体交换障碍

气体交换障碍与中毒所致肺水肿有关。

2.急性意识障碍

急性意识障碍与有机磷杀虫药中毒有关。

3.低效性呼吸形态

低效性呼吸形态与有机磷杀虫药所致呼吸肌麻痹、呼吸中枢受抑制有关。

4.有感染的危险

感染包括肺部感染、尿路感染、静脉炎等。

5.有皮肤完整性受损的危险

皮肤完整性受损与腹泻、大便失禁有关。

6.有误吸的危险

误吸与昏迷、保留胃管有关。

7.恐惧、焦虑

恐惧、焦虑与担心预后有关。

8.知识缺乏

患者缺乏相关中毒知识。

五、救治与护理

1. 救治原则

(1)迅速清除毒物:①立即使患者脱离中毒现场,将其运送到空气新鲜处,脱去污染衣服。②清洗:用温的生理盐水或肥皂水彻底清洗污染的皮肤、毛发、外耳道、手部,切记不能用热水洗。眼部污染时,除敌百虫污染必须用清水冲洗外,其他均可先用 2‰ 的碳酸氢钠液冲洗,再用生理盐水彻底冲洗,至少持续 10 min,洗后滴入 1‰ 的阿托品 1～2 滴。③洗胃:口服中毒者用清水、2‰ 的碳酸氢钠溶液或 1:5 000 的高锰酸钾溶液(忌用对硫磷)反复洗胃并保留胃管24 h 以上,直至洗清为止。④导泻:从胃管注入 20～40 g 硫酸钠(溶于 20 mL 水)或注入250 mL 20% 的甘露醇进行导泻治疗,以抑制毒物吸收,促进毒物排出。⑤血液净化治疗:对危重症患者可应用血液净化技术。

(2)紧急复苏:急性有机磷杀虫药中毒者常因肺水肿、呼吸肌麻痹、呼吸衰竭而死亡。一旦发生上述情况,应紧急采取复苏措施;及时清除呼吸道分泌物、气管插管和气管切开以保持呼吸道通畅,必要时辅以机械呼吸。心搏骤停者立即行心肺复苏。

(3)解毒剂的应用:原则是早期、足量、联合、重复用药。①阿托品:能与乙酰胆碱争夺受体,起到阻断乙酰胆碱的作用,清除或减轻毒蕈碱样和中枢神经系统症状,改善呼吸中枢抑制。其对烟碱样症状和呼吸肌麻痹所致的周围性呼吸衰竭无效,对恢复胆碱酯酶活力无作用。抢救过程中,应早期、足量、反复给药,可根据病情轻重或用药后的效果而定用量,一般每10～30 min或 1～2 h 给药一次,直到毒蕈碱样症状消失或患者出现"阿托品化"表现,再逐渐减量或延长给药间隔时间,甚至停止使用阿托品。"阿托品化"表现具体为瞳孔由小扩大后不再缩小,颜面潮红,口干,皮肤干燥,腺体分泌物减少,无汗,肺部啰音消失,心率增快,约每分钟100 次,体温略高。②盐酸戊乙奎醚:新型长效抗胆碱药,主要选择性作用于脑、腺体、平滑肌(M_1、M_3 型受体)等部位,半衰期长,无须频繁给药;用药剂量小,中毒发生率低,而对心脏、神经元突触前膜(M_2 受体)无作用,因此对心率影响很小。一般可肌内注射。因此目前推荐用盐酸戊乙奎醚替代阿托品作为有机磷杀虫药中毒的首选抗胆碱药物。③胆碱酯酶复能剂:使磷酰化胆碱酯酶在"老化"之前重新恢复活性。常用药物:碘解磷定、氯解磷定、双复磷和双解磷等。胆碱酯酶复能剂对解除烟碱样症状作用明显,但对毒蕈碱样症状作用差,也不能对抗呼吸中枢的抑制,所以选择一种复能剂与阿托品合用,可取得协同效果。中毒后如果不能及时应用复能剂治疗,被抑制的胆碱酯酶将在 3 d 内变为不可逆性,最后被破坏。复能剂对"老化的胆碱酯酶"无效,故需要早期、足量使用。④复方解毒剂:解磷定是一种含有抗胆碱剂和复能剂的复合剂,它用药方便,起效快,作用时间长,肌内注射和静脉注射均可。

(4)对症治疗:有机磷杀虫剂中毒主要的致死原因是肺水肿、休克、心脏损害、消化道出血、DIC、多器官功能障碍综合征(MODS)等,特别是中枢性呼吸衰竭和急性肺水肿,因此要加强对重要脏器的保护,保持呼吸道通畅,吸氧,使用机械辅助呼吸,发现病情变化,及时对症处理。

2. 护理措施

(1)急救护理:迅速将患者脱离有毒环境。保持有效的通气功能,例如,及时清除呼吸道分泌物、吸氧,必要时气管插管,使用机械通气。建立液体通道,采取措施维持循环功能。脱去污染的衣物,彻底清洗污染的皮肤、毛发、指甲等。

(2)洗胃护理:①洗胃要及早、彻底、反复进行,直到洗出的胃液澄清、无农药味;②对于不能确定杀虫药种类的,则用清水或生理盐水洗胃;③敌百虫中毒,用清水洗胃,忌用碳酸氢钠溶液和肥皂水洗胃;④洗胃过程中密切观察生命体征的变化,若发现异常,立即停止洗胃并进行急救。

(3)药物的观察及护理如下。①应用阿托品的观察与护理:阿托品不能作为预防用药;阿托品兴奋心脏作用很强,中毒时可导致心室颤动,故应充分吸氧,使血氧饱和度保持在正常水平;大量使用低浓度阿托品输液时,可发生血液低渗,致红细胞破坏,发生溶血性黄疸;及时纠正酸中毒,因胆碱酯酶在酸性环境中作用减弱;"阿托品化"和阿托品中毒的剂量接近,后者可引起抽搐、昏迷等,因此用药过程中应严密观察病情变化,注意区别"阿托品化"与阿托品中毒。②应用胆碱酯酶复能剂的观察和护理:早期遵医嘱用药,边洗胃边应用特殊解毒剂,首次应足量给药;轻度中毒,可用复能剂,中度以上中毒,必须合用复能剂和阿托品,此时,应减少阿托品用量,以免发生阿托品中毒;复能剂在碱性溶液中不稳定,易水解成有剧毒的氰化物,所以禁与碱性药物配伍使用;如复能剂过量、注射太快或未经稀释,可抑制胆碱酯酶,发生呼吸抑制,用药时应稀释后缓慢静脉推注或静脉滴注;碘解磷定药液刺激性强,漏于皮肤下可引起剧痛及麻木感,确定针头在血管内方可注射给药,不宜肌内注射用药。

(4)病情观察:①有机磷杀虫药中毒所致呼吸困难较常见,在抢救过程中应严密观察患者的生命体征,即使在"阿托品化"后亦不应忽视。②严密观察神志、瞳孔的变化,有助于准确判断病情。多数患者中毒后即出现意识障碍,有些患者入院时神志清楚,但随着毒物的吸收很快陷入昏迷。瞳孔缩小为有机磷中毒患者的特点之一。③密切观察防止"反跳"与猝死。"反跳"与猝死一般发生在中毒后2~7 d,其病死率占急性有机磷中毒者的7%~8%。因此,应严密观察"反跳"的先兆症状(如胸闷、流涎、出汗、言语不清、吞咽困难等),若出现上述症状,应迅速通知医师进行处理,立即再次洗胃并静脉补充阿托品,再次迅速达到"阿托品化"。

3.心理护理

护士应了解患者服毒或染毒的原因,根据不同的心理特点予以心理疏导,以诚恳的态度为患者提供情感上的支持,并做好家属的思想工作。

六、健康指导

(1)加强防毒宣传,普及预防有机磷农药中毒的相关知识,例如,喷洒农药时戴好帽子、口罩和手套,加强个人防护;农药器具要专用,严禁装食品、牲口饲料;喷洒低毒农药(如乐果等)的水果、蔬菜,至少隔一周才可食用。

(2)患者出院后在家休息2~3周,需要按时服药。

(3)对服毒自杀者,教给患者应对压力的方法,并获得家庭和社会的支持。

(王丽清)

第十一节　中　暑

中暑是指在高温环境下或受到曝晒而引起体温调节功能紊乱,导致汗腺功能衰竭和水、电解质过度丧失所致的疾病,以中枢神经系统和心血管功能障碍为主要表现。根据中国《职业性中暑诊断标准》,同时按照病情的严重程度可将中暑分为先兆中暑、轻度中暑和重度中暑,而重度中暑根据发病机制和临床表现的不同又可分为热痉挛、热衰竭、热射病,可有多种类型混合存在。

一、病因

中暑的常见诱因包括年老、体弱、处于产褥期、饥饿、慢性疾病、睡眠不足、工作时间过长、劳动强度过大、过度疲劳、长时间穿紧身衣等不透气衣裤、先天性汗腺缺乏症等。引起中暑的三大主要因素:机体产热增多、散热障碍和热适应能力下降。

1.机体产热过多

长时间在高温或强烈的辐射下从事体力劳动或运动,导致机体产热增加,容易发生体内热积蓄,如果没有良好的降温措施,则易引起中暑,多见于孕妇、肥胖患者及高温环境中的建筑工人等。

2.机体散热障碍

在通风不良和湿度较高的环境下从事重体力劳动,或长时间穿紧身、不透气的衣裤,广泛皮肤烧伤后瘢痕形成等,均会引起机体散热下降,导致热量积蓄而发生中暑。

3.机体热适应能力下降

当热负荷增加时,机体会产生应激反应,通过神经-内分泌反射调节来适应外界环境的变化,从而维持正常的生命活动,即拥有机体热适应能力。当机体这种调节能力下降时,例如,年老、体弱、有心血管疾病、神经系统疾病患者和产妇对热的适应能力下降,机体发生代谢紊乱而发生中暑。

二、护理评估

1.健康史

评估患者的神志情况,询问是否长时间进行高温作业或处于高热干燥或高热潮闷的环境,在高温环境下是否发生高热、皮肤干燥、无汗,并伴有中枢神经系统相应的症状。同时询问患者机体产热增加、散热减少及热适应不良的原因,是否大量出汗而未及时补充水分,确定患者的中暑严重程度和类型。

2.身体状况评估

中暑常见的临床表现包括头晕、体温升高、口渴、大汗淋漓、血压下降、脉搏细速、呼吸增快、烦躁不安、呼吸衰竭等症状,严重时可发生高热、抽搐甚至昏迷,若不及时抢救可发生呼吸、循环衰竭而导致患者死亡。临床上按照症状轻重将中暑划分为先兆中暑、轻度中暑和重度中暑。

(1)先兆中暑:在一定时间的高温环境下活动后,会出现多汗、口渴、头晕、眼花、胸闷、心悸、恶心、注意力不集中、全身疲乏、动作不协调、体温正常或略有升高等症状,体温升高,一般不超过 38 ℃。及时将患者转移到阴凉通风处,适当补充水盐,短时间可恢复。

(2)轻度中暑:除先兆中暑的表现外,体温升高到38.5 ℃及以上,同时出现血压下降、皮肤灼热、面色苍白或潮红、全身皮肤湿冷、脉率增快等周围循环衰竭的早期表现,如果能及时、有效地治疗,可在 3~4 h 恢复。

(3)重度中暑:除了具有轻度中暑的症状外,还伴有高热、痉挛、晕厥及昏迷。重度中暑又可以分为以下三种类型:①热痉挛(中暑痉挛):多见于青壮年,体温多正常,大量出汗后大量饮水,而钠盐补充不足,使血中钠、氯浓度降低,引起低钠血症、低氯血症。患者常感到四肢无力,出现痉挛性、对称性及阵发性肌肉疼痛,持续约 3 min 缓解。常在活动停止后发生,多出现在四肢肌、咀嚼肌、腹直肌,以腓肠肌痉挛最为显著,也可波及肠道平滑肌。热痉挛也可以是热射病的早期表现。②热衰竭(中暑衰竭):为最常见的类型,体温基本正常或轻度升高,多发生于老年人、产妇及尚未能适应高温气候和环境者。由于机体大量出汗,外周血管扩张而引起血容量不足,导致周围循环衰竭。主要表现为出冷汗、疲乏无力、眩晕、恶心、呕吐、皮肤苍白、脉搏细速、血压下降、直立性昏厥或意识模糊。热衰竭是热痉挛和热射病的中间过程,如果不及时治疗,可发展为热射病。③热射病(中暑高热):在高温环境下,机体产热过多而散热不足时,出现体温调节中枢功能障碍,汗腺功能衰竭导致汗闭,引起体温迅速升高,产生热射病,它是一种致命性疾病,是中暑最严重的类型,以高热、无汗、意识障碍"三联征"为典型表现。临床上根据发病时患者的发病机制及状态分为劳力型热射病和非劳力型热射病。劳力型热射病多发生于平时健康的年轻人,常在高温、湿度大环境中和无风天气进行重体力劳动或剧烈体育运动时发病;非劳力型热射病常发生于小孩、老年人或有基础疾病的人群。早期受影响的器官依次为脑、肝、肾和心脏,患者早期表现为头痛、头晕、全身乏力、多汗,随后直肠温度可迅速达 41 ℃以上,甚至高达 43 ℃,同时出现皮肤干热、无汗、颜面潮红,神志渐转模糊、谵妄,昏迷,可伴抽搐、脉搏增快、血压下降、呼吸浅速等表现,严重者出现休克、脑水肿、肺水肿、DIC、肝和肾功能损害等严重并发症。

3.辅助检查

(1)血常规:白细胞总数和中性粒细胞比例升高。

(2)尿常规:可见蛋白尿、血尿及管型尿。

(3)血清电解质:可有低钾血症、低钠血症、低氯血症。

(4)肾功能:肌酐、尿素氮浓度升高,可提示肾功能损害。

(5)凝血功能:凝血功能异常时,提示 DIC。

4.社会心理状况

中暑患者因严重缺水而引起电解质紊乱,常表现为烦躁不安、焦虑和紧张。

三、病情判断

根据患者在高温环境中长时间强体力劳动或运动史,以及典型的临床表现,做出临床诊断。但应鉴别重度中暑与脑血管意外、甲状腺危象、脑炎、脑膜炎、脓毒血症、伤寒及中毒性痢疾等疾病。

四、常见护理问题

1.体温过高

体温过高与长时间处于高温状态、体温调节中枢功能障碍有关。

2.体液不足

体液不足与中暑衰竭引起血容量不足有关。

3.疼痛

疼痛与中暑后钠、氯补充不足引起的中暑痉挛有关。

4.活动无耐力

活动无耐力与中暑导致疲乏和虚弱有关。

5.潜在并发症

潜在并发症包括惊厥、休克、DIC 等。

五、救治与护理

急救原则是使患者尽快脱离高温环境，迅速降温，补充水及电解质，纠正酸中毒，防治休克和脑水肿等，保护重要脏器功能。

1.现场救治

(1)尽快脱离高温环境：立即协助患者脱离高温环境，将患者转移至阴凉通风处或装有空调(20 ℃~25 ℃)的房间，使其平卧休息，同时帮助患者松解或脱去外衣。

(2)迅速降温：轻症患者可用冷水擦拭、风扇、空调等辅助降温措施，也可直接口服含盐清凉饮料、淡盐水，或服用藿香正气水等，直至体温降至 38 ℃。若体温持续在 38.5 ℃以上，可用清凉油、风油精擦拭太阳穴、风池穴、合谷穴等穴位，可口服水杨酸类解热镇痛药，必要时首选平衡盐溶液进行补液治疗，体温降至患者感到清爽舒适的程度。先兆中暑及轻度中暑患者经现场救护后可恢复正常。若疑为重度中暑患者，应立即将其转送医院。

2.院内救治

迅速降温是抢救重度中暑的关键，降温速度决定患者的预后，通常应在 1 h 内使直肠温度降至 38 ℃左右。同时应积极纠正电解质紊乱和酸碱平衡失调，防治循环衰竭等并发症。

(1)热痉挛：主要为补液时钠盐补充不足导致低钠血症，应在补液的同时给予含盐饮料(生理盐水或葡萄糖生理盐水)，若患者仍反复出现肌肉痉挛，在补足液体的情况下可缓慢静脉注射 10~20 mL 10%的葡萄糖酸钙。

(2)热衰竭：由于外周血管扩张引起血容量不足而导致周围循环衰竭，应快速静脉补充 1 000~3 000 mL葡萄糖生理盐水，纠正血容量不足，必要时补钾和钙。对年老体弱的患者，要严格控制输液速度，防止发生急性肺水肿或左心衰竭。一般数小时可恢复。

(3)热射病：是中暑最严重的类型，降温是抢救热射病患者的关键，降温速度决定患者预后。若抢救不及时，病死率高达 5%~30%。应迅速采取各种降温措施，包括物理降温和药物降温，同时注意纠正电解质紊乱。

3.护理措施

(1)一般护理：患者被转送到医院时，首先将患者安置在 20 ℃~25 ℃的房间内，给予血压过低者平卧位，给予心衰者半卧位。及时清除昏迷患者口鼻分泌物，充分给氧，保持呼吸通畅。加强营养，以半流质饮食为主，做好患者的口腔护理及皮肤护理等。

(2)物理降温护理：①环境降温时室温最好维持在 20 ℃~25 ℃，通风良好。②使用冷水、酒精或冰水进行擦浴，应沿着动脉走行方向进行擦拭，大动脉处可适当延长擦拭时间，提高降温效果，忌擦拭胸部、腹部及阴囊处。③冰袋降温，冰袋的放置位置一定要准确，避免冰袋在同一部位长时间直接接触皮肤而引起冻伤，冰袋融化时及时更换。④对患者四肢及躯干进行按摩，使血管扩张。⑤静脉滴注 4 ℃~10 ℃5%的葡萄糖生理盐水降温，开始滴速应稍慢，一般每分钟 30~40 滴，待患者完全适应低温后再增快速度，同时密切观察患者，防止发生急性肺水肿和左心衰竭。⑥将患者以半卧位浸于 4 ℃冷水中降温，水面与患者乳头齐平，并不断按摩患者四肢皮肤，同时每 15~20 min 测体温一次，直至肛温下降至 38 ℃左右。年老者、体弱者、新生儿、昏迷者、休克者、心力衰竭者或存在心血管疾病者，均不能耐受 4 ℃冰浴，应禁用。⑦可使用吲哚美辛栓塞肛进行肛门降温。

（3）药物护理：在实施物理降温的同时配合药物降温效果更好，为了有效防止肌肉震颤，促进血管扩张，调节体温中枢，加速散热，降低器官代谢及耗氧率，常用药物为 25～50 mg 氯丙嗪加 500 mL 生理盐水，快速静脉滴注，1～2 h 滴完。同时根据患者的脱水程度及时纠正电解质紊乱及酸碱平衡失调，遵医嘱静脉补充 5％的葡萄糖生理盐水、氯化钠、氯化钾等，患者抽搐时可肌内注射 10 mg 地西泮或使用 10～20 mL 10％的水合氯醛保留灌肠，合理使用抗生素防治感染，应保持昏迷者呼吸道通畅并及时给氧，对中暑高热伴休克者可将 4 ℃ 5％的葡萄糖生理盐水经股动脉注入患者体内以降低体温。

（4）病情观察：严密观察患者的生命体征，药物降温时应避免突然大量出汗而发生虚脱或休克，在使用人工冬眠药物时，观察患者有无寒战。如果有呼吸抑制、深昏迷、血压下降（收缩压低于 80 mmHg），则停用药物降温。

降温过程中每 15～30 min 监测一次肛温，直至肛温降至 38 ℃左右。同时密切观察末梢循环情况，患者治疗后体温下降，四肢末梢逐渐转暖，发绀减轻或消失，提示治疗有效，反之，则提示病情加重。

（5）并发症的监测：监测水和电解质平衡失调、酸碱平衡失调情况，针对老年人及心脏病患者注意输液速度；监测血压、心率，降温时，应维持收缩压在 90 mmHg 以上，注意有无心律失常；监测动脉血气、神志、瞳孔、脉搏、呼吸的变化；监测肾功能，包括尿量、尿色、尿比重，以判断肾功能；严密监测凝血酶原时间、活化部分凝血活酶时间、血小板计数和纤维蛋白原，以防 DIC。

（6）对症护理：高热患者的唾液腺分泌减少引起口腔感染，应加强口腔护理，以防感染与溃疡；应保持高热大汗者的皮肤清洁、干燥，定时翻身，及时更换衣裤及被褥，防止压疮；高热惊厥者床边备开口器和舌钳，预防舌咬伤，遵医嘱应用地西泮，静脉或肌内注射。

六、健康指导

在高温环境下劳动时用遮阳伞或戴防晒帽，穿透气的衣服，补充含盐饮料，加强通风、降温和防暑措施。对高温气候耐受性较差的年老、体弱及慢性疾病患者应做好相应的防暑工作，一旦出现中暑症状，应及时处理。

（王丽清）

第十二节　急性脊髓炎

急性脊髓炎是一种急性起病的脊髓炎症性疾病。临床特点为病变水平以下肢体瘫痪，各种感觉缺失，出现膀胱、直肠、自主神经功能障碍。脊髓炎症可累及脊髓全长任何一个节段，但以胸段（74.5％）为最多见，其次为颈段（12.7％）和腰段（11.7％）。病变可累及脊髓的灰质、白质，亦可累及相应区的脊膜和神经根。少有涉及脑干、大脑者。

多数病例以累及软脊膜、脊髓周边白质为主，少数以累及中央灰质为主。病损可为局灶性、横贯性、多灶融合性，或散在于脊髓多个节段中，但以前三种情况多见。病理改变呈炎症与变性表现。病变严重者有坏死与空洞形成;后期病变部位萎缩,胶质瘢痕形成。本病多见于青壮年男性,任何季节均可发病,但以冬末春初或秋末冬初时多见。

一、病因与发病机制

本病病因不明。大组临床资料提示,多数病者在脊髓症状出现之前1~2周有发热、腹泻等病毒感染的症状。

故目前学者认为本病可能是病毒感染所诱发的一种自身免疫性疾病。外伤和过度疲劳可能为其诱因。

二、临床表现

散在发病。典型的病例多在症状出现前1~2周有上呼吸道感染症状。然后症状急骤发生,常先有背部疼痛及胸部束带感,接着突然出现肢体麻木、无力和大小便障碍,多数患者在2~3 d病情发展到高峰。

1.脊髓横贯性损害

病变水平以下的各种脊髓功能均出现障碍。

(1)运动障碍:瘫痪肢体肌张力降低,深浅反射和跖反射消失,对任何刺激无反应,此现象为脊髓休克。

休克期一般持续3~4周,也有持续数天或2个月的。经积极治疗脊髓自主功能逐渐恢复,瘫痪肢体肌张力渐渐升高,出现腱反射亢进,病理征呈阳性,弛缓性瘫痪转为痉挛性瘫痪。

(2)感觉障碍:受损平面以下呈传导束型感觉障碍,有的患者在感觉减退或消失区的上缘有感觉过敏区。有的患者有束带样疼痛感。

(3)膀胱、直肠和自主神经功能障碍:病变早期大小便潴留,在脊髓休克期,膀胱对尿液充盈无感觉。因逼尿肌松弛,尿液充盈到300~400 mL时即自动排尿。脊髓休克期,肛门括约肌也松弛,大便失禁。病变水平以下出汗减少或无汗,有皮肤营养障碍,表现为皮肤水肿、干燥、脱屑,足底皲裂,趾甲松脆等。

2.上升性脊髓炎

瘫痪从足底向大腿、腹部、肋间肌、上肢、颈部迅速不断地上升,数日内发展到全身瘫痪,引起呼吸肌麻痹而死亡。常见的脊髓炎并发症:①压疮;②尿路感染;③长期卧床易产生坠积性肺炎。

三、辅助检查

1.外周血象

白细胞可以轻度增多或正常。

2.脑脊液检查

压力不高,一般无椎管阻塞,脑脊液外观清亮,白细胞数升高,以淋巴细胞和单核细胞为主,脑脊液蛋白多在0.5~1.2 g/L,少数患者的脑脊液蛋白质可达2 g/L以上,糖和氯化物正常。

3.脊髓造影或MRI

脊髓造影或MRI显示病变部位脊髓增粗。

四、治疗要点

1.控制炎症

早期静脉滴注 200～300 mg 氢化可的松或 10～20 mg 地塞米松,每日 1 次,7～10 d 为 1 个疗程。其后改为口服 30 mg 泼尼松,每日 1 次,病情缓解后逐渐减量。

2.脱水

脊髓炎早期脊髓水肿肿胀,可适量应用脱水剂,例如,静脉滴注 250 mL 20％的甘露醇,每日 2 次;或静脉滴注 500 mL 10％的葡萄糖甘油,每日 1 次。

3.改善血液循环

低分子右旋糖酐或羧甲淀粉 500 mL,静脉滴注,每日 1 次,7～10 d 为 1 个疗程。

4.改善神经营养代谢功能

口服、肌内注射或静脉滴注 B 族维生素、维生素 C、ATP、辅酶 A、胞磷胆碱、辅酶 Q10 等药物。

五、常见护理诊断与医护合作性问题

1.生活自理缺陷

生活自理缺陷与肢体活动障碍有关。

2.废用综合征

废用综合征与肢体活动障碍有关。

3.感知改变

感知改变与脊髓病变引起感觉传导通路损害有关。

4.有皮肤完整性受损的危险

皮肤完整性受损与长期卧床有关。

5.潜在的并发症

潜在的并发症包括坠积性肺炎、尿路感染等。

六、护理措施

1.一般护理

急性期应卧床休息。一般患者的营养状况差,食欲减退,需供给高蛋白、多维生素及高热量饮食,以增强机体抵抗力,病变水平以下有感觉障碍,注意保暖,防止烫伤。周围神经损伤与长期卧床造成肠蠕动减慢,出现腹胀和便秘,影响食欲,应解除腹胀,减轻痛苦,可进行腹部按摩或肛管排气,多饮水、多吃粗纤维食物,防止便秘。可用开塞露、肥皂水灌肠等方法协助排便。粪便干结,可戴手套将粪便掏出。有尿潴留时应置导尿管,定时放尿,应注意预防尿路感染。

2.病情观察

急性期病情不稳,需严密观察呼吸变化,若出现呼吸困难、心率加快、低热、发绀与吞咽困难等症状,是上升性脊髓炎的表现,应立即通知医师,积极配合抢救,给予吸氧,行气管插管或气管切开,使用人工呼吸机辅助呼吸。

3.对症护理

(1)肺部感染:患者长期卧床,抵抗力降低,需注意保暖,避免受凉,预防感冒。由于呼吸肌群功能低下,咳嗽无力,应协助患者翻身,为其拍背、吸痰。痰黏稠不易吸时,可做雾化吸入,稀释痰液以利于排出,痰多且深不能吸出时,应行气管切开。

(2)压疮:患者的脊髓受损水平以下神经支配部位出现感觉障碍,瘫痪卧床,局部受压,血液循环差,出现皮肤营养障碍,加之尿、便失禁,刺激皮肤而易形成压疮。压疮感染严重者可致败血症而死亡,故应积极预防。应把患者的床垫软,使床单平整,每日清洁皮肤,保持皮肤清洁、干燥。每 2~3 h 翻身一次,翻身时动作要轻、稳,不可拖拉患者,以防损伤皮肤。例如,发现皮肤变色、破损,应避免再受压直到愈合。同时注意加强营养,增强身体抵抗力。

(3)尿路感染:患者有排尿障碍,出现尿潴留或尿失禁。尿潴留时需用导尿管排尿。在进行导尿及膀胱冲洗技术操作时,应严格无菌操作。留置导尿管的男患者应每天清洗尿道口,女患者应每天冲洗会阴,保持会阴部清洁,防止逆行感染。尿失禁的患者,需及时更换内裤,保持清洁、舒适,减少感染机会。

4.用药护理

患者使用糖皮质激素可出现水钠潴留、血压升高、血糖水平升高、消化道出血、骨质疏松、继发感染以及类肾上腺皮质功能亢进症(如满月脸、多毛、向心性肥胖等)表现。应密切观察患者的情况,使用时注意口服激素应饭后服用,以减少对胃黏膜的刺激;长期用药者应补充钙剂和维生素 D,以防骨质疏松;应对患者实行保护性隔离,防止继发感染;不可擅自加量、减量甚至停药。

5.心理护理

患者瘫痪,长期卧床,生活不能自理,有排尿、排便障碍,工作、学习、生活都受到影响,患者多有悲观失望的情绪,对生活失去信心。医护人员及患者家属应同情、关心患者,帮助他们树立战胜疾病的信心,鼓励他们根据自己的情况学习一门技能或参加一项工作,仍然可以为社会作出自己的贡献。

七、健康教育

1.疾病知识指导

指导患者及其家属掌握疾病康复知识和自我护理方法。帮助患者分析和去除对疾病治疗与康复不利的因素。鼓励患者树立信心,持之以恒地进行康复锻炼。

2.饮食指导

加强营养,多食瘦肉、鱼、新鲜蔬菜和水果等高蛋白、富含纤维素的食物,保持大便通畅。

3.康复指导

(1)预防肢体畸形:足部放硬枕或直角夹板使足背和小腿成 90°,防止足下垂,保持功能位。早期对瘫痪肢体做被动运动并给予按摩,每天 2~3 次,每次 10~20 min,有Ⅲ级以上肌力,可自己运动,逐渐增加运动量,促进肌力恢复,预防肌肉萎缩和关节挛缩。

(2)肢体功能恢复训练:急性期,尽早进行肢体功能训练,从卧位逐步改为半卧位和坐位,开始由他人扶持,逐渐变为自己坐起,延长端坐时间。能独立坐稳后,患者可以在他人协助下下地站立,开始扶桌、床等站立,以后扶拐靠墙站立,扶双拐站立至最后能独自站立。独自站稳后,再进行行走训练,开始由他人扶或用习步车,先练习迈步,然后逐渐至扶拐走。逐渐加大运动量,注意安全,在训练时必须有人保护。

(王丽清)

第十三节　肝性脑病

肝性脑病(HE)是由严重肝病引起的、以代谢紊乱为基础、中枢神经系统功能失调的综合征。临床表现轻者可仅有轻微的智力减退,严重者出现意识障碍、行为失常和昏迷。

一、病因与发病机制

肝性脑病的原发病有重症病毒性肝炎、重症中毒性肝炎、药物性肝病、妊娠期急性脂肪肝、各型肝硬化、门体分流术后、原发性肝癌以及其他弥漫性肝病的终末期。肝硬化患者发生肝性脑病最多见,约占70%。诱发肝性脑病的因素很多,例如,上消化道出血、高蛋白饮食、大量排钾利尿、放腹腔积液,使用安眠、镇静、麻醉药,还有便秘、尿毒症、感染或手术创伤等。

这些因素是通过如下三方面引起肝性脑病的。①使神经毒性物质产生增多或提高神经毒性物质的毒性效应;②提高脑组织对各种毒性物质的敏感性;③增加血-脑脊液屏障的通透性而诱发脑病。

二、临床表现

①一期(前驱期):轻度性格改变和行为失常,例如,欣快激动或淡漠少言,衣冠不整或随地便溺,应答尚准确,但吐词不清且较缓慢。可有扑翼样震颤,亦称肝震颤。嘱患者将两臂平伸,肘关节固定,手掌向背侧伸展,手指分开时,可见到手向外侧偏斜,掌指关节、腕关节,甚至肘与肩关节的急促而不规则的扑击样抖动。嘱患者用手紧握护士的手1 min,护士能感到患者抖动。此期脑电图多正常,历时数日或数周,有时症状不明显,易被忽视。②二期(昏迷前期):以睡眠障碍、行为失常为主。前一期的症状加重。定向力和理解力均减退,对时间、地点、人物的概念混乱,不能完成简单的计算和智力构图(如搭积木、用火柴杆摆五角星等),言语不清、书写障碍、举止反常也很常见。多有睡眠时间倒错,昼睡夜醒,甚至有幻觉、恐惧、狂躁而被看成一般精神病。此期患者有明显神经体征(如腱反射亢进、肌张力升高、踝阵挛及巴宾斯基征阳性等)。此期扑翼样震颤存在,脑电图有特征性异常,患者可出现不随意运动及运动失调。③三期(昏睡期):以昏睡和精神错乱为主,各种神经体征持续存在或加重,大部分时间患者呈昏睡状态,但可以唤醒。醒时尚能应答问话,但常有神志不清和幻觉。扑翼样震颤仍可引出。肌张力增加,四肢被动运动常有抗力。锥体束征常呈阳性,脑电图有异常波形。④四期(昏迷期):神志完全丧失,不能唤醒。浅昏迷时,对痛刺激和不适体位尚有反应,腱反射和肌张力仍亢进;由于患者不能合作,无法引出扑翼样震颤。深昏迷时,各种反射消失,肌张力降低,瞳孔常散大,可出现阵发性惊厥、踝阵挛和换气过度。脑电图明显异常。以上各期的分界不很清楚,前后期临床表现可有重叠。肝功能损害严重的肝性脑病患者常有明显黄疸、出血倾向和肝臭,易并发各种感染、肝肾综合征和脑水肿等,使临床表现更加复杂。

三、实验室及其他检查

1.实验室检查

①肝功能异常、凝血功能异常:往往只反映肝细胞的功能状态。如果发生电解质紊乱及酸碱平衡失调,可促进并加重肝性脑病。肾功能(肌酐、尿素氮)检查异常仅预示即将或已发生肾衰竭。近年有人认为动态观察血清褪黑素水平对于预测、诊断肝性脑病的发生和判断病情变

化有重要参考价值。②血氨的测定:约 75% 的肝性脑病患者血氨浓度呈不同程度的增加,慢性型患者中血氨浓度升高者较多,急性型患者中血氨浓度升高者较少。但血氨浓度升高,并不一定出现肝性脑病,所以血氨浓度升高,对诊断具有一定的参考意义,对指导治疗也有参考意义。测定动脉血氨浓度升高比测定静脉血氨更有意义。③血浆氨基酸的测定:若支链氨基酸浓度降低,芳香族氨基酸(特别是色氨酸)浓度升高,两者比例倒置,低于 1,在慢性型中更明显。γ-氨基丁酸(GABA)浓度也常升高。

2.其他辅助检查

①脑电图检查:脑电图变化对本病的诊断与预后均有一定意义。正常脑电图波幅较低,频率较快,波型为 α 波。随着病情的变化和发展,频率降低,波幅逐渐升高,波型由 α 波变为每秒 4～7 次的 δ 波,则提示为昏迷前期,如果变为对称的、高波幅、每秒 1.5～3 次的 δ 波,则为昏迷期表现。对可疑的脑电图改变,可根据进高蛋白及肌内注射小剂量吗啡后脑电图改变加剧而加以明确。发生肝性脑病时的脑电图改变也可见于尿毒症、肺功能衰竭及低血糖等,应加以区别。②视觉诱发电位(VEP):用闪光刺激可使枕叶视觉区皮质激起反应,产生同步放电效应,引起电位变化,即 VEP。它表示皮质及皮质下神经细胞群突触后兴奋和抑制电位的总和,对于评估肝性脑病患者的大脑功能障碍具有特异性,并可做定量分析。VEP 较一般脑电图更能精确地反映大脑电位活动,可用以检出症状出现前的肝性脑病(如亚临床肝性脑病)。另外还有人应用听觉事件相关电位 P300 及体感诱发电位测定诊断亚临床肝性脑病,认为听觉事件相关电位 P300 的诊断价值较体感诱发电位敏感而特异。③脑脊液检查:脑脊液常规、压力及生化均可正常,谷氨酸、色氨酸、谷氨酰胺浓度可升高。在并发脑水肿时压力可升高。④脑导磁刺激试验:用脑导磁刺激测定肝硬化患者的脑皮质运动功能,发现中央运动神经传导时间延长,睡眠时运动唤醒阈值升高,中枢无记录期明显缩短,外周正常,表明皮质脊髓通路已有损伤,可被认为是肝硬化肝性脑病的前期表现。

四、治疗

1.消除诱因

某些因素可诱发或加重肝性脑病。肝硬化时,药物在体内半衰期延长,脑病患者大脑的敏感性增加,多数不能耐受麻醉、止痛、安眠、镇静等药物,如果使用不当,可出现昏睡、甚至昏迷。当患者狂躁不安时,禁用吗啡及其衍生物、三聚乙醛、水合氯醛、哌替啶及速效巴比妥类,可减量使用(常量的 1/2 或 1/3)地西泮、东莨菪碱,并减少给药次数。必须及时控制感染和上消化道出血,避免快速和大量地排钾利尿和放腹腔积液。注意纠正水和电解质平衡失调和酸碱平衡失调。

2.减少肠内毒物的生成和吸收

肝性脑病一旦发生,数日内应禁食蛋白质。每天供给 5.0～6.7 kJ 热量和足量维生素,以碳水化合物为主要食物。对昏迷不能进食者可经鼻胃管供食,脂肪可延缓胃的排空,宜少用。鼻饲液最好用 25% 的蔗糖或葡萄糖溶液,每毫升产热量 4.2 J。每天可加进 3～6 g 必需氨基酸。胃不能排空时应停鼻饲,改用深静脉插管滴注 25% 的葡萄糖溶液维持营养,在大量输注葡萄糖溶液过程中,要警惕低钾血症、心力衰竭和脑水肿。神志清楚后,可逐步增加蛋白质 40～60 g/d。纠正患者的负氮平衡,以用植物蛋白为最好。植物蛋白含甲硫氨酸、芳香族氨基酸较少,含支链氨基酸较多,且能增加粪氮排泄。此外,植物蛋白含非吸收性纤维,被肠菌酵解产酸有利于氨的排泄,且有利于通便,故适用于肝性脑病患者。清除肠内积食、积血或其他含氮物质,可用生理盐水或弱酸性溶液(如稀醋酸液等)灌肠,或口服或鼻饲 $30 \sim 60$ mL 25% 的硫酸镁导泻。对门体分流性脑病患者用 500 mL 乳果糖加 500 mL 水灌肠,作为首选治疗特别有用。

口服新霉素或巴龙霉素、卡那霉素、氨苄西林可抑制细菌生长。口服甲硝唑,疗效与新霉素的疗效相当,适用于肾功能不良者。乳果糖口服后在结肠中被细菌分解为乳酸和醋酸,使肠腔呈酸性,从而减少氨的形成和吸收。对忌用新霉素或需长期治疗的患者,乳果糖或异山梨醇为首选药物。

3.促进有毒物质的代谢清除,纠正氨基酸代谢的紊乱

降氨药物包括谷氨酸钾、谷氨酸钠、精氨酸、苯甲酸钠、苯乙酸、鸟氨酸、α-酮戊二酸和门冬氨酸鸟氨酸。支链氨基酸可纠正氨基酸代谢的不平衡,抑制大脑中假神经递质的形成,但对门体分流性脑病(PSE)的疗效有争议。尚未证实的探索性治疗:左旋多巴能透过血-脑脊液屏障进入脑组织,补充正常神经递质,竞争性地排斥假神经递质。溴隐亭、肾上腺糖皮质激素皆属于探索性治疗药物。

其他对症治疗:纠正水和电解质平衡失调和酸碱平衡失调。每天入液量以不超过 2 500 mL为宜,及时发现并纠正低钾、低钠或酸中毒、碱中毒。用冰帽降低颅内温度,以减少能量消耗,保护脑细胞功能。对深昏迷者,应做气管切开、排痰、给氧。

五、观察要点

严密观察患者思维、认知的变化,以判断意识障碍的程度。加强对患者生命体征及瞳孔的监测并记录。

六、护理措施

1.常规护理

(1)环境与休息:保持患者的病室安静、整洁,避免一切不良刺激。

(2)饮食护理:禁食或限食者,避免发生低血糖。因低血糖可使大脑能量减少,致脑内去氨活动停滞,氨毒性增加。

(3)减少蛋白质的摄入量:昏迷后数日内禁食蛋白质,每天供给足够的热量和维生素,以碳水化合物为主。神志清醒后可逐步增加蛋白质的量,每天 20 g,以后每 $3 \sim 5$ d增加 10 g,但短期内不能超过 $40 \sim 50$ g/d,以植物蛋白为主。

2.专科护理

(1)加强护理:对烦躁者应加床挡,必要时使用约束带,防止发生坠床及撞伤等意外。

(2)保持大便通畅:便秘使氨及其他有毒物质在肠道内停留时间过长,促进毒物吸收,可用生理盐水加食醋保留灌肠。忌用肥皂水灌肠,因其为碱性,可增加氨的吸收。

(3)做好昏迷患者的护理:①保持呼吸道通畅,保证氧气的供给;②做好口腔、眼部的护理,对眼睑闭合不全者可用生理盐水纱布覆盖;③对尿潴留者留置导尿管并详细记录尿的量、性状、气味等;④预防压疮:定时翻身,保持床铺干燥、平整;⑤给患者做肢体的被动运动,防止静脉血栓形成及肌肉萎缩。

(4)用药护理:①使用谷氨酸钠或谷氨酸钾时,应注意观察尿量、腹腔积液和水肿状况,尿少时慎用钾剂,明显腹腔积液和水肿时慎用钠盐。应用精氨酸时,滴注速度不宜过快,以免引

起流涎、面色潮红与呕吐。②应用苯甲酸钠时注意有无饱胀、腹绞痛、恶心、呕吐等。③根据医嘱及时纠正水和电解质平衡失调、酸碱平衡失调，做好液体出入量的记录。④保护脑细胞功能，可用冰帽降低颅内温度，以减少耗氧量。遵医嘱快速滴注高渗葡萄糖、甘露醇以防治脑水肿。

（孟　静）

第十四节　心源性猝死

心源性猝死(SCD)是指由心脏原因引起的急性症状发作后，以意识突然丧失为特征的自然死亡。世界卫生组织将发病后立即或 24 h 以内的死亡定义为猝死，2007 年美国心脏病学学会(ACC)在会议上将发病 1 h 内死亡定义为猝死。据统计，全世界每年有数百万人发生心源性猝死，占死亡人数的 15%～20%。

美国每年有约 30 万人发生心源性猝死，占全部心血管病死亡人数的 50% 以上，心源性猝死是 20～60 岁男性的首位死因。在我国，心源性猝死也居死亡原因的首位，虽然没有大规模的临床流行病学研究，但心源性猝死的比例在逐年升高，且随年龄增加发病率也逐渐升高。老年人心源性猝死的概率高达 80%～90%。

一、护理评估

（一）病因

绝大多数心源性猝死发生在有器质性心脏病的患者。布劳沃德认为心源性猝死的病因有10 大类：①冠状动脉疾病；②心肌肥厚；③心肌病和心力衰竭；④心肌炎症、浸润（淀粉样变、结节病、血色病等）、肿瘤及退行性变；⑤瓣膜疾病；⑥先天性心脏病；⑦心脏电生理异常；⑧中枢神经及神经体液因素导致的心电不稳；⑨婴儿猝死综合征及儿童猝死；⑩其他。

（1）冠状动脉疾病：主要包括冠心病及其引起的冠状动脉栓塞或痉挛等。而另一些较少见的疾病（如先天性冠状动脉异常、冠状动脉栓塞、冠状动脉炎、冠状动脉机械性阻塞等）是心源性猝死的原因。

（2）心肌问题和心力衰竭：心肌问题引起的心源性猝死常在剧烈运动时发生，其机制是心肌电生理异常。由于慢性心力衰竭患者的射血分数较低，常常引发猝死。

（3）瓣膜疾病：在瓣膜病中最易引发猝死的是主动脉瓣狭窄，瓣膜狭窄引起心肌突发性、大面积的缺血而导致猝死。梅毒性主动脉炎、主动脉扩张导致主动脉瓣关闭不全引起的猝死也不少见。

（4）电生理异常及传导系统的障碍：心传导系统异常、长 Q-T 间期综合征、不明或未确定原因的室颤等都是心源性猝死的病因。

（二）临床表现

心源性猝死可分为四个临床时期：前驱期、终末事件期、心搏骤停期与生物学死亡期。

1. 前驱期

前驱症状表现形式多样，具有突发性和不可测性，在猝死前数天或数月，有些患者可出现胸痛、气促、疲乏、心悸等非特异性症状,但也可无任何前驱症状,突发心搏骤停。

2. 终末事件期

终末事件期是指心血管状态出现急剧变化后到心搏骤停发生前的一段时间,时间从瞬间到 1 h。心源性猝死时间多指该时期持续的时间。其典型表现包括严重胸痛、急性呼吸困难、突发心悸或眩晕等。

在猝死前常有心电活动改变,其中以致命性快速心律失常和室性异位搏动为主因的室颤猝死者,常先有室性心动过速,少部分患者以循环衰竭为死亡原因。

3. 心搏骤停期

心搏骤停后脑血流急剧减少,患者出现意识丧失,伴有局部或全身的抽搐。心搏骤停刚发生时可出现叹息样或短促痉挛性呼吸,随后呼吸停止伴发绀,皮肤苍白或发绀,瞳孔散大,脉搏消失,大小便失禁。

4. 生物学死亡期

从心搏骤停至生物学死亡的时间长短取决于原发病的性质和复苏开始时间。心搏骤停后4～6 min 脑部出现不可逆性损害,随后经数分钟发展至生物学死亡。心搏骤停后立即实施心肺复苏和除颤是避免发生生物学死亡的关键。

(三)急救方法

1. 识别心搏骤停

在最短时间内判断患者是否发生心搏骤停。

2. 呼救

在不影响实施救治的同时,设法通知急救医疗系统。

3. 初级心肺复苏

初级心肺复苏即基础生命支持,包括人工胸外按压(C)、人工呼吸(B)和开放气道(A),简称"CBA"。如果有自动电除颤仪(AED),应联合应用心肺复苏和电除颤。

4. 高级心肺复苏

高级心肺复苏即高级生命支持,是在基础生命支持的基础上,应用辅助设备、特殊技术等建立更为有效的通气和血运循环,主要措施包括气管插管、电除颤转复心律、建立静脉通道并给药维护循环等。

在这一救治阶段应给予心电、血压、血氧饱和度及呼气末二氧化碳分压监测,必要时还需进行有创血流动力学监测,例如,动脉血气分析,监测动脉压、中心动脉压、肺动脉压、肺动脉楔压等。

早期电除颤对于救治心搏骤停至关重要,且越早进行越好。心肺复苏的首选药物是肾上腺素,每 3～5 min 重复静脉推注 1 mg,可逐渐增加剂量到 5 mg。低血压时可使用去甲肾上腺素、多巴胺、多巴酚丁胺等,抗心律失常常用药物有胺碘酮、利多卡因、β 受体阻滞剂等。

5. 复苏后处理

原则是维护有效循环和呼吸功能,特别是维持脑灌注,预防再次发生心搏骤停,维护水电解质平衡和酸碱平衡,防治脑水肿、急性肾衰竭和继发感染等,其重点是脑复苏、补充营养。

(四)辅助检查结果评估

(1)心电图:显示心室颤动或心电停止。

(2)评估各项生化检查情况和动脉血气分析结果。

(五)常用药物治疗效果的评估

1.血管升压药治疗效果的评估要点

(1)做用药剂量、用药速度、用药方法(静脉滴注、注射泵/输液泵泵入)的评估与记录。

(2)血压的评估:患者意识是否恢复,血压是否上升到目标值,评估尿量、肤色和肢端温度的改变等。

2.抗心律失常药治疗效果的评估要点

(1)持续监测心电,观察心律和心率的变化,评估药物疗效。

(2)不良反应的评估:应观察用药后是否发生不良反应,如果使用胺碘酮可能引起窦性心动过缓、低血压等现象,使用利多卡因可能引起感觉异常、窦房结抑制、房室传导阻滞等。

二、主要护理诊断/问题

(1)循环障碍与心脏收缩障碍有关。

(2)清理呼吸道无效与微循环障碍、缺氧和呼吸形态改变有关。

(3)潜在并发症:脑水肿、感染、胸骨骨折等。

三、护理措施

(一)急救护理

掌握正确的胸外心脏按压方法及有效的复苏指征,及时施救。有效复苏指征:触及周围大动脉搏动,面部及皮肤色泽变红润,扩大的瞳孔缩小,出现自主呼吸,肌张力良好,睫毛反射出现,有挣扎表现。心源性猝死抢救成功的关键是快速识别心搏骤停和启动急救系统,尽早进行心肺复苏和复律治疗。快速识别是进行心肺复苏的基础,而及时行心肺复苏和尽早除颤是避免发生生物学死亡的关键。

(二)复苏后并发症的预防护理

一旦复苏成功,应将患者送入监护病房,继续连续密切监测48~72 h,并处理导致心跳停搏的原发疾病。继续有效地恢复循环、呼吸功能、水和电解质平衡、酸碱平衡,防止再次发生猝死。防治脑水肿、急性肾衰竭和继发感染等。

(三)观察生命体征

严密监测心率、心律变化。发现频发、多源性、成对的或呈 R-on-T 现象的室性期前收缩、二度Ⅱ型房室传导阻滞、三度房室传导阻滞、阵发性室性心动过速等,应立即向医师报告,协助采取积极的处理措施。安放监护电极前注意清洁皮肤,电极放置部位应避开胸骨右缘及心前区,以免影响做心电图和紧急复律;定期更换电极,观察局部皮肤发红、痒等过敏反应,必要时给予抗过敏药物。

(四)合理饮食

多摄入水果、蔬菜和黑鱼等易消化的清淡食物,可通过改善心律变异性来预防心源性猝死。指导患者进低盐、低脂、易消化的食物,避免摄入刺激性食品(如浓茶、咖啡等)。

(五)用药护理

应严格按医嘱用药,并注意观察常用药的疗效和副作用,发现问题,及时处理。

(六)心理护理

复苏后部分患者会有明显的恐惧和焦虑心理,应帮助患者正确评估所面对的情况,鼓励患者积极参与治疗和护理计划的制订,使之了解心源性猝死的高危因素和救治方法。帮助患者建立良好有效的社会支持系统,帮助患者消除恐惧和焦虑的情绪。

(七)工作防护

告知有昏厥史的患者避免从事驾驶、高空作业等有危险的工作,头昏、黑蒙时,立即平卧,以免摔伤。

(八)自测脉搏

教会患者自测脉搏的方法以利于自我监测病情。教会反复发生严重心律失常的患者、危及生命者的家属心肺复苏术以备急用。

(九)防猝死的"五大法宝"

1."魔鬼时间"慎锻炼

上午 6~12 时被医学家喻为心脑血管病的"魔鬼时间",70%~80%的心脑血管病猝发都在此时。因此,锻炼要避开这段时间。

2.饮食清淡,红、黄、绿、白、黑搭配好

"红"指葡萄酒,50~100 mL/d;"黄"指西红柿、胡萝卜,每日 1 小碟;"绿"指青菜,每日适量;"白"指燕麦粉等,每日 50 g;"黑"指黑木耳、黑芝麻,每日 5~10 g。此外,每天喝 250 g 牛奶。吃鸡蛋,每周不超过 4 个。

3.住址选择

中老年人最好住在城区,以免发病时离大医院远而耽误抢救。有基础病的中老年人则应减少出行,尽量避免在拥挤的环境中活动。老年人应避免单独外出。

4.经常给自己减压

对中年人来说,尤其不要给自己过大的工作压力。工作以外的时间,要强迫自己完全放松下来。

5.把握急救 10 min

当家人出现呼吸或心跳中止症状时,应在 10 min 内进行以下抢救:①拨打"120"紧急呼救。②让患者头部后仰,下颌上抬,头部偏向一侧,使呕吐物尽量流出,保持呼吸道通畅。如果患者有义齿,需要摘掉,避免抽搐时造成危险。③做有效的心脏按压,具体方法是两手手掌重叠,手指抬起,放在患者的心前区(胸骨中下 1/3 交界部位),垂直往下按压。按压幅度为 3~5 cm,频率为不低于每分钟 100 次;同步采用人工呼吸,每 30 次心脏按压辅以 2 次人工呼吸。

四、健康教育

(一)健康宣教

向患者及其家属讲解猝死的常见病因、诱因及防治知识。

(二)叮嘱患者

嘱患者注意劳逸结合、生活规律,保证充足的睡眠和休息;保持乐观、稳定的情绪;戒烟、酒,避免摄入刺激性食物,避免饱餐。

(三)及时就诊

告知患者,如果有异常情况,应及时来医院就诊。

(刘红娥)

第十七章　手术室护理

第一节　洁净手术室配套设施

手术室总体规划：宜依据医院的性质、规模、级别和财力来决定洁净手术部中洁净手术室的数量、大小及空气洁净度级别。

综合医院需建Ⅰ级洁净手术室时，该类洁净手术室间数不应超过洁净手术室总间数的15％，至少1间；有条件时根据需要可设1间负压洁净手术室。专科医院应根据实际需要确定建设特别洁净手术室的数量。

对于手术部的装饰装修、净化空调系统工程（含冷热源）、宜用气体、给排水系统、计算机系统等配套设施，应按相关规范进行建设和验收。

一、医用气体

对于供给洁净手术部用的医用气源（不论气态或液态），都应按日用量要求贮备足够的备用量，一般不少于3 d。洁净手术部医用气源还应符合现行国家标准《医用气体工程技术规范》（GB 50751—2012）的要求。

(1)洁净手术部可设下列几种气源和装置：氧气、压缩空气、负压吸引装置、氧化亚氮、氮气、二氧化碳和氩气以及废气回收装置等，其中氧气、压缩空气和负压吸引装置必须安装。气体终端气量必须充足，压力稳定、可调节。

(2)洁净手术部用气应从中心供给站单独接入；若中心站专供手术部使用，则该站应设于非洁净区临近洁净手术部的位置。中心站气源必须双路供给，并具备人工和自动切换功能。

(3)供洁净手术部的气源系统应设超压排放安全阀，开启压力应高于最高工作压力0.02 MPa，关闭压力应低于最高工作压力0.05 MPa，在室外安全地点排放，并应设超压欠压报警装置。各种气体终端应设维修阀并有调节装置和指示。根据气体种类终端面板应有明显标志。

(4)进入洁净手术部的各种医用气体应设气体压力显示、流量和超压欠压报警装置。氧气报警不应采用电接点压力表。

(5)洁净手术部医用气体终端可选用悬吊式和暗装壁式，其中一种为备用。气体终端应采用国际单位制标准，接口制式应统一。不同种类气体终端接头不得有互换性。气体终端接头应选用插拔式自封快速接头，接头应耐腐蚀、无毒、不燃、安全可靠、使用方便，其寿命不宜少于20 000次。

(6)凡进入洁净手术室的各种医用气体管道必须接地，接地电阻不应大于4 Ω。中心供给站的高压汇流管、切换装置、减压出口、低压输送管路和二次减压出口处都应做导静电接地，其接地电阻不应大于100 Ω。

二、给水排水

（一）给水设施应符合下列要求

（1）洁净手术部内的给水系统应有两路进口，管道均应暗装，并采取防结露措施；管道穿越墙壁、楼板时应加套管。

（2）供给洁净手术部用水的水质必须符合生活饮用水卫生标准，刷手用水宜进行除菌处理。

（3）洁净手术部内的盥洗设备应同时设置冷、热水系统；蓄热水箱、容积式热交换器、存水槽等贮存的热水不应低于 60 ℃；当设置循环系统时，循环水温应在 50 ℃以上。

（4）洁净手术部刷手间的刷手池应设置非手动开关龙头，按每间手术室不多于 2 个龙头配备。

（5）给水管与卫生器具及设备的连接必须有空气隔断，严禁直接相连。

（6）给水管道应使用不锈钢管、铜管或无毒给水塑料管。

（二）排水设施应符合下列要求

（1）洁净手术部内的排水设备，必须在排水口的下部设置高水封装置。

（2）洁净手术室内不应设置地漏，地漏应设置在刷手间及卫生器具旁且必须加密封盖。

（3）洁净手术部应采用不易积存污物又易于清扫的卫生器具、管材、管架及附件。

（4）应独立设置洁净手术部的卫生器具和装置的污水透气系统。

（5）洁净手术室的排水横管直径应比常规大一级。

三、配电

（一）配电线路应符合下列要求

（1）洁净手术部必须保证用电的可靠性，当采用双路供电源有困难时，应设置备用电源，并能在 1 min 内自动切换。

（2）洁净手术室内用电应与辅助用房用电分开，必须单独铺设每个手术室的干线。

（3）洁净手术部用电应从本建筑物配电中心专线供给。在洁净手术室内，用于维持生命和其他位于"患者区域"内的医疗电气设备和系统的供电回路应使用医疗 IT 系统。在洁净手术部内非生命支持系统可采用 TN-S 系统回路，并宜采用最大剩余动作电流不超过 30 mA 的剩余电流动作保护器（RCD）作为自动切断电源的措施。

（4）洁净手术部配电管线应采用金属管敷设，穿过墙和楼板的电线管应加套管，套管内用不燃材料密封。进入手术室内的电线管穿线后，管口应采用无腐蚀和不燃材料封闭。特殊部位的配电管线宜采用矿物绝缘电缆。

（5）心脏外科手术室用电系统必须设置隔离变压器。

（二）自动恢复供电设备应符合下列要求

（1）生命支持电气设备应能实现在线切换。

（2）非治疗场所和设备的自动恢复供电时间应不超过 15 s。

（3）应急电源工作时间不宜小于 30 min。

四、配电、用电设施应符合要求

（1）洁净手术部的总配电柜应设于非洁净区内。供洁净手术室用电的专用配电箱不得设在手术室内,每个洁净手术室应设有一个独立专用配电箱,配电箱应设在该手术室的外廊侧墙内。

(2)各洁净手术室的空调设备应能在室内自动或手动控制。控制装备显示面板应与手术室内墙面严密齐平,其检修口必须设在手术室之外。

(3)洁净手术室内的电源宜设置漏电检测报警装置。

(4)洁净手术室内禁止设置无线通信设备。

(5)洁净手术室内,在每侧墙面上至少应安装3个插座箱,插座箱上应设接地端子,其接地电阻不应大于1 Ω。如果在地面安装插座,插座应有防水措施。

(6)洁净手术室内照明灯具应为嵌入式密封灯带,灯带必须布置在送风口之外。只有全室单向流的洁净室允许在过滤器边框下设单管灯带,灯具必须有流线型灯罩。手术室内应无强烈反光,大型以上(含大型)手术室的照度均匀度(最低照度值/平均照度值)不宜低于0.7。

(7)洁净手术室内可根据需要安装固定式或移动式摄像设备。

五、消防

(1)洁净手术部应设在耐火等级不低于二级的建筑物内。

(2)洁净手术部宜划分为单独的防火分区。当与其他部位处于同一防火分区时,应采取有效的防火防烟分隔措施,并应采用耐火极限不低于2.00 h的隔墙与其他部位隔开;与非洁净手术部区域相连通的门应采用耐火极限不低于乙级的防火门(排除直接通向敞开式外走廊或直接对外的门),或采取其他相应的防火技术措施。

(3)洁净手术部的技术夹层与手术室、辅助用房等相连通的部位应采取防火防烟措施,其分隔体的耐火极限不应低于1.00 h。

(4)洁净手术部需设置消火栓系统时,不应在洁净手术室设置室内消火栓,应设置在手术室外,消火栓应能保证2只水枪的充实水柱同时到达手术室内的任何部位。当洁净手术部不需设置室内消火栓时,应设置消防软管卷盘等灭火设施。洁净手术部应按现行国家标准《建筑灭火器配置设计规范》(GB 50140—2005)配置气体灭火器。

(5)洁净手术部的技术夹层宜设置火灾自动报警装置。

(6)洁净手术部应按有关建筑防火规范对无窗建筑或建筑物内的无窗房间的防排烟系统设置要求设计。

(7)洁净区内的排烟口应有防倒灌措施。必须采用板式排烟口。

(8)洁净区内的排烟阀应采用嵌入式安装方式,排烟阀表面应易于清洗、消毒。

(9)洁净手术部内应设置能紧急切断集中供氧干管的装置。

(10)当洁净手术部所在楼层高度大于24 m时,每个防火分区内应设置一间避难间。

六、洁净手术室基本装备

洁净手术室内与平面布置和建筑安装有关的基本装备(不包括专用的移动的医疗仪器设备),应符合基本配置要求。

(1)应根据手术要求和手术室尺寸配置无影灯,宜采用多头型无影灯;无影灯架调平板的位置应设在送风面之上,距离送风面不应小于5 cm,送风口下面不应安装无影灯底座护罩。

(2)手术室计时器宜兼具麻醉计时、手术计时和一般时钟计时功能,应有时、分、秒的清楚标识,并配置计时控制器;停电时能自动接通自备电池,自备电池供电时间不应低于10 h。计时器宜设在患者不易看到的墙面上方。

（3）医用气源装置应分别设置在手术台患者的头部右侧麻醉吊塔上和靠近麻醉机的墙上，距地高度为 1.0～1.2 m，麻醉气体排放装置宜设在麻醉吊塔（或壁式气体终端）上。

（4）可按手术室大小、类型配置观片灯联数，观片灯或终端显示屏宜设置在主刀医师对面墙上。

（5）器械柜、药品柜宜嵌入手术台脚端墙内方便取用的位置，麻醉柜宜嵌入手术台患者的头部墙上方便操作的位置。

（6）净化空调参数显示、调控面板宜设于手术车入口门侧墙上。

（7）微压计宜设于手术车入口门外墙上可视高度。

（8）能放置电脑工作站的记录板应为暗装，收折起来应和墙面齐平。

（9）对于多功能复合手术室等新型手术室可按实际医疗需要，对医疗、影像等装备进行调整。

七、现代手术室装备

在今天的数字化手术室中，患者护理的质量和获得投资回报是至关重要的。手术室装备功能更强大，使得越来越多的患者因此获得一些重要的护理。一台成功的手术，除需医疗团队精湛的技术，更需高科技手术室设备的配合。一个领先的、成熟的一体化手术室系统可以为医院带来巨大的价值：提升手术质量，降低运营成本，创造最佳工作环境，使手术室使用效率成倍提高，扩大医院在同行业的知名度，通过搭建的学术平台提升医院的医疗学术水平。

数字一体化手术室，是将净化工程与数字信息化融合，将所有关于患者的信息以最佳方式进行系统集成，使手术医师、麻醉医师、手术护士获得全面的患者信息、更多的影像支持、精确的手术导航、通畅的外界信息交流，为整个手术提供更加准确、更加安全、更加高效的工作环境，也为手术观摩、手术示教、远程教学及远程会诊提供了可靠的通道，从而创造手术室的高成功率、高效率、高安全性，以及提升手术室的对外交流水平。

主要包括 4 个组成部分：一体化手术室影音管理系统、一体化手术室集中控制系统、一体化手术室存储系统和一体化手术室交互式示教系统。

（1）集成了内置摄像机的手术照明设备：通过触摸屏进行中央控制的手术照明设备，内置摄像机。

（2）手术室设备：采用触摸屏的中央控制，预编程的系统配置节省了手术准备和更替时间。

（3）手术床：采用触摸屏控制的可调性手术床。

（4）档案管理：记录手术中发生的重要事件。

（5）视频转播：可灵活获取图像数据。

（6）视频会议：能够在无菌区里使用的专业通信工具。

（7）吊臂：可以整洁和安全地摆放设备。

（8）液晶显示器：紧凑，有清晰的图像质量。

（9）触摸屏：使用方便，从无菌区直接监测和控制。

（索改霞）

第二节 外科手消毒技术

外科手消毒的目的是清除或者杀灭手部暂居菌,减少常居菌,抑制手术过程中手表面微生物的生长,减少手部皮肤细菌的释放,防止病原微生物在医务人员和患者之间的传播,有效预防手术部位感染的发生。

一、外科手消毒设施

(1)洗手池:洗手池应设在手术间附近,2~4 个手术间宜配置 1 个洗手池。洗手池大小、高低适宜,有防溅设施,管道不应裸露,池壁光滑、无死角,应每日清洁和消毒。

(2)水龙头:水龙头数量与手术间数量匹配,应不少于手术间数量。水龙头开关应采用非手接触式。

(3)洗手用水:洗手用水的水质应符合《生活饮用水卫生标准》(GB 5749—2022)要求,水温建议控制在 32 ℃~38 ℃。不宜使用储箱水。

(4)清洁剂:术前外科洗手可用洗手液。由于肥皂液或肥皂在存放过程中容易滋生微生物,加上刷手时间长、烦琐等原因,正被逐渐淘汰。目前市售的氯己定-醇洗手液最大的特点是方便、快捷,盛器多为一次性使用,不易遭细菌污染,有的还具有芳香味及护肤作用等,已广泛应用于手的刷洗和消毒。但其价格较肥皂、碘伏高,有的偶尔发生皮肤过敏。因此,选择哪种刷手液应结合各单位具体情况而定。

(5)干手物品:常用无菌巾,一人一用。

(6)消毒剂:要符合国家管理要求,在有效期内使用。用于外科手消毒的消毒剂主要有氯己定-醇复合消毒液、碘伏和 2%~4% 的氯己定消毒液等。

(7)洗手刷:应柔软完好,重复使用时应一用一灭菌。

(8)计时装置:应配备计时装置,方便医务人员观察洗手与手消毒时间。

(9)洗手流程及说明图示:洗手池上方应张贴外科洗手流程图,方便规范手消毒流程。

(10)镜子:洗手池正前方应配备镜子,用于刷手前整理着装。

二、刷手前的准备

(1)着装符合手术室要求,着短袖洗手衣,衣服下面扎在裤子里面,摘除首饰(戒指、手表、手镯、耳环、珠状项链)。

(2)指甲长度不应超过指尖,不应佩戴人工指甲或涂指甲油。

(3)检查外科手消毒用物是否齐全及有效期,检查刷手部位皮肤是否完好。

(4)使外科手消毒用物呈备用状态。

三、外科刷手法

外科刷手方法分 3 个步骤:机械刷洗、擦拭水迹、手的消毒。

下面介绍氯己定-醇洗手液刷手法。

(一)机械刷洗与消毒

1.刷手方法

(1)取消毒毛刷。

（2）用毛刷取洗手液 5～10 mL,刷洗手及上臂。顺序:指尖→指蹼→甲沟→指缝→腕→前臂→肘部→上臂。刷手时稍用力,速度稍快,范围包括双手、前臂、肘关节上10 cm(上臂下1/2)处的皮肤,时间约 3 min。

（3）刷手臂,用流动水冲去泡沫。冲洗时,双手抬高,让水由手、臂至肘部方向淋下,不要把手放在最低位,避免臂部的水流向手部,造成污染。

2.擦拭手臂

用消毒毛巾或一次性纸巾依次擦干手、臂、肘。擦拭时先擦双手,然后将毛巾折成三角形,搭在一侧手背上,对侧手持住毛巾的两个角,由手向肘顺势移动,擦去水迹,不得回擦;擦对侧时,将毛巾翻转,方法相同。

3.手臂消毒

一只手取消毒液 5 mL,由另一只手指尖开始搓揉至肘上,用相同方法搓揉另一只手,最后取消毒凝胶按七步洗手法搓揉双手,待药液自行挥发至干燥,达到消毒目的。

4.注意事项

（1）刷洗后的手、臂、肘部不可触及他物,如果误触他物,视为污染,必须重新刷洗。消毒后的双手应置于胸前,肘部抬高外展,远离身体,迅速进入手术间,避免受污染。

（2）若采用肥皂刷手、酒精浸泡,刷手的毛刷可不换,但每次冲洗时必须冲净刷子上原有的肥皂液。

（3）采用酒精浸泡手臂时,手臂不可触碰桶口,浸泡毕可用一次性无菌纸巾擦去手上酒精,每周需测定桶内酒精浓度 1 次。浸泡方法费时,浸泡桶及浸泡液在存放过程中易被污染,不主张采用此法。

（4）最好选用耐高温的毛刷,用后彻底清洗、晾干,然后采用高压或煮沸消毒。一般不主张采用化学消毒剂浸泡毛刷。其主要原因:由于毛刷清洗不彻底、残留洗手液,可造成消毒剂与洗手液产生离子作用,减弱消毒力;晾晒不干,造成浸泡液被稀释;毛刷的木质微孔中吸附细菌,造成感染以及浸泡液本身被污染等。

（二）免刷手式外科洗手法

（1）进行外科洗手前先进行普通洗手,洗至肘上 1/3。

（2）清洗双手:取 3～5 mL 洗手液涂抹双手及前臂至肘上 1/3 处,彻底搓揉。顺序如下:①掌心相对,手指合拢,洗净掌心与指腹;②手心对手背,手指交叉搓,换手进行重复动作;③掌心相对,手指交叉,洗净指缝与指蹼;④双手指相扣,洗净指背;⑤握住拇指旋转揉搓,每个手指都进行揉搓,换手进行重复动作;⑥指尖并拢,揉搓掌心处,换手进行重复动作;⑦环行揉搓腕部、前臂至肘上 1/3 处,换手进行重复动作;⑧冲洗双侧手指、手掌、手背,手抬高,水顺手、上臂向肘部流下,不可倒流。

（3）擦拭手臂:用消毒毛巾或一次性纸巾依次擦干手、臂、肘。擦拭时,先擦双手,然后将毛巾折成三角形,搭在一侧手背上,对侧手持住毛巾的两个角,由手向肘顺势移动,擦去水迹,不得回擦;擦对侧时,将毛巾翻转,方法相同。

（4）手臂消毒:取 5 mL 消毒凝胶,搓揉双手至肘部上 10 cm。再取 5 mL 消毒凝胶,按七步洗手法涂抹双手。

四、连台手术的洗手原则

当进行无菌手术后的连台手术,若脱去手术衣、手套后手未沾染血迹、未被污染,直接用消毒液涂抹 1 次即可(或重新刷手 1 遍)。手术衣潮湿、手套破损应重新进行刷手和消毒。

当进行感染手术后的连台手术,脱去手术衣、手套,更换口罩、帽子后,按前述刷手法重新刷手和消毒。

(索改霞)

第三节 手术体位安置法

一、手术体位概述

(一)概念

手术体位是指术中患者的卧式,由患者的姿势、体位垫的使用、手术床的操作、术中维持、约束 5 个部分组成。

(二)标准手术体位

标准手术体位要符合解剖功能位,对各种体位躯干的轴线、四肢关节的角度、肢体的高低有明确的要求。

肢体不能过度外展、外旋,要充分暴露手术野、方便医师操作及麻醉管理。目前手术室常用的标准体位有仰卧位、侧卧位、俯卧位、膀胱截石位等,使用体位垫、采用正确的手术体位,可获得良好的手术野显露,防止神经、血管、皮肤等意外损伤的发生,缩短手术时间,保证患者的手术安全。

二、手术体位对机体的影响

(一)对循环系统的影响

手术体位变化时,机体通过一系列复杂的调节机制以保证中枢神经系统适宜的灌注血流。采用俯卧位时支撑物压迫下腔静脉或直接压迫心脏,引起心排血量急剧降低或心搏骤停;采用截石位时约束带过度压迫、外展、外旋肢体,引起腘动脉血液循环障碍;采用侧卧位时体位固定不当致身体前倾、前俯影响腋静脉、头静脉的回流;上肢过度外展亦可使锁骨下血管和腋部血管牵拉受压,回流受阻而造成肢体肿胀。

(二)对神经系统的影响

手术体位改变对脑血流的影响,主要取决于平均动脉压和脑血管阻力的变化。手术体位对外周神经的损伤主要有 5 个原因,即压迫、牵拉、缺血、机体代谢功能紊乱、外科手术损伤。

(1)颈丛神经损伤:取头高脚低位而腕部被约束固定时,当身体因重力下滑时,颈丛神经可受到牵拉而损伤,常表现为肩颈部顽固性钝痛。

(2)臂丛神经损伤:肩托支架位置不对、上肢外展位超过 90 ℃、侧卧位下头部和上胸部未垫枕都可引起臂丛神经损伤。

(3)桡神经损伤:安置仰卧位时,腕部被约束固定而肘部屈曲,桡神经可在手术床边角与肱骨内侧面之间受到挤压而被损伤;安置侧卧位时,如果将健侧上肢强行牵离体侧,也可引起桡神经损伤。

（4）尺神经损伤：由于其位于肘后部位，位置最浅，常常易被损伤；由于自身重量或放置角度的改变，尺神经过度牵张导致损伤；床的边缘、不平整的敷料直接压迫尺神经沟，使尺神经受损；因手术操作、麻醉过浅，体位改变而导致损伤；肘部完全屈曲时间过长，可因牵拉作用而导致缺血和尺神经损伤。

（5）腓总神经损伤：腓总神经是坐骨神经两末支之一，沿腘窝外上界至腓骨头，位置甚浅，位于表面易被损伤；膝关节处用宽的约束带约束，加之人体消瘦，易损伤腓总神经；采用截石位、侧卧位时，膝外侧被支腿架或硬物挤压易损伤腓总神经。

（三）对呼吸系统的影响

体位变化对呼吸系统的影响来自两个方面：重力和机械性障碍。重力作用引起器官组织的移位和体液再分布，导致胸腔及肺容量的变化；机械性障碍指对人体施加的外来压力对器官功能的影响。

（1）肺通气不足：任何压迫或限制胸廓运动或膈肌收缩，导致胸顺应性降低的机械因素，均能引起肺通气不足。随着手术时间的延长可出现缺氧和二氧化碳蓄积等现象。

（2）呼气性呼吸停止：膈肌下降，肺泡持续扩张，肺泡牵张感受器持续兴奋，通过赫-布反射抑制吸气中枢活动，从而产生呼吸停止。常发生于由仰卧位改为坐位或头高仰卧位的过程中。

（3）上呼吸道阻塞：头颈前屈过度、气管插管折曲容易导致呼吸道梗阻，常发生于侧卧、俯卧、坐位手术。

（4）肺部病变播散或窒息：痰多、咯血或支气管胸膜瘘患者，取健侧卧位后患肺的脓痰、血液容易侵入健侧肺而引起病变播散，如果大量涌出，易导致急性窒息。

（5）肺不张：开胸手术均取健侧卧位，胸腔打开后患侧肺萎陷，通过健侧肺通气量增加，如果体位安置不当，健侧的膈肌和胸廓的活动严重受限，结果使气道清除率降低，痰液黏稠，引流困难，干扰手术。

（6）误吸、窒息：常见于术前禁食不严格或上消化道出血的患者，由于体位安置不当，出现呼吸费力至腹压升高时，胃内容物反流，造成误吸，甚至发生窒息。

三、手术体位安置原则

（一）避免影响患者的呼吸功能

患者处于侧卧位时，膈肌活动受限，下降幅度减小，潮气量也相应降低。摆放体位时，应避免颈、胸受压。

（二）避免影响患者的循环功能

患者处于侧卧位或俯卧位时，回心血量可减少，心排血量可下降。摆放体位时应注意维持充分的循环，促进静脉回流，防止血栓形成和防止循环紊乱，避免外周血管和血液回流受阻。

（三）避免压迫患者的外周神经

患者麻醉后运动感觉消失，保护性反射消失。采用平卧位时，上肢外展不超过90°，避免损伤臂丛神经。采用膀胱结石位时，保护腘窝处，避免腓总神经受压。采用俯卧位时保护好膝关节，将小腿垫高，使足尖自然下垂。

（四）避免皮肤受压

身下床单、中单平整、干燥、柔软。在患者受压关节、骨突及肌肉组织薄弱的地方垫平整的软垫加以保护，不能压迫电极片安置处的皮肤，避免手术时间过长导致压疮发生。

（五）避免骨骼肌肉过度牵拉

将患者放置于功能位，避免麻醉后长时间头部过伸位导致颈部疼痛；不能过分牵引四肢，避免关节脱位。

（六）避免影响手术野的暴露

手术体位固定牢靠，松紧适度，避免术中体位移动影响医师操作，保证患者的手术安全。

（七）避免影响麻醉监测

摆放手术体位应留出放置心电监护电极片的位置，便于麻醉实施和麻醉监测；保证静脉通路通畅，便于有效输液、输血及给药。

四、手术体位常见风险及对策

（一）压伤

1. 相关因素

压疮是卧床患者的局部组织长期受压、血液循环障碍、皮肤及皮下组织营养供给受阻，导致组织细胞缺血、缺氧，局部组织失去正常机能而发生潮红、肿胀，甚至溃烂、坏死的一种并发症。压疮多见于骨质隆突部，如髂、骶、髋、足跟等，长时间受压或约束带过紧、床垫过硬而易致皮肤缺血性坏死，尤其营养不良的老年人在低血压、低体温时特别容易发生压疮。

2. 对策

（1）术前访视时对患者的年龄、体态、病情、皮肤情况细致地评估，做到心中有数。

（2）保持床单平整，无皱褶，无碎屑。

（3）安置手术体位时，避免拖、拉、推，动作要轻柔。

（4）术中巡回护士应严密观察肢体血液循环，皮肤颜色、弹性、张力，发现体位倾斜，及时纠正；若手术时间长，在病情许可的情况下，对肢体受压部位进行按摩等被动活动。

（5）设置手术体位时，在患者受压关节、骨突部位、肌肉组织薄弱的地方垫软垫保护，重点受压部位贴压疮贴。

（6）保持受压部位干燥，避免潮湿。

（7）加强基本功的训练，选择合适的体位垫，合理安置手术体位，保持患者的安全舒适，使手术部位充分暴露。分散手术体位带来的重力，减轻接触面压力。手术体位固定牢固，防止手术过程中移位。

（8）体位垫外包裹材料要透气吸汗、表面光滑、无棱角。

（9）手术结束后仔细检查患者的皮肤完整性，如果有受损，及时处理、记录。

（二）颈椎损伤

1. 相关因素

由于全身麻醉手术颈部肌肉张力丧失，搬动患者时，如果过度扭头部，会导致颈椎脱位及颈椎损伤。

2. 对策

搬动患者时不要用猛力，要保持颈、胸、腰在一条中轴线上。

（三）体位器具引起交叉感染

1. 相关因素

手术室空气及手术器械表面洁净程度已得到相当重视，但手术体位器具的洁净程度往往被忽视。由于体位器具用于不同患者及各种类型的手术,并与医护人员及手术器械台接触,其携带的细菌在体位器具的储存环境、医护人员的手、手术患者的皮肤、手术床、手术被盖之间互相传播,可能导致手术患者的交叉感染。

2.对策

(1)制作手术体位器具应选易于清洗消毒的材质,定期清洗消毒。

(2)体位器具在使用前用无菌包布平整包裹,做到包布一人一用一洗一灭菌。

五、常用手术体位器具

1.凝胶垫

凝胶垫是一种适用于所有手术患者的体位垫,由聚硅酮凝胶制成。它能均匀地分散手术患者的体重,增加皮肤与体位垫的有效接触面积,从而减小两者间的压力。由于材质特殊,具有很好的弹性、抗压性及透气性,表面光滑,极易清洗,可防止细菌附着导致感染。能透过X线,不影响术中拍片、手术的正常进行。但其造价高,目前还未能在临床普遍使用。

2.软垫

软垫内用高密度海绵做支撑,外面用皮革包裹,根据其使用部位不同可制成多种规格。常见的有头枕、腋枕、肩垫、腰枕、跪枕、足跟垫、头圈。

3.水袋

水袋有 500 mL 软包装水袋、装 2/3 满的 3 L 袋。

4.约束带

约束带由帆布制成,分成人和小儿两种规格。

5.手术床体位支架

此种器具常用。

六、手术体位器具的管理

(1)定点、定位放置体位器具,存放环境清洁、干燥、通风,每日用消毒试剂擦拭存放架,定期做空气消毒。

(2)体位器具存放间定人管理,做好体位器具的清点、整理、保养工作,满足手术需求。

七、常见手术体位的安置

(一)安置手术体位的基本要求

(1)掌握正确的体位摆放方法。

(2)了解人体基本的生理和解剖知识。

(3)准确地准备体位设置所需器具。

(二)手术体位的安置法

1.仰卧位

仰卧位是最基本也是最广泛用于临床的手术体位。多数头、颌面、颈、胸、腹、四肢等部位手术皆使用此体位。人体处于仰卧时,主要受力点集中在枕部、双侧肩胛部、骶尾部、双侧肘部和足跟部。对于手术时间长,对体质弱、易形成压疮的患者,可将硅胶材质的体位垫分别放于易形成压疮的部位。物品准备:软垫 1 个,治疗巾 2 块,约束带 1 根,硅胶头圈 1 个。

(1)水平仰卧位:适用于胸部、腹部、下肢等部位手术。

方法及步骤:患者仰卧在手术床上,头部垫硅胶头圈(时间较长的手术);靠近吊塔的一只手搭在搭手板上,用约束带固定,另一只手自然放于身体侧边,用中单固定;双下肢伸直,双腿略分开,双膝下放一个软垫,双足跟下放治疗巾,以免双下肢伸直时间过长引起神经损伤;约束带轻轻固定在膝上三指,以免压迫腓总神经。

(2)垂头仰卧位:适用于甲状腺、颈前路、腭裂修补、全麻扁桃切除、气管切开、食道异物取出、气管异物取出等手术。特殊用物:肩垫 1 个,500 mL 软包装生理盐水 2 袋,无菌治疗巾2 块。

方法及步骤:患者平卧于手术床上(注意肩部与手术床第一关节对齐),保持头颈正中伸直,头部后仰;头下垫头圈,肩下垫一个肩垫(肩垫上缘与肩平齐);颈部悬空处垫一块治疗巾,用无菌治疗巾包裹软水袋,分别放于头颈两侧固定头部;放置器械托盘,使其下缘与下颌平齐。其余与水平仰卧位方法及步骤相同。

(3)侧头仰卧位:适用于一侧头、颈、耳部手术。

特殊用物:肩垫 1 个。

方法及步骤:患者平卧,头偏向健侧,患侧肩下垫一个肩垫,头下垫头圈。其余与水平仰卧位方法及步骤相同。

(4)其他术式仰卧位摆放要点如下。①腹腔镜阑尾手术:待建立气腹后,调节手术床头低脚高 30°,右高左低(向左倾斜)15°;②腹腔镜胆囊手术:待建立气腹后,调节手术床头高脚低30°,右高左低(向左倾斜)15°;③腹腔镜胃、脾、右半结肠手术:先将患者的臀部轻轻移到手术床背板床沿,注意两腿左右分开要对称,中间可以站立一名医师为宜;将约束带固定在小腿中部,约束带与皮肤接触面应加棉垫保护,注意松紧适宜。

2.侧卧位

侧卧位主要用于泌尿外科肾部手术,胸外科的食管及肺部手术、骨科髋关节手术等。侧卧位的受力点分布于耳郭、肩部、髂嵴、膝外侧、外踝。因此,需根据这些部位的特点选用合适的体位垫进行保护。侧卧位相对于仰卧位,患者的承重面积小,局部压迫导致皮肤损伤和发生压疮的危险性相对较高,特别是大转子部承受的压力最大,大转子是压疮易发部位。对于身体瘦弱、营养状况较差的患者,尤其要注意该部位的保护。物品准备:硅胶头圈 1 个,腋垫 1 个,软枕 1 个,侧卧手架 1 个,腰架 2 个,约束带 1 根,软袋 2 个或棉垫 2 块,治疗巾 4 块。

方法及步骤:将患者侧卧 90°,背部靠近床沿;头部垫硅胶头圈,腋下垫一个腋垫,距离腋窝10 cm,防止下臂受压而损伤腋神经;安放侧卧手架,将侧卧手架放在搭手板前面,高度与肩相同,上侧手臂自然屈曲,置于头侧(放于搭手板上),注意手臂不能悬空,手腕不能下垂,用约束带固定上臂,安置下侧手臂时,用手将患者的肩部略向外拉;身体两侧分别放置腰架,前侧固定于耻骨联合处,后侧固定于腰骶部,腰架与患者之间放置棉垫或软垫以缓冲腰架对患者身体的压力,对男性患者注意避开外阴,避免受压;上侧下肢屈曲 90°,下侧下肢向后伸直,有利于腹部放松,两腿之间夹一个枕头,将枕头放置在大腿根部,以充分将两腿分开,避免双足相互接触,自然放平;用约束带固定髋部。

(1)泌尿外科侧卧位:适用于肾、输尿管中段、输尿管上段手术。

特殊物品:腰垫 1 个。

方法及步骤:用物准备除常规准备外,还需准备硅胶大方垫 1 个;肾及输尿管中段、输尿管上段手术,患者的肾区(肋缘下 3 cm)对准腰桥(若无腰桥,可用外置肾桥),腰桥上放硅胶大方垫。腿的摆放：上侧腿部伸直，两腿之间放一个枕头，下侧腿部屈曲；约束带约束于大腿下 1/3 靠近膝关节处（为了不影响消毒范围）。

（2）胸外科侧卧位如下。

特殊物品：腋枕 1 个。

方法及步骤：配合医师将患者向手术床一侧移动；将患者翻向另一侧，身体与床成 90°；将腋枕垫于患者的腋下，上至腋窝，下至髋部上缘（其余与泌尿外科侧卧位相同）。

（3）神经外科侧卧位如下。

特殊物品：腋枕 1 个，约束带 2 根，肩带 1 根，油纱。

方法及步骤：将患者侧卧 90°，头下垫头圈（或安置侧卧位头架），注意将健侧耳郭放于头圈中空部，防止受压，患侧耳孔塞棉球，防止消毒液溅入耳孔内；用敷膜粘贴好眼睛，防止消毒液滴入眼内，损伤角膜；将腋枕垫于患者的腋下，上至腋窝，下至髋部上缘；健侧上肢置于托手板上并妥善固定，患侧上肢置于身体同侧，用约束带固定；患侧肩部用肩带向腹侧牵拉，固定于手术床两边，以充分暴露手术野（其余与泌尿外科侧卧位相同）。

（4）骨科手术侧卧位如下。

特殊物品：腋枕 1 个，手术床体位支架 3 个，会阴封闭用物（手术薄膜及棉纸或手术敷贴）。

方法及步骤：封闭会阴部；协助医师将患者侧卧 90°，患侧在上；将腋枕垫于患者的腋下，上至腋窝，下至髋部上缘；将 3 个支架分别固定于两乳之间、两肩胛骨之间、耻骨联合处，并用棉垫保护受压皮肤（其余与泌尿外科侧卧位相同）。

3. 俯卧位

俯卧位涉及的手术类型包括神经外科后颅凹的手术、脊髓手术、骨科颈椎手术、胸腰椎手术、泌尿外科经皮肾镜碎石手术等。人体的受力点主要集中在前额、颧骨、肋缘突出部、髂前上棘、膝关节和足尖，摆放时应注意分散各处压力，以免局部产生压疮。对于需要术中唤醒的手术患者，应在唤醒完毕，再次检查头面部，尤其注意避免眼部受压。

摆放俯卧位时，首先在对接车上仰卧位状态下完成全身麻醉，然后由医护人员共同配合，将患者沿身体轴线翻身，完成俯卧位的摆放。翻身前，应根据患者的体型选择合适的体位架。

物品准备：俯卧位垫 1 套，软枕 1 个，硅胶头圈 1 个。

方法及步骤：翻身前先用透明保护膜贴住眼睛；使患者俯卧在体位垫上，注意胸腹悬空；对男性患者注意避免阴囊受压，对女性患者注意避免乳房受压；头垫硅胶头圈，偏向一侧，注意双眼、耳郭不受压；双上肢平放，置于身体两侧，用中单固定或自然弯曲，注意手臂不能悬空，悬空部位用布单垫实；膝下垫软枕，保持功能位，两脚分开，足尖自然下垂；每隔 30 min 检查眼部受压情况，并且将头部轻轻抬起一次，以减轻面部受压。

不同术式俯卧位摆放要点：对强直性脊柱炎的患者应准备弓形俯卧位垫，硅胶方垫 3 块（大的 1 块，小的 2 块），摆放时应沿着患者的弧线，不得随意调整患者的弧线；颈椎手术或神经外科后颅凹手术，应根据手术者的要求，准备有创头架或无创头架，对有创头架的螺钉必须消毒、灭菌，摆放时要仔细检查眼部受压情况。颈椎手术使用无创头架且手术时间较长时，可在颜面部受压部位粘贴保护膜，可减少摩擦；双眼、鼻、唇部禁止受压，双上肢自然放于身体两侧。

经皮肾镜碎石取石术俯卧位用物准备：硅胶腋垫、硅胶头圈、特制软枕。将硅胶腋垫垫于胸部，将软枕垫于腹部。体位摆放后在患侧身下垫塑料袋，防止手术过程中水浸湿患者的身体。

4.膀胱截石位

截石位用于各种需要在会阴部位操作的手术:普通外科手术包括各种直肠及肛门手术,妇科手术包括各类阴式手术、腹腔镜下全子宫切除及宫腔镜手术等,泌尿外科手术包括膀胱镜、输尿管镜等手术。摆放截石位时应特别注意避免压迫腘窝及腓总神经。

物品准备:腿架1对,硅胶垫(方垫)2个。

方法及步骤:安放腿架;将患者的臀部移到手术床背板下缘,根据手术及医师的需要,将臀部置于床沿或略出床沿;将患者的两腿分开放在腿架上,腘窝处垫硅胶垫,腿部用约束带固定。

注意事项:①腿部的摆放应遵循"T-K-O"连线原则:即患者的足尖(T)、膝关节(K)、对侧的肩(O)在一条直线上。在麻醉状态下,关节韧带、肌肉呈松弛状态,意识清醒时做不到的关节活动都会成为可能,注意关节和肢体应维持正常的生理状态和功能位,避免过度牵拉。如果腿部外展程度超过"T-K-O"连线,就有可能造成股骨颈骨折。②双腿外展时,应避免外旋。③托腿板对腿的支撑面应为小腿肌肉丰厚部,使腘窝处于悬空状态,同时避免托腿板边缘压迫腘窝。④双上肢平放,置于身体两侧,用中单固定;对手臂较长的患者,使用搭手板使两臂外展。⑤确认腿架固定牢靠后,拆卸手术床腿板。⑥安置截石位腿架,根据手术者的要求调至合适高度,让患者在清醒状态下感受腿架位置是否合适,并根据安置原则,将腿架调至理想状态。⑦泌尿外科手术摆放截石位时,注意在胸腹部盖治疗巾保暖,臀下垫塑料袋防止手术时水浸湿臀部。⑧妇科腹腔镜手术:在全子宫切除或内膜癌分期手术时,则采用膀胱截石位合并头低脚高位。在准备物品时,需同时准备膀胱截石位腿架和腰架(此时作为肩挡板)2个。在安放腰架时,腰架挡板内侧应避免压迫颈动脉、颈静脉,挡板与头颈部间隙以能插入手掌为宜。同时注意避开锁骨凸出部分,腰架与患者之间放置棉垫或软垫以缓冲腰架对患者身体的压力,以免局部压伤。调节床面头低位25°～30°,避免角度过大使脏器压迫膈肌而影响呼吸。⑨摆放小儿体位时,要用棉垫和纱布绷带固定四肢,松紧适度;特别注意保护小儿的呼吸和循环功能,注意保暖。

5.骨科牵引床手术体位

骨科牵引手术体位摆放原则:在摆放骨科牵引手术体位前,应先进行麻醉,麻醉起效后,由医师与巡回护士共同配合完成手术体位摆放。

此类手术多为老年患者,因此需要特别注意在搬运患者的过程中动作轻柔,避免再次骨折,同时注意对皮肤褶皱处及骨突部保护,避免压疮。不需要进行牵引的身体部位,应遵循使患者舒适的原则。

用物准备:骨科牵引架,棉垫3块,治疗巾1块,约束带1根。

步骤:使用前后仔细检查牵引床各部件是否完整,性能是否良好;安放牵引架,注意检查牵引架与手术床是否牢固;用棉垫包好会阴柱,注意平整、无皱褶;移动患者至会阴柱;根据患者的身高调节活动臂的长短;将患者的双足置于足托架上,足托架内用棉垫做衬垫,并妥善固定;将健侧手臂放在搭手板上,用约束带固定,利用麻醉头架固定患侧手臂,将患侧手臂肘部弯曲,固定于麻醉支架上,肘部要用治疗巾纱布绷带包裹,避免皮肤直接接触金属,固定时松紧要适宜,以能伸进一根手指为宜。

(索改霞)

第四节　麻醉安全的护理措施

一、麻醉前配合

麻醉前准备的目的在于消除或减轻患者对麻醉与手术产生的恐惧与紧张心理，以减少麻醉的并发症，利于麻醉的诱导与维持，减少麻醉意外。

1. 核对记录手术资料

患者进入手术室后，将手术患者资料与手术通知单、病历进行核对，核对患者的姓名、性别、住院号、手术名称（何侧）、手术时间，以及术前禁食、禁饮、术前用药等情况，并将相关资料记录于"手术护理记录登记本"，防止开错刀。若患者进食后实施急诊手术，可能会发生呕吐和误吸，巡回护士应给其去枕、将头偏向一侧或采用垂头仰卧位，有助于呕吐物排出，防止误吸。

2. 建立静脉通道

通常在上肢建立静脉通道。全麻、大手术，宜选择大号套管针（如 18 号、20 号），连接输液专用三通接头，方便术中加药。输液连接头一定要接触紧密，必要时用胶布加固，防止肢体移动或摆体位时松脱。小儿输液，应选择小儿输液装置，每次液体量 100～150 mL，方便麻醉医师临时调整用药。选择近关节部位的静脉穿刺后，应用小夹板或空纸盒跨关节固定，既保证输液通畅，又防止套管针脱出。静脉穿刺前，应脱下患者的衣服，以便手术消毒和麻醉医师观察呼吸、测量血压。

3. 麻醉用药护理

（1）严格执行查对制度：术中用药多为口头医嘱（无医嘱单），护士在给药过程中必须严格执行给药前的二人查对制度及大声重复药名、浓度、剂量、用法，无误后方可执行；若为大剂量，也应先征得医师同意后方可悬挂使用，严防用错药。用药毕，及时提醒麻醉医师将用药情况记录在麻醉记录单上，以便核查。克服习惯性思维方式，以免用错药。抽吸药液的注射器，必须贴药品标签纸或用油笔标记，套上原空安瓿，定位放置；必须保留所有使用后的液体瓶或袋、空安瓿瓶，待患者离室后方可处理。

（2）严格执行无菌操作技术：操作前应着装整齐、洗手。抽取麻药前，应给瓶口消毒，避免污染。

（3）掌握正确用药方法：不同部位黏膜吸收麻药的速度不同，在大片黏膜上应用高浓度及大剂量麻药时，易出现毒性反应。

因此，局部浸润麻醉时，应按组织解剖逐层注射、反复抽吸，以免误入血管；感染及肿瘤部位不宜做局部浸润麻醉，以防扩散及转移。若麻醉剂量较大，宜采用低浓度麻醉药；采用气管及支气管喷雾法时，局麻药吸收最快，应严格控制剂量。常用局麻药中加肾上腺素时，要注意浓度及适应证；浸渍局麻药的棉片填敷于黏膜表面之前，应先挤去多余的药液，以防黏膜吸入过多药液而引起中毒反应；使用易引起过敏反应的药物前注意查对药物过敏试验结果，并及时向医师转告。

（4）准备急救药品和器材：巡回护士连接吸引器、吸引管，并使其处于备用状态；协助麻醉医师备好麻醉机、氧气、气管插管、急救药品及复苏器材。

二、麻醉配合护理要点

1.气管插管全麻的护理配合

气管插管全麻成功的关键在于物品准备充分、体位摆放合适、选择用药合理以及医护人员默契配合。

(1)协助医师准备麻醉用品(如吸引器、心电监护仪、抢救药品及宽胶布等);使患者的头向后仰,肩部抬高。

(2)全麻诱导时,由于患者最后丧失的知觉是听觉,所以当开始施行麻醉时,应关闭手术间的门,维持正压,停止谈话,保持室内安静;行气管插管时,患者可能会有咳嗽和"强烈反抗",护士应在床旁看护,给予适当约束和精神支持,避免发生意外伤;外科麻醉期,护士应再次检查患者卧位,注意遮挡和保护患者的身体暴露部位。

(3)急诊手术患者可能在急性发病前或事故发生前刚进食、进水,应仔细询问,以供麻醉方式的选择。若必须立即进行全麻手术,应先插胃管,将胃内容物排空,此时巡回护士应备好插管用物,协助麻醉医师插管。

(4)若只有一位医师实施全麻操作,巡回护士应协助医师工作,面罩给氧,给患者口咽部喷局麻药,快速插管时静脉推注肌松剂,插管时协助显露声门、固定导管等。

(5)插管过程中要注意:①保证喉镜片明亮,特别是在快速诱导致呼吸肌松弛,需迅速插入气管导管接通氧气时。②固定气管插管时,应先放置牙垫再退出喉镜,防止患者咬瘪导管致通气障碍。③正确判断气管插管位置,护士可在患者的胸前按压1~2次,辅助麻醉医师用面部感触气流或用听诊器试听双肺呼吸音,确保导管在气管中,避免导管插入过深进入支气管妨碍肺通气。④向气管导管套囊内注入空气5~8 mL。气压过大,可压迫气管导管,使管腔通气量变小,也可压迫气管黏膜导致坏死。

(6)气管拔管时,由于麻醉变浅,气管导管机械性刺激,切口疼痛,吸痰操作等,患者的肾上腺素能神经过度兴奋、血管紧张素-醛固酮系统失衡致血浆肾上腺素浓度明显升高。因此,拔管过程中要注意监测血氧饱和度、血压、心率变化,给予相应的拮抗药物。吸痰动作要轻柔,减少刺激,保持略带俯倾的侧卧位,使分泌物易排出,防止误吸。苏醒期患者烦躁不安,护士要守在床旁,上好约束带,将患者卧位固定稳妥,防止因烦躁而坠床、输液管道脱出、引流管拔出等意外情况发生。如果患者未能彻底清醒,应在复苏室观察,待生命体征平稳后方可将其送回病房。

(7)护送患者回病房时,仍应交代护士监测呼吸、血压情况,防止由于麻醉药和肌松药的残余作用,复睡后下颌松弛造成的上呼吸道梗阻或腹部手术后切口疼痛、腹部膨胀、腹带过紧造成的呼吸困难致呼吸停止。

(8)若为浅全麻复合硬膜外阻滞麻醉,体位变动多,应向患者做必要的解释,以取得配合。同时,加强体位护理,防止摔伤。

2.椎管内麻醉的护理配合

(1)协助麻醉医师摆放穿刺体位,即患者的背部靠近手术床边缘,头下垫枕,尽量前屈;肩部与臀部水平内收,双手或单手抱屈膝,显露脊柱。可利用术前访视的机会指导患者的体位摆放,说明意义,以便患者能较好地配合。

(2)穿刺前应备好穿刺包及药品,核查患者有无局麻药过敏史,协助麻醉医师抽药。穿刺操作时,护士站在患者的腹侧,保持患者的身体姿势平稳,不宜摇摆身体或旋转头部,防止躯体移动造成邻近椎体移位,导致穿透硬膜甚至损伤脊髓神经,或导致穿刺针折断等意外。

（3）穿刺过程中,护士应注意观察患者的面部表情、呼吸、脉搏等情况,发现异常,及时向麻醉医师报告。不时与患者交谈,分散其注意力,减轻其紧张程度。

（4）对实施腰麻的患者,宜在穿刺前建立静脉通路,以便及时扩容。根据麻醉需要,调节手术床的倾斜度。

（5）固定硬膜外导管时,应先用胶布压住穿刺点,再顺势平推黏附两端,防止误拔导管;在翻身、摆放体位和移动患者时,应用手托扶穿刺点进行移位,防止导管脱出。

（6）护送患者返回病房时,向病房护士交代患者术中的情况及注意事项。指导术后康复锻炼。

3.小儿麻醉的护理配合

（1）一般护理:由于患儿害怕医生,拒绝接受治疗操作。因此,进入手术间前,可让亲属在等候厅陪护,协助安抚患儿,必要时准备玩具,减轻患儿的焦虑和哭闹,减少胃肠胀气和呼吸道分泌物。一般情况下,2 岁以上,术前禁食时间为 8 h,1～2 岁,术前禁食时间为 6 h,6 个月左右,术前禁食时间为 4 h。由于婴幼儿耐受饥饿的能力差,宜将患儿择期手术安排在上午第一台。

提前准备麻醉后体位所需物品,长条形软垫 1 个,置于患儿肩背部,四头带 4 个,用于固定腕踝部,小夹板 1 块,用于固定静脉穿刺部位。手术铺巾前,宜将室温调高（尤其是冬天）,防止患者受凉;选择小号套管针（如 24 号）、小包装液体,控制滴速;备好吸引器、氧气、4 mm 吸氧导管（可用头皮针上的导管代替）、气管插管等急救物品。

连续监测氧分压、呼吸、心率变化,患儿 2 岁以上,则应监测无创血压,严密观察患儿辅助呼吸的强弱及呼吸节律,皮肤、指甲、口唇色泽,如果患儿氧分压下降或呼吸抑制（口唇发绀）,应立即托起下颌,面罩吸氧 2～3 min,一般情况下症状可缓解;如果患儿有痰鸣音,呼吸短促,口中有涎液流出,应吸痰,吸痰不超过 10 s,动作轻柔,边吸边向上旋转。

（2）全麻恢复期护理:苏醒前期,患儿意识尚未恢复,出现幻觉,呼吸不规则,躁动,哭闹,四肢不随意运动,往往容易发生窒息和意外伤。因此,应注意观察患儿的意识,对年长儿尤其应注意其神志变化;加强床旁看护和制动,防止坠床;保持呼吸道通畅,防止窒息。躁动也可由于尿潴留、疼痛引起,应观察膀胱充盈情况,及时对症处理。患儿躁动时可能将被子踢开,应随时盖好被子,注意保暖。

及时处理并发症:①呼吸不规则,多由全麻后分泌物积聚于咽喉及呼吸道、麻醉本身对呼吸抑制以及口腔手术后出血、舌根后坠等引起,应立即吸出呼吸道分泌物;口腔手术的患者采用将肩部垫高、头偏向一侧的仰卧位;对呼吸有鼾声、屏气的患者,应立即托住下颌,双手将下颌向前向上托起至听到呼吸音通畅为止,若效果不佳,可用舌钳拉出舌头或置通气导管。②喉头水肿,可由插管时动作粗暴或管径较粗、插管时间过长引起,应积极协助医师用药处理。③呕吐:常见原因为麻醉后反应。麻醉清醒或刚清醒时,将头偏向一侧,及时清除分泌物,防止分泌物误吸造成窒息、肺不张或吸入性肺炎。

（3）用药护理:施行手术和麻醉时小儿多不能合作,常选择氯胺酮作为基础麻醉药。患儿进入手术间前,应准确测量体重,保证用药剂量准确;氯胺酮作用快,维持时间短,麻醉诱导后应尽早开始手术,节省手术时间,减少氯胺酮的用量。

使用氯胺酮后分泌物明显增加，麻醉浅、手术刺激、缺氧均可诱发喉痉挛。因此，术中应将患儿的头偏向一侧，及时吸出口腔分泌物，给氧，保证呼吸道通畅，备好气管插管用物及抢救药物。采取深部肌内注射，促进药物吸收，减少麻药及组织刺激。由于小儿自制能力差，多不能很好地配合肌内注射或静脉穿刺，肌内注射时应固定好针头，防止断针。

防止液体外渗。对穿刺部位在足背与手背的患儿，穿刺后在穿刺部位上、下方各用长胶布固定一个小药盒或夹板，注意松紧度以不影响血液回流为宜。对穿刺部位在关节处的患儿，术后常规用小夹板固定，尽可能使用套管针进行静脉穿刺输液，可避免因患儿躁动，穿刺针损伤血管而造成液体外渗。

（4）椎管阻滞麻醉的体位配合：小儿腹部、会阴部、下肢手术采用基础麻醉加复合骶管阻滞麻醉，可有效减轻内脏牵拉和神经刺激反应，减少麻醉药的剂量，使术后患儿苏醒快。但临床上常见骶管阻滞不全或出现单侧阻滞现象，若单纯追加麻醉药用量将使药物中毒的概率增加。因此，穿刺时协助麻醉医师让患儿取前倾侧卧位，暴露骶管裂孔，此时应显露患儿面部，观察呼吸情况，防止患儿口鼻被被褥堵塞。穿刺成功后缓慢注入麻醉药，并保持手术侧在下 5 min，然后再摆放手术体位。基础麻醉复合骶管麻醉，在患儿无知觉下变动体位，容易导致缺氧，故术中应严密监护。

4. 局麻的护理配合

局麻下手术的患者更易出现精神紧张、恐惧，手术时肌肉紧张甚至颤抖，严重者出现面色苍白、心悸、出冷汗、恶心、眩晕、脉搏加快、血压升高等。

适时与患者进行交流，分散其注意力，解释术中可能出现的感觉，必要时为患者按摩一下受压部位，有助于提高麻醉效果，使手术顺利完成。熟悉所用局麻药的性质、用法及极量，严格落实用药查对制度。正确识别局麻后各种不良反应。①中毒反应：轻者出现精神紧张、面部肌肉抽搐、多语不安、判断力一时减退、心悸脉快、呼吸急促、血压升高，重者出现谵妄、肌肉抽动、皮肤发绀、血压稍下降、脉率减慢、周围循环迟滞、出冷汗、昏睡及深度昏迷，若处理不及时，呼吸抑制或停止，循环衰竭，心跳停止。②防治：掌握局麻药的一次性极量，采用小剂量分次注射的方法；局麻药中加肾上腺素，减慢吸收；注射麻醉药前必须回抽，防止误入血管。出现中毒反应，立即停止使用局麻药并报告麻醉医师。早期吸氧、补液，严密观察病情变化，积极配合麻醉医师，维持呼吸、循环稳定。巡回护士在手术过程中应坚守岗位，不可离开手术间。

三、合理摆放手术体位

不同体位对椎管内麻醉效果有影响，根据需要调节体位有利于麻醉药的扩散，扩大麻醉范围。因此，正确摆放体位，可充分显露手术野，让患者舒适，防止意外伤，又可减少药物用量，避免麻醉药中毒。

1. 麻醉侧卧位

侧卧穿刺插管麻醉时，协助患者摆放体位，尽量显露椎间隙。穿刺过程中，护士站在患者的腹侧进行照顾，并协助固定穿刺体位。嘱患者若有不适，可立即说明，但不要移动身体，防止断针。穿刺过程中，注意观察患者的面部表情，必要时与患者交谈，分散其注意力。

2. 升腰桥（或折床）侧卧位

据报道，患者行硬膜外阻滞麻醉后知觉丧失，肌肉处于松弛状态，机体的保护性反射及自身调节能力下降，此时给予升腰桥侧卧位，可导致回心血量减少，心排血量下降。体位摆放不舒适,随着手术时间延长,患者的耐受能力下降,出现躁动、不配合等。因此,摆放体位时,动作轻柔,准确迅速,一次到位,减少重复移动。侧卧前,应准备好体位垫、托手板、床沿挡板、肢体约束带等物品。翻身侧卧时,注意头部、肩部、髂部的着力点均匀受力,平移患者的身体,避免压迫神经和血管。进行肾及肾区手术时升高腰桥(或折床),应正对肋缘下 3 cm,使侧腰部皮肤有轻微的张力,抬高髂嵴,使腰部平展;腋下、髂嵴前后、双腿之间放置体位垫,必要时上骨盆挡板,四肢上约束带,防止术中患者烦躁而发生身体移位,造成意外损伤和增加出血机会。

3. 剖宫产仰卧位

硬膜外阻滞麻醉下剖宫产术,由于产妇巨大的子宫压迫下腔静脉,可造成一时性回心血量减少、心排血量下降,血压下降。硬膜外阻滞麻醉,给药后,阻滞了腰以下的感觉运动及交感神经,腹部及下腔静脉扩张,血管容量增加,血液存留于腹部及下肢,造成血容量相对不足,血压下降,常常发生低血压。因此,麻醉后取水平仰卧位时,应将手术床向左倾斜15°~30°,将产妇子宫推向左侧,减少对下腔静脉的压迫。同时,选择左上肢静脉穿刺,在左侧卧位麻醉,麻醉后仰卧,适当加快输液速度,积极配合医师进行补液,预防低血压。

四、注意保暖

手术创面越大,麻醉范围越广,手术时间越长,输液量越多,患者体温降低的可能性和降温幅度也就越大。环境温度在 23 ℃时,冷感受器受到刺激,经体温调节中枢可能引发肌肉寒战,以增加产热维持体温;冷的消毒液直接刺激皮肤,引起寒战;冷的生理盐水冲洗体腔,吸收机体热量,额外增加机体能量消耗,使体温下降。手术时紧张、害怕引起情绪波动,使周围血管痉挛收缩。硬膜外阻滞麻醉阻断了交感神经,使阻滞区皮肤血管扩张,骨骼肌已丧失收缩产热能力,为保持体温恒定,非阻滞区的骨骼肌收缩,即发生寒战。用足硬膜外阻滞麻药初量后,阻滞区血管扩张,有效循环减少,血压下降。此时,麻醉医师往往用加快输液速度来纠正,造成单位时间内大量冷液体进入血液,直接刺激体温调节中枢,出现寒战。因此,加强术中保暖,对小儿、老人的术后恢复尤为重要(如预热输入的液体、切口冲洗液,给体弱或手术历时长的手术患者使用变温毯等)。

1. 控制手术间温度

接患者前 30 min,将手术间空调调至 24 ℃~26 ℃,冬季应将温度调至 26 ℃~27 ℃;等待麻醉期间,应盖好小棉被,注意给双肩、双足保暖;在对皮肤进行消毒时,患者穿衣少或不穿衣,注意覆盖非消毒区域躯体,必要时暂停冷气输入,待手术铺巾盖好后再降室温;手术过程中,台上应加强手术野以外部位的敷料覆盖,台下应注意肢体暴露部位的遮盖,避免不必要的暴露;手术结束前及时将室温调高;对于婴幼儿、老年人、低温麻醉的患者,最好使用变温毯,必要时提前预热被褥或用暖箱。如果使用热水袋,温度不得超过 50 ℃,以免烫伤。

2. 加温输液

为防止体温下降得过多,应给术中静脉输注的液体及血液加温。可将液体加温至37 ℃左右,将库存血加温至 34 ℃左右,必要时使用液体加温器控制。及时处理输液引起的热源反应,此类反应除寒战外,伴有皮疹等临床表现,应认真、细致地观察并加以区别,及时给予抗过敏处理。

3. 温水冲洗体腔

提醒医师尽量缩短皮肤消毒时间,减少体热丢失;术中使用温盐水纱布拭血;进行体腔冲洗时,应使用 37 ℃左右的热盐水,以免引起体热散失。

4.严格麻醉药品及用量

低体温可引起麻醉加深,出现苏醒延迟,增加呼吸系统的并发症等,例如,区域麻醉时,阻滞区域的血管不能代偿性收缩,削弱了机体对寒冷的血管收缩防御反应,体热由深部向外传导,使体温下降,甚至刺激机体的温度感受器,引起寒战反应。全麻药可抑制体温调节中枢,导致全身皮肤血管扩张,散热增加;肌松药使全身骨骼肌处于松弛状态,消除肌紧张及肌肉运动产热的来源。因此,必须科学、正确、合理地使用麻醉药。

五、紧急抢救原则

(1)迅速解除呼吸道梗阻,保持呼吸道通畅,给氧,吸痰。

(2)迅速建立静脉输液通道,若穿刺困难,立即协助医师做深静脉穿刺或静脉切开,需要动脉输血时,立即准备输血器材。迅速备齐急救药品和器材,包括盐酸肾上腺素、阿托品、多巴胺、地塞米松、利多卡因、氯化钙、盐酸异丙肾上腺素、呋塞米、5％的碳酸氢钠,以及除颤器、心电图机、心脏监护仪、血液加温仪以及心脏按压包等。除颤器应处于备用状态,并置于手术间便于取用的中心位置。

(3)严格按医嘱用药,严格执行"三查七对"制度,及时记录用药、治疗、复苏的全过程。使用中的注射器、液体袋,必须贴有药名、浓度、剂量标志;将使用后的药袋或瓶、安瓿保留至抢救结束。

(4)固定患者,上好约束带,防止其坠床,并注意保暖。

(5)保持良好的照明,协助安装人工呼吸机、除颤器等。

(6)密切观察体温、脉搏、呼吸及血压变化,并详细记录。

(7)严格执行无菌技术操作规程,及时、准确地留取各种标本,随时配合手术医师、麻醉医师工作。

(8)具有防受伤观念,一切操作应轻、稳,防止粗暴,避免在抢救过程中并发其他损伤。

(9)抢救完毕,及时清洁、整理、补充急救药品和器材,保持器材性能良好。

(索改霞)

第五节　手术室的安全管理

一、手术室不良事件防范及处理流程

手术不良事件是指在手术过程中发生任何意外的、不希望发生的或潜在危险的一切不安全事情,包括重大不良事件或事故、严重差错、一般差错、隐患问题(接近失误)。根据有无过错及是否造成后果,可将医疗不良事件划分成 Ⅰ～Ⅳ 四个级别(SH9 分类法)。

1.手术不良事件的种类

(1)重大不良事件:是指未预料的造成意外死亡或重大永久性功能丧失的事件,也称警戒事件,与患者所患疾病自然病程或潜在症状无关。

例如,发生手术相关错误(手术患者错误、手术部位错误、手术方式错误)、术中患者的意外死亡、非计划再次手术或手术并发症、输错血型、器械遗留在体腔、手术标本遗失造成误诊误治、手术部位感染暴发、器官重大损害或功能永久丧失等。

(2)严重不良事件:发生严重输血反应、重大用药错误;手术物品准备不充分导致术中停顿时间超过 30 min;清点器械时数目不对,反复寻找导致延误关闭体腔、颅腔时间超过 30 min;手术体位不当造成神经损伤、急性压疮、坠床;手术物品灭菌不达标或未灭菌被误用;接错手术患者或摆错手术体位,在手术野消毒前发现;移动患者的体位造成导管脱落或拔出但无不良后果;用药错误;使用电设备过程中发生灼伤;保暖过程中造成烫伤等。

(3)护理差错:在护理服务过程中,一个或多个环节出现错误,且错误未能被及时发现并得到纠正,导致患者最终接受了错误的护理服务。

护理差错包括术前禁食、禁饮未落实,延误手术或停止手术;术中对填塞纱布敷料未记录或记录不清;手术包内配件不全;在使用已灭菌的器械时发现有污物或血渍;接送患者的途中造成肢体碰撞伤;脱碘不彻底或消毒液长时间浸渍皮肤造成局部烧伤等。

(4)护理问题(接近失误):在护理服务过程中,一个或多个环节出现错误,但错误被发现并纠正,患者未接受错误的护理服务。

2.医疗不良事件分级(SH9 分类法)

Ⅰ级:有过错事实并且造成后果的事件。如果两者有因果关系,根据后果的严重程度构成"医疗事故"或"医疗差错",在不良事件中级别应属最高。

Ⅱ级:无过错事实但造成后果的事件。医疗行为无过错,主要由药物、医疗器械、植入物等造成医疗意外或不可避免的医疗并发症和疾病的自然转归,其后果可能比较严重,但一般不构成医疗事故或医疗差错。

Ⅲ级:有过错事实但未造成后果的事件。虽然发生的错误事实(指错误的行为已实施在患者的身上),但未给患者的机体与功能造成任何损害或有轻微后果,而不需任何处理可完全康复。

Ⅳ级:无过错事实也未造成后果的事件。由于及时发现错误,未形成医疗行为的过错事实,其级别最低。

3.手术室不良事件的上报及处理程序

(1)当发生手术不良事件时,当事人必须主动、及时上报给手术医师及手术室护士长,迅速采取补救措施,及时纠正错误,降低影响和危害,同时做好患者和家属的解释和沟通工作。将与争议有关的病案、药品、血液、物品等封存备查。

(2)分级上报与管理(以 SH9 分类法为例):①如果为Ⅰ级或Ⅱ级护理不良事件,科室或当事人应立即打电话通知护理部(白天)或值班护士长(节假日、晚间)。接报者视情节向分管院领导汇报,向相关科室与部门通报事件,共同研究对策,避免事件进一步升级。24 h 内当事人提供书面事情经过及认识,科室上报护理不良事件,一周内完成讨论。②如果为Ⅲ级护理不良事件,当事人应及时向科室护士长汇报,护士长逐级汇报。48 h 内当事人提供书面事情经过及认识,上报护理不良事件,两周内完成讨论。③如果为Ⅳ级护理不良事件,三天内科室上报护理不良事件,一个月内完成讨论,总结经验。

(3)科室针对发生的护理不良事件认真组织讨论。发生Ⅰ、Ⅱ、Ⅲ级护理不良事件,科室护士长参加讨论,必要时护理部主任参加讨论,着重从管理系统、工作流程、规章制度上分析查找原因,制订并落实改进措施,并及时完成"护理不良事件改善报告"。护士长将科室讨论结果上报给科室护士长,科室护士长审核签署意见后。上报护理部,护理部审核并签署意见。发生Ⅳ级护理不良事件,科内自行组织讨论。

(4)护理部进行调查核实,根据事件性质和级别向院分管领导汇报或报请院医疗安全管理委员会讨论,确定性质,提出处理意见。

(5)建立多个护理不良事件上报途径,按规定时间完成上报。例如,信息系统上报或填写《手术不良事件呈报表》进行书面上报。

(6)对及时、主动上报护理不良事件,未明显违反护理规章制度和操作规程且未造成不良后果及影响的个人,提倡非处罚性处理或适当予以奖励。

二、手术室医师、护士相互监督执行核心制度的规定

凡与患者手术安全有关的一切医疗护理,均需严格按照医疗护理规范和流程执行,在手术过程中,参加手术的医护人员必须相互配合,密切合作,医师、护士相互监督,确保患者的安全和手术顺利进行。

1.手术安全核查

手术室护士发现患者的身份有疑问、手术部位标识和手术申请不一致等现象,必须及时和手术医师取得联系,由手术医师到手术室妥善处置患者。无医师主持安全核查工作,切皮前未按流程和规范手术暂停核查,手术室护士有权拒绝配合手术。

2.安全用药

术前使用抗生素,出现下列情况时护士可以拒绝执行(无医嘱执行单、患者有过敏史但无药物过敏试验结果)。护士必须即时据实记录实际使用抗生素的具体时间、剂量、方法。

3.手术清点制度的执行

未清点手术器械、物品,不得先行开台手术。手术医师有责任配合、协助护士共同清点和管理手术用各种物品、器械,并共同遵守手术清点规范要求。

术中发现用物数目不符或缺失,医师、护士必须共同寻找,手术医师探查切口和体腔,护士台上、台下巡查,如果巡查未果,可显影的应留存影像资料。手术医师和护士共同在事情经过记录上签字。

4.手术标本管理

手术医师和护士共同对手术标本的安全送检负责。出现无病理申请单、申请单填写错误、标本处理质量存在缺陷等问题时,护士联系手术医师,由手术医师到手术室现场改正。未经手术医师许可,不得私自处理标本。

5.手术体位安全管理

医师、护士共同保证手术患者的体位安全。安置好手术体位后,医师、护士共同检查,确认体位安全方可开始手术。

医师手术过程中不得依靠或压患者的身体,电刀的使用应符合规范。护士发现有上述问题,应及时指出并提醒。器械护士加强电外科手术器械的规范管理。

(索改霞)

第六节　手术室医院感染控制与管理

一、特殊感染手术患者的管理

特殊感染手术指的是甲类和按甲类管理的乙类传染病感染(包括鼠疫、霍乱、重症急性呼吸综合征、人感染高致病性禽流感、肺炭疽、脊髓灰质炎以及破伤风、气性坏疽、艾滋病、朊毒体及其他突发不明原因传染病等)患者的手术。

(一)特殊感染手术的预防措施

(1)应选择靠近手术室入口的隔离手术间(最好是负压)进行手术,有隔离标志,禁止参观,尽量减少对环境的污染。

(2)参加手术人员应穿具有防渗透性能的隔离衣、戴双层手套、防渗透型口罩、面罩或防护眼镜,穿隔离鞋。如果医务人员手部皮肤有破损,应避免参加手术。进入手术间后,不得随意出入。

(3)尽可能将手术间物品、设备准备齐全,但力求精简。术前将不用的物品移出手术间,用大单遮盖不能移动的物品,以减小污染范围。

(4)人员分工明确,应安排 2 位巡回护士,其中 1 人负责由室外供应物品,内、外用物不能相混,以免交叉感染。手术间内准备 1 000～2 000 mg/L 的消毒液 2 盆,一盆用于手术器械的初步清洗,一盆用于物品表面擦拭消毒。

(5)对疑似或确诊特殊感染的患者宜选用一次性诊疗器械、器具和物品(包括治疗巾、大孔巾、手术衣、敷料、针、线、吸引瓶、吸引管、床单等)以及患者推车上铺的一次性中单,使用后应进行双层密闭封装焚烧处理。

(6)严格执行医疗操作程序,手术操作中应小心谨慎,避免意外损伤。使用锐器后应当将其直接放入锐器盒内,禁止对一次性使用后的针头复帽。

(7)应将术中接触伤口的敷料、一次性医疗用品放置在防水防漏的黄色塑料袋内,尽量减少地面的污染。用双层黄色垃圾袋包扎切除的肢体,注明特殊感染标识,单独运送。

(8)对可重复使用的污染器械、器具和物品,应先采用含氯或含溴消毒剂(1 000～2 000 mg/L)浸泡 30～45 min,有明显污染物时应采用含氯消毒剂(5 000～10 000 mg/L)浸泡至少 60 min,送消毒供应中心清洗、消毒/灭菌。

(9)突发原因不明的传染病病原体污染的处理应符合国家当时发布的规定。

(10)手术间的环境消毒:①对负压手术间于术前 1 h 采用高风量运行净化程序,手术开始后调节为低风量运行,在手术结束前 1 h 再采用高风量。②用 1 000～2 000 mg/L 含氯消毒剂或 0.5%的过氧乙酸擦拭手术台及床垫(正反面),作用 30 min。③用 1 000 mg/L 含氯消毒剂擦拭治疗车、托盘、器械桌、推车监护仪连线、血压计袖带等物品,用消毒液喷洒、擦洗地面及 2 m 以下墙壁。④手术间空气:手术结束后,继续运转负压 15 min,再用 1 000 mg/L 含氯消毒剂擦拭回风口内表面,达到自净要求后方可进行下一台手术。对Ⅰ类手术间应更换粗效滤网和粗效、中效、亚高效过滤器。对Ⅱ类手术间(或非负压手术间)按照终末消毒的方法处理。用 0.1%的过氧乙酸(1 g/m³)熏蒸消毒,或用 5%的过氧乙酸按 2.5 mL/m³ 或 3%的过氧化氢按 20 mL/m³ 喷雾消毒,密闭 24 h 后通风。

(11)所有手术人员离开手术间时,应脱掉防护用品,进行手的清洁消毒,然后在门口换清洁鞋后才能外出。

(二)朊毒体消毒隔离措施

朊毒体是人畜共患的传染性中枢神经系统慢性退行性变的病原体。人类朊毒体病有库鲁病、克雅病、杰茨曼-斯脱斯勒-史茵克综合征、致死性家族性失眠症等。动物朊毒体病有牛海绵状脑病(疯牛病)、羊瘙痒症等。朊毒体对常用的理化消毒及灭菌因子抵抗力很强,消毒及灭菌处理困难。其消毒隔离措施如下。

(1)严禁朊毒体病患者及任何退行性中枢神经系统疾病患者捐献组织、器官。

(2)对该患者或疑似患者的血液、体液及手术器械等污染物必须彻底灭菌。将使用后的器械单独放置,按消毒—清洗—再消毒—高压灭菌的处理方法。

(3)先将耐热器械浸泡于 1 mol/L 的 NaOH 溶液中 60 min,清洗后再行 134 ℃～138 ℃预真空压力蒸汽灭菌 18 min(或者 132 ℃ 30 min)。

(4)将不耐热器材用 2 mol/L 的 NaOH 浸泡 60 min 或用含 20 000 mg/L 有效氯的次氯酸钠或优氯净浸泡 60 min 以上,再洗净。

(5)应将患者用过的一次诊疗性器械、器材或物品放入防水防漏的双层黄色医疗垃圾袋内,并标记传染性污物,单独运送到医疗垃圾站进行焚烧处理。

(6)将患者的提取液、血液等用 10% 的漂白粉溶液或 5% 的次氯酸钠处理 2 h 以上,能使其失去传染性。

(7)医护人员及实验室研究人员应严格遵守安全操作规程,加强防范意识,注意自我保护。同时,告知医院感染管理及诊疗涉及的相关临床科室。

(8)由于用现有的灭菌方法对朊毒体病感染的医疗设备进行灭菌不充分,如果条件允许,应该丢弃朊毒体感染患者使用过的神经外科器械。

(9)医疗器械:先经清洗设备洗涤,再通过 134 ℃预真空灭菌 18 min 或 132 ℃下排气式压力灭菌 1 h。快速灭菌不适用于该类器材的灭菌处理。应召回没有按正确方法消毒灭菌处理的物品,重新按规定处理。

(10)应用清洁剂清洗污染的物体表面,采用 10 000 mg/L 的含氯消毒剂消毒,至少作用 15 min。为防止环境和一般物体表面污染,宜采用一次性塑料薄膜覆盖操作台,操作完成后按特殊医疗废物焚烧处理。

(三)群发性特殊感染手术的配合与处理

如果同一天手术中有 3 例或以上同种同源感染病例,应特别加强消毒隔离措施。除现有特殊感染手术护理措施外,还应做到以下防护。

(1)手术科室应于术前 1 d 或术前提前通知手术室做准备,在手术通知单上明确注明感染疾病的名称、特殊感染类型、感染的部位/程度、手术方式、预计手术时间、术中所需特殊的手术用物和器械以及参与手术的医护人员人数等。

(2)成立专科手术护理小组,将手术团队(手术医师、麻醉医师、护理人员、工人)分为三组。A 组直接接触患者,每台手术安排护理人员 1～3 名及工人 1 名,主要负责全程的护理及手术配合;B 组不接触患者,一般安排 1～2 名护理人员及工人 1 名,主要负责在隔离区内传递物品和信息,患者进出感染区后立即对隔离区进行消毒,减少对手术室环境的污染;C 组不接触患者,不进入隔离区域,主要负责在隔离区域外传递物品和信息,控制人员进出。

（3）设临时手术区域,分为感染区（手术室间）和隔离区（患者进出所经过的区域）,悬挂隔离标识牌,严格控制手术人数,严禁无关人员进出,减少对手术室环境的污染。原则上应安排在负压手术间或感染手术间进行手术。若现有房间不足,应严格控制当日手术例数或实施错峰手术等。

二、手术室的医院感染监测

医院感染监测是医院感染管理的重要内容,医院应有计划、连续、系统、科学地开展手术室医院感染的各项监测工作,从而有效地预防和控制医院感染的发生。监测的主要内容有医院感染监测、环节质量监测及消毒与灭菌效果监测等。

（一）感染监测的目的和要求

1. 监测目的

（1）了解医院感染的危险因素,及时采取干预措施,切断感染途径,减少感染。

（2）了解消毒与灭菌效果,改进和加强手术室感染管理,为手术患者的安全提供保障。

（3）监督医护人员手卫生和无菌操作的执行情况,提高感染控制各项规范的执行力。

（4）了解医院感染情况,评价感染控制效果,完善和改进工作流程,达到质量改进。

2. 监测要求

（1）成立手术室医院感染监控小组,由麻醉科主任、手术室护士长、麻醉科感控医师和感控护士组成,负责对本科室工作过程中可能存在的与医院感染发生有关的各个环节进行监测（如手卫生、手术中无菌操作执行情况、无菌物品管理情况、消毒液的使用情况等）。一旦发现违反操作规范和其他感染危险因素,应立即采取措施予以纠正。

（2）建立感染监测制度,制订监测计划,由专人负责对手术室环境、医务人员的手、消毒液、无菌物品等进行微生物学监测,并做好记录。当怀疑医院感染暴发与手术室方面的因素有关时,应及时、全面地监测,并进行相应致病性微生物的检测。

（3）对监测人员进行知识和技能的培训,监测方法正确、规范,提高分析和判断能力。

（4）在监测过程中发现医院感染暴发和集聚性医院感染,应及时向上级部门汇报。

（5）定期总结、分析监测资料,提出监测中发现的问题,向相关科室、相关医务人员反馈,并提出改进建议。

（二）感染监测的内容及方法

1. 医院感染监测

（1）监测目的:通过对外科手术后患者发生的手术部位感染的监测,了解不同手术部位感染率及其危险因素,并及时发现感染率变化,以利于有针对性地及时采取干预措施,达到迅速、有效地控制手术后感染的目的。

（2）监测内容如下。①基本资料:监测月份、住院号、科室、床号、姓名、性别、年龄、调查日期、疾病诊断、切口类型（清洁切口、清洁—污染切口、污染切口）;②手术资料:手术日期、手术名称、腔镜使用情况、危险因素评分标准、围术期抗菌药物的使用情况、手术医师;③手术部位感染资料:感染日期与诊断、病原体。

（3）监测方法:①针对所要监测的外科手术种类,医院感染管理专职人员每天去病房监测手术患者的情况,并填写调查登记表。与手术医师确定换药时间,查看手术切口愈合情况,督促医师对异常切口分泌物送检,及时追查送检结果。②每个手术患者需建立出院后追踪档案,患者出院时,给患者出院指导,并告知一旦切口出现异常,及时与感染管理科联系,随访观察至术后 1 个月(有植入物的患者随访时间为 1 年)。③每个月对监测资料进行汇总,分析感染发生的可能因素及感染率的变化趋势。④可将监测结果反馈给临床科室,临床科室及手术室寻找发生感染的原因,评价自己的工作成效,确定下一步工作目标。

2.环节质量监测

手术室工作中有许多因素是医院感染发生的危险因素,如医务人员手卫生、手术中无菌操作、隔离防护执行情况、消毒药械的管理、一次性用品和手术器械的管理和处理情况以及医疗废物的处理情况等。手术室及相关职能部门应严格监控,及时查找工作中薄弱环节,加以整改。其中医护人员的手是医院感染的主要传播媒介,据报道直接或间接经手传播病原菌而造成的感染占医院感染的 30%,应重点做手卫生依从性的监测。

(1)监测目的:了解手术室工作人员(含外科医师、麻醉医师、器械护士和巡回护士)手卫生执行情况,探讨提高手卫生依从性的措施,督促医务人员规范执行手卫生操作。

(2)监测内容:包括手卫生指征、手卫生方法(洗手、卫生手消毒和外科手消毒)、手卫生时间是否正确。手卫生指征:①直接接触每个患者前后;②接触患者的黏膜、破损皮肤或伤口前后;③接触患者的血液、体液、分泌物、排泄物、伤口敷料后;④进行无菌操作、接触清洁或无菌物品前;⑤接触被致病性微生物污染的物品后;⑥穿脱手术衣前后,摘手套后。

(3)监测方法:①随机选择医务人员观察,随机观察手卫生指征,在医务人员注意到被观察时即终止观察;②将监测情况反馈给相关人员,提出整改措施。

3.清洁、消毒与灭菌效果的监测

(1)监测手术器械、器具和物品清洗与清洁效果。

日常监测:在检查包装时进行,应目测和/或借助带光源的放大镜检查。清洗后的器械表面应光洁,无血渍、污渍、水垢等残留物质和锈斑。

定期抽查:每个月应随机抽查 3~5 个待灭菌的包内全部物品的清洗效果,检查的方法与内容与日常监测相同,并记录监测结果。

可采用蛋白残留测定、ATP 生物荧光测定等监测清洗与清洁效果的方法,定期测定诊疗器械、器具和物品的蛋白残留或其清洗与清洁的效果。

(2)监测手消毒效果。

采样时间:接触患者、进行诊疗活动前采样。

采样方法:被检者五指并拢。操作者用浸有含相应中和剂的无菌洗脱液的棉拭子在被检者双手手指屈面从指根到指端往返涂擦各 2 次,一只手涂擦面积约 30 cm²,涂擦过程中同时转动采样棉拭子,剪去操作者手接触部分,将棉拭子投入 10 mL 装有含相应中和剂的无菌洗脱液的试管内,及时送检。

合格标准:卫生手消毒,监测的细菌菌落总数应不超过 10 cfu/cm²;外科手消毒,监测的细菌菌落总数应不超过 5 cfu/cm²。

注意事项:开展卫生手消毒效果监测的同时,应关注手卫生依从性的监测。每季度对手术室开展手消毒效果监测。

(3)监测皮肤消毒效果。

采样时间:达到消毒效果后及时采样。

采样方法:将 5 cm×5 cm 的标准灭菌规格板放在被检者皮肤处,用浸有含相应中和剂的无菌洗脱液的棉拭子在规格板内横竖往返均匀涂擦各 5 次,并随之转动棉拭子,剪去手接触部位后,将棉拭子投入 10 mL 装有含相应中和剂的无菌洗脱液的试管内,及时送检。对不规则的皮肤处可用棉拭子直接涂擦采样。

合格标准:遵循外科手消毒卫生标准。

注意事项:采样皮肤表面不足 5 cm×5 cm,可用相应面积的规格板采样。

(索改霞)

第七节　手术室常用仪器设备使用及管理

一、手术动力系统

随着外科学的发展,手术使用的各种钻、锯、磨等手动工具逐渐被电动、气动工具所代替,动力系统广泛应用于骨科、耳鼻喉科、颌面外科、整形外科、创伤外科、神经外科等领域。动力系统中的多用钻可同时具备钻、锯、锉等功能,在人体骨部手术中代替了手术医师的许多手工操作,省力,省时,效果好。

(一)电钻

电钻以电为动力源。动力源分为两种,一种为直流电(干电池),另一种为交流电(插电)。直流电的动力手柄内带马达,再加上电池体型较为笨重,且使用时抖动较强,不适宜长时间手术使用。交流电的动力手柄一般不带马达,由动力主机通过软轴(动力线)驱动,这样可大大降低手柄的重量及抖动程度,所以它广泛应用于外科手术。

1.应用范围

电钻用在不同领域的外科手术,可适用于骨科、神经外科、耳鼻咽喉外科、颌面外科。

2.性能

(1)带正反转功能的主机,带正反转功能的冷却冲洗系统。

(2)有微型软轴,即动力线。

(3)电钻手柄、电锯手柄、各种型号的钻头、各种型号的锯片及钥匙。

(4)电钻支持无级变速,可通过脚踏开关控制转速。

3.特点

(1)安装及使用方便,节省时间,低噪音。

(2)功能强,转速低,可用于不同领域的外科手术,减少热灼的破坏,使手术达到最理想的效果。

(3)单一动力来源,免除接气瓶或中央供气的麻烦,节省时间,减少出错的可能,不会发生功率不足的情况。

(4)台式设计或立式设计,可随意搬动,灵活运用。

(5)设有防爆炸脚踏开关,安全可靠,可确保医护人员及患者的安全,确保手术达到最理想的效果。

(6)备有各种手柄(手机),可用于不同领域的外科手术。

4.操作流程

(1)将动力线及手柄高压消毒,备用。

(2)将机器推至手术侧,接上电源,将脚踏开关放置于手术者脚下。

(3)接上动力线和手柄,选择所需的钻头并安装好,打开机器上的电源开关,测试机器的性能后才可在手术野使用。

(4)用脚踏开关控制转速。

5.注意事项

(1)应在流水下冲洗使用后的手柄和机头,并用软毛刷将污垢清除,然后用干布擦净,再喷润滑油。可用专用清洗剂清洗。

(2)勿使动力线打死结。

(3)机器由专人保管、专人负责。

(二)电锯

电锯适用于首次开胸手术,由剑突向上劈开胸骨;摆锯则适用于再次开胸手术及劈开部分胸骨的手术,使用时由剑突锯向胸骨上凹。打开胸骨可以充分暴露手术野。

1.部件构成

电锯由手柄锯片、扳手、电池、充电器构成。

2.使用方法

(1)扣上安全锁。

(2)安装电池,根据需要选择合适的锯片,用扳手旋紧。

(3)使用时使电锯垂直于被锯骨表面。

(4)打开安全锁即可使用。

(三)气钻

1.工作原理

利用惰性气体(氮气),通过压缩气体沿加压槽推动螺旋桨高速旋转,进而带动传动轴及连接的手术钻头运转进行手术操作。

2.组成部分

气钻由压缩氮气钢瓶、减压阀(气瓶开关、气瓶压力表、压力传输表)、脚控开关(脚控端口、手控端口、卸压按钮)、气动马达、马达排气软管、扩散器及各类驱动附件组成。

3.操作流程

(1)把气动高速系统推到手术室合适的位置,用扳手将减压表安装在氮气钢瓶上,将黑色耐压管连接在减压表与脚踏上。

(2)将手术台上灭菌的绿色马达管接脚踏的一端递到台下,安装扩散器(黑色塑料盖),并且旋紧,锁定,然后将马达软管端口连接到脚踏设备,将脚踏放置到合适位置。

(3)打开氮气钢瓶总开关,调节减压阀旋钮,使压力传输表压力稳定在 0.6~0.8 MPa。

(4)按手术需要正确安装钻头、铣刀等附件。①钻头:先将钻头和套筒按箭头对箭头方向安装,再稍旋转钻头,插紧钻头直到听到"咔"声,最后扭动套筒直到锁住。检验:钻头不能拔出,但可旋转 360°。拆卸时解锁套筒即可拆开。②铣刀:先安装铣刀头,再套入铣刀套筒,箭头对箭头,向柄处压下弹簧,扭至锁紧。检验:铣刀头可转动即为安装正确。拆卸:向刀头端推弹簧旋钮,同时扭开套筒解锁。

（5）踩动脚踏，设备正常运转。

（6）手术结束后，关闭氮气钢瓶总开关，应把调节阀关上，排除余气，脚踏上压力表指针降至0，取下器械保护套，将气钻管线盘绕存放，将脚踏板放置在合适位置。

（7）整理、清洗、保养各部件。

4.注意事项

（1）钢瓶内充满氮气时约40 kg，压力在10～20 MPa，当总压力表显示压力小于3 MPa时，应及时更换。

（2）手术中使用磨钻时，应及时清除手术野周围的棉片及纱布，以防卷进钻头引起组织甩鞭样损伤和出血。

（3）在钻、铣、磨的过程中产生热量，应不断对钻孔区冲水以降温，避免高温对周边组织造成损伤。

（4）使用前务必在马达上安装润滑油扩散器且将其旋紧、锁定，使用结束，务必卸下润滑油扩散器，再将马达及钻头高压灭菌备用。

（5）清洁马达手柄处时要先锁住手柄，再用清洁剂喷瓶喷洗手术柄处污屑，然后开锁，用清水冲洗，吹干后解锁。用高压水枪冲洗附件，用毛刷蘸多酶液刷洗，用清水冲洗，用高压气枪吹干，喷入润滑油。

（6）注意刀头的维护，包装时先用小布包裹钻头、铣刀头，再同马达管一起打包，防止锐利的钻头损伤马达管。

二、心电监护仪

心电监护仪通过对患者的心电活动进行监护，显示连续波形和参数数值以准确地评估患者的生理状态。动态监测患者的生命体征，了解病情变化，为临床诊断、治疗提供依据，保证患者的安全。

1.基本功能与结构

（1）显示、记录和打印心电图波形和心率数值。

（2）有心率报警的上限、下限。

（3）有图像冻结功能，供仔细观察和分析。

（4）显示和记录数小时或24 h以上的趋势。较高级的心电监护仪尚可提供心律失常分析功能，例如，室性期前收缩次数报警和记录；ST段分析，诊断心肌缺血；心电图（ECG）与除颤起搏器相结合。

2.操作步骤

（1）核对医嘱、患者，向患者解释操作目的、注意事项及配合技巧。

（2）打开电源，设定监护仪参数，选择患者的种类（成人/儿童/新生儿）。

（3）ECG监护。

①皮肤准备：选择平坦的、肌肉较少的地方作为放置电极的部位，必要时用肥皂水彻底清洗皮肤，不可使用乙醚和纯酒精，因为这会增加皮肤的阻抗。②在放置电极前先安上夹子或按扣，将电极放置到患者的身上，将导联线和心电主电缆连接，然后将主电缆与监护仪上的ECG接口连接。③将光标移动到ECG参数区或由主菜单进入，打开"ECG设置"菜单，选择导联类型（3导联/5导联/12导联）。④根据实施的手术类型安装电极：3导联的电极放置位置如下。

RA:安放在锁骨下,靠近右肩;LA:安放在锁骨下,靠近左肩;LL:安放在左下腹。5 导联的电极安放位置如下。RA 电极:安放在锁骨下,靠近右肩;LA 电极:安放在锁骨下,靠近左肩;RL 电极:安放在右下腹;LL 电极:安放在左下腹;V 电极:安放在胸壁上。对于开胸手术,可将胸电极置于胸部侧面或背部。另外,使用外科电刀设备时,为减少伪差对 ECG 波形的影响,可以将电极放置在左、右肩部,靠近腹部的左、右侧,可将胸导联(V 电极)放在胸部正中的左侧,要避免把电极放在上臂,否则 ECG 波形会变得很小。⑤选择波形:用旋钮将光标移动到 ECG 波形左上方显示"Ⅰ/Ⅱ/Ⅲ"等数字处,选择需要显示波形的导联。⑥选择滤波方式:高频干扰通常会引起高幅度的尖脉冲,导致 ECG 信号看起来不规则。低频干扰通常会导致基线漂移或变粗,选择手术方式可以减小伪差和来自电外科设备的干扰。⑦调整报警上限和下限。

(4)呼吸频率(RESP)监护:将光标移动到主屏参数区的 RESP 热键处,按下旋钮进入"RESP 设置"菜单,可设置报警开关、报警高低限、波形速度、波形幅度等。

(5)SpO$_2$ 监护:探头线应置于手背,避免与无创血压(NIBP)、有创血压(IBP)监测或腔内管路在同一侧肢体。

(6)NIBP 监测。

选择合适的袖套,袖带宽度应是肢体周长的 40%(新生儿的这个比例为 50%),或者是上臂长度的 2/3。袖带的充气部分长度应足够环绕肢体的 50%~80%。确认袖套已经完全放气,然后将袖套捆绑在患者的上臂或大腿上,将袖套和充气管连接,保证充气管的通畅。用于测量的肢体应与患者的心脏在同一水平位置。

自动测量:进入"NIBP 菜单",选中"间隔时间"项,选择间隔时间,进行自动测量,之后,按下前面板上的"START"键,系统就按照设置间隔时间进行自动充气测量。停止自动测量:在自动测量过程中的任一时刻按下"START"键都会停止自动测量。进行一次手动测量:进入"NIBP 菜单",选中"间隔时间"项,设为"手动",然后按下前面板上的"START"键,便开始一次手动测量。进行连续测量:进入"NIBP 菜单",选中"连续测量"项,便开始连续测量。此过程将持续 5 min。

(7)观察记录,处理报警。

(8)停止心电监护步骤:关机,按医嘱停用监护仪,关掉监护仪开关,切断电源,撤各种线路,整理用物,记录撤离时间。

3.注意事项

(1)放置监护导联的电极时,应不影响心电导联心电图,也不能影响除颤时放置电极板,因此必须留出暴露一定范围的心前区,操作过程中注意患者的保暖。

(2)袖带绑扎松紧合适,避免与静脉输液在同一手臂,如果有可能,避免与测血氧饱和度在同一手臂,长时间监护,应定期检查袖带部位和肢体远端皮肤颜色、温度、感觉等,一旦发现异常,要把袖带绑扎到在另一个地方或立即停止测量。

(3)测压肢体与患者的心脏在同一水平位置。如果对测量结果的准确性有怀疑,应先用其他方法检查生命体征,然后检查监护仪的功能是否良好。

(4)不要将血氧探头安放在有动脉导管或静脉注射的肢体上,每 2~3 h 检查位置,避免压迫性坏死。

(5)保持仪器清洁,建立登记制度。专业人员定期对仪器进行检修、维护。

三、超声诊断系统

超声在基础医学、临床医学、卫生学等领域中的应用已相当广泛。使用超声诊断仪向人体器官发射超声波并接收其回声信号来进行诊断。

超声诊断的优点：操作简便，出结果迅速，被检者无特殊不适，所输出的声强较小，对人体及胚胎都是安全无害的。综合国内外资料，一般医师认为：超声功率小于 $20\ mW/cm^2$，照射时间不超过 3 h，则对机体无损害作用。

1.超声诊断仪的分类

(1)脉动式超声诊断仪如下。

A 型（单相和双相）超声诊断仪：可获得探查点的断层声像。

B 型超声诊断仪：一般探头呈直线扫查运动，可获得直线切面声像图。此类诊断仪又可分为 B 型超声手动扫查仪和 B 型快速自动扫查显示仪。

PPI 型超声诊断仪：采用雷达扫描方式可获得扇形或圆周切面声像图。

BP 型（混合型）超声诊断仪：可获得 B 型和 PPI 型的混合切面显示。

C 型超声诊断仪：能显示出声束垂直方向的横断面声像图。

M 型超声诊断仪：专门用于检测运动器官的超声仪。

(2)连续式超声诊断仪：有监听式多普勒超声诊断仪、相位式多普勒超声诊断仪、多普勒超声血流计、多普勒超声显像仪。

2.B 型超声诊断仪使用方法

(1)根据手术需要选择 B 型超声诊断仪的探头及附件，并检查零件是否齐全、完好，根据需要灭菌备用。

(2)将稳压电源与 B 型超声诊断仪相接，将附加器及探头与 B 型超声诊断仪正确连接。

(3)先打开稳压电源的开关，待电压稳定在 220V 以后，方可开启 B 型超声诊断仪。

(4)手术完毕，先关闭 B 型超声诊断仪的电源，再关闭稳压电源。

(5)卸下附加器及探头，将其擦干净后放回原处。注意只可用清水擦洗探头，不可使用酒精，以防损坏。

(6)用完再次检查、清点配件，并做好记录。

3.注意事项

(1)了解扫描速度和扫描时间的关系：根据脏器深度、大小调整粗调、细调和比例转换开关，以选择合适的扫描时间。

(2)标距的使用：采用电子学方法制成的深度计以指示所探测的深度。

(3)深度补偿调节：组织深度越大，反射的超声信号就越弱，故可随时调整"增益""抑制""补偿"以更好地显示出近场（浅部组织）和远场（深部组织）的反射信号。

(4)耦合剂：当接头与被测物之间的间隙为 0.1 mm 时，超声将 100% 产生全反射，因此，必须用耦合剂作为探头与体表的媒介物。

(5)常见故障原因如下。

整机不亮：电源接头接触不良，熔丝熔断，电源线折断。

探头无反射：探头导线折断、损坏，接收电路故障。

灵敏度下降：发射电路、接收电路中的电子管失效或老化。

扫描线上带交流波纹：电源滤波被电容漏电、变质所致。

有扫描线，无发射波：发射管损坏。

四、除颤器

除颤器又名电复律机，是一种应用电击来抢救和治疗心律失常、重建正常窦性心律的医疗电子设备，由心电放大器、心电示波器和储能电路组成。

在极短的时间内将高能直流电通过除颤的电极板对心脏放电，使整个心肌同时除极，中断各种折返途径，消除各种异位兴奋，使患者恢复窦性心律。

1. 工作原理

电除颤是用瞬间高能电脉冲使整个心脏同时除极，以消除全部异化节奏点及边界电流，打断全部折返，从而终止快速性心律失常，让心脏起搏传导系统中具有最高自律性的窦房结重新控制心脏的活动。

2. 类型

（1）按是否与 R 波同步来分：①非同步型除颤器常用于室颤、室扑；②同步型除颤器用于除室颤和室扑以外的所有快速型心律失常，如室性心动过速、室上性心动过速、房颤等。

（2）按电极板放置位置来分：①体内除颤器将电极放置在胸内，直接接触欲除颤的心肌而进行除颤，通常在胸内心脏按压时应用；②体外除颤器将电极放于胸外，间接接触进行除颤，这是目前临床上最常用的一种类型。

3. 操作方法

（1）电除颤必须争分夺秒，检测除颤器的同步性能，建立静脉通道，充分给氧，备好呼吸机和急救药品，移除假牙，解开衣领。

（2）设定电能，电击除颤分胸外、胸内方法。

胸外放电：电除颤用 300～360 J，电复律转房颤用 100～200 J，转室上性心动过速用75～150 J，转房扑、室速用 50～100 J。

胸内放电：胸内放电因电流避开了阻抗较大的心外组织，故所需电能可降至胸外放电时的1/10 以下。

（3）安置电极板。

胸外除颤：将两个电极板分别放在左前胸、后壁；或将一个放在心尖区，将另一个放在右侧第 2 肋间。

电极接触皮肤处应涂导电糊或盐水，并用力紧压，按照医嘱调好除颤器所需的能量，一般成人用 150～400 J，小儿用 50～200 J，然后电击。

胸内除颤：将两个电极板蘸盐水后，分别置于心脏前壁、后壁，并紧贴心脏，按照医嘱调好除颤器所需的能量，一般成人用 10～50 J，小儿用 5～40 J，进行电击除颤。

（4）电击放电：电除颤必须采用非同步放电。对室颤发生时间超过 2 s 者，应先复苏再电击，无效或室颤反复发作，应迅速查明缺氧、酸中毒、电解质紊乱、休克等可能原因并及时处理：①接通除颤器电源，看显示灯是否亮；②根据需要选择体内、体外除颤极板；③将极板与除颤器连接，打开电源开关，根据医嘱调节所需输出量；④按"充电"钮，待显示屏上显示数字后，按"放电"钮；⑤观察心电波形，如果需再次除颤，可重复以上步骤；⑥使用完毕，先关闭电源开关，再拔除电源；⑦整理完，在记录本上登记。

4.注意事项

(1)接地式的除颤器接上地线后方可使用。

(2)除颤前应详细检查器械和设备,做好一切抢救准备。

(3)电极板的位置要准确,应与胸壁皮肤保持良好的接触,保证导电良好,使高能电脉冲有效传到心脏,防止接触面灼伤。

(4)确保人身安全,必须有良好的绝缘措施,放电前告知周围工作人员、任何人不得接触床沿,保证操作者及他人不会被电击。

(5)由小到大逐级增加除颤功率,不可首次即选用较高功率。

(6)胸内除颤手柄及电线不耐高温、高压,应尽可能用气体灭菌,除非遇到紧急情况才用高温灭菌。每次使用采用低温等离子或环氧乙烷气体灭菌,备用。

(7)定期保养、检查、调试除颤器,保持性能良好。

(索改霞)

第八节 手术室仪器、设备发生故障的应急措施

无论是普通手术室还是现代化洁净手术室,电力系统、供气系统和真空负压系统等是手术室正常运行和手术顺利进行的基本保证,直接关系到患者的生命安全。所以,应在常规检修手术室仪器、设备的基础上,制订完善的应急预案以应对意外事件的发生。

一、高频电刀灼伤的应急预案

(1)术前认真评估患者的皮肤及设备、器械的性能,规范操作。

(2)使用高频电刀前应掌握电刀的功能、功率及使用方法,正确连接各导联线,检查机器运转是否正常,正确放置电极板,评估患者的身体是否带有金属物,必要时用双极电凝,减少高频电刀灼伤的发生。

(3)一旦发生高频电刀灼伤,立即对症处理,并和医师一起查找原因。

(4)护送患者回病区时,手术室护士要向病区护士仔细交代术中情况和皮肤灼伤情况。

(5)做好皮肤护理和预防感染的发生。

二、手术床突发故障的应急预案

(1)手术床突发故障时,紧急启用备用手术床,并通知设备维修人员查找故障,及时处理。

(2)保持手术床清洁,防止术中患者的血液及其他液体等流入控制面板。

(3)每日手术完毕,巡回护士将手术床复位并降至最低位,断开电源,减轻电磁阀的压力。

(4)工程技术人员定期对手术床进行维护、保养。

以上措施可有效减少突发故障的发生。

三、除颤仪突发故障的应急预案

(1)值班护士应熟知除颤仪的性能及使用指征。

(2)除颤仪本身带有蓄电池,定期充电,使蓄电池始终处于饱和状态。每天检查,每半月充

放电一次,确保设备运转良好,以保证出现突发情况时除颤仪正常运行。科室配置备用除颤仪,定点放置,导电糊配套,并设专人定期检查、维护,做好使用、维修登记。

(3)在使用除颤仪过程中,如果遇除颤仪故障,不能正常工作,护士应停止使用,立即行持续心肺复苏(CPR)并启用备用除颤仪,同时评估患者,协助医师进行抢救。

(4)在故障除颤仪上悬挂"仪器故障牌",及时通知仪器维修部门维修。及时将维修过程及维修结果登记备案。

(5)使用过程中,严密观察患者的生命体征及病情变化,并将突发情况及患者的生命体征准确地记录于护理记录单中。

四、胸、腹腔镜突发故障的应急预案

(1)胸、腹腔镜出现故障的主要原因是使用不当、不熟悉设备、仪器。为了将术中故障率降到最低,医护人员应在术前对设备与仪器进行全面检查并熟练掌握仪器性能。

(2)使用胸、腹腔镜手术的医师,应当具备一定的光学与电学基本常识,以便更好地使用设备与仪器进行手术,在设备与仪器发生故障时可以第一时间排除故障。

(3)手术过程中出现故障,无法排除时,需要专业维修人员进行检修。

(4)术中突发仪器、设备故障时,保持镇静,切忌手忙脚乱。通常情况下处理方法有排除、替代、拆卸、互换等。在进行维修时,应分析具体情况,询问在场人员,明确故障位置,尤其要检查是否出现烧焦等情况,并登记在册;根据登记情况,进行通电监测,对出现故障的仪器进行通电前后检测,及时更换仪器。

(5)注重仪器、设备的日常保养,严格执行仪器、设备管理制度。

五、手术室中心供氧突然停止的应急预案

1.中心供氧突然停止,应先做评估

(1)了解是否有手术、患者的需氧情况。

(2)了解中心供氧突然停止的原因、范围、时间。

(3)了解有没有可获得的非中心供氧的紧急装置(氧气筒)及放置位置。

2.及时上报

(1)立即通知手术室(设备科)技师,让其检查停氧原因。

(2)向麻醉医师、手术医师、科主任及护士长报告。

(3)向设备科、医院总值班室报告。

(4)为非短暂停氧时,立即通知设备科启用中心供氧供应筒氧。

3.采用其他供氧装置

(1)对全麻或大手术患者使用氧气筒装置供氧。

(2)无氧气筒时对需辅助呼吸的患者采用简易呼吸囊进行人工呼吸供氧。

4.加强巡视和病情观察

注意生命体征及血氧饱和度的变化。

六、手术室中心吸引突然停止的应急预案

1.评估

(1)了解中心吸引突然停止的原因、范围、时间。

（2）了解手术患者的手术状况。

（3）了解移动式电动吸引器放置位置(设备间)。

2.及时报告

（1）巡回护士无法排除故障时,立即通知手术室设备维修技师来检修,查明原因。

（2）向麻醉医师、手术医师、科主任及护士长报告。

（3）确定为非短暂故障时,向设备科报告,非正常上班时间向医院总值班室报告。

3.采用其他吸引装置

（1）使用移动式电动吸引器。

（2）无移动电动吸引器时,多采用吸痰管接注射器抽吸患者呼吸道的分泌物。

（3）手术野出血,用纱布、纱布垫拭血,用电刀止血。

（索改霞）

第九节　普外科手术的护理

一、甲状腺次全切除术

（一）术前准备

1.器械敷料

准备甲状腺器械包、甲状腺敷料包、手术衣、持物钳、无菌灯柄套。

2.一次性物品

准备 1-0 丝线、2-0 丝线、3-0 丝线、4-0 号可吸收线、甲状腺缝针、手套、电刀手柄、吸引器头、吸引器连接管、伤口敷料。

（二）麻醉方法

颈神经丛阻滞或气管插管全身麻醉。

（三）手术体位

采用垂头仰卧位。

（四）手术配合

（1）常规消毒,铺手术巾。在颈部两侧置无菌敷料球,固定颈部。

（2）于胸骨上切迹上方 2 横指处,沿皮纹做弧形切口,切开皮肤、皮下组织及颈阔肌,用艾利斯钳牵起上、下皮瓣,用电刀游离皮瓣,上至甲状软骨下缘,下达胸骨柄切迹。

（3）用无菌巾保护切口,用甲状腺拉钩暴露切口。

（4）在颈中线处纵向切开深筋膜,用血管钳分开肌群,显露甲状腺外囊。

（6）分离甲状腺上极,用 2-0 丝线结扎甲状腺上动脉,分离甲状腺下极,暴露喉返神经,离断甲状腺下动脉。

（7）用血管钳夹住甲状腺组织,边钳夹边切除,将腺叶大部切除。

（8）用 4-0 号可吸收线缝合腺叶残面,用相同方法处理对侧,生理盐水冲洗手术野,彻底止血。

(9)于甲状腺残腔放置引流管,持续负压吸引。

(10)清点纱布、器械,确定无误后,逐层缝合切口。

(五)手术配合注意事项

(1)颈神经丛阻滞麻醉时,因患者清醒,手术体位特殊,故患者易产生紧张、忧虑甚至恐惧心理,应做好患者的心理护理。

(2)固定好体位,充分暴露手术野,并使患者舒适。

(3)术中注意观察有无声音嘶哑,以协助医师判断有无喉返神经损伤。

(4)关闭切口时将肩垫撤除,以利于缝合。

二、腔镜小切口甲状腺次全切除术

(一)术前准备

1.器械、敷料

准备腹腔镜甲状腺器械包、5 mm 30°电子镜、超声刀刀头及手柄线1套、基础敷料包、甲状腺单、手术衣、持物钳、无菌灯柄套。

2.一次性物品

准备3-0丝线、4-0丝线、3-0号可吸收线、甲状腺针、伤口敷料、手套、保护套、电刀手柄、吸引器连接管、8号导尿管。

3.仪器

仪器有腹腔镜、超声手术刀。

(二)麻醉方法

气管插管全身麻醉。

(三)手术体位

采用垂头仰卧位。

(四)手术配合

(1)常规消毒,铺手术巾。

(2)器械护士与巡回护士共同连接光源线、摄像头等管路。

(3)取胸骨切迹上方两横指,横切口长约3 cm。

(4)依次切开皮肤、皮下组织、颈阔肌,沿颈阔肌下方分离皮瓣。

(5)用拉钩向一侧牵开切口,置入腔镜,钝性分离,显露一侧甲状腺。

(6)探查甲状腺,可于中下极实质内扪及肿物。

(7)用超声手术刀楔形切除甲状腺肿瘤及其周围部分正常组织。

(8)用3-0号可吸收线或4-0丝线连续缝合,注意保护喉上神经和喉返神经。

(9)检查有无活动性出血,用生理盐水冲洗切口。

(10)置橡皮条引流后,依次缝合颈白线及颈阔肌,皮内缝合皮肤。

(五)手术配合注意事项

(1)术中按要求正确使用腹腔镜器械并保证其功能良好。

(2)固定好体位,充分暴露手术野,并使患者舒适。

(3)术中传递锐利器械(如刀片、缝针等),应避免划伤光缆线及腹腔镜。

(4)缝合伤口时将肩垫撤除,以利于缝合。

三、甲状腺癌根治术

(一)术前准备

1.器械、敷料

准备甲状腺器械包、甲状腺敷料包、手术衣、持物钳、无菌灯柄套。

2.一次性物品

准备 1-0 丝线、2-0 丝线、3-0 丝线、4-0 号可吸收线、手套、电刀手柄、吸引器头、吸引器连接管、伤口敷料。

(二)麻醉方式

气管插管全身麻醉。

(三)手术体位

采用垂头仰卧位。

(四)手术配合

(1)切口:在颈部领式切口的基础上,经患侧胸锁乳突肌内缘向上,直达乳突下缘,形成 L 形切口。

(2)显露:切开皮肤、皮下组织及颈阔肌。将皮瓣分别向上、下、前、后翻转,用 7×17 圆针、2-0 丝线间断缝合,固定在相应部位的皮肤上。

(3)分离胸锁乳突肌,切除舌骨下肌群,由颈白线分开两侧舌骨下肌群后,用中弯钳沿锁骨端附着缘钳夹舌骨诸肌,切断,用 7×17 圆针、2-0 丝线缝扎或 2-0 丝线结扎。

(4)分离患侧甲状腺上极,结扎甲状腺上动脉。分离甲状腺下极,暴露喉返神经,离断甲状腺下动脉,离断峡部,切除患侧甲状腺,细致地清除气管旁淋巴结。离断对侧甲状腺血管,用血管钳夹住甲状腺组织,边钳夹边切除,将对侧大部及峡部全层切除。用 4-0 号可吸收线缝合残面,以生理盐水冲洗手术野,彻底止血。

(5)用米氏钳游离锁骨上转移的淋巴结及脂肪组织并切除,用 2-0 丝线结扎。

(6)于患侧甲状腺残腔放置引流管,持续负压吸引。清点纱布、器械,确定无误后,逐层缝合,用皮内缝合法缝合表面皮肤。

四、乳腺良性肿瘤切除术

(一)术前准备

1.器械敷料

准备缝合器械包、缝合敷料包、手术衣、持物钳、无菌灯柄套。

2.一次性用物

准备 2-0 丝线、3-0 丝线、4-0 号可吸收线、缝合针、手套、电刀手柄、吸引器头、吸引器连接管。

(二)麻醉方式

局部麻醉或气管插管全身麻醉。

(三)手术体位

采用水平仰卧位,患侧上肢外展。

(四)手术配合

(1)常规消毒,铺手术巾。连接好电刀手柄、吸引器。

（2）用乙醇棉球给皮肤消毒，用刀切开皮肤（乳腺上半部多采用弧形切口，下半部多采用放射状切口），用电刀切开皮下组织后，找到肿瘤组织。用艾利斯钳夹持肿瘤组织，适当地牵拉，用电刀分离肿瘤与正常组织，切除肿瘤。

（3）仔细检查腔内有无活动出血，如果有渗血，可放置橡皮条引流。

（4）逐步缝合切口，用 7×17 圆针、2-0 丝线将乳腺的残面对合，用 7×17 圆针、3-0 丝线间断缝合皮下组织，用 4-0 号可吸收线皮内缝合。

（五）手术配合注意事项

①静脉输液应选择在健侧。②摆放体位时要注意尽量使患者的肢体舒适，避免上肢过度外展。③给局麻患者用局麻药时，要严格查对药敏试验结果。

五、乳腺腺叶区段切除术

（一）术前准备

1. 器械、敷料

准备乳腺器械包、乳腺敷料包、手术衣、盆、持物钳、无菌灯柄套。

2. 一次性用品

准备 2-0 丝线、3-0 丝线、乳腺缝针、手套、伤口敷料、电刀手柄、吸引器头、吸引器连接管、橡胶引流管、弹力绷带、3-0 号可吸收线。

（二）麻醉方式

局部麻醉或气管插管全身麻醉。

（三）手术体位

采用水平仰卧位，患侧上肢外展。

（四）手术配合

（1）常规消毒，铺手术巾，正确连接电刀手柄、吸引器。

（2）用乙醇棉球给皮肤消毒，用刀切开皮肤，用电刀切开皮下脂肪组织，用艾利斯钳提起皮缘，潜行分离皮瓣，使肿块全部显露。

（3）仔细检查，确定肿块的范围后，用艾利斯钳夹持并牵引，沿肿块两侧，距离病变区处 0.5～1 cm 做楔形切口，然后自胸大肌筋膜前将肿块切除。

（4）止血后，用 7×17 圆针、2-0 丝线将乳腺组织伤口缝合，避免出现残腔。渗血较多，可放橡皮管或橡皮条引流。

（5）逐层关闭切口，用 7×17 圆针、2-0 丝线间断缝合浅筋膜，用 7×17 圆针、3-0 丝线间断缝合皮下组织，用 3-0 号可吸收线皮内缝合。

（6）妥善包扎伤口，对放置引流管者，应用弹力绷带加压包扎。

（五）手术配合注意事项

其与乳腺良性肿瘤切除术的配合注意事项相同。

六、乳腺癌改良根治术

（一）术前准备

1. 器械、敷料

准备乳腺器械包、乳腺敷料包、手术衣、盆、持物钳、无菌灯柄套。

2.一次性用品

准备 3-0 丝线、4-0 丝线、乳腺缝针、手套、伤口敷料、电刀手柄、吸引器头、吸引器连接管、Y 形引流管、弹力绷带。

(二)麻醉方法

气管插管全身麻醉。

(三)手术体位

采用水平仰卧位,患侧上肢外展 90°,用薄垫垫起肩、胸侧,显露腋后线。

(四)手术配合

(1)常规消毒,于患侧背下及托手板上铺双层无菌手术巾,再以双层手术巾将患侧手臂包好,用无菌绷带妥善固定。手术野常规铺四块无菌手术巾,依次铺中单、大腹单。正确连接电刀手柄、吸引器。

(2)再次用乙醇棉球给皮肤消毒。纵式或横式切开皮肤,切缘距离肿瘤边缘 2～3 cm。用电刀切开皮下组织,用艾利斯钳提起皮缘,潜行分离皮瓣,将乳腺从胸大肌浅面分离,保留胸大肌、胸小肌、胸前神经分支、胸长神经、胸背神经,将乳腺、胸肌间淋巴结、腋淋巴结整块切除。游离腋窝淋巴结时,可使用镊子、弯剪刀仔细游离,如果出血或有血管分支,可用止血钳或米氏钳夹住,用 3-0 丝线或 2-0 丝线结扎或缝扎。

(3)仔细止血后,用温灭菌蒸馏水冲洗,放置 Y 形引流管。

(4)清点物品。用 7×17 圆针、3-0 丝线间断缝合皮下组织,用 3-0 号可吸收线皮内缝合。用乙醇棉球消毒,覆盖伤口。若需加压包扎,备好弹力绷带。

(五)手术配合注意事项

(1)静脉输液应选择在健侧。

(2)摆放体位时要注意尽量使患者的肢体舒适,避免上肢过度外展,同时要充分暴露手术野。

(3)术后搬运患者时要轻抬轻放,注意静脉通路和引流管,防止其脱出。

(4)术中严密观察全麻者的输液通路及导尿管,确保其通畅。

(徐丽娟)

第十节　神经外科手术的护理

一、颅内血肿清除术

(一)术前准备

1.器械、敷料

准备脑外伤器械包、颅钻、咬骨钳、开颅单、基础敷料包、手术衣、盆、持物钳、无菌灯柄套。

2.一次性物品

准备 1-0 丝线、2-0 丝线、3-0 丝线、开颅缝针、手套、电刀手柄、吸引器连接管、手术薄膜、双极电凝线、头皮夹、骨蜡、吸收性明胶海绵、纤丝速即纱、保护套、20 mL 注射器、潘氏引流管。

(二)麻醉方法

气管插管全身麻醉。

(三)手术体位

根据损伤部位采取相应的卧位。

(四)手术配合

(1)常规消毒、铺巾,选择表面离血肿最近且避开重要功能区的部位开颅。

(2)硬脑膜外或硬脑膜下有血肿时应先清除。

(3)检查脑表面有无挫伤,在挫伤重的位置常常可发现浅部的脑内血肿。如果看不到血肿,可在挫伤的穿刺点处电凝,用脑室针逐渐向脑内穿刺,确定血肿位置。如果无挫伤,则按CT确定的血肿方向进行穿刺。确定深部脑内血肿的位置后,在非功能区的脑回上选穿刺点,电凝后切开2~3 cm的脑皮质,用脑压板和吸引器按穿刺的方向逐渐向脑深部分离,直达血肿腔内。

(4)用吸引器将血肿吸除,如果有活动性出血,以电凝止血。对软化、坏死的脑组织要一并清除。

(5)彻底止血后,在血肿腔内放置引流管。根据脑压情况,可行硬脑膜扩大修补、保留或去除骨板,依次缝合切口。

(五)手术配合注意事项

(1)合理摆放患者的体位,避免受压部位受压时间过长,引起血运障碍而导致坏死。

(2)术中严密观察患者的生命体征,保证输血、输液通畅。严格执行无菌操作。

二、凹陷骨折整复术

(一)术前准备

1.器械、敷料

准备开颅器械包、颅钻、开颅单、基础敷料包、手术衣、盆、持物钳、无菌灯柄套。

2.一次性物品

准备1-0丝线、2-0丝线、3-0丝线、开颅缝针、手套、电刀手柄、吸引器连接管、手术薄膜、双极电凝线、头皮夹、骨蜡、吸收性明胶海绵、保护套、20 mL注射器。

(二)麻醉方法

局部浸润麻醉或气管插管全身麻醉。

(三)手术体位

采用侧头仰卧位。顶枕部凹陷骨折,可采用侧卧位或俯卧位。

(四)手术配合

(1)常规消毒、铺巾,绕凹陷骨折边缘做一个马蹄铁形切口。

(2)在凹陷骨折的周边钻4个骨孔,在各骨孔之间锯断,保留骨瓣表面的骨膜。

(3)在硬脑膜外与颅骨内板之间进行剥离,将整个骨瓣取下。

(4)在助手辅助下用骨撬将凹陷骨折整复。

(5)检查硬脑膜是否完整,硬脑膜下有无血肿或脑挫裂伤。如果脑内有残留的骨折片,应摘除骨折片,清除其下方的积血和挫碎的脑组织,止血后缝合硬脑膜。

(6)将整复后的游离骨瓣复位,缝合切开的骨膜,最后逐层缝合头皮各层组织。

(五)手术配合注意事项

①严格执行无菌操作。②妥善固定体位,注意皮肤的保护。

三、颅骨成形术

(一)术前准备

1.器械、敷料

准备开颅器械包、颅骨修补器械、开颅单、基础敷料包、手术衣、盆、持物钳、无菌灯柄套。

2.一次性物品

准备 1-0 丝线、2-0 丝线、3-0 丝线、开颅缝针、手套、电刀手柄、吸引器连接管、手术薄膜、双极电凝线、头皮夹、吸收性明胶海绵、20 mL 注射器、颅骨修补材料。

(二)麻醉方法

气管插管全身麻醉。

(三)手术体位

根据缺损部位采取相应的卧位。

(四)手术配合

(1)常规消毒、铺巾,连接电刀、吸引器、双极电凝仪。

(2)用注射器抽取生理盐水,在手术切口的两角处皮下、骨膜下和帽状腱膜下分层注射,以利于分离组织。

(3)用刀环绕缺损骨窗切开头皮组织。

(4)更换手术刀后,自帽状腱膜下疏松结缔组织间隙分离,游离皮瓣并充分止血,悬吊皮瓣。

(5)在骨窗边缘用骨膜剥离器将骨膜剥开,显露颅骨缺损边缘。

(6)游离皮瓣、肌瓣、硬膜时要注意彻底止血。

(7)于颅骨相应部位固定消毒的颅骨修补材料,必要时用 6×14 圆针、3-0 丝线悬吊硬脑膜,并用过氧化氢溶液及生理盐水冲洗创面。

(8)放置引流管,逐层缝合头皮各层组织,覆盖切口并加压包扎。

(五)手术配合注意事项

(1)术前与手术者沟通,备好颅骨修补材料,及时高压灭菌,生物监测合格后方能使用。

(2)认真交接修补材料的数量,妥善保管。

(3)要及时将颅骨修补材料的标识及灭菌合格标识粘贴于手术清点单背面。

四、脑积水脑室-腹腔分流术

(一)术前准备

1.器械、敷料

准备开颅器械包、颅钻、脑室-腹腔分流棒、剖腹单、结扎单、基础敷料包、手术衣、盆、持物钳、无菌灯柄套。

2.一次性物品

准备 1-0 丝线、2-0 丝线、3-0 丝线、开颅缝针、手套、电刀手柄、吸引器连接管、手术薄膜、敷贴、双极电凝线、骨蜡、吸收性明胶海绵、保护套、5 mL 注射器、脑室-腹腔分流管。

3.仪器

有双极电凝仪、颅钻。

（二）麻醉方法

气管插管全身麻醉。

（三）手术体位

采用侧头仰卧位,垫高手术侧肩部,并充分暴露颈部手术区。

（四）手术配合

（1）枕骨隆凸上 6 cm,中线旁开 2~2.5 cm 为穿刺点,以此为中心标出与矢状面平行、长约 2.5 cm 的皮肤切口,标记出颈、胸部皮下隧道的走行路径及剑突下切口的位置。

（2）给颈、胸、腹部皮肤消毒,铺无菌巾,贴手术薄膜。

（3）全层切开头皮,用双极电凝止血,用骨膜剥离器剥离骨膜后,用乳突牵开器牵开,暴露颅骨,用颅钻钻孔。

（4）电灼硬脑膜,取分流管脑室端,将导管置入侧脑室并确认脑脊液引流通畅,在导丝支持下穿刺侧脑室枕角,穿刺方向从眉间中点向同侧水平旁开 1~2 cm,退出导丝,有脑脊液流出,再送入 4~5 cm,在脑皮质下总长度为 9~10 cm,用蚊式钳夹住分流管的脑室端（导管）固定在支架上。

（5）用脑室-腹腔分流棒自枕部切口沿皮下向胸锁关节处剥离,并做切口。退出管芯,将分流管引出（注:导管的末端要向上挑起,以免损伤深部的血管）。用分流棒沿胸锁关节处切口向下经皮下剥离,于剑突下切口退出管芯,将分流管引出。

（6）用长血管钳由头皮顶部切口的帽状腱膜下向枕骨骨窗处做隧道,分流管的脑室端下口接泵室的流入端,泵室的流出端与腹腔端分流管的上口连接,连接处用 3-0 丝线扎紧。将泵室用 6×14 圆针、3-0 丝线固定在骨膜上,轻轻拉下分流管,将泵室放入隧道,挤压泵室,观察有无脑脊液流出,无误后骨窗处填塞吸收性明胶海绵,关闭头皮切口。

（7）于剑突下逐层打开腹膜,用卵圆钳夹住分流管末端,将其放入右侧髂窝,调整好分流管。清点物品,确认无误后,逐层关闭腹部切口。

（8）用乙醇棉球给皮肤消毒,包扎切口。

（五）手术配合注意事项

（1）安装分流管前先检查分流管是否通畅。泵室要充满液体。严格无菌操作。

（2）每步操作均要保证分流管远端裂隙处有脑脊液流出。

（徐丽娟）

第十一节　心胸外科手术的护理

心胸外科专业开创于 20 世纪初期,起步较晚,但几十年来却是发展非常快的外科学分支之一。心胸外科通常可分为普通胸外科和心脏外科,普通胸外科治疗肺、食道、纵隔等疾病,心脏外科治疗心脏的先天性或后天性疾病。

常见的先天性心脏病手术包括房室间隔缺损修补、肺动脉狭窄拓宽、法洛四联症矫治术和动脉导管未闭结扎术等。后天性心脏病手术包括瓣膜置换术、瓣膜成形术、冠状动脉搭桥术、带瓣管道置换术等。下面以几个经典的心胸外科手术为例,介绍手术的护理配合。

一、瓣膜置换术的护理配合

心脏瓣膜病是指心脏瓣膜结构(瓣叶、瓣环、腱索、乳头肌)的功能或结构异常导致瓣口狭窄和/或关闭不全。常见的致病因素包括炎症、黏液样变性、退行性改变、先天性畸形、缺血性坏死、创伤、梅毒、钙化、发育异常等。

心脏瓣膜置换术是指在低体温麻醉下,通过外科手术切除病变瓣膜,用人工心脏瓣膜替换的一种治疗方法。以下以二尖瓣置换术为例介绍手术配合。

(一)主要手术步骤及护理配合

1. 手术前准备

手术患者入室前,巡回护士应先将凝胶体位垫和变温水毯放置于手术床上,其有防止压疮和体外循环恢复后升温的作用。手术患者采用仰卧位,双手平放于身体两侧,使用中单将其固定。对手术患者行全身麻醉,巡回护士配合麻醉医师进行动静脉穿刺;留置导尿管,并连接精密集尿袋。留置肛温探头,进行术中核心体温的监测。巡回护士合理粘贴电极板,通常将电极板与患者轴线垂直地粘贴于臀部侧方肌肉丰富处,不宜粘贴于大腿处,以防术中进行股动脉、股静脉的紧急插管。切口周围皮肤消毒范围为上至肩,下至髂嵴连线,两侧至腋中线。按照胸部正中切口手术铺巾法建立无菌区域。

2. 主要手术步骤

(1)经胸骨正中切口开胸:传递 22 号大圆刀,切开皮肤。用电刀切开皮下组织及肌层,切开骨膜。传递电锯,锯开胸骨。传递骨蜡,进行骨创面止血。

(2)撑开胸骨:利用胸腔撑开器撑开胸骨,显露胸腺、前纵隔及心包。传递无损伤镊,夹持心包,配合解剖剪剪开。传递圆针、7 号慕丝线,进行心包悬吊,显露心脏。

(3)建立体外循环:传递 25 cm 解剖剪、无损伤镊、血管游离钳等,游离上下腔静脉及升主动脉,配合插管荷包的制作以及上、下腔静脉和升主动脉插管。放置心脏冷停搏液灌注管。传递阻断钳,阻断上、下腔静脉和主动脉。灌注停跳液(原理为含高浓度钾,导致心脏停搏),在外膜敷冰泥以保护心肌,直至心脏停止。

(4)显露二尖瓣:传递 11 号尖刀,经房间沟切开左心房壁,用心房拉钩牵开心房,显露二尖瓣。

(5)剪除二尖瓣及腱索:传递 25 cm 解剖剪,沿瓣环剪除二尖瓣及腱索,用无损伤镊配合操作,同时准备湿纱布,及时擦拭解剖剪及无损伤镊上残留的腱索和组织。

(6)换人工瓣膜:传递测瓣器,测定瓣环大小。选择大小合适的人工瓣膜。传递瓣膜缝合线,缝合人工瓣膜。

(7)关闭切口,恢复正常循环:传递不可吸收缝线,关闭二尖瓣切口和左心房切口。传递夹管钳,配合撤除体外循环。传递不可吸收缝线或各种止血用品,配合有效止血。开启变温水毯,使温度为 38 ℃～40 ℃。调高手术间内温度,给输注的液体或血液加温,或通过变温毯对其进行复温。待心脏跳动恢复且有力,全身灌注情况改善,放置胸腔闭式引流管。传递无损伤缝线,缝合并关闭心包。传递胸骨钢丝,关胸,用慕丝线缝合切口。

3.术后处置

为手术患者包扎伤口，及时加盖棉被进行保温。检查手术患者的骶尾部、足跟等易发生压疮的皮肤，及时发现皮肤发红、破损等异常情况。固定胸腔引流管、导尿管，保持引流通畅，并观察引流液的颜色、量、性质，加强管道护理，防止滑脱。

协助麻醉医师、手术医师小心谨慎地将手术患者转移至监护床上，转运途中严密监测血压、心率、心律、氧饱和度等生命体征。保障患者的安全，与心外科监护室护士做好交接班。

（二）围术期特殊情况及处理

1.调节手术患者的体温

正常机体需要高血流量灌注重要器官，包括肾、心、脑、肝等，而机体代谢与体温直接相关，体温每下降 7 ℃，组织代谢率可下降 50%。如果体温降至 30 ℃，则需氧量减少 50%，体温降至 23 ℃时需氧量是正常的 25%。因此，在建立体外循环过程中需要降温，以减低需氧量，预防重要器官缺血、缺氧，提高灌注的安全性。根据病情、手术目的和手术方法等而定降温程度，可分为不同的类型。

（1）常温体外循环：适用于简单心脏畸形，能在短时间内完成手术者。

（2）浅低温体外循环：适用于病情程度中等，心内畸形不太复杂者。

（3）深低温微流量体外循环：适用于心功能差，心内畸形复杂者，侧支循环丰富，心内手术时有大量回血者，合并动脉导管未闭者，升主动脉瘤或假性动脉瘤手术深低温停循环者。

（4）婴幼儿深低温体外循环：适用于各种心脏复杂畸形。

（5）成人深低温体外循环：主要适用于升主动脉及弓部动脉瘤手术。

结合应用体外循环与低温，可使体外循环灌注流量减少，血液稀释度增加，氧合器通气血流比例降低。手术室的降温/保温设备有空调、制冰机、恒温箱、水床、变温毯及热空气动力装置等，通过这些设备，手术室护士可以调节和控制手术患者的体温。

2.心脏复苏困难

进行体外循环后，手术患者发生心脏复苏困难的原因很多，有心脏扩大、心肌肥厚、心功能不全及电解质紊乱等。案例中手术患者为二尖瓣狭窄患者，由于长时间承受过重的容量和压力负荷，且心功能基础较差，长时间的升主动脉阻断更加重了心肌的缺血、缺氧，因此可能发生心脏复苏困难。

对于这位手术患者，首先应采取积极处理措施（如实施电击除颤等），如果效果不佳，则立即再次阻断主动脉，在主动脉根部灌注温氧合血停搏液 5～10 min，因为血液不但能为受损的心脏提供充足的氧，还能避免或减轻心肌的再灌注损伤。而后再次开放主动脉，一般即可自动复跳或经电击除颤后复跳。如果多次除颤后仍不复跳，则需再次阻断主动脉，灌注停搏液，使心电机械活动完全停止，让心脏得到充分的休息，降低氧耗，为再次复跳做好准备。

3.心脏复跳后因高血钾心搏骤停

心脏复跳后发生高钾血症的可能原因包括肾排钾减少、血液破坏、酸中毒、摄入过多等，例如，灌注心脏停搏液（含钾）次数和容量过多，大量血液预充。高钾血症可使静息电位接近阈电位水平，细胞膜处于去极化阻滞状态，钠通道失活，动作电位形成，传导发生障碍，心肌兴奋性降低或消失，兴奋-收缩耦联减弱，心肌收缩力降低，从而发生心搏骤停。

（1）胸内心脏按压：第一时间内迅速给予。胸内心脏按压方法可分为单手或双手心脏按压术。一般用单手按压时，拇指和大鱼际紧贴右心室的表面，其余四指紧贴左心室后面，均匀用力,有节奏地进行按压和放松,频率为每分钟 80~100 次。双手胸内心脏按压,用于心脏扩大、心室肥厚者。手术者把左手放在右心室面,把右手放在左心室面,双手掌向心脏做对合按压,其余与单手法相同。切勿用手指尖按压心脏,以防止心肌和冠状血管损伤。

(2)胸内电除颤:巡回护士立即准备除颤仪及无菌除颤极板,配合手术医师进行胸内除颤。首先打开除颤器电源,选择非同步除颤方式,继而选择电能进行充电。手术医师将胸内除颤电极板分别置于心脏的两侧或前后并夹紧,成人电击能量为 10~40 J,小儿电击能量为 5~20 J。

(3)复苏成功后,应配合麻醉医师使用药物纠正低血压及电解质紊乱等,同时用冰袋施行头部物理降温,同时将冰袋置于颈部、腋窝、腹股沟等大血管流经处进行体表降温,预防脑水肿等。心跳恢复后,有可能再度停搏或发生心室纤维性颤动,巡回护士应严密观察患者的生命体征。

二、小切口微创心脏手术的护理配合

传统心脏外科手术,多采用胸骨正中切口,部分采用左胸后外侧切口,但往往痛苦大,手术切口长。

随着近年来心血管手术的安全性不断提高,小切口心脏手术渐渐盛行。小切口心脏手术的特点是切口美观、隐蔽、创伤小、出血少、恢复快、愈合好、畸形少、费用少等。但由于切口小,术中手术野显露较差,术前应明确诊断,严格掌握手术指征,外科医师的手术操作水平应较高。下面以右腋下小切口微创房间隔缺损修补术为例介绍手术护理配合。

(一)主要手术步骤及护理配合

1.手术前准备

静脉复合麻醉,气管插管,在仰卧位的基础上垫高右胸,呈左侧 60°半侧卧位,下半身尽量平卧,显露股动脉。右上肢屈肘,悬吊于手术台支架上。摆放体位后,协助医师正确粘贴体外除颤板。切口周围皮肤消毒范围为前后过中线,上至锁骨及上臂 1/3 处,下过肋缘。按照胸部侧卧位切口手术铺巾法建立无菌区域。

2.主要手术步骤

(1)右前胸切口:在右侧腋中线、第二肋交点与腋前线、第五肋交点的连线上做约 5 cm 的切口,于腋前线第四肋进胸。传递 22 号大圆刀,切开皮肤。用电刀切开皮下组织及肌层。传递侧胸撑开器,暴露切口。

(2)建立体外循环:传递无损伤镊、25 cm 解剖剪,剪开心包。传递圆针、慕丝线,固定心包。传递血管游离钳,游离上、下腔静脉和主动脉并在主动脉根部作荷包缝合,插特制的带导芯的长形主动脉供血管。于右心耳部作荷包缝合,并切开心耳,插上腔静脉引流管;于右心房壁作荷包缝合,切开后插下腔静脉引流管。体外循环开始后,阻断升主动脉并于主动脉根部注入冷停搏液。

(3)暴露房间隔缺损:传递无损伤镊及无损伤剪,切开右心房,暴露房间隔缺损。

(4)修补房间隔缺损:如果缺损较小,传递不可吸收缝线,直接缝合;如果缺损较大或位置比较特殊,可使用自体心包片或涤纶补片修补缺损。在缝合心房切口的同时排出右心房内气体,主动脉开放后心脏复跳。

(5)关闭切口:放置胸腔闭式引流管,传递三角针、慕丝线,固定引流管。传递无损伤缝线,缝合并关闭心包。传递慕丝线,缝合切口。

3.术后处置

为手术患儿包扎伤口,及时加盖棉被进行保温。检查手术患儿受压侧眼睛、耳朵、各处骨突部位以及悬吊的上肢,及时发现皮肤发红、破损等异常情况。固定胸腔引流管、导尿管,保持引流通畅,观察引流液的颜色、量、性质,加强管道护理,防止滑脱。协助麻醉医师、手术医师小心谨慎地将手术患者转移至监护床上,转运途中严密监测血压、心率、心律、氧饱和度等生命体征。保障患者的安全,与心外科监护室护士做好交接班。

(二)围术期特殊情况及护理

1.为低龄手术患者进行术前准备

多数先天性心脏病患者需在儿时接受手术,因此必须加强以下几个方面的护理工作。

(1)做好心理护理,完善术前访视:对手术患儿关心爱护、态度和蔼,对家长解释病情和检查治疗过程,建立良好的护患关系,消除家长和手术患儿的紧张,取得他们的理解和配合。全面了解手术患儿的基本情况,包括基础生命体征、皮肤准备情况、备血、配血和手术方案等。做好护理计划,儿童术前禁食 10 h,婴幼儿术前禁食 2 h。

(2)手术间及物品准备:要保持手术间温度恒定,对于体重 10 kg 以下以及术中需要深低温降温的手术患儿,术前应在手术床上铺好变温毯,以便降温或复温时使用。对 10 kg 以下的手术患儿应用输液泵,严格控制液体入量。准备好适合患儿身高、体重的体位摆放辅助用品。准备好适合小儿皮肤的消毒液,一般用碘伏进行消毒。

(3)器械准备:根据手术患儿的身高和体重,准备合适的小儿心脏外科器械(如小儿用阻断钳等)。由于从侧胸入路手术,术前需要准备侧胸撑开器及加长的心脏外科器械(如25 cm解剖剪、长柄 15 号小圆刀等)。

2.术中需要更换手术方式

术中病情突变,需要更换手术方式是非常紧急的情况,必须争分夺秒,以挽救手术患者的生命。手术室护士应做好以下几个方面的工作。

(1)术前准备周全:手术室护士应在术前将各种风险可能考虑周全,并准备各种可能使用的器械、物品(如股动脉插管管道、各种规格的涤纶补片等)。手术医师应考虑到手术方式改变或股动脉插管的可能,在消毒铺单时扩大范围。

(2)及时供应器械:如果需改变手术方式,紧急调用其他器械,手术室巡回护士应立即将情况向值班护士长汇报,同时积极联系其他手术房间或者专科护士,寻找合适的器械或替代物品,并及时送到手术台上供医师使用,尽量减少耗费时间,保证患儿安全。

3.手术时间意外延长

手术时间意外延长可能导致非预期事件发生,手术室护士必须及时调整和处理,以最大限度地保护手术患儿及其家属。

(1)做好护理配合:手术室护士在整个手术过程中应沉着冷静、全神贯注,预见性准备下一步骤所需物品,配合手术医师尽量减少操作时间,减少手术对其他器官的损伤,减少手术并发症。

(2)预防性使用抗生素:常用的头孢菌素血清半衰期为 1~2 h,为了保证药物有效浓度能覆盖手术全过程,当手术延长到 3~4 h 或失血量多于 1 500 mL 时,应追加一个剂量,预防术后感染。

(3)无菌区域的保证:手术时间意外延长,如果超过 4 h,应在无菌区域内加盖无菌巾,手术人员更换隔离衣及手套等。

(4)加强体位管理:术中每隔 30 min 检查手术患儿的体位,对于容易受压部位应定时进行减压,保证整个手术过程手术患儿皮肤的完整性,肢体功能不受损。

(5)联系并告知相关部门:联系病房,告知患儿家属手术情况。告知护理排班人员,以便其做好工作安排。

(徐丽娟)

第十二节　泌尿外科手术的护理

泌尿外科是处理和研究泌尿系统、男性生殖系统及肾上腺外科疾病的学科。其主要涉及的器官包括肾脏、肾上腺、输尿管、膀胱及前列腺等。下面以两个经典手术为例,介绍泌尿外科手术的护理配合。

一、单纯肾切除手术的护理配合

肾脏位置相当于第 12 胸椎至第 3 腰椎水平,右肾较左肾低 1~2 cm,右肾上极前方有肝右叶、结肠肝曲,内侧有下腔静脉、十二指肠降部;左肾前方与胃毗邻,前方有脾脏、结肠脾曲,脾血管和胰腺于肾的前方跨过。肾内侧缘有肾门,肾脏上内方有肾上腺覆盖。肾的被膜由外向内依次为肾筋膜、脂肪囊、纤维囊。

(一)主要手术步骤及护理配合

1. 手术前准备

术前准备肾切除器械包和常用敷料包,准备高频电刀和负压吸引装置。对患者行全身麻醉后,医护人员共同将患者放置于 90°左侧卧位。手术医师进行切口周围皮肤消毒,范围为前后过腋中线,上至腋窝,下至腹股沟。手术划皮前巡回护士、手术医师和麻醉医师核对患者的身份、手术方式、手术部位等信息,核对手术部位标识是否正确。

2. 主要手术步骤

(1)经第 12 肋下切口进后腹膜:传递 22 号大圆刀,切开皮肤。用电刀切开各层肌层组织及筋膜。传递无损伤镊,配合。传递解剖剪,分离粘连组织。

(2)显露肾周筋膜,暴露手术野:传递湿纱布和自动牵开器,撑开创缘。

(3)暴露肾门:传递 S 拉钩,牵开暴露。遇小血管或索带,传递长弯钳,钳夹,用解剖剪剪断,缝扎或结扎。

(4)处理肾动脉、静脉:传递长直角钳,游离血管。用 7 号慕丝线套扎两道。传递 3 把长弯钳,分别钳夹肾动脉近心端、肾动脉远心端、肾静脉近心端,用长解剖剪剪断,用 7 号慕丝线结扎,用小圆针、1 号慕丝线再次缝扎。

(5)分离肾脏和脂肪囊:传递长弯钳、长剪刀,分离。

(6)处理输尿管上段,移除标本:传递 3 把长弯钳,分别钳夹输尿管近心端、输尿管远心端、输尿管系膜或侧支血管,用长解剖剪剪断,用 7 号慕丝线结扎,用小圆针、1 号慕丝线再次缝扎。

— 529 —

(7)放置引流管:传递负压球,用角针、4 号慕丝线固定。

(8)关闭切口:用圆针、慕丝线依次关闭各层肌肉层及皮下组织。用角针、慕丝线缝合皮肤。

3.术后处置

(1)术后皮肤评估:对于采用 90°左侧卧位的手术患者,术后巡回护士应及时与手术医师和麻醉医师将患者由侧卧位安全翻转至仰卧位,重点检查受压侧的眼部和耳郭、手臂、肩部和腋窝、髂嵴、膝盖以及脚踝和足部的皮肤情况。该患者是女性患者,还应重点检查患者的乳房有无被压迫或损伤。

(2)导管护理:巡回护士协助麻醉医师妥善固定气管导管;妥善固定负压球和导尿管,避免负压球管道受压或折叠于患者的身下,同时观察负压球中引流液的颜色、性质、量和通畅情况。

(3)术后常规工作:根据医嘱运送患者入麻醉恢复室。放置肾脏标本。

(二)手术中特殊情况及处理

1.肾脏手术 90°侧卧位与胸外科 90°侧卧位的区别

待手术患者麻醉后,手术团队将患者的身体呈一条直线转成 90°左侧卧位,使右侧朝上。于手术患者的头下放置凝胶头圈,避免眼睛、耳朵受压。将手术患者的右侧上肢放于搁手架上层,将左侧上肢放于下层。同时于紧靠腋下处放置胸枕,防止臂丛神经受损。然后分别用安全带固定两侧上肢,松紧适宜,露出手指。注意保护手术患者的乳房,避免受压。将肾区(肋缘下 3 cm 左右)对准腰桥,于脐下放置凝胶腰枕。于尾骶部和耻骨联合处分别放置大、小髂托,并用小方枕保护。手术患者上方的右下肢伸直,下方的左下肢屈曲,并于两下肢接触处放置软垫,在膝部和踝部放置软垫,固定下肢。改变手术床的位置,同时放低床头和床尾,达到"折床"效果,使肾区逐渐平坦,便于手术操作。与胸外科 90°侧卧位相比,在放置肾脏手术 90°侧卧位时,下肢的摆放为"上直下屈",而放置胸外科 90°侧卧位时下肢应为"上屈下直"。此外放置肾脏手术 90°侧卧位时尤其强调肾区必须对准腰桥。最后,在放置肾脏手术 90°侧卧位后,巡回护士须改变手术床,使其达到"折床"效果。

2.术中手术方式改为肾部分切除术

术前,巡回护士应完善术前访视,与手术医师取得沟通,提前准备可能因手术方式临时调整而需要的特殊器械、缝针、止血物品等手术用物。手术室护士应熟悉肾部分切除术的适应证和禁忌证,掌握专科知识,提高临床判断能力。

术中,器械护士应密切关注手术进展,及时与主刀医师沟通,获知手术方式改变时,第一时间告知巡回护士,后者迅速将特殊用物传递到手术台上。

单纯肾切除手术改变为肾部分切除术时,应提供下列特殊器械、缝针等物品:血管阻断夹或 Satinsky 钳,用于临时阻断肾动脉、肾静脉血流;钛夹钳和钛夹,用于切除肿瘤时,夹闭小血管;2-0 或 3-0 号可吸收缝线,用于缝合肾实质、肾包膜;止血纱布、生物胶等,用于覆盖肾脏创面进行止血。

3.关闭切口前,发现缺少纱布

巡回护士应第一时间告知手术医师及麻醉医师清点数量错误,在手术患者情况允许下,暂停手术。器械护士和手术医师共同在手术区域进行搜寻,包括体腔切口、无菌区以及视力可及范围。巡回护士在手术区域外围进行搜寻,包括地面、纱布桶、一次性物品丢弃桶、生活垃圾桶等。当找到遗失的物品时,巡回护士和器械护士必须重新进行一次清点,数量正确后告知手术团队,手术继续进行。

当未能找到遗失的物品时,巡回护士应向护士长汇报,请求支援,同时请放射科执行术中造影,并让放射科医师读片,确定患者的体腔切口内无异物,手术医师可关闭切口。记录事件经过、所采取的所有护理措施以及最终搜寻结果,并根据相关制度上报事件。

二、前列腺癌根治手术的护理配合

前列腺位于耻骨后下方,直肠前,尿道生殖膈上方,由围绕尿道周围的腺体和其外层的前列腺腺体所组成。盆腔筋膜包裹前列腺,形成前列腺筋膜,而前列腺实质表面有结缔组织和平滑肌,构成前列腺固有囊。在前列腺筋膜鞘和囊之间还有前列腺静脉丛。

近年来,随着我国社会老龄化现象日趋严重,食物、环境等改变,前列腺癌的发病率迅速增加。前列腺癌多数无临床症状,常在直肠指检、超声检查或前列腺增生手术标本中偶然发现。对前列腺增生手术时偶然发现的Ⅰ期癌可以不做处理,但应严密随诊。对局限在前列腺内的第Ⅱ期癌可以行根治性前列腺切除术。对第Ⅲ、Ⅴ期癌以内分泌治疗为主,可行睾丸切除术,必要时配合使用抗雄激素制剂。

(一)主要手术步骤及护理配合

1.手术前准备

准备前列腺切除器械和常用敷料包。准备高频电刀、负压吸引装置和等离子 PK 刀。实施全身麻醉后,巡回护士将手术患者放置于仰卧位,可根据手术要求于骶尾部垫一个小方枕,在腘窝处垫一个方枕。手术医师进行切口周围皮肤消毒,范围为上至剑突,下至大腿上 1/3,两侧至腋中线。

2.主要手术步骤

(1)留置导尿管:传递无菌手套,留置双腔导尿管,并用小纱布固定。

(2)经下腹部正中切口进腹:传递 22 号大圆刀,切开皮肤。用电刀切开皮下组织,分离腹直肌,打开筋膜。传递解剖剪和湿纱布,配合。

(3)清扫髂外血管处的淋巴结:用台式拉钩暴露淋巴结。传递无损伤镊和解剖剪,进行清扫,遇血管传递钛夹,闭合血管。清扫取下的淋巴结,送检。

(4)暴露手术野,分离筋膜:传递湿纱布,垫于切口两侧。传递前列腺拉钩和大 S 拉钩,暴露手术野。传递无损伤镊、解剖剪,分离筋膜。

(5)切断耻骨前列腺韧带,暴露耻骨后间隙:传递长弯钳、长解剖剪或等离子 PK 刀,切断韧带。传递拉钩或用纱布包裹卵圆钳,进行暴露。

(6)暴露、切断阴茎背深静脉:用长弯钳、无损伤镊和解剖剪切断血管,用可吸收缝线缝扎。

(7)切开尿道前壁,用缝线悬吊:传递可吸收缝线,于尿道远端悬吊 5 针。

(8)切断尿道,处理膀胱颈部及前列腺韧带和精囊,接取标本:传递 PK 刀,离断。

(9)留置三腔导尿管,吻合膀胱、尿道:传递持针器,配合使用之前悬吊备用的无损伤缝线吻合尿道与膀胱颈相应的位置。

(10)冲洗膀胱:传递装有生理盐水的弯盘和针筒,冲洗膀胱内血块;与巡回护士一同连接膀胱冲洗液导管,持续冲洗以防再出血。

(11)放置负压引流管、关闭切口:传递负压球,用角针、慕丝线固定负压引流管。传递圆针、慕丝线,依次缝合各层肌肉。用角针、慕丝线缝合皮肤。

3.术后处置

(1)导管护理:巡回护士协助麻醉医师妥善固定气管导管。妥善固定负压球,观察负压球中引流液的颜色、性质、量和负压球的通畅情况。妥善固定三腔导尿管,轻轻向外牵拉,固定于大腿内侧,压迫膀胱颈部,同时观察集尿袋中尿液颜色是否变化。

(2)术后皮肤评估:进行前列腺癌根治术的患者往往为老年患者,术后须仔细检查患者的皮肤情况,尤其是骶尾部、足跟、肩胛骨、手臂、肘部和枕部皮肤。

(3)术后常规工作:根据医嘱运送患者入麻醉恢复室,并进行特殊交接。将髂外血管处清扫的淋巴结以及前列腺标本放入专用标本容器。核对病理申请单信息,由运送人员签字后立即送检。

(二)围术期特殊情况及处理

1.老年患者的围术期处理

(1)完善术前对老年手术患者的护理评估:术前护理评估包含三方面,分别是全身系统的基本指标(包括皮肤状况、心理状态、营养状态、日常活动能力等)、慢性疾病史(包括关节炎、白内障、老年性聋、尿路感染、循环系统疾病、骨质疏松、高血压、糖尿病等)和药物服用史(包括抗抑郁症药、阿司匹林、非甾体抗炎药、溴化物等)。

(2)防止老年手术患者坠床:年龄、慢性疾病、服用特殊药物、手术要求(摘除眼镜和助听器)、环境陌生,均是引起老年手术患者围术期坠床的高危因素。因此手术室护士必须全程看护,包括在麻醉准备室、手术通道、麻醉恢复室看护。提供护栏、约束带等防坠床工具。

(3)预防围术期低体温的发生:由于新陈代谢减缓,基础体温较低,老年手术患者更易在围术期发生低体温,因此必须采取一系列的预防低体温措施,包括术前预热、升高室温、被动性保温(盖被、添加袜子)、主动性升温(使用变温毯、热空气动力装置)、加热补液等。

(4)预防压疮发生:老年手术患者的皮肤具有轻薄、干燥、容易起皱等特征,此外年龄、慢性疾病等都是引起老年手术患者发生围术期压疮的因素。因此手术室护士应对每一位老年患者进行压疮危险因素评估与皮肤检查。采用特殊体位时使用配件(软垫、凝胶垫),适当按摩,维持皮肤干燥等。

(5)防止放置手术体位造成损伤:由于老年手术患者多伴有骨质疏松症,在放置侧卧位或截石位的过程中,容易损伤腰椎或股骨头,引起骨折。因此在放置侧卧位或俯卧位时,手术团队应协作始终保持躯干成一条直线;在放置截石位时,应缓慢举起或放下双腿,同时避免髋关节过分旋转。此外由于老年手术患者皮肤较为脆弱,手术室护士在放置体位过程中,应避免皮肤有压迫、触碰或损伤。

(6)防止深静脉血栓发生:减缓的循环血流、降低的心排血量、脱水以及低体温等,使老年患者成为围术期发生深静脉血栓的高危人群。手术室护士应在术前进行深静脉血栓风险评估,确定高危人群;术中预防性使用防深静脉血栓袜或使用连续压力装置,主动防止血栓的形成。

(7)术后麻醉恢复室的关注点:对于老年手术患者,术后麻醉护士应加强监测和护理,确保患者在恢复室中的安全与舒适,包括呼吸道的管理、循环系统改变的监测、出入量管理、正确评估意识和有效唤醒、疼痛管理与心理调适以及皮肤的再次评估。

2.等离子PK刀的使用和保养

(1)等离子PK刀的连接及操作步骤如下:正确放置机器及踏脚。连接电源,打开总开关,机器自检。出现"Power on test19"。打开面板开关,显示"Selt Test"。显示"Connect PK cable"。将连接线插入插孔。连接 PK 刀刀头。机器自动调节功率(开放性手术为 70~80 W)。正确判断效果。拆卸 PK 刀刀头,拔除连接线。关闭面板开关,关闭总开关。

(2)等离子 PK 刀术中及术后的保养:手术过程中,器械护士应正确地将等离子 PK 刀头的连接线传递给巡回护士。术中应随时保持 PK 刀头干净、无焦痂,在每次使用后可使用无菌生理盐水纱布对刀头进行擦拭。手术结束后,器械护士应完全拆卸 PK 刀的通道阀及可张开钳夹部,将其浸没于含酶清洗剂中 10~15 min,再用柔软的刷子在流动水下擦洗表面血迹,用高压水枪冲洗各关节和内面,用柔软的布擦干,用压缩空气吹干。在运输、包装、灭菌期间防止 PK 刀的连接线扭曲或打折,应顺其弧度盘绕。等离子 PK 刀应由专人负责保管与登记,每次使用等离子 PK 刀后,均应登记使用情况。如果术中发生使用故障,应及时联系工程师,请工程师检验和修复。

3.对携带心脏起搏器的患者使用电外科设备

携带心脏起搏器入手术室的患者,可能由于术中电外科设备的使用干扰,发生心律失常、室颤甚至心脏停搏。

(1)术前咨询心脏起搏器生产商及心内科医师相关注意事项,并请专业人员将心脏起搏器调节为非同步模式。

(2)术前,巡回护士必须准备体外除颤仪,使其保持随时备用状态。

(3)术中提醒手术医师尽可能使用双极电凝;如果必须使用单极电刀,则尽可能使用最小功率,同时保证放置单极电刀与电极板的位置尽量接近,且在手术中两者的使用位置尽量远离心脏起搏器,使电流回路不经过起搏器和心脏。术中严禁在接触患者之前触发单极电刀开关。术中手术团队应尽量使电外科设备的连接线远离心脏起搏器和起搏电极导线。

(4)术中巡回护士采取保暖措施,防止因环境温度低而出现寒战,使起搏器对肌电感知发生错误,导致心律失常。

(5)对于携带心脏起搏器的手术患者,巡回护士应该在使用单极电刀过程中密切监测心电图情况,包括心率、心律、心电波形等,发现异常情况,立即和手术医师、麻醉师沟通。

(徐丽娟)

第十三节　骨外科手术的护理

由于交通意外、工业和建筑业事故、运动损伤的增多,以及人口老龄化、各种自然灾害等因素,高危、复杂的创伤越来越多。如果患者得不到及时、有效的处理和治疗,将导致终身残疾甚至死亡,这给患者本人、家庭、社会带来沉重的负担。骨科在解剖学、生物力学和生物材料学研究的基础上,对手术方式、内固定材料不断进行新的尝试。近年来国内外信息、学术交流频繁,高清晰度的 X 线片、CT、MRI 在骨科领域被广泛应用,使得骨科手术技术不断更新。下面介绍两例常见骨科手术的护理配合。

一、髋关节置换手术的护理配合

股骨颈骨折、髋关节脱位、髋臼骨折、股骨头骺滑脱等髋关节骨折的病例中,最常见的并发症为创伤导致的血供中断,导致股骨头缺血性坏死。股骨头缺血性坏死进一步发展,会出现软骨下骨折、股骨头塌陷,最终导致严重的骨性关节炎。患者丧失生活和劳动能力。全髋关节置换术用于治疗股骨头缺血性坏死晚期继发严重的髋关节性关节炎患者,临床取得积极的效果,目前已成为治疗晚期股骨头坏死的标准方法。

(一)主要手术步骤及护理配合

1. 手术前准备

手术患者取 90°侧卧位,行全身麻醉或椎管内麻醉。切口周围皮肤消毒范围为上至剑突,下过膝关节,两侧过身体中线。按照髋关节手术铺巾法建立无菌区域。

2. 手术主要步骤

(1)显露关节囊:在髋关节外侧切口。传递 22 号大圆刀,切开皮肤。用电刀止血。切开臀中肌、臀外侧肌,显露关节囊外侧。

(2)打开关节囊:用电刀切开。传递有齿血管钳,钳夹。切除关节囊。传递 S 形拉钩和 HOMAN 拉钩,牵开,充分暴露髋关节并暴露髋臼。

(3)取出股骨头:在股骨颈与大转子移行部用电锯离断股骨颈,用取头器取出股骨头,将取下的股骨头用生理盐水纱布包裹保存,以备植骨。

(4)髋臼置换。

削磨髋臼:将合适的髋臼磨与动力钻连接好递给手术者,髋臼锉使用顺序为由小到大。削磨髋臼至髋臼壁周围露出健康骨松质为止,冲洗打磨的骨屑并吸引干净,使用蘑菇形吸引可有效防止骨屑堵塞吸引管路。

安装髋臼杯假体:选择与最后一次髋臼锉型号相同的髋臼杯,将髋臼杯安装底盘与螺纹内接杆连接,完成整体相连。将髋臼杯置于已锉好的髋臼中心,用 45°调整角度,将髋臼杯旋入至髋臼杯顶部,使其完全接触。关闭髋臼杯底部三个窗口,用打入器将与髋臼杯型号一致的聚乙烯臼衬轻轻扣入,并检查臼衬以确保其牢固性。

(5)置换股骨假体柄。

扩髓:内收外旋患肢,用 HOMAN 拉钩暴露股骨近端,用开髓器贴近股骨后方骨皮质开髓。将髓腔锉与滑动锤连接,用滑动锤打入髓腔锉,直至髓腔锉与骨皮质完全接触。在整个扩髓过程中,使用髓腔锉的原则为由小到大。

安装假体柄:用轴向打入器将假体试柄打入股骨干髓腔内。安装合适的试头。使复位器复位。确定假体柄、假体头的型号后逐一取出假体试头、假体试柄。冲洗髓腔并擦干。

安装假体:将与试柄型号相同的假体打入髓腔(方法与安装试柄、试头相同),假体进入后进行患肢复位,检查关节紧张度和活动范围。注意在置换陶瓷头的假体时必须使用有塑料垫的打入器,以免打入时损坏陶瓷头。缝合伤口前可根据实际情况在关节腔内和深筋膜浅层放引流管,然后对关节囊、肌肉层、皮下组织、皮肤等进行逐层缝合。

3. 术后处置

为患者擦净伤口周围血迹并包扎伤口。检查皮肤受压情况,固定引流管。护送患者入复苏室,进行交接。处理术后器械及物品。

(二)围术期特殊情况及处理

1. 对全髋置换的手术患者进行风险评估

股骨头缺血性坏死有一个渐进的演变过程,患者大多为高龄老人,又有功能障碍或卧床史,术中可能出现各种并发症,甚至心跳、呼吸骤停,所以要对患者进行风险评估。评估重点内容如下:①有无皮肤完整性受损的风险。②有无下肢静脉血栓形成的风险。③有无坠床的风险。④有无假体脱位的风险。

2. 防止髋关节手术部位错误

髋关节为人体左右侧对称部位,易发生手术部位错误的事故。故在全髋关节置换手术前必须严格实施手术部位确认,具体措施如下。

(1)手术图谱:术前主刀医师根据影像诊断与患者及其家属共同确认手术部位,并在图谱的相应部位做好标识,让患者及其家属再次确认后,在图谱的下方签名。

(2)标识部位:术前谈话时,在确认手术图谱后,主刀医师用记号笔在患者对应侧的手术部位画上标识。

(3)术前核对:巡回护士与主刀医师、麻醉医师共同将手术图谱与患者肢体上手术部位标记进行核对,同时,让可以配合的手术患者口述手术部位。任何环节核对时如果有不符,先暂停手术,核对无误后再行手术。

3. 对外来器械进行管理

用于髋关节置换的特殊工具和器械由医疗器械生产厂家提供,不归属于医院,属于外来器械。如果对于外来器械疏于管理,必将造成手术患者术后感染等一系列严重的并发症,这对于手术患者和手术者都是“一场灾难”。因此,外来器械被送入手术室后,必须严格按照外来器械使用流程进行管理,包括外来器械的准入、接受、清洗、包装、灭菌和取回。每一环节都应严格按照相关流程执行。

4. 预防髋关节假体脱位

手术团队掌握正确的搬运方法是杜绝意外发生的关键。按常规搬运方法搬运全髋关节置换术后的手术患者,会因为搬运不当造成手术患者的假体脱位。

(1)团队分工:麻醉医师负责头部,保证气管插管的通畅;手术医师负责下肢;巡回护士负责维持引流管路,防止滑脱;工勤人员负责平移手术患者至推床。

(2)要求:手术患者的身体呈水平位移动,双腿分开,与肩宽相同,双脚外展,呈“外八字”。避免搬运时手术患者的脚尖相对,造成假体脱位。

二、下肢骨折内固定手术的护理配合

骨折的患者往往有外伤史,详细了解患者受伤的时间、地点、受力点、方式(如高空坠落、机器碾压、车祸撞击、运动损伤、跌倒等),是直接还是间接致伤,是闭合性还是开放性伤口及伤口污染程度等。这些可以协助诊断,对采取合适的治疗方法起着决定性作用。发生在骨、骨骺板或关节等处的骨折,都包含骨皮质、骨小梁的中断,同时伴有不同程度的骨膜、韧带、肌腱、肌肉、血管、神经、关节囊的损伤。骨折的诊断主要依据病史、损伤的临床表现、特有体征、X线片。在诊断骨折的同时要及时发现多发伤、合并伤等,避免漏诊。

(一)主要手术步骤及护理配合

1. 手术前准备

(1)体位与铺单:采用全身麻醉、仰卧位。消毒范围为伤侧肢体,一般上下各超过一个关节。按下肢常规铺巾后实施手术。

(2)创面冲洗:为防止感染,必须对创面进行重新冲洗。常规采用以下消毒液体:①生理盐水 20 000~50 000 mL,冲洗的液体量视创面的洁净度而定,不可使用低渗或高渗的液体冲洗,以免引起创面组织细胞水肿或脱水。②用过氧化氢(H_2O_2)冲洗软组织、肌肉层,使 H_2O_2 与肌层及软组织充分接触,以杀灭厌氧菌。③用灭菌皂液去除创面上的油污。

(3)使用电动空气止血仪:正确放置气囊袖带,并操作电动空气止血仪,压迫并暂时性阻断肢体血流,达到最大限度地制止创面出血并提供清晰、无血流的手术视野,同时防止电动空气止血仪使用不当造成手术患者的损伤。

2.主要手术步骤

(1)暴露胫骨干:传递 22 号大圆刀,切开皮肤。用电刀切开皮下组织、深筋膜,暴露胫骨干。

(2)骨折端复位:清理骨折端血凝块,暴露外侧骨折端。用 2 把点式复位钳提起骨折处两端,对齐,进行骨折端复位。

(3)骨折内固定。

①选择器械:备齐钢板固定需要的所有特殊器械。②选择钢板:选择合适钢板,折弯成合适的角度。③固定钢板:斜面骨折处用拉力螺钉来固定,依次完成钻孔、测深、螺丝钉转孔、上螺丝固定这几个步骤。④固定钢板:用相同方法上螺钉固定钢板。⑤缝合伤口:冲洗伤口,放置引流管,然后对肌肉层、皮下组织、皮肤等进行逐层缝合。

3.术后处置

为手术患者擦净伤口周围血迹并包扎伤口。检查皮肤受压情况,固定引流管。将患者送回病房并进行交接。处理术后器械及物品。

(二)围术期特殊情况及处理

1.用空气止血仪减少伤口出血

空气止血仪具有良好的止血效能,如果伤口依旧出血不止,则应按照上述规定,检查仪器的使用方法是否正确,运转是否正常等。

(1)袖带是否漏气:因为一旦漏气,空气止血仪的压力就会下降,止血仪仅能压迫肢体浅表的静脉,但深层的动脉未被压迫,这样导致患者手术部位的出血要比不上止血带时更多。此时,应该更换空气止血仪的袖带,重新调节压力、计算时间。

(2)有开放性创伤时是否正确使用袖带:对开放性创伤的肢体在使用空气止血仪前一般不用橡胶弹力驱血带,因此手术划皮后切口会有少量出血,这是正常的。为了减少出血,可先抬高肢体,使肢体静脉血回流后再使用空气止血仪。

2.术中电钻发生故障的原因

电钻发生故障的原因较多,手术室护士可采取以下方法进行排除,必要时更换电池或电钻,以便手术顺利进行。

(1)电池故障:①未及时给电池充电或充电不完全。②电池使用期限已到,未及时更换以至于无法再充电。③灭菌方法错误造成电池损坏。

(2)电钻故障:①未及时清理钻头内的血迹,灭菌后形成血凝块,增加电钻做功的阻力,降低钻速。②操作不当,误碰到保险锁扣,电钻停止转动。③电钻与电池的接触不好。

3.有效防止螺旋钻头意外折断

手术医师在使用电钻为固定钢板的螺钉钻孔时,可能会出现螺旋钻头断于患者体内的情况,这不仅会损伤手术患者,也浪费手术器材。为防止此类事件,器械护士应该做到以下几点。

(1)术前检查钻头的锋利程度、钻头有无裂缝或损坏、钻头是否发生弯曲变形。

(2)使用套筒：使用钻头钻孔时必须带套筒，防止钻头与手术患者的骨皮质成角而发生断裂。

(3)防止电钻摩擦生热：使用电钻钻孔时，器械护士应及时注水，以降低钻头与骨摩擦产生的热量，这样既可有效防止钻头断裂，又可降低钻孔处骨的热源性损伤。

（徐丽娟）

第十四节 消化内镜室感染管理

消化内镜是重要的辅助检查和诊治手段。在传染病疫情防控期间消化内镜室需承担疫情防控及医疗救治工作。消化内镜检查及治疗时诊室环境相对密闭，医护人员需与患者近距离接触，且患者行胃镜诊疗时无法佩戴口罩，胃镜检查过程中患者常出现呛咳、呕吐等反应，肠镜诊疗中患者常出现排气、排便等情况，医护人员长时间处在呼吸道和消化道分泌物的高浓度气溶胶之中，这种情况下极易造成气溶胶传播的可能，呕吐物及粪便对环境的污染还可造成接触传播，导致消化内镜诊疗成为一项"高风险"操作。需要采取严格的感染防控措施，以保障医护人员和患者的生命安全，防止发生院内感染。

一、环境区域管理

消化内镜中心需构建"三区两通道"的隔离布局。清洁区为医务人员通道、更衣室、休息室及内镜储存室。潜在污染区为预约登记室、走廊、内镜洗消室等。污染区为患者通道、候诊区、消化内镜诊疗室。"两通道"分别是医务人员通道和患者通道。严格实行区域管理，控制好医务人员和患者流向，避免交叉感染。

二、工作人员健康监测

严格落实体温监测制度，上岗人员每日工作前及结束后均需测量体温并登记。医务人员每周行相关实验室检测。若体温超过 37.3 ℃或感觉身体异常不适，须立即上报并暂停工作，进行疾病筛查和随访。

三、内镜诊疗准入标准及预约就诊制度

（一）内镜诊疗准入标准

一般情况下，中高风险区域暂停内镜诊疗工作，对确需急诊内镜诊疗患者，需先排除流行传染病。低风险区域就诊患者，在做好流行传染病筛查的前提下开展消化内镜诊疗工作，先预约后诊疗。胶囊内镜检查具有器械一次性使用、无须麻醉、操作简便、检查室多为独立空间、检查与阅片可时空分离、医患交叉感染风险低的优点，在疫情防控期间，可酌情开展胶囊内镜检查。

（二）预约就诊制度

尽量使用电话或微信进行预约。预约时需询问患者病史，若患者主诉有发热、咽痛、咳嗽等症状和体征，应向医师报告，建议取消胃肠镜诊疗或延期。诊疗时请消费者出示相关流行传

染病检测结果,测量患者的体温,若体温高于 37.3 ℃,需将患者送至发热门诊进行排查,无发热者方可进行诊疗,并登记患者相关信息。

推行分时段预约就诊,避免患者聚集,坚持"一人一诊一室"。充分利用各类就诊、叫号、检查预约等系统,将患者分流,避免患者在候诊室聚集排队。所有患者及其家属进入候诊室要先进行卫生手消毒,全程佩戴医用外科口罩。人与人之间保证 1 m 以上的距离,设置单行路线。

四、诊疗防控措施

(一)诊疗室环境

宜在中央空调通风系统中安装空气净化消毒装置,或在回风系统中安装空气净化消毒装置。室内可配置人机共存的循环式空气净化消毒机。无条件的情况下可选择自然通风或机械通风进行有效空气交换,每日通风 2~3 次,每次不少于 30 min。有条件的医疗机构可将疑似或确诊患者安置到负压诊疗室。

(二)患者防护

进行内镜检查时,如无必要,禁止家属陪护,有必要时也需减少家属陪护,家属不得进入诊疗室。胃镜检查患者检查结束后立即佩戴医用外科口罩,肠镜检查患者全程佩戴医用外科口罩(疑似或确诊患者病情容许情况下应戴医用防护口罩)。

(三)医务人员防护

在患者进入之前做好相关准备工作,患者到达诊疗操作室立即进行诊疗,尽量缩短操作时间,减少相关人员,尽可能减少暴露风险。消化内镜中心工作人员在做好标准预防的基础上,根据疾病的传播途径和诊疗操作可能感染的风险,选用适当的个人防护装备。

(1)预约登记人员:按一级防护执行,戴医用外科口罩、工作帽,穿工作服、隔离衣,必要时戴乳胶手套。

(2)操作医师、麻醉师、诊疗室护士:按二级防护执行,戴医用防护口罩、护目镜/防护面屏、双层乳胶手套、工作帽,穿工作服、防渗透防护服(一次性)、鞋套等。若进行气管插管、吸痰等可能发生飞沫喷溅操作,在上述防护的同时,必要时需佩戴全面型呼吸头罩。

(3)清洗消毒人员:按二级防护执行,与诊疗室人员相同,加戴长袖加厚乳胶手套,加穿防水围裙/防水隔离衣、防水鞋套/靴套。

治疗、护理已排除传染病的患者,医务人员在诊疗区需戴工作帽、医用外科口罩、手套,穿工作服、隔离衣、鞋套。治疗、护理未排查传染病的患者,医务人员在诊疗区的防护要求与治疗、护理确诊传染病或疑似感染者的防护要求相同。

五、内镜的清洗消毒

中高风险区域使用内镜时应尽可能选择一次性使用附件,一人一用一丢弃。对必须重复使用的诊疗器械、器具和物品应严格遵循先消毒,再清洗、灭菌的原则。不建议床旁预处理,应将检查后的内镜放置在双层黄色垃圾袋中并密封,由专人转运至洗消间,按照消毒—清洗—灭菌的顺序进行处理。立即将内镜浸泡在 0.2%~0.35% 的过氧乙酸或有效氯浓度 60±10 mg/L 的酸化水中加盖密闭消毒 5 min,用注射器将各管道内充满消毒剂,再进行常规消毒灭菌。清洗液一用一更换,清洗槽和漂洗槽一用一消毒,在干燥台干燥后用蓝色运镜袋打包备用。每日清洗、消毒结束后,彻底清洗清洗槽、漂洗槽、灌流器和清洗刷等,并用含氯消毒剂或过氧乙酸消毒 30 min,然后擦拭干净。对清洗、消毒的废水用医疗废水消毒设备消毒后,方可排放入医院污水处理系统。

低风险区域内镜再处理流程参照《软式内镜清洗消毒技术规范》(WS 507—2016)。对胶囊内镜被检者穿的马甲式检查服,采用紫外线照射、75％的酒精擦拭或用臭氧消毒机消毒,使用 75％的酒精擦拭便携式记录仪,做到"一用一消毒",并做好内镜清洗、消毒的质量监测及记录。

六、环境清洁消毒

每个患者诊疗结束后,均需对诊疗场所及设备进行终末消毒。

(一)空气消毒

可用循环空气消毒机或紫外线照射消毒,可将消毒时间延长到 1 h。终末消毒,可使用 3％的过氧化氢或 2 000~5 000 mg/L 的过氧乙酸,20~40 mL/m³,采用超低容量喷雾器进行空气消毒,关闭门窗作用 1~2 h,开窗通风 1 h。

(二)物体表面消毒

有疫情时尽可能使用一次性物品,需一用一更换。例如,诊疗床应使用一次性床罩。非一次性用物应一用一消毒。①对内镜主机、操作台、监护仪、电外工作站等使用 75％的酒精或符合规定的消毒湿巾擦拭消毒。使用 500 mg/L 的含氯消毒液消毒,作用 30 min 后用清水擦拭。②对治疗车、设备、操作台、诊疗床等表面使用 1 000 mg/L 的含氯消毒液擦拭消毒,保持 30 min 后用清水擦拭干净。例如,对有患者血液、体液、分泌物等污染的物体表面,直接使用 2 000 mg/L 的含氯消毒液处理。③增加对高频使用的门把手、开关、按钮等物体表面的清洁、消毒频次。

(三)地面消毒

先使用 1 000 mg/L 的含氯消毒液拖地,保持 30 min 后用清水拖地。有患者血液、体液、分泌物等污染,直接使用 2 000 mg/L 的含氯消毒液处理。

七、医疗废物管理

对医疗废物必须严格按照医疗废物管理办法进行处理,由专人收集和管理,做好个人防护,使用专用医疗废物转运通道进行转运。使用双层加厚黄色医疗垃圾袋收集医疗废物,采用鹅颈结式封口、分层封扎,及时通知医疗废物转运人员进行交接转运,由转运人员贴"传染病"标识,离开污染区前用 1 000 mg/L 的含氯消毒液喷洒表面或在其外加套一层清洁黄色医疗垃圾袋。

八、做好全员培训

培训内容严格参照国家健康委员会发布的相关疫情指南、指导意见、工作指引等。做好医务人员(包括护理员、清洁员)和患者的相关培训及宣教指导工作。培训内容包括医务人员手卫生、医务人员职业防护、防护用品穿脱流程及要求、职业安全、暴露的预防与处理流程等,以及软式内镜清洗消毒技术规范、消毒及灭菌剂的选择使用等。针对消化内镜中心感控薄弱环节对全员进行感控强化培训及考核。

九、物资保障

加强防护物资的管理,保证防护用品的质量合格,数量充足,每天按岗位、数量准确发放,专人负责发放、领取物资,对防护物资执行日结,使用与领取避免浪费,建立登记表。

十、发挥院感监督作用

科室设立"感控监督员",在感控专业部门的指导下每日针对人员防护、隔离措施、消毒物品、消毒液、消毒设备等的使用情况、医疗废物管理、人员转运、日常及终末消毒等进行督导,做到及时纠正,随时查缺补漏,做好各项执行情况的登记上报工作。对感控部门反馈的问题进行分析和改进。

十一、建立并完善科室应急体系

多部门协同联动,对人员进行应急培训,尤其要重视急诊应急队伍的梯队建设和应急物资的储备,加强专项应急技术培训和应急预案演练(针对人员防护、诊疗及工作流程、人员进出路线、内镜洗消、医废处置等进行演练并讨论,弥补不足),做好物资配置及管理、优化诊疗环境,强化院内感染防控措施。

(李　娟)

第十五节　经接触传播传染病手术感染管理

一、术前准备

(一)术前访视

(1)阅读病历,掌握患者手术相关信息及传染病相关信息。

(2)术前一日巡回护士用书面和口头形式为患者作术前健康宣教及消毒隔离指导。

(3)手术通知单应注明患者所患传染病及采取的隔离种类。

(二)物品准备

(1)器械准备:根据手术种类选择合适的手术器械。

(2)敷料准备:使用一次性手术敷料。

(3)引流物品:用一次性已灭菌引流管(如T形管、胸腔引流管、导尿管、空心引流管等)。

(三)仪器准备

(1)负压吸引装置:将负压连接管插口插入墙壁或吊塔中心吸引插口内,另一端连接负压吸引盖抽出口,检查负压大小(吸入口连接手术台上吸引管)。使用一次性负压吸引罐。如果使用玻璃负压吸引瓶,则应在吸引瓶内放置500 mL 2 000~5 000 mg/L的含氯消毒液。

(2)高频电刀:首先检查电刀是否完好。接通电源,开总开关,按手术调节输出量大小。使用一次性手术电极及一次性负极板。

(3)其他仪器:按常规手术准备,可使用一次性物品的应使用一次性物品。

(四)手术间准备

安排专门的隔离手术间,悬挂蓝色隔离标识。隔离手术间谢绝参观,减少不必要的人员流动。

（五）医务人员的防护

（1）参加手术的医务人员均需采取防护措施，包括手术医师、麻醉医师、器械护士、巡回护士。

（2）佩戴一次性工作帽、外科口罩，加戴护目镜/面屏，穿防水鞋套。

（3）手术医师及器械护士穿双层一次性手术衣，戴双层无菌手套。

（4）其他人员在接触患者血液、体液、分泌物、排泄物、呕吐物及污染物时，应戴清洁手套。

（5）必要时穿防护服，使用防水围裙。

二、术中消毒隔离

（一）环境管理

（1）当地面、物体表面受到明显污染时，先用吸湿材料去除可见的污染物，再用 $2\ 000\sim5\ 000$ mg/L 的含氯消毒液擦拭，作用 30 min 后再清洁消毒。

（2）对手术间进行终末消毒，补充手术间物品。

（3）按病种在标本袋上做好传染病标识，在专用标本柜独立存放标本，及时送检。

（二）人员管理

（1）督促手术间各类手术人员进行无菌操作，采取隔离措施，保持手术台干燥、整洁，保持手术间安静、整洁。

（2）手术结束，擦净切口周围血迹，保持患者清洁。必要时垫吸水中单，避免血液、体液、分泌物、排泄物污染周围环境。

（3）使用硬质容器盛放缝针、刀、剪等锐器，禁止传递锐器，防止手术医护人员职业暴露和损伤。

三、术后终末消毒

（一）污染物品的处置

（1）术后将一次性诊疗用具、一次性医疗用品和器械用双层黄色垃圾袋打包密封，标明传染病名称，按感染性废物处理。

（2）应将手术缝针、刀片、玻璃安瓿等医用锐器及时放入硬质锐器盒内，防止损伤。

（3）术后对手术器械按常规进行预处理，按传染病种分别装箱，做好传染病标识，密闭转运至消毒供应中心。

（二）环境终末消毒

手术结束后应对手术间进行终末消毒。对地面、物体表面可用 $2\ 000\sim5\ 000$ mg/L 的含氯消毒液，作用时间不少于 30 min。可将被污染的物品浸泡于含有效氯 $2\ 000\sim5\ 000$ mg/L 的消毒液中，浸泡时间不少于 30 min。

（李　娟）

第十八章 消毒供应中心护理

第一节 消毒灭菌护理技术

一、清洗、消毒、灭菌概念

无菌器械的处理包括清洗、消毒、灭菌三个阶段。在这三个阶段，由于采用的处理方式不同，达到的质量标准也不同。无菌器械的处理过程必须是连续、完整的，三个阶段缺一不可。

（一）清洗

通过物理和化学方法尽可能将被清洗物上的有机物、无机物和微生物减少到比较安全的水平。清洗是消毒工作的开端，是非常重要的环节，属于消毒技术范畴。通过清洗不仅可以清除可见的污物，还可以清除部分致病性微生物。加强清洗质量管理非常重要，清洗质量直接影响消毒灭菌质量，对医疗器械的保养、延长使用寿命、降低损耗也具有重要的意义。用目测方法检查清洗后的物品，应该达到器械上没有污渍或锈迹、清洁、光亮、没有挂水珠的标准。

（二）消毒

通过物理和化学方法清除或杀灭传播媒介上的病原微生物，使其达到无害化的程度。消毒处理后，媒介物携带的微生物数量达到国家卫健委《消毒技术规范》规定的标准。人工污染的微生物减少99.9%或是自然污染的微生物减少90%以上，即认为消毒合格。提倡使用物理消毒方法。凡是耐高温的材料都可以采用这种消毒方法。物理消毒方法是使用高温水或采用煮沸方法进行器械消毒，属于湿热消毒。特别强调，采用物理消毒方法的前提条件有两点，一是在消毒前污染器械必须经过彻底的清洗，二是器械材料必须能够耐受高温处理。湿热消毒应通过 A_0 值计算方法评定消毒作用水平。A_0 值的计算方法可以确认湿热消毒达到的消毒作用水平。器械消毒还可以采用化学消毒方法，多选用含氯消毒剂浸泡的方法。

（三）灭菌

灭菌是指用化学的或物理的方法杀灭或清除传播媒介上的所有微生物，使之达到无菌水平。必须通过灭菌试验和无菌检测判定是否灭菌合格。医院消毒供应中心对灭菌后物品进行常规细菌培养检测，必须达到无菌生长。消毒供应中心必须采用灭菌设备进行物品的灭菌处理，不能采用化学消毒剂浸泡方法。

二、消毒灭菌管理原则

（一）消毒灭菌作用水平的选择

卫健委《消毒技术规范》中规定，根据消毒因子的适当剂量（浓度）或强度和作用时间对微生物的杀灭能力，可将其分为灭菌、高水平消毒法、中水平消毒法、低水平消毒法等四个作用水平的消毒方法。消毒供应中心必须选用可以达到高水平消毒作用的方法和消毒剂进行物品的消毒处理。例如，采用物理消毒方法时选用的水温应达到80 ℃～93 ℃，A_0 值为3 000。采用煮沸消毒方法,温度为 100 ℃,时间为 3 min。采用化学消毒方法时应选用高水平消毒剂。例如,可选用含氯消毒剂、0.2%的过氧乙酸等。

(二)消毒灭菌方法选择

1.根据物品(器械)污染的危害程度选择消毒或灭菌方法

医用物品对人体的危险程度是指物品污染后,对人体造成感染的程度。医用物品分为高度危险性物品、中度危险性物品、低度危险性物品。

消毒供应中心供应的无菌器材大部分为高度危险性物品,有一部分为中度危险性物品,还有部分低度危险性物品。①高度危险性物品:必须采用灭菌方法处理,达到灭菌保证水平。消毒供应中心进行器械灭菌处理,必须使用灭菌器,如压力蒸汽灭菌器、干热灭菌器、环氧乙烷灭菌器、等离子灭菌器、低温甲醛灭菌器等。禁止采用化学灭菌剂浸泡的方法进行物品的灭菌处理。②中度危险性物品:必须采用高水平消毒法,杀灭各种微生物(包括细菌芽孢)。③低度危险性物品:采用中水平消毒法,杀灭细菌芽孢以外的各种微生物,或采用低水平消毒法,杀灭细菌繁殖体(排除分枝杆菌)和亲脂病毒。

2.根据污染微生物程度选择消毒灭菌方法

消毒供应中心接收的污染器械和物品,沾染了患者的体液、血液和各种致病性微生物,也沾染了经血传播的病原微生物(乙型肝炎病毒、丙型肝炎病毒、艾滋病病毒等)。消毒供应中心在处理时,很难将这些污染的器械划分为感染器械或非感染器械,因此,应将污染的器械均视为感染器械。必须采用高水平以上的消毒方法进行器械处理。消毒人员在接触污染器械物品、进行清洗消毒的操作中,必须严格按照标准进行个人防护。在传染病暴发和流行时期,特别是出现不明原因的传染病时,需要与医院感染管理部门密切合作,正确选择消毒灭菌方法。对污染的医疗器械进行特殊的消毒灭菌处理和管理。

3.根据消毒物品的材质选择消毒灭菌方法

应防止消毒介质对医疗器材的损坏,例如,高温蒸汽会造成器械变形,用消毒剂浸泡器械可能使其腐蚀。消毒灭菌方法必须与消毒器材相适应,并能达到预期的消毒灭菌效果。例如,蒸汽不能穿透油、粉类的物品,如果选择湿热蒸汽灭菌方法就不能达到灭菌效果。

根据消毒物品的材质选择消毒灭菌方法的原则:①对耐高温、耐湿物品首选压力蒸汽灭菌。②对怕湿、怕热物品或精密仪器采用低温灭菌。③对干粉、油剂类可选择干热灭菌。

4.根据采用的清洗方式选择消毒的步骤

污染器械处理必须经过三个基本的步骤,即清洗、消毒、灭菌。需要特别强调,操作的顺序为先进行污染器械的清洗,然后消毒,这样有利于提高清洗和消毒质量。另外,对一些特殊器械物品,由于受到材料、形状和清洗方式的限制,需要变动清洗、消毒顺序。可选用以下程序。

程序1:清洗—消毒(煮沸或高温水冲洗)—灭菌,适用于非尖锐器械物品的清洗操作。大部分器械都可采用这种处理程序。

程序2:消毒(化学消毒)—清洗—消毒(煮沸或高温水冲洗)—灭菌,适用于尖锐器械类物品的清洗操作(如穿刺针等)。

程序3:手工擦拭消毒(用消毒剂擦拭)—手工擦拭(用清水或纯化水)—灭菌(低温灭菌),适用于不能进行机械清洗消毒的器械或不耐高温水消毒和灭菌的器械。

三、消毒灭菌流程及操作标准

各类医疗器械的消毒灭菌必须经过 7 个步骤,即污染器械的回收、污染器械的分类、污染器械的清洗消毒,消毒器械的制备包装、灭菌处理、无菌物品的储存、无菌物品的下送。只有通过专业化的处理和全过程管理,才能达到无菌物品质量标准。在物品处理过程中须依靠技术和设备支持,最大限度地减少工作环节中的不稳定因素,达到程序化、标准化、科学化。在流程管理中,还应建立器械流转记录。它是管理人员进行质量控制的信息源,是了解全部工作运行状态的基本方式。应用网络系统进行管理是今后发展的方向。器械流转记录内容主要包括器械归属科室的名称、接收器械时间、器械数量、岗位操作人员、确认人或核查人员等信息。

(张沙沙)

第二节　清洗消毒护理技术

一、常用清洗消毒方法

近年来,医疗器械精密程度的提高加大了器械清洗消毒的难度。为此,新的清洗消毒技术和理念产生,先进的清洗消毒设备在消毒供应中心逐步推广使用。消毒人员在进行清洗消毒的操作时,必须根据器材污染程度(沾染血液多少、血液干涸程度、发生锈蚀等)、不同材质(金属、玻璃、电子等)和形状(锐器、盘、盆等),采用多种清洗方式和步骤,才能达到清洗消毒质量标准。器械的清洗是消毒工作的开端,属于消毒技术范畴。清洗和消毒操作有密切的连续性并相互影响,贯穿着复杂、细致的管理工作。

(一)清洗步骤

无论采用手工清洗方法还是机械清洗方法,清洗操作都包括预清洗、主洗、漂洗。

1. 预清洗

预清洗指用手工或机械的方法对污染器械进行第一个清洗步骤,以清除器械表面污染物。对已经干涸的污渍必须借助手工清洗的方法进行预处理。

2. 主洗

主洗是用清洗剂进行的第二个清洗步骤。通过清洗剂分解作用去除器械上的污染物,借助刷子或机械作用,用水流冲刷污染物,是清洗过程中的关键。

3. 漂洗

用水反复冲洗器械、物品,彻底清除松脱和分解的污物。漂洗不应少于三次,最后一次漂洗通常称为最终漂洗。清洗器械用水经过特别方法处理。

(二)基本消毒方法和原则

器械的消毒应首选物理消毒方法,对不耐高温的特殊器械可选用化学消毒方法。物理消毒方法包括高温水消毒法、煮沸消毒等。化学消毒方法包括浸泡法和擦拭法。

二、清洗消毒方法的分类和操作

(一)手工清洗消毒方法

1. 清洗设施

①设刷洗池和容器。②使用刷子或海绵。③必须在流动水中刷洗或冲洗。④工作人员必

须使用防护用具。

2.适用范围

①适用于污染器械的预清洗，有锈迹、污染严重的器械的清洗。②适用于经过机械方法处理后仍有污渍，需要重新清洗的器械。③适用于一些不能使用机械方法清洗的结构复杂的器械、精密器械和物品。④适用于不能浸泡于水中的器材。

3.手工清洗消毒的操作方法及注意事项

①清洗消毒进静脉物品（如注射器、穿刺针等），必须进行去热源的处理。②使用化学消毒剂时，必须严格掌握化学消毒剂的配置浓度和消毒时间，保证消毒效果。③对浸泡消毒的器械，要打开关节，拆开套管，分开摆放，物品应完全浸泡在消毒液中。④将软管类物品浸泡消毒时，要从一端缓慢放入消毒液中，或竖立摆放在容器中，进行浸泡消毒。⑤刷洗器械时要打开关节，整齐地排放在手中刷洗。手中器械不宜过多，每次可同时刷洗 3～5 把。在流动水中冲洗器械。⑥最后一次冲洗进入静脉器械，应使用蒸馏水，用广泛 pH 试纸测试，蒸馏水的 pH 为 6～7。使用当日生产的蒸馏水。⑦内镜清洗应执行卫健委《内镜清洗消毒技术操作规范》。⑧器具表面不光滑的部位，器械齿牙和关节处、盒锁等部位清除污染比较困难，应注意清洗质量。⑨手工清洗时不能使用去污粉擦洗器械上的污渍。必须使用刷子或海绵擦洗。应给使用后的刷子等用品消毒。对清洗消毒的工具和设施必须每天进行清洗消毒。

（二）机械清洗消毒方法

国内消毒供应中心近几年逐步使用机械清洗方法。该方法在国际上已经成为普遍采用的方法。ISO 15883 中规定，各种重复使用的医疗器械应在清洗消毒器中进行清洗消毒及干燥。机械清洗方法能够提高工作效率，提高物品消毒灭菌质量，降低工作人员发生医院感染的危险。采用机械清洗方法是消毒供应中心发展的方向。机械清洗消毒设备有两类，即超声波清洗器和喷淋清洗消毒器。各类设备的清洗工作原理不同，但是基本步骤是一致的，即先进行器械的清洗，然后进行器械的消毒。

1.超声波清洗方法和操作

超声波清洗器的作用原理是将高频的超声波转变成机械的振动，使附着在器械上的污染物松动、分离，达到对物品的清洁作用。

超声波清洗方法的适用范围：金属器械、玻璃类器材、各类穿刺针、硬性的管腔器械。超声波清洗水温应在 40 ℃～45 ℃。超声波清洗的工作频率为30～40 kHz。超声波清洗时间为5～10 min。超声波清洗器设备分类及特点如下。①台式超声波清洗器：一般台式超声波清洗器为小型清洗设备，只具备松动、分离器械上污染物的功能。对器械的冲洗、清洗和消毒处理需要辅助其他方法。②半自动落地组合式超声波清洗消毒器（5 槽组合）：具有超声波清洗和摆动式喷淋清洗的功能，完成器械的清洗、消毒、烘干，由预清洗槽、超声喷淋清洗槽、煮沸消毒槽、沥水槽、烘干槽组成。这是一套半机械化的清洗设备，每一个处理的过程需要辅助手工进行步骤转换。可以根据总体设备配置的情况选配不同工作槽进行组合。③全自动/半自动落地组合式超声波清洗消毒器：特点是器械筐在每个工作槽中可以自动传递和转换。根据清洗器械，自动设定清洗程序，有利于提高工作效率。④柜式双门喷淋超声清洗消毒机：具有超声清洗机和喷淋清洗机的功效，双门构造利于建立区域间的屏障，简化操作过程。

操作注意事项：必须将物品装入专用的网筐内，不得直接放入水槽，以避免影响清洗效果。台式和落地式超声清洗槽中注水后，要除气 5 min 或静止 5 min，再进入清洗程序。可选择水温 40 ℃～45 ℃,以利于提高洁净度。使用超声波清洗之前,必须对器械进行预冲洗以去除有机物碎屑。定时更换清洗液,至少 8 h 更换一次或根据污染情况进行更换。应及时将清洗消毒后的物品烘干,防止生锈。超声波清洗器不适用于橡胶和软塑料类材质的物品清洗。

2. 喷淋清洗消毒器

其通过旋臂式喷淋冲洗达到对物品彻底的清洗,使用高温水冲洗进行消毒处理,达到高水平消毒。机械化程度和工作效率高,可自动添加器械清洁剂和养护剂。处理程序包括预冲洗、主洗、漂洗、消毒、烘干。具有程序显示屏和记录功能。

适用范围:金属、塑料、橡胶、玻璃、乳胶等材料的器械。借助不同的冲洗架,可完成容器、管状类等器材的清洗消毒。

清洗程序及操作:自动设定程序,也可以手工选择程序,完成全部典型清洗消毒程序需要 45 min 左右,包括以下步骤。①装载:将物品摆放在清洗架上。②预冲洗:时间约为 3 min,水温 30 ℃。该阶段水温要足够低,防止蛋白质凝固。③主洗:主洗消毒阶段总时间约 8 min,在水温 45 ℃～55 ℃的时候加入清洗液。④第一次漂洗:去除污渍和清洗剂。这个阶段也可称为中和阶段。如果主洗阶段使用碱性清洗剂,在漂洗时加入中和液(酸性),以达到良好的清洗效果。漂洗阶段的水温不能低于 65 ℃。⑤第二次漂洗:是进一步冲洗和清洗阶段。水温不应低于 70 ℃。⑥最终漂洗阶段:指使用纯净水或蒸馏水进行最后一次漂洗。在此阶段添加器械养护剂,之后在 90 ℃至少保持 1 min 进行消毒。⑦干燥:设定干燥时间为 20 min,温度达到 80 ℃～90 ℃。

(三)煮沸消毒方法

在配合超声清洗设备的使用过程中,常采用煮沸消毒方法,煮沸消毒能够达到高水平消毒。煮沸温度 100 ℃,至少维持 30 min。从水沸腾开始计算有效消毒时间。为了防止产生水垢,应选用纯化水或蒸馏水。煮沸时应将物品装入网筐内,全部浸入水中。取物时防止烫伤。

(四)烘干机的使用方法

目前,消毒供应中心应推广使用烘干机进行器械的干燥处理。国际上已将它列为基本设备。它可以防止手工擦拭清洗消毒后的器械造成的污染,保证器械的干燥效果,防止生锈,有利于器械保存。

在使用过程中应根据器械材质耐受的温度设定温度、时间参数。金属器械的烘干温度一般为 70 ℃～90 ℃,时间为 20～30 min。呼吸管路的烘干温度为 80 ℃～90 ℃,时间为 40 min。

(张沙沙)

第十九章　基础护理与门诊护理

第一节　患者的体位和变换

卧位就是患者卧床的姿势。临床上常根据患者的病情与治疗的需要为之调整相应的卧位,这对减轻症状、治疗疾病、预防并发症,均能起到一定的作用。例如,妇科检查可采取截石位,灌肠时可采取侧卧位,呼吸困难时可采取半坐卧位等,护士应根据患者的病情需要,协助和指导患者采取正确卧位。

正确卧位应符合人体生理解剖功能,例如,关节应维持轻度的弯曲,不过度伸张等,可使患者舒适、安静。

一、卧位的性质

(一)主动卧位

患者身体活动自如,体位可随意变动,称主动卧位。

(二)被动卧位

患者自身无变换体位能力,躺在被安置的体位,称被动卧位,这类患者如极度衰弱或意识丧失的患者。

(三)被迫卧位

患者的意识存在,也有变换体位的能力,由于疾病的影响被迫采取的卧位,称为被迫卧位,例如,支气管哮喘发作时,由于呼吸困难而采取端坐卧位。

二、患者的各种体位

临床上为患者安置各种不同的体位是便于检查、治疗和护理。

(一)站立位

当患者站立时,重心高,支撑面小,身体稳定性差。故要求头部不可太向前,下颌收进,不可上翘,胸部挺起,下腹部内收而平坦,保持脊柱正常曲线,即颈椎前凸、胸椎后凸、腰椎前凸、骶椎后凸,而不宜加大或减少这些凸度,可适当地将两脚前后或左右分开,扩大支撑面,增加稳定性。

(二)仰卧位

仰卧位患者重心低,支撑面大,为稳定卧位,宜给板床加厚垫,因采用仰卧位时,能保持腰椎生理前凸,侧卧时不使之侧弯,故脊柱受的压力最小。软床垫虽能使身体表面的皮肤和肌肉受力均匀,但因仰卧时,腰椎后凸增加,易使腰部劳损。采用仰卧位时应注意如下几点:①不可将患者的头部垫得过高,在垫起头部时,要同时垫起肩部,以免产生头向前倾,胸部凹陷的不良姿势,大腿要加以支撑,避免外翻;②可在股骨大转子、大腿侧面以软枕支撑,小腿轻微弯曲,可在窝的上方垫一个小枕,不宜直接垫于窝内以免影响血液循环、损伤神经;③采用仰卧位时,患者的脚会轻微地向足底弯曲,长期受压可形成足下垂,可使用脚踏板,帮助患者维持足底向背侧弯曲,并解除盖被的压力,同时鼓励患者做踝关节运动;④昏迷或全身麻醉后清醒的患者,要采用去枕仰卧位,应将患者的头转向一侧,以免呕吐物被吸入呼吸道;⑤脊髓麻醉或脊髓腔穿刺的患者,采用此卧位可预防颅内压增高而致头痛;⑥休克,采用仰卧中凹位,即抬高头部10°～20°,将下肢抬高20°～30°,以利于增加肺活量,促进下肢静脉血液回流,保证重要器官的血液供应。

1.去枕仰卧位

(1)适应证:①昏迷或全身麻醉未清醒的患者。采用此卧位可以防止呕吐物流入气管而引起窒息及肺部并发症;②施行脊椎麻醉或脊髓腔穿刺后的患者,采用此卧位4～8 h,可避免因术后脑压降低而引起的头痛及脑疝形成。

(2)要求:去枕仰卧,头偏向一侧,两臂放在身体两侧,两腿自然放平。需要时将枕头横立,置于床头。

2.休克卧位

(1)适应证:休克患者。抬高下肢有利于静脉血回流,抬高头胸部有利于呼吸。

(2)要求:患者仰卧,抬高下肢20°～30°,或抬高头胸部及下肢各20°～30°。

3.屈膝仰卧位

(1)适应证:①胸腹部检查。放松腹肌,便于检查;②妇科检查或行导尿术。

(2)要求:患者仰卧,头下放枕,两臂放于身体两侧,两腿屈曲或稍向外分开。

(三)侧卧位

1.适应证

侧卧位常用于变换受压部位,或做肛门检查。

(1)适用于灌肠、肛门检查、臀部肌内注射、配合胃镜检查等。

(2)侧卧位与仰卧位交替,以减轻尾骶部压力,便于擦洗和按摩受压部位,以预防压疮等。

(3)对一侧肺部病变的患者,视病情而定患侧卧位或健侧卧位。采用患侧卧位可阻止患侧肺部的活动,有利于止血和减轻疼痛。采用健侧卧位,可改善换气,对咳痰和引流有利。

2.要求

患者侧卧,头下放枕,臀部后移靠近床沿。两臂屈肘,分别放在前胸与枕旁。两腿屈髋屈膝,下面髋关节曲度较上面小。将头部垫高,与躯干成一条直线,并防止脊柱扭曲,将上面的手臂用枕垫起,勿使其牵拉肩胛带或妨碍呼吸,将上面的腿以枕垫起,防止髋内收。这种卧位较仰卧位支撑面扩大,使患者感到舒适安全。对昏迷瘫痪的患者,背部应置一个枕头,以支撑背部。

(四)半坐卧位

半坐卧位也可称半坐位或半卧位。

1.适应证

(1)常用于心肺疾病所引起的呼吸困难。采用这种卧位,因重力作用,膈肌下降,扩大胸腔容积,可减轻对心肺的压力。

(2)对于腹部手术后有炎症的患者,半坐卧位可使渗出物流入盆腔,使感染局限化,同时可以防止感染向上蔓延而引起膈下脓肿,也可减轻腹部切口缝合处的张力,避免疼痛,有利于伤口愈合。

（3）面部或颈部手术后，此卧位可减少局部出血。

（4）采用半坐卧位可使恢复期体质虚弱的患者有一个逐渐适应站立起来的过程。

2. 要求

将患者抬高 $30°\sim60°$，扶患者坐起，使两腿自然弯曲，在上肩垫软枕。抬高床头后，患者卧于倾斜的床面上，这时上身的重力在平行于斜面的方向有一个分力，使患者沿斜面下滑，因此需用患者双膝所产生的力来抵抗下滑力。

根据平行四边形法则，这种姿势便于形成一个近乎垂直向下的合力。这样下滑力较小，比较稳定，患者感到舒适省力。

（五）坐位

坐位又名端坐位。

1. 适应证

适用于心力衰竭、心包积液、支气管哮喘发作，以及急性左心衰竭患者。

2. 要求

扶起患者坐起，床上放一张跨床桌，上面放软枕，患者可伏桌休息。若用床头支架或靠背架，将床头抬高，患者背部也能向后依靠，适用于心力衰竭、心包积液、支气管哮喘发作患者。当用于急性左心衰竭患者时，患者的两腿向一侧床沿下垂，由于重力作用，重返心脏的回流血量有所减少，出现呼吸困难时患者的身体靠于床上小桌，用枕头支撑，借助压迫胸壁而呼吸。

（六）俯卧位

1. 适应证

（1）适用于腰背部检查或配合胰、胆管造影检查。

（2）适用于脊椎手术后或腰背、臀部有伤口，不能平卧或侧卧的患者。

（3）胃肠胀气引起腹痛。

2. 要求

患者的腹部着床，头及肩下各垫一个小枕，枕头不宜过高，以免患者的头部过度伸张。头偏向一侧，两臂弯曲，放于头旁，腹下以枕头支撑，维持腰椎正常曲度及减轻女患者的乳房受压程度。小腿下垫枕，以抬高双足，使其不接触床，避免足下垂，并可维持膝关节的弯曲。采用俯卧位时，膝关节承受了大部分的压力，故宜在大腿或膝关节下垫一个小软枕，以减轻压力。

（七）膝胸卧位

1. 适应证

常用于肛门、直肠、乙状结肠镜检查，以及矫正子宫后倾及胎位不正等。

2. 要求

患者跪卧，两小腿平放于床上，大腿与床面垂直，两腿稍分开，胸及膝着床，头转向一侧，临床上常用于肛门、直肠、乙状结肠镜检查。因为臀部抬起，腹部悬空，受重力作用，腹腔脏器前倾，所以此体位用在矫正子宫后倾及胎位不正等。采用这种卧位时，要注意患者的保暖及预防患者不安的心理。

（八）膀胱截石位

1. 适应证

此卧位常用于肛门、会阴与阴道手术检查和治疗时，也用于膀胱镜检查、女性患者的导尿及接生。

2.要求

患者仰卧于检查台上,两腿分开,放于检查台支架上,支架应垫软垫,以防压伤腓总神经。女性患者导尿时,髋与膝关节弯曲,腿外展,露出会阴与阴道,以便插入导尿管。这种卧位会使患者感到不安,需耐心解释疏导,适当地遮盖患者,减少暴露患者身体,并注意保暖。

(九)头低脚高位

1.适应证

(1)肺部分泌物引流,使痰易于咳出。

(2)行十二指肠引流术,有利于胆汁引流。

(3)跟骨牵引或胫骨结节牵引时,将人体重力作为反牵引力,预防上下滑动。

(4)产妇胎膜早破及下肢牵引,可防止脐带脱垂。

2.要求

患者平卧,头偏向一侧,将枕头横立于床头,以免碰伤头部,将床尾垫高 15~30 cm。例如,做十二指肠引流者,可采用右侧头低脚高位。这种体位使患者感到不适,因此不可长期使用,颅内压高者禁用。

(十)头高脚低位

1.适应证

(1)颈椎骨折时,将人体重力作为颅骨牵引的反牵引力。

(2)预防脑水肿,减轻颅内压。

(3)开颅手术后,也常用此卧位。

2.要求

患者仰卧,将床头用支撑物垫高 15~30 cm。

三、体位的变换

(一)翻身侧卧

1.目的

(1)协助不能起床的患者变换卧位,使患者感到舒适。

(2)减轻局部组织长期受压,预防压疮。

(3)减少并发症,如坠积性肺炎等。

(4)适应治疗和护理的需要。

2.操作步骤

(1)一人扶助患者翻身法:①放平靠背架,取下枕头,放于椅上。使患者仰卧,双手放于腹部,屈曲双膝。②护士先将患者的下肢移向近侧床沿,再将患者的肩部移向近侧床沿。③护士一只手扶肩,另一只手扶膝,将患者轻轻推向对侧,使患者背向自己,然后按侧卧位法用枕头将患者的背部和肢体垫好。这种方法适用于体重较轻的患者。

(2)两人扶助患者翻身法:①患者仰卧,两手放于腹部,两腿屈曲。②两位护士站在床的同一侧。一人托住患者的颈肩部和腰部,另一人托住患者的臀部和腘窝部,两人同时将患者抬起,移近自己,然后分别扶托肩、背、腰、膝,轻推,使患者转向对侧。③按侧卧位法用枕头将患者的背部和肢体垫好,使患者舒适。

（二）移向床头法

1.目的

协助已滑向床尾而不能自己移动的患者移向床头,使患者感到舒适。

2.操作步骤

（1）一人扶助患者移向床头法:①放平靠背架。取下枕头,放于椅上,使患者仰卧,屈曲双膝。②护士一只手伸入患者腰下,另一手放在患者大腿后面,在抬起的同时,嘱患者双手握住床头栏杆,双脚蹬床面,协助患者移向床头。③放回枕头,根据病情再支起靠背架,使患者卧位舒适。

（2）两人扶助患者移向床头法:①两位护士站在床的两侧。②使患者仰卧屈膝,让患者的双臂分别勾在两位护士的肩部。③护士对称地托起患者的肩部和臀部,两人同时行动,协调地将患者抬起并移向床头。也可以一人托住患者的肩部及腰部,另一个人托住患者的背及臀部,同时抬起患者,移向床头。④放回枕头,整理床单,协助患者取舒适的卧位。

3.注意事项

（1）翻身间隔时间,根据患者的病情及局部皮肤受压情况而定。

（2）变换卧位时,务必将患者稍抬起后再行翻转或移动,决不可拖、拉、推,以免损伤患者的皮肤,同时应注意保暖和安全,防止着凉或坠床。

（3）变换卧位的同时需注意患者的病情变化及受压部位的皮肤情况。根据需要进行相应的处理。

（4）患者身上带有多种导管时,应将导管安置妥当,防止变换卧位后导管脱落或扭曲受压。

（张　敏）

第二节　患者的清洁卫生及护理

清洁是患者的基本需求之一,是维持和获得健康的重要保证,清洁可以清除微生物及污垢,防止细菌繁殖,促进血液循环,有利于体内废物排泄,同时清洁使人感到愉快、舒适。

一、口腔护理

口腔护理的目的有以下几方面。

（1）保持口腔的清洁、湿润,使患者舒适,预防口腔感染等并发症。

（2）防止口臭、口垢,促进食欲,保持口腔的正常功能。

（3）观察口腔黏膜和舌苔的变化,注意特殊的口腔气味,这些可提供病情的动态信息,例如,肝功能不全患者出现肝臭,常是肝昏迷的先兆。常用的漱口液有生理盐水、朵贝尔溶液（复方硼酸溶液）、1%～3%的过氧化氢溶液、2%～3%的硼酸溶液、1%～4%的碳酸氢钠溶液、0.02%的呋喃西林溶液、0.1%的醋酸溶液。

（一）协助口腔冲洗

1.目的

协助口腔手术后使用固定器,或对有口腔病变的患者清洁口腔。

2.用物准备

准备治疗碗、治疗巾、弯盘、生理盐水、朵贝尔溶液、口镜、抽吸设备、压舌板、手电筒、20 mL空针及冲洗针头。

3.操作步骤

(1)洗手。

(2)准备用物,携至患者床旁。

(3)向患者解释。协助患者采取半坐位式,并于胸前铺治疗巾及放置弯盘。①将生理盐水及朵贝尔溶液装于溶液盘内,用20 mL注射器抽吸并连接针头;②协助医师冲洗;③冲洗毕,擦干患者的嘴巴;④整理用物后洗手;⑤记录。

4.注意事项

为了避免冲洗中弄湿患者,必要时用手电筒照光,冲洗时需特别注意齿缝前庭外,若有舌苔,可用压舌板外包纱布予以机械性刮除,冲洗中予以持续性的低压抽吸,必要时协助更换湿衣服。

(二)特殊口腔冲洗

1.用物准备

(1)治疗盘:放治疗碗(内盛含有漱口液的棉球12~16个,棉球湿度以不能挤出液体为宜),放弯血管钳、镊子、压舌板、弯盘、吸水管、杯子、治疗巾、手电筒,需要时备张口器。

(2)外用药:按需准备,如液状石蜡、冰硼散、西瓜霜、金霉素甘油、制霉菌素甘油等,酌情使用。

2.操作步骤

(1)将用物携至床旁,向患者解释,以取得合作。

(2)护士协助患者侧卧,面向自己,将治疗巾围于患者颔下,将弯盘置于患者口角边。

(3)先湿润口唇、口角,观察口腔黏膜有无出血、溃疡等现象。对长期应用抗生素、激素者应注意观察有无真菌感染。有活动义齿,应取下。一般先取上面义齿,后取下面义齿,并将义齿放置于容器内,用冷开水冲洗刷净,待患者漱口后戴上或浸入清水中备用(昏迷患者的义齿应浸于清水中保存)。浸泡义齿的清水应每日更换。不可将义齿浸在乙醇或热水中,以免变色、变形和老化。

(4)协助患者用温开水漱口后,嘱患者咬合上下齿,用压舌板轻轻撑开一侧颊部,以弯血管钳夹漱口液的棉球,由内向门齿纵向擦洗。用相同方法擦洗对侧。

(5)嘱患者张口,依次擦洗一侧牙齿上内侧面、上颌面、下内侧面、下颌面,再弧形擦洗一侧颊部。用相同方法擦洗另一侧。洗舌面及硬腭部(勿触及咽部,以免引起恶心)。

(6)擦洗完毕,帮助患者用洗水管以漱口水漱口,漱口后用治疗巾拭去患者口角处的水。

(7)如果口腔黏膜有溃疡,酌情于溃疡处涂药。口唇干裂,可涂擦液状石蜡。

(8)撤去治疗巾,清理用物,整理床单。

3.注意事项

(1)擦洗时动作要轻,特别是对凝血功能差的患者,要防止碰伤黏膜及牙龈。

(2)昏迷患者禁忌漱口。需用张口器时,应从臼齿放入(牙关紧闭者不可用暴力张口)。擦洗时须用血管钳夹紧棉球,每次夹一个,防止棉球遗留在口腔内,棉球蘸漱口水不可过湿,以防患者将溶液吸入呼吸道。

(3)传染病患者的用物按隔离消毒原则处理。

二、头发护理

(一)床上梳发

1.目的

促进血液循环,除去污垢和脱落的头发、头屑,使患者清洁、舒适和美观。

2.用物准备

准备治疗巾、梳子、30％的乙醇、纸袋(放脱落的头发)。

3.操作步骤

(1)将治疗巾铺于枕头上,协助患者把头转向一侧。

(2)将头发从中间梳向两边,左手握住一股头发,由发梢逐渐梳到发根。患者头发为长发或遇打结时,可将头发绕在示指上慢慢梳理。避免强行梳拉,造成患者疼痛。例如,头发纠集成团,可用 30％的乙醇湿润后,再小心梳理,用相同方法梳理另一边。

(3)酌情将长发编辫或扎成束,发型尽可能符合患者的喜好。

(4)将脱落的头发置于纸袋中,撤下治疗巾。

(5)整理床单,清理用物。

(二)床上洗发(橡胶马蹄形垫法)

1.目的

目的与床上梳发相同,还有预防头虱及头皮感染。

2.用物准备

治疗车上备一只橡胶马蹄形垫,治疗盘内放小橡胶单、大毛巾、中毛巾各一条,准备眼罩或纱布、别针、棉球两只(以不吸水棉花为宜)、纸袋、洗发液或肥皂、梳子、小镜子、护肤霜,水壶内盛40 ℃～45 ℃热水,准备水桶(接污水)。必要时备电吹风。

3.操作步骤

(1)备齐用物,携至床旁,向患者解释,以取得合作,根据季节关窗或开窗,室温以 24 ℃为宜。按需要给予便盆。移开床旁桌椅。

(2)将小橡胶单及大毛巾垫于枕上,松开患者的衣领,向内反折,将中毛巾围于颈部,以别针固定。

(3)协助患者斜角仰卧,移枕到肩下,患者屈膝,可于两膝下垫膝枕,使患者的体位安全、舒适。

(4)将马蹄形垫置于患者的后颈部,使患者的颈部枕于突起处,头在槽中,槽形下部接水桶。

(5)用棉球塞两耳,用眼罩或纱布遮盖双眼或嘱患者闭上眼。

(6)洗发时先用两手掬少许水于患者的头部试温,询问患者的感觉,以确定水温是否合适,然后用水壶倒热水,充分湿润头发,倒洗发液于手掌上,涂遍头发,用指尖揉搓头皮和头发,用力要适中,揉搓方向由发际向头顶部,使用梳子除去落发,置于纸袋中,用热水冲洗头发,直到冲净为止。观察患者的一般情况,注意保暖,洗发完毕,解下颈部毛巾,包住头发,一只手托头,另一只手撤去橡胶马蹄垫。除去耳内棉球及眼罩,用患者自备的毛巾擦干脸部,酌情使用护肤霜。

(7)帮助患者卧于床的正中,将枕、橡胶单、浴巾一起自肩下移至头部,用包头的毛巾揉搓头发,再用大毛巾擦干或用电吹风吹干。梳理成患者习惯的发型,撤去上述用物。

(8)整理床单,清理用物。

4.注意事项

(1)要随时观察患者的病情变化,例如,脉搏、呼吸、血压有异常时应立即停止操作。

(2)注意室温和水温,及时擦干头发,防止患者受凉。

(3)防止水流入眼及耳内,避免沾湿衣服和床单。

(4)衰弱患者不宜洗发。

三、皮肤清洁与护理

(一)床上擦浴

1.用物准备

治疗车上准备面盆两只,水桶两只(一只桶盛热水,水温在 50 ℃~52 ℃,并按年龄、季节、习惯,增减水温,另一只桶接污水),治疗盘(内置小毛巾两条、大毛巾、浴皂、梳子、小剪刀、50％的乙醇、爽身粉),清洁衣裤、被服,另备便盆、便盆布和屏风。

2.操作步骤

(1)推治疗车至床边,向患者解释,以取得合作。

(2)将用物放在便于操作处,关好门窗,调节室温,用屏风或拉布遮挡患者,按需给予便盆。

(3)将脸盆放于床边桌上,倒入热水至脸盆的 2/3,测试水温,根据病情放平床头及床尾支架,松开床尾盖被。

(4)将微湿小毛巾包在右手上,为患者洗脸及颈部,左手扶患者的头顶部,先擦眼,然后像写"3"字样,依次擦洗一侧额部、颊部、鼻翼部、人中、耳后下颌,直至颈部。同相同方法擦洗另一侧。用较干毛巾依次擦洗一遍,注意擦净耳郭、耳后及颈部皮肤。

(5)为患者脱下衣服,在擦洗部位下面铺上浴巾,按顺序擦洗两上肢、胸腹部。护士协助患者侧卧,背向自己,依次擦洗患者的后颈部、背臀部,为患者换上清洁的裤子。擦洗中,根据情况更换热水,注意擦净腋窝及腹股沟等处。

(6)擦洗的方法为先用涂肥皂的小毛巾擦洗,再用湿毛巾擦去皂液。清洗毛巾后再擦洗,最后用浴巾边按摩边擦干。动作要敏捷,为取得按摩效果,可适当用力。

(7)擦洗过程中,如果患者出现寒战、面色苍白等病情变化,应立即停止擦浴,给予适当的处理。同时注意观察皮肤有无异常。擦洗完毕,可在骨突处用 50％的乙醇做按摩,扑上爽身粉。

(8)整理床单,必要时梳发、剪指甲及更换床单。

(9)如果有特殊情况,需做记录。

3.注意事项

护士操作时,要站在擦浴的一边,擦洗完一边后再转至另一边,站立时两脚要分开,重心应在身体中央或稍低处,拿水盆时,要让盆靠近身体,减少体力消耗。操作时要体贴患者,保护患者的自尊,动作要敏捷、轻柔,减少翻动和暴露患者,防止患者受凉。

(二)压疮的预防及护理

压疮是指机体局部组织由于长期受压,血液循环障碍,造成组织缺氧、缺血、营养不良而导致的溃烂和坏死。

导致活动受限的因素一般会增加压疮的发生率。常见的因素有压力、剪力、摩擦力、潮湿等。好发部位为枕部、耳郭、肩胛部、肘部、骶尾部、髋部、膝关节内外侧、外踝、足跟。

1.预防措施

预防压疮在于消除其发生的原因。因此,要做到勤翻身、勤按摩、勤整理、勤更换。交班时要严格、细致地交接局部皮肤情况及护理措施。

(1)避免局部长期受压:①鼓励和协助卧床患者经常更换卧位,使骨骼突出部位交替受压,翻身间隔时间应根据病情及局部受压情况而定。一般2 h翻身1次,必要时1 h翻身1次,建立床头翻身记录卡;②保护骨隆突处和支持身体空隙处,将患者的体位安置妥当后,可在身体空隙处垫软枕、海绵垫。需要时可垫气垫褥、水褥等,使支持体重的面积大,受力均匀,作用于患者身上的力分布在一个较大的面积上,从而降低在隆突部位皮肤上所受的压强;③对使用石膏、夹板、牵引的患者,衬垫应平整,松软适度,尤其要注意骨骼突起部位的衬垫,要仔细观察局部皮肤和肢端皮肤颜色改变的情况,认真听取患者的反映,适当给予调节,如果发现石膏绷带凹凸不平,应立即向医师报告,及时修正。

(2)避免潮湿、摩擦及排泄物的刺激:①保持皮肤清洁、干燥。大小便失禁、出汗及分泌物多,应及时清理及擦干,以使皮肤免受刺激。要经常保持床铺清洁、干燥、平整、无碎屑,被服污染后要随时更换。不可让患者直接卧于橡胶单上。对小儿要勤换尿布。②不可使用破损的便盆,以防擦伤皮肤。

(3)增进局部血液循环:对易发生压疮的患者,要常检查,用温水擦洗或用湿毛巾行局部按摩。

手法按摩:①全背按摩,协助患者俯卧或侧卧,露出背部,先以热水进行擦洗,再以两手或一手沾上少许50%的乙醇做按摩。按摩者斜站在患者的右侧,左腿弯曲在前,右腿伸直在后,从患者骶尾部开始,沿脊柱两侧边缘向上按摩(力量要能够刺激肌肉组织)至肩部时用环状动作。按摩后,手再轻轻滑至尾骨处。此时,左腿伸直,右腿弯曲,如此有节奏地按摩数次,再用拇指指腹由骶尾部开始沿脊柱按摩至第7颈椎。②受压处局部按摩,沾少许50%的乙醇,以手掌大、小鱼际紧贴皮肤,作压力均匀向心的按摩,由轻至重,再由重至轻,每次3~5 min。

电动按摩器按摩:电动按摩器是依靠电磁作用,引导治疗器头震动,以代替各种手法按摩。操作者持按摩器根据不同部位选择合适的按摩头,紧贴皮肤,进行按摩。

(4)增进营养的摄入:营养不良是导致压疮的内因之一,又可影响压疮的愈合。蛋白质是身体修补组织所必需的物质,维生素可促进伤口愈合,因此在病情允许时可给以高蛋白、高维生素膳食,以增进机体抵抗力和组织修复能力。此外,适当补充矿物质,可促进慢性溃疡的愈合。

2.压疮的分期及护理

(1)淤血红润期:为压疮初期,局部皮肤受压或受到潮湿刺激后,开始出现红、肿、热、麻木或有触痛。此期要及时除去致病原因,加强预防措施,例如,增加翻身次数以及防止局部继续受压、受潮。

(2)炎性浸润期:如果红肿部位继续受压,血液循环仍得不到改善,静脉回流受阻,局部静脉淤血,受压表面呈紫红色,皮下产生硬结,表面有水疱形成,对未破小水疱要减少摩擦,防破裂感染,让其自行吸收,对大水疱用无菌注射器抽出疱内液体,涂以消毒液,用无菌敷料包扎。

(3)溃疡期:静脉血液回流发生严重障碍,局部淤血致血栓形成,组织缺血、缺氧。轻者,浅层组织感染,脓液流出,溃疡形成;重者,坏死组织发黑,脓性分泌物增多,有臭味,感染向周围及深部扩展,可达骨骼,甚至可引起败血症。

四、会阴部清洁卫生的实施

(一)目的

保持清洁,清除异味,预防或减轻感染,增进舒适感,促进伤口愈合。

(二)用物准备

准备便盆、屏风、橡胶单、中单、清洁棉球、大量杯、镊子、浴巾、毛巾、水壶(内盛50 ℃~52 ℃的水)、清洁剂或呋喃西林棉球。

(三)操作方法

1. 男患者会阴部的护理

(1)携用物至患者的床旁,核对后解释。

(2)患者取仰卧位。为遮挡患者,可将浴巾折成扇形,盖在患者的会阴部及腿部。

(3)戴上清洁手套,一只手提起阴茎,另一只手取毛巾或用呋喃西林棉球擦洗阴茎头部、下部和阴囊。擦洗肛门时,患者可取侧卧位,护士一只手将臀部分开,另一只手用浴巾将肛门擦洗干净。

(4)为患者穿好衣裤。根据情况更换衣、裤、床单。整理床单,患者取舒适卧位。

(5)整理用物,清洁,记录。

2. 女患者会阴部的护理

(1)携用物至患者的床旁,核对后解释。

(2)患者取仰卧位。为遮挡患者,可将浴巾折成扇形,盖在患者的会阴部及腿部。

(3)先将橡胶单及中单置于患者的臀下,再将便盆置于患者的臀下。

(4)护士一只手持装有温水的大量杯,另一只手持夹有棉球的大镊子,边冲水边用棉球擦洗。

(5)冲洗后擦干各部位。撤去便盆及橡胶单和中单。

(6)为患者穿好衣裤。根据情况更换衣、裤、床单。

(7)整理床单,患者取舒适卧位。

(8)整理用物,清洁,记录。

(四)注意事项

(1)操作前应向患者说明目的,以取得患者的合作。

(2)在执行操作时,尽可能尊重患者的习惯。

(3)注意遮挡患者,保护患者的隐私。

(4)冲洗时从上至下。

(5)操作完毕,应及时记录所观察到的情况。

(范丽华)

第三节　口腔护理

一、口腔护理的意义

口腔是病原微生物侵入人体的主要途径之一。口腔的温度、湿度和食物残渣均是病原微生物生长繁殖的适宜条件。正常人的口腔内经常存在大量致病菌。健康时,由于机体抵抗力强,唾液中的溶菌酶有杀菌作用,加上饮水、进食、刷牙和漱口等活动,可对细菌起到清除作用。患病时,由于机体抵抗力降低,再加上饮水、进食、咀嚼及舌的动作减少,唾液分泌不足,自洁作用受到影响,病原微生物可在口腔内大量、迅速繁殖,导致口腔炎症、口腔溃疡、腮腺炎等疾病;甚至通过血液、淋巴导致其他器官感染,给全身带来危害;还可引起口臭,影响人与人之间的正常交往,影响食欲及消化功能。因此对昏迷、高热、禁食、危重、鼻饲、有口腔咽喉部疾病、术后、生活不能自理的患者,应做好口腔护理。

二、口腔的清洁护理

(一)口腔卫生的评估

1.口腔状况

(1)口唇:观察色泽、湿润度,有无干裂、出血及疱疹。

(2)口腔黏膜:观察颜色、完整性,有无溃疡、出血、感染。

(3)牙:了解牙齿数量,有无义齿、松动、龋齿、牙结石、牙垢。

(4)牙龈:观察颜色,有无牙龈出血、牙龈萎缩及牙周病。

(5)舌:观察颜色、湿润度,有无溃疡、肿胀及舌面积垢,观察舌苔颜色及厚薄等。

(6)腭部:观察腭垂、腭扁桃体的颜色,有无肿胀、分泌物等。

(7)气味:口腔有无特殊气味(如氨臭味、烂苹果味等)。

2.口腔卫生习惯及自理能力

了解每日刷牙的次数、方法、口腔清洁的程度以及患者的自理能力。

3.口腔保健知识及方法

了解患者对口腔卫生重要性的认知、对预防口腔疾病知识的了解程度,是否掌握清洁口腔的正确方法等。

(二)常用漱口溶液及口腔外用药

0.9%的氯化钠溶液:清洁口腔,预防感染,口腔 pH 为中性时适用。

1%～3%的过氧化氢溶液:抗菌、除臭,口腔 pH 偏低时适用。

2%～3%的硼酸溶液:防腐、抑菌,口腔 pH 偏高时适用。

1%～4%的碳酸氢钠溶液:用于真菌感染,口腔 pH 偏低时适用。

0.02%的呋喃西林溶液:清洁口腔,广谱抗菌,口腔 pH 为中性时适用。

0.1%的醋酸溶液:用于铜绿假单胞菌感染,口腔 pH 偏高时适用。

0.08%的甲硝唑溶液:用于厌氧菌的感染。

复方硼砂溶液(朵贝尔溶液):除臭、抑菌,口腔 pH 为中性时适用。

中药漱口液(金银花、一枝黄花、野菊花):清热解毒、消肿、止血、抗菌。

5%的聚维酮碘溶液(艾利克):治疗牙周炎所致的牙龈出血、肿痛等。

氯己定复方溶液(口泰):用于牙龈出血、牙周肿痛、口腔溃疡。

常用的口腔外用药:溃疡膏、新霉素、液状石蜡、冰硼散、制霉菌素甘油、西瓜霜、金霉素甘油、维生素 B_2 粉末、锡类散等。

(三)特殊口腔护理技术

特殊口腔护理适用于生活不能自理或禁食、高热、昏迷、鼻饲、术后、口腔疾病患者等,一般每日 2~3 次。如果病情需要,可酌情增加次数。

1.目的

(1)保持口腔清洁、湿润,使患者舒适,预防口腔感染等并发症。

(2)去除口臭、积垢,促进食欲,保持口腔正常功能。

(3)观察口腔黏膜、舌苔,闻口腔气味,提供病情动态信息。例如,肝功能不全患者出现肝臭,常是肝性脑病的先兆。

2.素质要求

仪表端庄,服装整洁,解释到位,交流自然,动作轻稳、正确。

3.操作流程

(1)评估病情、意识状态、自理能力、口腔状况、心理状态、情绪反应及心理需求,环境是否安静、整洁。要注意口腔黏膜是否完整,口唇有无干裂,有无炎症、出血等,牙齿有无松动,有无活动义齿。

(2)计划。

护士准备:着装整洁,修剪指甲,洗手,戴口罩。

患者准备:了解操作的目的、方法、注意事项及配合要点。取舒适卧位。

用物准备:治疗盘内备治疗碗 2 个(一个盛漱口溶液,另一个盛含漱口液的无菌棉球以及弯血管钳、镊子、压舌板),治疗巾,弯盘,棉签,水杯(内放吸水管),手电筒,张口器(按需准备),漱口溶液,按需准备外用药、润唇膏或液状石蜡。

注意检查,核对物品有效期及包装有无破损。

环境准备:宽敞,光线充足或有足够的照明。

(3)实施。

核对与解释:将备齐的用物携至患者床旁,核对床号、姓名;解释操作的目的、方法、注意事项及配合要点。

安置体位:协助患者侧卧或仰卧,头偏向一侧,面向护士。

垫巾:将治疗巾圈于颌下,将弯盘置于口角旁,湿润口唇和口角。

观察口腔:嘱清醒患者张口。一只手持手电筒,另一只手用压舌板,检查口腔情况,如果有活动的义齿,取下,冲洗干净并妥善保存。

漱口:协助清醒患者用漱口液漱口。

擦洗口腔:①左手持无菌镊子夹取棉球,右手持弯血管钳,于弯盘上拧干棉球,并夹紧棉球;②嘱患者咬合上、下牙齿,用压舌板轻轻地撑开左侧颊部,弧形擦洗左侧颊部,再由臼齿至门齿纵向擦洗左外侧面;用相同方法擦洗右侧颊部和右外侧面;③嘱患者张口,依次擦洗左上内侧面、左上咬合面、左下内侧面、左下咬合面;用相同方法擦洗右侧;④弧形擦洗硬腭,由内向外擦洗舌面及舌下。

漱口:擦洗完毕,协助清醒患者漱口,擦净口周。

观察:再次观察是否将口腔擦洗干净。

涂药:酌情使用外用药,涂润唇膏或液状石蜡。

整理:撤去治疗巾,询问患者的感觉,协助患者取舒适卧位,整理床单位,清理用物。

记录:洗手,记录,签名。护士操作轻稳、准确;患者能够配合,没有不适反应;口腔黏膜及牙龈无损伤。

4.注意事项

(1)擦洗动作要轻柔,特别是对凝血功能不良的患者,避免碰伤口腔黏膜及牙龈。

(2)昏迷患者禁忌漱口,棉球不可过湿,以防患者将溶液吸入呼吸道。擦洗时须用血管钳夹紧棉球,每次只夹一个,防止棉球遗留在口腔内。需用张口器时,应从臼齿处放入,切忌使用暴力。痰液过多时,应及时吸痰。

(3)如果有活动义齿,取下活动义齿后,应浸泡在冷开水中,每日换水一次。

(4)按消毒隔离原则处理传染病患者使用后的物品。

三、口腔健康维护

1.健康指导

指导患者每日晨起、晚上睡前刷牙以及餐后刷牙,睡前不应进食对牙齿有刺激性、腐蚀性的食物,减少食物中糖类的含量。

2.口腔清洁用具的选择

口腔清洁用具有牙刷、牙线和牙膏等。应尽量选用外形较小、刷毛软硬适中、表面光滑的牙刷。应每隔三个月更换一次牙刷。牙膏应不具有腐蚀性,药物牙膏一般能抑制细菌的生长、预防龋齿和治疗牙齿过敏,可根据需要选用。不宜常用一种牙膏,应轮换使用。

3.刷牙方法

正确的刷牙方法是上下颤动刷牙法。将牙刷毛面轻轻地放于牙齿及牙龈沟上,刷毛与牙齿成 45°角,快速环形来回震颤;每次只刷 2~3 颗牙,刷完一处再刷邻近部位;前排牙齿的内面,可用牙刷毛面的顶端震颤刷洗;刷牙咬合面时,刷毛与牙垂直并螺旋刷洗;刷完牙,再刷舌面。另一种简便的方法是上下"竖"刷法,即从龈缘向切端方向刷,牙齿的内面、外面、咬合面都应刷到。切忌横向刷牙,以免造成牙齿楔状缺损。

4.牙线剔牙法

尼龙线、丝线、涤纶线均可作为牙线材料,每餐后按需剔牙一次。

(刘蓉蓉)

第四节　皮肤护理

皮肤具有保护机体、调节体温、吸收、分泌、排泄及感觉等功能。完整的皮肤可保护皮下组织,阻止细菌侵入及有害射线辐射,具有天然屏障作用。皮肤的新陈代谢迅速,其代谢产物(如皮脂、汗液及表皮碎屑等)与外界细菌及尘埃结合,形成污垢,黏附于皮肤表面,如果不及时清除,可刺激皮肤,降低皮肤抵抗力,破坏屏障作用,造成感染。皮肤的清洁可促进皮肤血液循环,增强皮肤的排泄功能,预防皮肤感染和压疮等并发症,同时可满足患者身体清洁的需要,维护患者的形象,促进康复。

一、皮肤的评估

完整的皮肤应该是温暖、光滑、不干燥、不油腻、没有潮红和破损、没有肿块和其他疾病的征象。护士应经常通过视诊和触诊检查患者的皮肤,同时作为患者一般健康的资料和清洁护理的依据。护士在评估患者皮肤时,应注意患者的体位、环境因素(如室温等)、皮脂分泌、汗液量、水肿和色素沉着等情形都会影响评估的正确性。

(一)皮肤的颜色

肤色因人而异,并且在身体的各个部位以及在身体的同一部位有时因姿势和环境因素的不同而有差别。例如,手掌的颜色与前臂外侧的颜色不同;将手举高或放低,可看到手的肤色因血流的改变而发生变化。不同种族的皮肤黑色素量也不相同。

(1)苍白常见于休克或贫血患者,主要是血红蛋白减少所致。

(2)发绀:皮肤黏膜呈青紫色,多为单位容积血液中还原血红蛋白量增多所致。发绀一般见于口唇、耳郭、面颊、肢端等。

(3)发红常由毛细血管扩张充血、血流加速和增多及红细胞含量增多所致。生理情况下皮肤发红可见于运动、饮酒后。疾病情况下皮肤发红多见于发热性疾病,如大叶性肺炎、肺结核、猩红热等。

(4)黄疸:皮肤、黏膜发黄,往往由血中胆红素浓度升高所致,多见于胆道阻塞等疾病。

(5)色素沉着:基底层的黑色素增多,常导致部分或全身皮肤色泽加深。

(二)皮肤弹性

可以从前臂内侧提起一点皮肤,再放松时,如果皮肤很快复原,说明皮肤弹性良好。一般老年人或脱水患者的皮肤有皱纹(提起少量皮肤,再放松时,则皮肤复原较慢)。

(三)皮肤的柔软度和厚度

柔软度常常受皮下脂肪量、饱满度、湿润度、皮层的纤维弹性和水肿等因素的影响。正常皮肤的厚度往往受身体部位、年龄及性别因素的影响。例如,手掌、脚掌皮肤较厚,而眼睑、大腿内侧皮肤较薄;老年人皮肤干燥、粗糙,而婴儿皮肤一般平滑、软、薄;男性皮肤较女性皮肤厚。

(四)皮肤的温度

皮肤的温度反映真皮层的血液循环量。皮温一般可提供炎症或循环异常的资料。如果局部有炎症或全身发热,血液循环量增多,局部皮温可升高。休克时,末梢循环差,皮温常降低。此外,皮肤温度变化还会受室温的影响,呈现皮肤颜色的变化。皮肤呈发绀状态可见于环境过冷或循环发生异常。皮肤潮红可能表示环境闷热或有炎症迹象。

(五)皮肤的完整性

通过检查可发现皮肤有无破损,有无斑点、丘疹、硬结和水疱。注意观察病灶是全身性的还是局部性的。

(六)皮肤的感觉

通过检查了解皮肤的温度觉、触觉和痛觉。用轻而稳定的力量触诊,并且询问患者的感觉,要求患者描述出检查者手部的温度。皮肤发痒往往是皮肤干燥或过敏所致。

(七)皮肤的清洁度

依据身味、体表出汗情况、皮脂分泌量及皮肤的污浊情况来评价其清洁程度。

二、皮肤的清洁护理

(一)皮肤的卫生指导

1.清洁方法

油脂积聚多会刺激皮肤、阻塞毛孔或在油性皮肤上形成污垢,因此护理人员要指导患者经常沐浴。尤其是对容易出汗的患者,经常洗澡并保持干燥可以防止皮肤受潮湿刺激而破损。通过沐浴可清除积聚于皮肤上的油脂、汗液和一些细菌,还能刺激皮肤的血液循环。

此外,热水浴可使表皮的小动脉扩张,为皮肤提供更多的血液供应和营养物质。沐浴使人产生健康感,使人感到清新、放松,能焕发精神,改善外表。特别是对于出汗较多的患者,经常沐浴并保持皮肤干燥可以防止皮肤潮湿而导致的皮肤破损。对于皮肤干燥的患者,应酌情减少洗澡次数。

2.清洁用品

患者沐浴时,护士应根据患者皮肤的状况(如干燥、油性、完整性等)、患者的个人喜好及清洁用品的使用的目的和效果来选择清洁与保护皮肤的用品。

(1)浴皂:浴皂可以有效地清洁皮肤。对于皮肤容易过敏的患者,应使用低过敏的浴皂。对于皮肤特别干燥或皮肤破损者,可只用温水清洗。

(2)润肤剂:润肤剂可在体表形成一层油脂面,防止水分蒸发,达到软化皮肤的作用。常用的润肤剂有羊毛脂和凡士林类护肤品。

(3)爽身粉:爽身粉可防止皮肤摩擦并吸收多余的水分。将爽身粉撒在皮肤上可减少皮肤摩擦,阻碍细菌的生长。

护士要依据清洁用品的性质和使用目的选择清洁剂。一般情况下,有1～2种浴皂或浴液加上润肤剂就可以对患者进行皮肤清洁护理。虽然须考虑到患者的喜好,若患者不宜用某些清洁用品,要劝患者不使用。例如,有些患者喜欢用质粗的去垢肥皂,但该类肥皂会使皮肤干燥、粗糙,要劝说患者使用中性浴皂或无刺激性浴皂。

3.沐浴方法

患者沐浴的范围、方法和需要协助的程度取决于患者的活动能力、健康状况及个人喜好等。鼓励患者自行沐浴,以预防机体长期不活动而引起的并发症。如果患者有体力上的依赖性或存在认知方面的障碍,护士在为患者提供全面、有效的皮肤护理时应更加注意皮肤状况。需注意饭后1 h才能沐浴,以免影响消化。

妊娠7个月以上的孕妇禁用盆浴;衰弱、有创伤、有心脏病等需卧床休息的患者不宜盆浴或淋浴。传染病患者的沐浴应根据病情、病种按隔离原则进行。对于活动受限的患者可采用床上擦浴的方法。

无论患者接受何种方式的洗浴,护士均应遵循以下原则:①提供私密空间。关闭门或拉上沐浴区周围的隔帘。为患者擦浴时,只暴露正在擦洗的部位。②保证安全。在离开患者的床单位时,一定要安放好床挡(特别是对于不能自理的或意识丧失的患者更为重要)。在临时离开患者病室时,应将呼叫器放于患者易取处。③注意保暖。保持合适的室温,防止患者因身体暴露而受凉。皮肤潮湿时,对流作用很容易导致热量的大量散失,因此,应避免空气对流,关好门窗。④了解患者的预期需求,事先将换洗的清洁衣服和卫生用品置于患者的床边或浴室内。

(二)淋浴或盆浴

1.目的

(1)帮助患者去除皮肤污垢,保持皮肤清洁,使患者舒适。

(2)促进皮肤的血液循环,增强皮肤的排泄功能,预防皮肤感染。

(3)使肌肉得到放松,并增加患者活动的机会。

(4)观察患者的一般情况,提供病情信息。

2.素质要求

仪表端庄,服装整洁,解释到位,交流自然,动作轻稳、正确。

3.操作流程

(1)评估病情、意识状态、肢体活动能力、全身皮肤状况、心理状态、情绪反应及心理需求,评估环境是否良好。

(2)计划。

护士准备:着装整洁,修剪指甲,洗手,戴口罩

患者准备:①病情稳定,全身状况好;②了解操作的目的、方法、注意事项及配合要点。

用物准备:脸盆、毛巾2条、浴巾、浴皂(或浴液)、洗发液、清洁衣裤、防滑拖鞋。

环境准备:将病室室温调节至24 ℃,水温保持在40 ℃~45 ℃。

(3)实施。

核对与解释:核对床号、姓名。

患者准备:①携带用物,送患者入浴室。②指导患者冷热水开关及呼叫铃的使用方法。③告知浴室不闩门,并在门外挂牌示意;不可用湿手触摸电源开关;妥善存放贵重物品。④了解沐浴的目的。沐浴需在饭后1 h后进行,以免影响消化。

沐浴:患者沐浴时,护士要观察患者的反应。

整理:①沐浴后,根据病情协助患者穿好清洁衣裤、拖鞋。观察患者沐浴后机体情况,必要时记录。②协助患者回病房,取舒适卧位;③整理浴室及用物。

(4)评价:①达到清洁皮肤的目的;②患者安全,无不适反应。

4.注意事项

(1)饭后1 h方可沐浴,以免影响消化。

(2)妊娠7个月以上的孕妇禁盆浴;衰弱、有创伤和有心脏病需要卧床休息的患者,不宜淋浴或盆浴。

(3)传染病患者,根据病种、病情按隔离原则进行沐浴。

(4)指导患者使用呼叫器,在沐浴过程中感到虚弱无力、眩晕时,应立即用呼叫器寻求帮助。

(三)床上擦浴

1.目的

(1)清除皮肤污垢,保持皮肤清洁,增进患者的舒适感,增进健康。

(2)促进皮肤血液循环,增强皮肤排泄功能,预防感染及压疮等并发症。

(3)使患者肌肉松弛,维持关节、肌肉活动,防止关节僵硬和肌肉萎缩等并发症。

（4）了解患者的皮肤状况及病情，满足患者的身心需求。

2.素质要求

仪表端庄，服装整洁，解释到位，交流自然，动作轻稳、正确。

3.操作流程

（1）评估病情、意识状态、肢体活动程度、全身皮肤状况、心理状态、情绪反应及心理需求，评估环境是否良好。

（2）计划。

护士准备：着装整洁，修剪指甲，洗手，戴口罩。

患者准备：①病情稳定，全身状况较好；②了解操作目的、方法、注意事项及配合要点。

用物准备：①治疗盘内准备毛巾2条、浴巾、浴皂、浴毯、梳子、小剪刀2个、50%的酒精适量、护肤用品；②治疗盘外准备脸盆2个，水桶2只（一只桶内盛热水，水温50℃～52℃，另一只桶接污水），清洁被服；另备便器、便器巾、屏风等。

环境准备：调节病室温度至24℃以上，大病房用屏风遮挡或拉起围帘。

（3）实施。

核对与解释：携带用物至床旁，核对床号、姓名；向患者或家属解释操作的目的、注意事项及配合要点。

患者准备：了解床上擦浴的目的，以良好的心态接受床上擦浴；按需给便器；将患者身体移向床沿，尽量靠近护士，取仰卧位。

准备擦浴：根据病情放平床头及床尾支架，将盖被移至床尾，将浴毯盖于患者身上。将脸盆和浴皂放于床边椅上，倒入热水至脸盆的2/3，测试水温。将毛巾叠成手套状，包在手上。

洗脸及颈部：用微湿小毛巾为患者洗脸及颈部；擦洗眼部，由内眦向外眦擦拭；依次擦洗一侧额部、颊部、鼻翼、人中、耳后、下颌，直至颈部；用相同方法擦洗另一侧；拧干毛巾，再擦洗一遍。

脱上衣、铺巾：协助患者脱下衣服。每擦洗一处，在擦洗部位下面铺上浴巾，避免弄湿床单。

擦洗两上肢、胸部、腹部：依次擦洗，先用涂浴皂的湿毛巾擦洗，再用湿毛巾擦净皂液，清洗毛巾，拧干后再擦洗，最后用浴巾边按摩边擦干。

擦洗后颈部、背部及臀部：协助患者侧卧，背向护士。将浴巾纵向铺于患者的身下，从颈部至臀部依次擦洗；擦洗后，进行背部按摩。

穿上衣：先穿对侧，后穿近侧。

擦洗下肢、足部：协助患者平卧、脱裤子，擦洗下肢；将盆移于足下，盆下垫大毛巾，患者屈膝，将双脚同时或先后浸泡片刻，洗净双足，擦干。

洗会阴部：换水、盆及毛巾后擦洗会阴部。

穿裤：协助患者穿好清洁裤子，梳发。

剪甲：按需使用护肤用品，修剪指（趾）甲。

整理：整理床单位，按需更换床单，将患者安置于舒适卧位。开窗通风。观察患者擦浴后机体情况。清理用物，洗手，必要时做好记录。

（4）评价：①患者皮肤清洁，感觉舒适、清新；②未发生受凉、皮肤损伤；③关爱患者，沟通有效。

4.注意事项

(1)擦洗过程中防止患者受凉。

(2)注意观察病情,若患者出现寒战、面色苍白等情况时,应立即停止擦洗,给予适当处理;擦洗时注意观察皮肤有无异常,酌情给予护理。

(3)擦洗动作要敏捷、轻柔,减少翻动和暴露,防止患者受凉,保护患者的自尊。

(4)操作中注重与患者的交流,了解患者的感受,满足患者的需求。

(刘蓉蓉)

第五节　晨间护理与晚间护理

对高热、昏迷、瘫痪、大手术后或年老体弱等生活不能自理的患者,护士要根据患者的病情进行晨间、晚间的生活护理,以满足其身心需要,促进休息和睡眠,利于身体的康复。

一、晨间护理

护士应每日给患者进行晨间护理(morning care),特别是不能自理的患者,一般在清晨诊疗工作前完成。

(一)目的

(1)使患者清洁、舒适,预防压疮等并发症。

(2)观察患者的身心状况,增进护患交流,为诊断、治疗和护理提供依据。

(3)进行心理护理及卫生宣传,满足患者的身心需求。

(4)保持病床和病室整洁、舒适、美观。

(二)评估

1.患者的身体状况

主要有精神状态、皮肤状况、病情的变化等。

2.患者的心理状况

评估患者的情绪、睡眠情况、心理需求等。

3.床单位和病室

床单位是否需要更换,床铺、床旁桌椅是否凌乱,病室空气是否流通等。

4.其他

患者是否需要便器。

(三)计划

1.护士准备

着装整洁。

2.用物准备

按需准备洗漱及皮肤护理用物、清洁床单、清洁衣裤、便盆等。

3.患者准备

了解操作目的、配合方法。

4.环境准备

关闭门窗,按需用屏风或围帘遮挡。

(四)实施

(1)备齐用物,携至病室,问候患者,了解患者的感觉。

(2)鼓励或协助患者排便、洗漱和进食等。帮患者翻身,检查皮肤受压情况,用50%的酒精按摩背部和受压骨隆突处的皮肤,预防压疮等并发症。

(3)根据需要进行背部叩击,指导有效咳嗽,以促进排痰,必要时给予吸痰。

(4)注意观察病情,询问睡眠情况及有无疼痛等不适,进行心理护理和健康教育。

(5)检查各种管道是否通畅,保证引流及治疗完成。

(6)整理床单位,需要时更换衣服和床单。

(7)整理病室用物,酌情开窗通风。

(五)评价

(1)患者感觉清洁、舒适,无并发症。

(2)病室整洁,空气流通。

(3)护患关系良好。

二、晚间护理

为患者创造良好的睡眠条件,护士须进行必要的晚间护理(evening care),晚间护理一般在患者睡前完成。

(一)目的

(1)保持病室、病床整洁,空气流通;使患者安静、舒适,易于入睡。

(2)观察病情,了解并满足患者的身心需求。

(3)预防压疮。

(二)评估

(1)患者的身心状况:患者身体有无不适,情绪状态如何。

(2)病室和床铺病室温度、光线是否符合患者的睡眠要求;床铺是否整洁,是否需要增加盖被等。

(3)了解患者的睡眠习惯和需要,例如,了解患者晚上的就寝时间,有无睡前喝热饮料、读书报、用热水泡脚等特殊习惯。了解患者的病情、自理能力、心理反应及合作能力。

(4)患者是否需要便器。

(三)计划

计划与晨间护理的计划相同。

(四)实施

(1)鼓励或协助患者排便、洗漱等,为不能自理的女性患者冲洗会阴部。

(2)进行预防压疮的护理,帮助患者取舒适卧位,整理床铺。

(3)做好管道护理,确保管道畅通并妥善固定。

(4)给予疼痛患者镇痛治疗。

(5)帮助患者入睡。护士应为患者创造安静、舒适的环境,例如,注意调节室温和光线,在室内通风换气后酌情关门窗,放下窗帘,关大灯,开地灯等,查房时做到"轻"。

(6)加强巡视,了解患者的睡眠情况,观察病情并酌情处理。

(五)评价

(1)患者感觉清洁、舒适,尽快入睡。

(2)病室整洁、安静,光线柔和。

(3)关心患者,注重与患者交流,护患关系良好。

(刘蓉蓉)

第六节 排尿护理

一、排尿的生理

(一)泌尿系统的解剖和生理功能

泌尿系统由肾脏、输尿管、膀胱及尿道组成。

(1)肾脏是成对的实质性器官,位于脊柱两侧,贴于腹后壁,右肾略低于左肾,每个肾单位包括肾小球和肾小管两部分。其生理功能是产生尿液,排泄机体代谢的终末产物(尿素、肌酐、尿酸等含氮物质)、过剩盐类、有毒物质和药物。肾脏还起到调节水电解质平衡和酸碱平衡,维持人体内环境相对平衡的作用。

(2)输尿管为连接肾脏和膀胱的细长形管道,左右各一,成人输尿管全长为 $25\sim30$ cm。其生理功能是通过平滑肌的蠕动和尿液的重力作用,将尿液不断输送到膀胱。

(3)膀胱位于小骨盆内耻骨联合的后方。为储存尿液的有伸展性的囊状肌性器官。膀胱内储存的尿液达到 $300\sim500$ mL 时,才会产生尿意。其主要生理功能是储存和排泄尿液。

(4)尿道是尿液排出的通道,起至膀胱内,称为尿道内口,末端直接开口于体表,称为尿道外口。男、女性尿道解剖差异较大。

(二)排尿的生理过程

肾脏生成尿液是一个连续不断的过程,而膀胱的排尿则是间歇进行的。只有当尿液在膀胱内储存并达到一定量时,才能引起反射性的排尿动作,使尿液经尿道排到体外。

膀胱受副交感神经紧张性冲动的影响处于轻度收缩状态,其内压经常保持在 0.98 kPa。由于膀胱平滑肌具有较大的伸缩性,故在尿量开始增加时,膀胱内压并无明显升高。当膀胱充盈时(成人尿量增加至 $400\sim500$ mL,儿童尿量为 $50\sim200$ mL 时),膀胱内压才超过 0.98 kPa 而明显升高,并出现尿意。如果尿量增加至 700 mL,膀胱内压随之升高至 3.43 kPa,膀胱逼尿肌便出现节律性收缩,但此时还可有意识地控制排尿。当膀胱内压达到 6.86 kPa 以上时,便出现明显的痛感,以致不得不排尿。

排尿活动是一种反射活动。当膀胱内尿量充盈超过 500 mL 时,膀胱壁的牵张感受器受到刺激而兴奋,冲动沿盆神经传入至骶髓的排尿反射初级中枢;同时,冲动也到达脑干和大脑皮质的排尿反射高级中枢,产生排尿欲。出现排尿反射时,冲动沿盆神经传出,引起逼尿肌收缩,内括约肌松弛,尿液进入后尿道。此时,尿液刺激尿道感受器,使冲动再次沿盆神经传至骶髓排尿反射初级中枢,以加强排尿并反射性抑制阴部神经,使尿道括约肌开放,于是尿液被强大的膀胱内压驱出。在排尿时,腹肌、膈肌、尿道海绵体肌的收缩均有助于尿液的排出。

排尿受到大脑皮质的控制,如果环境不适宜,排尿反射将受到抑制。但小儿大脑发育尚未完善,对初级排尿中枢的控制能力较弱,所以小儿排尿次数多,且易发生夜间遗尿现象。

二、排尿的评估

(一)正常尿液的观察

1.尿量

成人 24 h 的尿量为 1 000~2 000 mL,平均约为 1 500 mL。一般成人日间排尿3~5 次,夜间排尿 0~1 次,每次尿量为 200~400 mL。

2.颜色

正常新鲜尿液呈淡黄色或深黄色。当尿液浓缩时,可见量少色深。尿液的颜色还受到食物和药物的影响,例如,进大量胡萝卜或服用维生素 B_2 后,尿液呈深黄色。

3.透明度

正常新鲜尿液澄清、透明,放置后可因尿盐析出沉淀而出现微量絮状沉淀物,但加热、加酸或加碱后,尿盐溶解,尿液即可澄清。

4.比重

尿比重与尿中所含溶质呈正比,也受饮水量和出汗量的影响。尿比重的高低反映肾脏的浓缩功能。正常情况下,成人尿比重为 1.015~1.025。一般尿比重与尿量呈反比。

5.酸碱性

尿液 pH 为 4.5~7.5,平均为 6。尿液的酸碱性受饮食种类的影响,例如,进大量肉类时尿液偏酸,进大量蔬菜时尿液偏碱。

6.气味

正常尿液的气味来源于尿内的挥发性酸。尿液久置后,因尿素分解产生氨而出现氨臭味。

(二)异常尿液的观察

1.尿量与次数

(1)多尿(polyuria):指成人 24 h 尿量经常超过 2 500 mL,常见于糖尿病、尿崩症患者。

(2)少尿(oliguria):指成人 24 h 尿量少于 400 mL 或尿量少于 17 mL/h,常见于心脏、肾脏疾病和休克等患者。

(3)无尿(anuria)或尿闭(urodialysis):指成人 24 h 尿量少于 100 mL 或 12 h 内无尿,常见于有严重的心脏和肾脏疾病、休克和急性肾衰竭等患者。

(4)膀胱刺激征(bladder irritation):主要表现为尿频、尿急、尿痛,且每次尿量少,常见于膀胱及尿路感染等患者。

2.颜色

(1)血尿:尿液中含有红细胞,称为血尿。血尿颜色的深浅与尿液中所含红细胞量有关。尿液中含有大量红细胞,尿液呈洗肉水色或血色,称为肉眼血尿。在显微镜下,每高倍视野超过 3 个红细胞称镜下血尿。血尿常见于急性肾小球肾炎、输尿管结石、泌尿系统肿瘤、结核、感染等患者。

(2)血红蛋白尿:尿中出现游离血红蛋白。尿液呈酱油色或浓茶色。血红蛋白尿常见于溶血、恶性疟疾和阵发性睡眠性血红蛋白尿等患者。

(3)胆红素尿：尿液中含有胆红素。尿液呈黄褐色或深黄色，振荡尿液后泡沫也呈黄色。胆红素尿常见于阻塞性黄疸和肝细胞性黄疸以及砷、氯仿中毒等患者。

(4)脓尿：尿液中含有脓细胞、炎性渗出物或细菌等。新鲜尿液呈白色混浊或云雾状，主要见于泌尿系统感染(如肾盂肾炎、膀胱炎等患者)。

(5)乳糜尿：尿液中含有淋巴液。尿液呈乳白色或米汤样。乳糜尿常见于丝虫病及肾周围淋巴管梗阻等患者。若乳糜尿中含有血液，使尿液呈酱油色，则称为乳糜血尿。

3.透明度

正常尿液清澈、透明。若尿中含有红细胞、脓细胞和大量上皮细胞、管型、黏液等，排出的新鲜尿液即可出现混浊，加热或加酸、加碱后混浊不变。尿液混浊常见于泌尿系统感染等患者。

4.比重

在非水代谢紊乱情况下，高比重尿可见于脱水、糖尿病、急性肾炎等患者，低比重尿可见于尿崩症、慢性肾炎等患者。若尿比重持续在 1.010 左右，提示肾功能严重障碍。

5.酸碱反应

酸中毒、痛风、白血病患者尿液可呈酸性。严重呕吐、碱中毒、膀胱炎患者尿液可呈碱性。

6.气味

新鲜尿液有氨臭味，提示尿路感染。糖尿病酮症酸中毒时，因尿内含有丙酮，尿液有烂苹果味。

(三)影响排尿的因素

正常情况下，排尿受意识控制，无痛苦，无障碍，可自主随意进行。但诸多因素可以影响排尿。

1.年龄和性别

婴儿因大脑发育尚未完善，排尿反射作用的产生不受意识的支配，通常在 2～3 岁才能够自我控制；老年人因膀胱肌肉张力减弱，出现尿频现象；妇女可因为月经周期或妊娠出现液体潴留，尿量减少或排尿次数增多。男性前列腺增生压迫尿道可引起排尿困难。

2.饮食与气候

液体的摄入量以及液体的性质可直接影响尿量和排尿的次数。例如，饮用咖啡、浓茶、含糖类饮料可引起排尿增加；如果饮食中含钠和盐类成分较多，则会引起尿量减少。夏季气候炎热，人体大量出汗、呼吸增快可引起尿液浓缩和尿量减少；冬季气候寒冷，人体血管收缩，皮肤水分蒸发减少，则表现为尿量增加。

3.治疗与检查

外科手术中使用麻醉剂可干扰排尿反射，导致尿潴留。某些检查可能会引起尿道损伤、水肿与不适，引起排尿形态的改变。有些药物(如止痛剂、镇静剂等)可导致神经系统受到干扰，从而影响排尿。

4.疾病

神经系统病变和损伤可导致排尿反射障碍，出现尿失禁；肾脏病变可导致尿液生成障碍，出现少尿、无尿；泌尿系统的疾病(如结石、肿瘤等)可导致排尿障碍，出现排尿困难和尿潴留。

5.排尿习惯

个人长期的生活习惯(如排尿的姿势、有夜间排尿的习惯等)均能影响排尿。

6.心理因素

心理因素对正常排尿的影响较大。如果没有合适的环境和机会,排尿活动可受到大脑皮层的抑制;当人处于焦虑、紧张的状态时,会出现尿频、尿急、尿潴留。另外,排尿还可受到暗示的影响,例如,听觉、视觉或身体局部的刺激均可诱发排尿。

三、排尿异常及其护理

(一)尿失禁

尿失禁是指排尿失去意识控制或不受意识控制,尿液不自主地流出。

1.分类

(1)真性尿失禁(完全性尿失禁):指膀胱稍有尿液便会不自主地流出,膀胱处于空虚状态,表现为持续滴尿,又称为空虚性尿失禁。主要原因是脊髓初级排尿中枢与大脑皮质之间的联系受损,可见于昏迷、截瘫等患者,还可见于手术或分娩等原因引起的膀胱括约肌损伤或支配括约肌的神经损伤、病变所致膀胱括约肌功能障碍。

(2)假性尿失禁(充溢性尿失禁):指膀胱内的尿液充盈达到一定压力时即可不自主地溢出少量尿液。当膀胱内压力降低时排尿立即停止,但膀胱仍呈胀满状态,尿液不能排空。其主要由脊髓初级排尿中枢活动受到抑制所致,多见于前列腺增生、尿道狭窄。

(3)压力性尿失禁(不完全性尿失禁):指当腹部压力增加(如咳嗽、打喷嚏等)时,少量尿液不自主地排出。其主要由膀胱括约肌张力降低、盆底肌肉和韧带松弛所致,多见于妊娠后期、中老年女性。

2.尿失禁患者的护理

(1)心理护理:首先要尊重、理解患者,及时给患者提供必要的帮助,消除患者的不良情绪,使其树立战胜疾病的信心。

(2)皮肤护理:保持患者会阴部皮肤的清洁、干燥,保持病床的清洁与干燥,特别要注意观察患者会阴部的皮肤状况,做到勤观察、勤整理、勤清洗、勤更换,有效减少或避免压疮发生。

(3)外部引流:女患者可用女式尿壶紧贴外阴接取尿液,或使用一次性成人尿布垫和纸尿裤;男患者可使用尿壶接尿,也可用阴茎套连接集尿袋,接取尿液,但此种方法不宜长期使用。

(4)导尿管留置术:长期尿失禁的患者,可采用留置导尿管的方法持续导尿或定期放尿,避免尿液浸湿湿裤,刺激皮肤而产生压疮。留置导尿管过程中,夹闭导尿管,定时开放,可以辅助锻炼膀胱壁的肌肉张力,重建膀胱功能。

(5)室内环境:定期打开门窗通风换气,去除不良气味。

(6)健康教育。

鼓励患者适当摄入液体:在病情的允许下,指导患者每日白天摄入 2 000~3 000 mL 液体,以促进排尿反射,预防泌尿系统感染。

训练膀胱功能:定时使用便器,开始白天每隔 1~2 h 使用一次便器,以后逐渐延长间隔时间,以训练有意识排尿。

锻炼盆底肌:指导患者进行收缩和放松盆底肌肉的训练,以增强控制排尿的能力。具体方法:患者可取立、坐、卧位,试做排尿(排便)动作,缓慢收紧盆底肌肉,再缓慢放松,每次 10 s,连续做 10 次,每天可练习数次,以患者不感到疲劳为宜。在病情许可的情况下,鼓励患者做床上翻身、抬腿运动或下床活动,以增强腹部肌肉张力。

(二)尿潴留

尿潴留(retention of urine)是指大量尿液存留在膀胱内不能自主排出。膀胱容积可增至3 000~4 000 mL,膀胱高度膨胀,可至脐部。患者主诉下腹部胀痛、尿意强烈但排尿困难。体检可见耻骨上膨隆,可扪及囊性包块,叩诊呈实音,有压痛。

1.分类

(1)机械性梗阻:指膀胱颈部或尿道有梗阻性病变,引起排尿障碍。病变如前列腺增生、前列腺肿瘤、膀胱颈肿瘤、尿道损伤、尿道狭窄、尿道结石等。

(2)动力性梗阻:指由排尿动力障碍引起,而无机械性梗阻病变的情况。常见原因包括中枢和周围神经系统的病变,如脊髓或马尾损伤、肿瘤、糖尿病等造成的神经性膀胱功能障碍等。

(3)其他:如排尿姿势改变、缺乏隐蔽的环境、长时间憋尿等。

2.尿潴留患者的护理

(1)心理护理:安慰患者,做好解释工作,有助于消除患者的紧张和焦虑等不良情绪,使其积极配合治疗和护理。

(2)提供隐蔽的排尿环境:如用屏风或围帘遮挡、关闭门窗、请无关人员回避等。

(3)调整体位和姿势:在病情许可的情况下采用适当的姿势排尿。酌情协助卧床患者取适当体位(如略抬高上身或坐起等)。排尿时鼓励患者身体前倾,以增加腹压。尽量使患者以习惯的体位和姿势排尿。对需要绝对卧床或维持特殊体位的患者,应事先有计划地训练床上排尿或特殊体位排尿,以免因不适应排尿姿势的改变而导致尿潴留。

(4)诱导排尿:利用某些条件反射诱导排尿,例如,让患者听流水声,或用温水冲洗会阴部或坐浴等。

(5)热敷、按摩:热敷、按摩下腹部,可解除肌肉紧张、促使排尿。膀胱高度膨胀时,按摩应注意力度,以免造成膀胱破裂。

(6)针灸:采取针刺中极、曲骨、三阴交穴或艾灸关元、中极穴等方法,刺激排尿。

(7)药物治疗:积极治疗原发病,避免药物使用不当而造成尿潴留。必要时遵医嘱肌内注射氯化卡巴胆碱等药物治疗。

(8)健康教育:教育患者预防尿潴留,例如,养成定时、及时排尿的习惯,前列腺增生患者勿过度劳累和饮酒,注意预防感冒等。

(9)导尿术:如果经上述处理仍不能解除尿潴留,可采用导尿术。

四、与排尿有关的护理技术

(一)导尿术

导尿术是在严格无菌操作下,将无菌导尿管经尿道插入膀胱引出尿液的技术。

1.一次性导尿术

(1)目的:①为尿潴留患者放出尿液,以减轻痛苦;②为尿失禁患者引流尿液,保持会阴部清洁、干燥;③协助临床诊断,例如,留取无菌尿标本,做细菌培养;测量膀胱容量、压力及检查残余尿,进行尿道或膀胱造影等;④治疗膀胱或尿道疾病,为膀胱肿瘤患者进行膀胱内化疗等。

(2)素质要求:仪表端庄,服装整洁,动作轻稳、正确,无菌观念强。

(3)操作流程如下。

评估患者病情、意识状态、导尿的目的、患者的年龄和性别等,评估患者会阴部情况、膀胱充盈度等,评估患者的心理状态及合作程度,环境是否符合导尿要求。

护士准备:仪表端庄,着装整洁,修剪指甲,洗手,戴口罩。用物准备:外阴消毒包内有弯盘1个、一次性手套(或指套2只)、治疗碗(内置棉球10余个、血管钳或镊子1把);无菌导尿包内有治疗碗、弯盘、导尿管2根(8号和10号)、血管钳2把、小药杯1个(内置棉球若干)、液状石蜡棉球瓶、标本瓶1个、洞巾1块、纱布数块(男患者使用);其他还有小橡胶单和治疗巾1套或一次性尿垫、无菌持物钳和容器1套、无菌手套1副、浴巾、消毒溶液、便盆和便盆巾,必要时备屏风、治疗车、快速手消毒液;给男患者导尿时加无菌纱布数块。患者准备:了解操作目的,愿意配合。根据患者的自理能力,嘱其清洗外阴,不能自行清洗者由护士清洗。环境准备:室温合适,酌情关闭门窗,用屏风或围帘遮挡患者。

(4)实施。

前期工作:①备齐用物,至床旁,核对并解释操作目的和配合要点;②关闭门窗,拉好围帘或用屏风遮挡患者,将便盆放在同侧床旁椅上,打开便盆巾;③松开床尾盖被,帮助患者脱去对侧裤腿,盖在近侧腿部,并盖上浴巾,用盖被遮盖对侧腿,患者取屈膝仰卧位,双腿略外展,暴露外阴部;④臀下垫小橡胶单和治疗巾,检查并打开外阴消毒包,将弯盘置于会阴处,将治疗碗置于弯盘后。

女性患者一次性导尿术:①初次消毒,左手戴一次性手套,右手持血管钳夹消毒液棉球,给阴阜、大阴唇消毒,左手分开大阴唇,给小阴唇和尿道口消毒,将污棉球置于弯盘内;②开包倒液,在患者的两腿之间打开导尿包外层包布,用无菌持物钳展开内层包布,用无菌持物钳取小药杯,置于床尾内层包布边缘,于药杯内倒消毒液;③铺巾润管,戴无菌手套,铺洞巾,使洞巾和内层包布形成一个无菌区,按操作顺序排列好用物,选择合适的导尿管,用液状石蜡棉球润滑导尿管前端;④再次消毒,左手拇指、示指分开并固定小阴唇,右手持血管钳或镊子夹取消毒液棉球,依次给尿道口、两侧小阴唇消毒,再次给尿道口消毒,将污棉球及消毒用的血管钳放于弯盘内,左手仍固定小阴唇;⑤插管导尿,嘱患者深呼吸,右手将无菌治疗碗(内有导尿管和弯血管钳)移至近会阴处,用血管钳夹持导尿管前端,对准尿道口轻轻地插入尿道4~6 cm,见尿液流出再插入1 cm,左手下移,固定导尿管,将尿液引流入治疗碗内。

男性患者:①初次消毒,左手戴手套,右手持血管钳夹消毒液棉球,给阴阜、阴囊、阴茎消毒。用无菌纱布裹住阴茎,将包皮向后推,露出尿道外口。自尿道口向外旋转擦拭尿道口、龟头及冠状沟数次。②开包倒液、铺巾润管,与女患者导尿术相同。③再次消毒,左手用无菌纱布裹住阴茎将包皮向后推,露出尿道口,用消毒液棉球再次给尿道口、龟头及冠状沟消毒。④插管导尿,左手继续持无菌纱布固定阴茎并提起,与腹壁成60°角。嘱患者深呼吸,操作者右手持血管钳夹住导尿管前端,对准尿道口轻轻地插入20~22 cm,见尿液流出后再插入约2 cm,将尿液引流入弯盘内。⑤拔管、整理,导尿完毕,夹闭导尿管末端,轻轻地拔出导尿管,撤下洞巾,擦净外阴。脱手套,撤去导尿包、小橡胶单和治疗巾。协助患者穿好裤子,安置舒适卧位;整理床单位,撤去屏风或拉开围帘,酌情开窗通风;清理用物;测量尿量,将尿标本送检(必要时)。

(5)评价:①操作方法正确、熟练;②符合无菌技术操作原则,操作过程无污染;③保护患者的自尊,患者身心痛苦减轻,感觉舒适、安全;④护患沟通有效。

(6)注意事项:①严格执行无菌技术操作原则,防止泌尿系统感染。②注意保护患者的隐私,维护患者的自尊,操作前做好解释工作,注意采取保暖措施,防止患者受凉。③选择光滑和粗细适宜的导尿管。插管和拔管时注意动作要轻柔、准确,避免损伤尿道黏膜。④为男患者插导尿管时,因膀胱颈部肌肉收缩产生阻力,应稍停片刻,嘱患者做深呼吸后,再慢慢插入。⑤为女患者导尿时,若导尿管误入阴道,必须更换导尿管,重新给尿道口消毒后再插入。⑥对膀胱高度膨胀且又极度虚弱的患者,首次放尿量不得超过1 000 mL。大量放尿可导致腹腔内压力突然降低,大量血液滞留在腹腔血管内,引起患者血压突然下降,导致虚脱;还可使膀胱内压突然降低,引起膀胱黏膜急剧充血而发生血尿。

2.导尿管留置术

导尿管留置术是指在导尿后,将导尿管保留在膀胱内持续引流出尿液的技术。

(1)目的:①用于抢救休克、危重患者时准确记录尿量,测量尿比重,以密切观察病情的变化;②为盆腔内脏器手术患者引流尿液,以排空膀胱,可避免术中误伤;③某些泌尿系统疾病手术后的患者留置导尿管,可用于持续引流和冲洗,同时减轻手术切口的张力,促进伤口愈合;④对昏迷、瘫痪等尿失禁患者或会阴部有伤口的患者留置导尿管,可保持会阴部的清洁、干燥,预防压疮的发生;⑤夹闭尿管,定时放尿,为尿失禁患者进行膀胱功能训练。

(2)素质要求:仪表端庄,服装整洁,动作轻稳、正确,无菌观念强。

(3)操作流程如下。

评估、计划:与一次性导尿术相同,另备一次导尿包(内含无菌手套、气囊导尿管、集尿袋、注射器、消毒棉球、润滑油等)、无菌生理盐水等。

实施:①检查并打开无菌导尿包外层包装,取出外阴初步消毒包,初次消毒。打开无菌导尿包,戴无菌手套,整理用物、铺巾、润滑导尿管与再次消毒与一次性导尿术相同。②检查气囊导尿管,导管末端连接集尿袋,润滑导尿管,其余与一次性导尿术相同。③插入导尿管。④将气囊导尿管插入膀胱,见尿液流出后再插入7~10 cm。根据导尿管上注明的气囊容积向气囊注入等量的生理盐水,轻拉导尿管,有阻力感,证实导尿管已固定于膀胱内;先将导尿管夹闭,移去洞巾。⑤将集尿袋固定于床边低于膀胱的高度(其他与一次性导尿相同);开放导尿管,尿液自动引流入集尿袋中。⑥整理用物、洗手、记录、拔除导尿管与一次性导尿术相同。⑦核对患者,解释拔除导尿管的原因及可能出现的不适。⑧准备治疗巾或一次性垫巾、弯盘、注射器、一次性手套等。⑨于臀下垫巾,将弯盘置于外阴旁。⑩揭去固定导尿管的胶布;戴手套,排空集尿袋中的尿液;用注射器充分抽尽气囊内的生理盐水;关闭导尿管夹,嘱患者放松并做排尿动作,轻轻地拔出导尿管;将导尿管与集尿袋放入黄色垃圾袋或弯盘中;整理床单位与用物;观察拔除导尿管后患者能否自行排尿、排尿有无不适、尿液情况等;针对性地做健康教育;洗手,记录。

(4)评价:①护士操作方法正确,动作轻稳,符合无菌技术操作原则,关心患者。②患者留置导尿管期间,引流通畅,无并发症。③拔管后患者能自行排尿,无不适反应。

3.注意事项

(1)保持引流通畅:要妥善固定引流管,避免受压、扭曲、堵塞。

(2)防止逆行感染:①保持尿道口清洁,对女患者用消毒棉球擦拭外阴和尿道口,对男患者用消毒棉球擦拭尿道口、阴茎头和包皮,每日1~2次;②每日定时更换集尿袋,及时观察并排空集尿袋,注意记录尿量;③对长期留置导尿患者,每周更换1次普通导尿管,如果导尿管为硅胶导尿管,可适当延长更换时间;④如果患者离床活动,需注意安置好引流管和集尿袋,高度应在耻骨联合以下,以防尿液逆流,导致泌尿系统感染;⑤在病情允许的情况下,可鼓励患者多饮水,每日摄水量在2 000 mL以上,达到自然冲洗尿道,预防尿路感染的目的。

(3)注意倾听患者的主诉并观察尿液情况,每周查1次尿常规。如果发现尿液混浊、沉淀、有结晶,应及时进行膀胱冲洗。

(4)训练膀胱功能:可采用间歇式夹管使膀胱定时充盈和排空,以促进膀胱功能的恢复。一般每3~4 h开放1次。

(5)健康教育:向患者及其家属解释留置导尿管的目的和护理方法,使其认识到预防泌尿系统感染的重要性。

(二)膀胱冲洗术

膀胱冲洗术是将无菌溶液经导尿管或耻骨上膀胱造瘘管注入膀胱内,然后经导管排到体外,如此反复多次将膀胱内残渣、血液、脓液等冲出,防止感染或堵塞尿路的治疗方法。

1.目的

(1)保持留置导尿管的患者尿液引流通畅。清除膀胱内的血凝块、黏液等异物,预防感染。

(2)治疗某些膀胱疾病(如膀胱炎、膀胱肿瘤等)。

2.素质要求

仪表端庄,服装整洁,动作轻稳、正确,无菌观念强。

3.操作流程

(1)评估患者的病情、临床诊断、年龄、性别、膀胱冲洗的目的,患者的意识、心理状态、自理能力及治疗情况,患者会阴部情况、膀胱的充盈度,环境是否符合膀胱冲洗的要求。

(2)计划。

护士准备:仪表端庄,着装整洁,修剪指甲,洗手,戴口罩。

用物准备:与导尿术和导尿管留置术相同,治疗盘内另备无菌治疗碗2个、无菌镊子1把、75%的酒精棉球数个、无菌膀胱冲洗装置1套、输液调节器1个、便器及便器巾。

常用冲洗溶液有生理盐水、0.02%的呋喃西林溶液、3%的硼酸溶液、0.1%的新霉素溶液、氯己定溶液,温度为38 ℃~40 ℃。

患者准备:理解膀胱冲洗的目的、注意事项,情绪稳定,愿意配合。

环境准备:关闭门窗,拉好围帘或用屏风遮挡患者。

(3)实施:①备齐用物,至床旁,核对并解释操作目的和配合要点;②按导尿术插入导尿管,按导尿管留置术固定导尿管,排空膀胱;③打开膀胱冲洗装置,将针头插入瓶塞已消毒的无菌溶液,将冲洗液瓶倒挂于输液架上,排气后关闭导管;④将导尿管与引流袋分开,给导尿管口和引流管接头消毒,与Y形管连接,主管连接冲洗导管,其余两管分别连接导尿管和引流管;⑤夹闭引流管,打开冲洗导管,使液体滴入膀胱,调节滴速,待滴入200~300 mL或患者有尿意时,关闭冲洗导管,打开引流管,等灌洗液全部流出后,夹闭引流管,反复多次至冲洗液澄清透明为止;⑥冲洗完毕,取下冲洗导管,再次给导尿管口和引流管接口处消毒并连接;⑦清洁外阴部,固定好导尿管,位置低于膀胱;⑧协助患者取舒适卧位,整理床单位,清理用物;⑨洗手,脱口罩,记录。

(4)评价:①护士操作方法正确,动作轻稳,符合无菌操作原则;②膀胱冲洗过程中,引流通畅,患者无不适和并发症;③护患沟通有效,患者及其家属理解操作目的,能积极配合。

4.注意事项

(1)严格执行无菌技术操作原则。

（2）冲洗过程中，仔细观察患者的反应，冲洗速度不宜过快，以免造成患者的不适，如果患者感觉疼痛、腹胀或引流液有出血现象，应立即停止冲洗，向医师报告并处理。

（3）冲洗时，引流液必须多于滴入量，如果出现引流液滴速减慢甚至停止，可能是导尿管内有脓块或血块阻塞，可增加冲洗次数或更换导尿管。

（刘蓉蓉）

第七节　门诊患者就诊须知

一、就诊前的准备

为了有效提高就诊效率和质量，节约诊疗时间，使医师更快速、更全面地了解患者以往病情，以便做出明确的诊断，患者在就诊前适当做一些准备是非常必要的，一般可以从以下几方面准备着手。

1. 就诊所需物品

初次到医院就诊的患者须携带患者本人身份证，以方便办理就诊卡。非初次就诊患者，应携带患者本人的就诊卡、医保（社保）卡、病历卡。如果就诊卡不慎丢失，须携带身份证补办。

2. 就诊资料

携带患者以往门诊、住院病历、相关检查资料，如影像检查（PET-CT、CT 片、MRI、MRA、X 线片、B 超等）、心电图、脑电图、内镜等相关检查及检验报告。

3. 身体准备

到医院就诊往往需要做相关的检验、检查，所以患者最好保持空腹。如果做妇科或泌尿系统 B 超检查，需要憋尿，须自带水杯。

4. 就诊前注意事项

就诊前患者勿饮酒，勿做剧烈运动，除急救药物外，避免服用其他药物，以免掩盖病情。

二、挂号的方法及程序

1. 人工挂号

每个医院都有自己的就诊卡或健康卡，包含个人的基本信息，如果首次就诊，须携带个人身份证，前往挂号台办理就诊卡后挂号；非首次就诊患者可直接携带个人就诊卡至挂号台，挂相关科室的专家号或普通门诊号，然后到相应科室分诊台报到，按号就诊。

2. 自助挂号

自助挂号是使用自助终端（又称自助挂号机）进行挂号的一种方式。自助终端是通过结合触摸屏等硬件技术与医院现有信息系统（HIS）实现对接，可以满足患者对于医院的自助挂号、自助预约、自助充值、收费项目信息查询等需求。自助挂号机一般分布于门诊、急诊大厅，人工挂号服务台外以及各门诊分诊台前。

首次就诊患者须携带本人身份证，在自助机上点击"办就诊卡"，按屏幕文字提示办卡、充值。办卡充值后须插卡，点击"挂当日号"，然后按自助挂号机提示选择科室、就诊时间段（上午或下午）、专家号或普通号。如果不是首次就诊，在就诊卡金额足够的情况下可直接插卡进行挂号,挂号后到相应科室分诊台报到,依序就诊。

3.预约挂号

患者可以根据专家门诊的出诊时间进行提前预约挂号,预约挂号可以省去患者及其家属排队挂号的时间,为患者就诊提供很大的方便。预约挂号一般可分网上预约挂号、电话预约挂号、手机上网预约挂号和自助终端机预约挂号等。

(1)网上预约:须登录全国、市挂号网或就诊医院网站进行预约,按网站提示进行预约操作。

(2)电话预约:电话预约即拨打医院固定服务电话或各地区、直辖市固定的预约电话进行预约。电话预约一般须对用户进行身份认证。

(3)手机预约:手机预约的优点是可在当天挂号,也可预约一周以内的门诊号,手机挂号须用微信扫描二维码,自动弹出浏览器地址后,按提示选择就诊医院、科室、就诊时间、专家等,进行预约。也可手机下载医院的应用(APP),安装后按提示进行预约。手机预约成功后,会收到预约挂号提示,患者及其家属按提示的就诊时间前往科室候诊。

(4)自助终端预约:即自助挂号机预约,须携带患者的就诊卡前往自助终端,点击"预约挂号",按提示选择就诊科室、日期、时间。预约完毕,打印并保留预约挂号单,在预约日期前往医院自助终端机进行取号操作后,再去挂号科室分诊台报到候诊。无就诊卡的患者,则须携带本人身份证建卡后进行预约挂号。

三、就诊程序

患者挂号后,携带就诊资料及门诊病历本(如果是初次就诊,无门诊病历本的患者,须在办理挂号的同时,在人工挂号服务台购买门诊病历)前往挂号门诊报到并就诊。因各门诊科室就诊前需做特殊检查,如果心血管内科患者需测量血压、脉搏,眼科患者需测量视力及眼压等,因此患者就诊时需先在分诊台进行分诊报到,然后按照所挂门诊序号等候就诊。患者及其家属可在门诊候诊区根据电子显示器显示的就诊序号及就诊提示音,依次进入相应诊室就诊。

医师问诊、查体结束后,如果需要做相关检查,患者可根据导诊单提示至相关辅助科室进行检查,检查结束后,需取出检查、检验结果回就诊科室,有序进行复诊。诊断完毕,按医嘱至药房取药服药,如果需要到其他科室就诊,则携带病历及资料挂相关科室的门诊号,按号就诊。

四、就诊期间的注意事项

患者在候诊期间,如果病情危重或有突发的病情变化,应及时告诉护士,可优先安排就诊。就诊时带齐相关病历及以往检查资料,便于医师对病情进行了解、观察与分析。进入诊室时,没特殊情况,只能一位家属陪同。

男士不宜进入妇科及产科诊室。男医师单独为女性患者查体时,家属可陪同。就诊时,患者须简明扼要地向医师说明就诊原因、不适的具体表现、发病过程和持续时间,有无进展、既往病史、家族病史等。如果有其他症状,也要一并陈述。

此外,还应向医师说明发病前有无诱因(如精神或外伤刺激、感冒、过度劳累、过敏者接触致敏物质等),既往用药,用药效果如何,有无药物及食物过敏史,以方便医师了解患者的病情和做出相应的判断。

患者就诊时要保持情绪稳定,勿过度紧张,以免引起血压升高、心率增快,影响医师的诊断。要据实相告,不要夸大、谎报或隐瞒病情,以免多做不必要的检查而增加费用或因谎报、隐瞒病情造成医师误诊。患者须配合医师进行检查,对于自身所患疾病的病情、预后以及预防措施、注意事项等情况有疑问,应当面咨询接诊医师。诊断明确后,大部分患者须服药治疗,患者须到药房取药,回家后按医嘱、按剂量、按时用药,用药后观察疗效,如果对药物有疑问,或服药后有不良反应,应及时回医院咨询或打电话进行咨询。需要静脉输液的,取药后直接去输液室护士站报到。

(薄福花)

第八节 门诊检验

一、血液标本采集

检验结果是临床医师在诊疗过程中所需要的重要信息,临床医师可以根据这些检验结果及患者的临床情况来区分疾病的不同阶段,观察病情变化,判断预后或观察疗效。标本采集是直接关系检验结果的基本要素,如果标本采集不当,即使最好的仪器设备也难以弥补在采集标本时引入的误差和错误,因此正确地采集标本是保证检验质量的基础。

(一)血液标本采集的意义

(1)血液检验标本分为全血、血浆、血清等。全血标本主要应用于临床血液学检查(如血细胞计数和分类、形态学检查等)。血浆标本适合心肌梗死项目、内分泌激素、血栓和止血检测。血清标本多适用于临床化学和免疫学的检测。血培养标本适用于全血微生物检测。

(2)按照采血部位的不同,血液标本可分为静脉血、动脉血和毛细血管血。绝大多数临床化学、免疫学和血清学血细胞计数和血细胞形态学、血液寄生虫学和病原微生物学检验等采用静脉血;少数检查(如血气分析、乳酸和丙酮酸测定等),需要采集动脉血;毛细血管血主要应用于各种微量法检查或大规模普查、血量不足 $200~\mu L$ 的检验、儿童或静脉采集不易的单项检查(如全血细胞检查等)。

(3)静脉血是最常用的实验室检查标本,真空采血法是最好的静脉采集技术。

(二)血液标本采集的准备

(1)门诊患者应避免疾走、跑步等剧烈运动,并静坐半小时以上,再采集标本。

(2)采血前一天忌吸烟,忌喝酒、茶、咖啡,并应尽可能避免服用任何药物,对不能停用的药物应予以注明,如抗生素、激素、维生素及其他影响代谢或干扰测试反应的药物,以便对结果做出解释。

(3)血清脂质或脂蛋白测定应在空腹 $12\sim14~h$ 采集血液标本。

(4)为提高对糖尿病筛查和诊断的敏感性,测定早餐后 $2~h$ 血糖优于测定空腹血糖。

(5)尽可能在使用抗菌药物前采集血液标本,以在寒战和发热初起前 $30\sim60~min$ 为佳。

(三)血液标本采集的配合

(1)空腹采血项目应禁食 $8~h$ 以上。

(2)保持平静的心情,避免焦虑。

(3)避免剧烈运动。

(4)采血前核对导诊单检验项目是否为需要检查的项目。

(四)血液标本采集的注意事项

(1)采集标本后应尽快送检,以免代谢或酶失活等影响检验结果。

(2)采血完毕后,用无菌棉签或纱布压于伤口上,轻压伤口直到止血为止。

(3)个别患者采血后发生眩晕,应立即让其平卧休息,若低血糖诱发眩晕,可立即注射葡萄糖或口服糖水。如果有其他情况,应立即联系医师,共同处理。

二、尿液标本采集

尿液理学和化学检验简便、安全、无创伤性,对泌尿系统疾病、肝脏疾病、代谢性疾病(如糖尿病等)的诊断、治疗及疗效监测有重要价值。尿液常用的理学和化学检验包括尿量、颜色、透明度、气味、比重、尿渗量、酸碱度、蛋白质、葡萄糖、酮体、尿胆原等。

(一)尿液标本采集的意义

尿液检验标本分为随机尿、晨尿、餐后尿等。随机尿标本主要应用于门诊、急诊等尿常规检查;晨尿标本适合尿液有形成分的检测(如尿红细胞检测);24 h尿标本多适合于尿液化学成分检测(如24 h尿蛋白);尿培养标本适合于尿微生物检测。

(二)尿液标本采集的准备

(1)门诊患者应处于安静状态下,按平常生活饮食。

(2)须在使用抗生素治疗前采集用于细菌培养的尿标本,以有利于细菌的生长。

(3)运动、性生活、月经、过度空腹或饮食、饮酒、吸烟及姿势和体位等可影响某些检查的结果。

(4)清洁外生殖器、尿道口及周围皮肤,女性患者应特别避免阴道分泌物或经血污染尿液。

(5)如果采用导尿标本或耻骨上穿刺尿标本,一般应由医护人员先告知患者及其家属有关注意事项,然后由医护人员进行采集。

(三)尿液标本的采集及配合

1. 中段尿

(1)女性:采集前用肥皂水或0.1%的高锰酸钾溶液等冲洗外阴,用手指分开阴唇,弃其前段尿,于容器内留取10~20 mL中段尿。

(2)男性:采样前用肥皂水或0.05%~0.1%的聚维酮碘溶液等消毒液清洗尿道口,擦干后翻包皮,弃其前段尿,不终止排尿,于容器内留取10~20 mL中段尿。

2. 耻骨上膀胱穿刺

其主要用于厌氧菌培养或留取标本困难的婴儿、脊柱损伤患者的尿液采集。先用0.25%的聚维酮碘溶液等消毒液给穿刺部位皮肤消毒,然后使用无菌注射器直接从耻骨联合与脐连线上高于耻骨联合2 cm处刺入膀胱,于无菌容器内吸取10~20 mL尿液。

3. 导尿管尿

(1)直接导尿法:使用0.05%~0.1%的聚维酮碘溶液等消毒液给会阴局部消毒,用导尿管直接经尿道插入膀胱,先弃其前段尿液约15 mL,再于无菌容器内留取10~20 mL中段尿液。

(2)留置导尿管法:针对医院内尿路感染,临床最常用此法。采集前先夹住导尿管,采集时则松开导尿管,弃其前段尿液,使用0.25%~0.5%的聚维酮碘溶液等消毒液给导尿管的采样部位消毒,使用无菌注射器斜刺入导尿管,抽取 $10\sim20$ mL 尿液到无菌容器内。

(3)回肠造口导尿管法:摘除导尿管,弃去里面的尿液,先用 $0.05\%\sim0.1\%$ 的聚维酮碘溶液等消毒液给吻合口消毒,再将导尿管插入清洁的吻合口,直至筋膜的深部,采集 $10\sim20$ mL 尿液到无菌容器内。

(四)尿液标本采集的注意事项

(1)不应从集尿袋中采集尿液。

(2)尿液中不应加防腐剂(24 h 尿标本排除)。

(3)若尿液培养前患者使用抗菌药物,应反复多次送检。

(4)多次采集或 24 h 尿不应用于尿液培养。

(5)除非进行流行病学调查,不应对长期留置导尿管患者常规进行尿液培养。

(6)应结合培养结果与临床表现、菌落计数以及微生物种类等,进行综合判断。

(7)采集标本后应及时送检并接种,室温下保存时间不应超过 2 h(夏季保存时间应适当缩短或冷藏保存)。如果不能及时运送或接种,应在 4 ℃冷藏,但保存时间也不应超过 8 h。

三、粪便标本采集

正常粪便中水分约占 3/4,固体成分约占 1/4,后者包括粪便残渣、消化道分泌物、肠道脱落的上皮细胞、无机盐及大量的细菌。粪便检验对许多疾病,特别是寄生虫病及消化系统疾病的诊断与治疗有重要的临床意义,也是临床上简单、常用的检验项目之一。

(一)粪便标本采集的意义

(1)了解消化道炎症、梗阻、出血、寄生虫感染等。

(2)粪便隐血试验可作为消化道恶性肿瘤的诊断筛查试验。

(3)检测粪便中有无细菌感染,防止肠道感染。

(二)粪便标本采集前的准备

(1)患者检查前 3 d 禁食肝、血或含铁剂药物。

(2)应避免月经血、尿液、消毒剂及污水等各种物质污染粪便标本。

(三)粪便标本的采集

(1)常规粪标本的采集:用棉签取较中央的粪便或少许脓血黏液部分于集便盒内。

(2)培养粪标本的采集:解大便之前用消毒液冲洗肛门,用无菌棉签取粪便中央处,将其置于培养皿中,盖好盖子。如果患者无便意,可用无菌棉签蘸取等渗盐水,由肛门插入 $6\sim7$ cm,轻轻转动棉签,取出少许粪便,插入培养试管中送检。

(四)粪便标本采集后的注意事项

(1)标本采集后 1 h 内送至检验科。

(2)严禁用吸水性材料(如尿不湿、卫生纸等)留取粪便标本。

(3)应将送检后剩余标本弃入黄色垃圾袋中,由专业人员统一处理。

四、痰液标本采集

痰是下呼吸道的分泌物,特殊的解剖部位决定了痰标本不同于其他标本,咳出的痰在经过咽及口腔时,不可避免地混入寄居在上呼吸道中的菌群。因此,痰标本的采集及处理方式,直接影响到检出结果。

（一）痰液标本采集的意义

下呼吸道的痰液应是无菌的，而经口腔咳出的痰带有多种上呼吸道的正常寄生菌（如草绿色链球菌等）。若从患者痰标本中查到致病菌或机会致病菌，提示可能有呼吸道细菌感染。

疑特殊病原菌所致肺部感染时，常先做痰液和支气管分泌物涂片、染色镜检（如肺部结核痰液涂片、抗酸染色，镜检找抗酸染色阳性结核分枝杆菌等），有助于细菌培养检查。

（二）痰液标本采集的准备

（1）以晨痰为佳；支气管扩张症患者，清晨起床后进行体位引流，可采集大量痰液。

（2）在应用抗菌药物之前采集标本。

（三）痰液标本采集的配合

1.自然咳痰法

患者清晨起床后，用冷开水反复漱口后用力自气管咳出第一口痰。对于痰量少或无痰的患者可进行诱导咳痰，即采用雾化吸入 45 ℃ 3‰～5‰的 NaCl 溶液，使痰液易于排出。将痰液采集于无菌容器中尽快送检。

2.支气管镜下采集法

在病灶附近用导管吸或用支气管刷直接取得标本。

3.人工气道采集法

通过气管切口插管，负压吸引取得痰液，可用于厌氧菌培养。

4.小儿取痰法

用弯压舌板向后压舌，用棉拭子深入咽部，小儿经压舌刺激咳嗽时，可喷出肺部或气管分泌物，将其粘在拭子上，尽快送检。

5.结核分枝杆菌检查

痰量要多。

（四）痰液标本采集后的注意事项

（1）标本采集后应立即送检，放置时间不应超过 2 h。

（2）咳痰标本不做厌氧菌培养。

（薄福花）

第九节　影像学检查

一、X 线检查

（一）X 线摄影

普通 X 线摄影检查是医学影像检查技术中最基本的检查方法，属于传统放射学范畴。人体各组织器官的密度不同，对 X 线吸收的程度各异，因而形成黑白度不同的影像。

1.X 线检查的意义

照片影像的空间分辨率较高，影像细节显示清楚；对于较厚的部位以及厚度和密度差异较小的病变容易显示；照片可以永久保存，便于复查和会诊；接受的射线剂量较小，利于防护。

2.检查前的准备

检查时,患者应听从医师的安排,去除检查部位的厚衣物(如毛衣、棉衣等)以及高密度饰物(如耳环、项链、手镯等),避免穿带有金属丝线绣花、油漆印花和其他装饰物的内衣,以免遮盖病变。

3.X线检查的配合

摆好拍片体位后,患者应遵从医师的安排,不得随意移动,以免影响照片质量。

4.X线检查的注意事项

(1)患者或家属须持医师填写的检查申请单,首先到放射科登记窗口登记、编号(孕妇严禁入内)。

(2)编号后到指定的机房外等候检查,听候医师安排,避免在机房内或拥堵在机房门口而受到不必要的照射。

(3)应使不合作的婴幼儿及危重患者家属积极配合医师的检查安排。

(二)X线造影

通过人工的方法,将高于或低于该组织器官的物质引入人体,以显示其形态、位置或功能的检查方法。所采用的提高对比度的物质,称为造影剂(又称造影剂)。

1.X线造影的意义

目前临床上广泛开展的造影检查有胃肠道造影、静脉肾盂造影等。

2.X线造影的准备

(1)在做X线造影检查前一天尽量吃一些少渣食物、半流质或流质(如藕粉、粥、烂面糊及肉汤等)。

(2)静脉肾盂造影及钡剂灌肠检查前一天晚上要服泻药,排空肠道内容物,尽量减少肠道内的气体等所带来的干扰,使拍的片子图像更清晰。

(3)子宫输卵管造影检查应在月经干净后3～7 d进行。造影前3 d及造影后2周内应避免性生活。

3.X线造影的配合

医师摆好拍片体位后,患者不得移动,应配合医师的安排,以免影响照片质量。患者的良好配合是造影检查成功的关键。

4.X线造影的注意事项

(1)询问过敏史。患者签署静脉肾盂造影知情同意书。筛除检查禁忌证,预约登记。

(2)造影前要进行碘过敏试验。

二、CT 检查

(一)CT 普通扫描

CT普通扫描是指不用造影剂增强或造影的CT扫描,又称CT平扫。平扫是CT扫描最基本的扫描方式。CT检查一般先做平扫,根据扫描结果,必要时再采用其他扫描方式。CT扫描包括非螺旋CT扫描、螺旋CT扫描、双源CT扫描、薄层扫描、连续扫描、靶扫描、高分辨力CT扫描、定量扫描、低剂量扫描、双能量成像、CT透视及CT导向穿刺活检等方式。

1.CT普通扫描的意义

CT平扫可用于全身各脏器的检查,对疾病的诊断、治疗方案的确定、疗效观察和预后评价等具有重要的参考价值。不同的扫描方式的临床意义有所不同,例如,颅脑、椎间盘的常规扫描常选用非螺旋扫描,对血管、胸腹部、骨关节容积重组等检查和急、重症患者的检查采用螺旋 CT 扫描。而双源 CT 用于心脏检查具有明显的优势,可减少对心率的依赖。

2.CT 普通扫描前的准备

为了保证 CT 检查获得优质的图像质量,须做好扫描前的准备工作。

(1)了解病情:扫描前应认真查看申请单,询问病史,了解被检者携带的有关影像资料和实验室检查结果,以供扫描时定位及诊断时参考。

(2)胃肠道准备:①腹部、盆腔、腰骶部检查者,扫描前 1 周,不做胃肠道钡剂造影,不服含金属的药物(如铋剂等);②腹部、盆腔平扫者,检查当日禁食 4~6 h;③检查肝脏、胰腺、脾脏时,扫描前 15 min 口服 500 mL 造影剂;④检查肾脏、肾上腺时,提前 30 min 口服 500~750 mL 造影剂,充盈肠道,扫描前被检者再口服 250 mL 造影剂;⑤检查盆腔时,需要提前60~120 min口服造影剂,总量约 1 000 mL;⑥妇科盆腔扫描时,被检者做常规胃肠道准备后,检查前憋尿;⑦临床怀疑肝外胆管结石或输尿管结石的被检者不宜口服阳性造影剂,以防漏诊;⑧消化道出血、急性胰腺炎、肾衰竭、消化道穿孔、肠梗阻患者根据病情禁服或慎服造影剂。

(3)除去金属物品:摆位时去除扫描范围内被检者穿戴及携带的金属物品(如钥匙、手机、发卡、耳环、项链、金属拉链、义齿、带金属扣的皮带、硬币、带金属的纽扣等),以防伪影产生。

3.CT 普通扫描中的配合

(1)根据不同检查部位的需要,确保检查部位的固定,被检者摆好位后勿动,避免漏扫及减少运动伪影。

(2)做胸腹部检查前应做好呼吸训练,使被检者能根据语音提示配合平静呼吸或吸气、屏气。

(3)扫描喉部时,被检者不要做吞咽动作;扫描眼部时被检者两眼球向前凝视或闭眼不动。

(4)可给不配合的儿童口服催眠剂(10%的水合氯醛 0.5 mL/kg)以制动。

(5)对外伤、意识不清及躁动不安的被检者可根据情况给予镇静药。

4.CT 普通扫描的注意事项

(1)CT 检查必须注意放射线的防护,要正确、合理地应用 CT 检查,避免不必要的曝光。对育龄妇女及婴幼儿更应严格掌握适应证,非必要,孕妇禁忌 CT 检查。CT 检查时应注意防护生殖腺和眼睛。

(2)危、急、重患者检查时须由临床医师全程陪同,以防患者出现危险。

(二)CT 增强扫描

静脉注射造影剂后的扫描称增强扫描。其作用是增加组织、器官的对比度,临床应用普遍。注射造影剂后血液内碘浓度升高,血管和血供丰富的组织结构含碘量升高,而血供少的组织结构含碘量较低,使组织结构的密度差别增大,正常组织与病变组织之间密度差别增大,有利于病变的显示和区别。

1.CT 增强扫描意义

①增强扫描可增加组织与病变间密度的差别,更清楚地显示病变与周围组织间的关系及病变的大小、形态、范围,有助于发现平扫未显示或显示不清楚的病变;②不同的病变显示不同的增强特性,增强扫描可以动态观察某些脏器或病变中造影剂的分布与排泄情况,根据其特

点,判断病变性质;③增强扫描还可帮助区分病变组织和水肿等继发改变;④借以鉴别血管结构和淋巴结等其他结构;⑤观察血管结构及血管性病变。增强扫描得到了广泛应用,目前已成为大部分占位性病变的常规检查手段。

2. CT 增强扫描前的准备

(1)医护人员会询问过敏史,请被检者签署 CT 增强扫描知情同意书。

(2)扫描前检查者会查看申请单,询问病史,了解被检者携带的有关影像资料和实验室检查结果,以供扫描时定位及诊断时参考。

(3)向被检者说明有关配合要点,以消除被检者的顾虑和紧张情绪,以取得配合。

(4)做增强扫描的被检者检查前 4～6 h 禁饮食,以防发生过敏反应时呕吐或呛咳,将胃内容物误吸入肺。做腹部、盆腔增强扫描者的胃肠道准备与普通平扫相同。

(5)建立静脉通路,做碘过敏试验,取碘造影剂原液 2 mL,静脉推注后,观察 20 min,询问、观察被检者有无皮疹、皮肤瘙痒、唇舌发麻、打喷嚏、恶心、呕吐、喉头水肿等过敏反应,无不良反应方可进行检查。

3. CT 增强扫描中的配合

(1)摆位:根据不同检查部位,正确摆好体位,患者不能自行变换,摆位时去除扫描范围内被检者穿戴及携带的金属物品(如钥匙、手机、发卡、耳环、项链、金属拉链、义齿、带金属扣的皮带、硬币、带金属的纽扣等),以防伪影产生。

(2)呼吸训练:做胸腹部检查前应做好呼吸训练,使被检者能根据语音提示配合平静呼吸或吸气、屏气。

(3)连接高压注射器:护士将高压注射器调至备用状态,排尽高压注射筒及连接管内的空气,与被检者的静脉通路相连接,造影剂注入体内瞬间可能出现全身发热的感觉,此时不要紧张,这属于正常现象。

(4)造影剂高压注射:高压注射器注射速度为 3～5 mL/s。注射过程中,护士会观察显示屏上的压力曲线图,如果患者有不适或穿刺部位疼痛,应立即告诉护士。如果发生穿刺部位造影剂外渗等情况,须立即停止注射,给予必要的处理措施。

4. CT 增强扫描后的注意事项

(1)扫描结束后,护士分离连接管与留置针接头,询问患者有无不适,保留留置针,观察 20～30 min,增强扫描使用的碘造影剂量较大,注射速度快,有引起不良反应,甚至发生过敏反应的可能。一旦出现过敏反应,须及时处理、抢救,否则可能危及生命。为避免迟发型过敏反应的发生,检查后被检者须留观 30 min 后再离开。

(2)留观 30 min 无不良反应后方可拔针,拔针的同时用无菌棉签按压皮肤穿刺处 5 min 以上,防止皮下出血,对于老年患者及凝血机制不良者应延长按压时间。

(3)护士会告知被检者 48～72 h 多饮水,尽快排出造影剂,减轻肾脏负担。

(三)血管造影

CT 血管造影(CTA)实质是血管的增强扫描,经周围静脉快速注入造影剂后,在靶血管造影剂充盈的高峰期,使用多层螺旋 CT 进行快速、连续的薄层扫描,并经重组得到血管的直观图像。

1. 血管造影的意义

CTA 属于无创或微创检查,高质量的 CTA 图像接近血管造影,可以显示 1～4 级,甚至

5 级动脉结构。三维显示立体结构清楚,可以任意角度旋转观察,目前广泛用于全身各大血管(如主动脉、肾动脉、颈动脉、冠状动脉、脑血管等)检查,尤其是冠状动脉病变筛选、斑块评价、支架与旁路移植术后随访,在主动脉病变与肺动脉栓塞等病变的检查与诊断方面成为首选检查方法。除冠状动脉 CTA 外,其他血管造影检查前的准备、检查中的配合以及检查后的注意事项基本与增强扫描相同。

2.血管造影前的准备

(1)心理护理:护士热情地接待每一位被检者,候诊时详细讲解检查目的,检查过程中对心率和屏气的要求、快速推注造影剂时全身的发热反应等内容,讲解检查过程和注意事项,告知该检查的无创性和安全性,使被检者对检查过程和可能出现的问题有较全面的了解,尽量减轻被检者的紧张心理,使心率保持平稳。

(2)心率:检查前 12 h 内不服用含咖啡因的饮品,4 h 内不宜吃固体食物,鼓励被检者饮水。被检者应至少提前 30 min 到达候诊室,静坐以稳定心率。心率对图像质量的影响很大,若被检者心率大于每分钟 65 次,没有哮喘等禁忌证,可在检查前 30～40 min 口服美托洛尔25 mg,扫描前尽量将心率保持在每分钟 65 次以下,以实现单次心跳采集。

(3)护士询问过敏史。被检者签署 CT 增强扫描知情同意书。

(4)建立静脉通路:由于 CT 冠状动脉检查时注射速度快,注射压力高,选择右肘前或右腕部粗直、有弹性的静脉穿刺并置入留置针,最好一次穿刺成功,避免将造影剂注入血管外。为确保高注射速率,一般采用 20 G 留置针,取 2 mL 碘造影剂行静脉推注,观察 20 min,询问被检者是否有恶心、呕吐、眩晕、心悸、气短、荨麻疹等症状,造影剂试验为阴性,方可进行随后的检查。

3.血管造影的配合

(1)检查前注意:去除带金属的衣物,女性被检者脱去胸罩,以免产生图像伪影。被检者仰卧于检查床上,双手上举于头上方。清洁局部皮肤后贴电极片,连接电极要在心脏扫描范围之外,以免产生伪影,要尽量避开呼吸肌以免呼吸时干扰 ECG 波形。护士会告知患者扫描时会发生的正常情况(如扫描架有较大噪声等),以消除检查中的不适给患者心理造成的压力。采用铅围裙及铅帽等防辐射用品屏蔽检查野之外的器官,以使被检者免受不必要的电离辐射。

(2)屏气训练:被检者良好的屏气配合对图像质量至关重要,按照 CT 机器扫描同步录音模式进行训练,护士须观察心电监测仪所显示的被检者心电图信号和心率,确认屏气状态下 R波信号能够被准确识别。检查前,被检者在护士的指导下练习屏气,吸气后屏气约 10 s,每次吸气幅度要尽量一致,尽量自然吸气,不要深吸气后屏气,被检者在扫描时尽量避免咳嗽、打喷嚏、呃逆及做吞咽动作等。要反复训练,直到正确掌握为止,以确保曝光期间被检者胸腹部均处于静止状态。被检者在检查过程中要按照语音指令做好屏气配合。

(3)连接高压注射器:护士将高压注射器调至备用状态,排尽高压注射筒及连接管内的空气后与被检者的静脉通路相连接,被检者在造影剂注入体内的瞬间可能出现全身发热的感觉,此时不要紧张,这属于正常现象。

(4)造影剂高压注射:应用 350 mg/mL 或 370 mg/mL 高浓度造影剂,注射速率为5.5 mL/s,有利于提高图像质量和显示冠状动脉远端及小分支,将造影剂加温至体温水平,加温可降低黏稠度,减轻低温对血管的刺激。护士在显示屏上调好注射速度,注入 10～12 mL生理盐水,测试是否通畅,有无渗漏现象,并观察显示屏的压力曲线变化。如果被检者注射部位出现疼痛或肿胀,要及时向护士示意,以便护士迅速停止注射。

4.血管造影后的注意事项

(1)扫描结束后,被检者如果有不适应告知护士及检查者,起身要缓慢,避免发生直立性低血压。护士分离连接管与留置针接头,保留留置针。为避免迟发型过敏反应的发生,检查后被检者须留观 30 min,无不良反应,由护士拔出留置针后离开。

(2)CT 室应备齐必需的急救药品、器械,以备抢救之用。

(3)留观 30 min 无不良反应后方可拔针,拔针的同时用无菌棉签按压皮肤穿刺处 5 min 以上,防止皮下出血,对于老年患者及凝血机制不良者应延长按压时间。

(4)被检者检查后 48~72 h 多饮水,尽快排出造影剂,减轻肾脏负担。

(5)嘱被检者离院后如果有其他不适,尽早就近就医。

三、磁共振成像检查

磁共振成像(MRI)检查是利用各种分子磁共振波谱之间的差异,通过成像设备得到人体生理和生化上重要的结构和动态信息的一种检查。

MRI 从 20 世纪 80 年代才逐步应用于医学领域。经过几十年的研究,MRI 在许多疾病的诊断中起到非常重要的作用。

(一)MRI 检查的意义

MRI 已经应用于人体各种组织、器官的检查,特别是在神经系统、骨关节以及乳腺等组织、器官疾病中,MRI 检查可以作为诊断疾病的"金标准"。它具有无电离辐射性(放射线)损害、无骨性伪影、能多方向(横断、冠状、矢状切面等)和多参数成像、高度的软组织分辨能力、无须使用造影剂即可显示血管结构等独特的优点。

(二)MRI 检查前的准备

(1)检查者须核对 MRI 检查申请单,了解病情,向被检者说明检查目的和要求。

(2)签署 MRI 知情同意书。

有以下情况者不宜行 MRI 检查:①安装心脏起搏器;②置入人工金属心脏瓣膜;③置换各种人工关节及假体,有金属内固定物;④置入冠状动脉及各种血管支架、胆道支架、食管支架及其他金属内支架;⑤人工耳蜗置入术后,眼球内异物不能排除金属异物;⑥有活动性义齿,体内残留金属异物;⑦因手术等其他原因体内置入金属物品。

(3)除去随身携带的含金属物品。进入扫描室前嘱被检者及陪同家属除去随身携带的任何金属物品及电子产品(如手机、手表、钥匙、打火机、皮带、项链、眼镜、耳环、胸罩、助听器、磁卡、硬币、刀具、发卡、别针、轮椅、推床等),并妥善保管,严禁将其带入检查室。

(4)腹部、盆腔准备:腹部、盆腔 MRI 检查前 4 h 禁饮食,检查前一周不能做胃肠道钡餐检查。置有金属避孕环的被检者,必要时须将其取出后再行检查。男性前列腺、女性盆腔等检查前须憋尿。

(5)根据病情需要做增强扫描,护士会详细询问有无过敏史,请被检者签署增强扫描同意书,建立静脉通路。

(三)磁共振成像检查的配合

1.摆位

检查者会根据被检者不同的检查部位正确放置不同体位线圈。

2.告诉被检者应注意的问题

给被检者讲述检查过程;告诉其所需检查时间;扫描时机器会发出较大噪声,给被检者佩戴耳塞,以防听力损伤。被检者在扫描过程中不得随意运动,如果有不适,可通过配备的通信工具与工作人员联系。

3.呼吸训练

做胸、腹部检查时,检查者将呼吸补偿感压器放在呼吸幅度最大的部位,加腹带时保持适度松紧,被检者反复练习屏气,直到能够配合为止。

4.增强 MRI

需做增强 MRI 者,需使用留置针。用高压注射器将造影剂快速注入体内。其间可出现全身发热、口腔异味等,属于正常现象,不必紧张。注射造影剂时,护士会密切观察显示屏压力曲线图。如果有不适或穿刺部位有疼痛,应立即告诉护士。

(四)MRI 检查的注意事项

(1)对婴幼儿、躁动不安及有幽闭恐惧症的被检者,须适当给予镇静处理,以提高检查成功率。对于危重患者,除早期脑梗死外,原则上不做 MRI 检查。如果特别需要,应由临床医师陪同观察,必须在扫描室外就近备齐所有抢救器械、药品。年老体弱者、无法独立行走者及危重患者检查时必须有家属陪同。

(2)增强 MRI 检查结束后留观 30 min,无不良反应后方可拔针,拔针的同时用无菌棉签按压皮肤穿刺处 5 min 以上,防止皮下出血,对于老年患者及凝血机制不良者应延长按压时间。

(3)检查后要多饮水,尽快排出造影剂,减轻肾脏负担。

(4)被检者离院后如果有其他不适,应尽早就近就医。

(薄福花)

第十节 特检科检查

一、超声检查

超声检查是利用超声的有关原理来检查人体疾病的一种方法,主要用于实质性脏器及含液性脏器的检查,对空腔脏器、肺、骨的效果较差。

(一)超声检查的意义

通过超声检查能够及时、准确地诊断出腹部脏器、乳腺、甲状腺等疾病,对发现病变、确定病变的位置和大小有重要意义。

(二)超声检查前准备

(1)消化系统检查基本安排在上午,检查的前日,晚餐尽量少食油量过多的食物,清淡饮食,晚 9 点以后禁食、禁水,检查当天上午空腹候诊。

(2)超声检查应安排在内镜(胃肠镜)、钡餐及胆道造影检查之前,避免胃肠镜充气干扰。

(3)做泌尿系统检查要憋尿,以感到有尿意为准,可以适当饮水,待充分充盈膀胱后检查,避免肠气干扰。

(4)备好以往病历或其他检查报告,以便检查者系统地做出诊断。

(三)超声检查的配合

(1)检查时充分暴露检查部位(如无特殊情况昏迷、严重外伤等),患者宜穿宽松服装就诊。做颈部(包括甲状腺、颈部血管等)超声检查者不要佩戴项链等饰物。

(2)如果婴幼儿患者不配合,可在临床医师指导下服用镇静药物后进行检查。

(3)由于患者的病情不同,一些检查项目可能需要特殊准备,超声检查医师会提供具体指导。

(四)超声检查后的注意事项

(1)检查完毕,在诊室外稍等片刻,由医护人员将报告单送出。

(2)拿到报告后,首先查对姓名、性别、年龄,确认无误后即可去门诊复诊。

二、心脏超声检查

心脏超声检查又称超声心动图,是大部分心血管疾病的首选检查方法,在诊断冠心病、心脏瓣膜病、心肌病、先天性心脏病、心包疾病以及大血管疾病等方面具有重要价值。

(一)心脏超声检查意义

心脏超声作为一项无创的检查,能综合分析心脏各结构的位置、形态、活动与血流特点,从而获得心血管疾病的解剖、生理、病理及血流动力学资料,便于心脏病的诊断。

(二)心脏超声检查前准备

(1)检查者须了解患者的心肺功能情况、药物过敏史、既往镇静麻醉药物使用史等。

(2)女士夏天不要穿连衣裙。因为做心脏超声检查时,要用探头在胸前扫描,需要穿着宽大、舒适且容易脱穿的衣服(如衬衣等)。

(3)普通心脏超声检查不必空腹,可适当进食,但不要过饱,经食管超声需要空腹。

(4)心脏超声检查是一项无创操作,不必紧张,消除恐惧心理。

(5)小儿哭闹或不配合时,需镇静,1~3岁的患儿多数情况下需药物镇静,可根据医嘱给患儿口服水合氯醛等,待患儿入睡后方可检查。

(6)备好以往病历或其他检查报告,以便检查者系统地做出诊断。

(三)心脏超声检查中的配合

检查过程中要松解衣领和裤带,取左侧卧位,头下垫高度适宜的枕头,充分暴露检查部位。在检查过程中应当心情放松,尽量保持平静呼吸,配合医师完成检查。心脏超声检查过程中可能会因为探头加压而感觉到胸前压迫感,常规心脏超声检查需要 10 min 左右,疑难患者所需时间会更长。

(四)心脏超声检查后的注意事项

(1)检查完毕,在诊室外稍等片刻,由医护人员将报告单送出。

(2)拿到报告后,首先查对姓名、性别、年龄,确认无误后即可去门诊复诊。

三、心电图检查

心电图是利用心电图机从体表记录心脏每一心动周期所产生的电活动变化的技术。

(一)心电图检查的意义

心电图检查在心脏基本功能及其病理研究方面具有重要参考价值,可以分析与鉴别各种心律失常，也可以反映心肌受损的程度和发展过程以及心房、心室的功能、结构情况，对于指导心脏手术及药物处理具有重要参考价值。

(二)心电图检查前的准备

(1)取仰卧位，身体放松，不必紧张。婴幼儿熟睡后方可检查。

(2)检查前，不能饱饮、饱食、吃冷饮和吸烟，需要平静休息 20 min。

(3)如果以前做过有关检查，须带好有关病历及报告。

(4)在心电图检查期间穿宽松的棉质衣服，避免穿紧身的化纤内衣，露出小腿及手臂。当有患者在进行心电图检查时，其余人在帘子外等候，尽可能让其单独一人接受检查，保护他人隐私并排除其他人员的干扰。

(5)有心脏方面的问题，要向医师说明，以便医师进行相应的检查；如果正在服用治疗心律失常的药物，也要说明。

(三)心电图检查

将上衣扣解开，露出胸部，女性患者须将胸衣解开，暴露胸部，在检查时，要平躺，全身放松，平稳呼吸，保持安静，配合医师检查。

(四)心电图检查后的注意事项

检查后整理衣裤，在诊室外等待约 20 min 取报告。

四、肌电图检查

肌电图检查是通过描述神经肌肉单位活动的生物电流，来判断神经肌肉所处的功能状态，用电流刺激神经，经皮穿刺于肌肉组织内，使神经、肌肉在放松和收缩时发生电活动而获得图形和声音信号的一种有创神经电生理检查。

(一)肌电图检查的意义

肌电图检查可以协助神经内科鉴别神经源性、肌源性及神经肌肉接头性疾病，对于骨伤科患者，在神经损伤程度、修复、再生测定的检查中，能结合临床对疾病做出诊断。对于神经根压迫的诊断，肌电图更有独特的价值。

(二)肌电图检查前的准备

(1)检查前 1 d 尽量用肥皂水沐浴，不能沐浴者应清洗四肢，清洁后禁止使用任何护肤品，穿宽松的内衣、内裤，以便在检查时容易暴露上、下肢。

(2)检查前要吃饱饭，在医师的指导下，对双侧胫前肌、股四头肌、拇短展肌、小指展肌、肱二头肌、三角肌进行放松、轻收缩、重收缩的训练，直至掌握。

(3)不要戴首饰，检查时要关闭手机。

(4)患血友病或血小板明显减少或凝血时间不正常者，应避免肌电图检查。

(三)肌电图检查中的配合

检查时身体放松，解除思想顾虑，配合医师选择合适的体位并根据指导用力。若为乙肝表面抗原阳性者，改用一次性同心针电极，以避免交叉感染。

(四)肌电图检查后的注意事项

(1)应避免对刚做过肌电图的肌肉进行肌肉活检和肌酶谱的测定。

(2)穿刺的患者 24 h 内禁止洗澡。

(3)检查后整理衣裤,在诊室外等待约 20 min 取报告。

五、脑电图检查

脑电图检查是一项无痛、无创伤性的检查,是将微小的脑生物电信号进行多级放大并记录下来的一种脑功能检查方法。

(一)脑电图检查的意义

脑电图检查主要是检测细胞生理电现象以及脑细胞有无异常放电行为,用于脑内的一些实质性病变及精神类疾病的鉴别。

(二)脑电图检查前准备

(1)脑电图检查前检查头皮,由于头部感染或头发过长影响电极接触效果,对于头部感染患者应先治疗,应为头发过长患者剪短头发,检查前的头皮清洗应避免用含油脂洗护产品,尽量保持头皮干燥、洁净。

(2)检查前 3 d 应停用各种神经兴奋药和镇静药,以避免检查时形成假象,影响检查结果的判断。

(3)如癫痫患者停药有困难,要向检查人员说明服用的药名、剂量,以便检查人员参考。

(4)检查前避免过于饥饿,以免低血糖影响检查结果。

(5)精神异常或不合作者,应做睡眠脑电图。建议自然睡眠,一般不用镇静药,须晚睡早起(晚上 11 点后睡觉,早上 5 点之前起床)以便检查时入睡。

(三)脑电图检查中的配合

(1)检查时,患者必须安静、全身放松,避免过度紧张造成干扰,关闭手机,按医师要求配合检查。

(2)检查时,患者头皮上要安放接收电极,不要紧张,以免脑电波受到干扰。

(3)检查时请勿接触仪器设备及拉扯导联线。

(四)脑电图检查后的注意事项

检查后整理完毕,在诊室外等待约 10 min 取报告。

(薄福花)

第十一节　腔镜检查

一、胃镜检查

胃镜是一种医学检查工具,将一条纤细、柔软的管子经口、食管伸入胃中,以便直接观察食管、胃和十二指肠的病变,以及进行活体的病理学检查。

(一)胃镜检查的意义

胃镜检查可对胃黏膜表面、食管、十二指肠做直接肉眼观察,还可做病理活组织检查,可以了解慢性胃炎的程度和肠上皮化生的有无,对鉴别良性、恶性溃疡病变有重要意义。另外,胃镜检查还可以确定胃癌的类型及追踪观察癌前病变。

(二)胃镜检查前的准备

(1)为避免交叉感染,制订合理的消毒措施,患者检查前须做乙肝表面抗原、心电图等检查。

(2)检查前日晚 10 点之后禁饮食,检查当日至检查前禁食,禁饮水、服药及吸烟。若有高血压,检查当日早晨用一口水把抗高血压药吃下,以防检查时血压过高出现危险。

(3)钡餐钡剂可能附于胃黏膜上,影响检查,须待钡剂排空后再做胃镜检查;幽门梗阻患者应禁食 2~3 d;长期服用阿司匹林的患者,须停药 1 周后再做检查。

(4)对精神紧张的患者,在检查前 15 min 肌内注射或缓慢静脉注射地西泮 10 mg,以消除紧张;解痉药(如山莨菪碱或阿托品等)可减少胃蠕动及痉挛,便于观察,但要注意其不良反应。

(5)了解患者的病史和检查目的。出血性休克(排除休克纠正)、急性心肌梗死、严重心力衰竭、反复发作的癫痫、吞食腐蚀剂的急性期等,应视为检查禁忌证。如果有药物过敏、出血性疾病、心脏病等病史或检查当日有咽喉痛、心悸、气短、胸痛、腹痛等症状,应于检查前告知医师。

(6)松解领口及裤带,如果有活动义齿、眼镜等,应取下,妥善保存。

(7)检查前 5~10 min 口服利多卡因胶浆,做咽部麻醉,以减少咽部反应,使进镜顺利,减少患者的痛苦。

(三)胃镜检查的配合

选择正确的体位:取屈膝左侧位,头略后仰,头颈部不要倾斜,与躯干成一条直线,而颈部勿左右扭动。解开领带、衬衣上的纽扣及腰带,全身尽量放松。面向操作者,双上肢自然放于腹部,双腿屈曲,听从医护人员的指导,密切配合,轻轻咬住牙垫。进镜过程中,胃镜抵达咽喉部时,患者会出现刺激性的恶心不适,此时做吞咽动作,进镜后尽量放低口角,不要吞咽唾液以免呛咳,插镜后的整个检查过程中口内分泌物外流,同时做深呼吸,用鼻吸气,用嘴呼气,慢慢喘气,只要调整好呼吸,可有所缓解不适症状。

(四)胃镜检查后的注意事项

(1)检查完毕,吐出唾液,由于检查时注入一些空气,虽然在退镜时已吸出,但某些患者仍有腹胀感,嗳气较多,严重者适当休息。做胃镜检查最好有家属陪同,检查结束后家属护送患者回家。

(2)因检查前口服咽部麻醉药,检查后 2 h 内禁止吃饭、喝水,以免引起呛咳或食物误入气管而引起吸入性肺炎。

(3)胃溃疡伴出血、食管病变取活检的患者,遵医嘱禁食 4 h 后方可进流质或半流质饮食,同时服用止血药物,防止再度出血。

(4)检查结束后,如果出现黑便或突然剧烈腹痛伴板状腹等症状,应立即到医院就诊。

(5)需要做病理检查的患者,检查结束后请稍等片刻,家属须将病理组织送到病理科并付费。当日进温凉、易消化的食物,12 h 内勿饮酒,勿进过热、刺激性的食物,禁喝浓茶和较浓的咖啡,因为这些食物也可诱发创面出血,不利于疾病的康复。

(6)检查后的患者咽喉部可有轻微不适,不必过于紧张,如果无特殊症状,这种不适会逐渐缓解。

二、肠镜检查

肠镜检查是医师用来诊断大肠病变的一种检查方法。肠镜通过肛门进入直肠,经过乙状结肠、降结肠、横结肠、升结肠，直到回盲瓣，通过肠镜检查可以更直观地观察到大肠的内部情况。

(一)肠镜检查的意义

肠镜可以完整、直观、仔细地将整个结肠，甚至回肠末端观察清楚，并将有问题的部位取活检做病理检查，能及时、准确地对疾病做出诊断，对疾病的早期合理治疗有着重要意义。

(二)肠镜检查前的准备

(1)为避免交叉感染，应采取合理的消毒措施。患者检查前须做乙肝表面抗原、心电图等检查。有严重心律失常、血压偏高者，病情稳定后方可接受肠镜检查。

(2)检查前一天进少渣、易消化的流质饮食(如稀饭、豆浆等)，禁喝牛奶。

(3)检查前一天晚8:00后禁食，便秘者，前一晚服用番泻叶等泻药，将15～20 g番泻叶泡开当茶喝。

(4)上午检查者于凌晨2:30服药，下午检查者于8:30服药，根据预约时医师的指导以及按照消化内镜诊治预约单准备肠道，服药期间来回走动，观察腹泻情况，大便呈水样、无粪渣方可检查。

(5)大便不畅或怀疑肠梗阻者禁服泻药，可于检查当日清洁灌肠，妇女月经期间不能做检查，以免引起月经紊乱。

(6)检查当天将有关检查的报告单及病历带来，以备医师参考。

(三)肠镜检查的配合

取左侧屈膝卧位，褪裤，露出肛门，尽量使腹部放松。检查中根据需要，随时变换体位，配合完成检查。结肠镜检查可能暴露患者的隐私部位，因此，检查中禁止家属及无关人员进入，用治疗巾遮盖腰至膝盖部位。

(四)肠镜检查后的注意事项

(1)由于检查时注入一些空气，虽然在退镜时已吸出，但有的患者仍有腹胀感，去厕所排气后可有好转，腹部胀痛感消失后可进流食、半流食或少渣不产气饮食；避免进粗纤维及酸、辣刺激性等食物。

(2)检查结束后稍等片刻，取报告，行病理活检者需2个工作日后再来取报告。

(3)有痔疮的患者肛门口可有少许鲜血，无须特殊处理；如果腹痛难忍或大量出血，应及时来医院就诊。

三、喉镜检查

喉镜是一种用于检查喉部病变的装置或器械，具有灵活的追随性、更好的插入性，进入喉腔能更好地接近病变部位，能使呼吸道微细的变化清晰可见，实现更快速的诊疗。

(一)喉镜检查的意义

检查可对早期的喉部肿物、炎症、异物、声带麻痹以及喉部发声功能障碍做出明确诊断。

(二)喉镜检查前的准备

(1)为避免交叉感染，应采取合理的消毒措施。患者检查前须做乙肝表面抗原、心电图等检查。

(2)将其他有关检查报告单带来，以备医师参考，并签署知情同意书。

(3)患者应详细告诉医师以往的病史及有无麻醉药过敏史；术前会喷2%的利多卡因对鼻

咽部黏膜进行表面麻醉,进镜前会向鼻腔滴呋麻滴鼻液,在局部用药时,如果有不适症状,应立即向医师反映,并配合处理。

(三)喉镜检查中的配合

患者表面麻醉后,仰卧于检查床上,头后仰,解开领扣、胸罩以及腰带,取下活动义齿、眼镜等,面向操作者,全身放松,不紧张,不用力,进镜时勿抬头或摇头,听从医护人员的指挥或张口呼吸,勿强行翻身或用手拔。

(四)喉镜检查后的注意事项

(1)喉镜检查结束 1 h 后进食、进水,禁辛辣刺激性食物,戒烟、酒,注意口腔卫生。

(2)检查结束后稍等片刻,取报告,行病理活检者需 2 个工作日后再来取报告。

(3)如果有咽部不适,是表面麻醉及手术刺激引起的,稍作休息,症状会消失。

四、支气管镜检查

(一)支气管镜检查的意义

对原因不明的咯血和持续性咳嗽,怀疑有气管、支气管肿瘤的患者及痰液检查发现可疑癌细胞的患者,可提供诊治依据。

(二)支气管镜检查前准备

(1)患者检查前须做肺 CT,查乙肝表面抗原、抗丙肝抗体、人类免疫缺陷病毒(HIV)抗体、梅毒,查心电图、血常规、血凝常规,测血压等。

(2)心肺功能不全、血压偏高者,待病情稳定后方可接受支气管镜检查。

(3)检查前禁烟 3 d,禁食 4~6 h,以免检查中恶心、呕吐,呕吐物被吸入肺部引起肺炎或窒息。有活动义齿者,于检查前取下,避免检查中义齿脱落引起窒息。

(4)采用 2% 的利多卡因溶液做局部麻醉,麻醉前确认有无利多卡因溶液用药史、过敏史。用 6 mL 2% 的利多卡因溶液雾化吸入,插管时根据进入部位的需要再行局部麻醉。术前 5~10 min,经口经鼻再喷 2% 的利多卡因溶液,麻醉效果更佳。

(三)支气管镜检查的配合

(1)检查时,患者取仰卧位,头尽量后仰,解开领扣、胸罩以及腰带,取下活动性义齿等。

(2)将双手臂放置在身体两侧。用干纱布遮住患者的眼睛及头部,减少进镜时灯光照射造成的心理恐惧,也可避免用药时将药液滴入眼内。

(3)支气管镜进入时勿抬头或摇头,听从医护人员的指挥或张口呼吸,有利于支气管镜进入气道。勿强行翻身或用手拔管,有痰时用舌头顶出;医护人员会及时清理干净。

(四)支气管镜检查后的注意事项

(1)检查结束后,穿好衣裤,擦净口鼻腔内的唾液及分泌物,在诊室门口休息 15~30 min,如果无特殊反应,再回病房。

(2)术后禁食、禁饮 3 h,以免误吸,3 h 后进温凉饮食。避免辛辣刺激性食物,以免引起咳嗽、咯血加重。

(3)术后半小时内减少说话,当日少说话,使声带得以充分休息,以防声带水肿。检查后出现鼻咽部不适、疼痛、声嘶、少量咯血等情况,可自行缓解。如果咯血量较多或原咯血的患者咯血量明显增多,应及时告知医师,以便及时处理。

(薄福花)

第十二节 输液及注射

一、静脉留置针护理

静脉留置针又称套管针,是由不锈钢针芯、软的外套管及塑料针座组成,穿刺时将外套管和针芯一起刺入血管中,将套管送入血管后,抽出针芯,仅将柔软的外套管留在血管中进行输液。

1.静脉留置针的意义

①操作简单,减轻由于反复穿刺而造成的痛苦;②保护血管,减少液体外渗(尤其是小儿输液);③保证合理用药时间,为输血和输液提供方便;④保留一条静脉输液通路,便于抢救;⑤减少护理人员的工作量,减少职业暴露。

2.静脉留置针的适应证

适应证:①长期输液患者;②老年、小儿及无自主意识患者;③危重患者;④有血液传播性疾病的患者。

3.静脉留置针的禁忌证

一般无绝对禁忌证,相对禁忌证包括血管脆性大、凝血功能较强、有自伤倾向等。

4.静脉留置针穿刺前患者的准备

①排空大小便,取舒适卧位;②注意穿刺侧肢体的保暖,静脉较细者可先用温热毛巾局部热敷,但应注意防止烫伤;③穿着合适的衣物,穿刺侧肢体衣物不可过紧;④了解所输注药物的主要作用及不良反应,熟悉配合要点;⑤做好心理准备,无焦虑和厌烦情绪。

5.静脉留置针穿刺时的配合

①穿刺时穿刺侧肢体不可随意活动;②护士在手臂扎止血带后,可适当握拳,使血管充盈,穿刺成功后及时松开拳头;③护士行血管穿刺时,要保持肢体不动,以免针头刺破血管。

6.静脉留置针穿刺后的注意事项

①静脉注射或输液过程中,注意观察穿刺局部皮肤情况,例如,有疼痛(小儿哭闹不止)、红肿、液体外渗或感到心悸、发冷、发抖等不适,要及时通知护士;②留置期间,在保证留置针固定牢固的情况下,可以进行大部分日常活动,但要避免穿刺针肢体过度活动、长时间下垂及留针部位潮湿;③若需留置静脉留置针备用,常规封管后要保持小夹子的夹闭状态,若夹子与留置针末端间软管内存有少量血液,为正常现象,不必担心;④留置针常规保留 72~96 h,最长不应超过 96 h,若穿刺点周围有渗出或治疗完毕,应立即拔除,拔除留置针后按静脉走向按压 1~2 min 至不出血为止,勿揉搓局部,若凝血功能过低,则需按压 10 min 以上;⑤使用特殊药物时,应注意观察有无不良反应发生,如果有异常,要通知医护人员进行处理。

二、静脉输液

静脉输液是将大量无菌溶液或药物直接输入静脉的治疗方法。

1.静脉输液的意义

①补充水分及电解质,预防和纠正电解质紊乱及酸碱平衡失调;②增加循环血量,改善微循环,维持血压及微循环灌注量;③供给营养物质,促进组织修复,增加体重,维持正氮平衡;④输入药物,治疗疾病。

2.静脉输液的适应证

①各种原因引起脱水、酸碱平衡失调；②严重烧伤、大出血、休克等；③有慢性消耗性疾病、胃肠道吸收障碍及不能经口进食；④需要控制感染、解毒以及降低颅内压等。

3.静脉输液的禁忌证

①有心肌疾病、心力衰竭、高血压；②肾功能减退，特别是急性肾衰竭无尿期；③肺实质广泛性炎症、肺充血、肺水肿；④穿刺部位有炎症、肿瘤、外伤、瘢痕；⑤有严重出血、凝血倾向，血小板明显减少或用肝素、双香豆素等进行抗凝治疗暂禁穿刺。

4.静脉输液前患者的准备

①排空大、小便，取舒适卧位；②注意行穿刺肢体的保暖，静脉较细者可先用温热毛巾局部热敷，但应注意防止烫伤；③穿着合适的衣物；④了解所输注药物的主要作用及不良反应，熟悉配合要点；⑤做好心理准备，无焦虑和厌烦情绪。

5.静脉输液的配合

①穿刺时配合或由家属协助配合完成穿刺肢体的固定；②不可自行调节滴速，如果有疑问，可询问护士；③注意观察局部皮肤情况，如果有疼痛（小儿哭闹不止）、红肿、液体外渗或感到心悸、发冷、发抖等不适，可关闭调节器并及时通知护士；④留意输液瓶中液体滴注情况，当输液袋或输液瓶中剩余少量液体时，应及时通知护士；⑤注意穿刺部位的相对制动，避免针头脱出或刺破血管。

6.静脉输液后的注意事项

①拔针后按静脉走向按压1～2 min至不出血为止，勿揉搓局部，若凝血功能过低，则需按压10 min以上；②使用特殊药物时应注意观察有无不良反应并及时通知医护人员进行处理；③输液结束后应再观察20 min，无不适后方可离开。

三、肌内注射

肌内注射是将一定量的药液注入肌肉组织内的方法。注射部位一般选择肌肉丰厚且距离大血管及神经较远处。最常用部位为臀大肌，其次为臀中肌、臀小肌、股外侧肌及上臂三角肌。

1.肌内注射的意义

局部注入药物，用于不宜或不能口服或静脉注射的患者，产生疗效比皮下注射更快。

2.肌内注射的适应证

①注射刺激性较强或药量较大的药物；②不宜或不能口服、皮下注射，需在一定时间内产生药效；③不宜或不能做静脉注射，要求比皮下注射更迅速产生疗效。

3.肌内注射的禁忌证

①注射部位有炎症、肿瘤、外伤破溃；②有严重出血、凝血倾向，血小板或凝血因子明显减少或进行抗凝治疗；③破伤风发作期、狂犬病痉挛期，采用肌内注射可诱发阵发性痉挛；④癫痫抽搐、不能合作作为相对禁忌，必要时可予以镇静。

4.肌内注射前患者的准备

①排空大小便，取合适体位（卧位或站立）；②穿着合适的衣物；③了解所注射药物的主要作用及不良反应，熟悉配合要点；④做好心理准备，无恐惧情绪。

5.肌内注射的配合

①注射时配合暴露注射部位，由护士协助取合适的体位，不可突然改变体位；②尽可能放

松,避免局部肌肉过度收缩。

6.肌内注射后的注意事项

①适当按压注射部位至不出血,避免局部揉搓;②观察注射局部有无红肿、硬结、神经损伤或感染症状,如果有异常,及时通知医护人员诊治;③注意有无全身不良反应(如心悸、寒战、皮疹等),若有,及时通知医护人员进行处理;④肌内注射后观察 20 min,无不良反应后方可离开。

四、皮下注射

1.皮下注射的意义

①注入小剂量药物,用于不宜口服给药而需在一定时间内产生药效的情况;②预防接种;③局部麻醉用药。

2.皮下注射的适应证

①不能口服,需迅速达到药效(如注射胰岛素、阿托品、肾上腺素等);②预防接种;③局部麻醉用药。

3.皮下注射的禁忌证

①注射部位有红肿、硬结、炎症、皮损;②对要注射的药物过敏。

4.皮下注射前患者的准备

①了解皮下注射的目的、方法、注意事项、药物的作用及配合要点;②放松心态,消除焦虑、紧张情绪。

5.皮下注射的配合

①取舒适体位,暴露注射部位,放松注射肢体;②针头刺入角度不宜大于 45°,以免刺入肌层;③在护士推药过程中,如果有不适,要及时告知护士。

6.皮下注射后的注意事项

①尽量避免应用对皮肤有刺激作用的药物进行皮下注射;②患者需长期注射,应了解轮流交替注射部位的意义,经常更换注射部位,以促进药物吸收;③注射剂量少于 1 mL,必须用 1 mL注射器,以保证注入药液剂量准确;④注射后局部按压至不出血为止,禁止局部揉搓;⑤注射后观察 20 min,患者无不适后方可离开。

五、皮内注射

皮内注射是将少量药液或生物制品注射于表皮与真皮之间的方法。门诊输液室患者进行皮内注射多为进行药物的过敏试验,简称皮试。

1.皮内注射的意义

①进行药物过敏试验,以观察有无过敏反应;②预防接种;③为局部麻醉的起始步骤。

2.皮内注射的适应证

①诊断某些疾病的变态反应;②做药物过敏试验;③预防接种。

3.皮内注射的禁忌证

①注射部位有红肿、硬结、皮损、炎症;②对拟应用的药物过敏。

4.皮内注射前患者的准备

①了解皮内注射的目的、方法、注意事项及配合要点;②尽量避免空腹情况下进行皮内注射;③取舒适体位并暴露注射部位;④放松心态,消除内心的紧张、焦虑;⑤注射前应告知医务

人员自己的用药史、过敏史及家族遗传史,如果有该药物过敏史,则不可进行皮内注射。

5.皮内注射的配合

①配合暴露注射部位,放松注射肢体,无紧张、焦虑情绪;②进针角度不宜过大,避免将药液注入皮下,影响结果的判断和观察;③注射过程中,如果有不适,要及时告知护士。

6.皮内注射后的注意事项

(1)拔针后勿揉擦注射局部,以免影响结果的判断。

(2)注射后,勿离开注射室,在观察区就座,20 min后观察结果,期间如果有不适,立即通知护士,及时进行处理。

(3)由两名护士判断药物过敏实验结果,如果结果为阳性,不能应用该种药物,护士会将阳性结果记录在病历首页、医嘱页及电子医嘱上。

(4)即使皮试结果为阴性,也同样存在用药过敏的可能,部分患者会发生迟发性过敏反应。注射药物时要注意观察自身不良反应,并及时通知医护人员进行处理。

(薄福花)

第十三节 换药治疗室护理

一、伤口换药

换药又称更换敷料,包括检查伤口、除去脓液和分泌物、清洁伤口及覆盖敷料。换药是预防和控制创面感染,消除妨碍伤口愈合因素,促进伤口愈合的一项重要外科操作。

(一)伤口换药适应证

(1)观察和检查伤口局部情况后需要更换敷料。

(2)缝合伤口拆线或拔除引流管的同时,需要更换敷料。

(3)伤口有渗出、出血等液体湿透敷料。

(4)根据污染伤口、感染伤口、烧伤创面、肠造口、肠瘘、慢性溃疡、窦道等的不同情况每天换药一次或多次。

(二)伤口换药禁忌证

患者有危重症,需要抢救。

(三)伤口换药前患者准备

(1)做精神准备。

(2)体位安全,舒适,便于操作,文明暴露,保暖。

(四)伤口换药中配合

(1)消除患者的顾虑,做好心理指导。

(2)协助患者取合适体位,充分暴露换药部位。

(3)术中询问患者感受,交代注意事项,随时观察患者的反应,必要时及时处理。

(五)伤口换药后注意事项

(1)要根据不同情况采取止血和保护伤口的措施。

(2)疼痛虽然不直接影响愈合,但会干扰睡眠和食欲,故可酌情使用镇痛药。

(3)保持伤口清洁、干燥,如果有污染,要及时清洁伤口,更换敷料。

(4)患者应吃富含维生素食物,不要吃过于刺激的辛辣食物。

二、伤口拆线

伤口拆线是指在缝合的皮肤切口愈合以后或手术切口发生某些并发症时(如切口化脓性感染、皮下血肿压迫重要器官等)拆除缝线的操作过程。

(一)伤口拆线适应证

(1)手术时做无菌切口,局部及全身无异常表现,已到拆线时间,切口愈合良好。

(2)术后伤口有红、肿、热、痛等明显感染征象,应提前拆线。

(二)伤口拆线禁忌证

遇下列情况,应延迟拆线:①严重贫血、消瘦,轻度恶病质;②严重失水或电解质紊乱尚未纠正;③患者为老年患者或婴幼儿;④咳嗽没有控制时,对胸、腹部切口应延迟拆线。

(三)伤口拆线前的准备

(1)器械准备:无菌换药包,小镊子2把,拆线剪刀及无菌敷料等。

(2)了解患者伤口缝合时间。根据不同的部位确定拆线时间。①面颈部4～5 d拆线;下腹部、会阴部6～7 d;胸部、上腹部、背部、臀部7～9 d;四肢10～12 d,近关节处可延长一些;减张缝线14 d方可拆线。②眼袋手术、面部瘢痕切除手术在手术后4～6 d拆线。③乳房手术在手术后7～10 d拆线。④关节部位及复合组织游离移植手术在手术后10～14 d拆线。⑤重睑手术、除皱手术在手术后7 d左右拆线。对营养不良、切口张力较大等特殊情况可考虑适当延长拆线时间。青少年可缩短拆线时间,年老、糖尿病患者、有慢性疾病者可延迟拆线时间。

(四)伤口拆线的配合

(1)消除患者的顾虑,做好心理指导。

(2)协助患者取合适体位,充分暴露拆线部位。

(3)术中询问患者感受,交代注意事项,随时观察患者的反应,必要时及时处理。

(五)伤口拆线后注意事项

(1)拆线后短期内避免剧烈活动,以免伤口裂开。

(2)保持伤口干燥,短期内避免淋湿伤口。

(3)拆线3 d后去除伤口敷料,如果出现伤口愈合不良的情况,要及时就医。

三、脓肿切开引流术

(一)脓肿切开引流术的适应证

(1)表浅脓肿形成,有波动,应切开引流。

(2)深部脓肿穿刺证实有脓液。

(3)对口底蜂窝织炎、手部感染及其他特殊部位的脓肿,应于脓液尚未聚集成明显脓肿前切开引流。

(二)脓肿切开引流术的禁忌证

(1)结核性寒性脓肿无合并感染。

(2)急性化脓性蜂窝织炎,未形成脓肿。

(3)合并全身脓毒血症,处于休克期。

(4)血液系统疾病或凝血机制严重不全。

(5)唇、面部疖痈虽形成脓栓,但不宜广泛切开引流。

(三)脓肿切开引流的术前准备

(1)洗净局部皮肤,必要时剃毛。

(2)术前治疗并发症(如糖尿病、结核病等)。

(3)合理应用抗生素,防止炎症扩散。

(4)重危患者或合并败血症者应积极提高全身抵抗力。

(四)脓肿切开引流术中的配合

(1)消除患者的顾虑,做好心理指导。

(2)协助患者取合适体位,充分暴露手术部位。

(3)术中询问患者感受,交代注意事项,随时观察患者的反应,如果有不适,及时处理。

(五)脓肿切开引流术后的注意事项

(1)嘱患者术后第 2 天起更换敷料,拔除引流条,检查引流情况,重新放置引流条后包扎。

(2)保持患处干燥,定时清洁换药。

(3)给予饮食指导。患者应吃富含维生素的食物,不要吃过于刺激的辛辣食物。

(4)注意休息,避免过劳。

四、拔甲术

(一)拔甲术的适应证

(1)适用于顽固性甲癣、嵌甲、甲下感染等。

(2)适用于甲周疣、甲下外生骨疣、甲下血管瘤的治疗。

(二)拔甲术的禁忌证

禁忌证包括瘢痕、炎症性皮肤病(如慢性放射性皮炎、化脓性皮肤病、复发性单纯疱疹、炎症明显的痤疮、着色性干皮病等)、出血倾向、精神病、严重内脏疾病、白癜风活动期。

(三)拔甲术的术前准备

(1)医护人员会与患者进行术前谈话,交代拔甲术的目的、方法及可能出现的合并症。

(2)做出血时间、凝血时间及血常规检查。

(3)排除重要脏器疾病。

(4)局部清洁处理。

(四)拔甲术中的配合

(1)协助患者取平卧位,充分暴露手术部位。

(2)操作中患肢要保持适当位置,避免活动。

(3)当术中心悸、憋气、疼痛难忍时,应及时告诉医护人员。

(五)拔甲术后的注意事项

(1)保持患处干燥,及时清洁换药。

(2)给予饮食指导,患者应吃富含维生素的食物,促进指甲生长,不要吃过于刺激的辛辣食物。

(3)如果拔除足趾甲,需穿宽松鞋子,以免挤伤患趾,造成再次出血。

五、关节腔穿刺术

关节腔穿刺术是指在无菌技术操作下,用注射器刺入关节腔内抽取积液,了解积液性质,为临床诊断提供依据,并可向关节内注射药物以治疗关节疾病。

(一)关节腔穿刺术的适应证

(1)感染性关节炎患者的关节肿胀积液。

(2)关节创伤致关节积液、积血。

(3)骨性关节炎、滑膜炎致关节积液。

(4)关节腔内药物注射治疗,或向关节腔内注射造影剂行关节造影检查。

(5)对不明原因的关节积液行滑液检查。

(二)关节腔穿刺术的禁忌证

(1)穿刺部位局部皮肤有破溃、严重皮疹或感染。

(2)有严重凝血机制障碍、出血性疾病(如血友病等)。

(3)糖尿病严重,血糖控制得不好。

(4)非关节感染,但体温升高,伴有其他部位的感染病灶。

(三)关节腔穿刺的术前准备

术前一天,用肥皂水清洗穿刺局部。术前医师会向患者及其家属说明穿刺的目的和可能出现的情况。患者应做好心理准备。

(四)关节腔穿刺术中的配合

患者放松心情,术中轻微的酸胀感是正常的,但如果有难以忍受的疼痛感,应立即告知医护人员。

(五)关节腔穿刺术后注意事项

(1)24 h内,尽量保持注射部位干燥、无菌,避免冲淋或洗澡。

(2)可在医护人员指导下活动关节,让药液均匀分布。

(3)24 h内,不建议进行剧烈活动。

(4)术后2~3 d多休息,清淡饮食。

(5)个别患者可能出现轻度或中度关节疼痛和肿胀,一般都能耐受,不需特殊治疗,也可以对症处理,术后2~3 d症状消失。

(6)避免长时间跑、跳、蹲,减少和避免爬楼梯,选择能够增加关节灵活性、伸展度以及加强肌肉力度的运动项目(如游泳、散步等)。

(7)注意关节腔保暖,勿使关节腔受凉。

(8)可使用手杖、助步器等工具提升独立生活能力,避免因关节疼痛而活动受限。

六、导尿术

导尿术是指在严格无菌操作下,用导尿管经尿道插入膀胱引流尿液的方法。

(一)导尿术的意义

(1)为尿潴留患者引流出尿液,以减轻患者的痛苦。

(2)协助临床诊断,如留取未受污染的尿标本做细菌培养,测量膀胱容量、压力及检查残余尿液,进行尿道或膀胱造影等。

(3)为膀胱肿瘤患者进行膀胱化疗。

(二)导尿术的适应证

(1)各种下尿路梗阻所致尿潴留。

(2)抢救危重患者。

(3)诊断与治疗膀胱疾病。

(4)进行尿道或膀胱造影。

(5)留取未受污染的尿标本做细菌培养。

(6)产科手术前常规导尿。

(7)膀胱内药物灌注或膀胱冲洗。

(8)探查尿道有无狭窄,了解少尿或无尿的原因。

(三)导尿术的禁忌证

禁忌证包括急性尿道炎、急性前列腺炎、急性附睾炎、女性月经期、骨盆骨折、尿道损伤等。

(四)导尿前患者准备

(1)日常保持会阴清洁。

(2)护士会向患者和家属说明导尿的目的、意义、过程、注意事项及配合操作的要点,患者做好心理准备。

(五)导尿术操作中的配合

(1)患者取仰卧位,脱去一侧裤腿,双腿分开。

(2)在插导尿管过程中患者会有排尿感,可做缓慢深呼吸,勿用力排尿和乱动肢体,避免污染。

(六)导尿后的注意事项

(1)在留置导尿管期间应保证充足的入量,预防发生感染和产生结石。

(2)在留置导尿管期间防止导尿管打折、弯曲、受压、脱出等,保持导尿管通畅。

(3)保持尿袋高度低于耻骨联合水平,防止逆行感染。

(4)长期留置导尿管的患者进行膀胱功能训练及骨盆肌的锻炼,以增强控制排尿的能力。

(5)对膀胱过度充盈者,排尿宜缓慢以免骤然减压引起出血或晕厥。对膀胱高度膨胀且又极度虚弱的患者,第一次导尿量不可超过1 000 mL,以防大量放尿导致腹腔内压突然降低,大量血液滞留于腹腔血管内,造成血压下降,引起虚脱。膀胱突然减压,可导致膀胱黏膜急剧充血,引起尿血。

七、灌肠术

灌肠术是将一定量的液体由肛门经直肠灌入结肠,以帮助患者清洁肠道、排便、排气,由肠道供给药物或营养,达到确定诊断和治疗目的的方法。根据灌肠的目的,灌肠术可分为保留灌肠和不保留灌肠。根据灌入的液体量又可将不保留灌肠分为大量不保留灌肠和小量不保留灌肠。如果为了达到清洁肠道的目的而反复使用大量不保留灌肠,则为清洁灌肠。

(一)大量不保留灌肠

1.大量不保留灌肠的适应证

①刺激肠蠕动,解除便秘,排除肠胀气;②应用低温溶液为高热患者降温;③清洁肠道,为

某些手术、检查或分娩做准备;④稀释和清除肠道内的有害物质,减轻中毒程度。

2.大量不保留灌肠的适应证

①便秘、肠胀气;②食物中毒;③需行某些手术、检查;④即将分娩;⑤高热。

3.大量不保留灌肠的禁忌证

禁忌证有急腹症、消化道出血、妊娠。

4.大量不保留灌肠前的准备

①护士解释灌肠的目的、方法和注意事项,并配合操作;②患者排尿。

5.大量不保留灌肠中的配合

①患者出现紧张情绪时,护士应耐心解释,取得患者的合作;②患者取左侧卧位,双膝屈曲,将裤子脱至膝部,将臀移至床沿;③插管时患者深呼吸,灌肠过程中有便意或腹胀,可深呼吸,以减轻腹压,或护士适当降低灌肠桶高度,减慢速度;④若患者出现腹痛剧烈、出冷汗、心悸等不适,立即告诉护士,护士停止灌肠并请医师处理。

6.大量不保留灌肠后的注意事项

患者平卧后 5~10 min 排便。

(二)保留灌肠

将药液灌入直肠或结肠内,通过肠黏膜吸收达到治疗疾病的目的。

1.保留灌肠的意义

镇静、催眠及治疗肠道感染。

2.保留灌肠的适应证

①灌注抗肿瘤药;②灌注抗生素;③灌注镇静药。

3.保留灌肠的禁忌证

①肛门、直肠、结肠等术后患者及排便失禁的患者不宜做保留灌肠;②妊娠、急腹症、消化道出血患者不宜灌肠。

4.保留灌肠前的准备

护士介绍保留灌肠的目的、过程和注意事项,患者排尽大小便,配合操作。

5.保留灌肠的配合

①根据病情决定卧位,慢性菌痢患者宜取左侧卧位,阿米巴痢疾患者则取右侧卧位。患者臀部抬高 10 cm,液面距离肛门不超过 30 cm,液量在 200 mL 以内可用漏斗或注射器缓慢灌入。②液量在 200 mL 以上,用开放输液吊瓶缓慢滴入。采用滴入法时,须将臀部抬高约 20 cm,以导尿管代替肛管,插入长度为 10~15 cm,滴入速度一般为每分钟 60~70 滴,滴液时应注意保温。

6.保留灌肠后的注意事项

拔管后嘱患者平卧,尽量忍耐,保留 1 h 以上再排出。

(薄福花)

第十四节　静脉血标本采集术

静脉血标本采集术(intravenous blood sampling)是自静脉抽取血标本的方法,主要用于血常规检查、生化检查、微生物的培养、血型交叉配血试验等。常用的静脉如下:①四肢浅静脉,上肢常用肘部浅静脉(如贵要静脉、肘正中静脉、头静脉等)、腕部及手背静脉;下肢常用大隐静脉、小隐静脉及足背静脉。②颈外静脉,常用于婴幼儿的静脉采血。③股静脉,位于股三角区,在股神经和股动脉的内侧。

真空采血法(vacuum blood sampling)是目前最佳的静脉血采集方法。真空采血法的基本原理是在持针器的帮助下将双向针的一端刺入静脉,待有回血后将另一端插入真空试管内,血液在负压作用下自动流入试管。

一、用物准备

①注射盘1套;②按医嘱准备检验申请单;③按医嘱准备标签或条形码;④无菌棉签适量;⑤安尔碘适量;⑥止血带1根;⑦一次性垫巾1块;⑧输液敷贴适量;⑨弯盘1个;⑩手消毒液1瓶,按需准备一次性密闭式双向采血针及真空采血管,按需准备生活及医疗垃圾桶、锐器盒。

二、注意事项

(1)严格执行查对制度及无菌技术操作原则。

(2)根据检测项目的不同,严格把握采血时间。一般分为空腹采血和定时采血。空腹采血理想的采血时间为早晨7：00—8：00,应指导患者晚餐后禁食,空腹12~14 h,且空腹时间不宜超过24 h,那样可能会使某些检测指标有异常。定时采血,应在规定的时间段内采集标本(如口服葡萄糖耐量试验、药物血浓度监测等)。在静脉采血前应询问患者准备情况。

(3)按照采血要求选择合适的采血部位。对成人一般可选肘部静脉、腕背静脉等,对婴儿可选颈部静脉、股静脉等,对刚出生的婴儿可收集脐带血。检验只需微量全血时对成人可在耳垂或指尖取血,对婴儿可从大脚趾或脚跟取血。对输液患者应避免在输液同侧肢体采血。避免选择血肿部位和静脉留置管路处进行采血。

(4)采血用的针头、试管必须干燥、清洁。目前多用一次性采血针、持针器及真空负压采血管。微量元素测定,采集标本的注射器和容器不能含游离金属。

(5)操作前核对试管的条形码及患者信息,避免出错。采集标本后应及时送检,以免影响检验结果。

(6)同时采集多种血标本时,一般应按下列顺序进行采血:血培养、红管(无添加剂即促进剂)、黄管(分离胶促凝剂)、蓝管(凝血管)、黑管(3.8％的枸橼酸钠管)、紫管(EDTA管)、灰管(草酸盐、氟化钠)、绿管(肝素管)。做血培养时,血液注入顺序:厌氧血液培养瓶、需氧血液培养瓶、霉菌血液培养瓶。

凡全血标本或需抗凝血的标本,采血后立即上下颠倒5~10次混匀,不可用力震荡。采血部位皮肤必须干燥,扎止血带不可过紧,压迫静脉时间不宜过长,以不超过40 s为宜,否则容易引起淤血、静脉扩张,并且影响某些指标的检查结果。

(7)当采血不顺利时,切忌在同一处反复穿刺,否则易导致标本溶血或有小凝块,影响检测结果。

(8)应安全处置采集标本所用的材料,应及时将血标本送检并避免过度震荡。

三、常见问题的预防与处理

(一)皮下出血或局部血肿

1.预防

(1)提高静脉采血技术水平,掌握正确的进针方法;避免穿刺侧肢体衣服过紧。

(2)拔针后,按压时间为 3～5 min,对凝血机制异常者应扩大按压面积,适当延长按压时间至 5 min 以上。

(3)如果上衣衣袖较紧,需脱去衣袖后再抽血,以免衣袖压迫影响静脉回流。

(4)穿刺后,避免采血侧肢体长时间下垂或过度活动。

2.处理

(1)早期局部冷敷,避免肢体负重。

(2)48 h 后热敷,加速皮下出血的吸收。

(二)晕针或晕血

1.预防

(1)做好心理护理,分散患者的注意力。

(2)协助患者取适当体位,例如,采用平卧位,以利于机体放松。

(3)熟练掌握操作技术,操作应轻柔、准确,做到一针见血,减少刺激。

2.处理

(1)立即将患者安置于平卧位,以增加脑部供血。

(2)遵医嘱给予吸氧。

(3)口服热水或热糖水,适当保暖。

(三)误抽股动脉血

1.预防

(1)准确定位股静脉解剖位置,即股动脉内侧 0.5 cm 处。

(2)掌握正确的穿刺方法,即触及股动脉搏动最明显处,沿内侧 0.5 cm 处垂直进针。

2.处理

(1)如果回弹出鲜红色血液,提示误入股动脉,立即拔出针头。

(2)加压按压穿刺点 5～10 min,直至无出血。

(3)重新穿刺。

（付　霜）

第十五节　动脉血标本采集术

动脉血标本采集术(arterial blood sampling)主要用于血气分析,是自动脉采血并维持血标本与空气隔绝的一种侵入性操作。

常用动脉有股动脉、肱动脉、桡动脉。动脉血气分析的目的是测定患者血液中血氧分压

（PaO₂）、二氧化碳分压（PaCO₂）、pH、血氧饱和度（SpO₂）及碳酸氢根离子（HCO₃⁻）的浓度,对指导氧疗、调节机械通气的各种参数、纠正酸碱平衡失调、水和电解质平衡失调均有重要意义。

一、用物准备

用物如下:①注射盘 1 套;②检验申请单、标签或条形码,按医嘱准备;③动脉血气针,按需准备;④一次性治疗巾适量;⑤无菌纱布适量;⑥弯盘 1 个;⑦无菌棉签适量;⑧安尔碘适量;⑨无菌手套 1 副;⑩小沙袋 1 个,手消毒液 1 瓶,生活及医用垃圾桶、锐器盒,按需准备。

二、注意事项

（1）严格执行查对制度和无菌技术操作原则。

（2）桡动脉穿刺点为前臂掌侧腕关节上 2 cm、动脉搏动明显处。股动脉穿刺点在腹股沟股动脉搏动明显处。穿刺时,患者取仰卧位,下肢伸直,略外展外旋,以充分暴露穿刺部位。对新生儿宜选择桡动脉穿刺,因股动脉穿刺垂直进针时易伤及髋关节。

（3）氧疗患者需停氧 30 min 后再采血。若患者无法耐受停止吸氧或断开呼吸机辅助通气,则需在检验单上备注给氧流量或浓度。

（4）采集血气分析样本,抽血时注射器内不能有空泡,抽出后立即密封针头,隔绝空气。做二氧化碳结合力测定时,应将盛血标本的容器加塞盖紧,避免血液与空气接触过久而影响检验结果,因此采血后需立即送检。

（5）拔针后应立即用无菌棉签按压穿刺点 5 min 以上,如果出血倾向明显,应延长压迫时间,局部用无菌纱布或沙袋加压止血,压迫止血至不出血为止,以免出血或形成血肿,同时注意观察远端肢体的血运情况。

（6）患者饮热水、洗澡、运动后,需休息 30 min 后在平静呼吸状态下采血。对吸痰患者吸痰后 20 min 方可采集血气标本,避免影响检查结果。

（7）对有出血倾向者慎用动脉穿刺法采集动脉血标本。

（8）操作前核对试管的条形码及患者信息,避免出错。

三、常见问题的预防与处理

（一）皮下血肿

1. 预防

①拔针后嘱患者按压穿刺点 5～10 min,对于高血压和有凝血障碍者应延长按压时间,至少 10 min。②避免在同一部位反复穿刺。③动作轻巧、稳、准,把握好进针角度。

2. 处理

①48 h 内冷敷。②48 h 以后热敷。③若血肿加剧,应立即加压按压穿刺点并给予 50% 的硫酸镁湿敷。

（二）感染

1. 预防

①严格遵守无菌操作原则,规范操作。②穿刺前全面评估穿刺部位,避开皮肤破损、感染、硬结处。

2. 处理

严密监测局部及全身感染症状。遵医嘱应用抗感染药物。

(三)血栓形成

1.预防

①避免在同一穿刺点反复穿刺。②拔针后按压力度适中,勿揉搓。

2.处理

①观察采血侧手脚末梢的颜色和动脉搏动等情况,对比左右两侧是否有差异。②若出现血栓的临床征象,配合医师行溶栓治疗。

(付 霜)

第十六节 常规超声检查护理

超声检查是具有一定历史的经典医学检查手段,也是应用广泛的影像学诊疗方法之一,它利用人体对超声波的反射进行观察,具有方便、安全、可重复检查的特点,对腹部脏器、小器官、血管等均可检查。检查时间依部位或病情的不同需几分钟至几十分钟。患者检查时需保持静躺,腹部脏器、血管检查患者还需要进行呼吸训练。婴幼儿、躁动患者、精神异常不能配合者需有家属陪同,必要时镇静。在超声检查中,很多患者因对自身病情不了解,存在精神负担,导致超声检查依从性降低。

因此,护士作为患者检查前主要的评估者和宣教者,需要全面掌握超声检查流程,并对患者进行全面评估和指导,帮助患者更好地配合检查,以提高检查效率、保证检查图像质量和患者的检查安全。

一、消化系统超声检查护理

消化系统超声检查主要是对腹部脏器进行检查,包括肝脏、胆囊、胰腺、脾脏、阑尾等。

1.适应证

(1)肝脏:脂肪肝、肝硬化、门静脉高压侧支循环形成、肝囊肿、多囊肝、肝包虫病、肝脓肿形成、肝原发性或转移性肿瘤、肝先天性异常、肝内明显的血管异常(肝淤血、门静脉异常病变、动脉瘤)、血吸虫病、膈下积液或脓肿、肝脏外伤性出血等。

(2)胆囊与胆道:胆道系统结石、炎症、肿瘤、蛔虫、先天性胆道异常、胆囊腺肌症、胆囊息肉样病变及梗阻性黄疸。

(3)胰腺:炎症(急性和慢性胰腺炎)、肿瘤、囊性病变、外伤和周围组织病变。

(4)脾:脾肿大、脾含液性占位病变(脾囊肿、多囊脾、脾脓肿)、脾实性占位病变以及脾外伤、脾实质弥散性回声异常等。

(5)胃肠道:先天性肥厚性幽门狭窄、胃潴留、肠梗阻、肠套叠、先天性巨乙状结肠症、胃肠道肿瘤、胃肠旁肿瘤、胃肠周围脏器挤压、急性坏疽性阑尾炎、阑尾周围脓肿。

(6)腹腔、腹膜后间隙液性或实性占位病变:腹部肿块物理定性诊断、探寻腹部隐匿性液性占位病变(脓肿、血肿、术后积液等)、判断占位病变(液性或实性)的大小或累及范围、了解病变与相邻脏器或腹部大血管之间的关系、对部分占位病变进行定位或实时引导穿刺、占位病变治疗后的效果评估等。

2.检查前护理

(1)信息确认:仔细查对患者的身份及检查信息,明确检查部位、目的及所需体位。若检查目的不明确,应及时与患者及临床开单医师进行确认沟通。

(2)评估患者:详细询问病史(既往史、现病史、检查史等),评估患者的意识、配合度、病情,检查患者的各类管道及固定情况,有无伤口敷料,危重患者是否携带呼吸机等特殊仪器,确认特殊感染患者的感染类型并采取相应防护措施。

(3)患者准备:检查前患者需禁食 8～12 h,早晨空腹检查较为适宜。胃肠道气体干扰明显者,可在饮水 500～800 mL 后检查,或排气后复查。胃肠道超声检查前一日晚餐进流食,检查前尽量排空大便。指导患者着宽松衣物,协助或指导患者去除伤口敷料及外敷药物。建议腹部超声检查在胃肠镜检查 3 d 后进行。

(4)患者训练:对患者进行屏气鼓肚子训练,使腹腔脏器稳定以及与腹壁贴合,有利于观察诊断。

(5)隐私保护:利用屏风或隔帘遮挡,保护患者的隐私,使患者处于舒适的状态,避免患者因隐私暴露而产生紧张、焦虑情绪。

(6)健康宣教:可针对性地向患者讲解与诊疗相关注意事项,解答患者的疑问,缓解其紧张、焦虑情绪,提高其依从性。

(7)镇静:对不合作的婴幼儿,昏迷、躁动、精神异常等患者,采取安全措施以防止跌倒等意外事件发生,必要时遵医嘱提前使用镇静药物。

3.检查中护理

(1)再次仔细查对患者的身份及检查信息。

(2)体位摆放:协助患者平卧。患者需平卧于检查床上,下肢伸直,两臂上举,充分暴露整个腹部。

(3)患者配合:指导清醒患者配合医师或技师的口令进行呼吸,必要时屏气,叮嘱患者尽量不要咳嗽或移动身体,以免影响图像质量。

(4)有效固定:对于婴幼儿、意识障碍等无法配合检查的患者,在征得患者及其家属的同意后采取固定体位的保护性约束措施。婴幼儿检查时需有家属陪同,必要时镇静,防止跌倒/坠床,同时注意保暖。有管道者需妥善固定管道,防止牵拉、脱落。

(5)如果有伤口或皮肤破损,用无菌探头保护套包裹探头,使用消毒耦合剂,尽可能避开伤口或皮肤破损处。

(6)如果患者为特殊感染患者,应安排在当班最后做检查,根据特殊感染患者的感染类型采取相应防护措施,例如,接触隔离患者时用无菌探头保护套包裹探头,医务人员戴手套,使用消毒耦合剂,在需要大面积接触患者时需穿一次性隔离衣。

(7)心理护理:与患者进行良好的沟通,缓解其紧张、焦虑情绪,提高患者的依从性。

4.检查后护理

(1)检查结束后再次仔细查对患者的身份及检查信息。询问患者有无不适,协助患者下检查床、离开检查室。搬运时注意保护患者身上的管道,防止牵拉造成非计划拔管。对于有伤口的患者,简单包扎伤口,嘱其回病房后立即由专科医师换药,避免发生感染。

(2)告知患者及其家属领取报告的时间和地点。

(3)根据院感管理要求对环境、仪器、物资等进行消毒灭菌处理。

二、泌尿生殖系统超声检查护理

做泌尿生殖系统超声检查时男性患者的检查内容与女性患者的检查内容不同。男性泌尿生殖系统包括肾脏、膀胱、输尿管、前列腺、精囊腺、输精管、直肠及阴囊。女性泌尿生殖系统包括肾脏、膀胱、输尿管、子宫、附件及直肠。

1.适应证

(1)肾脏及肾上腺:肾先天性异常(肾缺如、异位肾、融合肾)、肾囊性病变(肾囊肿、肾盂旁囊肿、多囊肾)、肾肿瘤(肾实质肿瘤、肾盂肿瘤)、结石、积水、外伤、肾动脉狭窄、移植肾的并发症、肾上腺皮质增生、肾上腺皮质肿瘤、肾上腺髓质肿瘤等。

(2)子宫及其附件:先天性子宫发育异常、子宫良性疾病(子宫肌瘤、子宫腺肌病、子宫内膜增生症、子宫内膜息肉)、子宫内膜癌、多囊卵巢、宫内节育环位置监测、妊娠各个时期胎儿的监测。

(3)盆腔占位病变及积液。

(4)前列腺、膀胱、输尿管、精囊腺及输精管:前列腺炎、前列腺脓肿、前列腺增生、前列腺癌、膀胱结石、膀胱憩室、膀胱肿瘤、精囊及输精管病变。

(5)睾丸及附睾:炎症、外伤、鞘膜积液、隐睾、睾丸扭转、精索静脉曲张。

2.禁忌证

(1)经直肠超声检查:急腹症与严重的腹腔感染,肛管直肠狭窄,直肠或乙状结肠内异物未取出,有精神病或不合作,患者处于妊娠期与月经期。

(2)经阴道超声检查:未婚女性,阴道出血,阴道炎,老年性或放射性阴道萎缩,先天性阴道闭锁。

3.检查前护理

(1)患者准备:泌尿系统超声检查前患者需饮水 500~800 mL,使膀胱适度充盈;行直肠腔内检查者于检查前两天进少渣饮食,前一天进流质食物,检查当天尽量排空大便;阴道超声检查应避开月经期,询问是否有性生活。指导患者着宽松衣物。

(2)患者训练:对患者进行屏气鼓肚子训练,使肾脏达到稳定以及与腹壁贴合,有利于观察诊断。做子宫、卵巢、输卵管、前列腺、输尿管等检查前训练患者小腹自然放松,不对抗加压探头。经阴道和直肠检查时指导患者深呼吸,放松阴道和肛门,利于探头顺利放入,避免损伤。

其余参照消化系统超声检查。

4.检查中护理

体位摆放:协助患者进入检查室,上检查床,根据检查部位采用合适的体位。

(1)平卧位:指导患者平卧于检查床上,下肢伸直,双臂上举,充分暴露检查部位。

(2)截石位:经阴道检查时使用,指导患者两腿屈曲分开,分别放在检查床的两侧。

(3)左侧卧位:经直肠检查时使用,指导患者两腿屈起并弯曲身体,两膝尽量靠近肚脐。

其余参照消化系统超声检查。

5.检查后护理

检查后护理与消化系统超声检查后护理相同。

三、心脏、血管、浅表器官、肌肉骨骼超声检查护理

血管包括腹部血管、上下肢血管、颈部血管。浅表器官包括甲状腺、乳腺、唾液腺、眼部及

体表肿块。肌肉骨骼包括骨骼、关节、肌腱、神经及韧带。

1.适应证

(1)心脏:判定心脏位置及其与其他内脏的位置关系,检出心脏结构/关系异常(心脏各房室腔大小、室间隔和室壁厚度、瓣膜功能、心肌病变等),评价心脏血流动力学变化,检出心包疾病,评价心脏手术及介入治疗后心脏结构/关系的恢复情况和血流动力学的转归,评价心脏功能。

(2)腹主动脉:腹主动脉瘤(真性、假性)、腹主动脉夹层、腹主动脉粥样硬化斑块与血栓、多发性大动脉炎、腹主动脉旁肿物的诊断与鉴别诊断。

(3)下腔静脉:下腔静脉血栓或瘤栓、布加综合征的诊断与鉴别诊断、右心功能的评价等。

(4)四肢及颈部血管:上下肢静脉血栓、上下肢动脉粥样硬化/闭塞、动静脉瘘、颈动脉粥样硬化、颈动脉体瘤、椎动脉闭塞。

(5)甲状腺:甲状腺肿大或萎缩、甲状腺囊性或实性占位性质的鉴别。

(6)乳腺:乳腺脓肿、乳腺囊性及实性肿块的性质鉴别。

(7)眼部:测量眼轴,判断视网膜有无脱离,鉴别眼内异物、眼内占位病变等。

(8)诊断体表肿块、肌肉、骨骼、关节及神经疾病,例如,骨、关节、肌肉软组织的化脓性炎症,结核,骨折,肌腱韧带疾病及其他骨病。

2.检查前护理

患者准备:协助或指导心脏及乳腺检查患者去除胸部所有的异物(女性患者脱下内衣,尽量避免穿连身裙)。颈部检查患者取下颈部饰品,眼部检查患者取下框架眼镜及隐形眼镜,肾动静脉检查患者需禁食 8~12 h,早晨空腹检查较为适宜。其余参照消化系统超声检查。

3.检查中护理

(1)体位摆放:协助患者上检查床,根据检查部位采取合适的体位,颈部检查时将头部后仰,呈过伸位。

(2)患者配合:眼球超声检查时患者轻闭双眼,切记不可睁眼,以防耦合剂误入眼内刺激眼球。做乳腺检查时尽量将上衣拉高,暴露双侧腋窝,做乳腺癌的术前术后检查,可将上衣脱下,盖在腹部保暖,暴露双侧锁骨上下区,便于检查有无淋巴结转移或复发。其余参照消化系统超声检查。

4.检查后护理

检查后护理与消化系统超声检查相同。

(赵帅帅)

第十七节 核素治疗护理

一、分化型甲状腺癌[131]I治疗护理

甲状腺癌为我国高发疾病,而分化型甲状腺癌占所有甲状腺癌的 95% 以上。甲状腺切除是治疗分化型甲状腺癌的主要方式,但不能彻底清除微小病灶,术后常需要[131]I治疗以进一步

清除残留病灶。131I能被高选择性摄取和聚集在甲状腺组织内,且131I发射的β射线射程小,对甲状腺的治疗作用强,而对周围组织及器官影响小,所以131I治疗是非常有效且安全的方法。131I治疗不仅有利于对分化型甲状腺癌术后患者进行血清甲状腺球蛋白(Tg)的分层和病情监测,还有利于清除隐匿的、潜在的病灶,提高无病生存率。

(一)适应证与禁忌证

1.适应证

(1)复发风险为中危。

(2)低危分化型甲状腺癌患者有意愿进行长期随访及肿瘤复发监测。

(3)甲状腺大部切除术后,有补充全切的临床需求但不愿或不宜再次手术。

2.禁忌证

(1)患者为妊娠期和哺乳期妇女。

(2)患者为计划 6 个月内怀孕者。

(3)手术切口未完全愈合。

(二)131I 治疗前护理

1.低碘准备

为了减少体内稳定碘对131I的竞争性抑制作用,提高131I的治疗效果,指导患者在131I治疗前应保持低碘状态(碘的日摄入量少于 50 μg)2~4 周。例如,禁食高碘食物(海产品、黄豆制品等),避免服用胺碘酮等影响碘摄取或代谢的药物,避免用碘伏给皮肤消毒,治疗前 4~8 周避免使用含碘造影剂。

2.升高促甲状腺激素(TSH)水平

一般血清 TSH 水平升高至 30 mU/L 以上,可取得较好的131I治疗效果。提高 TSH 水平的方法有两种:一是增加内源性 TSH 的分泌,即停用左甲状腺素 2~4 周;二是给予外源性 TSH,可肌内注射重组人 TSH 0.9 mg,每天 1 次,连续 2 d。

3.协助完善常规检查

检查前常规检查主要包括血清甲状腺激素、血/尿常规、肝和肾功能、甲状旁腺激素、电解质、心电图、颈部超声、胸部 CT、育龄妇女血清人绒毛膜促性腺激素(HCG)等检查。

4.健康宣教

应向患者及其家属介绍治疗目的、实施过程、治疗后可能出现的不良反应等,并进行辐射安全防护指导,以缓解患者及其家属的紧张、焦虑情绪,强调患者外出检查时妥善保管贵重物品,获得患者及其家属的认可后指导其签署131I治疗知情同意书。

(三)131I 治疗后护理

1.病情观察

(1)监测患者的生命体征,观察体温、呼吸、心率及神志,必要时观察患者的血氧饱和度。

(2)加强对并发症的观察,及时发现并采取相应治疗和护理措施。

(3)用药观察,加强对口服药的疗效及不良反应的观察。

2.休息与体位

(1)患者取自动体位,自理能力等级为无须依赖或轻度依赖患者可在隔离的室内适当锻炼,注意防寒保暖,避免感冒、感染。

(2)睡眠质量不佳的患者,可使用帮助睡眠的药物;对于精神紧张、焦虑的患者,积极进行心理护理,保证患者的睡眠。

3.饮食护理

(1)指导患者在服用^{131}I后2 h方可进食,选择低碘饮食。

(2)告知患者服用^{131}I后24 h后咀嚼酸性食物,以促进唾液腺分泌,减少唾液腺损伤。不能耐受维生素C者,可以咀嚼酸话梅、口香糖。

4.辐射防护

(1)告知患者服用^{131}I后尽量避免咳嗽、咳痰,以防^{131}I流失。

(2)告知患者服用^{131}I后不聚集、不串门、不随地吐痰,服用^{131}I后3 d内不外出,在专用厕所大小便,家属探视不超过15 min,避免婴幼儿及孕妇探视。

(3)告知患者刷牙后应把漱口水吐到水池内,男性患者小便时避免尿液飞溅,便后应将卫生纸冲到下水道中。

(4)告知患者适当多饮水,加快机体代谢,及时排空膀胱,以减少泌尿系统辐射损伤。

5.药物指导

(1)指导患者使用胃黏膜保护剂,以避免或减少^{131}I治疗及糖皮质激素引起的胃肠道反应。

(2)告知患者甲状腺素类药物用药时间及使用注意事项。

(3)根据血压、血糖指导患者用药,做好防跌倒宣教及护理。

(4)防辐射隔离病房安装内线沟通电话,提醒患者服药,通过病房可视系统实时观察患者的病情并及时记录。

6.心理护理

^{131}I治疗隔离期间护士应密切关注患者的精神状态,在实施临床护理干预的过程中耐心地回答患者提出的问题,鼓励患者以积极、乐观的态度看待疾病,使其尽早适应新的角色及住院环境。

7.其他

(1)做好书写记录,记录内容包括患者服^{131}I时间、病情变化、服药后健康宣教等,班班交接,病情变化时随时记录。

(2)做好预防跌倒及静脉血栓形成的措施及疼痛管理。

二、甲状腺功能亢进^{131}I治疗护理

由于甲状腺腺体本身功能亢进,合成和分泌的甲状腺激素增加所导致的以神经、循环、消化等系统兴奋性增强和代谢亢进为主要表现的一组临床综合征称为甲状腺功能亢进(hyperthyroidism,简称甲亢),引起甲亢的疾病主要包括格雷夫斯病、病毒性多结节性甲状腺肿、甲状腺毒性腺瘤、碘致甲状腺功能亢进症、垂体性甲亢、绒毛膜促性腺激素相关性甲亢。临床常规治疗方法有抗甲状腺药物治疗、外科手术和^{131}I治疗。^{131}I治疗具有疗效较好、方法简单、不良反应小、费用低等优点。^{131}I治疗的目标是使患者到达非甲亢状态(即恢复正常甲状腺功能),或发生甲状腺功能减退(简称甲减)后补充甲状腺激素以达到并维持正常甲状腺功能。

(一)适应证与禁忌证

1.适应证

(1)对抗甲状腺药物(antithyroid drug,ATD)出现不良反应。

（2）ATD疗效差或多次复发甲亢。

（3）有手术禁忌证或手术风险高。

（4）有颈部手术或外照射史。

（5）病程较长。

（6）高龄（特别是伴发心血管疾病）。

（7）合并肝功能损伤。

（8）合并白细胞或血小板减少。

（9）合并骨骼肌周期性瘫痪。

（10）合并心房颤动。

2.禁忌证

（1）妊娠。育龄女性患者^{131}I治疗前应注意排除妊娠。

（2）甲亢合并疑似或确诊甲状腺癌。

（二）^{131}I治疗前护理

1.低碘准备

^{131}I治疗前1～2周应避免使用富碘的食物或保健品，需避免应用含碘造影剂和药物（如胺碘酮等）。

2.药物准备

一些药物可影响甲状腺组织摄取^{131}I，治疗前需要停用。

甲巯咪唑：建议治疗前2～3 d停用。

丙硫氧嘧啶：建议治疗前1～2周停用。

含碘复合维生素：建议治疗前7～10 d停用。

甲状腺激素：建议治疗前10～14 d停用T$_3$制剂，治疗前3～4周停用T$_4$制剂。

皮肤消毒用碘（聚维酮碘）：建议治疗前2～3周停用。

静脉用含碘增强造影剂：建议治疗前4～8周停用水溶性造影剂，治疗前3个月停用脂溶性造影剂。

胺碘酮：建议治疗前3～6个月停用。

3.协助完善常规检查

治疗前常规做血清甲状腺激素检测、肝和肾功能检查、眼球突出度测量、SPECT甲状腺显像、甲状腺摄碘率检测、淋巴结穿刺活检、育龄妇女 HCG 检测等。

4.稳定病情

^{131}I治疗前如果患者存在严重基础疾病和/或并发症，应与相关科室合作，给予规范治疗，使其病情相对稳定。患者无用药禁忌时，宜在^{131}I治疗前使用β受体阻滞剂，有助于控制心率和收缩压、改善肌无力和肌震颤等。

5.健康宣教

健康宣教与分化型甲状腺癌^{131}I治疗相同。

（三）^{131}I治疗后护理

1.病情观察

（1）监测患者的生命体征，观察体温、电解质、心率及液体出入量的变化。应特别关注使用β受体阻滞剂患者的心率。

(2)加强对并发症的观察,及时发现并发症并采取相应治疗和护理措施。

(3)用药观察,加强对β受体阻滞剂等药物的疗效及不良反应的观察。

2.吸氧护理

(1)呼吸困难的患者可取半卧位,持续吸氧,根据患者的病情酌情调节氧流量。

(2)每日应清洁鼻腔及鼻导管,每日更换湿化瓶内无菌用水,每周更换鼻导管。

(3)注意观察吸氧效果,必要时做血气分析。

3.休息与活动

(1)可协助患者取舒适卧位休息,对长期卧床的患者应注意皮肤护理,采取措施防止压力性损伤。

(2)指导患者切勿挤压甲状腺,预防感染,保持室内空气流通,防寒保暖。

(3)对合并心血管疾病的患者,应根据其心功能情况合理安排活动,以不感到心悸、气促或劳累为度。

4.饮食护理

(1)指导患者在^{131}I治疗后2 h方可进食,禁食含碘饮食。

(2)告知患者^{131}I治疗后24 h后咀嚼酸性食物,以促进唾液腺分泌,减少唾液腺损伤。不能耐受维生素C者,可以吃酸话梅、咀嚼口香糖。

(3)指导患者进高蛋白、高热量、高维生素饮食,禁止饮用兴奋性饮料,禁烟、酒。

(4)告知患者保持大便通畅,避免用力排便而增加心肌耗氧量。

5.辐射防护

辐射防护与分化型甲状腺癌^{131}I治疗相同。

6.用药护理

遵医嘱用药,观察药物作用及不良反应,控制输入速率,防止加重心脏负担。对于合并粒细胞缺乏的患者,应密切关注实验室检查指标的动态变化。

7.皮肤护理

对于长期卧床的患者,应注意其皮肤护理,定时协助其翻身,保持皮肤清洁,防止压力性损伤,防止皮肤破溃。对于消瘦患者,可在骶尾部贴泡沫贴,防止皮肤压力性损伤。

8.心理护理

(1)积极心理疏导:鼓励患者积极说出想法、疑问等,以安慰、温柔的语气与患者交流,给予患者足够的关心与支持,提高其治疗的信心。

(2)情感支持:及时与患者家属取得联系,尤其是配偶,鼓励其予以患者照护、关心。

(梁冬梅)

参 考 文 献

［1］施雁，朱晓萍.现代医院护理管理制度与执行流程［M］.上海：同济大学出版社，2016.

［2］吴雯婷.实用临床护理技术与护理管理［M］.北京：中国纺织出版社，2021.

［3］杨青，王国蓉.护理临床推理与决策［M］.成都：电子科技大学出版社，2022.

［4］王静.老年健康护理与管理［M］.北京：中国纺织出版社，2021.

［5］叶志霞，皮红英，周兰姝.外科护理［M］.上海：复旦大学出版社，2016.

［6］兰洪萍.常用护理技术［M］.重庆：重庆大学出版社，2022.

［7］王林霞.临床常见病的防治与护理［M］.北京：中国纺织出版社，2020.

［8］屈庆兰.临床常见疾病护理与现代护理管理［M］.北京：中国纺织出版社，2020.

［9］董燕斐，张晓萍.内科护理［M］.北京：人民军医出版社，2015.

［10］谭丽萍，黄慧，田凤美.神经外科临床护理实践［M］.苏州：苏州大学出版社，2022.

［11］徐筱萍，赵慧华.基础护理［M］.上海：复旦大学出版社，2015.

［12］丁蔚，王玉珍，胡秀英.消化系统疾病护理实践手册［M］.北京：清华大学出版社，2016.

［13］杜成芬，肖敏.院前急救护理［M］.武汉：华中科技大学出版社，2016.